肌动学

肌肉骨骼系统功能

（第3版）

Kinesiology

The Skeletal System and Muscle Function

〔美〕约瑟夫·E. 穆斯科利诺（Joseph E. Muscolino） 主编

〔美〕亚历克斯·沙尔莫（Alex Charmoz） 编

〔美〕斯科特·E. 盖恩斯（Scott E.Gaines） 编

〔美〕托马斯·迈尔斯（Thomas Myers） 编

王雪强　廖麟荣　钱菁华　主译

河南科学技术出版社

·郑州·

本书简体中文版由 Elsevier (Singapore) Pte Ltd. 和河南科学技术出版社合作出版。此版本经授权仅限在中华人民共和国境内（不包括香港特别行政区、澳门特别行政区和台湾）销售。

备案号：豫著许可备字 −2021−A−0032

图书在版编目(CIP)数据

肌动学：肌肉骨骼系统功能：第3版 ／（美）约瑟夫·E．穆斯科利诺（Joseph E. Muscolino）主编；王雪强，廖麟荣，钱菁华主译．—郑州：河南科学技术出版社，2023.10（2025.3重印）

ISBN 978−7−5725−1005−2

Ⅰ．①肌… Ⅱ．①约… ②王… ③廖… ④钱… Ⅲ．①肌肉−运动生理学 Ⅳ．①R322.7

中国国家版本馆CIP数据核字（2023）第061563号

出版发行：河南科学技术出版社
　　　　　地址：郑州市郑东新区祥盛街27号　　邮编：450016
　　　　　电话：（0371）65788629　　65788613
　　　　　网址：www.hnstp.cn
责任编辑：李　林
责任校对：董静云　崔春娟　李晓颖
封面设计：李小健
责任印制：朱　飞
印　　刷：河南瑞之光印刷股份有限公司
经　　销：全国新华书店
开　　本：889 mm×1194 mm　1/16　印张：47.5　字数：1197千字
版　　次：2023年10月第1版　　2025年3月第2次印刷
定　　价：398.00元

如发现印、装质量问题，影响阅读，请与出版社联系并调换。

ELSEVIER

Elsevier (Singapore) Pte Ltd.
3 Killiney Road，#08-01 Winsland House I，Singapore 239519
Tel: (65) 6349-0200; Fax: (65) 6733-1817

献词

　　谨以此书献给我的家庭，他们给了我一切有价值的东西，最重要的是爱和支持。

主审

Sandra K. Anderson, BA, LMT, ABT, NCTMB
Co-Owner and Practitioner, Tucson Touch Therapies
Treatment Center and Education Center
Tucson, Arizona

Eva Beaulieu, MEd, ATC, LAT
Assistant Athletic Trainer
Georgia College & State University
Milledgeville, Georgia

Vincent Carvelli, BS, RTS2
President, Co-Founder, and Senior Biomechanics
Instructor, Academy of Applied Personal Training
Education (AAPTE)
East Meadow, New York
Continuing Education Specialist, American Council on
Exercise (ACE)
Career and Technical Education Teacher, Joseph M.
Barry Career and Technical Education Center
Westbury, New York
Fellow, National Board of Fitness Examiners (NBFE)

Michael Choothesa, BA, CPT-AFAA
Fairfield, Connecticut

Jonathan Passmore
Investment Professional
Fairfield, Connecticut

Michael P. Reiman, PT, DPT, OCS, SCS, ATC,
FAAOMPT, CSCS
Assistant Professor
Wichita State University, Physical Therapy Department
Wichita, Kansas

Pamela Shelline, LMT
Director
Massage Therapy Academy
Saint George, Utah

主　译　王雪强　廖麟荣　钱菁华

副主译　胡浩宇　许志生

译　者（按姓氏笔画排序）

马　丹　王　欣　王　盛　王　梁　邓家丰

田　斐　田梦晨　冯　伟　冯钰莹　刘　飏

刘　洋　刘　辉　刘志元　汤智伟　孙　扬

孙天宝　孙文静　李　翔　李长江　李凯礼宓

何　凯　沈雪彦　张　静　张　瑶　张少华

张立超　张庆来　陈　昕　林国豪　金　星

郑依莉　贺沛辰　敖学恒　耿　超　唐　琳

黄俊民　鲁　俊

秘　书　吴呈呈

主编简介

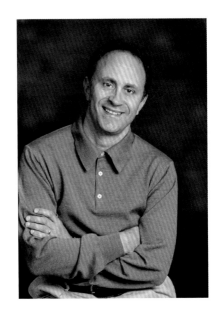

Joseph E.Muscolino博士有30余年肌肉骨骼和内脏解剖学、生理学、肌动学、神经学和病理学的教学经验。他还协助课程开发，并协助编写了课程手册。他编写了：

- *The Muscular System Manual*（第4版）
- *The Muscle and Bone Palpation Manual*（第2版）
- *Musculoskeletal Anatomy Coloring Book*（第2版）
- *Know the Body–Muscle，Bone， and Palpation Essentials*
- *Know the Body Workbook–Muscle，Bone，and Palpation Essentials*
- *Musculoskeletal Anatomy Flashcards*（第2版）
- *Flashcards for Bones，Joints，and Actions of the Human Body*（第2版）
- *Flashcards for Palpation，Trigger Points，and Referral Patterns*
- *Mosby's Trigger Point Flip Chart with Referral Patterns and Stretching*
- *Advanced Treatment Techniques for the Manual Therapist: Neck*
- *Manual Therapy for the Low Back and Pelvis-A Clinical Orthopedic Approach*

Muscolino博士在《推拿疗法杂志》《身体功能与运动治疗杂志》《推拿与身体功能杂志》《推拿杂志》《今日推拿》《普拉提风格》等众多海外手法治疗杂志上发表了70多篇文章。他还为治疗师、讲师和培训师录制了15张关于手法治疗和运动治疗的评估和治疗技术的DVD。

Muscolino博士持续举办了教育研讨会（主题包括深层组织推拿的人体力学、中级和高级牵伸技术、关节活动、肌动学），以及大体老师实验室工作坊。除了美国，他还在其他国家进行骨科临床手法治疗认证（COMT）培训。Muscolino博士是美国国家推拿和健身认证委员会（NCBTMB）批准的继续教育教师，推拿治疗师参加他的课程可获得续展注册的继续教育学分（CEUs）。Muscolino博士还曾是NCBTMB继续教育和考试委员会的成员和专家。

Muscolino博士拥有纽约州立大学Binghamton校区Harpur学院的生物学学士学位。他在俄勒冈州波特兰西部州立整脊疗法学院获得了整脊疗法博士学位，并在康涅狄格州、纽约州和加利福尼亚州进行了注册。他在康涅狄格州私人执业超过30年，目前在康涅狄格州斯坦福德的Synergy Health and Fitness公司工作，并将软组织工作纳入所有患者的整脊疗法实践中。

编者

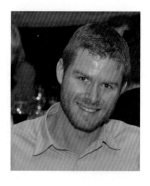

Alex Charmoz 布里奇波特大学生物学学士，康涅狄格大学医学院医学博士。自2009年开始在布里奇波特大学实验室与Muscolino教授共同进行解剖学教学。Alex是美国国家运动医学会认证的教练，有数年的私人教练和运动防护师工作经验。多年来，Alex参加了许多学术会议和研讨会，计划将来从事急救医学。

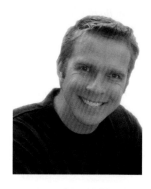

Scott E. Gaines 理学硕士，加利福尼亚州欧文市康科迪亚大学生物学、解剖学和生理学及生物力学教授，亚利桑那州梅萨市A.T.斯蒂尔大学生物力学兼职教授。Gaines教授于1994年毕业于加利福尼亚大学欧文分校，并取得了生物学理学学士学位；于2008年获A.T.斯蒂尔大学人文科学硕士学位。自2004年以来，Gaines教授除了教学工作，还担任美国国家运动和体育教练协会（NESTA）的高级副主席，负责全球健身专业人士运动科学教育项目的开发。Gaines教授是美国生物力学和心血管健康项目讲师。

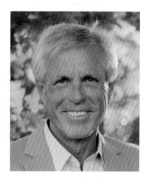

Thomas Myers 注册按摩治疗师，《解剖列车——徒手与动作治疗的肌筋膜经线》（Elsevier，2014）的作者，也是《筋膜释放技术——身体结构平衡调整》（North Atlantic，2010）及大量期刊文章的合著者。他还录制了有关视觉评估、筋膜松解技术、筋膜剥离和筋膜研究应用的教学DVD，举办过相关的网络研讨会。Thomas和他的同事在世界各地提供专业发展课程。Thomas 和他的搭档 Quan在缅因州海岸生活、写作和航行。
在与Buckminster Fuller, Ida Rolf 及Moshe Feldenkrais博士一起学习后，Thomas在各种临床和文化环境中进行了40年的综合手法治疗。他还学习了运动和武术。他的治疗手法受颅骨、内脏和整骨学派生物动力学的影响。

主译简介

王雪强 上海体育学院运动康复学系教授、博士生导师、副主任康复治疗师、上海上体伤骨科医院院长，研究领域为运动康复、疼痛与脑认知功能、疼痛康复。主持国家自然科学基金项目2项，省部级课题2项，厅局级课题3项，荣获上海市曙光学者计划、教育部霍英东教育基金会高等院校青年教师基金、上海市青年科技英才扬帆计划资助。担任SCI期刊 *Trials* 副主编、*Neural Plasticity* 客座主编、*Evidence-Based Complementary and Alternative Medicine* 客座主编，*Pain Research and Management* 编委。中国康复医学会物理治疗专业委员会青年委员会副主任委员、中国康复医学会疼痛康复专业委员会委员、上海市康复医学会理事、上海市康复医学会物理治疗专业委员会副主任委员。以第一作者或通讯作者发表SCI论文40余篇。2020年主持的"运动治疗"课程荣获国家级首批一流线上本科课程。2019年，以第一完成人获得上海市科技进步奖三等奖；同年，荣获吴阶平医学基金会中国康复医疗机构联盟2019年度"突出贡献康复专家"。2018年，被评为"上海市杰出青年康复治疗师"。2017年，以第一完成人获得中国康复医学会科学技术奖二等奖。

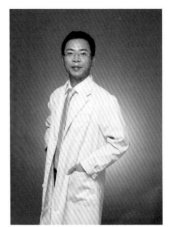

廖麟荣 博士、副主任物理治疗师、副教授。广东医科大学附属东莞第一医院康复医学中心主任，香港理工大学物理治疗博士，江苏"太湖人才计划"优秀医学专家团队核心成员，南京医科大学兼职副教授，赣南医学院硕士生导师，安庆师范大学硕士生导师。中华医学会物理医学与康复学分会康复治疗学组委员，中国康复医学会医康融合工作委员会常务委员，中国康复医学会物理治疗专业委员会老年康复物理治疗学组主任委员、肌骨物理治疗学组副主任委员、帕金森病与运动障碍康复专委会青年委员会副主任委员。

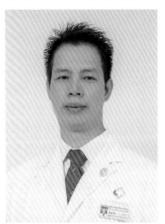

钱菁华 教授，北京体育大学运动医学与康复学院副院长，国家一流本科专业（北京体育大学运动康复）负责人，北京市高精尖学科（运动康复医学）负责人。北京康复医学会理事、中国康复医学会康复医学教育专业委员会委员、北京医学会运动医学分会委员。荣获首届北京市高等学校青年教学名师、北京市师德先锋、北京高校优质课程主讲教师、北京市抗击新冠肺炎疫情先进个人、北京健康科普专家、全国群众体育先进个人、国家体育总局"优秀中青年专业技术人才百人计划"培养对象等荣誉称号。研究方向为运动治疗与健康促进。主持的"冰雪运动防护虚拟仿真实验"项目获国家级一流本科课程，主持的"肌肉骨骼康复"课程获北京高校优质本科课程，主编教材和专著12本。

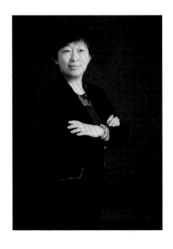

致谢

通常一本书的封面上只列出作者的名字。这种做法可能会让读者误以为作者是唯一对图书做出贡献的人。然而，一本图书的出版，需要许多幕后工作者，这些读者看不见的人默默地为图书付出了心血。书中的致谢部分给了作者直接感谢这些人并向读者致谢的机会。

首先，我要感谢William Courtland。William现在是一名教师和作家，15年前他第一次建议我写一本肌动学教科书。William，谢谢你给了我写作的灵感。

因为肌动学是对运动的研究，所以本书中的插图与文字同等重要。我很幸运有一个杰出的插画师和摄影师团队。Jeannie Robertson制作了书中的大部分人物插图。Jeannie用锐利、准确、简单、清晰的全彩插图描绘了身体的三维运动。Tiziana Cipriani绘制了大量美丽的插画，包括我最喜欢的两幅——图13-13A和13-13B。Jean Luciano是我的第1版*The Muscular System Manual*的主要插画师，他也参与了本书的插图绘画工作。加拿大Lightbox视觉公司的Giovanni Rimasti和Jodie Bernard也为本书添加了许多美丽的插图。Yanik Chauvin是摄影师，他拍摄了第8章、第9章、第10章、第11章和第22章及其他几章的照片。Yanik非常有天赋，也是最容易相处的人之一。Frank Forney是一名插画师，他通过电子出版服务（EPS）参与了这个项目。Frank在第8章、第9章和第10章中使用计算机绘制了覆盖在Yanik照片上的骨骼图。事实证明，Frank是艺术团队中极为能干和宝贵的一员。

第11章增加了新的肌肉图片，Giovanni Rimasti, Frank Forney和Dave Carlson使用计算机绘制了覆盖在Yanik的照片上的骨骼和肌肉图。这些插图美得惊人！最后不能不提的是图罗大学骨科医学院的David Eliot博士，他提供了第5章的骨骼照片。Eliot博士是一位解剖学博士，他拥有广博的肌肉骨骼系统知识，他的照片也很漂亮。很荣幸他能为本书提供帮助。

我还想感谢Yanik所摄照片的模特：Audrey Van Herck, Kiyoko Gotanda, Gamaliel Martinez Fonseca, Patrick Tremblay和Simona Cipriani。他们呈现在本书照片中的美丽和平衡对于表达肌动学是非常宝贵的。

我必须感谢其他出版肌动学教科书的作者。我乐于这样认为，我们都站在巨人的肩膀上。每一本肌动学教科书都是独一无二的，都为肌动学领域及我的知识库做出了贡献。我要特别感谢马奎特大学的Donald Neumann博士。在我看来，他的*Kinesiology of the Musculoskeletal System*是有史以来关于关节力学的最好的书。我曾经告诉Donald Neumann，如果我能写一本书，我希望主题与他的书相关。

写好一本书不只是写出主要知识点、研究成果，更重要的是如何艺术地展示这些精华。换句话说，一个好作家应该是一个好老师。为此，我要感谢所有现在和过去的学生，感谢他们帮助我成为一个更好的老师。

为了把写书的想法变成一本书，我必须感谢St. Louis的整个Elsevier团队，他们在这个项目上花费了大量时间，特别是Shelly Stringer, Brandi Graham, Celeste Clingan, Erin Garner和Teresa Exley。感谢他们使这本书尽可能顺利地诞生。

最后，我要感谢我的整个家庭，是他们的支持让这一切都值得！

第3版序

Ralph Stephens

一直以来，我都很惊讶教学能把世界上原本最吸引人的学科——对我们自己身体的研究，变成医学课程中最无聊、最可怕的科目。然而，我的朋友和同事Joseph E. Muscolino出版的第3版《肌动学——肌肉骨骼系统功能》使我感到非常兴奋，这本书不仅是知识的宝库，也是视觉的盛宴。Joseph教授解剖学、生理学、运动学，以及手法治疗和运动治疗技术已经超过30年。他明显意识到大多数解剖学教科书和课程的缺点。大多数解剖学课程是以静态、二维的形式教授的。学生们背诵文本和图片，然后在测试中反刍它们，并在几周内忘记大部分内容。不幸的是，这可能会对临床实践造成影响。

人们通常希望可以快速缓解痛苦和压力，治疗师需要扎实的基础知识和深厚的操作技能才能帮助患者实现这一目标。深入了解神经系统如何与可收缩的结缔组织相互作用，以及刺激如何在精确运动中瞬间重置肌肉张力，与了解一块肌肉位于身体的哪个部位及如何运动是同等重要的。要想成为一名技术高超的治疗师，不仅应该可以准确刺激相应的神经系统，也应可以最快速、最彻底地修复功能失调的组织。

我们的患者是鲜活的、有活动能力的，或者是相当活跃的有机体。生命在于运动；我们可以将死亡视为"缺失运动"。在《肌动学——肌肉骨骼系统功能》这本书中，Joseph将"生命"与运动研究结合起来，重新纳入解剖学和生理学的教学和研究中。在现实生活中，解剖学与运动是分不开的。应该把教和学结合起来，以获得可以被转化为治疗效果的令人兴奋、难以忘怀的学习体验。正是每一块肌肉产生的运动和每一个关节产生的运动（肌动学）的关联，使解剖学充满活力、令人难忘，使学生可以领悟到治疗的艺术性。生活是三维的，需要以一种真实、有意义且适用于治疗情况的方式在三维中学习解剖知识。

Joseph在将解剖学教学方式从二维的书面变成三维的现实方面做出了巨大的贡献。本文结合丰富多彩的插图和照片进行说明，使得整本图书版式生动，易于阅读、参考。

尽管软组织手法治疗很有价值，但这种治疗方式是一种相当静态及被动的身体治疗方式，在牵伸组织和在关节间建立力量平衡方面并不是很有效。本书中有关于牵伸和力量训练的精彩章节。对于解剖学和临床教学来说，这是一个令人兴奋的补充，因为这一章讲述的是将肌肉骨骼解剖学和运动的研究应用于临床。大多数软组织疼痛的原因也可以在解剖学和运动的章节中找到。本书涵盖软组织手法治疗师、运动防护师、物理治疗师所寻求的解剖学答案，是一本不可多得的工具书。

此外，本版较以前的版本增加了3章，所增加的内容是对身体研究的令人兴奋的补充。

筋膜是一种遍布全身的组织，新增加的第4章为读者带来了这一组织的最新信息。本章由《解剖列车——徒手与动作治疗的肌筋膜经线》的作者Thomas Myers编写，展示了大量易于理解的信息和对这一神秘组织的观察，这也是最近许多研究和关注的焦点。

第18章也是新增章节，向读者介绍了生物力学——研究力是如何影响人体的科学，包括运动学和动理学。生物力学对于学习肌动学的运动防护师、教练和治疗师来说特别重要。本章旨在帮助他们理解生物力学原理，以最大限度地提高患者的身体性能、减少损伤，从而优化患者的需求。

新增的第21章是关于正常和异常姿势的内容，学习本章有助于学生更加容易和快速地观察到异常姿势，这在以往，只有少数治疗师可以做到。使用本章的模式作为参考，可以将难以评估的异常姿势及患者疼痛变得相对易于评估。一旦治疗师可以有效缓解患者的疼痛，便会变得忙碌，因为会有更多疼痛患者前来求医。本书为治疗师成功进行临床实践提供了坚实的解剖学基础。

越了解解剖学、生理学和肌动学，越有望成为更好的治疗师。终身学习是每一位有志于帮助患者减轻疼痛、改善功能障碍的治疗师所必需的。本书是我迄今为止看到的对治疗师来说最重要的学习之旅的起点。它内容精细、科学、准确，作者在编写时非常用心。愿本书引导你通过知识、共情、手法治疗和运动治疗更好地为患者服务。

Ralph Stephens, LMT, NCBTMB
Ralph Stephens Seminars
Coralville, Lowa

Sean Gallagher

Muscolino博士对骨科、关节学、肌学、运动和特殊试验进行了最新、全面和综合回顾，使任何学生在学习、治疗或评估时都能对面前的人体有独特的理解。本书是很好的资源，涵盖与临床检查试验相关的结构和系统解剖知识，有助于学生和治疗师将所学知识更好地应用于临床。当今的学习环境要求治疗师拥有广泛的知识，因此，有这么一本可以让治疗师系统地学习解剖学、肌学、身体系统及临床试验的书也是必需的。在这本书中，Muscolino博士的方法使学习材料不仅全面，而且有趣。

本书使用"知识点"来强调需要特别注意的事项，以及聚焦特定研究或兴趣领域，对于任何想了解这些信息的人及有临床需求的人来说，都是一个很好的学习工具。为了便于治疗师更好地理解所呈现的材料，能够融会贯通，这些"知识点"将不同的知识点放在一起。本书可以帮助学生更好地掌握人体的潜在复杂性，如若仅仅学习解剖学、生物力学或神经肌肉系统，往往对这些复杂性的认识是不充分的。Muscolino博士在本书中提出的综合学习方式为读者提供了一条了解人体复杂性的途径，以及科学且贴合临床的制订计划的方法。

每一位运动、身体功能和手法治疗专业的学生都应该拥有一本《肌动学——肌肉骨骼系统功能》，在治疗患者时，如果需要回答解剖学或肌动学问题，本书可以作为参考。

Sean P. Gallagher, BFA, PT, CPI, CFP, EMT, MS
Performing Arts Physical Therapy
New York，New York

第2版序

治疗肌肉骨骼疼痛和损伤有许多不同学派的按摩疗法和身体锻炼方法。患者的期望要求从业者具备较高的知识水平。因此，按摩和身体功能治疗师的专业发展必须适应行业不断变化的需求。在第1版中，Joseph Muscolino收集了大量的专业文献，为当今的软组织治疗师提供了帮助。新版《肌动学——肌肉骨骼系统功能》对第1版进行了更新和改进，将本书提升到了一个新的水平，并显著改进了本已非常优秀的资源。

肌动学是当今软组织治疗师所需知识和技能的重要组成部分。肌动学是对解剖学（结构）、神经肌肉生理学（功能）和生物力学（与生命系统相关的运动力学）的研究。即使是只将手法治疗或运动治疗用于放松或减压的从业者，也需要掌握这些原则，也需要了解最基础的软组织治疗所产生的适当的运动。

那些选择积极解决软组织疼痛和损伤问题的治疗师对肌动学的需求更高。任何软组织疾病的治疗都始于对问题的全面评估。如果不了解身体在正常情况下如何运动，以及什么可能会损害其生理性运动，就不可能进行准确的评估。Joseph Muscolino一直以高标准帮助软组织治疗师做好准备。这一新版本的改进是建立在对当今临床工作者至关重要的基础知识之上的。

在向软组织治疗师教授骨科评估和治疗方法的这些年中，我发现许多学生缺乏对肌动学的理解。同样，学生难以理解如何在实践中应用基本的肌动学原理。虽然他们在学校接受了这方面的学习，但传统的肌动学教学方法对学生少有好处。大多数情况下，肌动学的基础课程不能够使学生有效地将理论与实践结合起来。

学习肌肉附着点和向心运动往往是大多数肌动学课程的重点，学生经常通过死记硬背进行记忆。然而，肌动学课程的重点远不止这些。离心运动、载荷、拉力角、旋转轴、协同肌等概念对于理解人体运动是必要的。这些理论反过来又是有效治疗的先决条件。对肌动学的充分理解不只是记忆。完善的肌动学课程还需要包括对理论的实践应用。

Joseph Muscolino的科学背景和多年从事解剖学、病理学和肌动学教学的经验，使他具备处理理论联系实际的能力。他的技能、才华和展示的专业知识在这项工作中得到了证明，对软组织行业有很大的帮助。在我认识他的这些年中，他是一位专业的同事，我们多次就如何提高培训质量和改善该行业的教育资源进行了热烈的讨论。

我对本书第1版的内容和呈现方式印象深刻。在新版中，为了适应学生和教育工作者的需求，加入了关于力量训练和牵伸的章节。这些内容在许多同类资源中通常没有详细介绍，但对手法治疗师来说非常重要。本版还增加了关于筋膜在运动、稳定性和姿势中的作用的最新信息。许多临床工作者越来越意识到筋膜的重要性，而关于筋膜的新发现也可以帮助我们更好地了解这种遍布全身的组织。最后，本版增加了如何阅读研究性论文的章节。这一章向学生、治疗师介绍手法治疗研究的重要性，解释如何阅读和理解研究性文章。研究素养在手法治疗专业中是一项越来越重要的技能，本章便于学生了解这一技能。

很明显，本书不仅是手法治疗专业人士的综合资源，也是该领域新手的优秀指南。本版为多学科专业人士提供了一个综合性资源和学习工具，开创了新局面。

Whitney Lowe, LMT
Orthopedic Massage Education & Research Institute
Sisters, Oregon

前言

"肌动学"一词的意思是对运动的研究。身体的运动是由肌肉收缩的力量产生的，肌肉收缩会拉动骨骼，并在关节处移动身体部位，所以肌动学涉及对肌肉骨骼系统的研究。因为肌肉功能由神经系统控制，所以对肌动学更好的解释可能是对神经肌肉骨骼系统的研究。又因为筋膜的重要性已经被广为理解和接受，也许对肌动学最好的定义是"对神经–肌肉–筋膜–骨骼系统的研究"。

健康运动有3个关键：①软组织的柔韧性，以允许运动；②肌肉组织的力量，以产生运动和保持稳定；③神经系统的控制作用。本书为读者/学生提供必要的信息，以助力他们在健康和体能训练领域更好地帮助患者。

第3版《肌动学——肌肉骨骼系统功能》的独特之处在于，它是为手法治疗和运动治疗、康复和体能训练等相关健康领域的读者编写的。这些领域包括推拿治疗、物理治疗、作业治疗、瑜伽、普拉提、健身和运动训练、Feldenkrais技术、Alexander技术、整脊治疗、整骨治疗、自然疗法和运动生理。本书展示的是与治疗师工作相关的人体运动基础原理。关于临床应用的"知识点"贯穿全书，便于读者阅读识记。

学习方法

本书的目的是以清晰、简单、直截了当的方式解释肌动学的概念，而不是简化材料；鼓励读者或学生批判性地思考，而不是死记硬背。这些是通过清晰有序的版式实现的。我的信念是，如果先呈现大概念，然后在大概念背景下呈现较小的片段，那么任何主题都不难理解。就像拼图游戏一样，每一条必须学习的信息就像是一块拼图。先把所有的知识拼图从书中提取出来，学习它们并将它们组合在一起似乎难度很大。事实上，如果我们不先学习大概念，而是从小的知识点开始拼凑，这是一项艰巨的任务；然而，如果首先理解了大概念，学习并将所有小片段置于上下文中的能力就会提高。这种方法会使学习肌动学变得容易很多。

组织

本书的章节是按照肌肉骨骼系统的顺序排列的。在讨论骨骼之前，通常需要先解释术语。在学习关节之前，需要先研究骨骼。在学习术语、骨骼和关节之后，探索肌肉系统。然而，这可能与学校的课程设置顺序不同，学生可能需要在本书中跳跃查找信息，但是本书各章节的条块布局很容易实现信息查阅自由。

本书中散布着█和♀图标。这些图标表示补充信息。♀表示的是有趣的事实或少量补充信息；█包含更多的信息。在大多数情况下，这些补充信息紧跟在与其相关的正文之后。

在每章的开头都有"章节目标"。阅读每一章时，请参考这些目标。

○ "章节目标"之后是本章信息的"概述"。我强烈建议读者阅读"概述"，以在深入研究细节之前，对本章所涵盖的内容有一个全面的了解。

○ 在"概述"之后是本章的关键词。当这些关键词首次出现在文中时，它们以蓝色字体的形式显示。

○《肌动学——肌肉骨骼系统功能》分为4个部分。

○ 第1部分涵盖了肌动学中常用的基本术语。明确的术语对于清晰的沟通是必要的，这在与健康、运动训练和康复领域的患者打交道时尤为重要。

○ 第2部分涉及筋膜和骨骼系统。这一部分探索了骨骼和筋膜组织的结构，还包含了人体所有骨骼和骨性标志及关节的图片。

○ 第3部分详细研究了人体的关节。前两章解释了关节的结构和功能。后三章涵盖了身体所有关节的检查。

○ 第4部分探讨了肌肉的功能。除了介绍肌肉组织的解剖和生理，还讨论了肌肉功能这一较大的肌动学概念。本部分首先解释了肌肉收缩的定义，然后从这一点出发，讲述了各种相关概念，如肌肉收缩类型、肌肉的作用、关节运动类型、肌肉骨骼评估、神经系统控制、姿势和步态周期、异常姿势、牵伸和力量适应性训练。本部分还介绍了肌肉起止点、可以产生的运动，本部分的插图涵盖了所有人体骨骼肌。

特点

这本书有许多特点：

○ 清晰有序地展示内容。

○ 简单明了的语言使学习概念变得容易。

○ 全彩插图，直观地显示书中的概念。

○ 带有█和♀的"知识点"介绍了病理状态和临床场景，语言文字生动有趣。

○ 每一章末尾的"复习题"可以帮助学生检验已学内容的掌握情况，也可以作为教师考核学生学习效果的材料。

新版本

本版除了保留了第2版的特色，还增加了许多新功能：

○ 扩展了肌肉骨骼起止点、肌肉的主要标准动作和反向动作，人体骨骼肌插图。

○ Thomas Myers编写了筋膜章节。

○ 增加了生物力学章节。

○ 增加了异常姿势章节。

○ 整本书都有循证参考依据。

相关出版物

本书的内容是完整独立的。当然，它也可以与 *The Muscular System Manual*、第4版 *The Skeletal Muscles of the Human Body*（Elsevier，2017）结合使用。*The Muscular System Manual* 是一本图谱，涵盖了肌肉功能的各个方面，清晰地展示了人体骨骼肌。这两本书，连同第3版 *Musculoskeletal Anatomy Coloring Book*（Elsevier，2018）和第2版 *Flashcards for Bones，Joints，and Actions of the Human Body*（Elsevier，2011），为学生提供了一整套学习和全面了解肌动学的资源。

如果想了解更多的临床评估和治疗技术，请参阅第2版 *The Muscle and Bone Palpation Manual with Trigger Points，Referral Patterns and Stretching*（Elsevier，2016），*Flashcards for Palpation，Trigger Points，and Referral Patterns*（Elsevier，2009），以及 *Mosby's Trigger Point Flip Chart with Referral Patterns and Stretching*（Elsevier，2009）。有关这些产品的更多信息，请访问爱思唯尔的网站。

肌动学可以被视为研究人体运动生物力学的科学（人体当然是生物力学工程的奇迹），肌动学也可以被视为对运动这一艺术形式的研究。运动不仅仅是拿起杯子或穿过房间，运动是我们如何生活和表达自己的方式。因此，科学和艺术是肌动学研究的一部分。无论你是刚刚开始学习肌动学，还是已经有一定的经验，希望扩展知识，我希望第3版《肌动学——肌肉骨骼系统功能》是一个有用的、友好的指南。更重要的是，我希望在你们更好地理解和欣赏人类运动的奇迹和美丽时，能够觉得阅读本书是一种享受！

Joseph E. Muscolino, DC
2016年2月

目录

第1部分
人体的基本结构和运动

第1章　人体部位 / 1
1.1　人体的主要部分 / 2
1.2　人体的主要部位 / 3
1.3　人体的关节 / 5
1.4　相邻身体部位的运动 / 6
1.5　身体某一部位内的运动 / 7
1.6　真实运动与"连带运动" / 8
1.7　身体区域 / 9

第2章　身体描述 / 11
2.1　解剖学姿势 / 13
2.2　方位术语 / 13
2.3　前/后 / 14
2.4　内侧/外侧 / 14
2.5　上/下和近端/远端 / 15
2.6　浅层/深层 / 16
2.7　方位术语说明 / 17
2.8　平面 / 17
2.9　平面内的人体运动 / 19
2.10　轴 / 21
2.11　平面和其对应的轴 / 22
2.12　轴的视觉化——以门铰为喻 / 23
2.13　轴的视觉化——以纸风车为喻 / 24

第2部分
骨学：骨的研究 / 27

第3章　骨组织 / 27
3.1　分类 / 29
3.2　长骨的组成 / 30
3.3　骨的作用 / 31
3.4　骨作为结缔组织的主要组成成分 / 33
3.5　密质骨和松质骨 / 34
3.6　骨的发育和生长 / 35
3.7　囟门 / 37
3.8　骨折愈合 / 38
3.9　骨的应力效应 / 38
3.10　软骨组织 / 41

第4章　筋膜 / 45
4.1　筋膜 / 46
4.2　筋膜网 / 50
4.3　筋膜对身体压力的反应 / 53
4.4　肌腱和韧带 / 56
4.5　滑囊和腱鞘 / 57
4.6　筋膜结缔组织的性质 / 59

第5章　人体骨骼 / 62
5.1　颅骨 / 68

5.2　脊柱（包括舌骨）/ 82
5.3　肋骨和胸骨 / 100
5.4　下肢骨 / 104
5.5　骨盆和髋关节 / 105
5.6　大腿骨和膝关节 / 110
5.7　小腿骨和踝关节 / 114
5.8　足骨 / 119
5.9　上肢骨 / 124
5.10　上肢带骨和肩关节 / 125
5.11　上臂和肘关节 / 130
5.12　前臂、腕关节和手 / 134

第3部分
关节学 / 147

第6章　关节运动术语 / 147
6.1　关节功能概述 / 149
6.2　轴向运动和非轴向运动 / 149
6.3　非轴向运动 / 151
6.4　直线和曲线非轴向运动 / 151
6.5　轴向/圆周运动 / 152
6.6　轴向运动和运动轴 / 153
6.7　滚动和旋转运动 / 153
6.8　滚动、滑动、旋转运动 / 154
6.9　完整地命名关节运动 / 155
6.10　成对的关节运动术语 / 156
6.11　屈曲/伸展 / 157
6.12　外展/内收 / 158
6.13　右侧屈/左侧屈 / 159
6.14　旋外/旋内 / 159
6.15　右旋/左旋 / 160
6.16　跖屈/背屈 / 161
6.17　外翻/内翻 / 162
6.18　旋前/旋后 / 162
6.19　前伸/回缩 / 163
6.20　上抬/下沉 / 164
6.21　上回旋/下回旋 / 165
6.22　前倾/后倾 / 166
6.23　对掌/复位 / 167
6.24　右侧横移/左侧横移 / 167
6.25　水平屈曲/水平伸展 / 168
6.26　过伸 / 169
6.27　环转运动 / 170
6.28　斜面运动的命名 / 170
6.29　反向运动 / 172
6.30　矢量 / 173

第7章　关节的分类 / 177
7.1　关节解剖 / 178
7.2　关节生理 / 179
7.3　关节灵活性与稳定性 / 180
7.4　关节与减震 / 181
7.5　承重关节 / 182

7.6　关节类型 / 183
7.7　纤维连结 / 184
7.8　软骨连结 / 186
7.9　滑膜关节 / 187
7.10　单轴滑膜关节 / 189
7.11　双轴滑膜关节 / 191
7.12　三轴滑膜关节 / 193
7.13　非轴向滑膜关节 / 194
7.14　半月板和关节盘 / 195

第8章　身体的中轴关节 / 199
8.1　颅骨的缝 / 201
8.2　颞下颌关节 / 202
8.3　脊柱 / 207
8.4　脊柱关节 / 210
8.5　寰枕关节和寰枢关节 / 218
8.6　颈椎（颈部）/ 223
8.7　胸椎（胸部）/ 227
8.8　胸部肋骨关节 / 228
8.9　腰椎（腹部）/ 232
8.10　胸腰椎（躯干）/ 234
8.11　胸腰筋膜及腹肌腱膜 / 236

第9章　下肢关节 / 240
9.1　骨盆和骨盆运动 / 243
9.2　骨盆内（耻骨联合和骶髂关节）运动 / 244
9.3　腰骶连结处的骨盆运动 / 247
9.4　髋关节处的骨盆运动 / 249
9.5　腰骶连结和髋关节处的骨盆运动 / 251
9.6　腰骶连结处骨盆和脊柱运动的关系 / 253
9.7　髋关节处骨盆和大腿运动的关系 / 255
9.8　骨盆姿势对脊柱姿势的影响 / 259
9.9　髋关节 / 260
9.10　股骨颈干角 / 265
9.11　股骨–骨盆节律 / 267
9.12　膝关节复合体概述 / 268
9.13　胫股关节 / 268
9.14　髌股关节 / 275
9.15　膝关节角 / 276
9.16　胫腓关节 / 279
9.17　踝/足区域概述 / 280
9.18　距小腿关节 / 283
9.19　距下附关节 / 289
9.20　跗横关节 / 292
9.21　跗跖关节 / 294
9.22　跖骨间关节 / 295
9.23　跖趾关节 / 296
9.24　趾骨间关节 / 298

第10章　上肢关节 / 302
10.1　肩关节复合体 / 305
10.2　盂肱关节 / 306
10.3　肩胛胸壁关节 / 310
10.4　胸锁关节 / 316
10.5　肩锁关节 / 316
10.6　肩肱节律 / 318
10.7　肘关节复合体 / 320
10.8　肘关节 / 321

10.9　桡尺关节 / 324
10.10　手部概述 / 327
10.11　腕关节复合体 / 330
10.12　腕掌关节 / 336
10.13　第1腕掌关节（拇指鞍状关节）/ 339
10.14　掌骨间关节 / 343
10.15　掌指关节 / 345
10.16　指骨间关节 / 348

第4部分
肌学：肌肉系统研究 / 355

第11章　肌肉附着点和运动 / 355
11.1　全身骨骼肌 / 359
11.2　上肢带肌 / 361
11.3　盂肱关节肌 / 364
11.4　肘部与桡尺关节肌 / 369
11.5　腕关节肌 / 374
11.6　指关节非固有肌 / 377
11.7　指关节固有肌 / 382
11.8　脊柱关节肌 / 388
11.9　胸廓关节肌 / 407
11.10　颞下颌关节肌 / 411
11.11　面部表情肌 / 417
11.12　髋关节肌 / 427
11.13　膝关节肌 / 436
11.14　踝部与距下关节肌 / 441
11.15　趾关节非固有肌 / 445
11.16　趾关节固有肌 / 447

第12章　肌肉组织的解剖学和生理学 / 454
12.1　骨骼肌 / 456
12.2　骨骼肌的组织成分 / 457
12.3　骨骼肌细胞 / 458
12.4　肌筋膜 / 459
12.5　肌纤维/肌节结构的组织学 / 460
12.6　肌丝滑动学说 / 462
12.7　肌丝滑动的能量来源 / 463
12.8　肌肉收缩的神经系统控制 / 464
12.9　运动单位 / 467
12.10　全或无定律 / 468
12.11　肌节结构的详细信息 / 468
12.12　肌丝滑动学说的详细信息 / 472
12.13　红肌和白肌纤维 / 474
12.14　肌筋膜经线和张拉整体 / 475

第13章　肌肉的作用机制：整体观 / 486
13.1　肌肉结构和功能的整体观 / 487
13.2　当肌肉收缩并缩短时会发生什么 / 488
13.3　五步法学习肌肉 / 490
13.4　弹力带运动 / 492
13.5　肌肉拉力线 / 492
13.6　功能群方法学习肌肉动作 / 495
13.7　确定功能群 / 497
13.8　离轴连接法确定旋转动作 / 499
13.9　肌肉收缩力转移至另一关节 / 501
13.10　肌肉动作改变 / 502

第14章　肌肉收缩类型 / 506
14.1　肌肉收缩类型概述 / 507
14.2　向心、离心和等长收缩的例子 / 509
14.3　肌肉收缩与肌丝滑动学说 / 510
14.4　向心收缩详述 / 513
14.5　离心收缩详述 / 516
14.6　等长收缩详述 / 518
14.7　运动与稳定 / 520

第15章　肌肉的角色 / 523
15.1　主动肌 / 524
15.2　拮抗肌 / 526
15.3　确定效应肌 / 529
15.4　阻止效应肌的非必要动作 / 531
15.5　固定肌/稳定肌 / 532
15.6　固定和核心稳定的概念 / 535
15.7　中和肌 / 538
15.8　确定固定肌和中和肌的步骤 / 540
15.9　支持肌 / 542
15.10　协同肌 / 544
15.11　协调肌肉的角色 / 545
15.12　耦合运动 / 549

第16章　关节运动类型与肌肉骨骼评估 / 553
16.1　主动运动和被动运动 / 554
16.2　抗阻运动/徒手抗阻运动 / 557
16.3　肌肉骨骼系统评估：肌肉或关节 / 558
16.4　肌肉触诊 / 561
16.5　处理主动肌还是处理拮抗肌 / 563
16.6　处理体征还是处理症状 / 564
16.7　临床研究解读 / 566

第17章　肌肉收缩力的决定要素 / 571
17.1　肌肉部分收缩 / 572
17.2　肌纤维结构 / 574
17.3　主动肌张力与被动肌张力 / 577
17.4　主动不足 / 578
17.5　长度–张力和力–速度关系曲线 / 580
17.6　肌肉的杠杆作用 / 581
17.7　杠杆作用详述 / 583
17.8　杠杆的分类 / 585
17.9　阻力的杠杆作用 / 587

第18章　生物力学 / 591
18.1　生物力学概述 / 593
18.2　力的简介 / 596
18.3　力学的基本原理 / 599
18.4　描述人体的运动——运动学分析 / 601
18.5　描述人体运动的力——动理学分析 / 606

第19章　神经肌肉系统 / 614
19.1　神经系统概述 / 616
19.2　随意运动与反射运动 / 620

19.3　交互抑制 / 623
19.4　本体感觉概述 / 625
19.5　筋膜/关节本体感受器 / 626
19.6　肌梭 / 628
19.7　高尔基腱器 / 632
19.8　内耳本体感受器 / 633
19.9　其他肌肉骨骼反射 / 637
19.10　疼痛–痉挛–疼痛循环 / 640
19.11　闸门学说 / 641

第20章　姿势与步态周期 / 645
20.1　良好姿势的重要性 / 646
20.2　理想的铅垂线站立位 / 647
20.3　利用铅垂线法分析姿势异常 / 648
20.4　继发性姿势异常与姿势异常模式 / 651
20.5　姿势代偿的一般性原则 / 652
20.6　铅垂线法评估站姿的局限性 / 653
20.7　步态周期 / 654
20.8　步态周期中的肌肉活动 / 657

第21章　常见姿势异常模式 / 664
21.1　下交叉综合征 / 666
21.2　圆背/圆骨盆 / 669
21.3　上交叉综合征 / 670
21.4　平背 / 672
21.5　骨盆上提/下沉 / 674
21.6　脊柱侧弯 / 675
21.7　上肢带骨抬高 / 676
21.8　骨盆/脊柱旋转姿势异常 / 677
21.9　过度旋前 / 678
21.10　僵硬性高弓足 / 680
21.11　跗外翻 / 681
21.12　锤状趾 / 682
21.13　莫顿足 / 683
21.14　膝外翻/膝内翻 / 684
21.15　膝反张 / 685
21.16　鸽趾 / 内八字 / 686
21.17　肘外翻 / 687

第22章　牵伸 / 690
22.1　概述 / 691
22.2　基本牵伸技术：静态牵伸与动态牵伸 / 695
22.3　高级牵伸技术：固定牵伸技术 / 697
22.4　高级牵伸技术：收缩放松和主动收缩牵伸技术 / 699

第23章　力量训练 / 704
23.1　运动简介 / 706
23.2　运动类型 / 708
23.3　阻力的类型 / 711
23.4　运动的执行 / 721
23.5　训练的技术要领 / 726
23.6　训练计划的设计 / 731

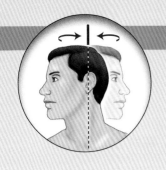
第1章
人体部位

章节纲要

1.1 人体的主要部分

1.2 人体的主要部位

1.3 人体的关节

1.4 相邻身体部位的运动

1.5 身体某一部位内的运动

1.6 真实运动与"连带运动"

1.7 身体区域

章节目标

学习完本章，学生能够：

1.明确本章中的关键术语。

2.列举人体的主要部分。

3.列举并能定位11个人体主要部位。

4.描述人体部位的运动，并举例说明。

5.对人体部位运动完整命名，并举例说明。

6.描述人体主要部位中的某一小部位的运动，并举例说明。

7.解释并举例说明真实运动与"连带运动"的区别。

8.列举并定位身体区域。

概述

　　人体由中轴骨和附肢骨等11个主要部位组成。其中有些主要部位中包含了更小的结构。关节将两个相邻的部位相互分开，身体部位的真实运动是指身体一个部位相对于邻近部位发生在关节处的运动。

关键词

abdominal　腹侧的

antebrachial　前臂的

antecubital　肘前的

anterior view　前面观

appendicular　四肢的

arm　臂

axial　轴

axillary　腋窝的

body part　身体部位

brachial　臂的，肱的

carpal　腕关节

cervical　颈部的

cranial　颅的

crural　小腿的

cubital　尺骨的，前臂的

digital　手指的

1

facial　面部的

femoral　股骨的

foot　足

forearm　前臂

gluteal　臀部的

going along for the ride　连带运动

hand　手

head　头

inguinal　腹股沟的

interscapular　肩胛间的

joint　关节

lateral view　侧面观

leg　小腿

lower extremity　下肢

lumbar　腰部的

mandibular　下颌的

neck　颈部

palmar　掌侧

patellar　髌骨

pectoral　胸部的

pelvis　骨盆

plantar　足底的，跖侧的，跖的

popliteal　腘窝的

posterior view　后面观

pubic　耻骨的

sacral　骶骨的

scapular　肩胛的

shoulder girdle　上肢带骨，肩带骨

supraclavicular　锁骨上的

sural　腓肠的

thigh　股，大腿

thoracic　胸廓的

trunk　躯干

upper extremity　上肢

1.1　人体的主要部分

- 人体可分为两大主要部分（图1-1）：
  - 中轴骨。
  - 附肢骨[1]。
- 我们在学习人体结构的位置或者某个解剖结构时（见第2章），了解中轴骨和附肢骨的区别很重要。

中轴骨

- 中轴骨是身体的核心轴，包括以下部位：
  - 头。
  - 颈。
  - 躯干。

附肢骨

- 附肢骨由附着于中轴骨的结构组成。
- 附肢骨可分为左、右上肢及左、右下肢。
- 上肢包含以下部位：
  - 上肢带骨（肩胛骨和锁骨）。

- 上臂。
- 前臂。
- 手[2]。
- 下肢包含以下部位：
  - 骨盆（骨盆带）。
  - 大腿。
  - 小腿。
  - 足[2]。
- 骨盆通常被认为是中轴骨的一部分。实际上它是中轴骨和附肢骨的过渡部分[3]；骶骨和尾骨属于中轴骨，骨盆属于附肢骨。由于上肢带骨属于上肢，出于对称性考虑，我们把骨盆视为下肢的一部分（因此骨盆属于附肢骨）。注意：因为骨盆和上肢带骨像腰带一样围绕着中轴骨，因此称它们为"带骨"（实际上，由于2个肩胛骨没有在背部相连，上肢带骨不完全环绕身体）。

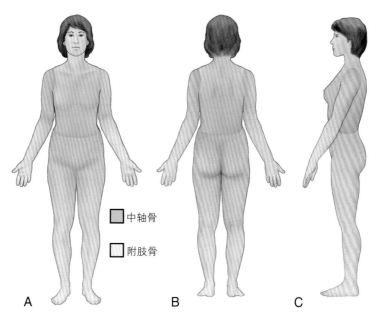

图1-1　人体的主要部分：中轴骨和附肢骨。A.前面观；B.后面观；C.侧面观

1.2　人体的主要部位

- 1个身体部位可相对于另一个相邻部位产生独立运动。
- 1个身体部位通常由1根骨（有时不止1根骨）构成。
- 例如，上臂由肱骨构成，前臂由桡骨和尺骨构成。
- 人体有11个主要部位（图1-2）：
  - 头。⎱
  - 颈部。⎬ 中轴骨
  - 躯干。⎰
  - 骨盆。⎱
  - 大腿。⎬ 下肢
  - 小腿。⎪
  - 足。⎰ 附肢骨
  - 上肢带骨。
  - 上臂。⎱
  - 前臂。⎬ 上肢
  - 手。⎰

- 区分股（大腿）和小腿很重要。股是髋关节和膝关节之间的部位，而小腿是膝关节和踝关节之间的部位[4]。在术语中，大腿并不等同于腿。
- 区分上臂和前臂很重要。上臂是肩关节和肘关节之间的部位，而前臂是肘关节和腕关节之间的部位。在我们的术语中，前臂并不等同于臂。
- 上肢带骨包括肩胛骨和锁骨[4]。
  - 大多数资料认为胸骨属于上肢带骨。
  - 上肢带骨的英文也写作pectoral girdle。
- 骨盆作为身体的一部分包括下肢带骨（pelvic girdle）。
  - 下肢带骨又称髋带骨，包括2块髋骨、1块骶骨和1块尾骨[4]。

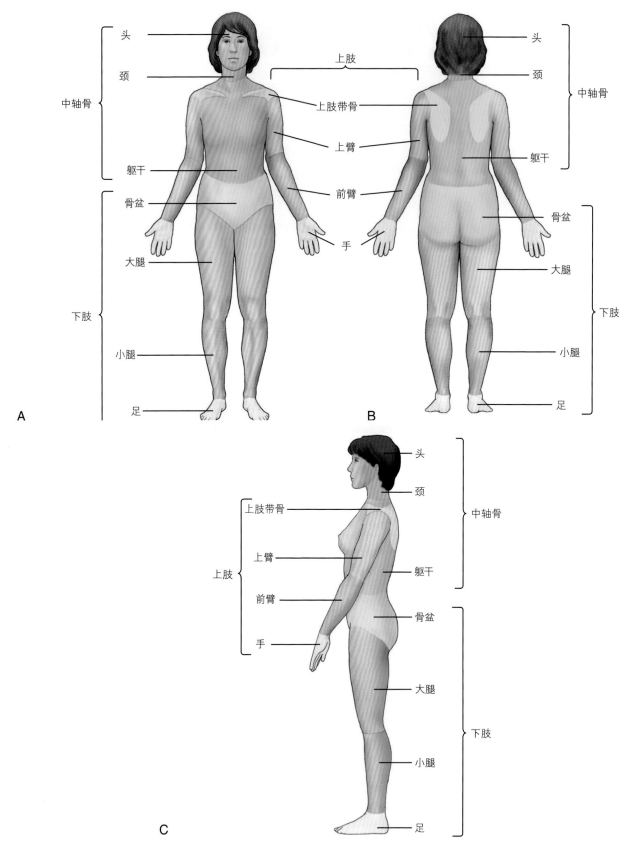

图1-2　人体11个主要部位。A.前面观；B.后面观；C.侧面观
注：本章人体各部位的关键术语如图中所示。

1.3　人体的关节

- 关节将1个身体部位与其相邻的部位分开,位于2个相邻的身体部位之间(图1-3)[3]。
- 我们所说的身体某部位的运动,一般指的是身体的这个部位相对于其相邻部位的运动。
- 运动发生在关节,而关节位于这2个身体部位之间(图1-4)。

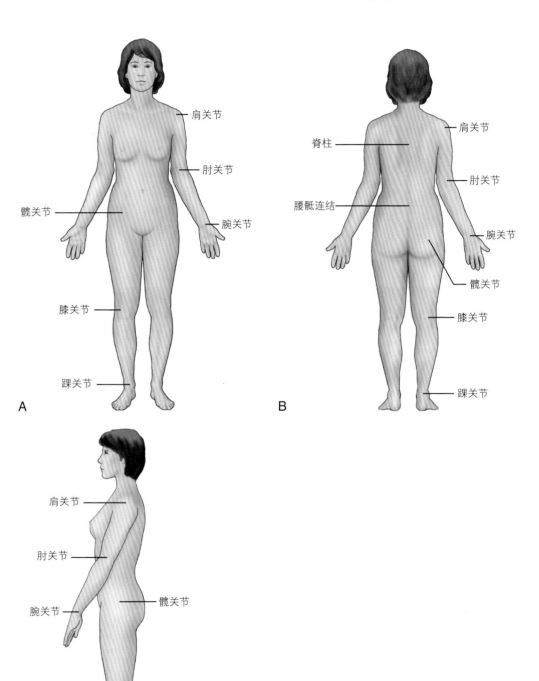

图1-3　1个关节位于2个相邻的身体部位之间。关节将一个身体部位与另一个身体部位分开。A.前面观;B.后面观;C.侧面观

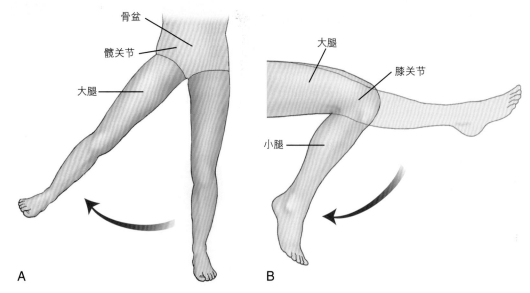

图1-4　A.大腿相对于骨盆外展。外展发生在髋关节，髋关节位于骨盆和大腿之间。B.小腿相对于大腿屈曲。屈曲发生在膝关节，膝关节位于大腿和小腿之间

1.4　相邻身体部位的运动

- 当身体发生运动时，我们能看到以下几点：
  - 1个身体部位在运动。
  - 运动发生在相邻身体部位之间的关节处。
- 为了准确和充分地给运动命名，关节运动的描述必须包含2点：①发生运动的身体部位的名称。②关节发生了什么方向的运动。
- 许多书描述身体运动，要么仅陈述发生运动的身体部位，要么仅说明关节发生了什么方向的运动。然而，为了完整和充分地对正在发生的运动进行描述和理解，这2个方面都应该说明。每次描述身体运动时，通过说明这2个方面，可以产生更直观的画面，能更好地理解正在发生的运动。
- 图1-5、图1-6和图1-7展示了身体相邻两部位的运动。

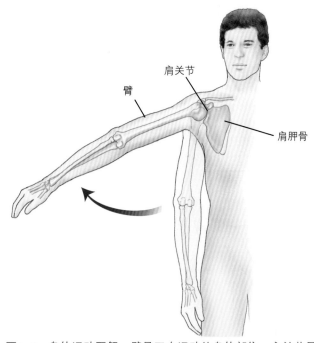

图1-5　身体运动图解。臂是正在运动的身体部位，肩关节是正在发生运动的关节。我们可以把本图描述为"臂正在发生相对于肩关节的外展运动"。臂发生的是相对于其相邻身体部位（即上肢带骨，更准确地说是上肢带骨中的肩胛骨）的运动

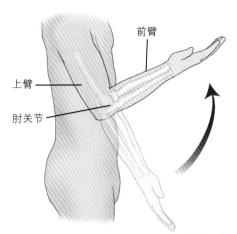

图1-6　身体运动图解。前臂是正在运动的身体部位，肘关节是正在发生运动的关节。我们可以说是前臂正在发生相对于肘关节的屈曲运动。前臂发生的是相对于其相邻身体部位（即上臂）的运动

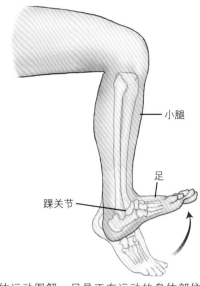

图1-7　身体运动图解。足是正在运动的身体部位，踝关节是正在发生运动的关节。我们可以说是足正在发生相对于踝关节的背屈运动。足发生的是相对于其相邻身体部位（小腿）的运动

1.5　身体某一部位内的运动

- 我们知道当1个身体主要部位运动时，该运动由其与相邻部位所组成的关节产生。
- 由于关节连接身体的2个不同的主要部位，当身体的某一部位相对于另一部位运动时，这个运动可以描述为2个身体部位之间产生的运动。
- 但是，有时候运动可以在1个主要身体部位内产生。
- 由2个或2个以上较小的部位（骨）组成的身体部位，就会发生这种情况。位于身体主要部位

中的小部位所组成的关节也会产生运动[5]。
- 最简单的例子是手。手是身体的主要部位，手的运动可以描述为其与前臂之间发生于腕关节的运动（图1-8A）。手指是构成手的部位，每根手指就它本身而言也是身体的一个部位，每根手指都能相对于手掌运动（图1-8B）。此外，每根手指由独立的指骨构成，指骨之间也可发生独立的运动（图1-8C）。

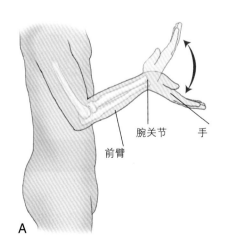

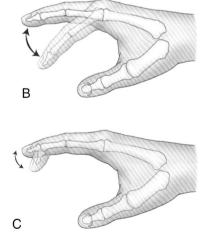

图1-8　A.侧面观，展示手相对于前臂在腕关节处的运动。B.侧面观，展示发生于构成手的部位的运动，可以看到手指相对于手掌在掌指关节处的运动。C.侧面观，展示指骨之间的运动
注：B和C说明的是运动可产生于身体的一个主要部位之中，因为其由更小的部位构成。

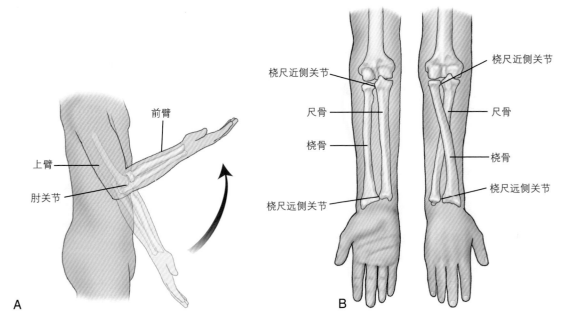

图1-9　A.侧面观，展示前臂相对于上臂在肘关节处的运动（屈曲）。B.构成前臂的一根骨（桡骨）相对于另一根骨（尺骨）在前臂运动，这个运动发生于位于这两根骨之间的桡尺关节

- 第二个例子是前臂。前臂可描述为在肘关节处相对于上臂的运动（图1-9A）。前臂由尺骨和桡骨构成，这2根骨之间也有关节，也会产生相对运动（图1-9B）。在这种情况下，尺骨、桡骨可以被认为是一个独立的、较小的身体部位。

- 颈椎是比较复杂的例子。颈椎由7块椎骨构成，颈部可以相对于它下面的躯干运动（图1-10A）。然而7块椎骨都可以独立运动。因此运动可以发生在颈椎之间的关节（图1-10B）。

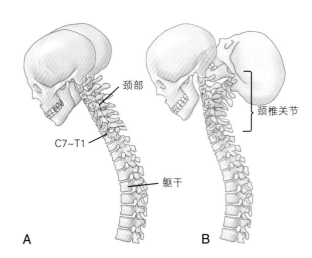

图1-10　A.颈部侧面观，展示颈部相对于躯干在椎间关节运动（C7~T1）。B.颈部运动发生在几个不同的独立的椎骨之间，这个运动发生在位于这些骨之间的椎间关节
注：C、T、L、S分别代表颈椎、胸椎、腰椎和骶椎。例如，C7代表第7颈椎，T1代表第1胸椎。

1.6　真实运动与"连带运动"

- 当我们说身体某个部位运动时，并不总是该部位发生了真实的运动（根据肌骨系统中用来描述关节运动的术语）。

- 我们必须区分身体部位的真实运动和"连带运动（关节空间位置发生了相对改变但没有产生关节活动）"。

- 真实运动必须是身体的某部位相对于与其相邻的部位发生的运动（或者必须是身体某部位内部发生的运动）。

- 例如，图1-11所示为人体正在运动右上肢。

- 对于图1-11的运动，因为右手的空间位置正在改变，我们可能会说右手正在移动。
- 然而，从专业角度分析，右手并没有发生移动。因为右手的位置相对于前臂没有发生改变（即右手没有产生相对于前臂的运动）。

- 发生在图1-11的运动是前臂在肘关节处的屈曲。它是前臂相对于上臂在肘关节处的运动。
- 手在这个情况下并没有运动。我们可以说手只是进行了"连带运动"。
- 图1-12描述了手相对于前臂的真实运动。

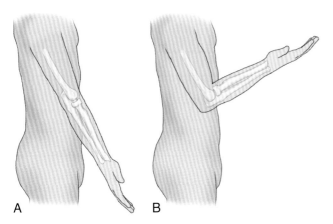

图1-11　图示说明前臂正在移动（因为它的位置相对于上臂在改变）。此处发生的是前臂在肘关节处的屈曲运动。手虽然抬高了，但它并没有真正地移动，因为它的位置相对于前臂没有发生改变，发生在手部的位置变化即为"连带运动"

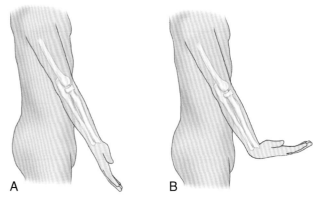

图1-12　手的真实运动，因为手的位置相对于前臂发生了改变。这个运动为手在腕关节处的掌屈运动。A.中立（解剖）位；B.掌屈位

1.7　身体区域

- 人体的各个区域都有解剖学名称。有的区域是身体的某一个部位，有的则由2个或者更多的部位组成（图1-13）[6]。

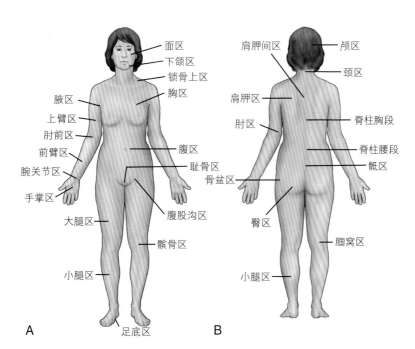

图1-13　A.人体前面观的主要部位；B.人体后面观的主要部位
注：图中所示的各个部位是本章的关键术语。

1

复习题

1.人体的两大部分是什么？

_____

_____

2.人体的11个主要部位是什么？

_____

_____

_____

_____

3.如何定义人体的部位？

_____

_____

4.大腿和小腿的区别是什么？

_____

_____

5.上臂和前臂的区别是什么？

_____

_____

6.躯干和骨盆的区别是什么？

_____

_____

7.文中提到的哪两点可以恰当并充分地描述身体的运动？

_____

_____

8.人体某个部位的运动是如何发生的？

_____

_____

9.真实运动和"连带运动"的区别是什么？

_____

_____

10.列举5个身体区域。

_____

_____

_____

参考文献

［1］ Thibodeau GA, Paton KT: Anatomy & physiology, ed 5, St Louis, 2003, Mosby.

［2］ Watkins J: Structure and function of the musculoskeletal system, Champaign, Ⅲ, 1999, Human Kinetics.

［3］ Neumann DA: Kinesiology of the musculoskeletal system: Foundations for physical rehabilitation, ed 3, St Louis, 2017, Elsevier.

［4］ Drake RL, Vogl W, Mitchell AWM: Gray's anatomy for students, Philadelphia, 2005, Churchill Livingstone.

［5］ Hamilton N, Weimar W, Luttgens K: Kinesiology: Scientific basis of human motion, ed 12, New York, 2012, McGraw Hill.

［6］ Dail NW, Agnew TA, Floyd RT: Kinesiology for manual therapies, New York, 2011, McGraw Hill.

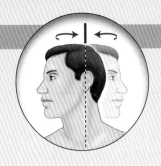

第2章

身体描述

章节纲要

2.1 解剖学姿势

2.2 方位术语

2.3 前/后

2.4 内侧/外侧

2.5 上/下和近端/远端

2.6 浅层/深层

2.7 方位术语说明

2.8 平面

2.9 平面内的人体运动

2.10 轴

2.11 平面和其对应的轴

2.12 轴的视觉化——以门铰为喻

2.13 轴的视觉化——以纸风车为喻

章节目标

学习完本章，学生能够：

1. 定义本章的关键术语。

2. 描述并解释解剖方位的重要性。

3. 解释如何用方位术语来描述身体。

4. 列举并使用常见成对术语来描述人体相对方位：前/后、内侧/外侧、上/下、近端/远端和浅层/深层。

5. 列举并应用以下成对术语来描述人体相对位置：腹侧/背侧、掌侧/背侧（手）、桡侧/尺侧、胫侧/腓侧、跖侧/背侧（足）。

6. 列举并描述3个主要平面，解释斜面的概念。

7. 解释平面内如何发生运动，举例说明3个主要平面和斜面上发生的运动。

8. 定义什么是轴，解释如何相对于轴发生运动。

9. 完成以下有关平面与其相对应轴的练习：

   • 列举与3个主要平面相对应的轴。

   • 确认斜面的轴。

   • 举例说明在3个主要平面内围绕3个主要轴发生的运动。

10. 分别以门铰和风车轴为喻，举例说明3个主要平面上的运动。

2

概述

肌动学领域中，使用相对方位术语来描述和沟通身体结构的位置或身体上的某个点。这些词汇与地理学中如东、南、西、北等方向性描述类似。我们不仅可以用术语来描述地球，还可以用术语来描述人体。我们还可以通过描述空间内3个维度或平面的方式来描述人体周围的空间。当身体移动时，身体局部的运动在平面上发生，因此在肌动学领域，理解平面的概念非常重要。本章我们还将讲述轴的概念，大部分运动都发生在平面内且围绕轴发生。

将第1章和第2章中的信息整合后，学生将对人体运动产生清晰和基础的理解，即当人体发生运动时，身体某个部位在关节处相对于邻近的身体部分发生运动，运动发生在1个平面内；发生单轴运动时，运动将围绕该轴发生。第3章和第5章将详细讲述与骨相关的内容，第6章将涵盖描述部分身体运动的精确术语。

关键词

anatomic position   解剖学姿势

angular movement   成角运动

anterior   前方

anteroposterior axis   前后向轴，矢状轴

axial movement   轴向运动

axis（pl. axes）   轴

axis of rotation   旋转轴

cardinal axis   主要轴

cardinal plane   主平面

circular movement   环状运动

coronal plane   冠状面

deep   深层

distal   远端

dorsal   背侧

fibular   腓侧

frontal–horizontal axis   冠状–水平轴

frontal plane   冠状面

horizontal plane   水平面

inferior   下方

lateral   外侧

mechanical axis   力轴

medial   内侧

mediolateral axis   内外向轴

midsagittal plane   正中矢状面

oblique axis   斜轴

oblique plane   斜面

plane   平面

posterior   后方

proximal   近端

radial   桡侧

rotary movement   旋转运动

sagittal–horizontal axis   矢状–水平轴

sagittal plane   矢状面

superficial   浅表的

superior   上方

superoinferior axis   上下向轴

tibial   胫侧

ulnar   尺侧

ventral   腹侧

vertical axis   垂直轴

volar   掌侧

2.1　解剖学姿势

- 虽然人体可形成无数姿势或者体位，但我们使用特定体位作为描述人体的参考体位。在这个体位下命名身体部位的方位、结构和身体上的某些点，这个体位称为解剖学姿势[1]。解剖学姿势为身体直立，面向前方，双臂置于体侧，双掌向前，拇指和其余手指伸展（图2-1）[2]。

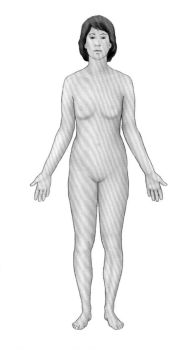

图2-1　解剖学姿势前面观。解剖学姿势为身体直立，面向前方，双臂置于体侧，双掌向前，拇指和其余手指伸展。解剖学姿势非常重要，是命名人体方位的参考体位

2.2　方位术语

人体方位的命名

- 当我们想要描述人体上某结构的方位或人体上某个特定点的方位时，通常以解剖学姿势为参考。
- 常用特定的方位术语来描述身体上某结构或某点相对于身体上其他结构或点的位置（知识点2-1）。
- 使用此类特定术语是为了避免出现由于使用非专业术语而带来的模糊性。例如，如果我们使用"在……下面"这样的非专业术语来描述

人体方位时，容易出现混淆和沟通不当的情况。"在……下面"可能表示下方或位于深层的意思。同样，"在……上面"可能表示上方或位于浅层的意思。由此可见，在健康领域使用术语非常重要，人类的健康仰仗于清晰明了的沟通。

- 这些术语通常成对出现；一对中的2个词意思相反。
- 这些成对的术语与南/北、东/西，以及上/下类似，但我们所使用的术语是人体特定的方位术语。
- 我们描绘人体的本质，是用特定的术语来描述人体"地图"上的点。在后续内容中将用成对的方位术语来描述人体结构或点的相对位置。
- 这些成对的相对方位术语可联合使用以描述结构或点的位置。例如，人体的某个点可能位于另一个点的前方和内侧。当术语联合使用时，在英文构词法中，通常将首词的词尾去掉，用字母将两个词连接在一起，如anterior（前）和medial（内侧）变为anteromedial（前内侧）。Anterior（前）和posterior（后）的联合使用也很常见。

知识点 2-1　特定方位的描述

在此需要强调，方位术语是相对的。若命名一个人体结构为前方，则是以它的后方结构作为参照。然而，同样命名为前方的结构可能位于另一个比它更前方的结构的后方。例如，胸骨位于脊柱前方，但胸骨位于覆盖于其上的皮肤的后方。因此，根据参照对比的结构不同，胸骨可描述为位于前方或后方。

2

2.3　前/后

- 前：指更靠近前面。
- 后：指更靠近后面。
- 术语前/后可用于全身（即可用于中轴和四肢）。
- 例如，胸骨位于脊柱前方。
- 脊柱位于胸骨后方（图2-2）。

注：
- 术语腹侧/背侧通常与前/后的意义相同。
- 腹侧通常指前方。
- 背侧通常指后方（知识点2-2）。
- 术语掌侧（volar）偶尔用于指代手部的前方区域，与其成对但相反的术语为背侧[3]。

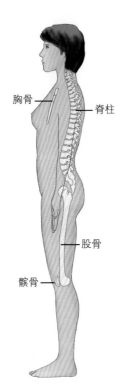

胸骨

脊柱

股骨

髌骨

图2-2　人体解剖学姿势侧面观。胸骨位于脊柱前方；相反，脊柱位于胸骨后方。髌骨位于股骨前方；相反，股骨位于髌骨后方

知识点 2-2　腹侧/背侧

　　身体每部分都有一个肉质软面和一个紧实硬面。术语腹侧实际上是指腹部或身体局部较软的一面；术语背侧是指身体局部较硬、较紧实的一面。这些术语起源于鱼的腹侧面和背侧面。整个上肢和身体中轴的腹侧位于前方；大腿的腹侧位于内侧/后内侧；小腿的腹侧在后方；足的腹侧在下方，即跖面。背侧是腹侧的对侧。

2.4　内侧/外侧

- 内侧：指靠近将人体分为左右2个部分的虚构的线（图2-3）（注：这个将人体分为左右2个部分的虚构的线是正中线）。
- 外侧：指更远离将人体分为左右2个部分的虚构的线（即更靠近左侧或右侧）。
  - 术语内侧/外侧可用于全身（即可用于中轴和四肢）。

  例如，胸骨位于肱骨内侧；肱骨位于胸骨外侧（图2-3）。

　　例如，小指位于拇指内侧；拇指位于小指外侧（图2-3）。

注：
- 在前臂和手部，术语尺侧/桡侧可用来代替内侧/外侧。尺侧是指更靠近尺骨即更靠内的一侧。桡侧是指更靠近桡骨即更靠外的一侧。
- 在腿部，术语胫侧/腓侧可用来代替内侧/外侧。胫侧是指更靠近胫骨即更靠内的一侧。腓侧是指更靠近腓骨即更靠外的一侧。

2

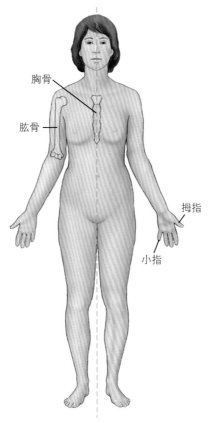

胸骨

肱骨

拇指

小指

图2-3　人体解剖学姿势前面观。人体正中线是一条垂直的虚线，是人体最内侧的位置，将人体分为左右2个部分。胸骨位于肱骨内侧；相反，肱骨位于胸骨外侧。小指位于拇指内侧；相反，拇指位于小指外侧

2.5　上/下和近端/远端

- 上：指在上方。
- 下：指在下方。
  - 术语上/下仅用于身体中轴部分。
    例如，头位于躯干上方；躯干位于头下方（图2-4A）。
    例如，胸骨位于脐上方；脐位于胸骨下方（图2-4A）。
    注：
- 尽管大部分资料都将这些术语用于身体中轴部分，但一些资料中也将其用于描述四肢。
- 近端：指更靠近身体中轴（距离身体中轴更近）。
- 远端：指更远离身体中轴（距离身体中轴更远）。
  - 术语近端/远端仅用于四肢[3]。
    例如，上臂位于前臂的近端；前臂位于上臂的

远端（图2-4B）。
　　例如，大腿位于小腿的近端；小腿位于大腿的远端（图2-4B）。
　　注：
- 术语上/下用于中轴而不用于四肢，而术语近端/远端用于四肢而不用于中轴，但当我们将一个位于四肢上的点和位于中轴上的点进行相对位置的比较时，可能会遇到困难。例如，腰大肌起于躯干，止于大腿。我们如何描述它的附着点呢？通常，我们会用同一对术语来描述，不会两对术语混用。换句话说，可以用上方和下方来描述肌肉的附着点，或用近端和远端来描述。不要混用术语来描述附着点，即不要使用上方与远端，或近端与下方。术语近端/远端更为常用。

2

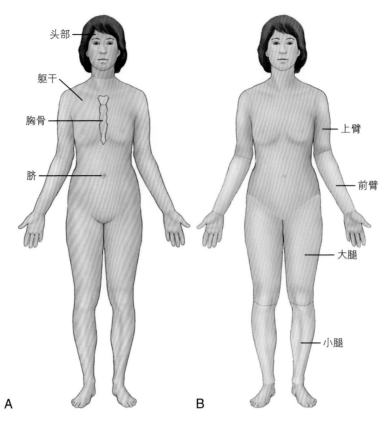

头部

躯干

胸骨

脐

上臂

前臂

大腿

小腿

A   B

图2-4   人体解剖学姿势前面观。A.头位于躯干上方；相反，躯干位于头下方。胸骨位于脐上方；相反，脐位于胸骨下方。B.上臂位于前臂的近端；相反，前臂位于上臂的远端。大腿位于小腿的近端；相反，小腿位于大腿的远端

2.6   浅层/深层

- 浅层：指更靠近身体表面。
- 深层：指更远离身体表面（即更靠内或更深）。
  - 术语浅层/深层可用于全身（即用于中轴和四肢）[3]。

  例如，腹前壁肌肉位于肠道浅层；肠道位于腹前壁肌肉深层（图2-5）。

  例如，肱二头肌位于肱骨（上臂骨）浅层；肱骨位于肱二头肌深层（图2-5）。

- 注：当描述人体中一个结构是浅层还是深层时，讲明从哪个角度来看非常重要。一个结构从这个角度看位于浅层，但从其他角度看可能位于深层。我们以上臂的肱肌为例。通常认为

肱肌位于肱二头肌深层。从前面看，肱肌确实位于肱二头肌深层。基于这个原因，许多人并不认为肱肌位于浅层（仅位于皮肤深部），从而忽略了向内和向外的触诊更容易接触到肱肌这个事实。此外，从一个角度看越是在深层的结构，从另一个角度看越是位于浅层。我们以足骨间背侧肌为例。这些肌肉被认为是足跖侧肌群最深层的肌肉，从足跖面来看，它们位于跖侧骨间肌深层。但若从足背侧看，它们位于跖侧骨间肌浅层；此外，当从足背触诊时，更容易触及足骨间背侧肌。

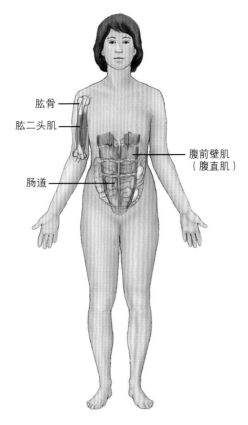

肱骨

肱二头肌

腹前壁肌
（腹直肌）

肠道

图2-5　人体解剖学姿势前面观。从前面看，腹前壁的腹直肌位于肠道（位于腹腔和盆腔中）浅层；相反，肠道位于腹直肌深层。从前面看，肱二头肌位于肱骨浅层；相反，肱骨位于肱二头肌深层

2.7　方位术语说明

图2-6所示是人体前面观，说明方位术语相对于人体的位置。

2.8　平面

教科书中常用图示和约一行字长度的文字来定义每个平面，学生常常死记硬背，并不能很好地理解到底什么是平面，以及其重要性。对各平面清晰的理解，能够促进对由肌肉收缩所引起运动的学习和理解：

- 我们已经通过描绘人体来描述人体结构和/或点的位置。
- 描述人体运动时，我们需要在空间中描述或描绘所发生的运动。
- 众所周知，空间是三维的；因此为了描绘空间，我们需要描述它的3个维度。
- 我们用平面来描述每个维度。由于存在3个维

度，相对应地存在3种平面类型。

- 平面这个词是指一个平的表面。每一个平面都是平的表面，它们分割空间，代表空间的1个维度。
- 3种主要类型的平面分别为矢状面、冠状面和水平面（图2-7）[4]。
- 人体或身体局部能够在3个维度或平面移动：
  - 身体局部可以从前向后（或从后向前）移动。这个平面被称为矢状面[4]。
  - 身体局部可以从左到右（或从右到左）移动；这可以描述为从内向外（或从外向内）运动。这个平面被称为冠状面[4]。

2

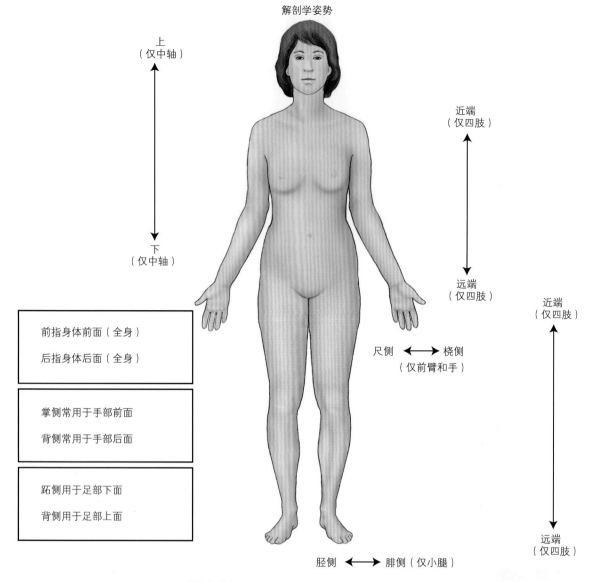

解剖学姿势

上
（仅中轴）

近端
（仅四肢）

远端
（仅四肢）

近端
（仅四肢）

下
（仅中轴）

尺侧 ◄──► 桡侧
（仅前臂和手）

远端
（仅四肢）

前指身体前面（全身）

后指身体后面（全身）

掌侧常用于手部前面

背侧常用于手部后面

跖侧用于足部下面

背侧用于足部上面

胫侧 ◄──► 腓侧（仅小腿）

外侧（全身）◄──► 内侧（全身）

图2-6   相对于解剖学姿势的方位术语

- 身体局部可以停在一个位置并发生转动（即旋转）。这个方向被称为水平面[4]。
- 这3个平面被称为主要平面，定义如下：
- 矢状面将身体分为左右2个部分。
  - 位于身体中央的矢状面将身体分为对称的左右2个部分，称为正中矢状面。
  - 冠状面将身体分为前后2个部分。
  - 水平面将身体分为上下2个部分。
    注：
  - 这3个主要平面是相对于解剖学姿势来定义的（这并不意味着人体运动仅能起始于解剖学

姿势。它仅指3个主要平面是源于解剖学姿势下身体部位来定义的）。

- 任何并非纯粹的矢状、冠状或水平的平面（即由2个或3个主要平面构成的面）称为斜面[4]。
- 矢状面和冠状面是互相垂直的；水平面与地面水平。
- 人体中存在无数个矢状面、冠状面、水平面和斜面。
- 冠状面也称为额状面。
- 水平面也称为横切面。

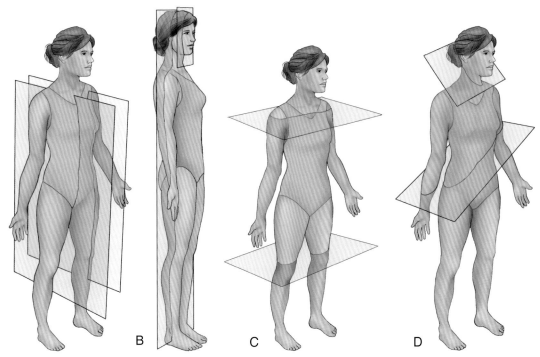

图2-7 人体前外侧面观，展示4种类型平面：矢状面、冠状面、水平面和斜面。A.矢状面的2个例子；矢状面将身体分为左右2个部分。B.冠状面的2个例子；冠状面将身体分为前后2个部分。C.水平面的2个例子；水平面将身体分为上半（上方和/或近端）部分及下半（下方和/或远端）部分。D.斜面的2个例子；斜面不是确切的矢状面、冠状面或水平面（即斜面由2个或3个主要平面构成）。图示中上方的斜面包含冠状和水平成分；下方的斜面包含矢状和水平成分

2.9 平面内的人体运动

- 理解平面是理解人体运动非常重要的一部分，应检查3个平面中每个平面内的人体运动。如图2-8A~D所示为矢状面、冠状面、水平面和斜面上的人体运动。如图2-8E~H所示为平面内其他运动的例子（这些运动的命名将在第6章中详细讨论，见6.11~6.25）。

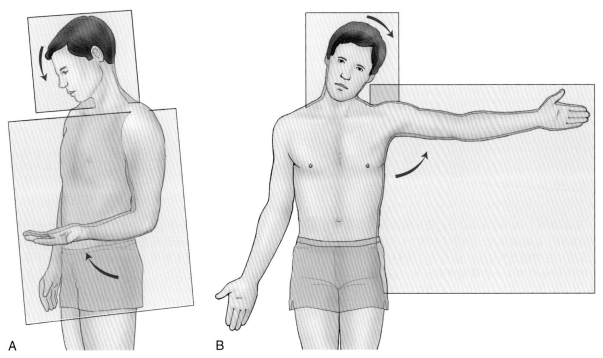

图2-8 A.前外侧面观，矢状面上的2个运动示例。头和颈在脊柱关节处屈曲（向前运动），左前臂在肘关节处屈曲（向前运动）。B.前面观，冠状面上的2个运动示例。头和颈在脊柱关节处左侧屈（向左侧弯曲），左臂在肩关节处外展（从中线向外移动）

2

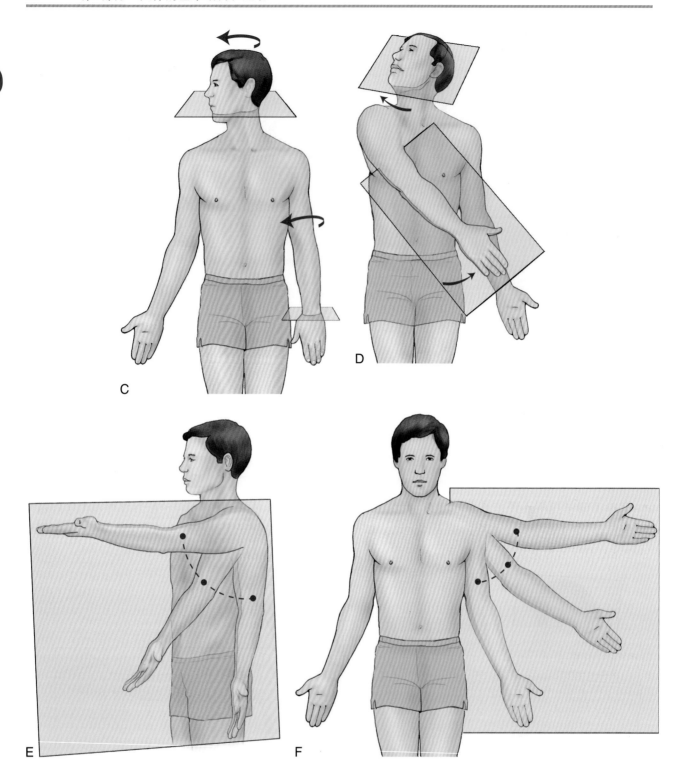

图2-8　C.前面观，水平面上的2个运动示例。头和颈在脊柱关节处向右旋转（扭转/转向右侧），左臂在肩关节处向内旋转（向中线旋转）。D.前面观，斜面（包含2个或3个主要平面成分）上的2个运动示例。头颈部进行矢状面、冠状面和水平面的复合运动（在脊柱关节处），这些运动是矢状面上的伸展（向后）运动、冠状面上的左侧屈（向左侧弯曲）和水平面上的右旋（扭转/转向右侧）。右臂同样进行矢状面、冠状面和水平面的复合运动（在肩关节处），这些运动是矢状面上的屈曲（向前）运动、冠状面上的内收（向中线）运动和水平面上的内旋（向中线旋转）

2

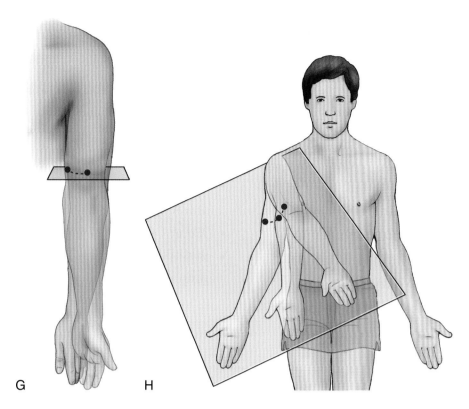

G　　　　　　　H

图2-8　E~H.手臂在肩关节处处于3个主要平面及斜面上的运动。弧线是手臂上标记的红点的运动轨迹（点的运动弧是身体局部在该平面内的运动轨迹，表明发生在1个平面内的身体局部运动）。E.前外侧面观，矢状面上左臂在肩关节处屈曲（向前运动）。F.前面观，冠状面上左臂在肩关节处外展（离开中线向外运动）。G.前面观，水平面上左臂在肩关节处外旋（离开中线旋转）。H.前面观，斜面内右臂在肩关节处屈曲（向前运动）和内收（向中线方向运动）的复合运动

2.10　轴

- 轴是一条虚构线，身体部位可围绕该线发生运动。

- 轴常被称为力轴[5]。

- 围绕轴的运动称为轴向运动（图2-9）。

- 以环状方式围绕轴的运动称为环状运动。

- 轴向运动也称为成角运动或旋转运动（知识点2-3）[5]。

- 术语轴向运动、环状运动、成角运动和旋转运动都是同义词。轴向运动的概念将在第6章6.5~6.7中详细讲述。

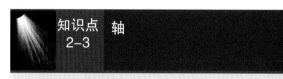
知识点
2-3　轴

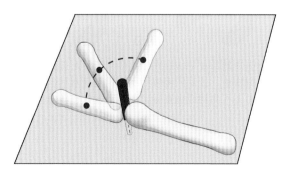

图2-9　轴是一条虚构的线，身体部位可围绕该线发生运动。图示为骨在一平面内围绕一轴发生的运动；图中红柱表示轴。弧线是骨上标记的红点以环状运动所形成的轨迹

　　我们常说身体部位围绕轴旋转，因此轴向运动也称为旋转运动，或直接叫作旋转。此外，轴也常叫作旋转轴。将轴向运动称为旋转运动可能会造成混淆，因为某些轴向运动名称中实际上已经含有"旋转"一词（转动轴向运动，如向右旋转、向左旋转、向外旋转及向内旋转），而其他类型的轴向运动（滚动轴向运动，如屈曲、伸展、外展和内收）中并未包含。因此，不同类型的轴向运动容易混淆。旋转和滚动轴向运动将在第6章6.7中讨论。

2

2.11   平面和其对应的轴

- 可在平面内描述身体部位发生的运动。
  - 若为轴向运动,可进一步描述为绕轴运动。
  - 身体的3个主要平面,有3根对应的主要轴(图2-10A~C)[6]。
  - 对于发生在斜面的运动,有1根对应的斜轴存在(图2-10D)。不同的斜面对应不同的斜轴,每一个斜面都对应有1根斜轴。
- 轴的命名非常直观;简单地以朝向来描述。
  - 3根主要轴分别为内外向轴、前后向轴和上下向(垂直)轴(图2-10A~C)。
- 请注意,运动所围绕的轴通常垂直于运动所发

生的平面。
- 身体部位的轴向运动是身体部位在一个平面内围绕1根轴的运动。

内外向轴

- 内外向轴:是由内至外(或由外至内,即由左至右或由右至左)走行的线(图2-10A)。
- 矢状面上的运动围绕内外向轴发生。
- 内外向轴也称为冠状轴,它水平走向,位于冠状面内[6]。

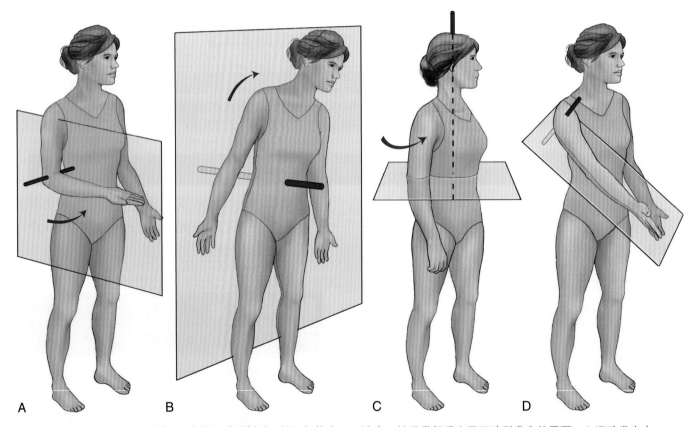

A   B   C   D

图2-10   3个主要平面和斜面对应轴的前外侧观;轴以红柱表示。注意,轴通常都垂直于运动所发生的平面。A.运动发生在矢状面;运动所围绕的轴由内至外水平走行,称为内外向轴。B.运动发生在冠状面;运动所围绕的轴由前至后水平走行,称为前后向轴。C.运动发生在水平面;运动所围绕的轴上至下垂直走行,称为上下向轴或垂直轴。D.运动发生在斜面;运动围绕垂直于平面的轴发生(即斜面所对应的斜轴)

2

前后向轴

- 前后向轴：是由前至后（或由后至前）走行的线（图2-10B）。
- 冠状面上的运动围绕前后向轴发生。
- 前后向轴也称为矢状轴，它水平走向，位于矢状面内[6]。

上下向轴

- 上下向轴：是由上至下（或由下至上）走行的线（图2-10C）。
- 水平面上的运动围绕上下向轴发生。
- 上下向轴由于其垂直走行，通常称为垂直轴（由于垂直轴更直观，读者更容易接受，本书使用垂直轴来描述）[6]。

2.12 轴的视觉化——以门铰为喻

- 视觉化比喻可以更直观地说明运动轴。我们可以把轴看作是门铰。正如身体部位的运动围绕轴发生，门的运动围绕门铰发生，门铰是门的运动轴（图2-11）。

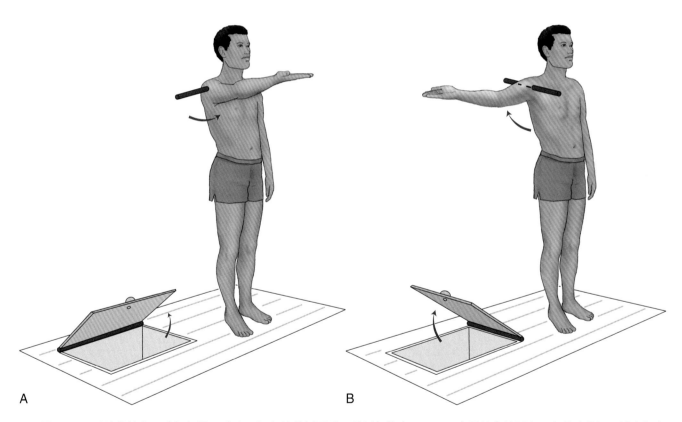

A   B

图2-11 手臂的轴向运动与门轴运动（开门）的前侧面观；轴以红柱表示。A.一扇平放在地面上正在移动的门。站在门旁边的人正在以与门打开相同的方式移动手臂。运动发生在矢状面。如果我们观察门运动轴——门铰的走行方向，可见其为内外向。注意，人手臂的运动轴走行方向也是内外向的。因此矢状面上运动轴的走行方向为内外向。B.一扇平放在地面上正在移动的门（开门）。站在门旁边的人正在以与门打开相同的方式移动手臂。运动发生在冠状面。如果我们观察门运动轴——门铰的走行方向，可见其为前后向。注意，人手臂的运动轴走行方向也是前后向的。因此冠状面上运动轴的走行方向为前后向

2

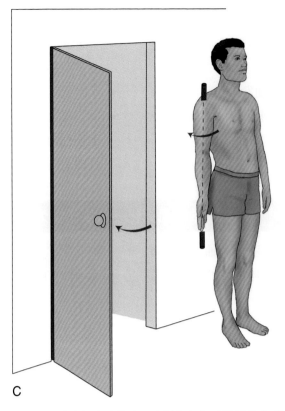

C

图2-11（续）　C.一扇门正在移动（开门）。站在门旁边的人正在以与门打开相同的方式移动手臂。运动发生在水平面。如果我们观察门运动轴——门铰的走行方向，可见其为上下向（即垂直）。注意，人手臂的运动轴也是上下向。因此水平面上的运动轴是垂直的

2.13　轴的视觉化——以纸风车为喻

- 另外一种帮助我们确认运动轴的比喻是纸风车。当吹动纸风车时，风车在一个平面内转动，风车叶片围绕固定钉旋转。当我们把纸风车运动朝向3个平面中的任意1个平面时，纸风车上固定钉走行方向的命名就是该平面内运动轴的命名（图2-12A~C）。

- 钟表也是用来比喻运动平面和轴的好例子。钟表的指针在钟面上运动。指针运动围绕将指针固定在钟表的固定针进行。当钟表朝向相当于身体的矢状面、冠状面或水平面时，固定针的朝向即为轴的方向。

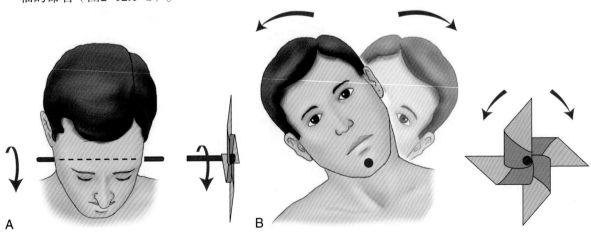

A   B

图2-12　将头颈部运动时的运动轴与纸风车转动轴相比较的前面观。纸风车的固定钉表示纸风车的运动轴；轴以红色圆柱或红点表示。A.头颈部的运动和纸风车的运动都在矢状面上；矢状面运动的轴是内外向的。B.头颈部的运动和纸风车的运动都在冠状面；冠状面运动的轴（红点）是前后向的

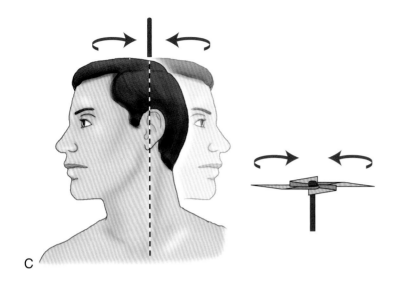

图2-12（续） C.头颈部的运动和纸风车的运动都在水平面；水平面运动的轴是垂直的

C

复习题

1.当人体处于解剖学姿势时，身体姿势是什么样的？

_____

_____

2.为什么解剖学姿势很重要？

_____

_____

3.5对用来命名人体某结构或某点方位的术语是什么？

_____

_____

_____

4.身体的哪些部位可以使用所有成对的方位术语来描述？

_____

_____

_____

5.若身体上的A点相对于B点更靠近身体前方，我们应如何分别描述A点和B点的方位？

_____

_____

_____

6.若身体上的A点相对于B点更靠近身体中线，我们应如何分别描述A点和B点的方位？

_____

_____

7.若身体中轴上的A点相对于B点更靠近身体上部，我们应如何分别描述A点和B点的方位？

_____

_____

8.若身体四肢上的A点相对于B点更靠近中轴，我们应如何分别描述A点和B点的方位？

_____

_____

9.若身体上的A点相对于B点更靠近身体前方和中线，我们应如何分别描述A点和B点的方位？

_____

_____

_____

10.若身体上的A点相对于B点更靠近身体表面，我们应如何分别描述A点和B点的方位？

_____

_____

11.什么是平面？为什么理解平面的概念很重要？

_____

_____

12.简述4个平面。

_____

_____

_____

_____

13.什么是轴？为什么理解轴的概念很重要？

_____

_____

_____

14.3个主要平面对应的轴分别是什么？

_____

_____

15.轴向运动、平面及轴之间的关系是什么？

_____

_____

_____

_____

16.对于轴向运动，如何使用门铰或纸风车固定钉的例子来比喻轴？

_____

_____

_____

_____

参考文献

［1］ Thibodeau GA, Patton KT: Anatomy & physiology, ed 5, St Louis, 2003, Mosby.

［2］ Palastanga N, Field D, Soames R: Anatomy and human movement, ed 4, Oxford, 2002, Butterworth-Heinemann.

［3］ Dail NW, Agnew TA, Floyd RT: Kinesiology for manual therapies, New York, 2011, McGraw Hill.

［4］ Oatis CA:Kinesiology:The mechanics and pathomechanics of human movement, Philadelphia, 2004, Lippincott Williams & Wilkins.

［5］ Neumann DA: Kinesiology of the musculoskeletal system: Foundations for physical rehabilitation, ed 3, St Louis, 2017, Elsevier.

［6］ Levangie PK, Norkin CC: Joint structure and function: A comprehensive analysis, ed 5, Philadelphia, 2011, FA Davis.

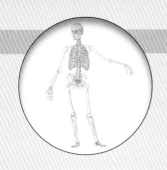
第3章
骨组织

章节大纲

3.1 分类

3.2 长骨的组成

3.3 骨的作用

3.4 骨作为结缔组织的主要组成成分

3.5 密质骨和松质骨

3.6 骨的发育和生长

3.7 囟门

3.8 骨折愈合

3.9 骨的应力效应

3.10 软骨组织

章节目标

学习完本章，学生能够：

1.定义本章的关键术语。

2.与根据骨骼形状分类相关的：

- 陈述根据骨骼形状可将骨骼分为几类，并一一举例。
- 将籽骨列入骨骼形状的主要分类，举一个籽骨的例子。
- 解释附加骨的概念，举一个附加骨的例子。

3.列出并描述长骨的主要结构。

4.列出并描述骨骼的5个主要功能。

5.列出并描述骨作为结缔组织的组成。

6.描述、比较和对比松质骨和密质骨的结构。

7.描述、比较和对比骨骼发育及生长的2种方式：软骨内成骨和膜内成骨。

8.与囟门相关的：

- 解释婴儿头骨中囟门的作用。
- 命名、定位和说明婴儿头骨主要的囟门闭合时间。

9.描述骨折愈合的步骤。

10.与沃尔夫定律和骨应力效应相关的：

- 阐述、解释沃尔夫定律对人类骨骼和其在躯干动作及运动方面的意义和重要性。
- 解释压电效应和沃尔夫定律的关系。
- 解释沃尔夫定律和退行性关节病（也称为骨关节炎）的关系。

11.与软骨组织相关的：

- 列出并描述软骨作为结缔组织的组成。
- 比较和对比3种类型的软骨组织。

概述

　　骨骼系统由许多组织和结构构成，其中主要的是骨组织。本章先介绍骨组织的宏观结构、微观结构、功能和生理，最后介绍软骨组织。第4章详细介绍筋膜组织。

关键词

anterior fontanel　前囟

anterolateral fontanel　前外侧囟

articular cartilage　关节软骨

articular surface　关节面

bone marrow　骨髓

bone spur　骨刺

bony callus　骨痂

calcitonin　降钙素

callus　痂

canaliculus（pl. canaliculi）　骨小管

cancellous bone　松质骨

cartilage　软骨

central（osteonic）canal　中央管

chondroblast　成软骨细胞

chondrocyte　软骨细胞

chondroitin sulfate　软骨素

compact bone　密质骨

connective tissue　结缔组织

cortex　皮质

cortical surface　皮质表面

cytoplasmic process　胞质突起

degenerative joint disease　退行性关节病

diaphysis（pl. diaphyses）　骨干

elastic cartilage　弹性软骨

elastin fiber　弹性纤维

endochondral ossification　软骨内成骨

endosteum　骨内膜

epiphysial disc　骨骺板

epiphysial line　骨骺线

epiphysis（pl. epiphyses）　骨骺

fibrocartilage　纤维软骨

flat bone　扁骨

fontanel　囟门

frontal fontanel　前囟

ground substance　基质

glucosamine　葡糖胺，氨基葡糖

growth plate　生长板（骺板）

Haversian canal　哈弗斯管

hematoma　血肿

hematopoiesis　造血

hyaline cartilage　透明软骨

hydroxyapatite crystal　羟基磷灰石结晶

intramembranous ossification　膜内成骨

irregular bone　不规则骨

kinesiology　肌动学

lacuna（pl. lacunae）　腔隙

lever　杠杆

long bone　长骨

mastoid fontanel　乳突囟

matrix　基质

medullary cavity　髓腔

membrane　膜

OA　骨关节炎

occipital fontanel　枕囟

ossification center　骨化中心

osteoarthritis　关节炎

osteoblast　成骨细胞

osteoclast　破骨细胞

osteocyte　骨细胞

osteoid tissue　骨样组织

osteon　骨单位

parathyroid hormone　甲状旁腺激素

perichondrium　软骨膜

periosteum　骨膜

periostitis　骨膜炎

posterior fontanel　后囟

posterolateral fontanel　后外侧囟

primary ossification center　初级骨化中心

radiograph　X线

red bone marrow　红骨髓

round bone　圆骨

secondary ossification center　次级骨化中心

sesamoid bone　籽骨

short bone　短骨

sphenoid fontanel　蝶囟

spongy bone　松质骨

subchondral bone　软骨下骨

supernumerary bone　附加骨

tendinitis　肌腱炎

trabecula（pl. trabeculae）　骨小梁

Volkmann's canal　福尔克曼管

Wolff law　沃尔夫定律

intersuture bone/Wormian bone　缝间骨/沃姆骨

yellow bone marrow　黄骨髓

3.1 分类

- 骨根据形状可分为4类[1]（图3-1）:
  - 长骨。
  - 短骨。
  - 扁骨。
  - 不规则骨。
- 在讨论骨骼的结构和功能时这些分类非常有用。然而，需要明确的是所有的分类系统都不是全面的，并不是每根骨都完全符合某一类别；有时对某一块骨的分类可能比较困难，因为这一块骨有时可归于2种或者更多的类别。
- 长骨是长的（有1个纵轴），纵轴是骨的轴，长骨轴的两端膨大，与另一骨形成关节[2]（3.2对长骨进行了更详细的描述）。
  - 长骨包括肱骨、股骨、桡骨、尺骨、胫骨、腓骨、掌骨、跖骨和指骨。尽管有些指骨很短，但它们有1个纵轴和膨大的两端，符合长骨的标准，因此也属于长骨。
- 短骨是短的（它们的长和宽大体相当，它们通常被描述为立方体形状）[2]。
  - 腕骨即属于短骨。
  - 踝关节区的跗骨也被认为是短骨；跟骨例外（见5.8中的图5-53~图5-57），它是不规则骨而不是短骨。
- 扁骨是扁平的，也就是说，它们宽而薄，表面是平的或是弯曲的。
  - 扁骨包括肋骨、胸骨、颅骨的脑颅骨和肩胛骨（知识点3-1）。

知识点3-1

鉴于肩胛骨有肩胛冈、肩峰和喙突，有观点认为它是不规则骨。然而，大多数资料认为它是扁骨。

- 不规则骨在形状上是不规则的（它不属于前面3类中的任何一种），它们既不长，也不短，也不扁[2]。
- 脊柱的椎骨、颅骨的面颅骨和籽骨属于不规则骨。
- 籽骨的形状像芝麻籽，因而得名。因为籽骨呈圆形，也称为圆骨。一些资料认为籽骨是独立的第五类骨。
- 人体内籽骨的数量有个体差异，所有人都有的籽骨是2个髌骨。
- 附加骨：通常认为人类有206块骨，人与人之间这个数字可略有差异。有人超过常规数量的206块骨[3]，这些多出的骨称为附加骨，例如:
  - 多余的籽骨（除2块髌骨外的籽骨）被认为是附加骨。籽骨通常出现在拇指和踇趾。许多人有除了髌骨、拇指和踇趾籽骨以外的籽骨，这些籽骨通常位于其他手指。
- 缝间骨是小骨，有时在颅骨之间的缝关节发现[2]。
- 注：偶尔有人有额外变异的骨，如第6腰椎或颈肋。

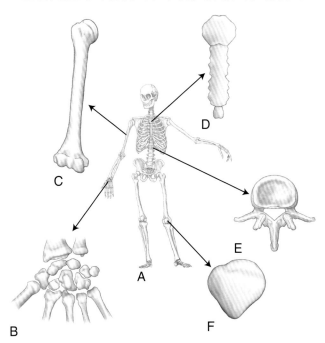

图3-1 骨根据形状可分为4类，还有籽骨。A.整个人体骨骼的前面观。B.腕骨（短骨）。C.肱骨（长骨）。D.胸骨（扁骨）。E.椎体（不规则骨）。F.髌骨（膝盖骨）（籽骨，一种不规则骨）

3.2　长骨的组成

- 如3.1所述，虽然人体骨的大小和形状存在很大的差异，但学习长骨的各个部分（图3-2）可以帮助了解骨的一般典型结构。

长骨组成

骨干

- 骨干[4]是长骨的轴，呈空心圆柱状。
- 骨干是刚性的管子，可以承受强大的力量，在不超出承重范围的情况下，不弯曲或断裂。
- 骨干由密质骨和覆在其内表面的薄层松质骨组成，更多关于密质骨和松质骨的内容见3.5。
- 髓腔位于骨干的中心，其内含有骨髓。

骨骺

- 骨骺[4]是长骨膨大的末端，在骨干的两端均能看到，因此，每根长骨有2个骨骺。
- 骨骺的作用是与另一骨形成关节。
- 骨骺通过膨大、加宽，使关节表面增大，从而增强关节的稳定性。
- 骨骺由松质骨和周围薄层的密质骨组织组成。
- 骨骺内的松质骨间隙含有红骨髓。
- 骨骺的关节表面被关节软骨覆盖。

关节软骨

- 关节软骨[4]覆盖骨的关节表面。
- 关节软骨是一种比骨软的组织，它的作用是为关节提供缓冲和吸收震荡。
- 关节软骨由透明软骨组成，更多关于透明软骨的内容见3.10。
- 值得注意的是，关节软骨的血液供应很差，因此，关节软骨损伤后，不能很好地愈合（知识点3-2）。

> **知识点 3-2**
>
> 退行性关节病（或骨关节炎）的发生过程涉及关节软骨的退化。

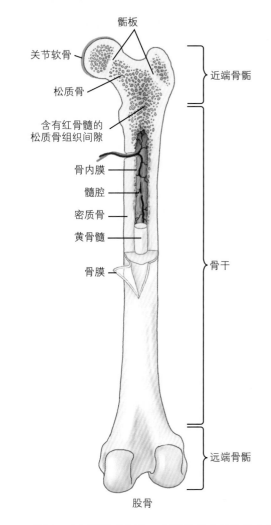

髌板
关节软骨
松质骨
含有红骨髓的松质骨组织间隙
骨内膜
髓腔
密质骨
黄骨髓
骨膜
近端骨骺
骨干
远端骨骺
股骨

图3-2　这是一个近端部分剖开，暴露骨的内部结构的长骨（股骨）图示。长骨的主要结构是骨干（轴）和膨大的末端（骨骺）。骨膜覆盖除关节面以外的骨的外表面，关节软骨覆盖关节面。骨干的内部主要由密质骨组织构成，内有髓腔，可容纳骨髓。骨骺主要由松质骨组织构成

骨膜

- 除了关节表面被关节软骨覆盖外，其余部分被骨膜[4]包绕。
- 骨膜是薄而致密的纤维膜。
- 骨膜有许多作用：
  - 为韧带和肌腱提供附着部位，韧带和肌腱的纤维逐渐交错进入骨的骨膜纤维，从而牢固地将韧带和肌腱锚至骨上。
  - 含有对骨组织的形成和修复很重要的细胞。
  - 含有为骨骼提供血液供应的血管。

3

- 骨膜受神经纤维高度支配，对擦伤时的疼痛非常敏感（知识点3-3）。

髓腔

- 髓腔[4]是一个管状的腔，位于长骨的骨干里面。
- 髓腔内有被称为骨髓的软组织（红骨髓和/或黄骨髓），更多关于骨髓的内容见3.3。

骨内膜

- 骨内膜[4]是一薄膜，位于髓腔内骨的内表面。
- 骨内膜（像骨膜）含有对骨的形成和修复很重要的细胞。

骨的其他成分

- 所有的骨都是高度代谢的器官，需要丰富的血

知识点3-3

　　骨膜的疼痛敏感性这一事实，对于任何经历过小腿撞到过茶几的人来说都是深有体会的。小腿的前端为胫骨，在那里皮肤和骨之间只有少量的软组织来缓冲对骨膜的打击。医学上把创伤引起的骨膜的炎性改变称为骨膜炎，通常俗称为骨挫伤。

液供应。因此，它们有丰富的动脉和静脉供应。

- 骨也受到感觉神经元（神经细胞）的支配。尤其是骨膜，受感觉神经元的支配。

3.3　骨的作用

- 骨有许多作用：①支撑身体结构；②为身体运动提供杠杆；③保护内部结构；④生成血细胞；⑤储存钙[5]。对于从事身体活动的人员、教练、运动学学生来说，支撑身体结构和为身体运动提供杠杆是2个最重要的功能。

支撑身体结构

- 许多骨形成1个骨骼结构，其为身体提供刚性框架；应用此框架，身体的许多组织依次附着在骨上[5]。
  - 例如，大脑通过软组织（脑膜）连接在脑颅骨上，盆腹腔的内脏器官通过软组织韧带依次悬吊在脊柱上（图3-3）。
- 此外，骨架承受身体的重量，并将这些重量通过下肢传到地面（图3-3）。
- 姿势的研究主要包括骨为身体组织形成有效的健康支持结构的方式。更多关于姿势的内容见第21章。

为身体运动提供杠杆

- 骨是身体的刚性部分。
- 例如，上臂由肱骨构成，前臂由桡骨和尺骨构成。

- 作为身体的刚性部分，骨为肌肉提供可以附着的部位。肌肉收缩可以使骨产生运动，最终使骨所在的身体部位产生运动[6]。
- 由此可见，骨是身体运动的杠杆[6]（图3-4）。骨骼的这种为运动的肌肉提供支点的功能是肌

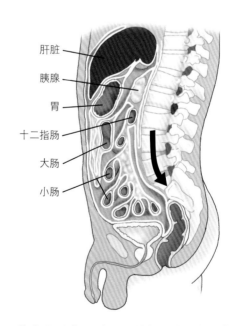

肝脏
胰腺
胃
十二指肠
大肠
小肠

图3-3　许多骨形成了1个骨骼结构，为身体提供刚性框架。这种刚性框架支撑内脏器官。从这个图可以看出，盆腹腔的内脏器官依次悬吊，通过脊柱得到支撑。此外，这种刚性结构也是承重结构，位于其上的身体重量通过它进行传递，图中脊柱下部的箭头代表穿过脊柱的身体重量

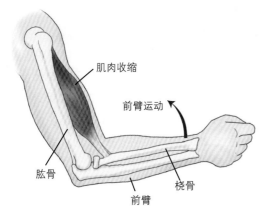

图3-4　骨是刚性杠杆，肌肉可以通过此杠杆移动身体。图中的肌肉起于上臂的肱骨，止于前臂的桡骨，该肌肉收缩，对桡骨施加向上的拉力，引起桡骨向肱骨移动。因为桡骨是刚性的，当它移动时整个前臂都在移动
注：这里的肌肉并不代表人体的实际肌肉，它只是为了说明杠杆如何工作的概念

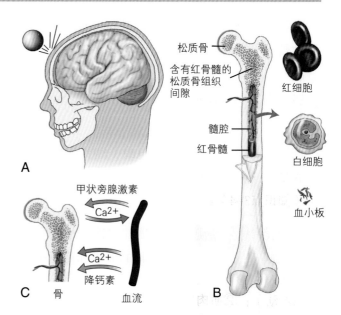

图3-5　骨骼的3个功能。A.骨骼保护身体内部结构。一个坚硬物体击中头部，位于颅腔内的大脑，在很大程度上受到颅骨的保护免于受到冲击。B.造血（血细胞形成）：长骨髓腔中的红骨髓的作用是产生红细胞、白细胞和血小板。C.骨充当血钙水平的"蓄水池"或"银行"。当血钙水平低时，身体分泌甲状旁腺激素，将钙从骨中释放至血液中。当血钙水平高时，身体分泌降钙素，将多余的钙从血液沉积至骨中

动学研究的关键。肌动学的字面意思是研究肌肉运动。因为运动是通过肌肉收缩力作用于骨杠杆而发生的。肌动学研究的是肌肉骨骼系统的功能。更多关于杠杆的内容详见17.6~17.8。

保护内部结构

- 跌倒、机动车事故和运动伤害等创伤对我们身体的伤害是危险的。我们身体中一些对生命至关重要的组织和器官对创伤特别敏感，需要保护。因为骨组织是刚性的，它是为内部结构提供保护的理想组织。例如[7]：
  - 大脑被安全地包裹在颅腔内，完全被脑颅骨包围（图3-5A）。
  - 脊髓位于椎管内，被椎骨包围。
  - 心脏和肺位于胸腔内，被胸骨和肋骨保护。

生成血细胞

- 骨骼富含红骨髓（也称为红髓），红骨髓为软的结缔组织，作用是生成血细胞[5]（图3-5B）。
- 血细胞的生成过程，称为造血。
- 需要指出的是，红骨髓生成所有类型的血细胞：红细胞、白细胞和血小板。
- 红骨髓位于长骨髓腔内，以及松质骨组织间隙。
- 对于儿童，其身体的每一块骨都有红骨髓，随

着年龄的增长，红骨髓逐渐被黄骨髓[2]（也称为黄髓）取代，黄骨髓本质上是脂肪细胞，因此在造血中不活跃。

- 对于成人，红骨髓主要存在于中轴骨（颅骨、胸骨、肋骨、锁骨、椎骨）的松质骨组织，骨盆和肱骨、股骨的髓腔[5]。

储存钙

- 钙是对人体功能至关重要的矿物质。
  - 钙是神经系统冲动传导、肌肉收缩和血液凝固所必需的[8-9]。
- 因为钙是生命所必需的，在血液中保持适当水平的钙对身体来说至关重要。
- 当从膳食中摄入的钙不能满足人体需要时，可以从骨中提取钙，以增加血液中钙的水平[9]；当从膳食中摄入的钙超过人体需要时，血液中的钙可以沉积回骨中。
- 甲状旁腺激素（由甲状旁腺分泌）负责从骨中提取钙，降钙素（由甲状腺分泌）负责将钙沉积到骨中[10]。

- 破骨细胞将钙从骨中释放至血液中，成骨细胞将钙从血液中沉积至骨中（更多关于骨细胞的内容见3.4）。
- 以这种方式，骨充当"蓄水池"或"银行"的角色，钙可以被提取和沉积，从而为身体维持适当的血钙水平[5]（图3-5C）。

3.4 骨作为结缔组织的主要组成成分

- 骨是一种结缔组织，它由骨细胞和基质组成[11]（知识点3-4）。

知识点3-4

人体内存在4大组织：①神经组织（传递电冲动）；②肌肉组织（收缩）；③上皮组织（位于身体表面或腔囊器官表面）；④结缔组织（4种组织中最多样化的，通常认为其连接身体的各个部位）。

结缔组织的基质是指细胞以外的物质，通常分为纤维和胶状物质。骨组织的纤维成分是胶原纤维，是构成骨有机质的一部分；骨组织的胶状物质包括除胶原纤维外的有机质和无机质。

- 骨基质分为有机凝胶状成分和无机刚性成分。

骨细胞

- 有3种类型的骨细胞[4]：
  - 成骨细胞：成骨细胞通过分泌骨基质组织来合成骨组织。
  - 骨细胞：被骨基质完全包围，位于骨基质内小空腔的成骨细胞称为骨细胞。
  - 这些小空腔称为骨陷窝，更多关于骨陷窝的内容见3.5。
  - 破骨细胞：破骨细胞通过分解骨基质组织分解骨组织。
- 认识到骨是成骨细胞和破骨细胞活动平衡的动态活性组织是非常重要的。当骨生长或骨损伤后修复时，为了使血钙保持适当水平，钙被提取或沉积到骨（这个过程贯穿我们的一生）。

有机质

- 骨的凝胶状有机质增加了骨的弹性。当然，骨比人体软组织坚硬；存在于活体骨中的骨基质有机凝胶状成分比在博物馆看到的化石样骨更有弹性。
- 基质的有机成分由胶原纤维和凝胶状骨样组织组成[4]。
- 凝胶状类骨样组织，含有大分子的蛋白多糖。蛋白多糖是主要由葡糖胺和硫酸软骨素分子组成的蛋白质/多糖分子。它们的主要作用是吸收液体，这样骨组织就不会变得太干和易碎[12]。活体健康骨中水分约占25%（更多关于蛋白多糖的内容见3.10）。
- 在凝胶状蛋白多糖混合物中，胶原纤维通过成纤维细胞生成和沉积。
- 胶原纤维主要增加骨的抗拉强度[4]（承受拉力的能力）（知识点3-5）。

知识点3-5

维生素C是形成胶原所必需的，如果饮食中维生素C的摄入量不足，会发生维生素C缺乏病（又称为坏血病）。几百年前，由于在长时间海上旅行中，缺乏富含维生素C的新鲜食物，海员经常会发生这种疾病。英国人首先意识到，如果他们在船上带了某些新鲜食物，他们的海员就不会发生维生素C缺乏病。

无机质

- 基质的无机成分组成骨的矿物质（骨的磷酸钙盐）。
- 磷酸钙盐也称为羟基磷灰石结晶[4]。
- 磷酸钙盐使骨具有刚性。

3

3.5　密质骨和松质骨

- 骨组织成分（骨细胞和基质）的组织方式可以不同。存在2种不同排列的骨组织[4]（图3-6）。
  - 密质骨是排列紧凑有序的骨组织。
  - 松质骨是排列不紧凑，含有不规则空隙的骨组织，使组织看起来像海绵。
  - 松质骨也称为海绵骨。

密质骨

- 如前所述，密质骨是非常有序、紧凑排列的骨组织[4]。
- 密质骨主要位于长骨干，为骨干提供硬度。密质骨也位于长骨骨骺外表面和其他骨（短骨、扁骨、不规则骨）外表面（知识点3-6）。
- 密质骨由圆柱状的结构单位即骨单位组成[4]（图3-7）。
- 每个骨单位由含有血管的中央管组成，中央管也称为哈弗斯管[12]。

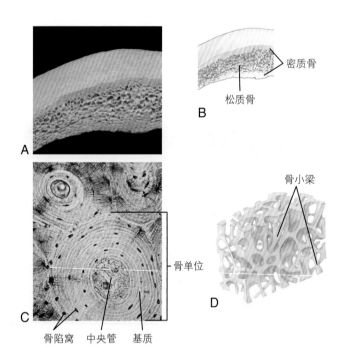

图3-6　密质骨和松质骨。A和B.脑颅骨横切面照片和绘图，显示松质骨位于中间，密质骨位于松质骨的两侧。C.放大显示的密质骨骨单位。D.放大显示的松质骨骨小梁（图C和图D：Patton KT，Thibodeau GA:Anatomy and physiology，ed 9，St Louis，2016，Elsevier.）

 知识点3-6

骨的外表面称为骨皮质或皮质表面。当医生看骨骼的X线片时，他看的是皮质表面是否有边缘断裂。边缘断裂提示骨折。

- 穿通管（也称为福尔克曼管）连接中央管的血管和邻近中央管的血管[4]。
- 血管为所有活细胞（包括骨细胞）提供必要的营养。因此，骨细胞以同心圆的方式排列在中央管周围。骨细胞在中央管周围排列形成圆柱形的骨单位。
- 密质骨由多个小的骨单位组成。这允许所有骨细胞接近它们的血液供应，获得通过中央管内血管扩散的营养。
- 每个骨细胞位于被骨基质包围的小腔内，这种小腔称为骨陷窝[12]（图3-8）。
- 骨小管是非常小的管，连接一个骨陷窝与另一个骨陷窝。骨细胞通过骨小管发送小的胞质突触与其他骨陷窝内邻近的骨细胞接触[4]。由于这些突触，骨细胞可以很好地相互沟通，骨组织对其环境的变化非常敏感。

松质骨

- 如前所述，松质骨有许多海绵状的不规则空隙（图3-6）。这些空隙使松质骨的重量比较轻，同时仍有充足的骨硬度。
- 松质骨主要存在于长骨骨骺及其他骨（短骨、扁骨、不规则骨）的中心[4]。
- 长骨骨干中也存在少量的松质骨（图3-7B）。
- 松质骨里有很多空隙，便于营养物质通过血液供应扩散。因此，不需要有序排列的中央管和中央管血管周围骨陷窝内有序排列的骨细胞的存在。
- 骨松质由条形和板状的骨小梁构成（图3-6D）。
- 当我们说骨小梁的排列是不规则的，这可能会

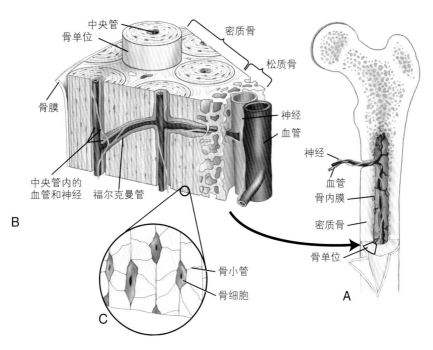

图3-7 A.长骨内部结构。B.放大的长骨骨干楔形饼状图，显示密质骨的骨单位和位于骨干内部的松质骨。C.进一步放大密质骨组织，显示通过连接骨陷窝之间的骨小管相互通信的骨细胞（位于骨陷窝内）

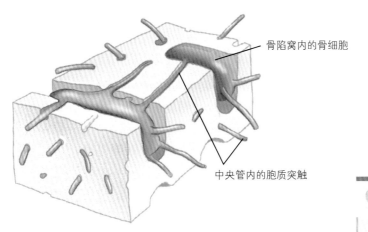

图3-8 展示位于骨陷窝内的骨细胞和骨细胞胞质突触通过中央管与其他骨细胞接触

留下松质骨在其排列上是非常随意的印象，这是不正确的。这是松质骨的模式。松质骨的骨小梁以这种方式排列，能使骨小梁更好地处理承重的压缩力（知识点3-7）。

> 💡 **知识点3-7**
>
> 松质骨骨小梁的形态在X线片上通常是明显的。

3.6 骨的发育和生长

- 骨在子宫内开始形成时，它不是钙化的。相反，它由像骨形状的软骨和纤维结构组成。随着生长（宫内和出生后），这些软骨和纤维结构逐渐钙化，成为成熟骨架的生长模型。
- 骨形成有2种主要的方式[1]：软骨内成骨和膜内成骨。

软骨内成骨

- 软骨内成骨，一如其名，骨由软骨发育而来[1]。
- 人体的大多数骨是通过软骨内成骨发育的。长骨软骨内成骨的步骤如下（图3-9）：
  - 从已形成的软骨开始。
  - 软骨发育出包绕骨干的骨膜线。

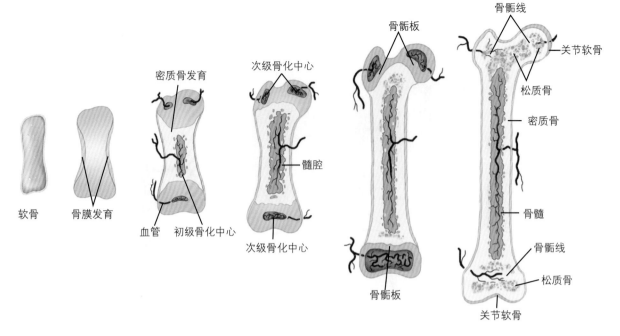

图3-9 软骨内骨化的步骤。从已形成的软骨开始，在骨周围形成骨膜；然后在骨干和骨骺发育初级和次级骨化中心，骨骺板位于它们之间。这些骨化中心相互朝向对方生长，而骨骺板通过产生软骨组织继续延长软骨，一旦骨化中心相遇，骨生长停止

- 骨干软骨逐渐分解，由骨膜成骨细胞的骨组织代替。骨组织发育的区域称为骨化中心。骨干最早发育的区域称为初级骨化中心[1]。
- 初级骨化中心逐渐朝向骨骺生长，骨代替软骨。
- 次级骨化中心出现在长骨骨骺，向初级骨化中心生长，骨代替软骨[1]。
- 初级和次级骨化中心之间的区域仍然含有生成软骨组织的软骨细胞，继续增加软骨的长度。软骨生长的区域称为骨骺板。因为骨骺板是未成熟骨生长的区域，也称为生长板[1]。
- 同时，在骨干的中心，破骨细胞分解骨组织，形成髓腔。
- 当骨骺板继续通过沉积骨使骨加长，骨化中心通过骨组织代替骨骺板的软骨不断生长。
- 骨化中心生长的速度略快于骨骺板内新软骨的生长速度。当骨化中心最终相遇时，代替骨骺板的所有软骨组织，骨生长停止，骨骼发育成熟。大约在18岁停止生长。
- 虽然，大约在18岁长骨的长度停止生长，长骨可以通过骨膜成骨细胞沉积骨组织继续增厚（通过骨内膜破骨细胞分解骨组织）。

- 骨骺板的残余部分在X线片上可见，称为骨骺线（知识点3-8）。

 知识点3-8

　　通过看X线片，根据骨骺板的大小（骨化中心闭合的紧密程度），医生可以判断个体是否发育完成，或者仍有多大的发育潜能。

膜内成骨

- 膜内成骨，一如其名，其骨化发生在骨膜内（软组织薄片或层）；骨膜由纤维组织组成[1]。
- 颅骨的扁骨由膜内成骨发育而来。扁骨膜内成骨的步骤如下：
  - 从原始的纤维膜开始。
  - 成骨细胞在纤维膜内发育，开始在它们周围沉积骨基质，生成松质骨，成骨细胞所在的这些区域称为骨化中心[1]。
- 在膜周围出现骨膜，开始在膜内正在发育的松质骨两端沉积密质骨。
- 当整个纤维膜被骨组织代替，骨化完成。
- 随着年龄的增长，扁骨继续生长，通过骨膜成

骨细胞继续成熟，扁骨增厚。这通常可以在老年人的面部看到（图3-10）。

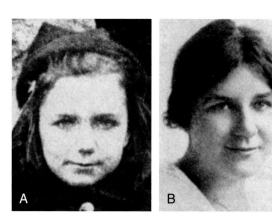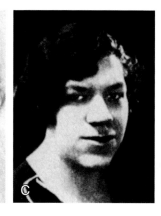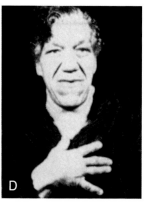

图3-10　1名患有肢端肥大症（成年期过度分泌生长激素，内分泌紊乱）女性的4张照片。这4张照片分别摄于其9岁（A）、16岁（B）、33岁（C）和52岁（D）时，面部特征的变化是因为她的面部骨骼持续膜内成骨生长。尽管这是个极端的例子，但它可说明每个人在成年期都经历的持续膜内成骨生长的概念（以较小的程度生长）〔引自Hole JW Jr: Hole's human anatomy and physiology，ed 4，Dubuque，Iowa，1987，William C Brown.〕

3.7　囟门

- 囟门是婴儿颅骨上的软点[1]。
- 囟门是软的，它们是颅骨的原始纤维膜区域[4]。
- 在婴儿中，这些区域的纤维膜仍然存在，因为膜内成骨的过程还没有完成（见3.6）。
- 因为囟门的存在，婴儿头部的骨可有一些运动（允许头部在一定程度上压缩），这使婴儿更容易在生产时通过产道。这对于婴儿和妈妈都有好处。
- 婴儿的颅骨中有6个主要的囟门。所有的囟门在顶骨与其他颅骨交界[7]（图3-11，知识点3-9）。

 知识点3-9

囟门的存在提示手法治疗师在婴儿和儿童头部推拿治疗时必须谨慎。

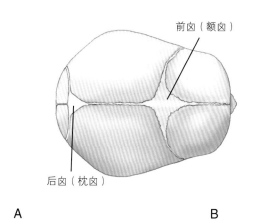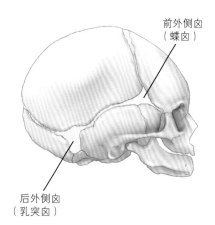

前囟（额囟）

后囟（枕囟）

A

前外侧囟（蝶囟）

后外侧囟（乳突囟）

B

图3-11　A.婴儿颅骨上面观，前囟在顶骨和额骨之间，后囟在顶骨和枕骨之间。B.婴儿颅骨侧面观，前外侧囟在顶骨、额骨、颞骨、蝶骨之间，后外侧囟在顶骨、枕骨、颞骨之间
注：见5.1，图5-3~图5-9。

- 前囟：前囟位于2块顶骨和额骨的接合处。
  - 前囟在1~2岁时闭合。
  - 前囟也称为额囟。
- 后囟：后囟位于2块顶骨和枕骨的接合处。
  - 后囟大约在6个月时闭合。
  - 后囟也称为枕囟。
- 前外侧囟（左、右侧成对出现）：前外侧囟位

于顶骨、额骨、颞骨、蝶骨的接合处。
- 前外侧囟大约在6个月时闭合。
- 前外侧囟也称为蝶囟。
- 后外侧囟（左、右侧成对出现）：后外侧囟位于顶骨、枕骨、颞骨的接合处。
  - 后外侧囟大约在1岁时闭合。
  - 后外侧囟也称为乳突囟。

3.8　骨折愈合

- 在英语中，骨折骨可以写作fractured bone和broken bone，它们两个意思一样[4]。
- 骨折是指骨的连续性中断。
- 骨折通常通过X线检查诊断。
- 当看骨的X线片时，医生特别注意骨的皮质（外侧）边缘，如果在骨的皮质边缘看到不连续，即可诊断为骨折。
- 假设骨折的两端对齐很好，骨折愈合通过以下步骤完成（图3-12）：
  - 当骨骼骨折时，血管也会断裂。这导致该区域出血，形成血凝块，称为血肿[4]。

- 死骨碎片通过破骨细胞的作用被吸收。
- 随着血肿逐渐被吸收，纤维软骨沉积在骨折部位。纤维软骨组织暂时把破裂的2个断端连接在一起，其称为痂[4]。
- 随后，纤维软骨痂钙化，导致骨痂形成。
- 因为骨痂通常会导致比以前更多的骨组织，破骨细胞通过吸收过多的骨痂组织重塑骨骼。
- 重塑过程通常不是100%的完美，人的余生通常有小的骨痂存在，骨折部位有明显的肿块。然而，骨折愈合了，骨在结构上是健康的。

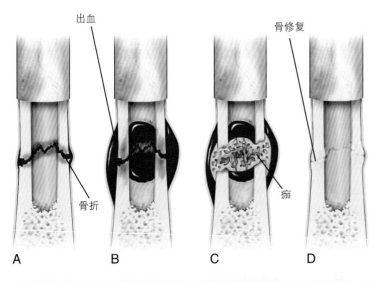

图3-12　骨折修复的过程。A.股骨骨折。B.血肿形成。C.痂形成，这种痂最初由纤维软骨组织组成，然后钙化形成骨痂。D.骨修复完成，残余的骨痂仍然明显，骨折部位有明显的肿块（引自Patton KT，Thibodeau GA:Anatomy and physiology，ed 9，St Louis，2016，Mosby.）

3.9　骨的应力效应

- 骨是一种动态活性组织，它根据作用于其上的身体需求做出反应。骨组织遵循沃尔夫定律，沃尔夫定律认为"钙根据应力的反应而沉积"。根据沃尔夫定律[12]：
  - 如果施加于骨的应力增加，骨通过获得骨基

质和增厚来反应。
- 如果施加于骨的应力减少，骨通过减少骨基质和变薄来反应。
- 所有的活性组织必须通过心血管系统提供营养得以保持。因此，如果活性组织增加，对

心脏的需求和对心脏施加的应力均增加。此外，较大质量的组织需要较大的肌肉力量在空间内移动我们的身体；这对我们的肌肉系统的需求和对肌肉系统施加的压力均增加，需要较大和较强的肌肉，也需要心血管系统提供较多的营养。因此，我们的身体对于任何不需要的组织，最简单直接的做法是抛弃它，即"用进废退"。

- 沃尔夫定律的原理是骨可以适应施加在其上的需求。

    - 如果骨能够很好地处理施加于其上的压力，骨会变得更厚、更强壮，这样它能够处理这些压力问题并且保持健康。

    - 想象一下施于马拉松运动员脚上的需求，下肢骨通过增厚回应其需求。

    - 另一方面，如果施加于骨上的应力较小，骨不需要保持大量的基质，它可以承受失去不必要的骨量——"用进废退"。

    - 想象一个久坐的上班族，整个工作日坐在桌子旁从不锻炼，这位久坐的上班族是否需要马拉松运动员那样发达而强壮的下肢骨（知识点3-10）

知识点3-10

太空失重环境中的宇航员经常锻炼。这是他们保持骨骼良好矿化所必需的，因为在失重环境中少则几天，多则几周，即会导致骨量明显丢失。

沃尔夫定律和压电效应

- 通过压电效应解释沃尔夫定律[13]。
- 当组织受到压力时，组织会产生少量的电荷，这就是压电效应[13]。
- 压电效应的重要性是，虽然成骨细胞可以在它们存在的任何组织中沉积骨，但破骨细胞无法在压电荷组织中吸收（分解）骨。
- 结果是，较大的骨量导致该区域承受较大的压力（较大的应力模式）[13]。

- 因此沃尔夫定律通过压电效应解释松质骨的骨小梁如何和为什么沿着应力线排列（图3-13）。此外，这些原则也能够解释骨如何逐渐塑形和根据施加的应力如何改变形状。
- 沃尔夫定律通过压电效应也能够解释损伤或术后为什么尽快开始安全的活动非常重要。更普遍的是，沃尔夫定律能够解释为什么运动和锻炼对骨健康如此重要——更不用说我们身体的其他部位。

沃尔夫定律"变质"

- 不幸的是，太多的好事可能会发生。当过多的应力施加于骨上（经常发生在骨的关节表面），过量的钙可能沉积在骨上[12]。当骨组织变得越来越密集时，身体开始沿着骨的外缘沉积钙。
- 这可能导致所谓的骨刺[12]，这种状态导致退行性关节病和骨关节炎（图3-14，知识点3-11）。

知识点3-11

退行性关节病或骨关节炎的特点是关节软骨破裂、软骨下骨（位于关节软骨下的骨）骨刺形成。

- 尽管退行性关节病是骨和关节的疾病，但其原因是过多的应力施加于骨和关节上（知识点3-12）。

**知识点 退行性关节病
3-12**

当肌肉长期紧张时，它们会持续牵拉其附着的骨。持续的拉力对骨和关节产生应力，这可能导致退行性关节病关节炎的进展。此外，紧张性肌肉疼痛经常（但并不总是）是退行性关节病患者主诉疼痛的主要部分。因此，对于所有的手法和运动治疗师、指导者、教练来说，评估患者的生活方式、肌肉紧张度、紧张的肌肉施加于骨上的应力是必不可少的。

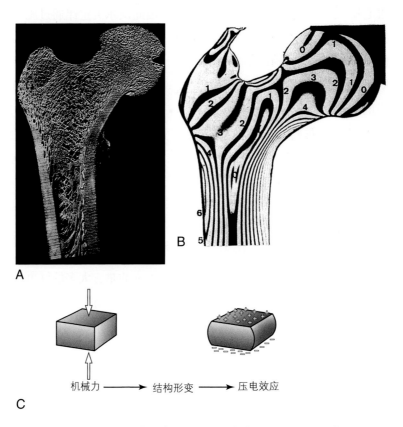

图3-13 A.股骨近端松质骨的骨小梁排列模式。B.当承重应力作用于股骨近端时，通过股骨近端的应力线出现。由于压电效应，松质骨的骨小梁将沿其应力线排列。C.压电效应：当承受机械力（压力）如承重时，组织中产生电荷（图A和图B：Williams PL，editor:Gray's anatomy:the anatomical basis of clinical practice，ed 38，Edinburgh，1995，Churchill Livingstone. 图C：改自Buchwald H，Varco RL，editors: Metabolic surgery，New York，1978，Grune & Stratton. ）

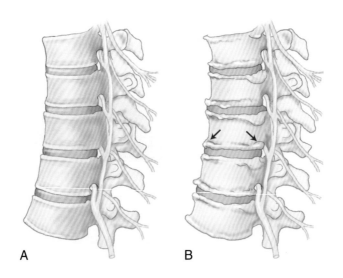

图3-14 A.脊柱侧面观。椎体的轮廓光滑，椎体整洁、健康。B.相同的脊柱侧面观，这个脊柱的边缘有骨刺（箭头所示）存在。骨刺的存在表明退行性关节病或骨关节炎

3.10 软骨组织

- 软骨是肌肉骨骼系统特别重要的一种组织。软骨在肌肉骨骼系统中的作用有：
  - 软骨：构成软骨连结[1]。
  - 软骨覆盖滑膜关节骨的关节面[1]。
  - 许多滑膜关节的关节盘由软骨组成（更多关于软骨连结、滑膜关节和关节盘的内容详见7.8、7.9和7.14）。
  - 软骨为软骨内成骨过程中骨的发育提供了基础[4]（见3.6）。
- 虽然将其分类为软组织，软骨却相当致密和坚固，它具有部分刚性和部分柔韧性的属性。
- 软骨的血液供应很差，因此受伤后的愈合能力很差[1]。
- 软骨的大部分血液供应通过软骨膜的血管扩散获得，软骨膜是覆盖软骨的纤维结缔组织（知识点3-13）。

知识点3-13

　　关节软骨没有软骨膜，所以它的营养供应必须来自关节滑液的扩散。由于这个原因，关节软骨在损伤或受损后愈合尤其困难。

- 软骨组织与骨组织一样，是一种结缔组织。因此，它由软骨细胞和基质组成[1]。
- 软骨基质是一种有纤维嵌入的坚固凝胶。
- 软骨有3种类型[1]：透明软骨、纤维软骨和弹性软骨。

软骨细胞

- 软骨细胞有2种[1]：
  - 成软骨细胞：成软骨细胞通过分泌软骨的基质组织形成软骨组织。
  - 软骨细胞：一旦成软骨细胞成熟和完全被软骨基质包围，其称为软骨细胞。
  - 与骨组织一样，软骨细胞位于骨陷窝内。

基质

- 结缔组织的基质分为基质纤维和基质凝胶。

基质纤维

- 软骨的纤维是胶原纤维和/或弹性纤维[1]。
  - 胶原纤维增加软骨的抗拉强度。
  - 弹性纤维增加弹性软骨的弹性性能。

基质凝胶

- 基质凝胶是由坚硬的蛋白多糖分子组成的凝胶状有机质[1]。
- 蛋白多糖主要是由葡糖胺和软骨素分子组成的蛋白和多糖物质。
- 蛋白多糖分子具有类似瓶刷外观的羽毛形状。
- 蛋白多糖分子在其内部和之间的空间捕获和保持水分（知识点3-14）[1]。

知识点3-14

　　软骨素和葡糖胺是用于治疗骨关节炎（退行性关节病）的营养补充剂。软骨素是一种蛋白多糖，葡糖胺是蛋白多糖的基石。蛋白多糖存在于包括软骨在内的大多数结缔组织基质中。最近将这些物质作为营养补充剂非常流行，因为蛋白多糖有助于保持关节软骨的结缔组织基质水分充足（因此较厚较软）。因此，关节更能吸收震荡而不退变和受损。

软骨类型

- 3种类型的软骨在结构构成上有少许不同，因此，它们的作用也不同（图3-15）。

透明软骨

- 透明软骨是最常见的软骨类型，外观上类似乳白色的玻璃[1]。
- 透明软骨通常称为关节软骨，因为它是覆盖滑膜关节关节面的软骨。
- 覆盖骨关节面的作用是吸收发生在关节处的压缩冲击。

- 除了形成骨关节面的关节软骨，透明软骨也存在于生长骨的骨骺板、形成鼻子的柔软部分、位于呼吸道的环状软骨。

纤维软骨

- 纤维软骨，一如其名，含有比较致密的纤维性胶原纤维[1]，因此，含有较少的软骨素基质。
- 由于这个原因，纤维软骨是最坚硬的软骨组织，非常适合需要较大的抗拉强度（承受被拉和伸展的能力）的结构。
  - 纤维软骨是形成大多数软骨连结的软骨。
  - 软骨连结的例子包括脊柱的椎间盘关节和骨盆的耻骨联合关节[12]。
- 纤维软骨也是形成关节盘的软骨。
  - 关节盘见于胸锁关节、腕关节和膝关节[1]。

弹性软骨

- 除了胶原纤维，弹性软骨含有弹性纤维[1]。
- 因此，弹性软骨最适合需要软骨坚固，同时也需要一定程度弹性的结构[1]。
  - 外耳由弹性软骨形成。
  - 除了形成外耳，弹性软骨也形成会厌（吞咽食物时，会厌覆盖气管）和咽鼓管（连接喉和中耳）[1]。

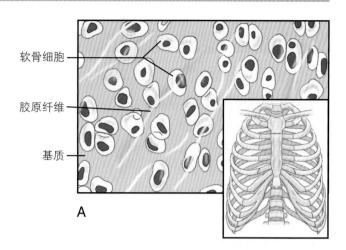

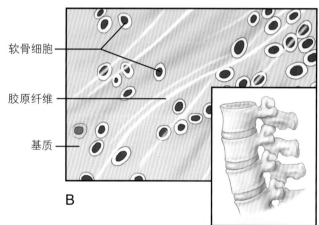

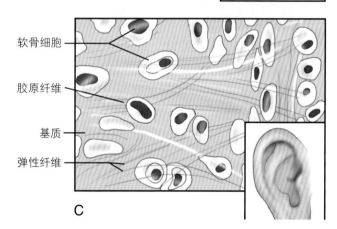

图3-15　A.透明软骨组成的乳白色玻璃状组织，体内最常见的软骨组织，图片显示的是肋软骨（透明软骨的例子）。B.纤维软骨组成的组织，含有较大密度的胶原纤维；图片显示的是椎间盘（纤维软骨的例子）。C.弹性软骨组成的组织，除了胶原纤维外，还含有弹性纤维，图片显示的是外耳（弹性软骨的例子）

复习题

1.骨根据形状分为哪4类？

_____

_____

_____

2.举例说明根据形状对骨进行的主要分类。

_____

_____

_____

3.描述长骨主要的结构组成。

_____

_____

4.骨的5个作用是什么？

_____

_____

5.对于研究肌骨运动和运动学领域的工作者，骨的哪个功能最重要？

_____

_____

_____

6.骨作为结缔组织的2个主要组成是什么？

_____

_____

_____

7.成骨细胞和破骨细胞的作用是什么？

_____

_____

_____

8.比较和对比密质骨和松质骨。

_____

_____

9.密质骨位于哪里？

_____

_____

10.松质骨位于哪里？

_____

_____

_____

11.比较和对比2种不同的骨生长方式（软骨内成骨和膜内成骨）。

_____

_____

_____

12.囟门的重要性是什么？

_____

_____

13.4个主要囟门是什么？它们位于哪里？什么时候闭合？

_____

_____

_____

_____

14.骨折愈合的过程是什么？

_____

_____

_____

15.沃尔夫定律是什么？如何用压电效应解释它？

_____

_____

_____

16.肌肉紧张度如何与沃尔夫定律、退行性关节病的发展相关？当处理退行性关节病患者时，手法治疗师或运动治疗师的角色是什么？

_____

_____

_____

17.软骨组织的3种主要类型是什么？

_____

_____

_____

_____

参考文献

［1］ Watkins J: Structure and function of the musculoskeletal system, Champaign, Ⅲ, 1999, Human Kinetics.

［2］ Thibodeau GA, Patton KT: Anatomy & physiology, ed 5, St Louis, 2003, Mosby.

［3］ Hall SJ: Basic biomechanics, ed 6, New York, 2012, McGraw Hill.

［4］ White TD, Folkens PA: Human osteology, ed 22, San Diego, 2000, Academic Press.

［5］ McGinnis PM: Biomechanics of sport and exercise, ed 2, Champaign, Ⅲ, 2005, Human Kinetics.

［6］ Harman E: Biomechanics of resistance exercise. In Baechle TR, Earle RE, editors: Essentials of strength training and conditioning, ed 3, Champaign, Ⅲ, 2008, Human Kinetics.

［7］ Netter FH: Atlas of human anatomy, ed 3, Teterboro, 2004, Icon Learning Systems.

［8］ Lieber, RL: Skeletal muscle, structure, function, and plasticity: the physiological basis of rehabilitation, ed 2, Baltimore, 2002, Lippincott Williams & Wilkins.

［9］ McArdle WD, Katch FI, Katch VL: Essentials of exercise physiology, Media, 1994, Williams & Wilkins.

［10］ Palastonga N, Field D, Soares R: Anatomy and human movement: Structure and function, ed 4, Oxford, 2002, Butterworth-Heinmann.

［11］ Ratamess NA: Adaptations to anaerobic training programs. In Baechle TR, Earle RE, editors: Essentials of strength training and conditioning, ed 3, Champaign, Ⅲ, 2008, Human Kinetics.

［12］ Neumann DA: Kinesiology of the musculoskeletal system: Foundations for physical rehabilitation, ed 3, St Louis, 2017, Elsevier.

［13］ Enoka RM: Neuromechanics of human movement, ed 3, Champaign, Ⅲ, 2002, Human Kinetics.

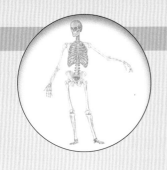

章节纲要

4.1　筋膜

4.2　筋膜网

4.3　筋膜对身体压力的反应

4.4　肌腱和韧带

4.5　滑囊和腱鞘

4.6　筋膜结缔组织的性质

章节目标

学习完本章，学生能够：

1.定义本章的关键词。

2.比较和对比纤维筋膜和疏松筋膜。

3.描述筋膜网的结构和功能。

4.描述筋膜对身体压力的2种主要反应。

5.对于肌腱和韧带：

- 比较肌腱和韧带的结构和功能。

- 解释为什么肌腱和韧带在受伤后不能很好地愈合。

6.比较滑囊和腱鞘的结构和功能。

7.对于筋膜结缔组织：

- 比较弹性和可塑性的概念。

- 理解手法和运动治疗领域中蠕变、触变性和迟滞性的关系。

概述

　　骨骼系统由许多组织构成。第3章讲述的是骨组织和软骨。本章详细介绍筋膜组织。本章先介绍筋膜组织的宏观结构、微观结构、功能和生理特性。然后介绍特定的筋膜宏观结构，如肌腱、韧带、滑囊和腱鞘。最后介绍适用于所有筋膜/连接结缔组织的一般性质。

关键词

adipocyte　脂肪细胞

alpha-smooth muscle actin　α-平滑肌肌动蛋白

aponeurosis（pl. aponeuroses）　腱膜

bursa（pl. bursae）　滑囊

bursitis　滑囊炎

cell-to-cell web　单元间网络

chondroitin sulfate　软骨素

contractility　收缩性

creep　蠕变

deep fascia　深筋膜

dense fascia　密集的筋膜

elasticity　弹性

elastin fiber　弹性纤维

extracellular matrix　细胞外基质

extracellular-to-intracellular web　细胞内和细胞外网状结构

fascia　筋膜

fascial net　筋膜网

fascial web　筋膜网

fibro-areolar fascia　浅筋膜

fibroblast　成纤维细胞

fibronectin molecule　纤连蛋白分子

fibrous fascia　纤维筋膜

focal adhesion molecule　细胞附着分子

gel state　凝胶状态

glucosamine　葡糖胺，氨基葡糖

hysteresis　迟滞性

integrin　整合素

Langer's line　皮纹

ligament　韧带

loose fascia　疏松筋膜

macrophage　巨噬细胞

mast cell　肥大细胞

myofascial meridian　肌筋膜经线

myofibroblast　肌成纤维细胞

plasticity　可塑性

protomyofibroblast　原肌成纤维细胞

reticular fiber　筋膜网状纤维

retinaculum（pl. retinacula）　支持带

sol state　溶胶状态

sprain　扭伤

strain　劳损

stretch　拉伸

subcutaneous fascia　皮下筋膜

synovial tendon sheath　滑膜腱鞘

tendinitis　肌腱炎

tendon　肌腱

tendon sheath　腱鞘

tenosynovitis　腱鞘炎

tensile　抗张的，拉力的

tensile strength　抗拉强度

thixotropy　触变性

viscoelasticity　黏弹性

viscoplasticity　黏塑性

weight bearing　负重

4.1　筋膜

筋膜定义

- 如3.4所述，结缔组织是4种主要组织中最多样化的组织，为软组织、神经和上皮组织提供保护和功能。自数十亿年前单细胞开始融合为多细胞生物以来，结缔组织就开始分化各种各样的生物基质，它们围绕所有其他特殊组织，以赋予它们结实但柔韧的底物并给我们一个可以适应我们的运动和重力所产生的内源性和外源性力量。

- 从眼睛的角膜到牙齿的牙本质，再到心脏的瓣膜，从骨骼和软骨（先前描述的"硬"物质）到黏性的流体，如脂肪、血液和淋巴液，结缔组织通过不同的形状构成形成了不同功能和用途的结构，在肌动学领域有许多软纤维结缔组织，通常称为筋膜。

- 医学定义，筋膜仅包括可单独解剖的纤维组织鞘，如浅筋膜（又称为皮下筋膜）、斯卡帕筋膜（Scarpa fascia）、足底筋膜、阔筋膜等[1]。本章我们将定义扩展为包括所有符合这一经典定义结构作用的胶原纤维性软组织，以强调这些组织作为一个系统协同工作[2]。使用解剖刀对解

剖结构进行分离，组织学检查表明，除了在滑膜关节腔中，在各种命名的软组织层和结构之间没有清晰的分离，这些层和结构从皮肤到骨骼是连续的[3]。因此，可以看到所有胶原纤维性软组织都在一个系统（我们的生物力学调节系统）中起作用。由于缺少更好的词汇来说明这一情况，"筋膜"这个词填补了这一语义空白。

- 我们很清楚，当我们处理正中神经的问题时，我们不只关注正中神经，我们要关注全身的神经系统。看到肱动脉，我们知道它处于整个循环系统中。然而，当有人出现足底筋膜炎时，治疗师往往把这种情况看作是足部局部结构的问题。我们用筋膜一词来强调"纤维体"的系统性，这是第三个形状和生物力学相互作用和自我调节的系统。事实上，足底筋膜炎的发病因素可能存在于足部之外，通常存在于腿部，甚至骨盆或颈部[4]。

- 我们将"筋膜"一词用于这一组软结缔组织是不符合解剖学传统的。然而，其他包容这些意思的术语会导致其他问题。结缔组织本身包括我

们在此强调的结构之外的血液和免疫细胞[5]。细胞外基质包括所有这些结构，但它也包括许多不涉及保持姿势和运动的其他渗出物，不包括创造、修复和重塑这些结构，以适应我们的活动施加在它们身上的力量的成纤维细胞和其他细胞[6]。在我们的生物力学自动调节系统有一个更好的术语达成一致之前，我们将跟随其他作者和研究人员使用术语筋膜来表示这个系统。

- 众所周知，结缔组织都是相互连接的，连接和包围所有其他身体组织，并以这种方式连接着医学的所有分支[7]。然而，事实上，这些薄片和包裹也是把彼此分开的结构，引导特定的液体流动和力的传递。通过形成紧密编织的囊袋，大约2/3的筋膜组织由水组成。几乎每一个器官——大脑、心脏、肝脏、肾脏以及每一块肌肉都包含在筋膜囊中，包含在筋膜囊内的每个器官和相邻结构之间可以有润滑运动，但如果出现粘连，则不会有润滑运动[8]。

筋膜的类型

- 筋膜的英文"fascia"一词来源于拉丁语，意思是绷带或捆绑，因为它缠绕和捆绑（连接）结构（知识点4-1）。这句话让我们想起了一则伊索寓言。1个农夫的3个儿子为财产起了争执。农夫拿起3根树枝，每根都很容易折断。他又拿了3根树枝，将它们捆在一起，这3根树枝很难被折断[9]。

- 以类似的方式，筋膜系统中的任何一个结构都不强，但将多个结构捆绑到一起，它们可以比重量相当的钢铁还坚固，并且柔韧、有弹性、有效率和可调节。筋膜正如Walter Cannon所说的，是一个奇迹般的"身体智慧"的例子[10]。

 知识点4-1

Fascia的拉丁词根fascism的意思是绷带。之所以如此命名筋膜组织是因为它像绷带一样缠绕并连接结构。一个独立的结构可能很容易折断，但许多结构连接在一起就很难折断。

- 尽管筋膜系统是从一个结构连续到另一个结构，并且很难严格定义边界，但仍然可以区分筋膜组成部分，以及它们创建的广义结构类型。例如，筋膜经常根据其所在的身体区域来命名和细分。通过这种命名，筋膜通常可分为肌筋膜、关节筋膜、内脏和浅筋膜组织。
  - 肌筋膜组织是与肌肉组织有关的筋膜。
  - 关节筋膜组织是关节的深筋膜（又称为固有筋膜）组织。它包括纤维囊和韧带。
  - 内脏筋膜组织与体腔的内脏器官有关。
  - 浅筋膜组织是位于皮肤深处的筋膜。
- 筋膜又分为2种主要的结构类型，纤维筋膜和疏松筋膜。
  - 纤维筋膜通常被称为深筋膜，包括许多类型的致密筋膜。
  - 疏松筋膜经常被称为浅筋膜，包括皮肤下方的皮下筋膜。
- 纤维筋膜主要由坚韧的胶原纤维组成。它存在于骨和软骨、韧带、骨膜、肌腱、腱膜，像膜一样覆盖肌肉组织，将肌肉和骨骼及其他结构捆绑在一起，并连接和包裹肌纤维。这些纤维筋膜的例子即肌筋膜（知识点4-2）。注：有关肌筋膜的更多信息见12.4。

 知识点4-2

肌纤维周围和肌内膜的筋膜胶原纤维呈蜘蛛网状外观。教育家和作家Gil Hedley使用"茸毛（fuzz）"这个词来描述纤维筋膜。

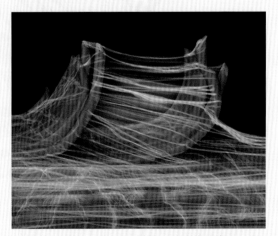

（经Joseph E.Muscolino授权，图片修改自Ronald Thompson）

- 疏松筋膜主要由凝胶状物质组成，它混合了液体、凝胶、各种类型的胶原纤维和弹性纤维，形态较为松散。这种无定形的筋膜存在于身体的各个部位，包括皮肤正下方的一层筋膜，它与皮肤的真皮层连接，同时起作用，使真皮层能够轻松地向任何方向移动。疏松筋膜也有助于内脏器官之间潜在的运动和骨骼肌之间的运动。

- 值得注意的是，这种组织的运动耐力不是无限的，当它达到弹性极限时，网状组织就成为非常有效的力传递器。例如，把一侧手的手指放在另一侧的前臂上，向任何方向移动皮肤1cm都很容易。但是如果将皮肤从手腕向肘部移动3~5cm，手腕会有拉扯感。这表明，通常作为不重要的肌肉间润滑组织而被切除的网状组织，事实上是肌筋膜力传递的重要组成部分[11]。

- 虽然纤维筋膜和疏松筋膜看起来非常不同，但它们具有相同的特征和结构，彼此形成一个连续体。致密筋膜包含较多的纤维；疏松筋膜含有较多的液体/凝胶样基质。

筋膜的组成

- 筋膜像所有结缔组织一样，由3种成分组成：细胞、纤维和凝胶状物质（图4-1）。注意：细胞外基质（ECM）常用于描述筋膜的纤维和凝胶状物质，它包括淋巴、细胞因子和其他不属于纤维体的细胞交换分子。

细胞

- 筋膜中有许多不同类型的细胞。目前认为，成纤维细胞（图4-2）是最常见的，它们有几种类型。筋膜中也有肥大细胞、巨噬细胞、浆细胞和其他白细胞、脂肪细胞。

- 肥大细胞负责分泌组胺——一种参与炎症的化学物质。

- 巨噬细胞是吞噬大物质（包括入侵的病原微生物）的吞噬细胞。

- 浆细胞和其他白细胞参与对抗感染。

- 脂肪细胞储存脂肪。

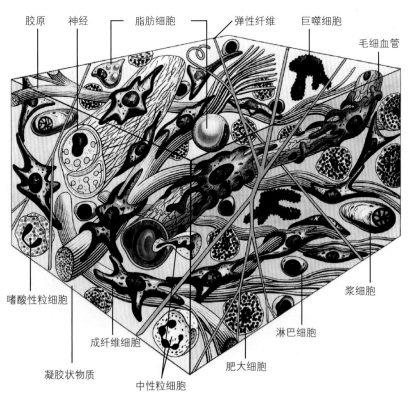

图4-1　筋膜由细胞、纤维、液体/凝胶状物质（带蛋白多糖，图中未显示）组成（引自Williams PL，ed：Gray's anatomy：the anatomical basis of clinical practice，ed 38，Edinburgh，1995，Churchill Livingstone.）

- 成纤维细胞有很多功能：
  - 产生筋膜的凝胶状物质，以及筋膜中发现的所有纤维的前体。
  - 筋膜可以通过分泌酶（蛋白酶、金属蛋白酶）分解和重吸收"老"的或"损坏"的筋膜。
  - 筋膜参与炎症和伤口愈合，有助于使伤口的边缘恢复到一起。
  - 它们对置于其上的物理压力有反应。当物理压力，特别是拉力，施加在成纤维细胞上，成纤维细胞的反应是沿拉力线排列并分泌蛋白质，使胶原阵列抵抗拉力。
  - 在松弛的组织中，在纤维网内有散布的成纤维细胞突起，就像神经的树突，可以监测和修复筋膜网。很多时候，这些突起与邻近的成纤维细胞的突起接触，从而形成一个"合胞体"（细胞-细胞网连续性），类似我们更熟悉的神经和血管的合胞体[12]。当纤维网络绷紧、更多的力量穿过组织时，成纤维细胞朝向细胞体收缩它们的"手臂"，准备通过产生更多的胶原或加强现有的连接来应对更大的力量。

纤维

- 成纤维细胞产生3种类型的纤维，这些纤维常见于筋膜。它们是胶原纤维、弹性纤维和筋膜网状纤维（图4-3）。这些纤维不透水（疏水性）；它们或多或少一直都是湿的，就像身体里的所有东西一样，但它们不吸水，也不与水结合。
  - 淡黄色的弹性纤维有持续保持弹性的特性，在被持续拉伸一段时间后，有重返缩短状态的能力，就像橡皮筋一样。胶原纤维也有弹性，但它的弹性就像钢球在水泥人行道上的"回弹"——弹性短而尖，回弹系数高[13]。
  - 筋膜网状纤维是一种胶原纤维（Ⅲ型），得名于它们是交联形成的网状结构。这些"未成熟"的胶原纤维主要在胚胎中产生，虽然有一些存活到成年，但它们在成年期的功能尚不清楚。
  - 迄今为止，筋膜中最常见的纤维类型是胶原纤维。大约有26种不同类型的胶原纤维，分别为Ⅰ型、Ⅱ型、Ⅲ型、Ⅳ型等。所有类型的胶原纤维的基本分子结构都是相同的，只是侧链的长度和组成不同。
  - Ⅰ型最常见，这类纤维强有力且不能被拉伸，也就是说，它们可高度抵抗拉伸（拉）力。因此胶原纤维有很大的抗拉强度。胶原是肌腱、腱膜和韧带的主要成分。肌腱和腱膜的功能是将拉力从肌腹转移到肌肉的附着处（通常在骨上）。韧带的功能是抵抗拉力，以避免出现撕裂和/或关节脱位（肌肉也可以通过各种方式增强韧带[14]）。这些组织也表现出弹性，但储存的张力必须在短时间内（大约1s内）释放。例如，跟腱在跑步过程中被拉伸，并在1s后的推离阶段释放储存的能量。

凝胶状物质

- 凝胶状物质是筋膜细胞和纤维所在的介质。它可以被看作是背景介质。凝胶状物质从流体

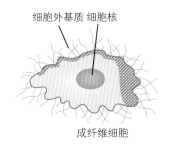

细胞外基质　细胞核

成纤维细胞

图4-2 成纤维细胞。成纤维细胞是筋膜中最常见的细胞（引自Tomasek J et al：Nature reviews，Molecular Cell Biology，2002.In Myers T：Anatomy trains，ed 2，Edinburgh，2009，Churchill Livingstone/Elsevier.）

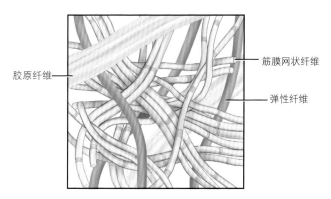

胶原纤维

筋膜网状纤维

弹性纤维

图4-3 筋膜组织的胶原纤维、弹性纤维和筋膜网状纤维

（如滑液）到凝胶（软骨是这些组织中典型的"凝胶化"例子），形式多样。它本质上是一种液体溶液，许多大的亲水（亲水性）分子悬浮在其中。

- 大多数分子是蛋白多糖，它们由1个蛋白和1条或多条糖胺聚糖共价连接而成。硫酸软骨素就是一种众所周知的用作营养补充的蛋白多糖的组成部分。而营养补充剂、葡糖胺，是蛋白多糖的组成部分。

- 蛋白多糖分子的外观像羽毛形状的蕨类植物（图4-4）。就像果冻能锁住大量水分一样，蛋白多糖也有很强大的锁水功能。因此，它们保持凝胶状物质水合，防止筋膜干燥和变脆，以及提供减震黏性[15]。

- 筋膜，尤其是疏松筋膜，特性是保持组织水分，产生凝胶状的黏稠度。这种凝胶状的黏性对润滑筋膜面很重要，它可黏性吸收和耗散施加在其上的力，特别是快速压缩力。在脱水的筋膜中，蛋白多糖的"毛刷"卷曲起来，抑制了通过邻近细胞的"滑动"和灌注/水合作用。

- 凝胶状物质对于产生流体介质也很重要，流体介质是在动脉、静脉和淋巴毛细血管网与细胞

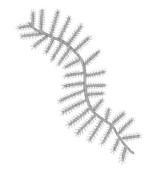

图4-4 筋膜凝胶状物质中的蛋白多糖分子外观类似瓶刷。它们的作用是保持水分，从而使凝胶状物质保持良好的水合状态

之间运输营养物质和其他必需物质的。身体的所有组织都必须在保持连贯形状所需的黏度和细胞灌注所需的水合作用之间流动。

- 较厚的凝胶状物质并不都是病态的——它形成了一个黏稠的像灌木丛一样的结构来阻碍通道并隔离可能导致感染的病原微生物。

- 如前所述，纤维筋膜和疏松筋膜之间的区别是纤维和凝胶状物质的相对比例。事实上，一些资料认为软骨和骨组织本质上是更坚硬的筋膜形式，因为它们以类似的方式构建。

- 从更大的构造角度来看，人体的各种筋膜相互交织，形成筋膜网（图4-5，知识点4-3）。

筋膜网的解剖

- 筋膜网覆盖并支撑整个身体。事实上，如果所有的细胞都能神奇地隐形，胶原系统将会形成一个完美的人体三维模型。除了筋膜系统，动静脉（心血管）和神经系统也如此。这张网不仅连接身体的各个部位，还连接外部结构与内部结构，从表皮、皮下深入骨骼、器官和大脑。筋膜网如此渗透身体以至成为每个细胞直接环境的一部分。由于机械蛋白跨越细胞膜连接到了细胞骨架上，拉动筋膜网甚至可以影响细胞的功能。

筋膜网生理学

- 筋膜网的功能很多。如前所述，在局部水平上，通过局部凝胶状物质这种液体/凝胶介质，营养物质、酶、细胞因子和神经肽被灌注到细胞中，二氧化碳、代谢废物和信使分子从每个细胞进入血液中。此外，黏稠的凝胶状物质提供了一个抗感染的理想环境，当皮肤屏障被打破时，免疫系统的白细胞和具有吞噬功能的巨噬细胞像"警察"一样埋伏在那里，等待抵抗致病微生物的感染。

- 全身的筋膜网络有两大主要功能，一是创造一个"骨骼"框架，二是可以在全身传递张力。

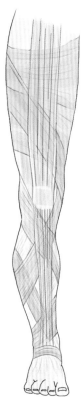

图4-5　大腿筋膜与小腿筋膜无缝连接，小腿筋膜与足筋膜无缝连接。同样，下肢筋膜连接成轴向体筋膜，轴向体筋膜也连接上肢筋膜。身体有可能存在许多筋膜的表述方式，不如整个身体被同一筋膜网包裹的表述方式准确（引自Paoletti S：The fasciae：anatomy，dysfunction and treatment，Seattle，2006，Eastland Press.）

知识点4-3

　　皮肤的胶原纤维和深筋膜纤维有像木纹一样清晰的方向。这些纤维的方向线称为皮纹或皮纹线（见下图）。这一知识的一个应用是，当肌筋膜治疗师进行面部按摩时，需要按照皮纹线进行操作。

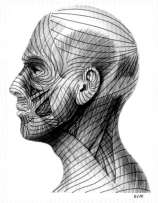

（引自Standring S，ed：Gray's anatomy：the anatomical basis of clinical practice，ed 38，Edinburgh，1995，Churchill Livingstone.）

骨骼框架

- 筋膜网是骨骼框架的必要补充；网和框架一起真正连接并支撑身体的所有部位。这个网不仅形成了每个细胞的直接环境，而且大多数细胞都可以通过数千个微小的黏合剂牢固地"黏"到网上。"自由游动"的红细胞是例外，但在用于修复、回收，或在病理或有毒的情况下，它们也可能在这些连接中被"捕获"。与我们通常的想法相反，细胞并不是简单地漂浮在体内，而是由几百种黏附分子固定住的[16]。因此，所有的细胞都以生物力学的方式相互连接，通过筋膜网的力学信息——张力、压力及其相互作用力、剪切力、弯曲和扭转力，也被传递到细胞中（图4-6）。

- 在这种紧密的水平上，筋膜网会更深入地延伸以创建细胞内和细胞外网状结构，将细胞外的筋膜连接到细胞内的内部细胞骨架（图4-7）。这些连接是通过内部的细胞骨架收缩肌动蛋白丝和通过较大的内部细胞附着分子附着在细胞膜上的抗压性微管上建立的。然后，这些细胞附着分子附着到整合素（或该黏附家族的其他分子）上，而整合素穿过细胞膜，然后与细胞外的纤连蛋白分子（或其他黏液样凝胶状物质分子）相连。这些纤连蛋白分子依次附着在筋膜

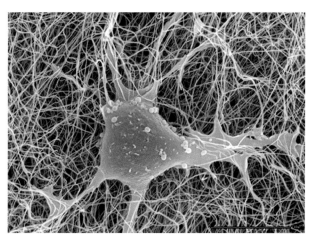

图4-6　筋膜网向下延伸至细胞水平，形成一个由细胞间纤维组成的精细网，连接每个细胞（引自Jiang H，Grinnell F：Cell-matrix entanglement and me chanical anchorage of fibrob lasts in three dimensional collagen matrices，Molecular Biology of the Cell 16：5070-5076，2005.）

4

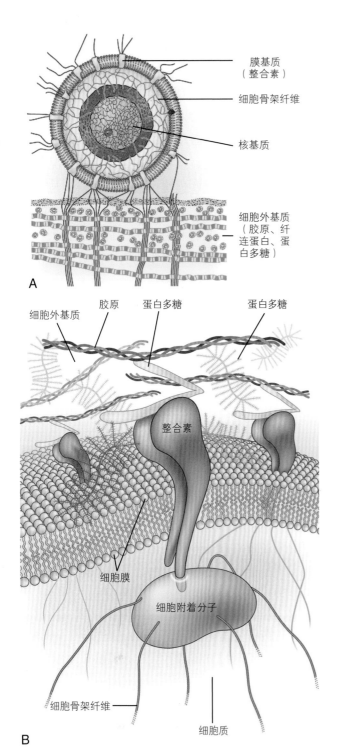

膜基质
（整合素）

细胞骨架纤维

核基质

细胞外基质
（胶原、纤
连蛋白、蛋
白多糖）

A

细胞外基质   胶原   蛋白多糖   蛋白多糖

整合素

细胞膜

细胞附着分子

细胞骨架纤维   细胞质

B

图4-7   细胞外基质的筋膜网通过纤连蛋白分子、整合素、细胞附着分子和内部细胞骨架（肌动蛋白）纤维更紧密地延伸连接到细胞内部。A.宏观视图。B.微观视图（图A：Pianta KJ，Coffey DS：Medical Hypotheses，"Cellular harmonic information transfer through a tissue tensegrity-matrix system，"Jan 1991. 图B：Tomasek J et al：Nature reviews，Molecular Ce-ll Biology，2002.In Myers T：Anatomy trains，ed 2，Edinburgh，2009，Churchill Livingstone/Elsevier.）

网上的胶原纤维上。因此，筋膜网确实是一个紧密的连接网络，从DNA到组织运动的协调，它可以与身体的每个细胞进行内外的沟通。

- 这些连接已经被证明会影响细胞功能，甚至细胞内的基因表达。我们的身体运动——尤其是有计划的身体运动，如锻炼、伸展、散步、工作和运动，不仅可以促进细胞的循环和新陈代谢，还可以改变细胞的功能。"快乐"的机械环境有助于细胞正常工作；被过度拉伸或压缩的细胞有时不能完全表达它们的基因，而是用消耗能量来处理机械压力。这些机制解释了为什么运动可以对消化、认知、月经周期和其他与运动没有直接联系的生理方面产生完全意想不到的健康益处。

张力传递

- 筋膜不仅在局部（如在肌腹和骨的附着点之间，或韧带连接的两根骨之间）传递张力，它还分布和分散全身的张力。由于整个筋膜网的互联性，力可被传递到整个身体（见12.14）。力的传递有内部和外部传递2种类型。

- 内源性张力是由体内产生的压力和紧张力所产生的——大部分是由肌肉的收缩所产生的。下颌将上、下牙齿聚集在一起需要相当大的力，这些力必须消散在整个头部——这就是我们需要圆形头骨的原因之一。呼吸会产生一系列的力，这些力由腹膜腔周围的骨、肌肉和筋膜控制。在肌肉之外，内脏器官本身被筋膜囊和膜固定在体腔内，在步态和运动中，内脏器官的动量必须被这些筋膜和生物力学吸收。

- 当然，身体也会受到外力的作用。这些外源性张力通常是置于我们身体某一点的拉力。例如，某人拉着我们的手臂帮助我们从坐位站起来，跑步时身体与地面的碰撞，或做单杠绕腹旋转时，手抓住单杠产生的力。如果这些力没有被筋膜的拉力所抵抗，没有被筋膜网转移和消散吸收，这些力很可能会对我们身体的施力点造成伤害。

- 这些力，其中最主要的是重力，也通过筋膜网产生压力。当我们从凳子上跳下，落地时，会在脚底产生巨大的力；这些力当然部分由骨来处理，但这些力也以音速传递到韧带、肌腱和其他筋膜层。

- 肌肉本身不仅在其局部产生内力，也可以通过筋膜网将力传送到身体远处的部位。这样，就可以把筋膜看作贯穿全身的绳索，锚定在某些附着点上。这些筋膜绳索将拉力从其锚点传递到全身的锚点。虽然肌肉是这些拉力的局部马达，但这些力通过相关的肌筋膜和深筋膜在一定距离内传递（图4-8）。

- 以这种方式，我们可以看到肌肉不仅局部运动，也作为收缩器官嵌入全身筋膜网中。肌筋膜经线（也称为解剖列车）是指肌肉和筋膜在身体内大致呈直线运行的可追踪轨迹[17]。实际上，肌肉的肌筋膜由纤维筋膜结缔组织相连，这样它们就可以实现协同行动，通过肌筋膜的收缩传递张力和运动，因此可在不损害我们精密的生物体的情况下处理内源性和外源性力量（更多肌筋膜的信息见12.14）。

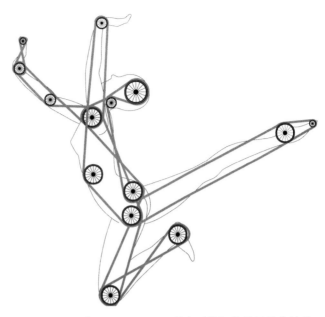

图4-8　可以把Serge Paoletti观察到的肌筋膜网比作连接身体的绳索。单个肌肉可能锚定在它们的附着部位，但通过相互连接的网，它们的力可传递到其他部位，并遍及全身（引自Paoletti S：The fasciae：anatomy，dysfunction and treatment，Seattle，2006，Eastland Press.）

4.3　筋膜对身体压力的反应

- 筋膜组织对施加在其上的持续压力做出反应，通过重塑自身来应对和抵抗特定的压力。这是由于压力产生的压电效应导致胶原纤维的生成增加而发生的。筋膜组织也通过形成肌成纤维细胞来应对压力。

压电效应

- 当筋膜受到压力或张力时，会产生轻微的电荷，这就是所谓的压电效应。压电意味着压力（骨组织的压电效应已在3.9讨论）。电场导致长极性胶原分子相对于此电场定位自己（图4-9）。这导致纤维沿着引起压电效应产生的力线排列，从而在这条线内加强筋膜。大多数情况下，这些力是张拉力。因此，增强筋膜增加的张力力量使其能够更好地抵抗这种张力（图4-10，知识点4-4）。

肌成纤维细胞的形成

- 在某些情况下，承受压力的筋膜层也可以通过形成一种叫作肌成纤维细胞的特殊细胞来增加力量。肌成纤维细胞的英文是myofibroblast，词根myo源于拉丁语中的"肌肉"一词，表示肌成纤维细胞有像肌肉组织一样的收缩能力。收缩能力是α-平滑肌肌动蛋白丝存在的结果。它们可以被看作成纤维细胞和平滑肌细胞之间的过渡细胞。

- 筋膜组织内的肌成纤维细胞的数量因部位而异，因人而异，但它们的活性增加与筋膜组织的受压程度（以及化学刺激，见下文）有关。肌成纤维细胞在伤口愈合中非常活跃。例如，浅筋膜的压力改变会刺激肌成纤维细胞增殖，拉拢组织的边缘。随着施加在筋膜上的张力越来越大，越来越多的肌成纤维细胞由筋膜组织中正常的成纤维细胞发展而来（图4-11）。这

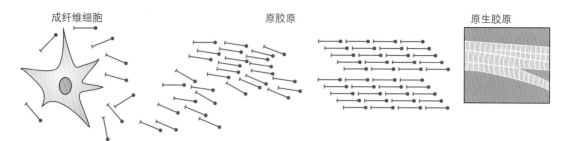

成纤维细胞   原胶原   原生胶原

图4-9   分泌到筋膜组织凝胶状物质中的胶原纤维，会沿着施加在组织上的压力的方向排列。筋膜组织对张力线最敏感（引自Juhan D：Job's body：a handbook for bodywork，ed 3，Barrytown，NY，2002，Station Hill Press.）

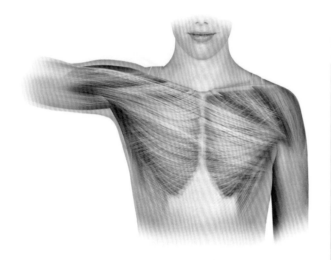

图4-10   躯干胸骨区的胸浅筋膜。从右上到左下的筋膜（从我们的角度：从左上到右下）明显比从左上到右下的筋膜密度大（从我们的角度：从右上到左下）。这可能表明这个人的右臂经历了较大的压力，可能是右利手（经Joseph E.Muscolino授权，图片来自Ronald Thompson，并经过修改）

一过程逐渐将一个正常的成纤维细胞转变为原肌成纤维细胞，然后成为一个完全成熟的肌成纤维细胞。肌成纤维细胞形成增加了与细胞附着分子黏附的α-平滑肌肌动蛋白丝，它们通过膜黏附到凝胶状物质纤维（细胞外基质），从而进入筋膜网。然后，这些肌成纤维细胞可以产生一种积极的拉力，对抗筋膜组织所承受的拉力。在胸腰筋膜或小腿筋膜等大的区域，肌成纤维细胞的联合作用可使筋膜显著收缩或变硬。

- 重要的是要明白，肌成纤维细胞的收缩速度与骨骼肌随意收缩的速度不同。肌成纤维细胞一般于15~30 min内慢慢形成，几小时后消失。鉴于此，似乎筋膜收缩的目的是使组织变硬，以应对长期站立或经常重复的姿势张力的反应。

知识点4-4

筋膜沿组织内的张力线排列，这一事实表明，人体具有显著的适应性，可以通过塑造自身来适应施加在其上的力。这一概念对于做过手术的患者来说非常重要。筋膜愈合过程包括形成胶原纤维闭合伤口。如果运动跨越手术切口，则此处胶原沿着组织部位通常遇到的张力线愈合切口（当然，运动的程度必须温和并适合于术后愈合的过程；过度运动会阻碍切口愈合）。这是被动运动的目标，通常由物理治疗师制订，以帮助患者术后康复。如果没有制订康复计划——换句话说，如果患者没有进行被动运动，而是固定在该区域，那么连接切口部位的胶原纤维会随意地、杂乱无章地生长（见下图）。这就有可能出现瘢痕过度生长，瘢痕组织也不能适当处理组织张力线。这可能会对患者产生长期影响。因此，手术后及时适当的物理治疗至关重要。

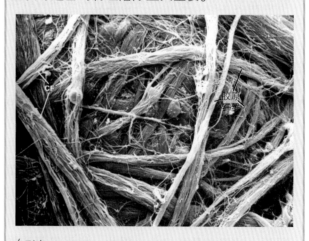

（引自Kessel RG and Kardon RH：Tissues and organs：a text-atlas of scanning electron microscopy，San Francisco，1979，W.H. Freeman.）

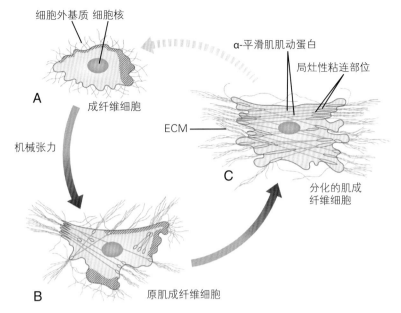

图4-11 筋膜组织中的成纤维细胞在应力特别是张拉力的作用下，可以转化为原肌成纤维细胞，然后转化为具有收缩能力的完全成熟的肌成纤维细胞。ECM：细胞外基质（即纤维/凝胶状物质混合物）（引自Tomasek J et al：Nature reviews，Molecular Cell Biology，2002.In Myers T：Anatomy trains，ed 2，Edinburgh，2009，Churchill Livingstone/Elsevier.）

- 有高浓度的肌成纤维细胞的筋膜组织具有足够强的力量来影响肌肉骨骼力学。也就是说，它们的主动拉力足够强，有助于增强筋膜层的稳定性。当评估肌肉骨骼系统时，肌动学领域需要考虑筋膜内的收缩力。尽管筋膜收缩力在程度和时间上比骨骼肌收缩力要弱得多，但它们足以改变力的动态分布。

- 有趣的是，筋膜肌成纤维细胞的收缩不同于骨骼肌纤维的收缩，它不受神经的直接控制。相反，它们的收缩似乎是对施加在组织上的张力的反应，也是对某些化学化合物如一氧化氮、催产素和组织中的生长因子的反应（知识点4-5）。

- 虽然在伤口愈合过程中肌成纤维细胞的数量较多，但最近发现未受伤的筋膜组织也含有大量的肌成纤维细胞，如背部胸腰筋膜、足底筋膜和大腿阔筋膜这样的大块组织。在没有明显身体创伤的情况下，这些肌成纤维细胞会对累积施加在这些组织上的张拉力做出反应（知识点4-6）。较低的肌成纤维细胞密度，虽然不足以影响肌肉骨骼动力学，但已经发现，在面对张力时，可以施加足够的等长收缩拉力来维持组织完整性。例如，小腿周围小腿筋膜中的肌成纤维细胞，当淋巴堆积时（如在飞机上坐得太久）就会活跃起来，从而挤压小腿，减轻肿胀，帮助淋巴液回流到心脏。

 知识点4-5

　　有趣的是，一旦一个筋膜组织转变为包含足够数量的肌成纤维细胞的具有收缩能力的组织时，会发现许多因素可以导致收缩发生。对该区域的压力是其中之一。某些细胞因子的存在（细胞释放的蛋白质因子，有能力指挥其他细胞的活动，如肌成纤维细胞）是另一个原因。有趣的是，这些细胞因子经常在炎症状态出现。因此，炎症可能会增加筋膜张力。中枢神经系统的自主神经系统的交感神经分支通过释放适当的细胞因子调节筋膜收缩。自主神经系统还可以导致该区域的pH值降低，这也会增加筋膜张力。然而，当我们描述中枢神经系统具有引起筋膜收缩的能力时，区分中枢神经系统的肌肉收缩激活和自主神经系统/中枢神经系统的筋膜收缩激活是很重要的。肌肉张力由 α 运动神经元的直接连接控制，而且是相对瞬时的。筋膜组织没有直接的神经连接；当筋膜收缩的适当因素出现（机械拉力、细胞因子、pH值降低），筋膜组织通常需要5~30 min才能收缩。

知识点4-6

　　肌成纤维细胞发育在肌肉骨骼病理中的应用可能非常重要。这一观点指出，筋膜瘢痕组织的收缩能力有助于闭合和连接受伤的组织。然而，它也指出了这样一种可能性：如果肌成纤维细胞的收缩活动超过了筋膜组织的活动需求，它可能会对筋膜和其他邻近组织造成不健康的，甚至是破坏性的影响。这最有可能发生在未受伤的组织、正在经历慢性张力的组织，如慢性紧张的组织（紧张的肌肉和韧带）。对于这些病理性收缩的筋膜组织，手法和运动治疗在帮助改变施加在其上的应力方面可能特别有价值和有效，可能可以减少肌成纤维细胞的发育。

4.4　肌腱和韧带

- 肌腱连接肌肉和骨。更确切地说，筋膜包裹并穿过肌肉，然后进入肌腱，因此两者之间没有分离。肌肉组织只是由其与肌腱交界处"长出"，而筋膜是连续完整的。缠绕在肌肉组织周围的网（类似网袋）现在更紧密地缠绕在肌肉组织内部，使肌腱与附着物连接。

- 根据定义，肌腱呈圆的、条索状。形状宽且扁的肌腱称为腱膜。肌腱和腱膜在组织组成上相同，它们只在形状上不同。

- 韧带将骨连接在一起。

  - 在肌肉骨骼系统中，韧带被定义为连接相邻的骨的组织。然而，韧带的实际定义更广泛，因为除肌肉和骨之外，韧带可以连接任意两个结构。

  - 长期以来，韧带被认为是与肌肉平行的被动结构。当骨被拉时，韧带变紧，防止骨离开得"太远"，使骨、肌腱或关节受到损伤。大多数韧带被附近的肌肉拉紧，可在整个活动中主动参与关节的稳定性[18]。例如，肩袖肌腱和囊韧带完全融合。事实上，周围肌肉对韧带的类似强化在全身都有。只有少数韧带是"真正的"韧带，独立于肌肉张力；膝关节的交叉韧带和脊柱的齿状韧带就是例子。

- 肌腱的功能是将肌肉的拉力传递到骨骼附着处，从而产生运动。

- 韧带通过将构成关节的骨连接在一起维持关节的稳定性防止过量或破坏性的运动。关于关节的移动性和稳定性的详细讨论见7.3。

- 肌腱和韧带都是致密的纤维结缔组织，由许多胶原纤维紧密结合在一起，并用最小量的高黏性凝胶状物质黏合（图4-12）。

- 肌腱和韧带内很少有细胞存在；存在的细胞主要是成纤维细胞。成纤维细胞形成胶原纤维线（知识点4-7）。

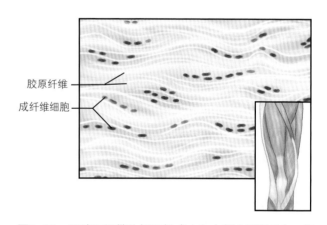

胶原纤维

成纤维细胞

图4-12　肌腱和韧带的组织组成（如右侧小图所示）。肌腱和韧带是致密的纤维结缔组织，几乎全部由胶原纤维组成，偶尔有散在的成纤维细胞

知识点　身体工作和瘢痕组织粘连
4-7

　　黏附瘢痕组织由成纤维细胞产生的胶原纤维蛋白线组成。瘢痕组织通过将伤口组织黏合在一起来帮助其愈合。然而，它们也可能被身体过度分泌，导致组织失去正常和健康的移动性。瘢痕组织中的凝胶状物质也会发生改变（取决于基因），如橡胶状的瘢痕疙瘩蛋白，使瘢痕移动困难。手法治疗、运动和锻炼的主要价值在于打破过度生长的瘢痕组织模式。

- 肌腱中存在少量的弹性纤维；韧带中的弹性纤维和胶原纤维的比例因部位和需求而异。观察手指远端的关节：试着从一侧到另一侧移动骨，会发现远端关节非常抵抗这样的移动，因为这部分的囊韧带高度胶原化。试着屈曲或伸直同一个关节，会发现很容易，因为这部分的囊韧带含有较多比例的弹性纤维，可以防止关节囊被卡顿在构成关节的骨之间，这样会非常疼痛。
- 由于几乎完全由胶原纤维组成，肌腱和韧带具有极强的张力（能够承受很强的拉力而不损坏或损伤的能力）。
- 以下2种情况需要强大的张力：
  - 肌腱附着的肌肉收缩并牵拉它（如同心收缩）。
  - 当肌腱和韧带被拉伸和牵拉（离心收缩）时，它们穿过的关节向相反的方向移动，可能是由于关节肌肉向相反的方向收缩和缩短所致（导致关节骨向相反的方向移动）。

- 胶原纤维紧密包裹在一起，留给血管的空间很小；因此，肌腱和韧带的血液供应较差，损伤后不能很快愈合（知识点4-8）。

知识点4-8

　　生物学已经证明，骨折通常比韧带撕裂（扭伤）或肌腱撕裂（断裂）预后要好，因为骨的血液供应较好，因此受伤后愈合得更好。虽然受伤后骨通常能恢复100%的功能，但韧带撕裂即使完全愈合，功能恢复也较少，仍然会存在一定的关节不稳定。讽刺的是，受伤后人们经常会说这样的话："谢天谢地，我没有骨折。只是扭伤而已。"

- 如果撕裂肌腱导致炎症，称为肌腱炎。
- 根据定义，韧带撕裂叫作扭伤。
- 滑膜关节的纤维囊撕裂也称为扭伤，因为纤维囊是韧带样组织。
- 相比之下，肌肉的撕裂叫作拉伤。

4.5　滑囊和腱鞘

- 滑囊和腱鞘位于2个结构之间，起润滑和减小摩擦的作用。
- 这是必要的，因为摩擦会导致热量积累，过多的热量会导致组织损伤和发炎（知识点4-9）。
- 滑囊是滑膜的扁平囊，内含滑液。有关滑膜和滑液的更多信息见7.9。
- 滑囊通常是一个独立的结构，但也有些滑囊与滑膜关节的滑膜连续，如膝关节的髌上囊（见7.9，图7-11C），它有时与膝关节关节囊分开，有时与膝关节关节囊相连。
- 滑囊通常位于肌腱和相邻的关节结构之间（通常是骨）。
- 人体的许多部位都有滑囊，如肩关节和踝关节（图4-13A~C）。
- 可以把腱鞘看作是包裹肌腱的鞘状滑囊。
  - 腱鞘充满了滑液样液体，鞘管中的空间还包含纤维，这些纤维会产生微真空（气泡状结构），可以使少量毛细血管从鞘管外部进入肌腱。换句话说，与常规滑囊不同，鞘管和肌腱是连续的。
- 滑囊和腱鞘的组织结构相似，但形状不同。
- 因为腱鞘由滑膜组织构成，它们也称为滑膜腱鞘。
- 腱鞘常见于肩关节、腕关节和踝关节长肌腱与

知识点4-9

　　如果滑囊减少摩擦的能力消失了，滑囊会发炎，称为滑囊炎。滑囊炎几乎可以发生于身体的任何关节，最常见于肩关节的肩峰下滑囊。如果腱鞘减少摩擦的能力消失，腱鞘也会发炎，称为腱鞘炎。这种情况常见于包裹拇长展肌和拇短伸肌的腱鞘。拇指过度移动，这些肌腱在桡骨茎突处摩擦会导致桡骨茎突狭窄性腱鞘炎（de Quervain disease）。

4

相邻结构（如骨或支持带）易发生摩擦的地方（图4-13C，D）。

- 支持带是一层薄的纤维结缔组织，其作用是稳

定（固定）结构。支持带常用于支撑经过手或脚的肌腱。为了减少肌腱和支持带之间的摩擦，腱鞘常位于这些区域（图4-13C）。

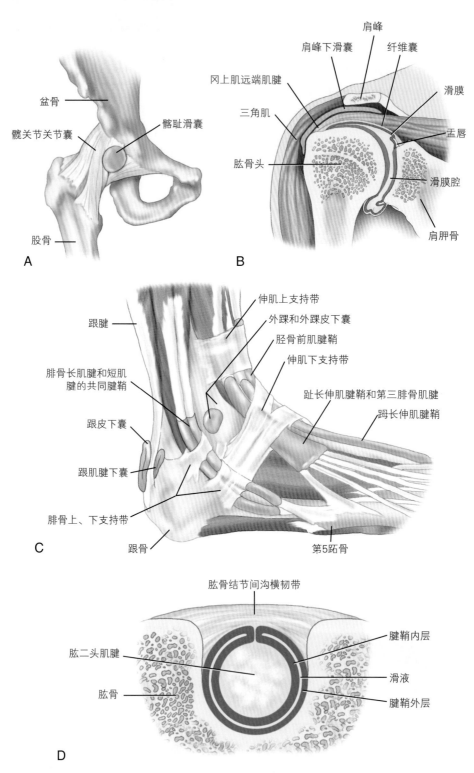

图4-13　A.前面观，髋关节上方的滑囊。这种滑囊有助于减少髋关节关节囊与髂腰肌和耻骨肌上方之间的摩擦。B.肩关节横切面的前面观。肩峰下滑囊位于下方肩袖肌腱冈上肌部分，以及上方的肩胛骨肩峰和三角肌之间。肩峰下滑囊的作用是减小这些结构之间的摩擦，从而保持肩袖肌腱的健康。C.踝关节侧面观。可以看到许多滑囊和腱鞘。腱鞘的功能是减小足部肌腱与其相邻结构（包括下面的骨和上面的支持带）之间的摩擦。D.肱骨（即上臂骨）横切面显示肱二头肌长头腱位于肱骨结节间沟内，腱鞘包裹肱二头肌长头腱

4.6 筋膜结缔组织的性质

- 为了充分了解筋膜结缔组织的性质，并能够更好地进行手法治疗，指导患者运动和锻炼，需要掌握了解这些组织的特性。以下是描述骨骼结缔组织特性的术语。每个组织拥有以下属性的程度不同。

- 牵伸：组织牵伸的能力是指它在没有损伤或受损的情况下变得更长的能力。当然，身体所有的软结缔组织都（并且需要）能够随着各种身体动作拉长和牵伸。在没有损伤的情况下，紧绷的组织通常无法牵伸，所以手法治疗和牵伸训练的一个重点就是逐渐牵伸和放松这些紧绷的组织。

- 收缩性：收缩性是指组织主动缩短的能力。
  - 传统理论认为，收缩性是肌肉组织和结缔组织独一无二的属性，也就是说传统理论认为筋膜不具备这种能力。然而，新的研究表明，筋膜包含一种称为肌成纤维细胞的细胞，其通过结缔组织传递产生收缩。
  - 当谈论肌肉功能时使用"收缩"和"收缩性"这两个术语是有问题的，因为尽管收缩能力指的是能够缩短的能力，实际上并不是所有的肌肉收缩都会导致整体肌肉缩短，即使个别肌节实际上在整个肌肉中是缩短的。更多肌肉收缩内容将在第14章详细讨论。

- 负重：负重是指在不损伤或受损的情况下，人体组织承受压缩力的能力。下肢关节和枢轴关节一般为负重关节。由于涉及应力，承重关节通常具有较大的稳定性，因此不易受损和受伤。

- 抗拉强度：结缔组织的抗拉强度是指在不损伤或受损的情况下，承受膨胀（延长）力的能力。胶原纤维是结缔组织的主要成分，具有很强的抗拉强度。
  - 牵伸和抗拉能力非常相似。不同之处在于，组织的延展性是由它能伸展多长来定义的。组织的抗拉强度是由组织能够承受多大的扩张力而不被撕裂来定义的。

- 弹性：结缔组织的弹性是组织被牵伸后恢复到其正常长度的能力。例如，橡皮筋是有弹性的，因为它被拉伸后能恢复到原来的长度。人体大多数健康结缔组织具有良好的弹性。弹性纤维的存在增加了结缔组织的持续弹性；胶原阵列也显示出弹性，但这种弹性的储存仅持续约1 s [19, 20]。
  - 黏弹性：黏弹性是弹性的同义词。

- 可塑性：可塑性是一个术语，用来描述组织的形状能够被塑造或改变，然后保持新形状的能力。例如，咀嚼过的口香糖可以被拉伸并保持这种拉长的状态，这就是可塑性，因为它不会恢复到原来的形状，而是保持了新的形状。塑料因其可塑性的特性而得名。
  - 黏塑性：黏塑性一词是可塑性的同义词。

- 弹性和可塑性的比较：在处理人体的软组织时，了解弹性和可塑性的概念很重要。由于力施加于软组织（无论其被压或被拉），身体的软组织以某种方式发生改变或变形时，该组织具有一定的弹性能力恢复其原始形状；如果超过该弹性，则可塑性描述了组织的形状将保持某种程度的改变或变形这一事实。例如，牵伸韧带。如果只是轻微地牵伸，韧带的弹性能力允许其恢复到原来的长度。但是，如果对韧带进行更大程度的牵伸并且超过其弹性，则组织将进入其可塑性范围，并将永久性地过度牵伸和松弛。这可能导致韧带所附着的关节稳定性永久下降。超出可塑性范围或以较快的速度牵伸会导致撕裂或扭伤。

- 蠕变：蠕变一词描述的是以缓慢和持续的方式将力施加于组织时，组织的形状逐渐变化。组织的蠕变可能是暂时性的，也可能是永久性的。如果蠕变是暂时的，那么组织有足够的弹性恢复到原来的形态（想象拉伸一条黏糊糊的蛇，它会慢慢恢复接近其原始休息状态的长度）。如果发生了永久性蠕变，说明施加于组织的力超过了组织的弹性，该组织发生了可塑性改变。蠕变的概念可能是消极的，如因为膝关节过伸，随着时间的推移，患者交叉韧带的形态和结构发生了改变。蠕变也可能是积极的，如通过手法和运动治疗改变和纠正患者有问题组织的形态和结构（知识点4-10）。

知识点 4-10　手法治疗与蠕变

事实上，缓慢施力时，更容易发生组织蠕变，这是为什么在手法治疗时不应该突然和暴力施力的原因之一；再者，应该以缓慢和渐进的方式增加压力的深度。这并不是说深压力不能传递，而是说当施加深压力时，力量应该慢慢地沉入肌肉和筋膜。在有效的手法治疗中，深度和速度成反比。

- 触变性：触变性描述了人体软组织从较软、较水合（即液体）的溶胶状态转变为较硬的凝胶状态的能力。这一概念对手法和运动治疗尤为重要。大多数结缔组织的基质成分具有获得更多溶胶状态的实质能力（因为存在蛋白多糖，它可以吸收有效的

水分），这是有益的，因为这允许较多的血液和营养自由流动，更多的自由运动。手法和运动治疗应用于身体组织可以导致从凝胶状态到溶胶状态的变化（知识点4-11）。

知识点4-11

thixo一词源于希腊语，意思是"触摸"；tropy一词源于希腊语，意思是"改变"。因此，thixotropy（触变性）的字面意思是通过触摸来改变，说明了按摩和手法治疗对这种组织属性的重要性。

- 触变性对新生来说可能是一个不容易理解的术语。也许按摩和手法治疗领域杰出的教育家Bob King创提出的另一个词语更加合适。他把减少触变性称为组织复原。
- 迟滞性：迟滞性是指当组织过度工作时，如重复性劳损时，由于摩擦和热量积聚，组织表现出液体丢失和微小结构损伤的过程。可使组织发生迟滞性变化的手法和运动治疗可能是反复过度挤压或牵拉患者组织的各种类型的运动、技术或拍打。

复习题

1.蛋白多糖分子在筋膜组织中的作用是什么？
_____
_____

2.肌腱的定义是什么？
_____
_____

3.韧带的定义是什么？
_____
_____

4.成纤维细胞的功能是什么？
_____
_____

5.筋膜组织中肌成纤维细胞是如何形成的？
_____
_____

6.扭伤和拉伤有什么区别？
_____
_____

7.对比肌腱和腱膜。
_____
_____

8.对比滑囊和腱鞘。
_____
_____

9.触变性的概念如何应用于手法和运动治疗领域?

_____

_____

_____

10.牵伸、抗拉强度、弹性和可塑性的特性如何应用
于手法和运动治疗领域?

_____

_____

_____

11.组织的弹性和可塑性有什么区别?

_____

_____

12.迟滞性的概念如何应用于手法和运动治疗领域?

_____

_____

_____

_____

参考文献

［1］ Stecco C: Functional atlas of the human fascial system, Edinburgh, 2015, Elsevier.

［2］ Schleip R: Fascia in sport and movement. Edinburgh, 2015, Handspring Publishing.

［3］ Guimberteau JC: Strolling under the skin. Paris, 2004, Elsevier.

［4］ Myers T: Anatomy trains, ed 3, Edinburgh, 2014, Elsevier.

［5］ Williams P: Gray's anatomy, ed 38, New York, 1995, Churchill Livingstone.

［6］ Langevin HM, Huijing P: Communicating about fascia: History, pitfalls, and recommendations. IJTMB, 2(4), 3–8, 2009.

［7］ Snyder G: Fascia: Applied anatomy and physiology, Kirksville, MO, 1975, Kirksville College of Osteopathy.

［8］ Barrall JP, Mercier P: Visceral manipulation, Revised ed, Seattle, WA, 2006, Eastland Press.

［9］ Vleeming A: (personal conversation with Andry Vleeming in 2009), Movement, stability, and lumbopelvic pain, Edinburgh, 2007, Elsevier.

［10］ Cannon W: The wisdom of the body, New York, 1932, W.W. Norton & Company.

［11］ Huijing PA: Intra-, extra-, and intermuscular myofascial force transmission of synergists and antagonists: Effects of muscle length as well as relative position. IJTMB, 2, 1–15, 2002.

［12］ Myers T: Anatomy trains, ed 3, Edinburgh, 2014, Elsevier, pp 24–37.

［13］ Schleip R: Fascial tissues in motion: Elastic storage and recoil dynamics. In: Fascia in sport and medicine, Edinburgh, 2015, Handspring Publishing, pp 93–99.

［14］ Van der Wal JC: The architecture of connective tissue as parameter for proprioception—An often overlooked functional parameter as to proprioception in the locomotor apparatus. IJTMB, 2(4), 9–23, 2009.

［15］ Pischinger A:The extracellular matrix and ground regulation, Berkeley, CA, 2007, North Atlantic.

［16］ Zaidel-Bar R, Itzkovitz S, Ma'ayan A, et al: Functional atlas of the integrin adhesome. Nature Cell Biology, 9(8), 858–867, 2007.

［17］ Myers T: Anatomy trains, ed 3, Edinburgh, 2014, Elsevier.

［18］ Van der Wal JC: The architecture of connective tissue as parameter for proprioception—An often overlooked functional parameter as to proprioception in the locomotor apparatus. IJTMB, 2(4), 9–23, 2009.

［19］ Kawakami Y, Muraoka T, Ito S, Kanehisa H, Fukunaga T: In vivo muscle fibre behavior during countermovement exercise in humans reveals a significant role for tendon elasticity. J Physiol, 540, 635–646, 2002.

［20］ Fukunaga T,Kawakami Y,et al:Muscle and tendon interaction during human movements.Exercise Sport Science Review, 30(3), 106–110, 2002.

第5章

人体骨骼

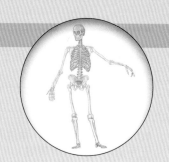

本章大纲

中轴骨

5.1　颅骨

5.2　脊柱（包括舌骨）

5.3　肋骨和胸骨

下肢及下肢带骨

5.4　下肢骨

5.5　骨盆和髋关节

5.6　大腿骨和膝关节

5.7　小腿骨和踝关节

5.8　足骨

上肢及上肢带骨

5.9　上肢骨

5.10　上肢带骨和肩关节

5.11　上臂和肘关节

5.12　前臂、腕关节和手

本章学习目标

学习完本章，学生能够：

1.定义本章的关键术语。

2.列举骨骼的主要分类。

3.命名和定位中轴骨、骨性标志及枢轴关节。

4.命名和定位下肢骨、骨性标志及下肢骨关节。

5.命名和定位上肢骨、骨性标志及上肢骨关节。

关键术语

accessory　附骨

acetabulum　髋臼

acromion　肩峰

ala of sacrum　骶翼

alveolar　齿槽

apex of sacrum　骶骨尖

arch　弓形

arcuate　弓状的

articular　关节的

atlanto/atlas　寰椎

auditory　耳的

auricular　耳状的

axis　枢椎

base/basilar　底/基底部的

bicipital　肱二头肌的

bifid　分叉的

calcaneus（pl. calcanei）　跟骨

canine　尖牙

capitate　头状骨

capitulum　小头

carotid　颈动脉

carpal　腕骨

cervical　颈部

clavicle　锁骨

coccyx（pl. coccyges）　尾骨

concha（pl. conchae）　外耳

condyle　髁

conoid　锥状的

coracoid 喙突

cornu（pl. cornua） 角

coronoid 冠状的

costal 肋骨的

coxal 基节

cranium 颅骨

cribriform 筛状的

crista galli 鸡冠

cuboid 骰骨

cuneiform 楔骨

deltoid 三角肌

dens（pl. dentes） 齿突

disc 椎间盘

dorsum sellae 蝶骨鞍背

epicondyle 上髁

ethmoid 筛骨

facet 面

femur（pl. femora） 股骨

fibula 腓骨

fovea 凹

frontal 额骨

glabella 眉间

glenoid 关节盂

gluteal 臀肌

hamate 钩骨

hamulus（pl. hamuli） 钩

hemifacet 半关节面（肋凹）

hiatus 裂隙

humerus（pl. humeri） 肱骨

hyoid 舌骨

ilium（pl. ilia） 髂骨

incisive 切牙

infraspinatus 冈下肌

inion 枕外隆凸点

innominate 无名的

intercostal 肋间的

interosseus 骨间肌

ischium（pl. ischia） 坐骨

jugular 颈静脉

kyphosis 脊柱后凸

lacerum 裂孔

lacrimal 泪骨

lambdoid suture 人字缝

lamina（pl. laminae） 椎弓板

lingula 下颌小舌

lordotic 脊柱前凸

lumbar 腰椎

lunate 月骨

magnum 大孔（枕骨大孔）

malleolus（pl. malleoli） 踝

mamillary 乳状的

mandible 下颌骨

manubrium（pl. manubria） 柄

mastoid 乳突

maxilla（pl. maxillae） 上颌骨

meatus 道

mental/menti 精神的

metacarpal 掌骨

metatarsal 跖骨

mylohyoid 下颌舌骨肌

nasal 鼻骨

navicular 足舟骨

nuchal 项部

obturator 闭孔的

occipital 枕骨

odontoid 齿状的

olecranon 鹰嘴

optic 视觉的

palatine 腭骨

parietal 壁的，顶骨的

patella（pl. patellae） 髌骨

pedicle 椎弓根

pelvic bone 盆骨

petrous 岩状的

phalanx（pl. phalanges） 指/趾骨

pisiform 豌豆骨

promontory 骶岬

pterygoid process 翼突

pubis（pl. pubes） 耻骨

radius（pl. radii） 桡骨

ramus（pl. rami） 骨分支

sacrum 骶骨

sagittal 矢状的

scaphoid 手舟骨

scapula（pl. scapulae） 肩胛骨

sciatic 坐骨的

sella turcica 蝶鞍

sesamoid 籽骨

5

soleal　比目鱼肌

sphenoid　蝶骨

spine/spinous　脊柱

squamosal　鳞状的

sternum　胸骨

styloid　茎突

subscapular　肩胛下的

subtalar　距下的

sulcus（pl. sulci）　沟、槽

superciliary　眉的

supernumerary bone　附加骨

supraorbital　眶上的

supraspinatus　冈上肌

sustentaculum　载距突

suture　缝隙

symphysis　联合

talus（pl. tali）　距骨

tarsal　跗骨

temporal　颞骨

thoracic　胸椎

tibia（pl. tibiae）　胫骨

transverse　横向的

trapezium　大多角骨

trapezoid　小多角骨

triquetrum　三角骨

trochanter　转子

trochlea　滑车

tubercle　结节

tuberosity　粗隆

ulna（pl. ulnae）　尺骨

uncus　钩

vomer　犁骨

xiphoid　剑突

zygomatic　颧骨

骨骼系统

- 人体一般由206块骨构成[1]（知识点5-1）。
- 中轴骨80块、附肢骨126块。中轴骨构成了人体垂直的纵轴，包括头、颈、躯干和骶骨及尾骨[2]（知识点5-2）。

知识点5-1

有些人体可能不止有206块骨。除了髌骨以外还存在其他籽骨和在颅骨缝隙中被称为缝隙骨的小骨[6]。因此有些人可能存在一些异常的骨。不属于常规的206块骨的被命名为附加骨。

知识点5-2

也可以这样描述中轴骨：包括头、脊柱（骶骨和尾骨也是脊柱的一部分）、胸廓和舌骨。

- 附肢骨由包括上肢带骨（肩胛骨和锁骨）和下肢带骨（盆骨）在内的附着在中轴骨上的四肢骨（包括上肢和下肢骨）组成[2]。图5-1和图5-2显示了中轴骨和附肢骨。表5-1列举了构成人体的骨。
- 注：构成人体的骨都是对称存在的，本章只展示了右侧的骨。

表 5-1　构成人体的骨（共206块）

中轴骨（共80块）

身体部位	骨的名称
颅骨（共28块）	
脑颅骨（8块）	额骨（1块）
	顶骨（2块）
	颞骨（2块）
	枕骨（1块）
	蝶骨（1块）
	筛骨（1块）
面颅骨（14块）	鼻骨（2块）
	上颌骨（2块）
	颧骨（2块）
	下颌骨（1块）
	泪骨（2块）
	腭骨（2块）
	下鼻甲（2块）
	犁骨（1块）
听小骨（6块）	锤骨（2块）
	砧骨（2块）
	镫骨（2块）
舌骨（1块）	
脊柱骨（共26块）	颈椎（7块）
	胸椎（12块）
	腰椎（5块）
	骶骨（1块）
	尾骨（1块）
胸骨和肋骨（共25块）	胸骨（1块）
	真肋（14块）
	假肋（10块）

附肢骨（共126块）

身体部位	骨的名称
上肢（包括上肢带骨）（共64块）	锁骨（2块）
	肩胛骨（2块）
	肱骨（2块）
	桡骨（2块）
	尺骨（2块）
	腕骨（16块）
	掌骨（10块）
	指骨（28块）
下肢骨（骨盆带）（共62块）	骨盆（2块）
	股骨（2块）
	髌骨（2块）
	胫骨（2块）
	腓骨（2块）
	跗骨（14块）
	跖骨（10块）
	趾骨（28块）

Thibodeau GA，Patton KT: Anatomy and physiology，ed 9，St Louis，2016，Elsevier.

人体骨骼：前面观

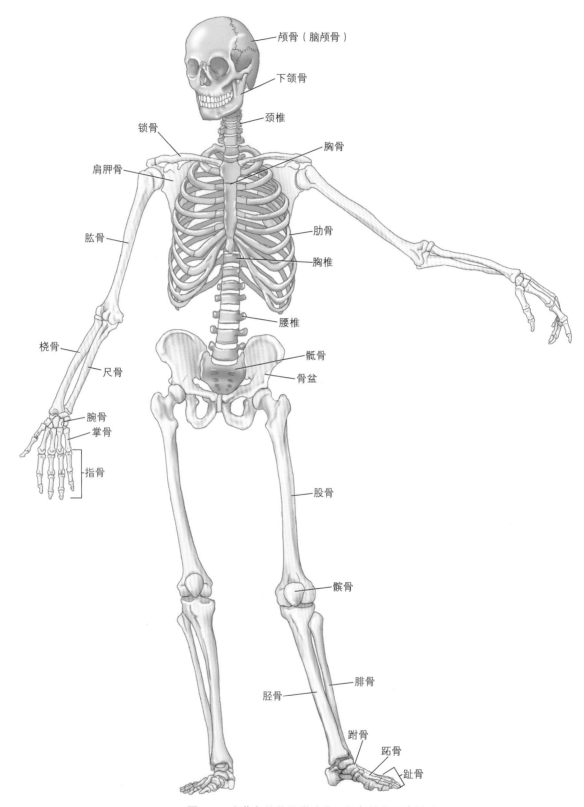

图5-1 米黄色的骨是附肢骨，绿色的骨是中轴骨

人体骨骼：后面观

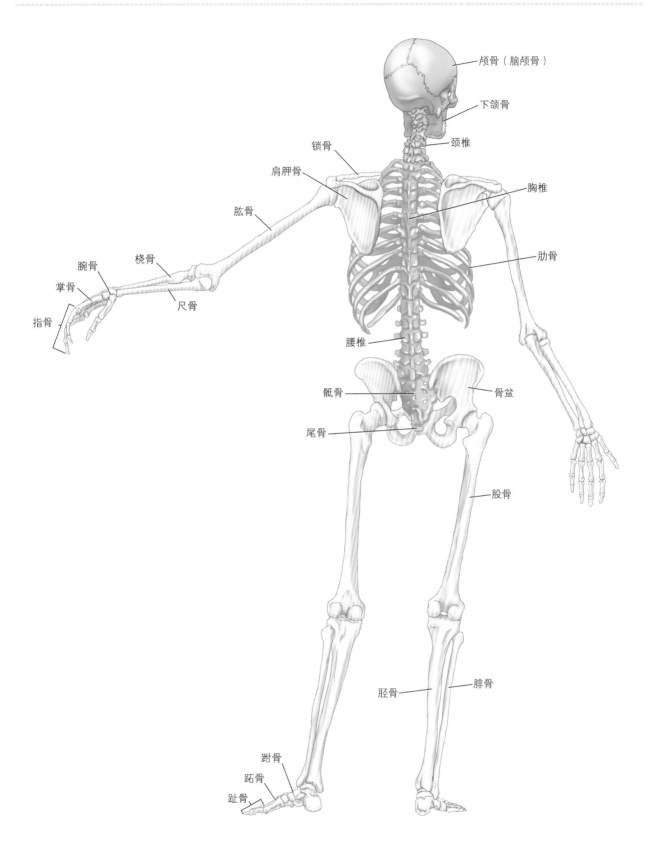

图5-2　米黄色的骨是附肢骨，绿色的骨是中轴骨

5.1　颅骨

颅骨：前面观（彩色）

上

右

左

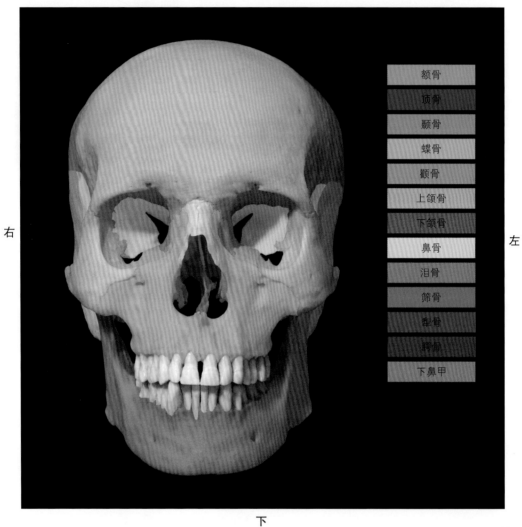

| 额骨 |
| 顶骨 |
| 颞骨 |
| 蝶骨 |
| 颧骨 |
| 上颌骨 |
| 下颌骨 |
| 鼻骨 |
| 泪骨 |
| 筛骨 |
| 犁骨 |
| 腭骨 |
| 下鼻甲 |

下

图5-3
额骨
顶骨
枕骨（未显示）
颞骨
蝶骨
颧骨
上颌骨
下颌骨
鼻骨
泪骨
筛骨
犁骨
腭骨
下鼻甲

注

1.在胚胎时，上颌骨为左右2块，但随着发育，左右2块融合成1块上颌骨（没有完全融合的形成腭裂）[3]。因此，上颌骨的英文有单复数形式：maxilla（单数）、maxillae（复数）。

2.额骨、蝶骨、颧骨、上颌骨、泪骨和筛骨都存在于眼眶内[4]。

3.从鼻腔的前面，可以观察到筛骨、犁骨及下鼻甲。

脑颅骨：前面观

图5-4
1.额骨（序号1~6）
2.眉弓
3.眶上缘
4.眶上切迹
5.眉间
6.眶面

7.鼻骨
8.鼻骨间缝
9.额鼻缝
10.鼻上颌缝
11.眼窝
12.眶上裂
13.眶下裂
14.蝶骨大翼
15.蝶骨小翼
16.泪骨
17.筛骨
18.中鼻甲（筛骨）
19.下鼻甲
20.犁骨
21.腭骨
22.额颧缝
23.眶下缘
24.颧骨
25.颧上颌缝

上颌骨（序号26~32）
26.额突
27.眶下孔
28.颧上颌缝
29.切牙窝（点线表示）
30.牙槽突（短横线表示）
31.鼻前棘
32.上颌间缝

下颌骨（序号33~41）
33.下颌骨体
34.下颌支
35.下颌角
36.颏孔
37.切牙窝（点线表示）
38.牙槽突（短横线表示）
39.下颌联合
40.颏结节
41.下颌骨斜线（实线表示）

42.颞骨
43.顶骨

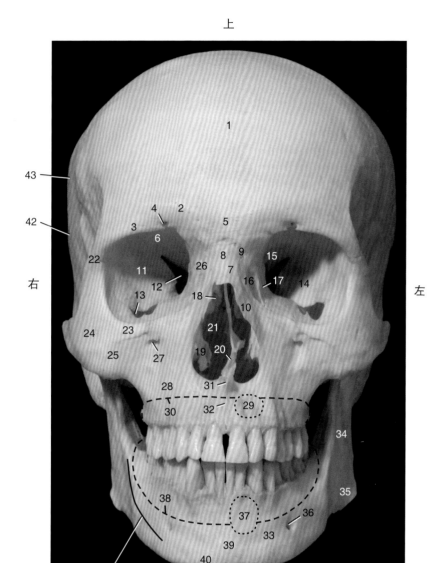

注
1.通常认为cranium（脑颅骨）是skull（颅骨）的同义词。但有些资料cranium不包括下颌骨或其他面颅骨[3]。
2.眉间（5）是位于鼻子上方、额骨前面的一个平滑突起[3]。
3.下鼻甲（19）是单独的一块骨，中鼻甲和上鼻甲是筛骨（17）的标志[4]。
4.鼻中隔由犁骨和筛骨共同构成，把鼻腔隔成左右2个鼻通道[4]。
5.整个眶上缘（3）由额骨构成，眶下缘（23）由颧骨和上颌骨相接而成[4]。

颅骨：右侧面观（彩色）

5

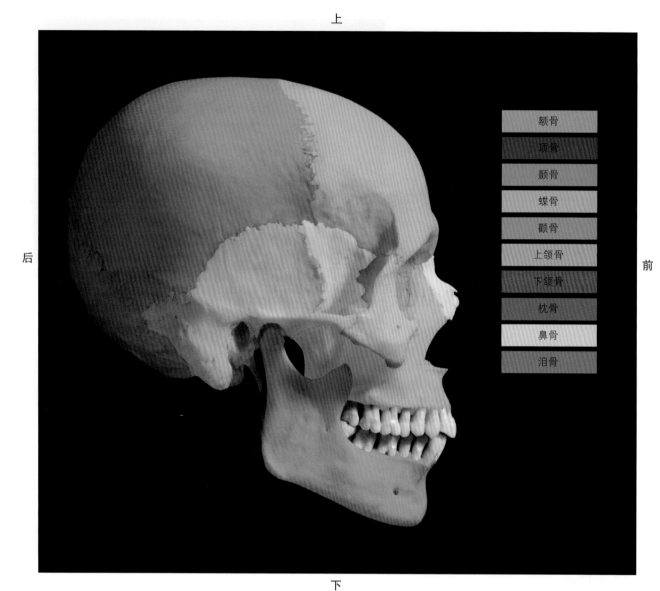

上

后   前

下

额骨	
顶骨	
颞骨	
蝶骨	
颧骨	
上颌骨	
下颌骨	
枕骨	
鼻骨	
泪骨	

图5-5
额骨
顶骨
颞骨
蝶骨
颧骨
上颌骨
下颌骨
枕骨
鼻骨
泪骨

注

1.枕骨经常被称为后头部。

2.在这个侧面图中，可以看到上颌骨后面的蝶骨（在髁突和下颌骨冠突之间）。

颅骨：右侧面观

图5-6
1. 额骨
2. 眉间
3. 冠状缝
4. 颧额缝
5. 上颞线
6. 顶骨
7. 人字缝
8. 枕骨
9. 枕外隆凸

10. 颞骨（序号11~14）
11. 乳突
12. 茎突
13. 外耳道
14. 颧弓

15. 鳞缝
16. 颧颞缝
17. 颞下颌关节
18. 蝶骨大翼
19. 翼突外侧板（蝶骨翼突）
20. 颧骨
21. 鼻骨
22. 上颌骨
23. 鼻前棘
24. 上颌骨额突
25. 泪骨

下颌骨（序号26~32）
26. 下颌骨体
27. 下颌角
28. 下颌骨分支
29. 下颌骨冠突
30. 下颌骨髁突
31. 颏孔
32. 颏棘

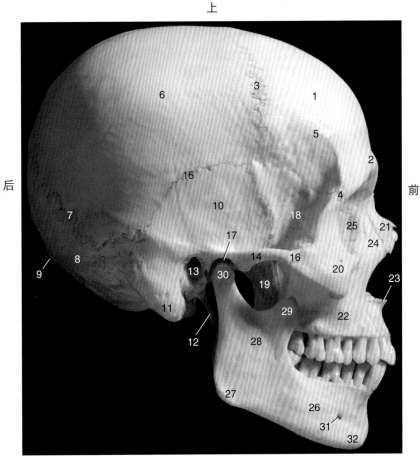

上

后　　　　　　　　　　　　　　　　前

下

注

1. 颞窝（颞肌的附着部位）是颅骨侧面宽阔的部分，由颞叶、顶骨、额骨和蝶骨共同构成。颞窝的上缘是上颞线（5），在额骨上可见[4]。
2. 外耳道（13），位于颞骨内，是通往中耳的开口[2]。
3. 颧弓（14）通常被认为是颞骨的骨性标志。但是严格意义上说，颧弓是颞骨颧突和颧骨颞突形成的标志[4]（参考图5-15C）。
4. 鳞缝（15）因其紧邻颞骨的鳞部（靠近顶骨的上侧面）而得名。颞骨鳞部因其鳞片状外观而得名。
5. 蝶骨的翼突外侧板（蝶骨翼突）（19）是翼内肌和翼外肌的附着部位。翼内肌附着于内侧面；翼外肌附着于外侧面[4]。

颅骨：后面观

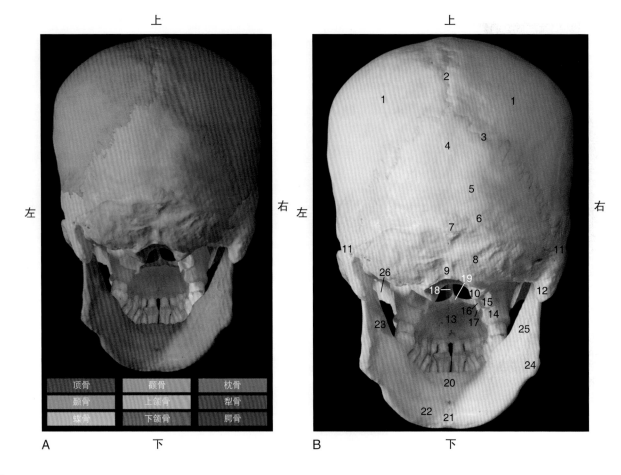

图5-7

1.顶骨
2.矢状缝
3.人字缝

4.枕骨（序号5~10）
5.最上项线
6.上项线
7.枕外隆凸
8.下项线
9.枕外嵴
10.枕髁

11.颞骨
12.颞骨乳突
13.上颌骨
14.上颌结节

蝶骨（序号15~17）
15.翼突外侧板
16.翼突内侧板
17.翼钩

18.犁骨
19.腭骨

20.下颌骨（序号21~25）
21.上、下颏棘
22.下颌舌骨肌线
23.下颌小舌
24.下颌角
25.下颌支

26.颧骨

> **注**
> 1.枕外隆凸也称为枕外粗隆。
> 2.枕外隆凸在上项线的中间[4]。
> 3.翼突外侧板和内侧板是蝶骨翼突的标志[4]。
> 4.翼外肌附着于蝶骨翼突外侧板的外侧面（15）；
> 　翼内肌附着于蝶骨翼突外侧板的内侧面[4]。

颅骨：下面观

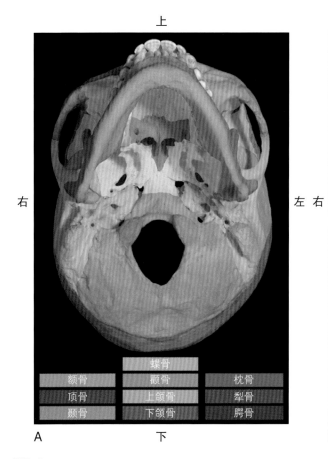

上

右　　　　　　　　　　左　右　　　　　　　　　　左

| 蝶骨 |
额骨	颧骨	枕骨
顶骨	上颌骨	犁骨
颞骨	下颌骨	腭骨

A　　　　　　下　　　B　　　　　　下

图5-8

枕骨（序号1~9）
1. 枕外嵴
2. 下项线
3. 上项线
4. 枕外隆凸
5. 枕骨大孔
6. 枕骨髁
7. 枕骨基底部
8. 颈静脉突
9. 破裂孔

10. 颞骨（序号11~15）
11. 乳突
12. 乳突切迹
13. 茎突
14. 颧弓
15. 颈动脉管

16. 颈静脉孔（枕骨）
17. 犁骨

蝶骨（序号18~22）
18. 翼突内侧板
19. 翼钩
20. 翼突外侧板
21. 蝶骨大翼

22. 卵圆孔

23. 腭骨
24. 腭骨鼻后嵴
25. 上颌骨
26. 颧骨
27. 下颌骨
28. 下颌角
29. 额骨
30. 顶骨

注

1. 枕骨大孔（5）是大脑和脊髓的分割点。大脑和脊髓实际上是一个结构，枕骨大孔上方是大脑，下方是脊髓。

2. 破裂孔（9）大部分被软骨覆盖，只有小的神经、翼管内的神经通过[5]。

3. 颈内动脉通过颈动脉管（15）进入颅腔[5]。

4. 第IX、X、XI对脑神经通过颈静脉孔（16）从大脑进入颈部。从大脑流向颈内静脉的静脉血也经过颈静脉孔[5]。

5. 三叉神经（第V对脑神经）下颌部通过卵圆孔（22）出大脑到达颈部[5]。

颅骨：下面观

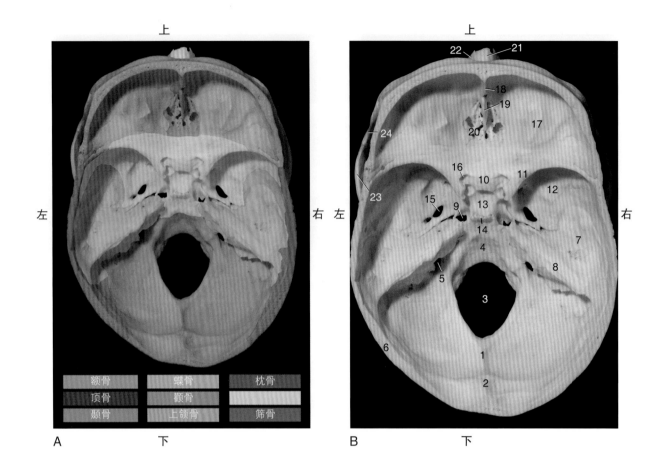

图5-9
1.枕骨（序号2~5）
2.枕内隆凸
3.枕骨大孔
4.枕骨基底部
5.颈静脉孔

6.顶骨
7.颞骨鳞部
8.颞骨岩部
9.破裂孔

10.蝶骨（序号11~16）
11.蝶骨小翼
12.蝶骨大翼
13.蝶鞍
14.蝶骨鞍背
15.卵圆孔
16.视神经管

17.额骨（眶部）
18.额嵴
19.筛骨鸡冠
20.筛板
21.鼻骨

22.上颌骨
23.颧弓
24.颞弓

注

1.蝶骨（10）的蝶鞍（13）是脑垂体的位置［蝶鞍的英文sella turcica的字面意思是Turkish saddle（土耳其马鞍）］。

2.视神经（第II对脑神经）通过神经管（16）从眼睛进入大脑[3]。

3.从这张图上看，眼球位于额骨眶部（17）的深处。

4.筛骨鸡冠（19）是硬脑膜（大脑的脑膜之一）大脑镰的附着部位[3]。

5.鼻腔的嗅觉感受器细胞穿过筛骨的筛板（20），连接到大脑的嗅球（第I对脑神经）[5]。

6.枕骨基底部（4）和蝶骨（10）最后部通常合称为斜坡[4]。

颅骨：矢状面观和眶腔

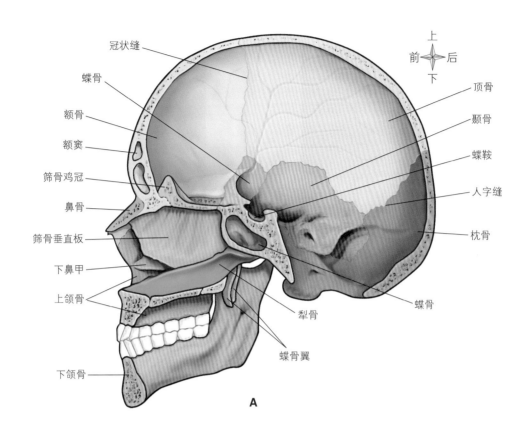

冠状缝
蝶骨
额骨
额窦
筛骨鸡冠
鼻骨
筛骨垂直板
下鼻甲
上颌骨
下颌骨

上
前 后
下

顶骨
颞骨
蝶鞍
人字缝
枕骨

犁骨
蝶骨
蝶骨翼

A

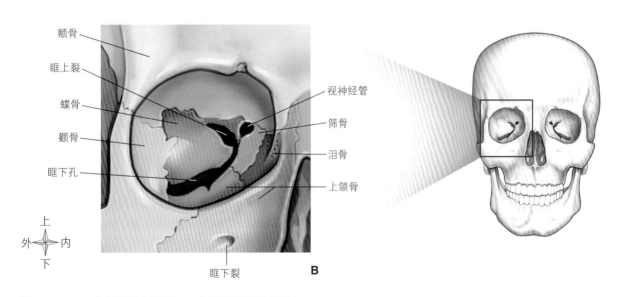

额骨
眶上裂
蝶骨
颧骨
眶下孔

视神经管
筛骨
泪骨
上颌骨

上
外 内
下

眶下裂

B

图5-10 A.右半侧颅骨内侧观；B.右侧眶部的骨（引自Patton KT，Thibodeau GA: Anatomy and physiology，ed 9，St Louis，2016，Elsevier.）

下颌骨

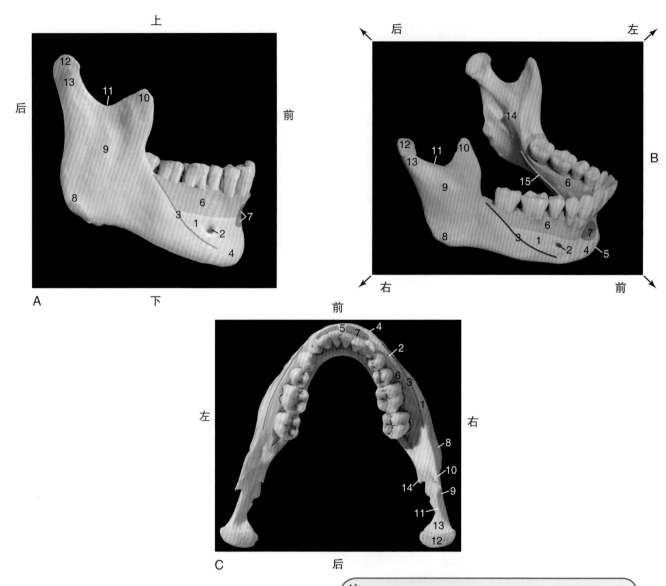

图5-11 A.右侧面观；B.斜面观；C.上面观

1. 下颌骨体
2. 颏孔
3. 斜线
4. 颏隆凸
5. 下颌联合
6. 牙槽突（浅粉色）
7. 切牙窝（深粉色）
8. 下颌角
9. 下颌支
10. 下颌骨冠突
11. 下颌切迹
12. 下颌头
13. 下颌颈
14. 下颌小舌
15. 下颌舌骨肌线

注

1. 下颌联合（5）是下颌骨左右两侧融合在一起形成的。

2. 下颌支（9）是下颌骨主体的一个分支。

3. 下颌骨冠突（10）和下颌颈（13）是下颌支（9）的标志[3]。

4. 下颌头（12）与颞骨相关节，形成颞下颌关节[4]。

5. 当嘴巴张开和闭上时（在颞下颌关节运动中，下颌骨抬高和压低）[4]，或者把手指放在耳朵里，在张嘴和闭嘴的时候向前按压，很容易触摸到下颌头（12）。

6. 下颌舌骨肌线（15）是下颌舌骨肌在下颌骨内侧的附着点[3]。

顶骨、颞骨和额骨

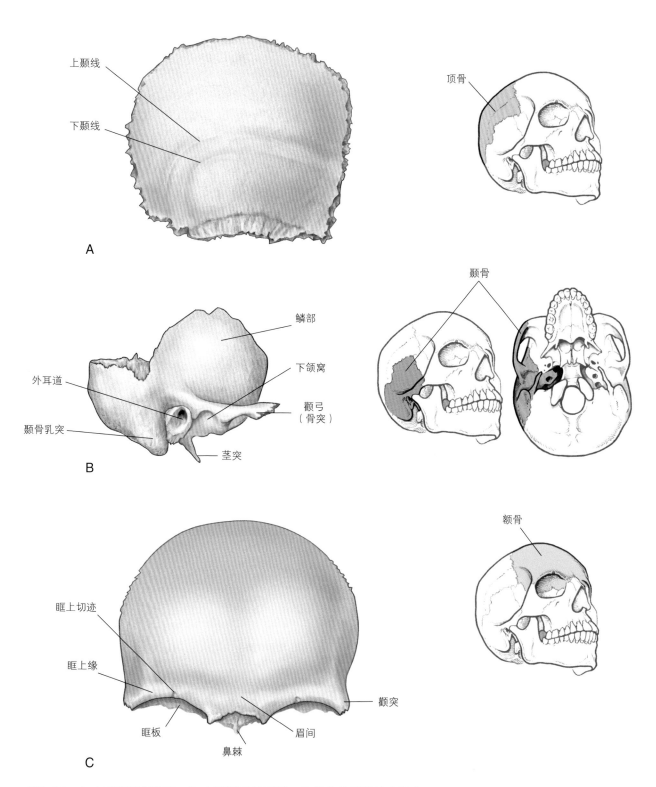

图5-12　A.右侧顶骨侧面观；B.右侧颞骨侧面观；C.额骨前面观骨（改自Patton KT，Thibodeau GA:Anatomy and physiology，ed 9，St Louis，2016，Elsevier.）

枕骨和蝶骨

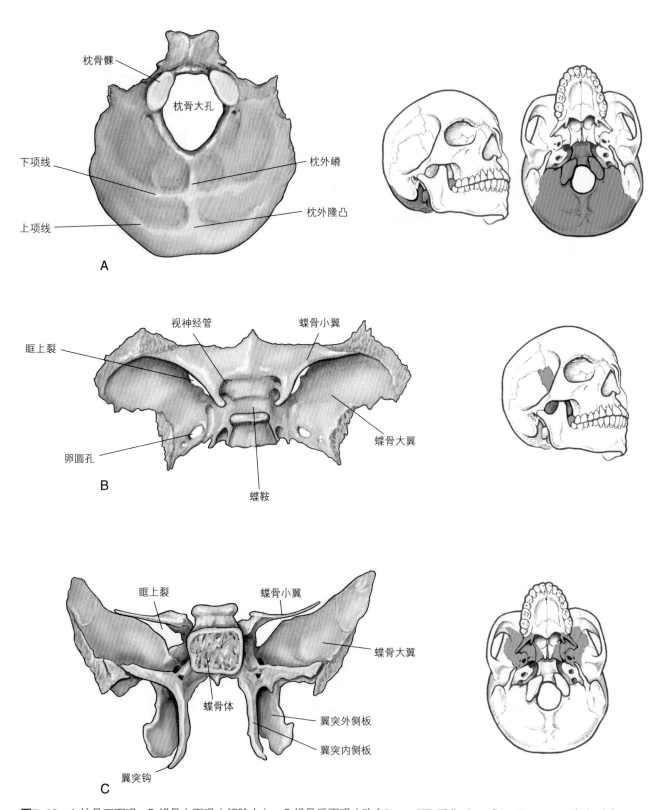

图5-13   A.枕骨下面观；B.蝶骨上面观（颅腔内）；C.蝶骨后面观（改自Patton KT, Thibodeau GA: Anatomy and physiology, ed 9, St Louis, 2016, Elsevier.）

筛骨和犁骨

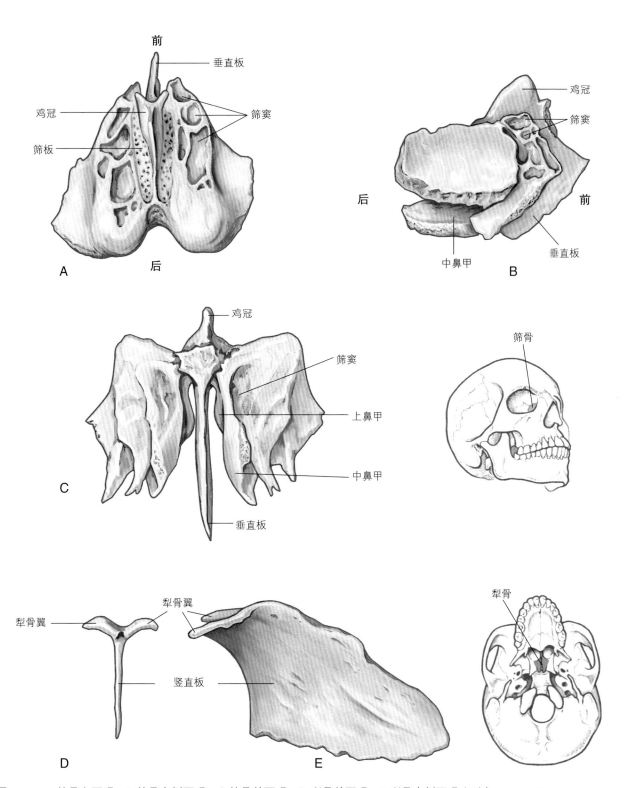

图5-14 A.筛骨上面观；B.筛骨右侧面观；C.筛骨前面观；D.犁骨前面观；E.犁骨右侧面观（引自Patton KT, Thibodeau GA: Anatomy and physiology , ed 9, St Louis, 2016, Elsevier.）

上颌骨和颧骨

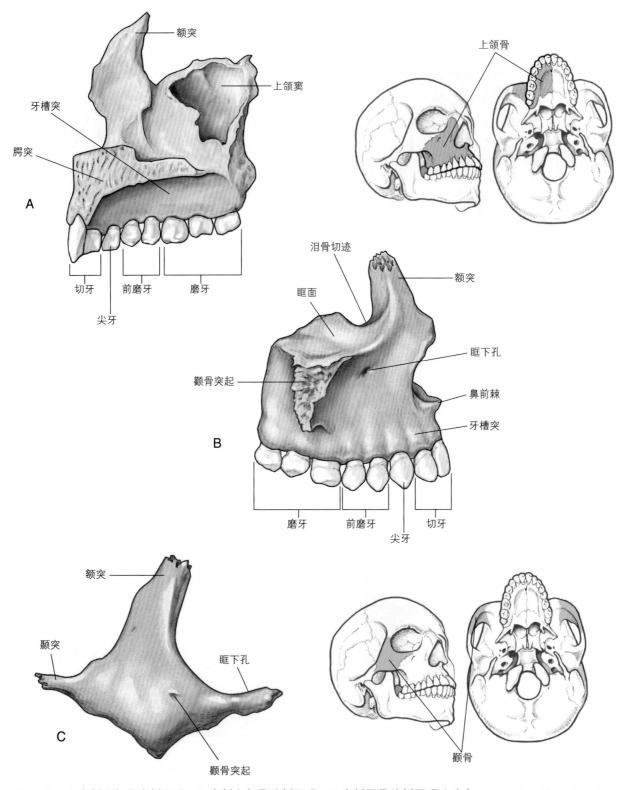

图5-15   A.右侧上颌骨内侧面观；B.右侧上颌骨外侧面观；C.右侧颧骨外侧面观（改自Patton KT，Thibodeau GA：Anatomy and physiology，ed 9，St Louis，2016，Elsevier.）

腭骨、泪骨和鼻骨

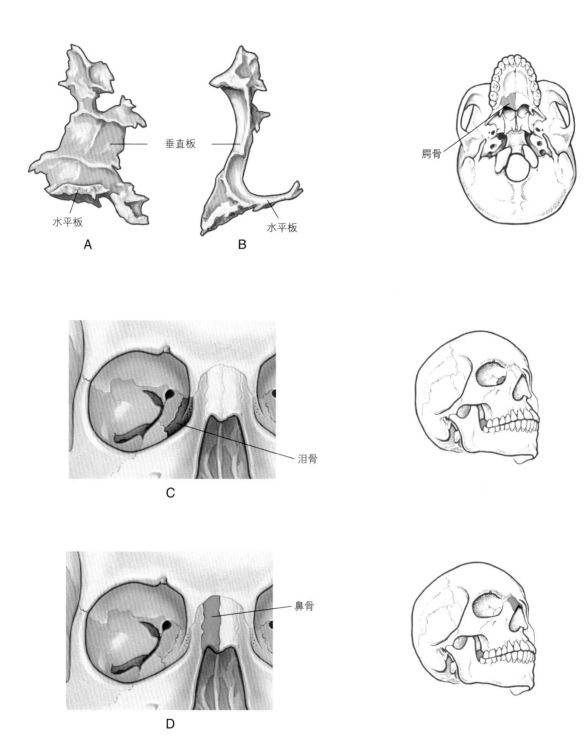

图5-16　A.右侧腭骨内侧面观；B.右侧腭骨前面观；C.右侧泪骨前面观；D.右侧鼻骨前面观（引自Patton KT，Thibodeau GA: Anatomy and Physiology，ed 9，St Louis，2016，Elsevier.）

5.2   脊柱（包括舌骨）

脊柱：后面观

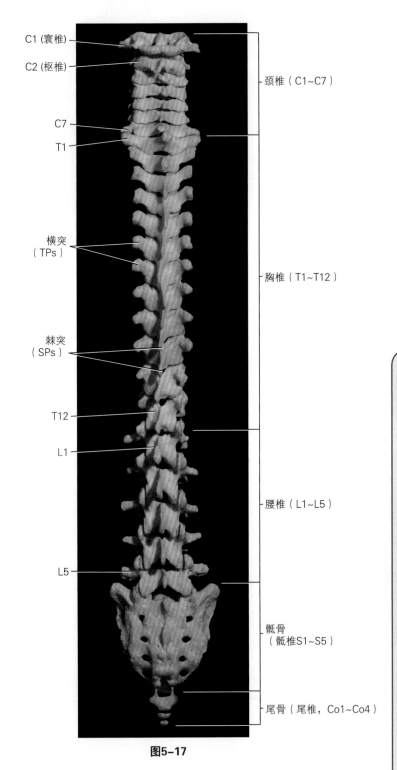

C1 (寰椎)
C2 (枢椎)

颈椎（C1~C7）

C7
T1

横突
（TPs）

胸椎（T1~T12）

棘突
（SPs）

T12

L1

腰椎（L1~L5）

L5

骶骨
（骶椎S1~S5）

尾骨（尾椎，Co1~Co4）

图5-17

注

1. 脊柱是轴向骨骼的一部分，由5个部分组成：颈椎、胸椎、腰椎、骶椎和尾椎。

2. 脊柱有7块颈椎（命名为C1~C7），12块胸椎（命名为T1~T12），5块腰椎（命名为L1~L5），1块骶椎（由5块融合的椎骨组成，命名为S1~S5）和1块尾椎（通常由4块不发育的椎体组成，命名为Co1~Co4）[2]。

3. Vertebra是椎骨单数形式，vertebrae是椎骨的复数形式。

4. 脊柱由24节椎骨、1节骶骨和1节尾骨组成[2]。

5. 颈椎位于颈部。

6. 胸椎和腰椎位于躯干。

7. 胸椎参与构成胸部，腰椎参与构成腹部。

8. 胸椎通常有肋骨与之相连，人类有12对肋骨和12块胸椎[2]。

9. 骶骨和尾骨位于骨盆内。

脊柱：右侧面观

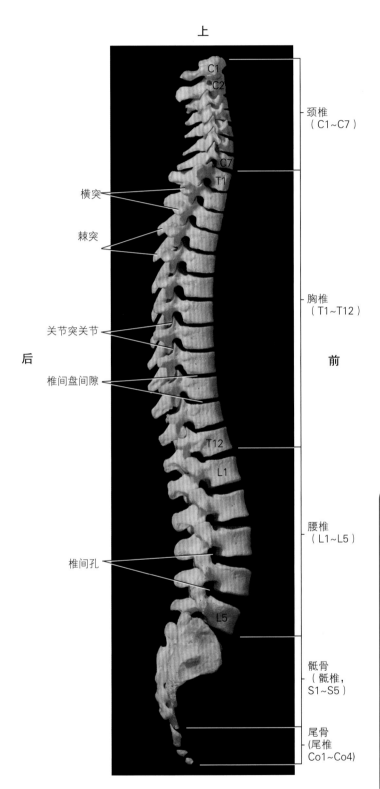

上

后

前

颈椎
（C1~C7）

胸椎
（T1~T12）

腰椎
（L1~L5）

骶骨
（骶椎，
S1~S5）

尾骨
（尾椎
Co1~Co4)

横突

棘突

关节突关节

椎间盘间隙

椎间孔

C1
C2

C7
T1

T12
L1

L5

图5-18

注

1. 脊柱曲线：颈椎和腰椎是前凸的（即弯向后）；胸椎和骶（骶尾）椎的脊柱是后凸的（即弯向前[2]）。

2. 通常，相邻的2个椎体之间存在1个椎间盘关节和成对的左右关节突关节[7]。

3. 椎间孔是脊神经进入/离开脊柱的地方[7]。

4. 棘突向后突出，通常容易触摸到。注: spine（脊柱）这个词的意思是thorn（刺）; spinous process（棘突）的意思是像刺一样尖利。

5. 横突在冠状面上横向投射（因此而得名）。

6. 因为脊柱是承重结构，椎体（脊柱的承重部分）从上到下逐渐变大[7]。

颈椎和舌骨

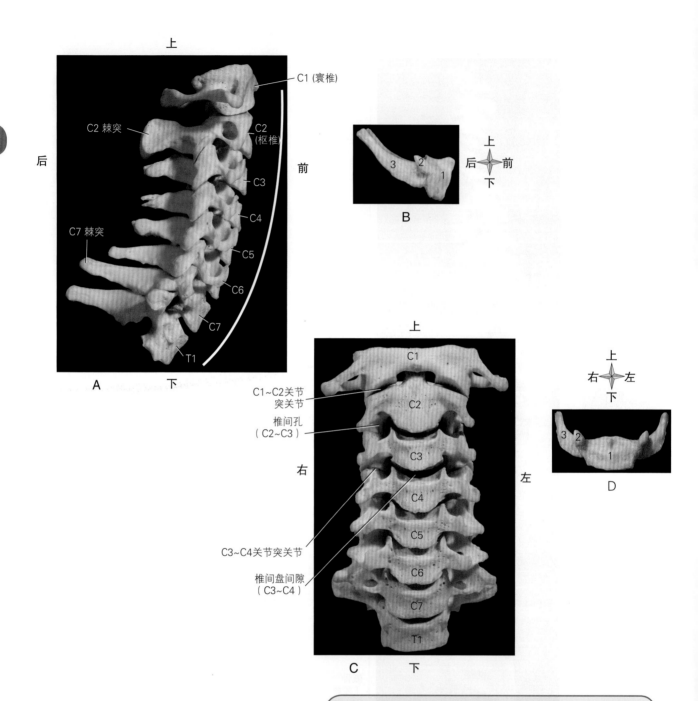

图5-19　A.颈椎右侧面观；B.舌骨右侧面观；C.颈椎前面观；D.舌骨前面观
1.体部
2.舌骨小角
3.舌骨大角

注
1.舌骨位于C3椎体水平[2]。
2.英文中舌骨大角和小角有2种写法：①大角——greater cornu，greater horn；②小角——lesser cornu，lesser horn。
3.舌骨是舌骨肌群和舌肌的连接部位[8]。
4.舌骨是人体内唯一一块不与其他骨连接的骨[8]。
5.位于图A右侧的白实线表示的是颈椎前凸曲线（弯向后）。
6.C2和C7的棘突非常容易触及，是极好的体表标志[2]。

颈椎（续）

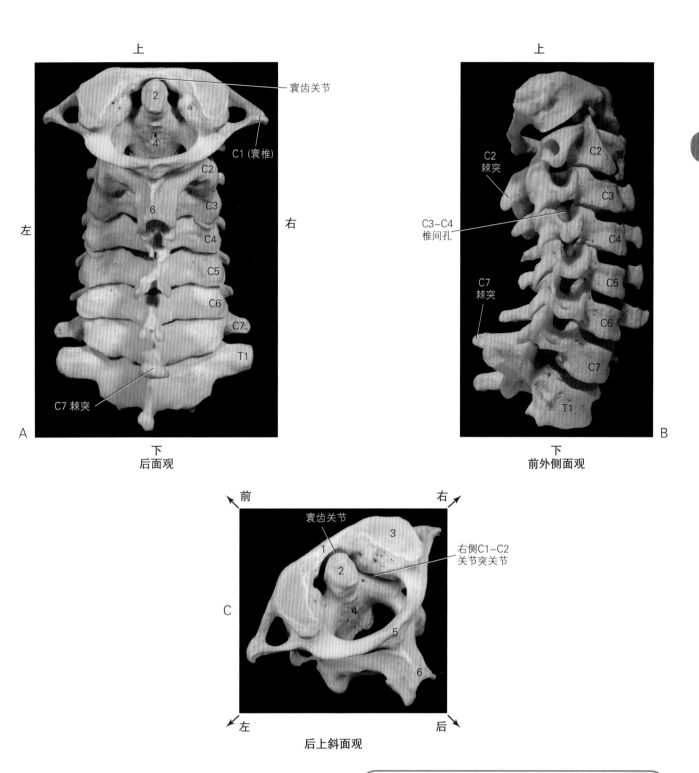

A 后面观

B 前外侧面观

C 后上斜面观

图5-20 A.后面观；B.前外侧面观；C.后上斜面观
1.C1前弓
2.C2齿突
3.C1上关节突/面
4.C2椎体
5.C1后结节
6.C2棘突

注
1.颈椎斜位图能很好地显示椎间孔（右侧C3~C4椎间孔可在图上看到）。椎间孔是脊神经进出脊柱的通道[7]。
2.后上斜位图能很好地显示寰齿关节（图5-20C）。

C1（寰椎）

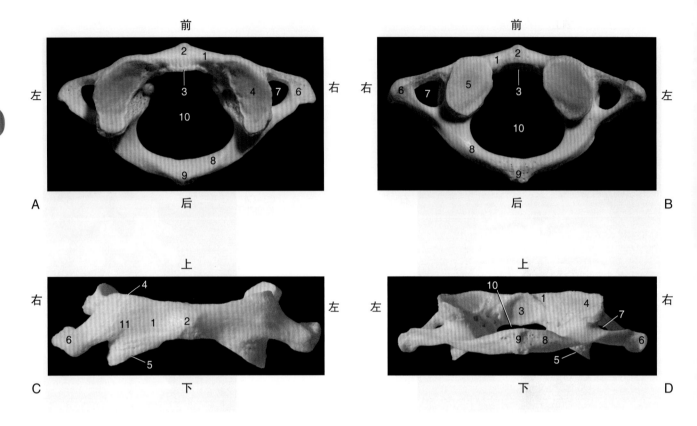

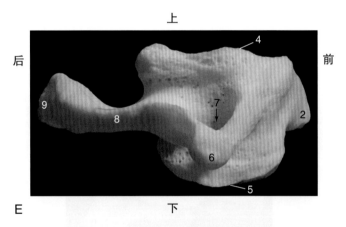

图5-21   A.上面观；B.下面观；C.前面观；D.后面观；E.右侧面观

1.前弓
2.前结节
3.C2（枢椎）齿突关节面
4.上关节突/面
5.下关节突/面
6.横突
7.横突孔
8.后弓
9.后结节
10.椎孔
11.侧块

注 [7]

与其他脊椎不同的是，寰椎没有椎体。原本是寰椎体的地方变成了枢椎（C2）的齿突。

1. 前弓和后弓也是寰椎所特有的。这些弓的中心分别有前结节和后结节。

2. 寰椎上关节突（4）与枕髁在寰枕关节，寰椎下关节突（5）在寰枢（C1~C2）关节与枢椎上关节突相连接。

3. 寰椎的上、下关节突形成侧块（图C的序号11）。

C2（枢椎）

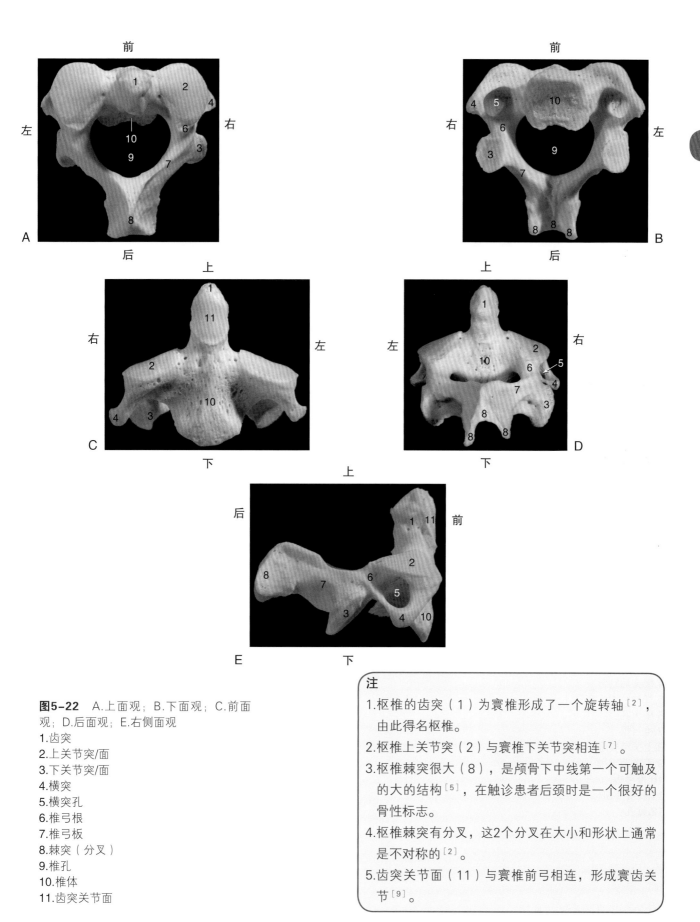

图5-22　A.上面观；B.下面观；C.前面观；D.后面观；E.右侧面观
1.齿突
2.上关节突/面
3.下关节突/面
4.横突
5.横突孔
6.椎弓根
7.椎弓板
8.棘突（分叉）
9.椎孔
10.椎体
11.齿突关节面

注

1.枢椎的齿突（1）为寰椎形成了一个旋转轴[2]，由此得名枢椎。

2.枢椎上关节突（2）与寰椎下关节突相连[7]。

3.枢椎棘突很大（8），是颅骨下中线第一个可触及的大的结构[5]，在触诊患者后颈时是一个很好的骨性标志。

4.枢椎棘突有分叉，这2个分叉在大小和形状上通常是不对称的[2]。

5.齿突关节面（11）与寰椎前弓相连，形成寰齿关节[9]。

C5（典型的颈椎）

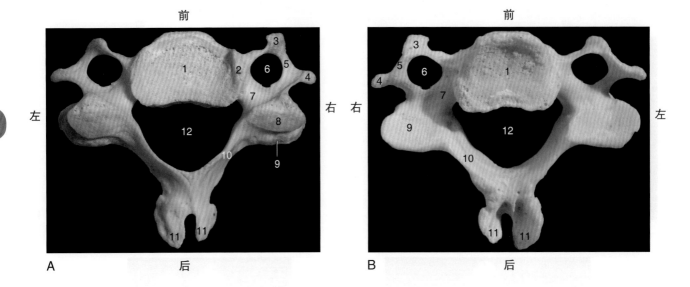

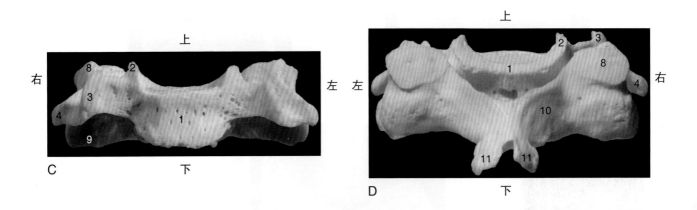

图5-23 A.上面观；B.下面观；C.前面观；D.后面观

1.椎体
2.椎体钩
3.横突（TP）前结节
4.横突后结节
5.脊神经沟（在TP上）
6.横突孔
7.椎弓根
8.上关节突/面
9.下关节突/面
10.椎弓板
11.棘突（SP）（分叉）
12.椎孔

注

1.关节突是向外突出的整个骨性结构标记；关节面（8、9）是位于关节突上的光滑关节表面[2]。

2.此颈椎具有许多其他椎骨没有的结构：椎体钩（2）位于椎体的左右两侧[2]；有两个棘突[3]；横突有前、后结节[3]；横突上有一个孔（称为横突孔，6）[3]。

3.分叉的棘突通常是不对称的。这可能导致触诊后得出脊椎是旋转的结论，但其实不是旋转的。

4.椎动脉经横突孔进入颅内[7]。

C5和颈椎终板

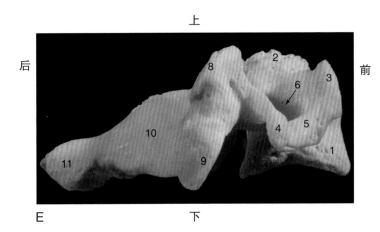

图5-23（续）　E.右侧面观；F.斜后面观

1.椎体
2.椎体钩
3.横突前结节
4.横突后结节
5.脊神经沟
6.横突孔

7.椎弓根
8.上关节突/面
9.下关节突/面
10.椎弓板
11.棘突（分叉）
12.椎孔

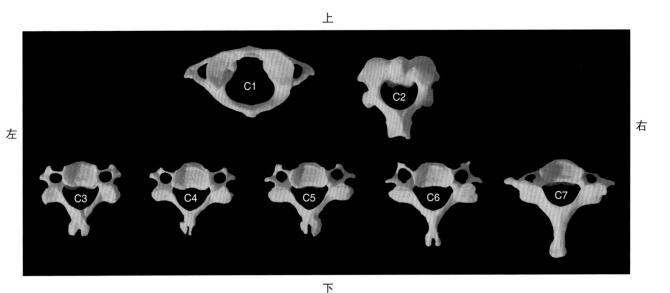

图5-24　7块颈椎上面观

注

1.图5-24显示了7块颈椎的上面观（颈椎终板视图）。可以看到从一个颈椎水平到另一个颈椎水平。

2.C1也称为寰椎；C2也称为枢椎。

3.C6横突前结节比其他颈椎前结节大，称为颈动脉结节。

4.C7的大棘突更类似胸椎的棘突，高于其他颈椎棘突。这个巨大的棘突使C7得名"隆椎"[8]。

胸椎：右侧面观

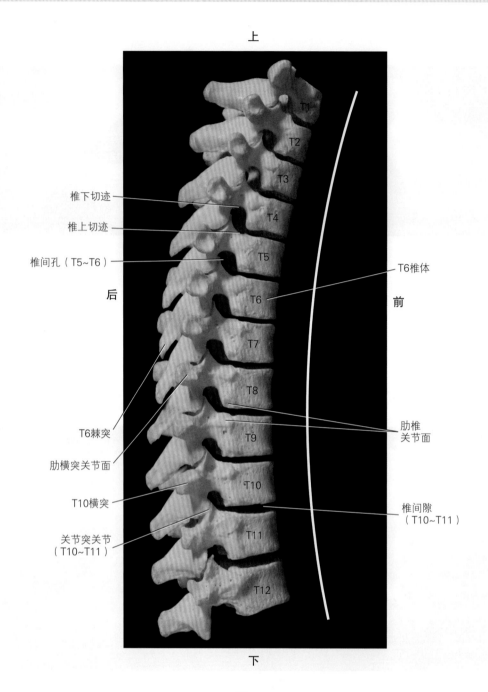

上

后   前

椎下切迹

椎上切迹

椎间孔（T5~T6）

T6椎体

T1
T2
T3
T4
T5
T6
T7
T8
T9
T10
T11
T12

T6棘突

肋横突关节面

T10横突

关节突关节
（T10~T11）

肋椎
关节面

椎间隙
（T10~T11）

下

图5-25

注

1. 图中右侧白实线表示的是胸椎后凸（弯向前）曲线。

2. 从侧面观察胸椎，可以清楚地看到椎间孔（图中标记的是右侧T5~T6椎间孔）。椎间孔是脊神经进出脊髓的通道。

3. 可以看到胸椎棘突向下倾斜，尤其是中段胸椎。胸椎棘突的尖端位于其下位椎体的水平（见图中标记的T6椎体和棘突）。

4. 胸椎的棘突很容易被触摸到。

5. 图中标记了T8~T9节段的肋椎关节面。肋椎关节由两个相邻的椎体组成，横跨两个椎体之间的椎间盘[3]。

6. 图中标记了T8水平的肋横突关节面。

7. 从T1到T12，胸椎椎体逐渐增大。

胸椎：后面观

上

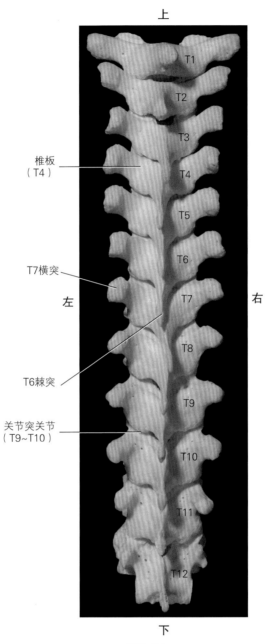

椎板
（T4）

T7横突

左 右

T6棘突

关节突关节
（T9～T10）

T1
T2
T3
T4
T5
T6
T7
T8
T9
T10
T11
T12

下

图5-26

注

1.从T1到T12，棘突有明显的差异。

2.从图中显示的T6棘突和T7横突可以看出，相对于椎体横突，上位椎体棘突更容易触及。当触诊胸椎（尤其是中段胸椎）时，应记住棘突是下斜的。

3.脊柱横突因其横向突出而得名。

4.身体骨骼常有轻微的不对称，如图所示，可见T7棘突弯曲。灵活地理解骨骼的形状很重要；否则，可能误把本图T7弯曲的棘突当作旋转的椎骨。

T5（典型胸椎）

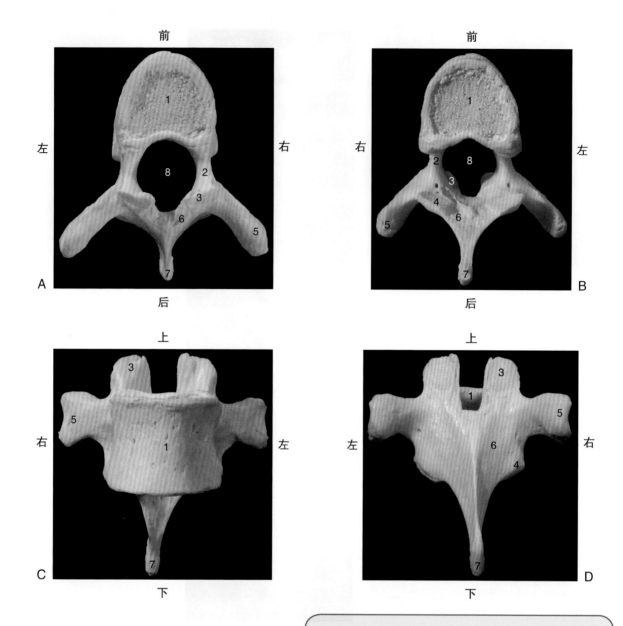

图5-27　A.上面观；B.下面观；C.前面观；D.后面观
1.椎体
2.椎弓根
3.上关节突/面
4.下关节突/面
5.横突
6.椎弓板
7.棘突
8.椎孔

注
1.椎骨的椎弓根（2）是连接椎体和椎骨其余部分的结构[6]。如果把一块椎骨看作一个雕像，从上方或下方观察，椎体就像是雕像的底座，而椎弓根就像是雕像的脚。
2.关节突是从骨骼向外突出的骨性标志；小关节面（3、4）是位于关节突上的光滑关节表面。
3.椎弓板（6）层叠在一起，形成椎骨的棘突[6]。
4.foramen是"孔"，复数形式是foramina。
5.脊柱的椎孔（8）形成椎管，脊髓穿过椎管[3]。

T5和胸椎终板

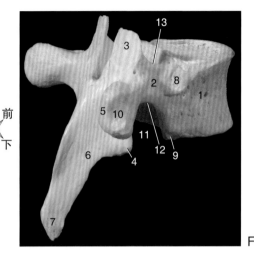

图5-27（续）　E.右侧面观；F.后斜侧面观

1.椎体
2.椎弓根
3.上关节突/面
4.下关节突/面
5.横突
6.椎弓板
7.棘突
8.上肋凹
9.下肋凹
10.横突肋面
11.椎间孔
12.椎下切迹
13.椎上切迹

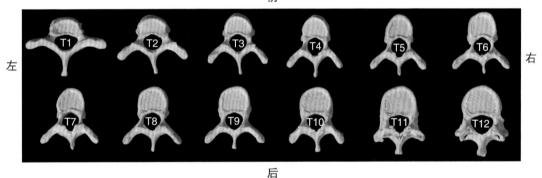

图5-28　12块胸椎上面观

注

1.肋上、下半关节面，即上肋凹、下肋凹（8、9），是肋椎关节的椎骨关节面；横突上的横突肋面（10）是肋横关节的椎骨关节面[3]。

2.胸椎侧面图可以理想地看到椎间孔，它是由上位椎骨的椎下切迹（12）与下位椎骨的椎上切迹（13）构成。

3.通常，T2~T10椎体上的肋半关节面与第2~10肋椎关节的关节面相关节。T1、T11和T12与对应的第1、11和12肋有完整的关节面[3]（图5-25）。

4.图5-28显示了12块胸椎的俯视图（胸椎终板切面）。胸椎的形状从上到下逐渐改变，棘突和椎体形状的变化尤其明显。

5

腰椎：右侧面观

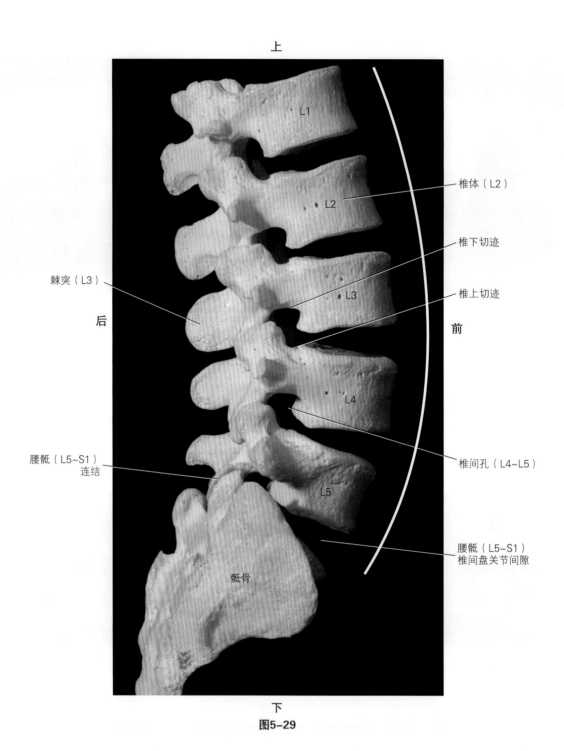

上

L1

椎体（L2）

L2

椎下切迹

棘突（L3）

L3

椎上切迹

后

前

L4

椎间孔（L4~L5）

腰骶（L5~S1）
连结

L5

腰骶（L5~S1）
椎间盘关节间隙

骶骨

下

图5-29

注

1.图中右侧白实线表示的是腰椎前凸曲线（弯向后）。

2.从侧面观察腰椎可以清楚地看到椎间孔（图中标记了L4~L5右侧椎间孔）。椎间孔是脊神经进出椎管的地方。

3.注意，腰椎棘突大而钝，呈方形[2]。

4.腰椎棘突是否能触摸到取决于患者前凸的程度。

5.侧位视图可以很好地显示椎间盘间隙。

腰椎：后面观

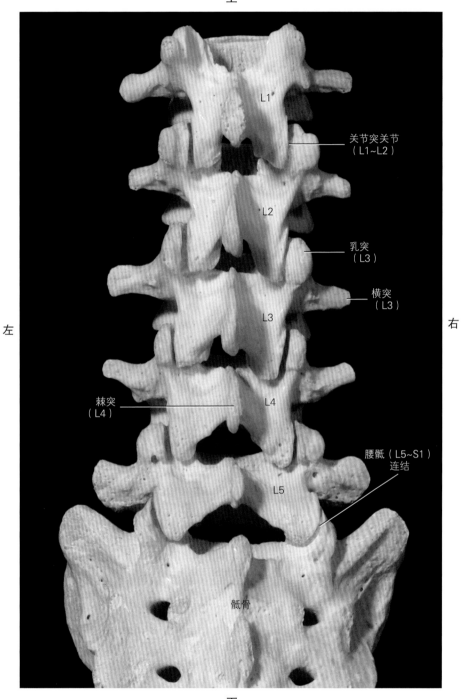

上

L1

关节突关节
（L1~L2）

L2

乳突
（L3）

横突
（L3）

左   右

L3

棘突
（L4）

L4

腰骶（L5~S1）
连结

L5

骶骨

下

图 5-30

注

1.腰椎关节突关节从后方观察较好，因为它们是在矢状面上定位的[2]。

2.腰骶（L5~S1）连结的方向有所改变；与其他腰椎关节突关节相比，它们更多地朝向矢状面[2]。

3.可以看到腰椎乳突。

L3（典型腰椎）

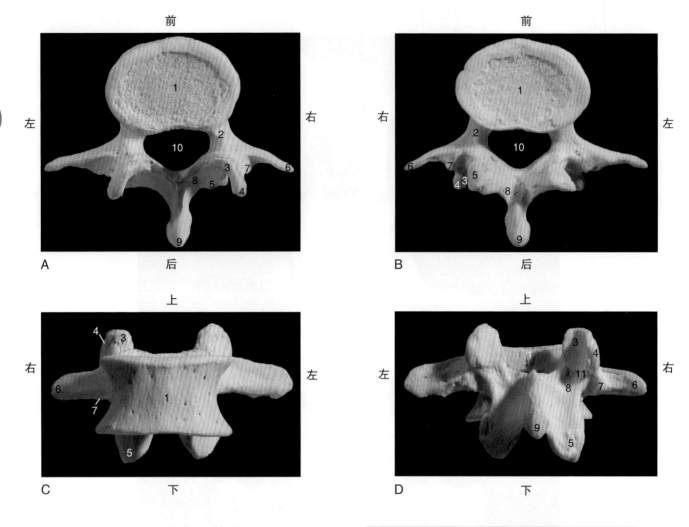

图5-31 A.上面观；B.下面观；C.前面观；D.后面观
1.椎体
2.椎弓根
3.上关节突/面
4.乳突
5.下关节突/面
6.横突
7.副突
8.椎弓板
9.棘突
10.椎孔
11.椎弓峡部

注
1.腰椎椎体（1）非常大，因为它们需要承担上面的所有体重。
2.关节突是从骨骼向外突出的骨性标志；关节面（3、5）是位于关节突上的光滑的关节表面[3]。
3.腰椎与其他椎骨不同，腰椎的乳突和副突是其他椎骨没有的结构。乳突（4）位于上关节突[4]，副突（7）位于横突。

L3和腰椎终板

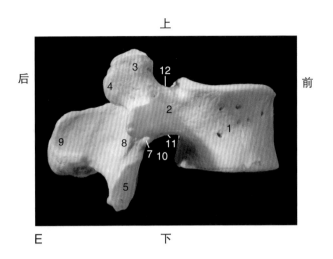

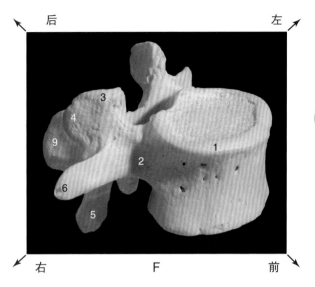

图5-31（续） E.右侧面观；F.前斜面观

1.椎体
2.椎弓根
3.上关节突/面
4.乳突
5.下关节突/面
6.横突
7.副突
8.椎弓板
9.棘突
10.椎间孔
11.椎下切迹
12.椎上切迹

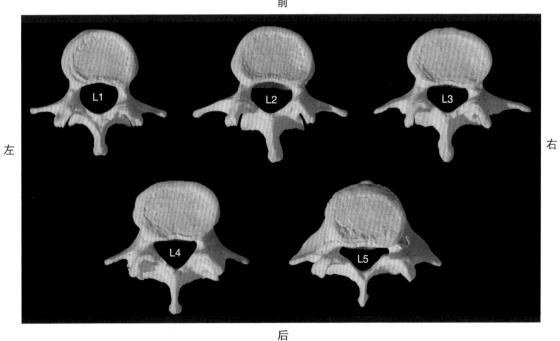

图5-32 5块腰椎上面观

注

1.腰椎棘突较大，呈钝的方形[2]，侧视图可见。

2.图5-32显示的是5块腰椎的俯视图（腰椎终板视

图）。腰椎椎骨从上到下形状上有变化。

骶尾椎

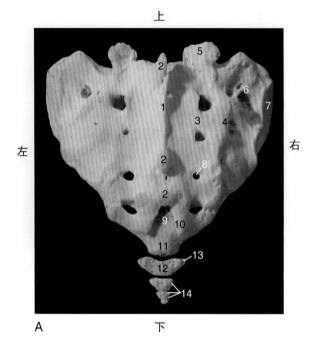

图5-33 A.后面观；B.前面观
1.骶正中嵴
2.骶正中嵴结节
3.骶中间嵴
4.骶外侧嵴
5.上关节突/面
6.骶翼
7.髂骨耳状面
8.第3对骶后孔
9.骶管裂孔
10.骶角
11.骶骨尖
12.第1尾骨
13.尾骨横突
14.第2~4尾骨（融合）
15.骶骨基底
16.骶岬
17.第1对骶前孔
18.第2和第3骶椎融合

注
1.骶骨由5块骶椎融合而成[3]。
2.骶骨像倒置的三角形。骶骨基底（15）位于上方；骶骨尖（11）位于下方[2]。
3.骶正中嵴（1）由骶骨棘突融合而成；骶中间嵴（3）由关节突融合而成；骶外侧嵴（4）由横突融合而成[8]。
4.骶正中嵴常有突起（棘突残留物），称为骶骨结节[7]。图A可以看到第1（不对称）和第3骶骨结节。
5.骶骨上关节突（5）与L5下关节突形成腰骶（L5~S1）关节突关节[2]。
6.骶翼（6）是骶骨的翼状上外侧面。
7.4对骶后孔（8）和4对骶前孔（17）是骶神经进出椎管的通道[7]。
8.骶管裂孔（9）是骶管的下开口[5]。
9.尾骨通常由4块退化的尾椎融合而成[5]，因个体差异，尾椎数目从2个到5个不等。一些材料称，尾骨是尾巴进化的残留物。

骶尾椎（续）

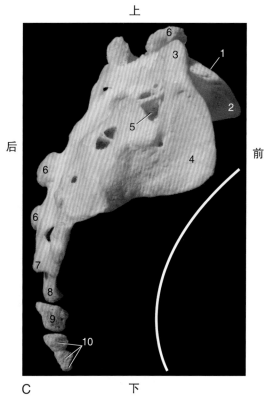

C

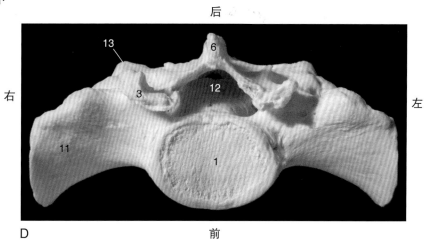

D

图5-33（续） C.右侧面观；D.上面观
1.骶骨基底
2.骶岬
3.上关节突
4.髂骨耳状面
5.第1对骶后孔
6.骶正中嵴（结节）
7.骶骨角
8.骶骨尖
9.第1尾骨
10.第2～4尾骨
11.骶翼
12.骶管
13.骶外侧嵴

注

1.图C右侧白实线表示的是骶尾椎后凸曲线（弯向前）。

2.骶骨基底（1）与位于其上的L5椎体共同形成腰骶（L5~S1）椎间盘关节[9, 10]。

3.骶岬（2）是指骶骨底部向前突出的部分[7]。

4.来自脊髓的马尾神经穿过骶管（12）[7]。

5.3　肋骨和胸骨

胸廓：前面观

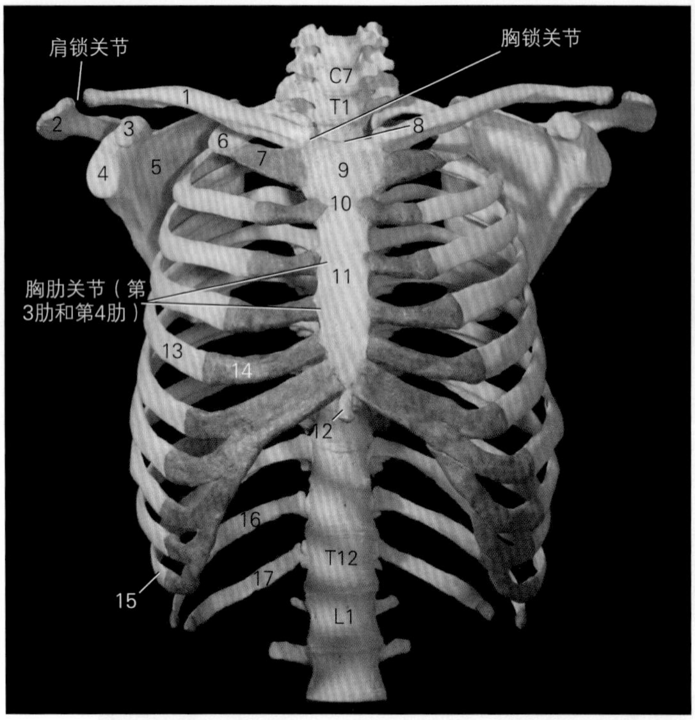

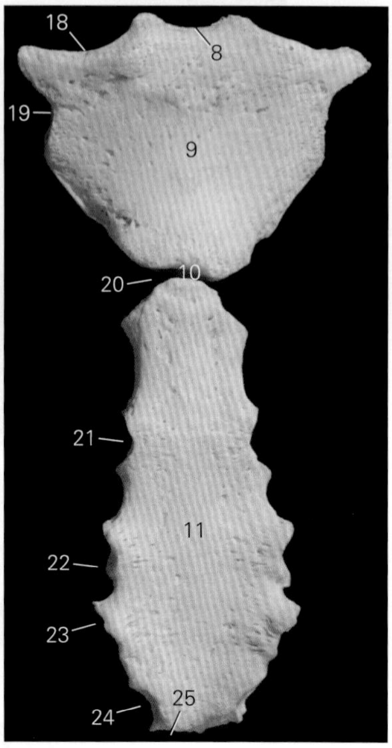

图A

图B

图5-34

1.锁骨
2.肩峰
3.喙突
4.关节盂
5.肩胛下窝
6.第1肋
7.第1肋软骨
8.胸骨上切迹
9.胸骨柄
10.胸骨角
11.胸骨体
12.剑突
13.第5肋
14.第5肋软骨
15.第10肋
16.第11肋
17.第12肋
18.胸骨柄锁骨切迹
19.第1肋软骨切迹
20.第2肋软骨切迹
21.第3肋软骨切迹
22.第4肋软骨切迹
23.第5肋软骨切迹
24.第6肋软骨切迹
25.第7肋软骨切迹

注

1.胸骨上切迹（8）也称为颈静脉切迹[3]。

2.胸骨上切迹外侧缘是触诊胸锁关节活动的良好体表骨性标志。

3.胸骨角（10）也称为路易斯角，是胸骨柄和胸骨体之间的连接处。它位于第2肋软骨与胸骨的交界处，通常可以触摸到。

4.剑突（12）长时间保持软骨特性，也是心肺复苏（CPR）的体表定位标记[10]。

5.肋骨有12对。其中，前7对（第1~7肋）为真正的肋骨，因为它们的肋软骨直接与胸骨相连。最后5对肋骨（第8~12肋）为假肋骨，因为它们不直接与胸骨相连；第8~10肋的肋软骨与第7肋的肋软骨相连，而第11和第12肋与胸骨完全不相连。因为最后2对假肋骨根本不附着在胸骨上，所以它们被称为浮肋[6]。

6.肋骨通过肋骨关节部与胸骨相连，称为胸肋关节。

7.胸骨在图A和图B中是不同的。可看到两图中胸骨柄和胸骨体的差异。

胸廓：右侧面观

图5-35
1.锁骨

肩胛骨（序号2~7）
2.肩峰
3.喙突
4.关节盂
5.上角
6.肩胛角
7.下角

8.第1肋
9.第1肋软骨
10.第1肋间隙
11.第5肋
12.第5肋间隙
13.第6肋骨
14.第10肋
15.第11肋
16.第12肋
17.椎体棘突

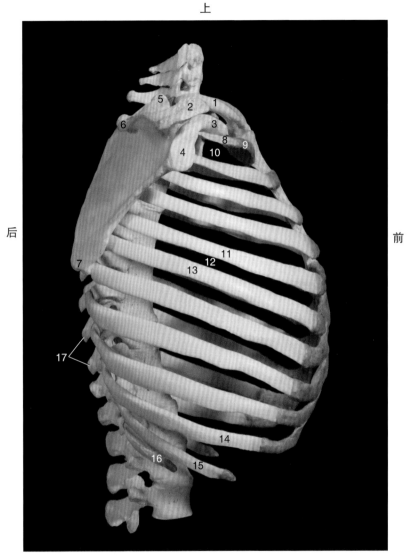

上

后

前

下

注

1.肋骨关节与脊柱后方连接，在前侧与胸骨连接［第8~12肋除外。第8~10肋前侧借肋软骨与上位肋软骨连接形成肋弓；浮肋（第11肋和12肋），与胸骨不构成关节］。

2.在肋骨间有11个肋间隙，由上方的肋骨命名。

3.肋间隙中有肋间肌，慢性阻塞性肺疾病（COPD）患者，如哮喘、肺气肿和慢性支气管炎患者，肋间肌经常会变得紧张。

4.胸部侧位视图很好地展示了肩胛骨面，肩胛骨面既不在冠状面上，也不在矢状面上。肩胛骨面通常处于冠状面与矢状面夹角约35°处。

肋骨脊柱相关关节

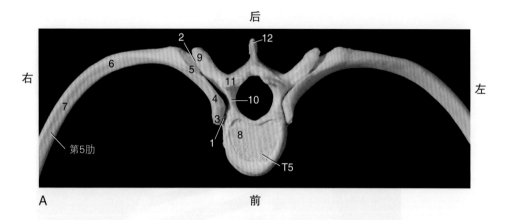

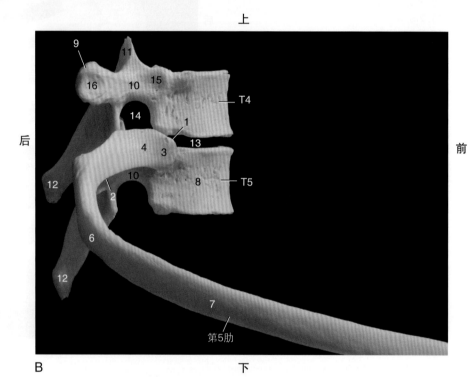

图5-36 A.上面观；B.右侧面观
1.肋头关节
2.肋横突关节
3.肋骨头
4.肋骨颈
5.肋结节
6.肋骨角
7.肋骨体
8.椎体
9.横突
10.椎弓根
11.上关节突/面
12.棘突
13.椎间盘区域（T4~T5）
14.椎间孔（T4~T5）
15.第4肋-肋椎关节肋半关节面
16.第4肋-肋横突关节关节面

注 [10, 11]

1.肋骨分别与脊柱的2个部位相关节，形成2个肋骨脊柱相关关节，即肋头关节（1）和肋横突关节（2）。

2.肋椎关节由肋骨头和2个相邻椎体（各椎体肋半关节面），以及之间的椎间盘构成。通常第1肋、第11肋和第12肋只与一个椎体（全椎体肋关节面）相连接。

3.肋横突关节由肋结节与椎体横突（椎体的横突关节面）构成。

右侧肋骨

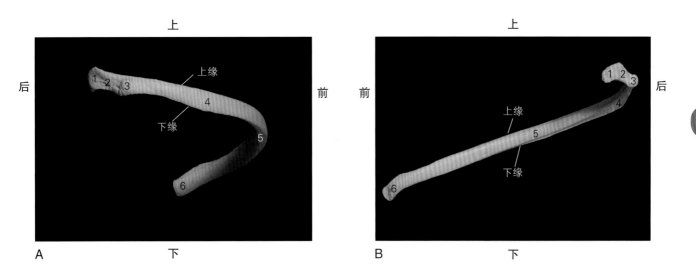

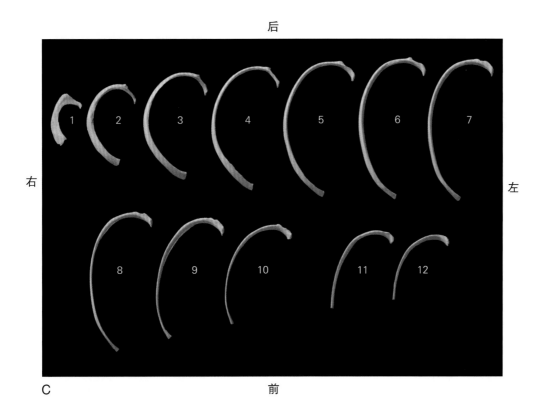

图5-37 A.后面观；B.内侧观；C.上面观

1.肋骨头
2.肋骨颈
3.肋结节
4.肋骨角
5.肋骨体
6.肋骨前侧末端

注

1.肋骨头（1）与椎体（单个或相邻2个）形成肋头关节[2]。

2.肋结节（3）与椎体横突形成肋横突关节[2]。

3.肋骨前侧末端的肋软骨与胸骨相连接[2]。

4.第1~7对肋骨为真肋[6]。

5.第8~12对肋骨为假肋[6]。

6.第11~12对肋骨为浮肋[6]。

5.4 下肢骨

右侧下肢

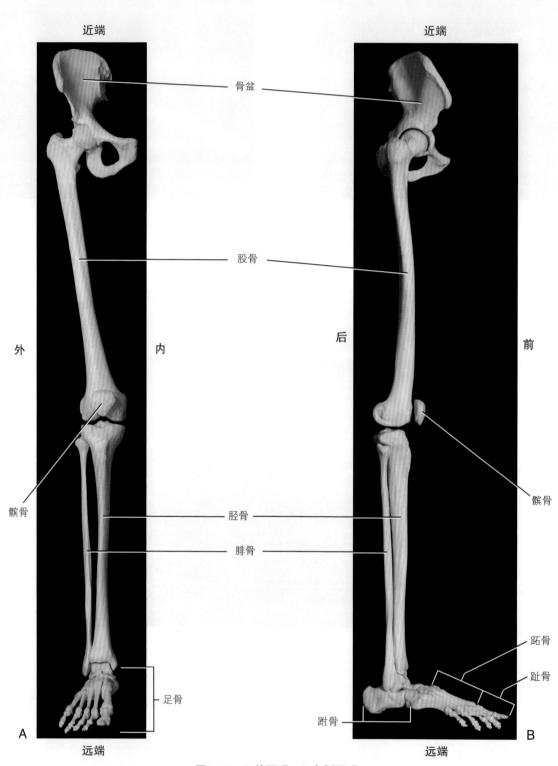

图5-38 A.前面观；B.右侧面观

注
股骨位于大腿，胫骨和腓骨位于小腿；跗骨、跖骨、趾骨位于足部。

5.5 骨盆和髋关节

骨盆

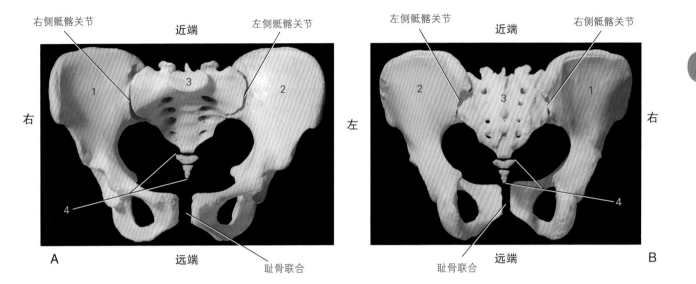

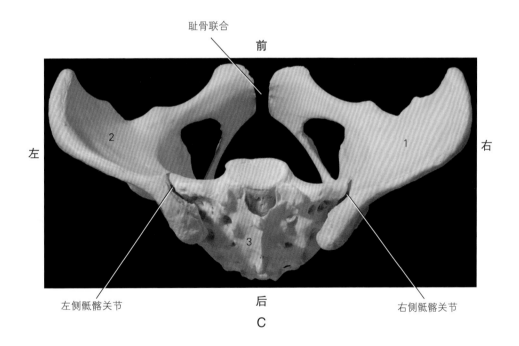

图5-39　A.前面观；B.后面观；C.上面观
1.右侧髋骨
2.左侧髋骨
3.骶骨
4.尾骨

注
1.骨盆部分，描述性术语近端/远端或上面/下面都可使用。
2.骨盆有左、右骶髂关节和1个耻骨联合[4]。

右侧骨盆：前面观

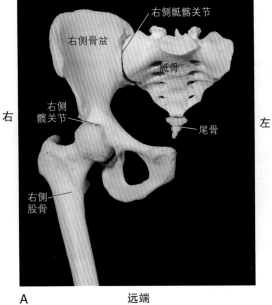

近端

右侧骶髂关节

右侧骨盆

骶骨

右侧
髋关节

尾骨

右
左

右侧
股骨

A   远端

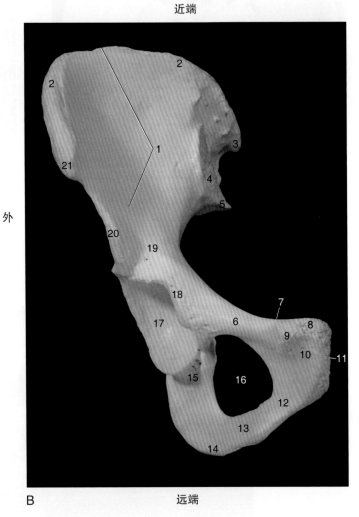

近端

外
内

B   远端

图5-40
1.髂骨翼（髂窝内侧面）
2.髂嵴
3.髂后上棘（PSIS）
4.骶髂关节面
5.髂后下棘（PIIS）
6.耻骨上支
7.耻骨肌线
8.耻骨嵴
9.耻骨粗隆
10.耻骨体
11.耻骨联合关节面
12.耻骨下支
13.坐骨支
14.坐骨粗隆
15.坐骨体
16.坐骨大孔
17.髋臼
18.髋臼缘
19.髂骨体
20.髂前下棘（AIIS）
21.髂前上棘（ASIS）

注
骶髂关节的髂骨关节面因其形似耳朵所以也称
为耳状面。

右侧骨盆：后面观

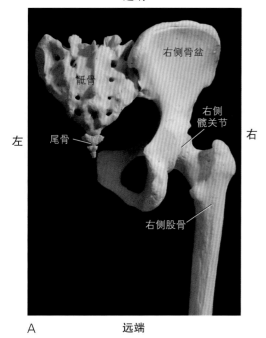

A

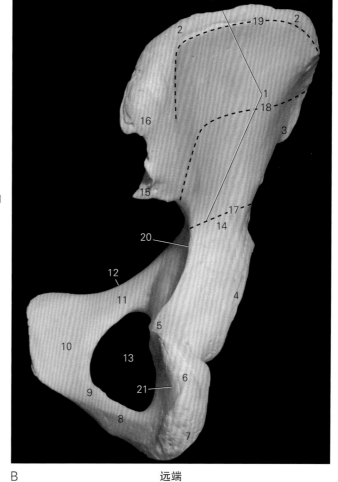

B

图5-41

1. 髂骨翼（髂窝内侧面）
2. 髂嵴
3. 髂前上棘
4. 髋臼缘
5. 坐骨嵴
6. 坐骨体
7. 坐骨粗隆
8. 坐骨支
9. 耻骨下支
10. 耻骨体
11. 耻骨上支
12. 耻骨肌线
13. 闭孔
14. 髂骨体
15. 髂后下棘
16. 髂后上棘
17. 臀下线（虚线）
18. 臀中线（虚线）
19. 臀后线（虚线）
20. 坐骨大切迹
21. 坐骨小切迹

注

闭孔内肌和闭孔外肌是根据肌肉相对于闭孔（13）的附着位置命名的。

右侧骨盆：外侧面观

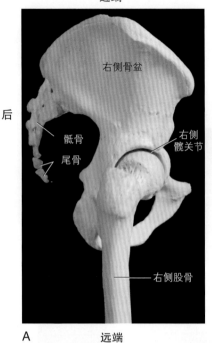

近端

后   前

右侧骨盆

骶骨

尾骨

右侧
髋关节

右侧股骨

A   远端

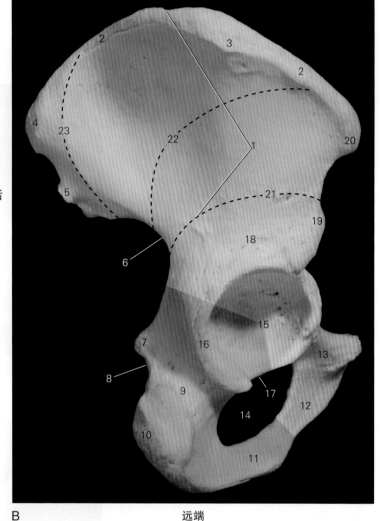

近端

后   前

B   远端

图5-42

1.髂骨翼（外部/臀面）
2.髂嵴
3.髂结节
4.髂后上棘
5.髂后下棘
6.坐骨大切迹
7.坐骨棘
8.坐骨小切迹
9.坐骨体
10.坐骨结节
11.坐骨支
12.耻骨下支
13.耻骨体
14.闭孔
15.髋臼
16.髋臼缘
17.髋臼切迹
18.髂骨体
19.髂前下棘（AIIS）
20.髂前上棘（ASIS）
21.臀下线（虚线）
22.臀前线（虚线）
23.臀后线（虚线）

注

1.在英语中，髋骨除了可写作pelvic bone，还可写作coxal bone（髋骨）、hip bone（髋骨）和innominate bone（无名骨）[3]。

2.髋骨由髂骨、坐骨和耻骨[4]联合而成（见图B彩色部分：蓝色是髂骨，粉红色是坐骨，黄色是耻骨）。

3.骨盆的3块骨（髂骨、坐骨和耻骨）在髋臼中融合[4]。

4.坐骨支（11）和耻骨下支（12）通常组合在一起称为坐骨耻骨支[3]。

右侧骨盆：内侧面观

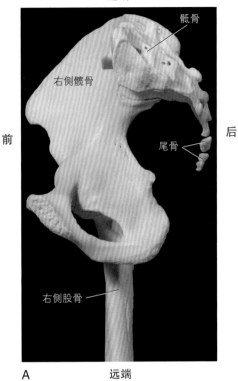

A

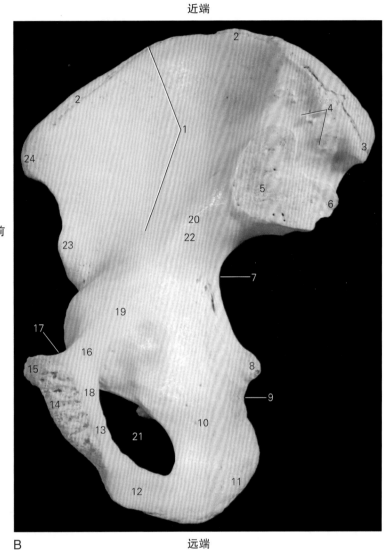

B

图5-43

1.髂骨翼（髂窝内侧面）
2.髂嵴
3.髂后上棘
4.髂骨结节
5.骶髂关节的髂骨关节面
6.髂后下棘
7.坐骨大切迹
8.坐骨棘
9.坐骨小切迹
10.坐骨体
11.坐骨结节
12.坐骨支
13.耻骨下支
14.耻骨联合的耻骨关节面
15.耻骨结节
16.耻骨上支
17.耻骨肌线
18.耻骨
19.髂耻线
20.髂骨弓状线
21.闭孔
22.髂骨体
23.髂前下棘
24.髂前上棘

> **注**
> 髂耻线（19）位于髂骨和耻骨上。

5.6   大腿骨和膝关节

右侧股骨：前面观和后面观

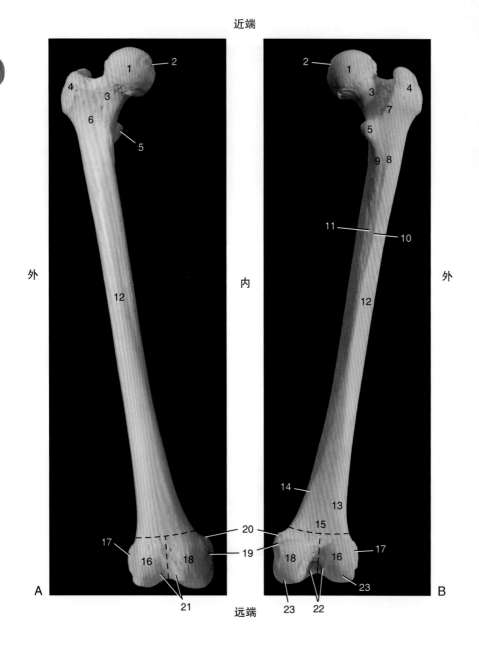

近端

外

内

外

A

远端

B

图5-44
1. 股骨头
2. 股骨头凹
3. 股骨颈
4. 大转子
5. 小转子
6. 转子间线
7. 转子间嵴
8. 臀肌粗隆
9. 耻骨肌线
10. 股骨粗线外侧唇
11. 股骨粗线内侧唇
12. 股骨干
13. 外侧髁上线
14. 内侧髁上线
15. 腘面
16. 外侧髁
17. 外上髁
18. 内侧髁
19. 内上髁
20. 收肌结节
21. 髌股关节面
22. 髁间窝
23. 胫股关节面

注

1. 股骨头凹（2）是髋关节圆韧带的附着部位。

2. 转子间线（6）位于大转子和小转子之间。转子间嵴（7）在大转子和小转子之间后方延续。

3. 股骨粗线（10、11）是7块肌肉的附着部位[2]。股骨粗线可以看作是向近端分支形成臀肌粗隆（8）和耻骨肌线（9），向远端分支形成内侧髁上线和

外侧髁上线（13、14）。

4. 臀肌粗隆（8）是臀大肌的远端附着部位[12]。

5. 耻骨肌线（9）是耻骨肌的远端附着部位[3]。

6. 收肌结节（20）是大收肌远端附着部位[3]。

7. 内侧髁（18）和外侧髁（16）的边界用虚线表示。

右侧股骨：内侧面观和外侧面观

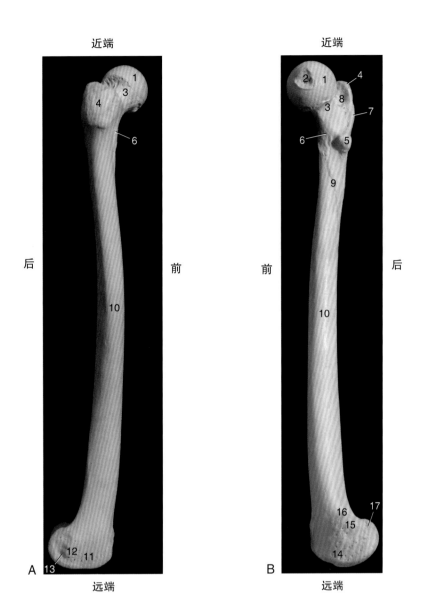

图5-45　A.外侧面观；B.内侧面观

1.股骨头
2.股头凹
3.股骨颈
4.大转子
5.小转子
6.转子间线
7.转子间嵴
8.转子窝
9.耻骨肌线
10.股骨干
11.外侧髁
12.外上髁
13.腘肌腱沟
14.内侧髁
15.内上髁
16.收肌结节
17.腓肠肌外侧印痕

注

1.从外侧或内侧的角度观察股骨干，其不是完全竖直的，而是更像弓形。

2.股骨的耻骨肌线（9）不应与耻骨的耻骨肌线混淆，它们分别是耻骨肌的远端和近端附着部位。

3.股骨髁（11、14）与胫骨连接，形成膝关节（即胫股关节）[3]。上髁（12、15）是髁上最突出的点。

右侧股骨：近侧面观和远侧面观

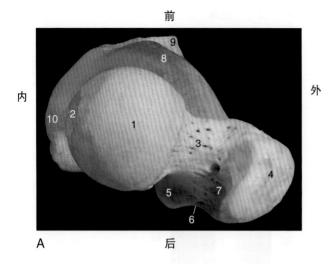

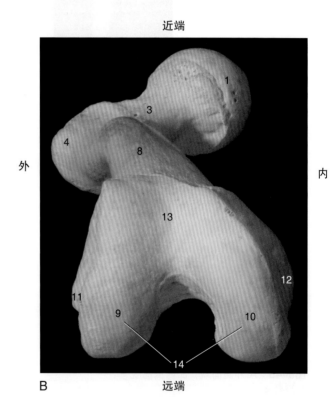

图5-46   A.近侧面（上面）观；B.远侧面（下面）观

1.股骨头
2.股骨头凹
3.股骨颈
4.大转子
5.小转子
6.转子间嵴
7.转子窝
8.股骨干，前表面
9.外侧髁
10.内侧髁
11.外上髁
12.内上髁
13.髌股关节面
14.胫股关节面

注

1.股骨颈（3）从大转子向头部向前偏移（通常约15°）[2]（图A）。

2.小转子（5）位于内侧，也有点向后突出。

3.从远侧观角度来看，股骨远端的两个髁（9、10）是截然不同的。出于这个原因，有些人说膝关节（即胫股关节）有2个：胫股内侧关节和胫股外侧关节。

右侧膝关节和髌骨

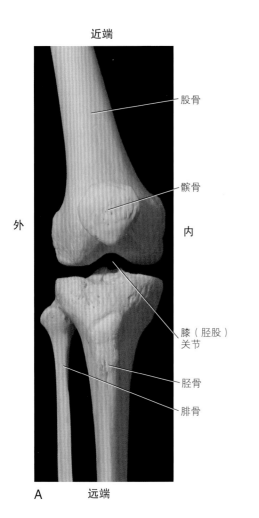

A

近端

股骨

髌骨

膝（胫股）关节

胫骨

腓骨

外

内

远端

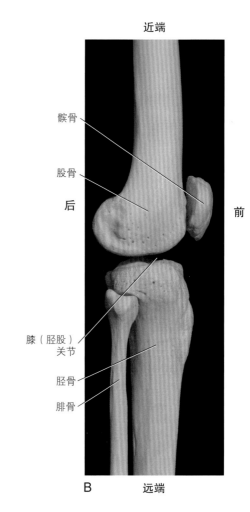

B

近端

髌骨

股骨

膝（胫股）关节

胫骨

腓骨

后

前

远端

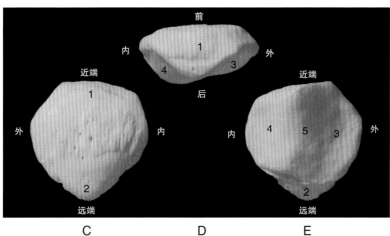

C D E

前

内 外

后

近端

外 内

远端

近端

内 外

远端

图5-47 A.前面观；B.侧面观；C.前面观；
D.近侧面（上面）观；E.后侧面观
1.髌骨底
2.髌骨尖
3.股骨外侧髁的小关节面
4.股骨内侧髁的小关节面
5.垂直嵴

注[3]
1. 髌后外侧关节面（3）比内侧关节面（4）大。
2. 外侧和内侧关节面并没有延伸到髌骨尖。

5

5.7 小腿骨和踝关节

右侧胫骨和腓骨：前面观和近侧面观

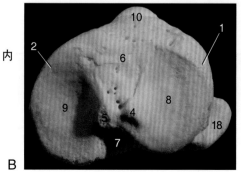

近端

外

内

A

远端

前

内

外

B

后

图5-48 A.前面观；B.近侧面观

胫骨标志：
1.外侧髁
2.内侧髁
3.髁间隆起
4.髁间外侧结节
5.髁间内侧结节
6.髁间前区
7.髁间后区
8.外侧面胫股外侧关节面
9.内侧面胫股内侧关节面
10.胫骨粗隆
11.髂胫束粗隆
12.嵴（即前缘）
13.骨间缘
14.内侧缘
15.骨干
16.内踝
17.踝关节面

腓骨标志：
18.腓骨头
19.腓骨颈
20.骨间缘
21.骨干
22.外踝
23.踝关节面

注

1.整个胫骨近端表面通常被称为胫骨平台。

2.胫骨上的髂胫束粗隆（11）常被称为Gerdy结节。

3.胫骨骨干有3个缘，即前缘、内侧缘和骨间缘。

4.胫骨髁间前区（6）是前交叉韧带的附着部位；胫骨髁间后区（7）是后交叉韧带的附着部位。

5.在膝关节处，胫骨外侧面与股骨外侧髁连接，形成胫股外侧关节；胫骨的内侧面与股骨的内侧髁连接，形成胫股内侧关节。

右侧胫骨和腓骨：后面观和远侧面观

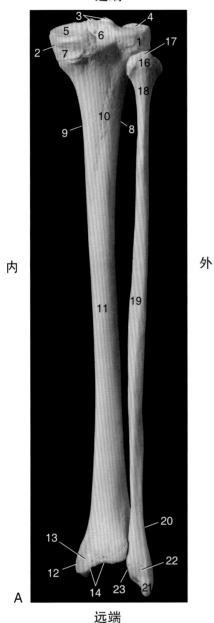

近端

内

外

A

远端

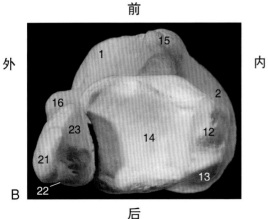

前

外

内

B

后

图5-49　A.后面观；B.远侧面观

胫骨标志：
1.外侧髁
2.内侧髁
3.髁间隆起
4.外侧面（即胫股外侧关节面）
5.内侧面（即胫股内侧关节面）
6.髁间后区
7.半膜肌沟
8.骨间缘
9.内侧缘
10.比目鱼肌线
11.骨干
12.内踝
13.胫骨后肌沟
14.踝关节面
15.胫骨粗隆

腓骨标志：
16.腓骨头
17.腓骨头尖
18.腓骨颈
19.骨干
20.外侧面
21.外踝
22.腓骨短肌沟
23.踝关节面

> **注**
> 1.腓骨头尖（17）也称为腓骨茎突。
> 2.比目鱼肌线（10）是比目鱼肌近端附着的部位。
> 3.腓骨短肌沟（22）为腓骨短肌腱远端在外踝的后方进入足部压出的痕迹。
> 4.腓骨外踝比胫骨内踝长，因此脚外翻的活动度小于脚内翻的活动度。

右侧胫骨和腓骨：外侧面观

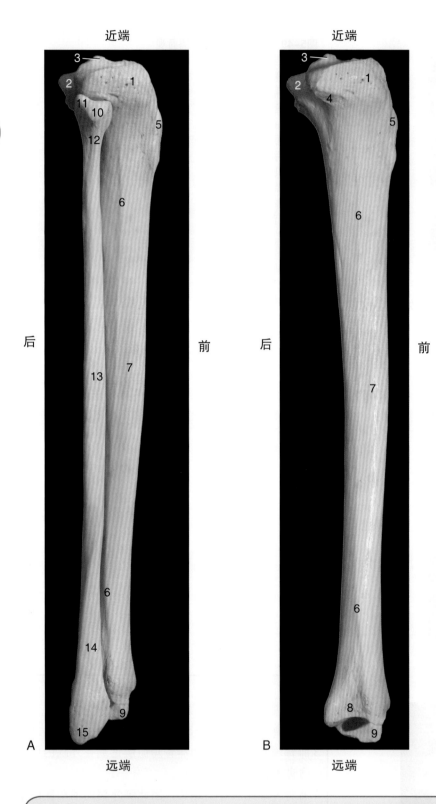

近端

近端

后

前

后

前

A

B

远端

远端

图5-50　A.胫骨和腓骨外侧面观；
B.胫骨外侧面观

胫骨标志：
1.外侧髁
2.内侧髁
3.髁间隆起
4.胫腓近侧关节面
5.胫骨粗隆
6.骨间缘
7.骨干
8.腓切迹
9.内踝

腓骨标志：
10.腓骨头
11.腓骨头尖
12.腓骨颈
13.骨干
14.皮下三角区
15.外踝

注 [5]

1.胫骨外侧的骨间缘（6）是小腿骨间膜的附着部位。

2.皮下三角区（14）是腓骨远端外侧骨干的一个三角
　形区域，可通过皮肤触及。

3.胫骨近端外侧的胫腓近侧关节面（4）与腓骨头相关
　节。

4.胫骨远端外侧的腓切迹（8）与腓骨远端相连，形成
　胫腓远侧关节。

右侧胫骨和腓骨：内侧面观

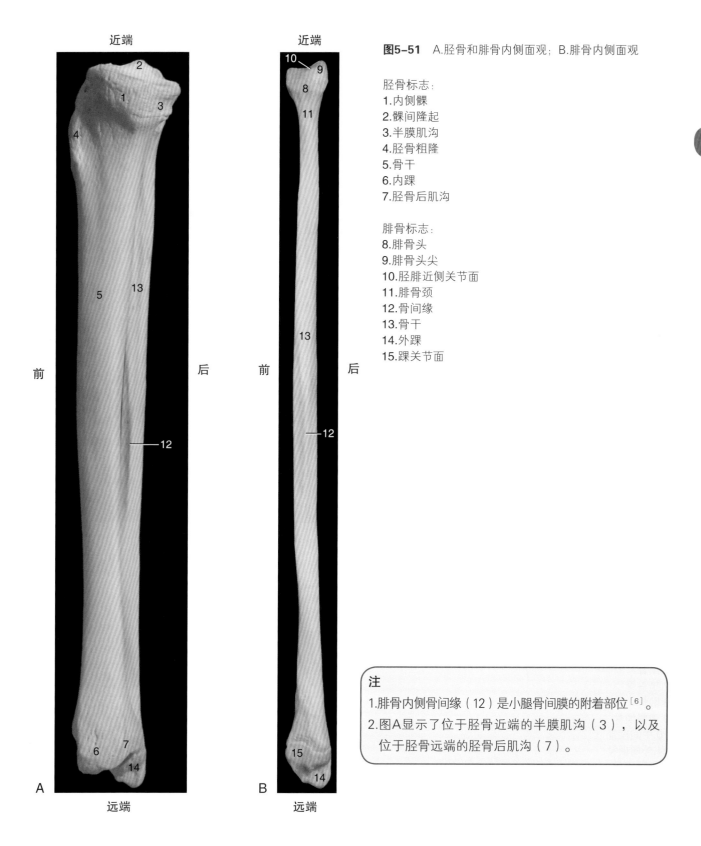

图5-51 A.胫骨和腓骨内侧面观；B.腓骨内侧面观

胫骨标志：
1. 内侧髁
2. 髁间隆起
3. 半膜肌沟
4. 胫骨粗隆
5. 骨干
6. 内踝
7. 胫骨后肌沟

腓骨标志：
8. 腓骨头
9. 腓骨头尖
10. 胫腓近侧关节面
11. 腓骨颈
12. 骨间缘
13. 骨干
14. 外踝
15. 踝关节面

注
1. 腓骨内侧骨间缘（12）是小腿骨间膜的附着部位[6]。
2. 图A显示了位于胫骨近端的半膜肌沟（3），以及位于胫骨远端的胫骨后肌沟（7）。

右侧髁关节

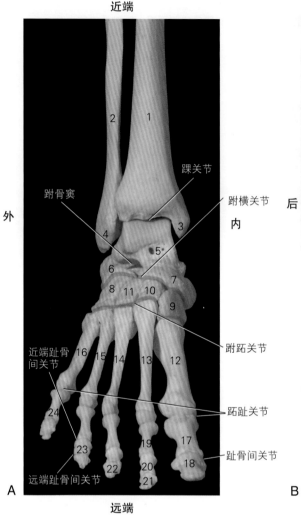

A.前面观

B.外侧面观

图5-52　A.前面观；B.外侧面观

1.胫骨
2.腓骨
3.内踝（胫骨）
4.外踝（腓骨）
5.距骨
6.跟骨
7.足舟骨
8.骰骨
9.内侧楔骨
10.中间楔骨
11.外侧楔骨
12.第1跖骨
13.第2跖骨
14.第3跖骨
15.第4跖骨
16.第5跖骨
17.跚趾近节趾骨
18.跚趾远节趾骨
19.第2趾近节趾骨

20.第2趾中节趾骨
21.第2趾远节趾骨
22.第3趾远节趾骨
23.第4趾中节趾骨
24.第5趾近节趾骨

注

1.踝关节由距骨和内外踝（3、4）构成[6]。踝关节又称为距小腿关节[3]。

2.距下关节位于距骨和跟骨之间（即距骨下）。距下关节位于跗骨之间，因此它是跗骨关节[10]。

3.跗横关节由距舟关节和跟骰关节组成。

4.跗跖关节位于楔骨和骰骨远端（前端），以及跖骨近端（后端）之间。

5.8 足骨

右侧距下关节

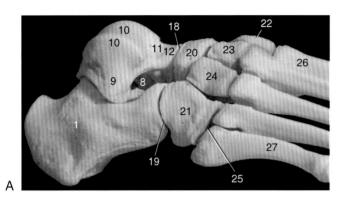

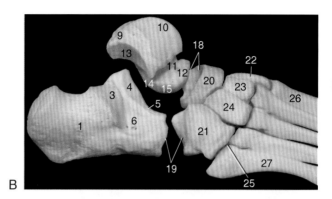

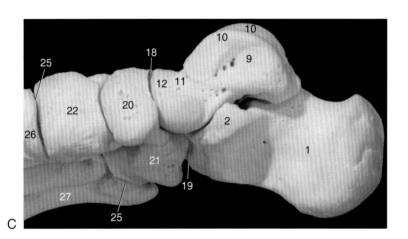

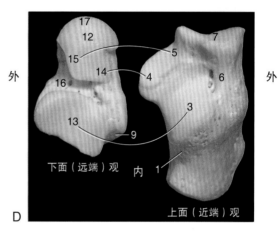

图5-53 A.右外侧面观；B.右外侧面观，距下关节展开；
C.内侧面观；D.距下关节面
1.跟骨
2.载距突
3.后跟关节面（属距下关节）
4.中跟关节面（属距下关节）
5.前跟关节面（属距下关节）
6.跟骨沟
7.跟骰关节面（属跗横关节）
8.跗骨窦
9.距骨
10.踝关节面
11.距骨颈
12.距骨头
13.后距关节面（属距下关节）
14.中距关节面（属距下关节）
15.前距关节面（属距下关节）
16.距骨沟
17.距舟关节面（属跗横关节）
18.距舟关节（属跗横关节）
19.跟骰关节（属跗横关节）
20.足舟骨

21.骰骨
22.内侧楔骨
23.中间楔骨
24.外侧楔骨
25.跗跖关节
26.第1跖骨
27.第5跖骨

注[10]
1.距骨（9）和跟骨（1）之间的距下关节由后、中、前3个关节面组成。后关节由每块骨的后关节面组成；中关节由每块骨的中关节面组成；前关节由每块骨的前关节面组成。
2.后距下关节部是3个关节中最大的。
3.跗骨窦（8）由跟骨沟和距骨沟组成。
4.跗横关节由距舟关节和跟骰关节组成（18、19）。

右足：足背观

前

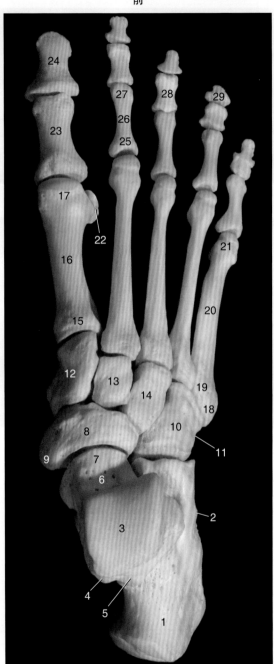

内   外

后

图5-54
1. 跟骨
2. 腓骨肌滑车
3. 距骨关节面
4. 距骨内侧结节
5. 距骨外侧结节
6. 距骨颈
7. 距骨头
8. 足舟骨
9. 舟骨粗隆
10. 骰骨
11. 腓骨长肌沟
12. 内侧楔骨
13. 中间楔骨
14. 外侧楔骨
15. 第1跖骨底
16. 第1跖骨体
17. 第1跖骨头
18. 第5跖骨粗隆
19. 第5跖骨基底部
20. 第5跖骨体
21. 第5跖骨头
22. 蹈趾籽骨
23. 蹈趾近节趾骨
24. 蹈趾远节趾骨
25. 第2趾近节趾骨底
26. 第2趾近节趾骨体
27. 第2趾近节趾骨头
28. 第3趾中节趾骨
29. 第4趾远节趾骨

注
1. 趾骨的英语单数形式是phalanx，复数形式是 phalanges。
2. 踝关节的距骨关节面（3）称为距骨滑车[2]。
3. 内侧、中间和外侧楔骨（12、13、14）也分别称 为第1、第2和第3楔骨[3]。
4. 内侧楔骨与第1跖骨连接；中间楔骨与第2跖骨连 接；外侧楔骨与第3跖骨连接；骰骨与第4和第5跖 骨连接[8]。
5. 所有的跖骨和趾骨都由下部的底、中部的体（即骨 干），以及远端的头组成[12]。
6. 本图示第5趾中节、远节趾骨已经融合在一起。

右足：足底观

前面（远端）

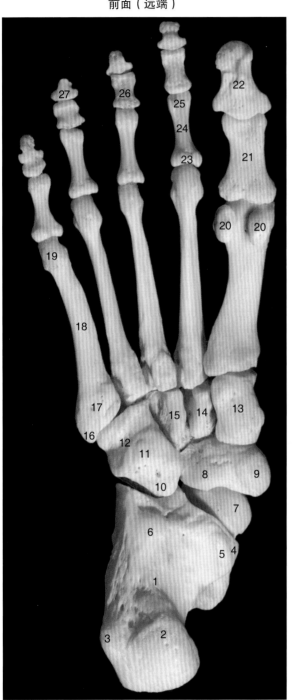

外　　　　　　　　　　　　　　　　　　内

后面（近端）

图5-55

1. 跟骨
2. 跟骨结节内侧突
3. 跟骨结节外侧突
4. 载距突
5. 踇长屈肌远端肌腱沟（位于载距突）
6. 跟骨前结节
7. 距骨头
8. 足舟骨
9. 舟骨粗隆
10. 骰骨
11. 骰骨粗隆
12. 腓骨长肌腱沟远端
13. 内侧楔骨
14. 中间楔骨
15. 外侧楔骨
16. 第5跖骨粗隆
17. 第5跖骨底
18. 第5跖骨体
19. 第5跖骨头
20. 踇趾籽骨
21. 踇趾近节趾骨
22. 踇趾远节趾骨
23. 第2趾近节趾骨底
24. 第2趾近节趾骨体
25. 第2趾近节趾骨头
26. 第3趾中节趾骨
27. 第4趾远节趾骨

注

1. 在跟骨结节上，内侧突（2）远大于外侧突（3）。
2. 第5跖骨底有一个大的可触及的结节（16）[5]。
3. 踇趾通常有2块籽骨[13]。
4. 从足底观察腓骨长肌腱沟远端（12），其清晰可见，表明其在足底深部穿行[5]。
5. 本图第5趾的中节、远节趾骨已经融合在一起。

右足：内侧面观

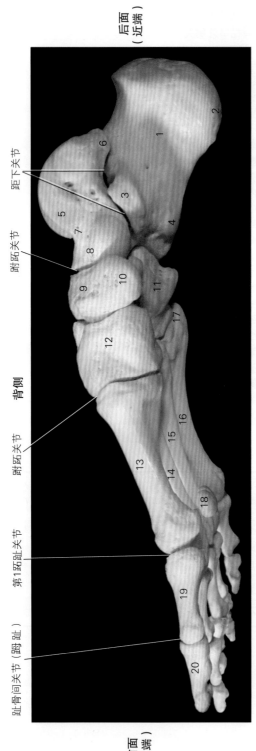

图5-56（内侧面）
1.跟骨（内侧面）
2.跟骨结节内侧突
3.载距突
4.跟骨前结节
5.踝关节（内踝）距骨关节面
6.距骨内侧结节
7.距骨颈
8.距骨头
9.足舟骨
10.舟骨粗隆
11.骰骨
12.内侧楔骨
13.第1跖骨
14.第3跖骨
15.第4跖骨
16.第5跖骨
17.第5跖骨粗隆
18.跗趾籽骨
19.跗趾近节趾骨
20.跗趾远节趾骨

注
1.跟骨载距突形成距骨所在的平台[3]。
2.在足的内侧，跟骨载距突（3）和舟骨粗隆（10）是很容易触及的骨性标志[13]。
3.本图视角第2跖骨不可见。
4.距下关节位于距骨和跟骨之间[10]。
5.距舟关节（属跗横关节）位于距骨和足舟骨之间[10]。
6.从内侧观察，可以清楚地看到足弓（内侧纵弓）。

5

右足：外侧面观

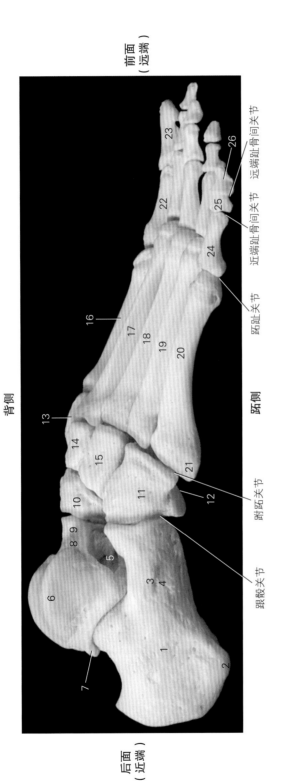

背侧

后面
（近端）

前面
（远端）

跗侧

跟骰关节

跗跖关节

跖趾关节

近端趾骨间关节

远端趾骨间关节

图5-57
图5-57（外侧面）
1.跟骨（外侧面）
2.跟骨结节外侧突
3.腓骨滑车
4.腓骨长肌腱沟远端
5.跗骨窦
6.踝关节（外踝）距骨关节面
7.距骨结节
8.距骨颈
9.距骨头
10.足舟骨
11.骰骨
12.腓骨长肌腱沟远端
13.内侧楔骨
14.中间楔骨
15.外侧楔骨
16.第1跖骨
17.第2跖骨
18.第3跖骨
19.第4跖骨
20.第5跖骨
21.第5跖骨粗隆
22.踇趾近节趾骨
23.踇趾远节趾骨
24.第5趾近节趾骨
25.第5趾中节趾骨
26.第5趾远节趾骨

注
1.第5跖骨粗隆在足外侧易触诊[13、14]。
2.距下关节位于距骨和跟骨之间。
3.跗骨窦（5）位于距骨和跟骨之间的间隙。
4.跗横关节中的骰关节位于跟骨和骰骨之间。
5.本图第5趾的中节趾骨和远节趾骨已经融合在一起。

5.9　上肢骨

右侧上肢

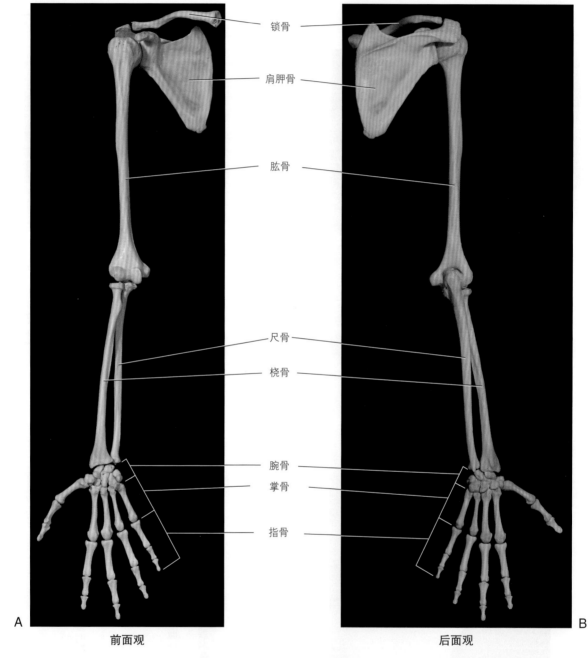

锁骨

肩胛骨

肱骨

尺骨

桡骨

腕骨

掌骨

指骨

A　前面观

B　后面观

图5-58　A.前面观；B.后面观

注[2]

1.上肢骨由上肢带骨、上臂、前臂和手的骨组成。

2.上肢带骨由肩胛骨和锁骨组成，又称为肩带骨。上臂由肱骨组成。

3.前臂由位于外侧的桡骨和位于内侧的尺骨组成。

4.手由8块腕骨、5块掌骨和14块指骨组成。

5.10 上肢带骨和肩关节

右侧肩胛骨

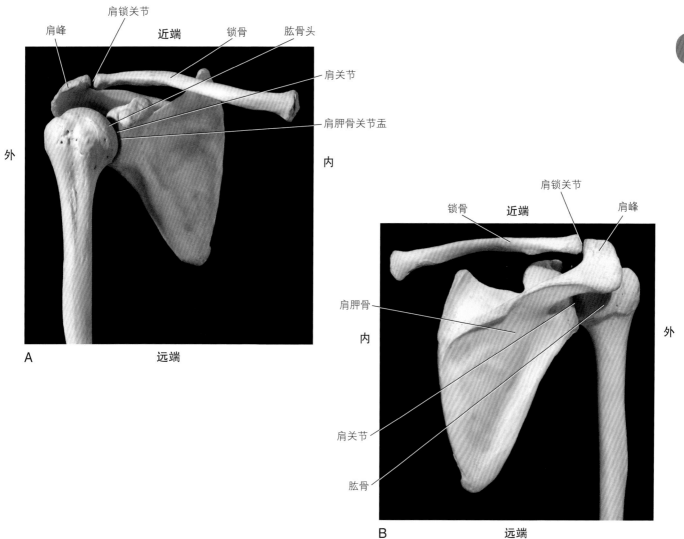

图5-59 A.前面观；B.后面观

注[9]

1.肩关节由肱骨头和肩胛骨关节盂连接而成，也称为 盂肱关节。

2.肩关节是球窝关节，肩胛骨关节盂很浅。

3.肩锁关节由肩胛骨的肩峰与锁骨外侧端连接而成。

右侧肩胛骨：后面观和背面观

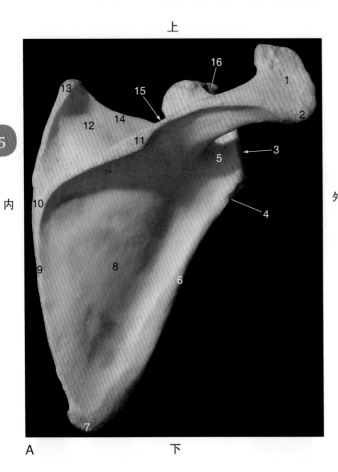

图5-60 A.后面观；B.背面观
1.肩峰
2.肩峰角
3.关节盂
4.盂下结节
5.肩胛颈
6.外侧缘
7.下角
8.冈下窝
9.内侧缘
10.肩胛冈根部
11.肩胛冈
12.冈上窝
13.上角
14.上缘
15.肩胛切迹
16.喙突

注

1.图A是肩胛骨的后面观；图B是肩胛骨的背面观。从两图中可以看到从不同角度观察到的肩胛骨的差异。

2.内侧缘（9）也称为脊柱缘。

3.外侧缘也被称为腋缘。

4.冈上窝和冈下窝（12、8）是冈上肌和冈下肌的近端附着部位。

5.该肩胛骨的盂下结节（4）和肩胛切迹（15）发育不良，因此可视度不高。

右侧肩胛骨：前面观和下面观

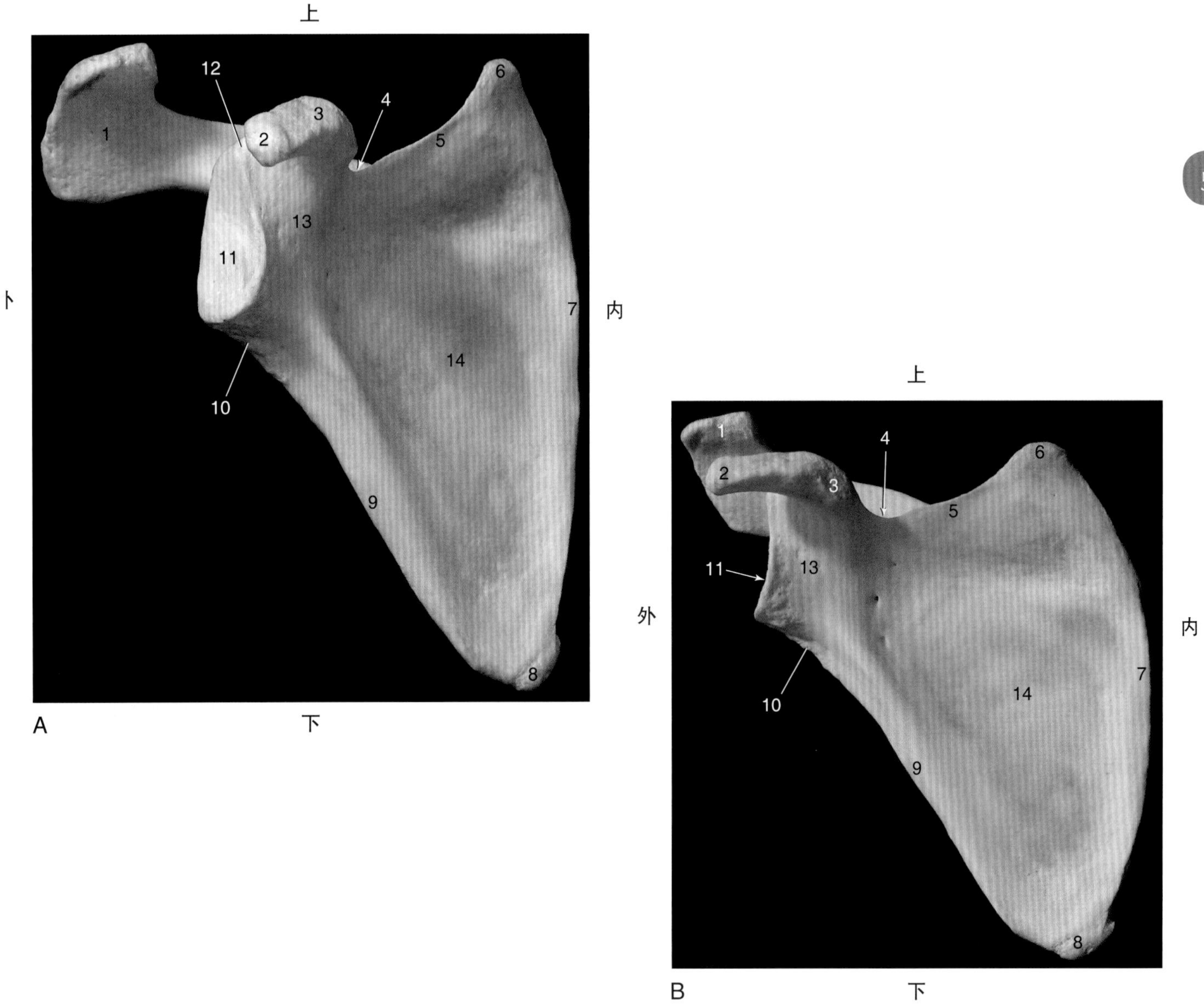

图5-61　A.前面观；B.下面观

1.肩峰
2.喙突尖
3.喙突底
4.肩胛切迹
5.上缘
6.上角
7.内侧缘
8.下角
9.外侧缘
10.盂下结节
11.关节盂
12.盂上结节
13.肩胛颈
14.肩胛下窝

注

1.图A是肩胛骨的前面观；图B是肩胛骨的下面观（肋面观）。

2.喙突（2、3）向前突出，它也偏向外侧。

3.肩胛下窝（14）是肩胛下肌近端附着部位。

4.本图中肩胛骨的盂上结节（12）发育不良，因此看不清楚。

右侧肩胛骨：外侧面观和上面观

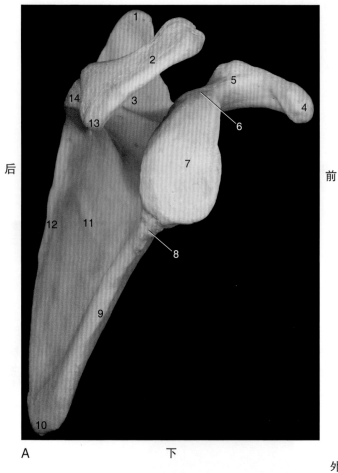

A

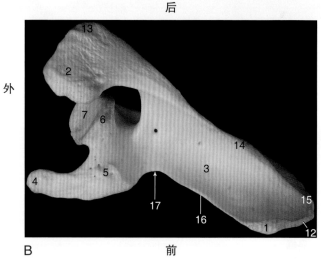

B

图5-62　A.外侧面观；B.上面观
1.上角
2.肩峰
3.冈上窝
4.喙突尖
5.喙突底
6.盂上结节
7.关节盂
8.盂下结节
9.外侧缘
10.下角
11.冈下窝
12.内侧缘
13.肩峰角
14.肩胛冈
15.肩胛冈根部
16.上缘
17.肩胛切迹

注[2]

1.盂上结节（6）是肱二头肌长头的近端附着部位。

2.盂下结节（8）是肱三头肌长头的近端附着部位。

右侧锁骨

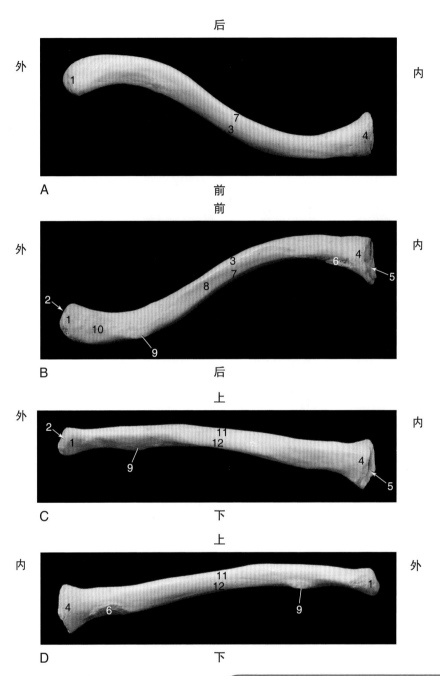

图5-63　A.上面观；B.下面观；C.前面观；D.后面观

1.肩峰端
2.肩锁关节面
3.前缘
4.胸骨端
5.胸锁关节面
6.肋结节
7.后缘
8.锁骨下沟
9.锥状结节
10.斜方线
11.上缘
12.下缘

注 [5]

1.肩峰端是外侧端（远端）。

2.胸骨端是内侧端（近端）。

3.锁骨的胸骨端呈球形，而肩峰端较扁平。

4.锁骨的内侧2/3凸向前；外侧1/3凸向后。

5.锥状结节（9）是组成喙锁韧带的锥状韧带的附着部位。

6.斜方线（10）是组成喙锁韧带的斜方韧带的附着部位。

7.肋结节（6）是肋锁韧带的附着部位。

5.11 上臂和肘关节

右侧肱骨：前面观和后面观

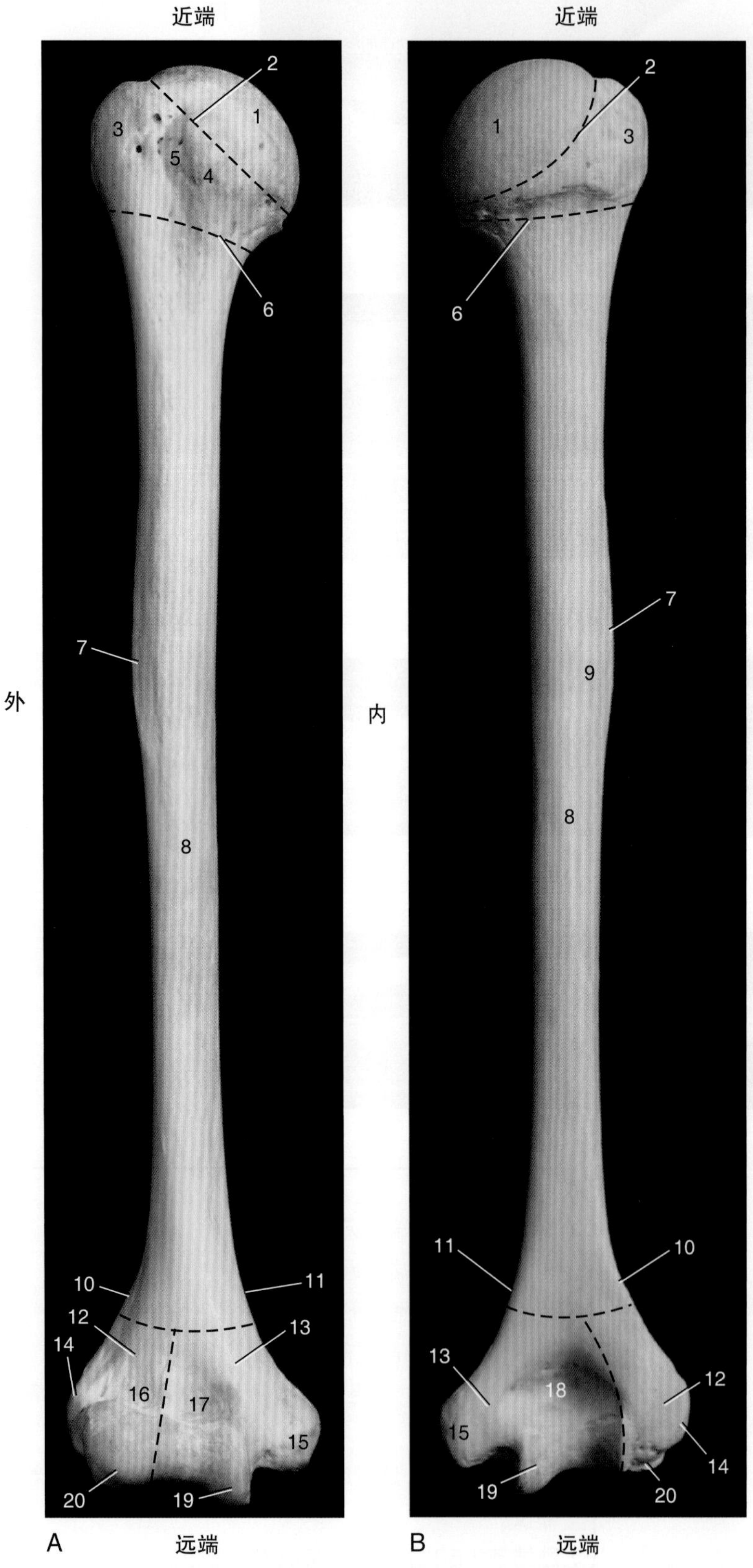

近端　　　　　**近端**

图5-64　A.前面观；B.后面观
1.肱骨头
2.解剖颈
3.大结节
4.小结节
5.肱二头肌沟
6.外科颈
7.三角肌结节
8.肱骨干
9.桡神经沟
10.外上髁嵴
11.内上髁嵴
12.外侧髁
13.内侧髁
14.外上髁
15.内上髁
16.桡窝
17.冠突窝
18.鹰嘴窝
19.肱骨滑车
20.肱骨小头

注

1.在近端，虚线表示的是解剖颈和外科颈（2、6）；在远端，虚线表示的是外侧髁和内侧髁的边界（12、13）。

2.当肘关节屈曲时，桡窝和冠突窝（16、17）分别容纳桡骨头和尺骨冠突。当肘关节伸展时，鹰嘴窝容纳尺骨鹰嘴突。

3.肱二头肌沟（5）（因肱二头肌长头肌腱穿过而得名），也称为结节间沟（因其位于大结节和小结节之间而得名）。

4.桡神经沟（9）也称为螺旋沟。

A　**远端**　　**B**　**远端**

右侧肱骨：外侧面观和内侧面观

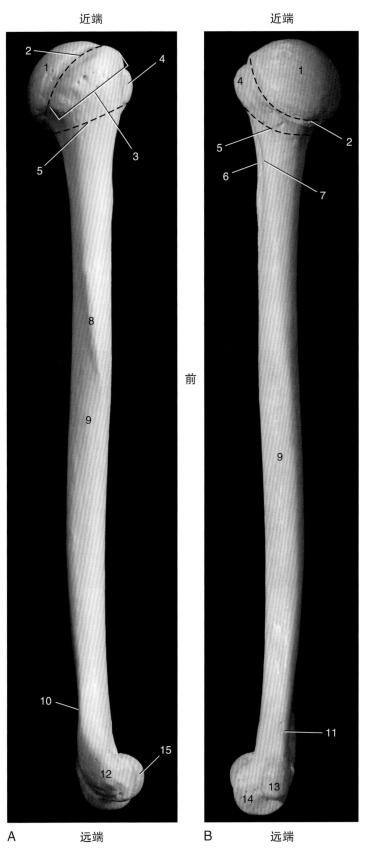

近端　　　　　　近端

后　　　前　　　后

A　　远端　　B　　远端

图5-65 A.外侧面观；B.内侧面观
1.肱骨头
2.解剖颈
3.大结节
4.小结节
5.外科颈
6.肱二头肌外侧沟唇
7.肱二头肌内侧沟唇
8.三角肌粗隆
9.肱骨干
10.外上髁嵴
11.内上髁嵴
12.外上髁
13.内上髁
14.肱骨滑车
15.肱骨小头

注
1.虚线表示的是解剖颈和外科颈（2、5）。
2.外上髁（12）和肱骨小头（15）是外侧髁的骨性标志；内上髁（13）和肱骨滑车（14）是内侧髁的骨性标志。
3.外上髁和内上髁是外侧髁和内侧髁的最突出处。
4.内上髁（13）是前臂前侧屈肌总腱附着处；外上髁（12）是前臂后侧伸肌总腱附着处。
5.三角肌粗隆（8）是三角肌远端附着处。

右侧肱骨：近端观和远端观

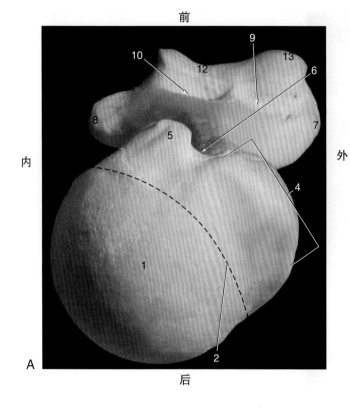

A

前

内　　　　　　　外

后

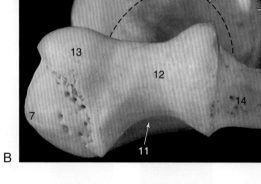

B

图5-66　A.近端（上面）观；B.远端（下面）观
1.肱骨头
2.解剖颈
3.外科颈
4.大结节
5.小结节
6.肱二头肌沟
7.外上髁
8.内上髁
9.桡窝
10.冠状窝
11.鹰嘴窝
12.肱骨滑车
13.肱骨小头
14.尺神经沟

注
1.虚线表示的是解剖颈和外科颈（2、3）。
2.尺神经在位于肱骨内上髁和肱骨滑车之间的凹槽[4]（14）中走行（可以在此位置轻松触诊）。该部位的尺神经因位置比较表浅，不小心碰到，前臂和尺侧手指会有麻木感，因此通常称为"麻骨"。

右侧肘关节

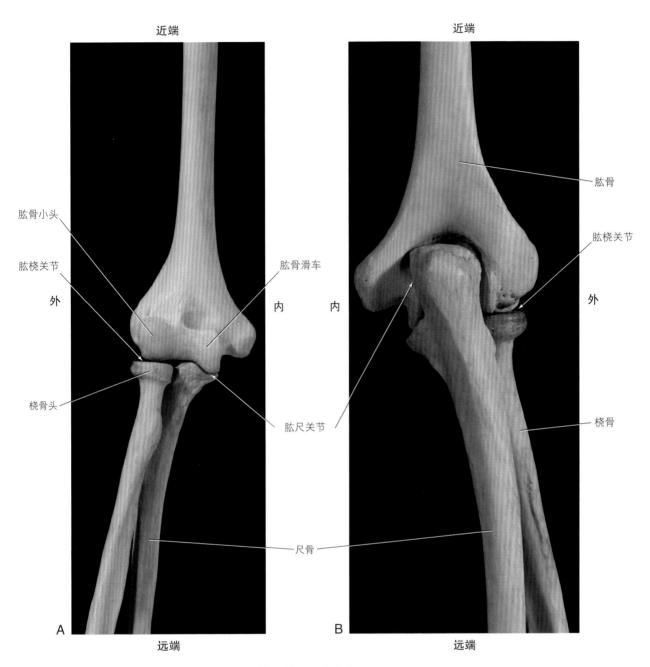

图5-67 A.前面观; B.后面观

注

1. 肘关节由肱尺关节和肱桡关节组成[2]。
2. 肘关节的主要关节是肱尺关节,其中肱骨滑车与尺骨滑车切迹相关节(图5-68)。
3. 肱桡关节对肘关节的运动并不重要;肱桡关节是肱骨小头和桡骨头组成的关节。
4. 在解剖上,桡骨头和尺骨切迹之间的桡尺近侧关节与肘关节在同一个关节囊内,但是它的功能不同于肘关节。

5.12　前臂、腕关节和手

右侧桡骨和尺骨：前面观

近端

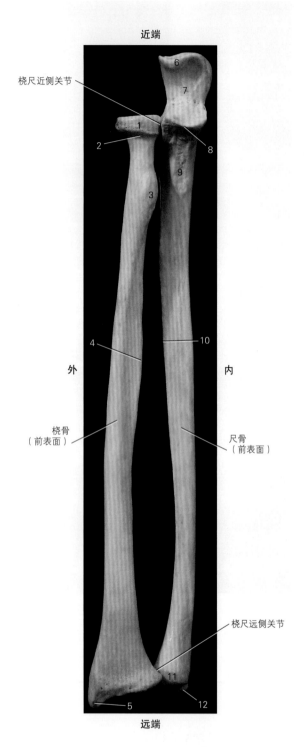

桡尺近侧关节

1

2

8

9

3

外　　内

4　　10

桡骨
（前表面）

尺骨
（前表面）

桡尺远侧关节

11

5　　12

远端

图5-68

桡骨骨性标志：
1.桡骨头
2.桡骨颈
3.桡骨粗隆
4.骨间嵴
5.桡骨茎突

尺骨骨性标志：
6.鹰嘴
7.滑车切迹
8.冠突
9.尺骨粗隆
10.骨间嵴
11.尺骨头
12.尺骨茎突

注

1.桡骨和尺骨在近端形成桡尺近侧关节，在远端形成桡尺远侧关节。

2.桡骨和尺骨的骨间嵴（4、10）是前臂骨间膜的附着部位（骨间膜连接桡骨和尺骨，形成了中桡尺关节）。

3.桡骨茎突（5）向外侧突出，尺骨茎突（12）向后突出。

右侧桡骨和尺骨：后面观

图5-69
桡骨骨性标志：
1.桡骨头
2.桡骨颈
3.骨间嵴
4.桡骨背侧结节
5.桡骨茎突

尺骨骨性标志：
6.鹰嘴
7.喙突
8.旋后肌嵴
9.骨间嵴
10.尺骨头
11.尺骨茎突

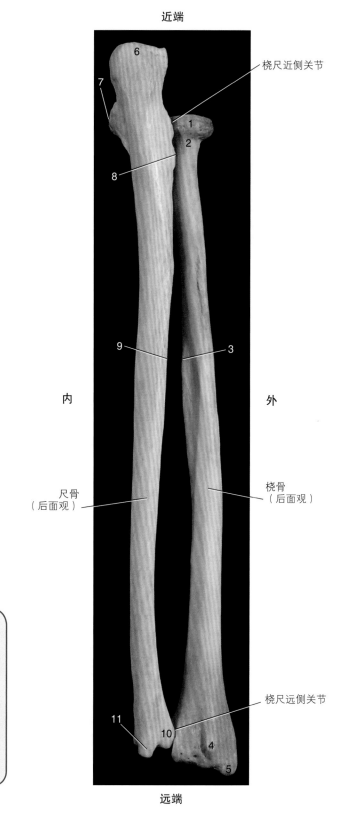

近端

桡尺近侧关节

内　　　　　　外

尺骨
（后面观）

桡骨
（后面观）

桡尺远侧关节

远端

注
1. 桡骨背侧结节（4）又称为李斯特结节。
2. 桡侧腕长伸肌和腕短伸肌的远端肌腱穿过桡骨背侧结节（4）和桡骨茎突（5）之间。
3. 指伸肌、示指伸肌和拇长伸肌的远端肌腱穿过桡骨背侧结节（4）的内侧。
4. 尺侧腕伸肌远端肌腱位于尺骨茎突（11）与尺骨头（10）之间的一个凹槽内。

右侧桡骨和尺骨：外侧面观

近端

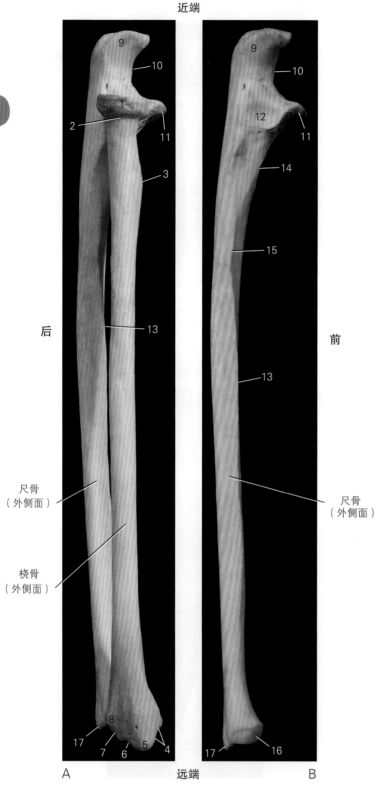

后

前

尺骨
（外侧面）

桡骨
（外侧面）

尺骨
（外侧面）

A   远端   B

图5-70 A.桡骨和尺骨外侧面观；B.尺骨外侧面观

桡骨骨性标志：
1.桡骨头
2.桡骨颈
3.桡骨粗隆
4.拇长展肌和拇短伸肌沟
5.桡骨茎突
6.桡侧腕长伸肌沟
7.桡侧腕短伸肌沟
8.桡骨背侧结节

尺骨骨性标志：
9.鹰嘴
10.滑车切迹
11.冠突
12.桡切迹
13.骨间嵴
14.尺骨粗隆
15.旋后肌嵴
16.尺骨头
17.尺骨茎突

注
1.桡骨头与尺骨在桡切迹处（12）相关节[3]。
2.尺骨的侧面观（B）很好地显示了尺骨的骨间嵴（13）。
3.拇长展肌和拇短伸肌沟（4）位于桡骨茎突（5）的正前方。
4.本图的尺骨粗隆（14）发育不良，因此不能很好地显示。

右侧桡骨和尺骨：内侧面观

图5-71　A.桡骨内侧面观；B.桡骨和尺骨内侧面观

桡骨骨性标志：
1.桡骨头
2.桡骨颈
3.桡骨粗隆
4.骨间嵴
5.尺切迹
6.桡骨茎突

尺骨骨性标志：
7.鹰嘴
8.滑车切迹
9.冠突
10.尺骨粗隆
11.尺骨头
12.尺骨茎突

注
1.尺骨远端与桡骨在尺切迹处（5）相关节[3]。
2.桡骨的内侧面观（A）很好地显示了桡骨的骨间嵴（4）。

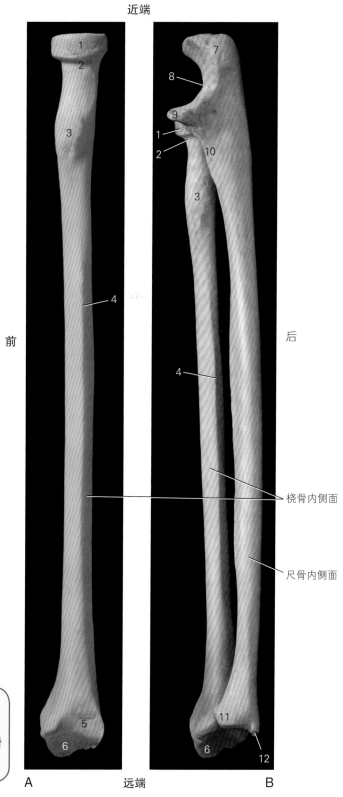

近端

前

后

桡骨内侧面

尺骨内侧面

A　　远端　　B

5

右侧桡骨和尺骨：旋前位

近端

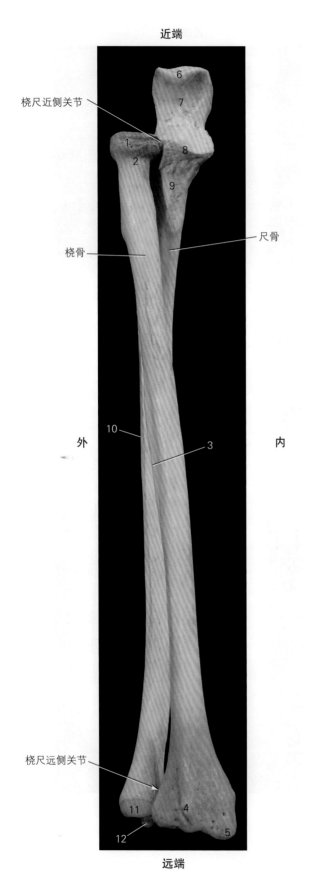

桡尺近侧关节

桡骨

外

内

桡尺远侧关节

远端

图5-72

桡骨骨性标志：
1.桡骨头
2.桡骨颈
3.骨间嵴
4.桡骨背侧结节
5.桡骨茎突

尺骨骨性标志：
6.鹰嘴
7.滑车切迹
8.冠突
9.尺骨粗隆
10.骨间嵴
11.尺骨头
12.尺骨茎突

尺骨

注 [13]

1. 前臂旋前时从前面看，尺骨和桡骨相互交叉。

2. 前臂旋前和旋后发生在桡尺关节，通常为桡骨围绕固定的尺骨移动。桡骨头相对于尺骨旋转，桡骨远端围绕尺骨摆动（本图为前面观，我们可看到桡骨远端的后表面）。

右侧桡骨和尺骨：近端观和远端观

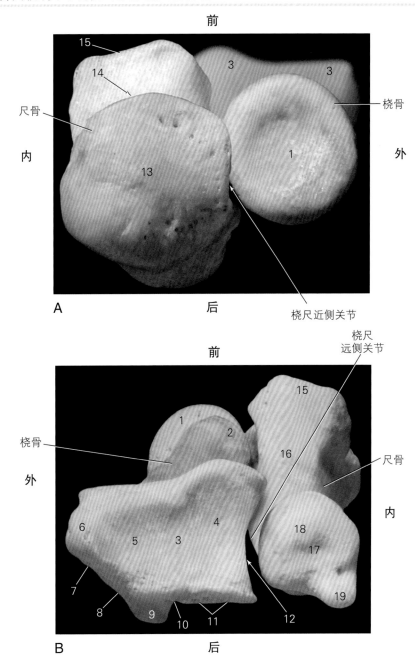

图5-73 A.桡尺关节近端（上面）观；B. 桡尺关节远端（下面）观

桡骨骨性标志：
1.桡骨头
2.桡骨粗隆
3.桡骨远端
4.月骨关节面
5.手舟骨关节面
6.桡骨茎突
7.桡侧腕长伸肌沟
8.桡侧腕短伸肌沟
9.桡骨背侧结节
10.拇长伸肌沟
11.指伸肌和示指伸肌沟
12.尺骨切迹

尺骨骨性标志：
13.鹰嘴
14.滑车切迹
15.冠突
16.尺骨粗隆
17.尺骨远端
18.尺骨头
19.尺骨茎突

注[3]

1.桡骨头（1）底部有一个凹陷，可以容纳肱骨小头（在肱桡关节处）。

2.尺骨远端（17）与桡骨在桡骨尺侧切迹处相关节（桡尺远侧关节）。

右侧腕骨（分离）：前面观

5

近端

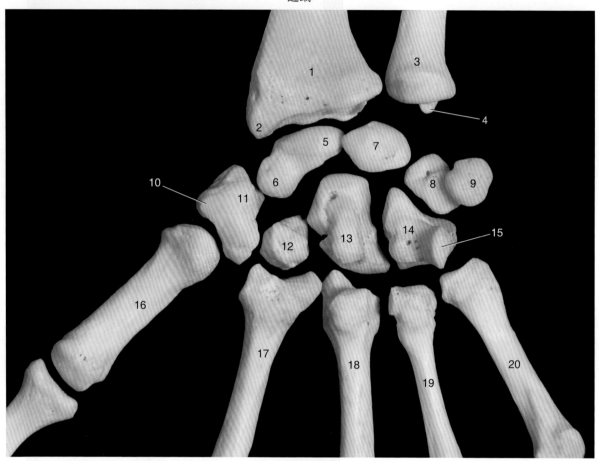

外   内

远端

图5-74
1.桡骨
2.桡骨茎突
3.尺骨
4.尺骨茎突
5.手舟骨
6.手舟骨结节
7.月骨
8.三角骨
9.豌豆骨
10.大多角骨
11.大多角骨结节
12.小多角骨
13.头状骨
14.钩骨
15.钩骨钩
16.第1掌骨
17.第2掌骨
18.第3掌骨
19.第4掌骨
20.第5掌骨

注

1. 8块腕骨排列成2排：近侧列和远侧列。近侧列（从桡侧到尺侧）由手舟骨、月骨、三角骨、豌豆骨（5、7、8、9）组成；远侧列（从桡侧到尺侧）由大多角骨、小多角骨、头状骨、钩骨（10、12、13、14）组成。

2. 屈肌支持带构成了腕管的顶，附着于桡侧的手舟骨结节和大多角骨结节（6、11），尺侧附着于钩骨钩（15）和豌豆骨（9）。

3. 鱼形的豌豆骨（9）是一种籽骨（解释了为什么人类有8块腕骨和7块跗骨）。

4. 从桡侧到尺侧，依次为第1~5掌骨。

右侧腕骨（分离）：后面观

近端

内

外

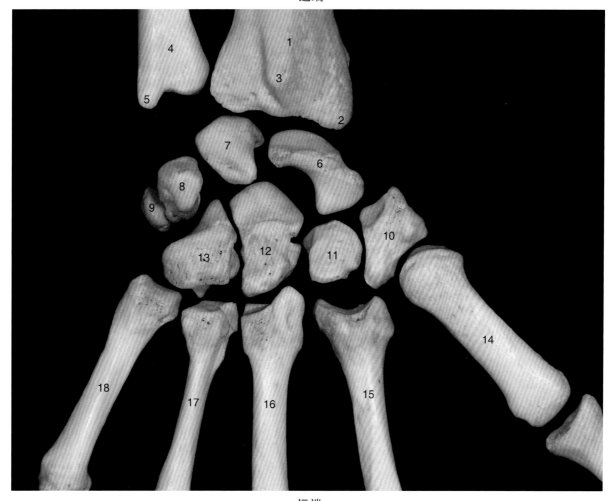

远端

图5-75
1. 桡骨
2. 桡骨茎突
3. 桡骨背侧结节
4. 尺骨
5. 尺骨茎突
6. 手舟骨
7. 月骨
8. 三角骨
9. 豌豆骨
10. 大多角骨
11. 小多角骨
12. 头状骨
13. 钩骨
14. 第1掌骨
15. 第2掌骨
16. 第3掌骨
17. 第4掌骨
18. 第5掌骨

注

1. 大多角骨（10）与第1掌骨相关节；小多角骨（11）与第2掌骨相关节；头状骨（12）与第3掌骨相关节；钩骨（13）与第4和第5掌骨相关节。

2. 大多角骨与第1掌骨之间的关节是第1腕掌关节，也称拇指鞍状关节（saddle joint of the thumb）。

3. 在腕部，与腕骨相连的是桡骨，而不是尺骨，因此腕关节通常被称为桡腕关节。

4. 腕骨骨折最常发生于手舟骨（6）。腕骨脱位最常发生于月骨（7）。

右腕和手：前面观

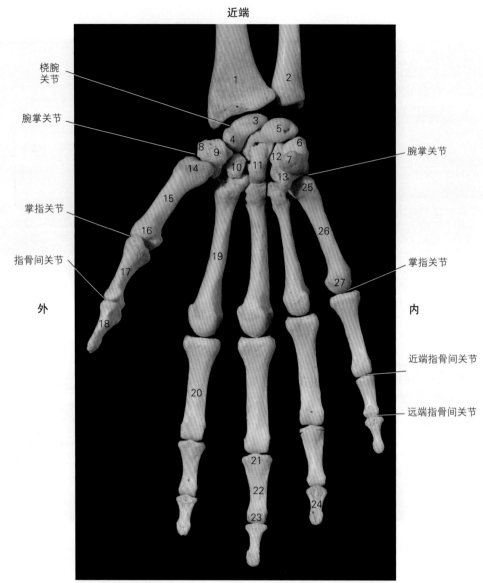

近端

桡腕关节
腕掌关节

掌指关节

指骨间关节

外

腕掌关节

掌指关节

近端指骨间关节

远端指骨间关节

内

远端

图5-76
1.桡骨
2.尺骨
3.手舟骨
4.手舟骨结节
5.月骨
6.三角骨
7.豌豆骨
8.大多角骨
9.大多角骨结节
10.小多角骨
11.头状骨
12.钩骨
13.钩骨钩
14.第1掌骨底
15.第1掌骨体
16.第1掌骨头
17.第1指（拇指）近节指骨
18.第1指远节指骨
19.第2掌骨
20.第2指（示指）近节指骨
21.第3指（中指）中节指骨底
22.第3指中节指骨体
23.第3指中节指骨头
24.第4指远节指骨
25.第5掌骨底
26.第5掌骨体
27.第5掌骨头

注

1.拇指有2块指骨：近节指骨和远节指骨；其他4指各有3块指骨：近节指骨、中节指骨和远节指骨[4]。

2.所有的掌骨和指骨都有以下骨性标志：底（位于近端），体（位于中间），头（位于远端）[10]。

3.掌列（metacarpal of a ray）等于近节指骨加中节指骨；近端指列（proximal phalanx of a ray）等于中节指骨加远节指骨。

右腕和手：后面观

近端

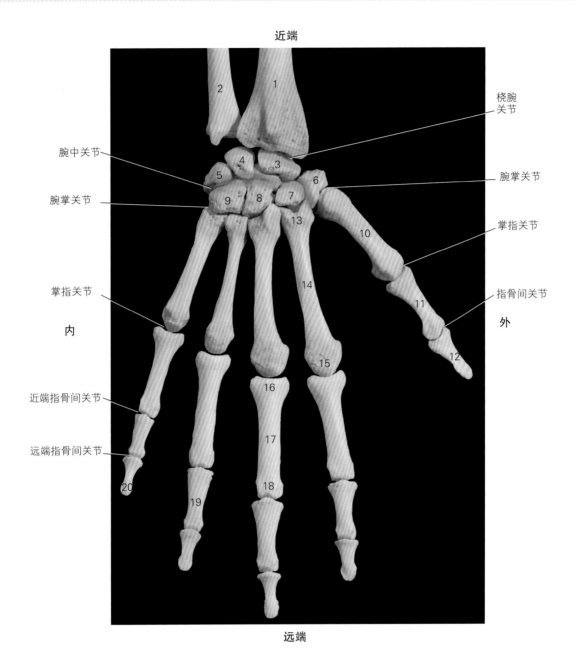

远端

图5-77
1.桡骨
2.尺骨
3.手舟骨
4.月骨
5.三角骨
6.大多角骨
7.小多角骨
8.头状骨
9.钩骨
10.第1掌骨
11.第1指近节指骨
12.第1指远节指骨
13.第2掌骨底
14.第2掌骨体

15.第2掌骨头
16.第3指近节指骨底
17.第3指近节指骨体
18.第3指近节指骨头
19.第4指中节指骨
20.第5指远节指骨

注

1.腕关节由桡腕关节和腕中关节组成[13]。

2.桡腕关节位于桡骨和腕骨近侧列之间。腕中关节位于腕骨近侧列和远侧列之间。在本图中，桡腕关节用绿色表示，腕中关节用橙色表示。

右腕和手：内侧面观

近端

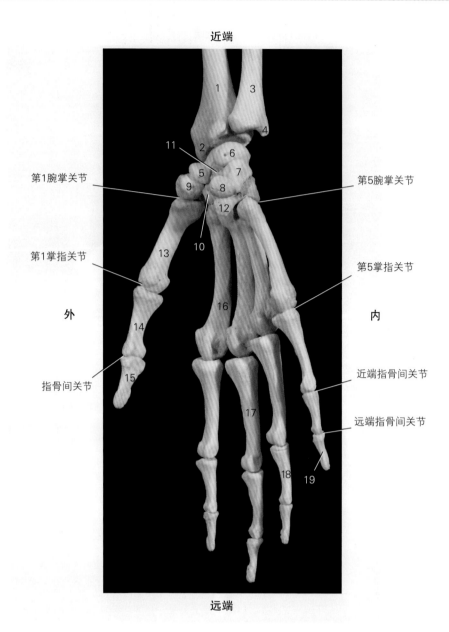

第1腕掌关节

第1掌指关节

外

指骨间关节

第5腕掌关节

第5掌指关节

内

近端指骨间关节

远端指骨间关节

远端

图5-78
1.桡骨
2.桡骨茎突
3.尺骨
4.尺骨茎突
5.手舟骨
6.月骨
7.三角骨
8.豌豆骨
9.大多角骨
10.小多角骨
11.头状骨
12.钩骨
13.第1掌骨
14.第1指近节指骨
15.第1指远节指骨
16.第2掌骨
17.第3指近节指骨
18.第4指中节指骨
19.第5指远节指骨

注 [10]

1.拇指只有2块指骨，因此只有1个指骨间关节。

2.其他手指有3块指骨，因此有2个指骨间关节——1个近端指骨间关节和1个远端指骨间关节。

3.指骨间关节通常缩写为IP关节。

4.近端指骨间关节通常缩写为PIP关节。

5.远端指骨间关节通常缩写为DIP关节。

6.腕掌关节通常缩写为CMC关节。

7.掌指关节通常缩写为MCP关节。

右腕右手（屈曲）和腕管

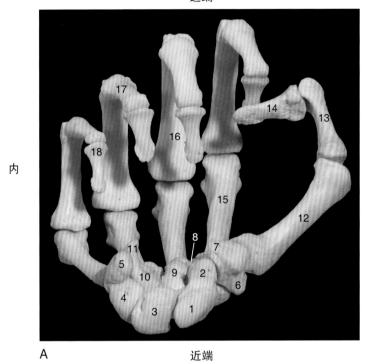

远端

内 外

A 近端

前（掌侧）

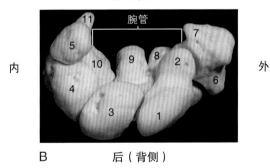

内 腕管 外

B 后（背侧）

图5-79 A.手指弯曲的右腕和右手近端观；B. 右腕管近端观

1.手舟骨
2.手舟骨结节
3.月骨
4.三角骨
5.豌豆骨
6.大多角骨
7.大多角骨结节
8.小多角骨
9.头状骨
10.钩骨
11.钩骨钩
12.第1掌骨
13.第1指近节指骨
14.第1指远节指骨
15.第2掌骨
16.第3指近节指骨

17.第4指中节指骨
18.第5指远节指骨

> **注**
>
> 1.在图A中，手指在掌指关节和指骨间关节处屈曲。
>
> 2.图B是从近端到远端的图示，显示了由腕骨形成的隧道，称为腕管。
>
> 3.屈肌支持带附着于桡骨侧的手舟骨结节和大多角骨结节（2、7），尺侧附着于豌豆骨（5）和钩骨钩（11），包围并形成腕管的顶[13]。

参考文献

［1］ Hall SJ: Basic biomechanics, ed 6, New York, 2012, McGraw Hill.

［2］ Neumann DA: Kinesiology of the musculoskeletal system: Foundations for physical rehabilitation, ed 3, St Louis, 2017, Elsevier.

［3］ Palastanga N, Field D, Soames R: Anatomy and human movement: Structure and function, ed 4, Oxford, 2002, Butterworth-Heinmann.

［4］ Netter FH: Atlas of human anatomy, ed 3, Teterboro, 2003, Icon Learning Systems.

［5］ Patton KT, Thibodeau GA: Anatomy & physiology, ed 9, St Louis, 2016, Elsevier.

［6］ White TD, Folnens PA: Human osteology, ed 2, San Diego, 2000, Academic Press.

［7］ Cramer GD, Darby SA: Basic and clinical anatomy of the spine, spinal cord, and ANS, St Louis, 1995, Mosby.

［8］ Drake RL, Vogl AW, Mitchell AWM, et al: Gray's atlas of anatomy, Philadelphia, 2008, Churchill Livingstone Elsevier.

［9］ Levangie PK, Norkin CC: Joint structure and function: A comprehensive analysis, ed 5, Philadelphia, 2011, FA Davis.

［10］ Oatic CA:Kinesiology: The mechanics and pathomechanics of human movement, Philadelphia, 2004, Lippincott Williams & Wilkins.

［11］ Werner R: A massage therapist's guide to pathology, ed 4, Philadelphia, 2004, Lippincott Williams & Wilkins.

［12］ Drake RL, Vogl W, Mitchell AWM: Gray's anatomy for students, Philadelphia, 2005, Churchill Livingstone.

［13］ Smith LK, Weiss EL, Lehmkuhl LO: Brunstrom's clinical kinesiology, ed 5, Philadelphia, 1996, FA Davis.

［14］ Hamill J, Knutzen KM: Biomechanical basis of human movement, ed 12, Baltimore, 2003, Lippincott Williams & Wilkins.

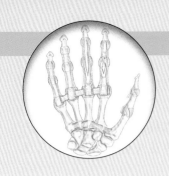

第6章
关节运动术语

本章大纲

6.1　关节功能概述

6.2　轴向运动和非轴向运动

6.3　非轴向运动

6.4　直线和曲线非轴向运动

6.5　轴向/圆周运动

6.6　轴向运动和运动轴

6.7　滚动和旋转运动

6.8　滚动、滑动和旋转运动

6.9　完整地命名关节运动

6.10　成对的关节运动术语

6.11　屈曲/伸展

6.12　外展/内收

6.13　右侧屈/左侧屈

6.14　旋外/旋内

6.15　右旋/左旋

6.16　跖屈/背屈

6.17　外翻/内翻

6.18　旋前/旋后

6.19　前伸/回缩

6.20　上抬/下沉

6.21　上回旋/下回旋

6.22　前倾/后倾

6.23　对掌/复位

6.24　右侧横移/左侧横移

6.25　水平屈曲/水平伸展

6.26　过伸

6.27　环转运动

6.28　斜面运动的命名

6.29　反向运动

6.30　矢量

章节目标

学习完本章，学生能够：

1.理解本章的关键术语。

2.与关节功能相关的学习任务：

- 解释关节、肌肉、韧带和关节囊的功能。
- 描述关节活动度和关节稳定性之间的关系。

3.比较轴向运动和非轴向运动的特点。

4.描述并对比直线运动和曲线运动。

5.解释轴向/环转运动和运动轴之间的关系。

6.描述滚动和旋转的轴向运动。

7.解释滚动、旋转和滑动之间的关系。

8.描述如何完整命名关节运动。

9.理解关节运动术语的定义，并能举例对其进行解释。

10.掌握术语"过伸"的2种用法。

11.演示并描述环转运动的动作组成。

12.解释如何把斜面运动分解成基本平面运动。

13.解释反向运动的概念，并展示反向运动的例子。

14.与向量有关的学习任务：

- 解释绘制矢量图为何能帮助我们学习肌肉的活动。
- 绘制一个表示肌肉力线的矢量图，如果肌肉的力线是斜的，则将该矢量分解为基本平面矢量。

概述

不同于第2章所讨论的身体运动，本章从更广的角度讨论关节功能，详细研究轴向运动和非轴向运动，并涵盖关节运动的基本类型（滚动、滑动和旋转）。然后成对介绍基本平面关节运动术语，使学生熟悉必要的语言，以充分和准确地描述人体的基本平面运动。最后，介绍斜面运动，并解释如何将斜面运动分解成基本平面运动。实现这一点可以借助矢量图，即沿肌纤维的方向（从肌肉的一个附着点到另一个附着点）绘制一个箭头（矢量），这会让我们对肌肉拉力线有一个整体的直观感觉。把这个矢量分解成它的组成矢量，可以使我们直观地看到肌肉拉力线的分解情况，从而确定肌肉在基本平面上的运动。

本章将介绍并探讨另一个对理解肌肉骨骼功能至关重要的主题，即反向运动。很长一段时间以来，学生在学习肌动学时有一个错误的观点，即肌肉起点总是固定不动的，而移动的总是肌肉止点。反向运动解释了如何从根本上更简单和更准确地观察肌肉运动。

在此基础上，第7章介绍了人体关节的分类，第8~10章则对局部各关节进行了更详细的讨论。

关键词

abduction	外展	horizontal adduction	水平内收
action	运动	horizontal extension	水平伸展
adduction	内收	horizontal flexion	水平屈曲
angular motion	角运动	hyperextension	过伸
anterior tilt	前倾	inversion	内翻
axial motion	轴向运动	ipsilateral rotation	同侧旋转
circular motion	环绕运动	joint action	关节活动
circumduction	环转	lateral deviation	侧屈
contralateral rotation	对侧旋转	lateral flexion	侧屈
curvilinear motion	曲线运动	lateral rotation	旋外
depression	下沉	lateral tilt	侧倾
dorsiflexion	背屈	left lateral deviation	左侧横移
downward rotation	下回旋	left lateral flexion	左侧屈
elevation	上抬	left rotation	左旋
eversion	外翻	linear motion	线性运动
extension	后伸	medial rotation	旋内
flexion	前屈	nonaxial motion	非轴向运动
gliding motion	滑动运动	oblique plane movement	斜面运动
hiking the hip	抬高髋部	opposition	对掌
horizontal abduction	水平外展	plantarflexion	跖屈

posterior tilt　后倾
pronation　旋前
protraction　前伸
rectilinear motion　直线运动
reposition　复位
resolve a vector　分解一个矢量
retraction　回缩，后缩
reverse action　反向动作
right lateral deviation　右侧横移
right lateral flexion　右侧屈
right rotation　右旋

rocking movement　摇摆动作
rolling movement　滚动
rotary motion　旋转运动
scaption　肩胛面
sliding motion　滑动
spinning movement　旋转运动
supination　旋后
translation　平移
upward rotation　上回旋
vector　矢量

6

6.1　关节功能概述

- 以下是对关节功能的简单概述，更多关节功能的信息，详见6.2。
  - 关节的主要功能是完成运动。这是关节存在的首要原因。
  - 关节发生的运动是由肌肉产生的。肌肉收缩的作用实际上是在构成关节的骨上产生一种力，这种力可以使关节产生运动。肌肉收缩的力量也可以停止或改变运动。有关肌肉功能的更多信息，详见第11~21章。
- 韧带和关节囊的作用是限制关节过度活动。因此，可以提出以下一般规则：
  - 关节允许运动。
  - 肌肉产生运动。
  - 韧带、关节囊限制运动。
- 除了允许运动外，关节还有3个特征：
- 承重：身体的许多关节都是承重关节，它们承

受着位于其上方的身体部位的重量。几乎每个下肢关节和所有的轴向性脊柱关节都是承重关节。一般说来，承重关节需要非常稳定，以支持它们所承受的重量。
- 减震：关节可以起到减震的作用。这对于承重关节非常重要。关节主要通过关节腔内液体的缓冲作用来缓解震动。
- 稳定性：虽然关节的主要功能是允许运动的发生，但是过度运动会造成关节不稳定。因此，关节必须有足够的稳定性，这样它才不会失去完整性而受伤或脱位。
  - 身体的每个关节都能在灵活性和稳定性之间找到平衡。
  - 灵活和稳定是相反的特性：较灵活的关节通常是较不稳定的；而较稳定的关节通常是较不灵活的。

6.2　轴向运动和非轴向运动

- 关节运动有2种基本类型：轴向运动和非轴向运动（图6-1）。

轴向运动

- 轴向运动是身体某一部位围绕某一轴进行的运动[1]。
- 轴向运动也称为环绕运动，因为身体部位沿着

圆形路径绕轴运动（以这样一种方式，在身体部位的任何地方画一个点，都可以绕着轴绘出一个圆形路径）。
- 在轴向运动中，不是所有身体结构上的点都移动了相同的距离[1]。离轴近的点（小圈环绕）比离轴远的点（大圈环绕）移动的距离小（图6-2A）。

6

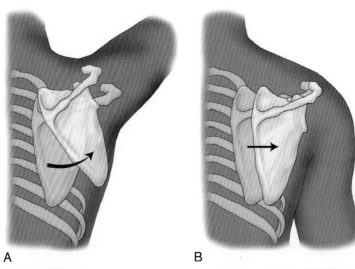

图6-1　A.肩胛骨上旋，是轴向（环绕）运动。B.肩胛骨前伸，是非轴向（滑动）运动

- 换言之，随着轴向运动，身体部位沿着环形路径绕轴移动，身体部位的一端比另一端移动距离大（图6-1A）。

非轴向运动

- 非轴向运动是身体结构不出现或不围绕某一轴的运动[2]。

- 非轴向运动也称为滑动运动，因为其是身体某一结构沿着另一结构滑动。

- 在非轴向运动中，身体结构的每个地方都移动或滑动相同的距离。换言之，某个身体结构上的每一点和同结构上的其他点沿着线性路径在相同方向相同时间里移动相同的距离（图6-2B）[2]。

- 在非轴向运动中，身体结构不围绕一个轴移动而是整体沿线性方向滑动（图6-1B）。

- 简而言之，非轴向（滑动）运动是身体结构整体沿一个方向移动；轴向（环绕）运动是身体结构围绕某个轴进行移动，这种情况下会使身体结构的某一部分比其他部分的移动距离大。更多轴向运动信息详见6.5~6.7，更多非轴向运动信息详见6.3、6.4。

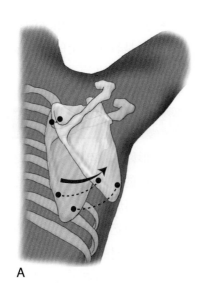
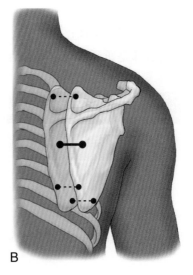

图6-2　A.轴向运动中，肩胛骨上有的点移动得多，而有的点移动得少；B.非轴向运动中，肩胛骨上每个点的移动距离相同

6.3 非轴向运动

- 非轴向运动是指身体部位不绕轴的运动。

- 非轴向运动也称为滑动运动,因为其是移动的骨相对于另一骨的滑动。

- 非轴向运动也称为平移,因为身体部位的移动量是相同的;因此可以把整个部位看作改变了位置,即从一个位置移动到另外一个位置。

- 非轴向运动也称作线性运动,因为其是某个身体结构上的每一点沿着线性路径在相同方向相同时间里移动相同的距离[2](图6-2B)。

- 所有这些非轴向运动的同义词在肌动学中应用都很广泛,所以熟悉这些同义词很重要。而且每一个同义词都有助于直观地描述非轴向运动。

- 在非轴向运动中,身体部位不是绕轴运动的,而是朝向某一方向沿着一条线滑动。

- 虽然非轴向运动不绕运动轴进行,但是可以描述为发生在一个平面内,甚至可以描述为发生在2个平面内。

- 图6-2B展示的是肩胛骨的非轴向移动(肩胛骨前伸)。如果我们在肩胛骨上选取任何一点并画一条线来演示该点所经历的运动路径,我们会看到这条线与其他肩胛骨上任一点的运动路径相同。肩胛骨上每一点的运动路径都相同。因此,一个点的运动路径可以代表整个肩胛骨的运动路径。这也表示整个肩胛骨是作为一个整体运动的——在相同的时间朝向相同的方向以相同的运动量一起运动。因为这种运动不是绕轴的运动,因此称为非轴向运动。因为这种运动可以通过画线证实,所以也称为线性运动。

- 图6-3展示的是另一个非轴向运动的例子。

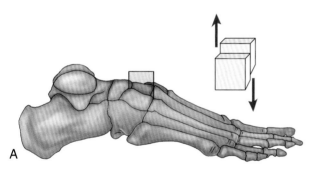

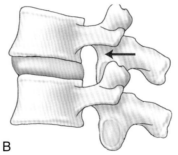

图6-3 A.一块跗骨沿相邻跗骨的非轴向运动;B.在脊柱的椎间关节处,一块椎骨沿另一块椎骨的非轴向运动

6.4 直线和曲线非轴向运动

- 有2种不同类型的非轴向线性运动:直线运动和曲线运动[3](图6-4)。

- 在图6-4A中,滑雪者的整个身体沿一条直线运动。Rect表示直线,rectilinear motion表示直线运动[2]。

- 图6-4B展示的是同一个滑雪者在空中跳跃,滑雪者的整个身体沿一条曲线运动。Curv表示弯曲,curvilinear motion表示曲线运动[3]。

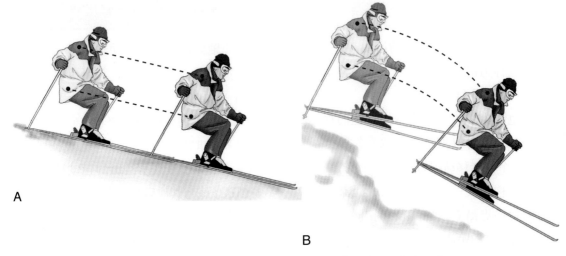

A

B

图6-4　滑雪者展示了2种不同的非轴向线性运动。A.直线运动；B.曲线运动

6.5　轴向/圆周运动

圆周运动

- 轴向运动是身体部位围绕或者沿一个轴发生的运动。

- 轴向运动也称为环绕运动，因为其是身体部位围绕一个轴沿圆形路径的运动（发生运动的身体部位上的任一点都会绕轴形成圆形路径）。

- 当沿着这个圆形路径移动时，移动部位上的每个点的移动量不相等；离轴较近的点比离轴较远的点移动量小（图6-2A）。但是，移动部位上的每一点相对身体其他部位上的点以相同的角度、相同的方向（同时）做圆周运动。由于移动部位上的每一点都经过相同的角度，轴向运动也称为角运动[2]。

- 因为轴向运动也是身体部位绕轴进行的旋转运动，因此它的另一个同义词是旋转运动[2]。

- 与非轴向运动一样，轴向运动也有许多同义词。这些同义词也会经常用到，所以有必要熟悉它们。每一个同义词都以其独特的方式直观地描述轴向运动。"旋转运动"应该谨慎使用（至少对于肌动学的初学者而言）。因为在我们学习描述关节运动的成对的术语时，也会使用"旋转"，但它描述的是一种特定类型的轴

向运动，即骨骼围绕其长轴进行旋转。例如，旋内描述的是沿长轴进行的向内旋转运动。再如，屈曲也是一种轴向运动，但其不是骨绕长轴进行旋转；根据轴向运动的定义，也可将其称为旋转运动。更多旋转运动内容，详见6.7。

- 图6-5展示的是前臂轴向运动。我们可以从图中看出，前臂上的每一点都沿着自己的圆形路径移动。前臂每一点的运动路径都与其他点不一样（每一点的运动量都不同）。因此，前臂的这种运动不是线性运动。前臂每一点的移动角度都一样，因此，对前臂屈曲运动更贴切的描述应该是角运动。

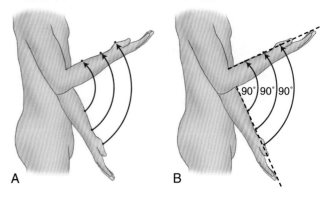

A　　B

图6-5　前臂在肘关节处屈曲（一种轴向/环绕运动）。已画出前臂3个点的移动路径。前臂上这3个点的运动角度是一致的，因此称其为角运动

6.6 轴向运动和运动轴

- 在轴向运动时，肢体沿着圆形路径运动。如果我们在圆形路径中心放置一个点，肢体就会绕着这个点运动。

- 如果我们通过这个中心点画一条与运动平面垂直的线，我们就能找到这个轴向运动的运动轴。

- 如6.5讲述的，因为轴向运动指的是身体部位绕轴旋转，轴向运动也称为旋转运动。但是初学者应尽量使用轴向运动，而不是旋转运动。更多关于轴的内容，详见2.10~2.13。

- 每一个轴向运动都绕着一个轴运动。

- 轴是一条虚拟线[2]。

图6-6展示了轴向运动的2个例子，并显示了每个运动的轴。

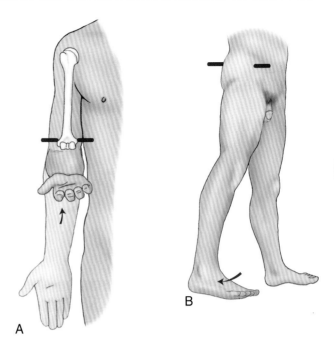

图6-6 A.前臂在肘关节处屈曲，运动轴是内外向的。B.大腿在髋关节处外展，运动轴是前后向的。运动轴总是垂直于动作发生的平面

6.7 滚动和旋转运动

轴向运动大致可分为2种：

- 一种是当肢体在空间中改变位置时，骨头的一端比另一端移动得更多。
  - 这种轴向运动称为滚动运动。
  - 滚动运动也称为摇摆运动。
  - 图6-7A展示了滚动运动的例子——前屈。

- 在肩胛骨平面上上臂（肱骨）在肩关节处的斜面运动是一个滚动运动的例子。这是一种轴向运动，因为肱骨围绕一个轴（位于肩关节）运动，肱骨不旋转，而是在肩关节窝（关节盂）内滚动，从而产生了这种运动[3]。然而，正如

6.8解释的，这个动作也结合了一些非轴向的滑动，这样肱骨头就不会滚出肩关节窝而脱位。这个概念对所有的滚动都是正确的：滚动和滑动是耦合在一起的。请参阅6.8以更好地理解滚动和滑动之间的关系。

- 另一种是身体部位在空间中的位置不发生变化，只是旋转[4]。
  - 这种轴向运动称为旋转运动。
  - 旋转运动通常被认为是长轴旋转运动。
  - 图6-7B展示了旋转运动的例子。肱骨在垂直于肩胛骨平面的斜平面内运动。

图6-7　A.滚动运动。肩胛平面内肱骨在肩关节处的斜面活动。B.旋转运动。肱骨在肩关节处的斜面运动，斜平面垂直于肱骨头在关节窝旋转的平面（来自Joseph E. Muscolino.）

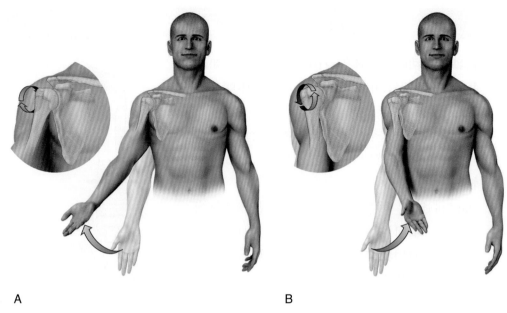

A   B

6.8　滚动、滑动和旋转运动

- 当一块骨在另一块骨上移动时，会发生3种基本类型的运动[4]：滚动、滑动和旋转。
  - 滚动和旋转是轴向运动。
  - 滑动是一种线性非轴向运动。
- 图6-8展示了关节的这3种基本运动——凸面骨在凹面骨上的滚动、滑动和旋转。凹面骨也可以沿着凸面骨运动。
- 图6-9将这些运动与汽车轮胎的运动进行了类比。
- 意识到这些基本运动并不总是彼此独立地发生很重要。滚动运动和滑动运动必须结合在一起，否则滚动的骨会滚离另一块骨而脱位。因

此，屈曲、伸展、外展、内收、右侧屈、左侧屈等运动实际上是轴向滚动和非轴向滑动运动的结合。

- 当凸面骨相对凹面骨运动时，滚动发生在一个方向，滑动发生在相反的方向。然而，当凹面骨相对凸面骨运动时，滚动和滑动发生在同一个方向。

- 旋转运动可以单独发生，也可以与滚动/滑动运动一起发生。例如，一个人同时在肩关节处前屈和外旋手臂（图6-7）。

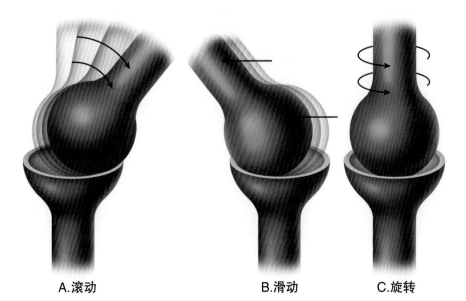

A.滚动   B.滑动   C.旋转

图6-8　A.一块骨在另一块骨上滚动；滚动是轴向运动。B.一块骨在另一块骨上滑动，滑动是非轴向运动。C.一块骨在另一块骨上旋转。旋转是轴向运动。本图通过凸面骨在凹面骨上的移动展示了滚动、滑动和旋转运动

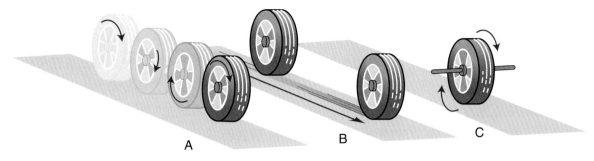

图6-9 观察本图汽车轮胎的3种运动方式，可以帮助大家更好地理解滚动、滑动和旋转运动。A.轮胎沿着地面滚动。B.轮胎沿着地面滑动。C.轮胎在固定位置旋转

6.9 完整地命名关节运动

- 我们把特定基本平面的移动称为运动。
- 由于身体某一部位的运动发生在关节处，因此关节运动与运动是同义词。
- 值得注意的是，大多数人认为的人体运动都是轴向（即圆周）运动（即在关节处运动的身体部位围绕运动轴以圆形路径运动）。
- 一般来说，运动轴是贯穿关节的一条线[3]。
- 我们在描述运动的时候，会用术语描述运动的方向。这些术语成对，而每一对术语都是彼此相反的。
- 关节运动术语类似描述身体位置的术语（详见第2章）。不同之处在于，第2章中的术语描述的是身体的静态位置，而运动术语描述的是关节运动过程中的运动方向。
- 一旦知道了这些术语，我们会分3个步骤来描述发生的运动：①使用方向术语描述运动的方向。②说明在这个运动中身体的哪个部位发生了移动。③说明运动发生在哪个关节。
- 例如，图6-10中发生的动作可以这样描述：右前臂在肘关节处屈曲。这个描述告诉我们3件事：①运动方向：屈曲。②运动的身体部位：右前臂。③运动发生的关节：右侧肘关节。
- 读者应该注意到，大多数人和大多数教科书都没有具体说明发生运动的身体部位和关节。例如，图6-10所示的运动通常会被描述为前臂屈曲（"肘关节"一词常被省略了）或肘关节屈曲（"前臂"一词则被省略了）。
- 但是，有时前臂和肘关节并不能互相替换。例

如，前臂旋前不能说是肘关节旋前，因为前臂旋前不发生在肘关节，而发生在桡尺关节。因此，在这种情况下，肘关节和前臂不是彼此的同义词。
- 此外，肘关节屈曲并不一定意味着前臂移动；上臂也可以在肘关节处屈曲。并且，前臂屈曲并不一定意味着肘关节屈曲；前臂也可以在腕关节处屈曲。
- 正如前臂和肘关节不是彼此的同义词，前臂还可以通过桡尺关节产生运动。类似的情况也会发生在足的运动上，因为足可以在踝关节处活动，也可以在距下关节处活动。
- 上臂在肘关节处的屈曲和前臂在腕关节处的屈曲就是所谓的反向运动的例子[5]。例如，前臂固定，上臂可在肘关节处活动；这种运动见于引体向上，以及当我们抓住栏杆或其他物体，把自己拉向它的运动。前臂在腕关节处的运动并不常

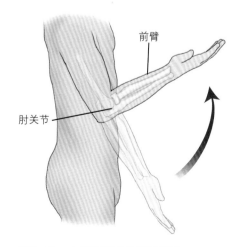

图6-10 右前臂在肘关节处屈曲

见，但当手被固定时就会发生。更多反向运动的信息，详见6.29。

- 完整地命名关节运动的好处是，它可以帮助我们清晰地了解身体发生的每一个运动。因此，为了更清晰或者为了消除可能出现的模糊，身体部位和运动发生的关节都应该被详细描述。

- 运动也可以骨骼命名，而不是以它所在的身体部位命名。大多数时候，骨骼的命名和身体部位的命名是可以互换的。例如，肱骨在肩关节处的屈曲与上臂在肩关节处的屈曲是可以互换的，因为当上臂移动时，肱骨也在移动。有时以骨骼而不是身体部位命名运动更有利，因为它更具体地描述了哪个结构在移动。例如，前臂旋前/旋后，一般是前臂的桡骨绕尺骨做旋前或旋后运动。因此，用桡骨旋前代替前臂旋前实际上可以产生更清晰的视觉画面。

6.10 成对的关节运动术语

以下是用来描述关节运动的术语：

- 这些术语是成对出现的；每对术语互为反义词。

- 重要的是要记住，这些术语不是用于描述身体部位或者关节的静止位置；相反，它们描述的是身体部位在关节上运动的方向[6]。换句话说，要使用这些术语，就必须有运动发生。

- 尽管这些术语是用来描述运动的，但有时它们也用来帮助描述静态位置。例如，可以说患者的上臂处于肩关节屈曲位。这是指相对于解剖位置，上臂在肩关节处是屈曲的。然而，使用运动术语描述静态位置有时会导致混淆。例如，在我们观察到患者上臂处于屈曲位之前，患者的上臂可能处于一个更加屈曲的位置，在我们观察时，患者进行了伸展达到了目前这种较小的屈曲位置；并不是每个动作都是从解剖位置开始的。换言之，静态位置并不能告诉我们患者是做了什么关节运动来达到这个位置的。此外，由于造成损伤的往往是关节运动，而不是关节的静态位置，所以最好使用关节运动术语来描述实际发生的运动。

- 5对常用关节运动术语：①屈曲/伸展。②外展/内收。③右侧屈/左侧屈。④旋外/旋内。⑤右旋/左旋。

以下几对定向术语用于描述身体特定关节的特定运动[7]。

- 背屈/跖屈。
- 内翻/外翻。
- 旋前/旋后。
- 前伸/回缩。
- 上抬/下沉。
- 上回旋/下回旋。
- 前倾/后倾。
- 对掌/复位。
- 右侧横移/左侧横移。
- 水平屈曲/水平伸展。
- 描述身体的关节运动，还会用到一些不成对的术语。
  - 过伸。
  - 环转。

6.11　屈曲/伸展

- 屈曲是关节的一种运动，它使关节两端的身体部位腹侧（软）面相互靠近[8]（知识点6-1）。

 知识点6-1

　　腹侧的英文ventral来源于belly（肚子）。身体部位的腹侧面是指该部位柔软的一面。一般来说，腹侧面是前面；但对于下肢，腹侧面是后面；对于足，腹侧面是跖面，即足底。腹侧的反义词是背侧。从进化的角度来看，这些术语来源于鱼的腹侧面和背面。

- 伸展和屈曲是相反的，伸展是指身体部位的背面（硬面）互相靠近。
- 屈曲和伸展的示例见图6-11。
- 屈曲和伸展是发生在矢状面的运动[9]。
- 屈曲和伸展是围绕冠状轴的轴向运动[9]。

- 屈曲和伸展是可以运用于全身的术语（即躯干和四肢）。
- 身体某一部位的屈曲会使得该部位向前运动；身体某一部位的伸展会使该部位向后运动。
  - 膝关节和远端肢体例外，它们屈曲是使肢体向后运动，伸展是使肢体向前运动。
  - 第1腕掌关节是另一个例外。这个关节的运动有些特殊，其发生在冠状面。更多有关拇指运动的内容，详见10.13。
- 一般来说，屈曲是指关节的弯曲，而伸展是指关节的伸直。
- 记住屈曲的一个简单方法是记住胎儿的姿势。当一个人以胎儿的姿势入睡时，大部分或者所有的关节都是处于屈曲位置的。

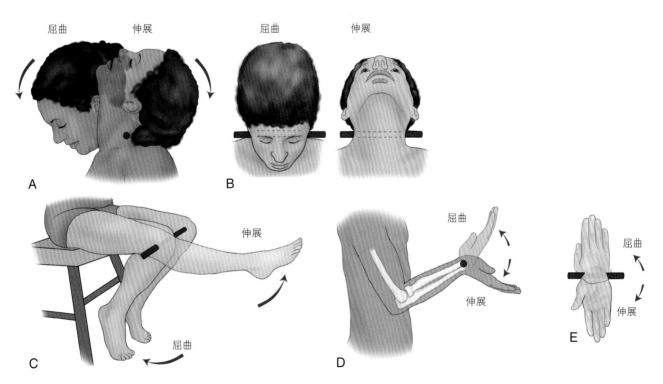

图6-11　屈曲和伸展。A和B.头和颈在脊柱关节处屈曲和伸展。C.大腿在膝关节处屈曲和伸展。D和E.手在腕关节处屈曲和伸展。注意，图中红管和红点代表运动轴

6.12　外展/内收

- 外展是指使身体部位远离身体中线的关节运动[8]。外展即远离（知识点6-2）。

知识点6-2

　　手和脚相对于身体中线做外展或者内收的运动。手外展/内收的参考线是一条穿过中指的虚拟线。脚外展/内收的参考线是一条穿过第2趾的虚拟线。手指远离中指的运动和脚趾远离第2趾的运动是外展；靠近参考线的运动是内收。中指在冠状面的运动称为尺侧外展和桡侧外展；第2趾的相似运动称为胫侧外展和腓侧外展。拇指的外展/内收也是一个例外。更多有关拇指运动的内容，详见10.13。

- 身体中线是把身体分成左右两半的虚拟线。
- 内收是外展的反向运动，即身体部位靠近身体中线的运动。外展和内收的例子见图6-12。
- 外展和内收是发生在冠状面的运动[9]。
- 外展和内收是围绕矢状轴发生的轴向运动[9]。
- 身体部位的外展是该部位向外的运动；身体部位的内收是该部位向内的运动。
- 外展和内收是只可以用于四肢的术语（即上肢和下肢）。
- 拇指的外展/内收是一个例外（详见10.13）。

图6-12　内收和外展。A和B.大腿在髋关节处内收和外展。C和D.手臂在肩关节处内收和外展。E和F.手在腕关节处内收和外展。注意，图中，红管和红点代表运动轴

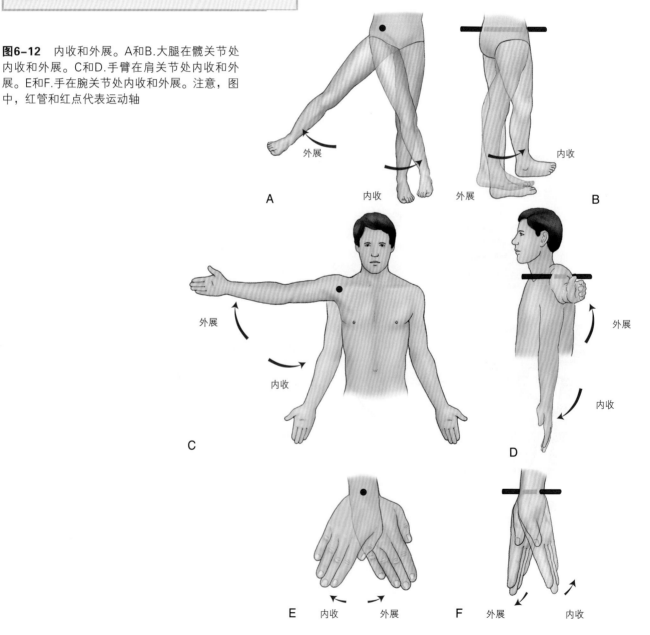

6.13 右侧屈/左侧屈

- 右侧屈是指身体某一部分向右侧弯曲的关节运动[9]。

- 左侧屈与右侧屈相反，是指身体部位向左侧弯曲的关节运动。

- 右侧屈和左侧屈的例子见图6-13。

- 右侧屈和左侧屈是发生在冠状面的运动[9]。

- 右侧屈和左侧屈是围绕矢状轴发生的轴向运动[9]。

- 身体某一部位的右侧屈是指该部位向右的侧方运动；身体某一部位的左侧屈是指该部位向左侧的侧方运动。

- 右侧屈和左侧屈仅适用于中轴骨的运动（即头、颈和躯干）。

- 侧屈常称为侧弯。

- 当我们描述肌肉使身体某一部位发生侧屈时，我们通常不明确它是向右或向左的侧屈，因为使身体发生侧屈的肌肉只能向它所在的身体的同一侧侧屈。因此，所有侧屈肌产生的关节运动都是同侧侧屈。

- 注意：不要将侧屈与屈曲混淆。屈曲为矢状面运动，侧屈为冠状面运动。

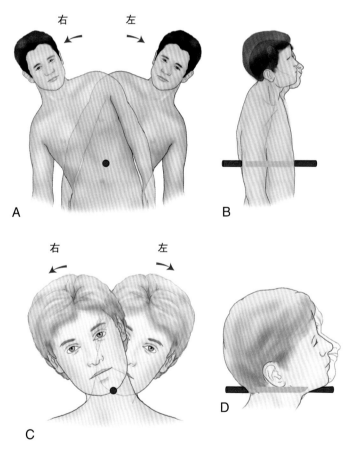

图6-13　右侧屈和左侧屈。A和B.躯干左侧屈和右侧屈的前面观和侧面观。C和D.颈椎左侧屈和右侧屈的前面观和侧面观。注意，图中红管和红点代表运动轴

6.14 旋外/旋内

- 旋外是指身体部位的前表面在关节处旋转远离身体中线的运动[8]。

- 旋内与旋外相反，是指身体部位的前表面朝向身体中线的旋转运动。

- 旋外和旋内的例子见图6-14。

- 旋外和旋内是发生在水平面的运动[9]。

- 旋外和旋内是围绕垂直轴发生的轴向运动[9]。

- 旋外和旋内是身体部位围绕骨的长轴进行的旋

转。当这种旋转发生时，身体部位并没有改变它在空间中的物理位置，而是保持在相同的位置，围绕自己的长轴进行旋转。

- 旋外和旋内是仅适用于四肢（即上肢和下肢）的术语。
- 旋外常称为外旋，旋内常称为内旋。

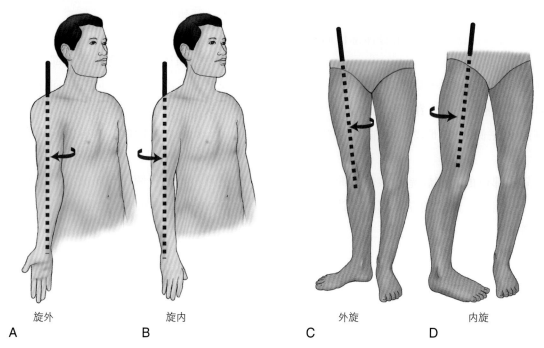

旋外	旋内	外旋	内旋
A	B	C	D

图6-14　旋外和旋内。A.手臂在肩关节处旋外；B.手臂在肩关节外旋内；C.大腿在髋关节处旋外；D.大腿在髋关节处旋内。注意，图中红管和红虚线代表运动轴

6.15　右旋/左旋

- 右旋是指身体部位的前表面向右侧旋转的关节运动[8]。
- 左旋与右旋相反，是指身体部位的前表面向左侧旋转的关节运动。
- 右旋和左旋的例子见图6-15。
- 右旋和左旋是发生在水平面的运动[9]。
- 右旋和左旋是围绕垂直轴发生的轴向运动[9]。
- 身体部位的右旋和左旋是身体部位沿骨骼长轴进行的旋转。当这种旋转发生时，身体部位并没有改变它在空间中的物理位置，而是保持在相同的位置，围绕自己的长轴进行旋转。
- 右旋和左旋只能用于中轴骨（即头、颈和躯干）。
  - 骨盆是一个例外，使用向右和向左旋转描述骨盆运动。注意，骨盆是一个过渡的身体部位，其包含中轴骨和肢骨的元素。

注：
- 当描述使中轴骨能在水平面内旋转的肌肉的运动时，经常使用2个术语，分别是同侧旋转和对侧旋转。
- 术语同侧旋转和对侧旋转没有定义关节活动，它们表明肌肉使中轴骨（或骨盆）向其所在的身体的同侧旋转，或向其所在的对侧旋转。
- 如果肌肉使中轴骨（或骨盆）向其所在位置的同一侧旋转，这块肌肉是同侧旋转肌[10]。例如，头夹肌是同侧旋转肌，右侧头夹肌收缩会把头和颈转向右侧，左侧头夹肌收缩会把头和颈转向左侧。
- 如果肌肉使中轴骨（或骨盆）向其所在位置的相反方向旋转，这块肌肉是对侧旋转肌[10]。例如，胸锁乳突肌是对侧旋转肌，右侧胸锁乳突肌收缩会把头和颈转向左侧，左侧胸锁乳突肌收缩会把头和颈转向右侧。

6

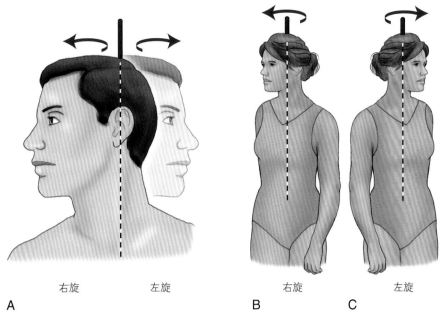

右旋   左旋   右旋   左旋

A   B   C

图6-15 右旋和左旋。A.头和颈的右旋和左旋；B.躯干的右旋；C.躯干的左旋。注意，图中红管和红虚线代表运动轴

6.16 跖屈/背屈

- 跖屈是指足在踝关节处向下朝向足底的运动[9]。
- 足的跖面是站立时与地面接触的面，也就是足底。足的背面是足的上表面。
- 背屈与跖屈相反，是指足在踝关节处向上朝向足背的运动（知识点6-3）。

- 跖屈和背屈的例子见图6-16。
- 跖屈和背屈是发生在矢状面的运动[9]。
- 跖屈和背屈是围绕水平轴发生的轴向运动[9]。
- 跖屈和背屈是用来形容足在踝关节处运动的术语。

 知识点6-3

    跖屈和背屈是用来代替屈曲和伸展的术语。因为脚的位置与身体其他部分成90°角，所以屈伸运动看起来是向上、向下而不是向前、向后的；因此，使用跖屈和背屈（而不是屈曲和伸展）以避免混淆。当使用屈曲和伸展来描述足的矢状面运动时，存在术语对应的争议。有些资料认为背屈是屈曲，因为背屈时踝关节呈弯曲状态，而屈就是弯曲的意思。也有些资料认为跖屈是屈曲，原因有2个：①膝关节的屈曲是膝关节和远端肢体的向后运动，而跖屈也是向后运动。②屈曲通常是相邻身体部位的2个腹侧面互相靠近，而跖屈符合这一特点。

    注：足的距下关节和跗横关节也可发生小幅度的背屈和跖屈运动。

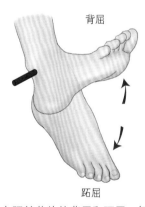

背屈

跖屈

图6-16 足在踝关节处的背屈和跖屈。红管代表运动轴

6.17   外翻/内翻

- 外翻描述的是跗骨之间的运动，是指足底远离身体中线的运动[9]。

- 内翻与外翻相反，是指足底转向身体中线的运动。

- 可以把内翻看作足朝向身体中线向内转。把外翻看作足远离身体中线向外转。

- 外翻和内翻的例子见图6-17。

- 外翻和内翻是发生在冠状面的运动[9]。

- 外翻和内翻是围绕前后轴的轴向运动[9]。

- 外翻和内翻是用来描述跗骨之间运动的术语。踝关节不发生这些运动（知识点6-4）。

知识点6-4

外翻是另一个术语"旋前"的组成部分，旋前描述的是更广泛的足部运动；内翻是另一个术语"旋后"的组成部分，旋后描述的是更广泛的足部运动。更多关于这一点的内容，详见9.19。

- 外翻和内翻发生在足长轴上（即前后轴）。由于身体的旋转动作是围绕着身体的长轴进行的，这意味着可以把外翻和内翻看作足部的旋外和旋内（尽管严格来说这并不完全正确）。旋转通常发生在一个垂直的长轴上，但因为足部的位置与身体的其他部位成90°角，因此它的长轴是前后向的（即是水平的）。

- 跗骨的主要关节是距下关节。因此，常说在距下关节处发生外翻和内翻。更多关于跗骨关节的内容，详见9.19和9.20。

- 一个身体部位的外翻是指该身体部位向外侧旋转的运动，一个身体部位的内翻是指该身体部位向内侧旋转的运动。

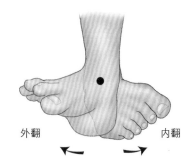

外翻   内翻

图6-17   跗骨关节（距下关节）的外翻和内翻。红点代表运动轴

6.18   旋前/旋后

- 旋前是指前臂桡骨交叉于尺骨上方的运动[9]。

- 旋后与旋前相反，是桡骨解除与尺骨的交叉，回到平行于尺骨的位置。

- 前臂旋前和旋后通常称为桡骨的旋前和旋后，因为运动主要是由桡骨完成的。尺骨也会移动一点。在前臂旋前和旋后时，触诊尺骨远端，能感觉到尺骨的运动。

- 注意：如果手（也可以说是桡骨）是固定的，在前臂旋前、旋后运动时，尺骨是相对于桡骨运动的，这是一个反向（闭链）运动的例子。

- 旋前和旋后的例子见图6-18。

- 旋前和旋后是发生在水平面上的运动[9]。

- 旋前和旋后是围绕垂直轴的轴向运动[9]。

- 旋前和旋后是用来描述桡骨在桡尺关节上运动的术语。

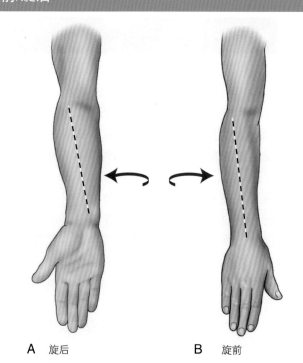

A   旋后   B   旋前

图6-18   右前臂桡尺关节的旋前和旋后。虚线表示运动轴

- 前臂旋前和旋后的运动轴是一个大约从桡骨头穿过尺骨茎突的纵轴（图6-18）。
- 前臂旋前包括2个独立的运动，近端桡骨在桡尺近侧关节处向内旋转和远端桡骨围绕尺骨远端的运动。
- 在解剖位置，我们的前臂是完全旋后的。
- 旋前和旋后导致桡骨远端位置的改变。因为手主要与桡骨相关节，前臂的旋前和旋后会导致手的位置改变。因此，前臂旋前和旋后的实际作用是使我们能够实现更多的手的位置变化。

- 旋前的结果是手掌面向后；旋后的结果是手掌面向前。手的位置改变是桡尺关节运动的结果，而不是腕关节（桡腕关节）运动的结果。
- 为避免桡尺关节处前臂旋前/旋后与肩关节处手臂的旋内/旋外混淆，可先将肘关节屈曲至90°，然后将前臂旋前、旋后，再进行肩关节的旋内和旋外。由此产生的身体位置将会明显不同。
- 旋前和旋后也用于描述足部某些较广泛的运动（详见9.19）。

6.19 前伸/回缩

- 前伸是指使某一身体部位向前移动的关节运动[5]。
- 回缩与前伸相反，回缩是指身体部位向后移动（回缩的字面意思是把它收回来，因此是向后移动）。
- 前伸和回缩的例子见图6-19。

- 通常认为，前伸和回缩是发生在矢状面上的运动[5]。
- 前伸和回缩可以是轴向运动或非轴向运动，这取决于身体的部位。
- 前伸和回缩的术语可用于下颌骨、肩胛骨和锁骨（知识点6-5）。

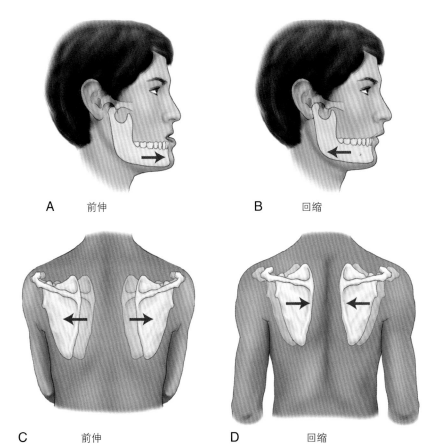

A　前伸　　　　　　　　　　B　回缩

C　前伸　　　　　　　　　　D　回缩

图6-19 前伸和回缩。A和B.颞下颌关节的前伸和回缩。C和D.肩胛骨在肩胛胸壁关节处的前伸和回缩

知识点6-5

　　前伸和回缩可以是轴向运动或非轴向运动，取决于身体运动的部位。肩胛骨和下颌骨的前伸和回缩是非轴向运动；锁骨的前伸和回缩是轴向运动。更多有关这些身体部位是如何运动的内容，详见8.2、10.3和10.4。

　　舌和嘴也可以进行前伸和回缩的运动。

　　肩胛骨前伸和回缩有时称为肩胛骨外展和内收。前伸和回缩是矢状面的运动，而外展和内收是冠状面的运动。肩胛骨出现这种看似矛盾的描述方法是因为其位于矢状面和冠状面之间的平面上。当肩胛骨在这个平面上运动时，它的运动在

这2个平面上都有分量；因此，有些文献选择将运动描述为矢状面的运动，而有些文献则选择将运动描述为冠状面的运动。当从前方或侧方观察肩胛骨运动时，前伸和回缩的前后向运动会更明显，似乎能更好地描述肩胛骨正在发生的运动。然而，当从后面观察肩胛骨运动时，远离中线并朝向中线的外展和内收运动更明显，似乎能更好地描述肩胛骨正在发生的运动。在本书中我们会使用前伸和回缩，但也会参考外展和内收。有些文献用肩胛面来描述肩胛骨的平面。

6.20　上抬/下沉

- 上抬是指某一身体部位向上移动的关节运动[7]。
- 下沉与上抬相反，是指某一身体部位向下移动。
- 上抬和下沉的例子见图6-20。
- 上抬和下沉是发生在垂直平面的运动（即矢状面或冠状面）。
- 根据身体的部位，上抬和下沉可以是轴向运动

或非轴向的运动。
- 非轴向上抬和下沉的例子是肩胛骨。轴向上抬和下沉的例子是下颌骨。更多有关这些身体部位如何运动的内容，详见8.2和10.3。
- 上抬和下沉可用于描述下颌骨、肩胛骨、锁骨和骨盆（知识点6-6）。

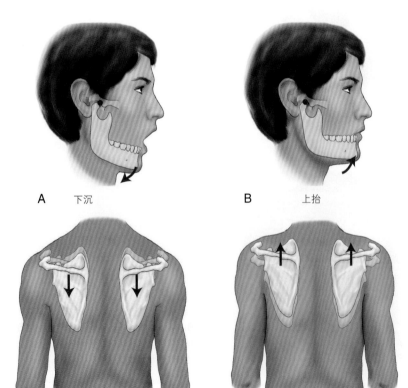

图6-20　上抬和下沉。A和B.颞下颌关节的下沉和上抬。红点代表下颌骨的运动轴。C和D.肩胛骨在肩胛胸壁关节处的下沉和上抬

6

知识点6-6

有时上抬一词也用于描述长骨远端抬高的运动。例如，从解剖位置看，手臂前屈有时被称为抬高，因为远端移动到了一个更高的位置。尽管从理论上讲并没有错误，但是上抬这个术语的使用尚不够精确，因此不太可取。下沉这个词有时也以类似的方式使用。骨盆的下沉也称为骨盆侧倾；骨盆上抬有时也被称为抬高髋关节。注意，由于髋部运动通常是指大腿在髋关节的运动，为避免带来困惑，所以不建议使用抬高髋部。更多关于骨盆的内容，详见9.1~9.8。

6.21　上回旋/下回旋

上回旋和下回旋可用于描述肩胛骨和锁骨的运动（知识点6-7）。

肩胛骨（图6-21A）

- 上回旋是指肩胛骨旋转使关节盂向上倾斜的运动。
- 下回旋与上回旋相反，是指肩胛骨旋转使关节盂向下的运动。
- 肩胛骨的上回旋与下回旋是发生在围绕前后轴的垂直平面内的轴向运动。
- 肩胛骨上回旋的重要性在于使关节盂向上倾斜。这个动作可使手臂相对于躯干进行更多的前屈和/或外展。

知识点6-7

肩胛骨实际运动的平面是肩胛面，位于冠状面与矢状面之间。根据术语规则，一个身体部位的动作是该身体部位相对于紧挨着它的那个身体部位的相对运动，即运动发生在它们之间的关节处。然而，当谈到手臂或肩关节的运动时，我们考虑的是手臂整个运动范围内相对于躯干（而不是肩胛骨）的运动。这将肱骨的运动与肩胛骨和锁骨（上肢带骨）的运动混为一谈。因此，肱骨在肩关节处的运动和上肢带骨的运动通常都需要被考虑。同样，大腿或髋关节的运动通常包括下肢带骨的运动。

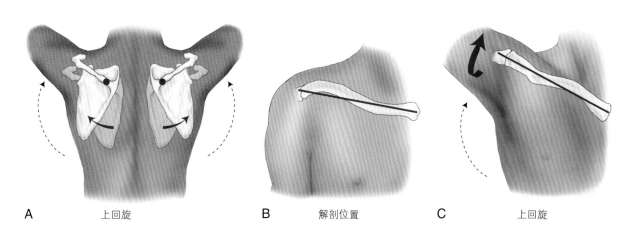

| A | 上回旋 | B | 解剖位置 | C | 上回旋 |

图6-21　上回旋和下回旋。A.肩胛骨从解剖位置向上旋转（肩胛骨向下放返回解剖位置）。红点代表运动轴。B.锁骨的解剖位置。C.锁骨在胸锁关节处向上旋转（锁骨向下旋转可返回解剖位置）。B和C中的红线代表运动轴

锁骨（图6-21B，C）

- 上回旋也可用来描述锁骨的旋转，旋转时锁骨的下表面朝向前方。
- 作为相反的运动，下回旋可使下表面（现在面向前面）再次转向下面。
- 如果我们从外（右）侧观察右锁骨，上回旋是锁骨的逆时针运动，下回旋是锁骨顺时针运动。
- 从左侧观察右锁骨，上回旋是顺时针运动，下回旋是逆时针运动。

- 锁骨的上回旋和下回旋是轴向运动，发生在矢状面上，运动轴大致为内外侧方向。
- 由于锁骨远端的曲线，当锁骨向上旋转时，远端抬高。因此，锁骨上回旋的一个重要作用是帮助上抬整个上肢带骨，以促进手臂相对于躯干的进一步前屈和/或外展。更多关于锁骨和肩胛骨对上肢运动的作用，详见10.6。

6.22   前倾/后倾

- 前倾和后倾是用来描述骨盆运动的术语。
- 尽管有许多用来命名骨盆运动的术语系统，但由于前倾和后倾是描述骨盆矢状面运动最常见和最容易使用的术语，因此本书也使用这些术语。
- 前倾是指骨盆运动时骨盆的上侧向前倾斜[3]（图6-22A）。
- 后倾是指骨盆运动时骨盆的上侧向后倾斜（图6-22B）。
- 前倾和后倾是发生在矢状面上的运动。
- 前倾和后倾沿内外轴进行轴向运动。
- 前倾和后倾是用来描述骨盆在腰骶部和/或髋关节运动的术语。骨盆的运动主要发生在髋关节。

- 骨盆前、后倾的姿势是非常重要的，因为脊柱位于骨盆上，如果骨盆的前、后倾发生变化，脊柱的曲线必会跟着发生变化（增加或减少）以代偿骨盆的变化。更多关于骨盆对脊柱姿势影响的内容，详见9.8。
- 骨盆的英文pelvis来源于拉丁语，是盆的意思。如果把骨盆当成盛满水的盆，那么骨盆倾斜时水会溢出（图6-23）。
- 注：有时用右侧倾和左侧倾来描述骨盆在冠状面的运动。本书将使用骨盆"下沉"一词（见9.3~9.5）来代替骨盆的侧倾。

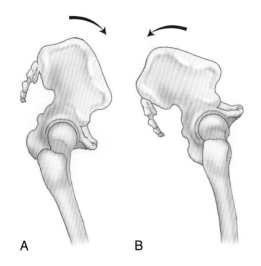

图6-22   A.骨盆前倾；B.骨盆后倾

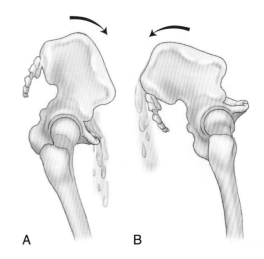

图6-23   水从骨盆倾斜的角度溢出。要了解骨盆的倾斜运动，可以把骨盆想象成盛水的盆。骨盆向哪个方向倾斜，水就会朝哪个方向流出

6.23　对掌/复位

- 对掌是拇指的运动，是指拇指的指腹与另一个手指的指腹相对[3]（图6-24A）。

- 复位是对掌的反向运动，即复位是拇指回到起始位置的运动（通常是解剖位）（图6-24B）。

- 对掌不是一种具体的运动，而是3种运动的组合。

  - 对掌是第1腕掌关节外展、屈曲和内旋的组合[11]。

- 复位不是一种具体的运动，而是3种运动的组合。

  - 复位是第1腕掌关节的伸展、外旋和内收的组合（知识点6-8）。

对掌/复位的运动组成

- 拇指屈伸发生在沿前后轴的冠状面上。拇指在屈曲和伸展时，拇指运动方向与手掌平行[3]。

- 拇指外展和内收发生在沿中外侧轴的矢状面上。拇指在外展和内收时，拇指运动方向与手掌垂直[3]。

- 拇指的内旋和外旋都发生在围绕垂直轴的水平面上[3]。

  - 对掌的确切运动组成（复位也是）会随着拇

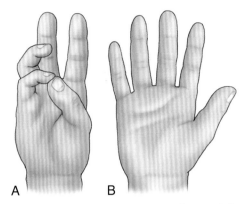

图6-24　A.拇指的鞍状关节（第1腕掌关节）的对掌；B.拇指鞍状关节的复位

指所对手指的运动的变化而变化。如果那个手指保持在解剖位置，那么拇指从解剖位置外展，然后实际上可能会向后内收，才能与那个手指的指腹相对。然而，如果所对的另一个手指屈曲，那么拇指只需要外展。此外，拇指屈曲的程度因拇指所要对指的手指不同而产生变化。与小指对指时拇指屈曲程度要更大，而与示指对指时拇指屈曲程度要更小。更多关于拇指运动的信息见10.13。

- 对掌和复位这两个术语也被用来描述小指的运动。

 知识点6-8

　　拇指对掌和复位所发生的基本平面比较特性，屈曲/伸展和外展/内收不在它们通常的平面内发生：拇指屈曲/伸展发生在冠状面而不是矢状面，拇指外展/内收发生在矢状面而不是冠状面。原因是拇指在胚胎发育时发生了旋转，这样它就能与其他手指相对来抓取物体。观察拇指在解剖

位置或休息位置时指腹的方向会发现，拇指指腹主要面向内侧，而其他手指指腹则面向前方。因此，由于胚胎时期的旋转，拇指的屈曲/伸展和外展/内收发生在与它们通常的运动平面成90°角的不同平面上。

6.24　右侧横移/左侧横移

- 右侧横移是指使身体的某一部位向右移动的关节运动[3]。

- 左侧横移与右侧横移相反，是指使身体的某一部位向左移动的关节运动。

- 右侧横移与左侧横移是发生在水平面或冠状面的运动[9]。

- 侧方横移（向右或向左）可以是轴向或非轴向运动，这取决于身体的部位。

- 右侧横移和左侧横移是用于描述下颌骨和躯干运动的术语（图6-25，知识点6-9）。

- 躯干的侧方横移是轴向运动。下颌骨在颞下颌关节处的侧方横移是一种线性非轴向运动。

知识点6-9

　　躯干的侧方横移与从手臂穿过盂肱关节和肩胛胸壁关节到躯干的肌肉（如胸大肌或背阔肌）的反向运动有关。当手臂保持固定，肌肉收缩时，躯干向固定的手臂移动。如果肩胛骨相对于肱骨是固定的，这种运动可发生在肩胛胸壁关节，在这种情况下，躯干相对于固定的肩胛骨和手臂进行运动。也可发生在肩关节，在这种情况下，躯干和肩胛骨作为一个整体相对于固定的肱骨进行运动。更多关于躯干相对于肩关节的反向运动，详见8.10中的插图。

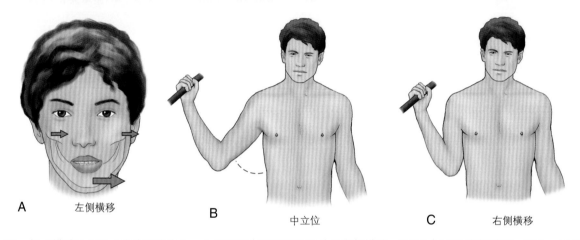

| A | 左侧横移 | B | 中立位 | C | 右侧横移 |

图6-25　侧方横移的例子（向右或向左）。A.下颌骨在颞下颌关节处的左侧横移。B和C.躯干的右侧横移。图中，手抓住一个不能移动的物体并被固定，当胸大肌和背阔肌等肌肉收缩时，躯干朝右侧手臂进行右侧横移。注意，肘关节屈曲

6.25　水平屈曲/水平伸展

- 水平屈曲是指手臂在肩关节处或大腿在髋关节处水平向前的运动[7]。

- 水平伸展与水平屈曲相反，是指手臂或大腿水平向后的运动。

- 水平屈曲和水平伸展的例子见图6-26。

- 水平屈曲和水平伸展是当手臂或大腿外展90°时发生的运动。

- 水平屈曲又称为水平内收；水平伸展又称为水平外展。

- 水平屈曲和水平伸展发生在水平面。

- 水平屈曲和水平伸展是围绕垂直轴发生的轴向运动。

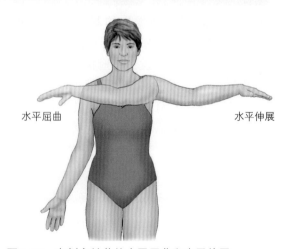

水平屈曲　　　　水平伸展

图6-26　左侧肩关节的水平屈曲和水平伸展

- 水平屈曲和伸展是用来描述许多体育运动中经常发生的手臂和/或大腿的水平运动的术语（如棒球的挥击，网球的正手或反手），以及日常生活活动的术语[7]（如伸手跨越身体中线去移动一个物体，或者掸书架上的灰尘）。

6.26　过伸

- 过伸有2种含义：
  - 指超出正常或健康运动范围的运动[12]。
  - 描述正常的、健康的超出解剖位置的伸展[10]。
- 过伸的英文是hyperextension，前缀hyper表示超出正常或健康的东西。因此，从理论上讲，过伸应该是指关节处身体部位的伸展量大于关节允许的正常伸展量或大于正常关节允许的健康伸展量。这就是这本书中"过伸"一词的含义。
- 我们应该记住的是，正常和健康不完全一样。例如，在我们的社会中，老年人有动脉硬化是很正常的；然而，这种情况的存在不是健康的。
- 过伸是否健康，取决于个人。例如，舞蹈演员和柔术演员的肌肉和韧带柔韧性很强，他们的关节可以过度伸展，这种过度伸展肯定会超出正常的运动范围，因此有了"过伸"这个词，但对这些人来说这并不是不健康的。但是对于有些普通人，关节过伸的程度可能比舞蹈演员或柔术演员要少得多，但这种过伸却可能会导致扭伤和/或拉伤；这种引起组织损伤的过伸是不健康的。

- 基于这种推理，像过度屈曲和过度外展这样的术语也可以用类似的方式来描述任何超过正常或健康关节所允许的范围的运动。
- 过伸还有另一种用法：用来描述身体某一部位超出解剖位置的特定伸展阶段。在这种用法中，"伸展"一词用于描述身体某一部位先屈曲，然后向解剖位置后伸的运动阶段（图6-27）。虽然本书不采用过伸的该用法，但是这种用法的使用频率高，因此肌动学学生熟悉它很重要（知识点6-10）。

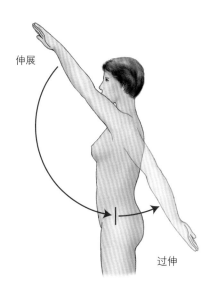

图6-27　女士先向解剖位置伸展手臂（先屈曲肩关节），然后，她的手臂过伸超出了解剖位置。注意，本书不采用过伸的这个用法

伸展

过伸

 知识点6-10

　　虽然用过伸一词来表示超出解剖位置的伸展是相当常见的，但不推荐使用这一用法的原因有2个：

　　• 不准确：过伸一词的英文为hyperextension，前缀hyper通常表示的是"过度""过分"的意思，但是超出解剖位置的伸展并不是过度或不健康。

　　• 不对称：只有伸展有"过伸"的表示，其反向运动屈曲就没有"过屈"的表示。此外，外展和内收也没有"过度外展"和"过度内收"的表示。

6.27　环转运动

- 环转是描述关节运动时经常使用的一个术语。然而，环转并不是一个单一的运动，它是身体某一部位在关节上连续运动的组合[13]。

- 环转包括冠状面和矢状面的内收、伸展、外展和屈曲运动（不一定按此顺序排列）。

- 中轴骨的轴向环转包括冠状面和矢状面的右侧屈、伸展、左侧屈和屈曲运动（不一定按此顺序排列）。

- 图6-28是一个很好的环转例子。可以看到手臂在肩关节处先是内收，然后伸展，然后外展，然后屈曲。如果这4个关节动作是一个接一个单独进行的，上肢的远端会勾勒出一个正方形（图6-28A）。然而，如果进行同样的动作，对正方形的角进行圆角处理，那么上肢的环转运动就会勾勒出一个圆（图6-28B，C）。

- 许多人错误地认为环转是（或涉及）某种形式的旋转。然而，其没有发生旋转。在图6-28B中，内收肌先将手臂内收，然后伸肌使其伸展，然后外展肌使其外展，最后屈肌使其屈曲。在本例中，可以看出手臂的环转不涉及旋转。

- 术语"环转"的使用与动作的顺序无关（图6-28）；无论其顺序是内收、伸展、外展、屈曲，还是相反（伸展、内收、屈曲、外展），无论圆的方向是顺时针还是逆时针，一个由4个动作组成的关节画圈运动叫作环转。

- 手臂、大腿、手、足部、头、颈、躯干和骨盆均可进行环转。

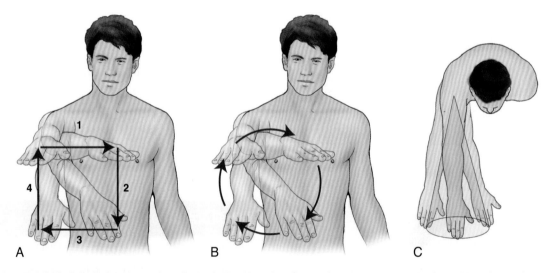

图6-28　手臂在肩关节处的环转。A.肩关节处4个独立的运动画出了一个正方形。B和C.典型的环转运动，画出了一个圆（B是前面观；C是上面观）

6.28　斜面运动的命名

- 顾名思义，斜面运动是发生在斜平面内的运动。

- 斜平面不是单纯的矢状面、冠状面或水平面，斜平面是2个或3个基本平面的组合[7]。

- 命名一个纯粹发生在基本平面上的关节运动很简单。我们可以简单地用我们刚刚学过的运动术语来命名所发生的动作。每个基本平面的运动都有对应的关节运动术语，因为这些术语是根据基本运动平面定义的。然而，我们的身体运动并不总是发生在单一的基本平面内；我们经常在斜平面内运动[3]。描述发生在斜平面内的运动有一定难度，因此有必要将一个发生在斜平面的运动分解成可以用基本平面运动术语描述的动作。

- 图6-29，显示的是一个人在一个斜平面上移动手臂。运动看似只发生在一个方向上，但是，该方向是矢状面屈曲和冠状面外展的组合。我们没有专门的术语来描述这一运动，我们必须用2个术语来描述，即这个人在肩关节处屈曲同时外展手臂。我们的描述包括2个术语，看起来好像是这个人做了2个不同的运动。事实上，这个人只做了1个运动。为了描述这一斜面运动，我们必须将其分解为在2个基本平面内的独立运动。

- 在描述时，这2个基本平面运动的顺序并不重要。我们可以描述为这个人在肩关节处屈曲并外展手臂，也可以描述为这个人在肩关节处外展并屈曲手臂。

- 可以用地图上的地理方向进行类比。如果一个

人往西北走，他是朝一个方向走的。我们可以用"西北"这一地理名词描述，这给读者一种感觉——这个人实际上是朝一个方向走的（图6-30）。但是运动学术语不能像地理术语那样将关节运动术语组合成一个词组。例如，对于图6-29的情况，我们不能直接使用"屈曲外展"或"外展屈曲"。我们可以这样描述：手臂在肩关节处屈曲并外展（或外展并屈曲）。重要的是要认识到，这个人只在一个斜平面移动了手臂，但我们在描述时，要把它分解成2个纯粹的基本平面运动。

- 当人在由2个或3个基本平面组合而成的斜平面上移动身体的某个部位时，我们必须把那个斜面运动分解成2个或3个基本平面的运动。图6-31展示的是另一个斜面运动例子。

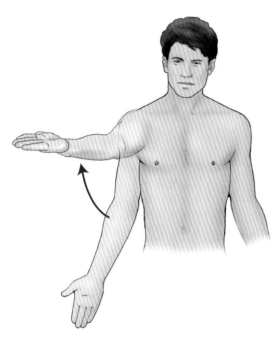

图6-29　发生在矢状面和冠状面之间的斜平面的运动。这一运动被描述为手臂在肩关节处屈曲和外展，或手臂在肩关节处外展和屈曲，顺序无关紧要

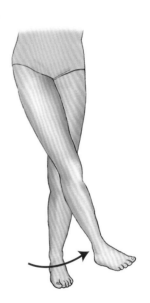

图6-31　斜面运动。这个斜平面是3个基本平面的组合，正在发生的运动包括3个基本平面运动——右腿在髋关节处屈曲、内收和内旋（这3个动作的顺序并不重要）

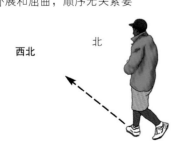

图6-30　朝西北方向行走。在地理术语中，这被描述为西北方向，而不是向北和向西（或向西和向北）

6.29　反向运动

- 反向运动是当肌肉收缩时止点处保持固定的运动。通常，较固定的附着点称为起点，较灵活的附着点称为止点[8]（知识点6－11）。

- 正如第13章（13.2）所解释的，当肌肉收缩和缩短时，它可以使附着点A朝向附着点B移动，或使附着点B朝向附着点A移动，或附着点A和附着点B朝向彼此移动。假设附着点A（A骨）重量较轻，其相较于附着点B（B骨）更容易发生移动。而附着点B由于较重，所以较固定，不容易移动。使用术语起点、止点时，经常移动的附着点称为止点，经常不移动的附着点称为起点。

- 图6-32A展示的是肱肌，它是肘关节屈肌（肱肌穿过肘关节前面，连接上臂和前臂）。

- 当肱肌收缩时，它通常移动肘关节处的前臂，而不是上臂，因为前臂（即不固定）比上臂轻。图6-32B为肱肌收缩时的前臂运动；这个动作称为前臂在肘关节处屈曲。

知识点6－11

　　有趣的是，一块被认为是按照通常标准运动的肌肉的起止点移动方式并不总是其最常见的移动方式。一般认为四肢肌肉的远端附着点是可活动的附着点，即止点。在上肢，这通常是正确的。然而，我们的下肢通常处于负重的姿势，如站立、行走或跑步，在这些姿势中，双脚着地，止点因此比近端附着点（起点）更牢固。例如，在步态周期（步行）中，60%的时间我们的足部是附着在地面上的。因此，与大多数学生在肌动学入门课上记忆的标准运动相比，下肢反向运动的发生频率实际更高。

- 然而，在某些情况下，如做引体向上时，前臂可能比上臂更固定，由上臂做运动。图6-32C示肱肌收缩时上臂在肘关节处移动；这个动作称为上臂在肘关节处屈曲。肱肌移动上臂而不是前臂的运动为反向运动，因为它与通常发生的

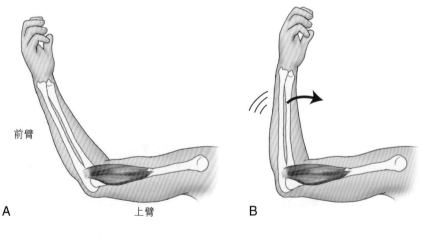

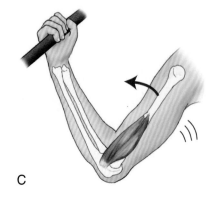

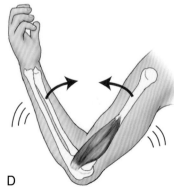

图6-32　A.肱肌内侧观。B.肱肌收缩导致前臂在肘关节处屈曲。C.做引体向上时肱肌收缩。在这个场景中，手固定在拉杆上，因此前臂比上臂更固定；此时，移动的是上臂而不是前臂。由此产生的运动是上臂在肘关节处的屈曲。D.肱肌的2个附着点都在运动，所以前臂和上臂都在肘关节处屈曲

标准运动相反。起点移动而不是止点移动的运动是反向运动。

- 反向运动发生在所谓的闭链运动中。当身体远端（通常是手或脚）固定在一个稳定的表面上时，闭链运动就会发生。当身体远端固定时，身体近端更灵活，并产生运动。因此，一个闭链（反向）运动就发生了。应该强调的是，肌肉的反向运动在理论上是可能的。同样，肌肉可以从附着点A移动到附着点B或者从附着点B移

动到附着点A。

- 附着点A和附着点B也可以同时移动。换句话说，标准运动和反向运动可以同时发生（图6-32D）。
- 理解肌肉反向运动的概念不仅是理解肌肉骨骼系统工作的基础，而且在临床工作中也非常重要。在此基础上，我们可以更好地评估肌肉的收缩，以及它们与患者的姿势、运动模式和健康之间的关系。

6

6.30 矢量

- 矢量是具有大小和方向的量，可以用箭头表示。
- 矢量箭头沿着肌肉纤维的方向，从一个附着点到另一个附着点，帮助我们直观地理解肌肉的活动。
- 矢量有2个重要成分。箭头的方向代表肌肉拉力线的方向；箭杆的长度代表肌肉拉力的大小（即肌肉把它的附着点拉多远）[1]。但是，在肌动学教科书中，矢量通常不是按比例绘制的，因为箭头方向所代表的肌肉拉力线的方向通常是主要的兴趣点。注意，矢量的箭头指向可以因反向运动被逆转。
  - 对矢量简单解释可以帮助理解肌肉是如何运动的。
  - 如果肌肉的拉力线在斜平面上，通过矢量分解有助于看到该肌肉在基本平面上的运动。
- 图6-33展示了肩胛胸壁关节处肩胛骨的回缩（内收）。产生这个动作的肌肉拉力线的方向由一个矢量箭头来表示。所有肌肉拉力线都可以画矢量箭头，帮助我们建构肌肉活动的视觉图像。
- 在图6-34A上我们可以看到大菱形肌和小菱形肌也附着在肩胛骨上并可以移动肩胛骨。
- 图6-34B上绘制了矢量箭头，演示了菱形肌在肩胛骨上的运动。
- 图6-34B中矢量箭头显示，肩胛骨上的菱形肌产

生的拉力是斜的（对角线的）。因此，当菱形肌收缩时，它们会将肩胛骨斜向上拉。

- 图6-34C显示了被分解的菱形肌作用于肩胛骨中的矢量。我们看到，要分解一个矢量，我们只需从矢量箭头的尾部开始画出分矢量的箭头，直至画到矢量箭头的头端[14]。

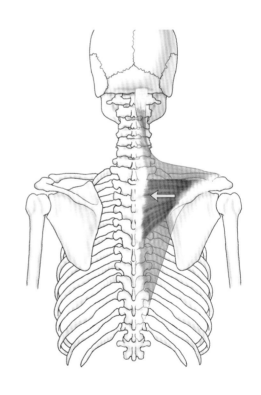

图6-33 可以使肩胛骨（肩胛胸壁关节）产生移动的肌纤维（斜方肌中部纤维）。图中所画的矢量箭头代表的是斜方肌中部纤维的拉力线。黄色箭头指向内侧，表示斜方肌中部纤维将肩胛骨向内侧牵拉（即使肩胛骨在肩胛胸壁关节处回缩）

- 把一个斜面运动矢量拆分成基本平面运动的矢量，我们称之为分解矢量。在分解矢量时，我们必须从箭头尾部的起点开始到箭头的头端。能够分解代表肌肉拉力的斜面运动矢量，对于观察肌肉在基本平面的运动是非常有帮助的。

- 每一个分矢量都代表该肌肉在其基本平面内的

运动。水平方向上的分矢量箭头表示菱形肌能使肩胛骨回缩（内收）；垂直方向上的分矢量箭头表示菱形肌可以上抬肩胛骨。

- 图6-35展示了喙肱肌的2个分矢量箭头所代表的运动。

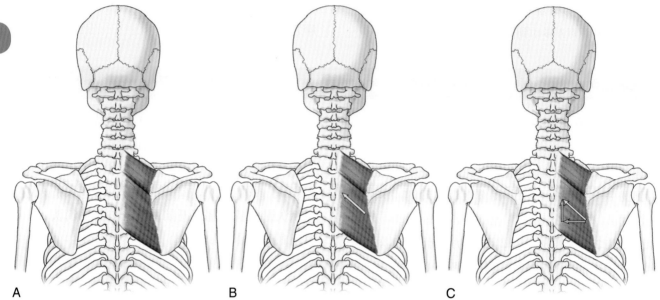

图6-34   A.菱形肌。B.黄色的矢量箭头表示菱形肌纤维的方向和菱形肌作用于肩胛骨的拉力的方向。C.黄色菱形肌运动矢量箭头可分解成绿色分矢量箭头，分矢量箭头代表菱形肌在基本平面上的运动

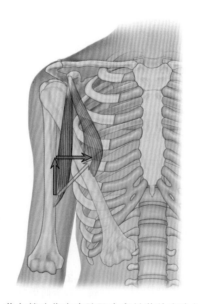

图6-35   右侧喙肱肌的运动矢量分析。黄色箭头代表喙肱肌在肩关节处产生并作用于手臂的整体拉力。分解这个矢量，我们绘制一个垂直矢量和一个水平矢量（绿色箭头），它们从黄色箭头的尾部开始，到黄色箭头的头部结束。垂直矢量箭头表示肌肉屈曲手臂的力；水平矢量箭头表示肌肉内收手臂的力。通过分解代表喙肱肌拉力的矢量，我们可以看到喙肱肌可以在肩关节处使手臂屈曲并内收

复习题

1.关节的主要功能是什么?

_____

2.关节的稳定性和灵活性之间的关系是什么?

_____

3.肌肉的主要功能是什么?

_____

4.韧带的主要功能是什么?

_____

5.轴向运动和非轴向运动有什么区别?

_____

6.列举2个轴向运动的同义词。

_____

7.直线运动和曲线运动的区别是什么?

_____

8.曲线运动和轴向运动的区别是什么?

_____

9.一块骨头沿着另一块骨头移动的3种基本方式是什么?

_____

10.要完整地描述一项联合运动,必须说明哪3件事?

_____

11.描述5对主要关节运动术语。

_____

_____

12.用于描述肩胛胸壁关节运动时关节盂向上运动的倾斜术语是什么?

_____

13.用什么术语来描述颞下颌关节处下颌骨向前移动的运动?

_____

14.通常屈曲是在什么平面内发生的运动?

_____

15.旋内和旋外的运动轴是什么?

_____

16.组成第1掌指关节对掌运动的3个基本平面运动是什么?

_____

17.过伸一词可以用于描述哪两种运动方式?

_____

18.为什么环转不是一个单一的运动?

_____

19.我们如何在斜平面上用一条拉力线箭头来描述肌肉的运动?

_____

20.什么是反向运动?

_____

21.右前臂在肘关节处屈曲的反向运动是什么?

_____

_____

22.左大腿在髋关节处屈曲的反向运动是什么?

_____

_____

_____

23.什么是矢量?

_____

_____

_____

24.学习矢量为什么会有助于学习肌动学?

_____

_____

_____

参考文献

［1］Oatis CA: Kinesiology: The mechanics and pathomechanics of human movement, Philadelphia, 2004, Lippincott Williams & Wilkins.

［2］Watkins J: Structure and function of the musculoskeletal system, Champaign, IL, 1999, Human Kinetics.

［3］Neumann DA: Kinesiology of the musculoskeletal system: Foundations for physical rehabilitation, ed 3, St Louis, 2017, Elsevier.

［4］Palastanga N, Field D, Soames R: Anatomy and human movement, ed 4, Oxford, 2002, Butterworth-Heinemann.

［5］Muscolino JE: The muscular system manual: The skeletal muscles of the human body, ed 4, St. Louis, 2017, Elsevier.

［6］McGinnis PM: Biomechanics of sport and exercise, ed 2, Champaign, IL, 2005, Human Kinetics.

［7］Hammill J, Knutzen KM: Biomechanical basis of human movement, ed 2, Baltimore, 2003, Lippincott Williams & Wilkins.

［8］Levangie PK, Norkin CC: Joint structure and function: A comprehensive analysis, ed 5, Philadelphia, 2001, FA Davis.

［9］Hall SJ: Basic biomechanics, ed 6, New York, 2012, McGraw Hill.

［10］Dail NW, Agnew TA, Floyd RT: Kinesiology for manual therapies, New York, 2011, McGraw Hill.

［11］Kapandji TA: The physiology of the joints: Volume one: Upper limbs, ed 5, Edinburgh, 2002, Churchill Livingstone.

［12］Dimon Jr. T: Anatomy of the moving body: A basic course in bones, muscles, and joints, Berkeley, CA, 2011, North Atlantic Books.

［13］Hamilton N, Weimar W, Luttgens K: Kinesiology: Scientific basis of human motion, ed 12, New York, 2012, McGraw Hill.

［14］Enoka RM: Neuromechanics of human movement, ed 3, Champaign, IL, 2002, Human Kinetics.

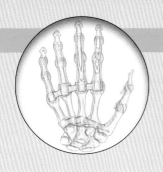

关节的分类

章节纲要

7.1 关节解剖

7.2 关节生理

7.3 关节灵活性与稳定性

7.4 关节与减震

7.5 承重关节

7.6 关节类型

7.7 纤维连结

7.8 软骨连结

7.9 滑膜关节

7.10 单轴滑膜关节

7.11 双轴滑膜关节

7.12 三轴滑膜关节

7.13 非轴向滑膜关节

7.14 半月板和关节盘

章节目标

学习完本章，学生能够：

1.掌握本章关键术语的定义。

2.描述关节的解剖学结构。

3.了解关节的生理，以及关节、肌肉、韧带和关节囊的功能。

4.描述关节灵活性和关节稳定性之间的关系，并列出影响关节灵活性和稳定性的3个主要因素。

5.解释减震和负重对关节的重要性。

6.掌握以下与关节分类相关的问题：

- 关节的3大结构分类。
- 3大类型关节的功能。
- 关节结构和功能之间的关系。
- 列出并描述3种类型的纤维连结，并能举例说明。

- 列出并描述2种类型的软骨连结，并能举例说明。

7.掌握以下与滑膜关节相关的问题：

- 滑膜关节的结构，并能描述典型的滑膜关节。
- 韧带和肌肉在滑膜关节中的作用。
- 4种类型的滑膜关节。
- 描述并举例说明2种单轴滑膜关节。
- 描述并举例说明2种双轴滑膜关节。
- 描述并举例说明三轴滑膜关节。
- 描述并举例说明非轴向滑膜关节。

8.掌握半月板和关节盘的作用，并能举例说明。

概述

关于人体运动的讨论始于第2章，并在第6章中进行了进一步的介绍。第7章通过讨论人体关节的结构和功能特征（特别是减震、负重，以及灵活性与稳定性系统）来深化对运动的探索。本章阐述身体所有关节的分类，对关节的3种主要结构类型（纤维关节、软骨关节和滑膜关节）分别进行了回顾。特别强调了滑膜关节；详细讨论了单轴、双轴、三轴和非轴向关节。本章最后对关节盘和半月板在关节中的作用进行了探讨。

关键词

amphiarthrotic joint（amphiarthrosis，pl. amphiarthroses）　微动关节

articular cartilage　关节软骨

articular disc　关节盘

articulation　关节

ball and socket joint　球窝关节

biaxial joint　双轴关节

cartilaginous joint　软骨连结

closed-packed position　关节闭合位

compound joint　复关节

condyloid joint　髁状关节

congruent　关节吻合性

degrees of freedom　自由度

diarthrotic joint（diarthrosis，pl. diarthroses）　可动关节

ellipsoid joint　椭圆关节

extra-articular　关节外

fibrous joint　纤维连结

functional joint　功能性关节

ginglymus joint　屈戌关节

gliding joint　滑动关节

gomphosis（pl. gomphoses）　嵌合

hinge joint　屈戌关节

intra-articular　关节内

irregular joint　不规则关节

joint　关节

joint capsule　关节囊

joint cavity　关节腔

meniscus（pl. menisci）　半月板

mobility　灵活性

nonaxial joint　非轴向关节

open-packed position　关节开放位

ovoid joint　椭圆关节

pivot joint　枢轴关节

plane joint　平面关节

polyaxial joint　多轴关节

saddle joint　鞍状关节

sellar joint　鞍状关节

shock absorption　减震

simple joint　单关节

stability　稳定性

structural joint　结构性关节

suture　缝

symphysis joint　纤维软骨联合

synarthrotic joint（synarthrosis，pl. synarthroses）　不动关节

synchondrosis（pl. synchondroses）joint　软骨结合

syndesmosis（pl. syndesmoses）　韧带联合

synostosis（pl. synostoses）　骨性结合

synovial cavity　滑膜腔

synovial fluid　滑液

synovial joint　滑膜关节

synovial membrane　滑膜

triaxial joint　三轴关节

trochoid joint　滑车关节

uniaxial joint　单轴关节

weight-bearing joint　承重关节

7.1　关节解剖

- 在结构上，关节是指2块或多块骨之间的接合处[1]。在接合处，骨通过软组织相互连接。

  - 一个典型的关节可以包含2块骨，也有可能包含2块以上的骨。例如，肘关节包含3块骨：肱骨、桡骨和尺骨。包含3块或3块以上骨的关节称为复关节。单关节是指只包含2块骨的关节[2]。

- 连接关节2块骨的软组织类型决定了关节的结构类型（知识点7-1。更多关于关节结构类型的内容，详见7.6）。

知识点 7-1 关节结构和功能

在结构上，关节为通过软组织连接骨的结构。正如7.2所解释的，关节的功能是可以运动；因此，在功能上，关节是指具有运动能力的部位。这些结构和功能定义通常是相互重合的（即结构性关节是功能性关节，或者功能性关节是结构性关节）。但是，有时它们并不完全匹配。肩胛骨和肋骨之间的肩胛胸壁关节是允许骨骼之间运动的关节，但其并不是结构性关节，因为骨不是通过软组织（纤维、软骨或滑膜）相互连接的。因此，肩胛胸壁关节不能归类为结构性关节，而应归类为功能性关节[1]。还可以通过膝关节来学习结构性关节和功能性关节。在结构上，股骨远端、胫骨近端和髌骨相互连接，并处在一个封闭的关节囊内；因此，所有这些骨构成了一个结构性关节[1]。一个结构性关节可能由多个独立的功能性关节组成。股骨和髌骨，以及股骨和胫骨的运动功能在某种程度上是相互独立的。因为股骨的内侧髁和外侧髁在胫骨上的独立运动，所以许多生理学家、肌动学家甚至会将胫股关节（胫骨和股骨之间的关节）分成内侧胫股关节和外侧胫股关节！

- 以下是关节的3种主要结构分类[3]：
  - 纤维连结。
  - 软骨连结。
  - 滑膜关节。
- 关节也称为骨连结[4]。
- 图7-1显示了身体典型关节的组成部分。注意，实际上没有典型的身体关节。正如本章后面将看到的，无论是在结构上还是在功能上，会存在许多不同类型的关节。

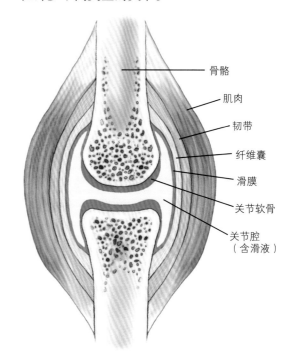

骨骼
肌肉
韧带
纤维囊
滑膜
关节软骨
关节腔
（含滑液）

图7-1 典型关节（本图中显示的是滑膜关节）。这个关节的主要特征包括在2块骨之间有一个间隙（关节腔）；这个间隙由1个纤维囊包围并充满滑液。此外，韧带将构成关节的2块骨骼连接在一起，肌肉从关节的一块骨连接到另一块骨，跨越该关节

7.2 关节生理

- 关节的主要功能是可以运动。
- 正如我们所看到的，关节在2块骨之间有一个间隙。因为这个间隙的存在，骨可以相对移动。图7-2显示了关节的运动。
- 实际上，人体中有些关节不能运动。它们存在是因为它们曾经能运动。例如，牙齿和上颌骨之间的关节。当牙齿快长出来时，牙齿的运动是必要的，它可以通过上颌骨下降和上升。然

而，现在牙齿和上颌骨之间并没有运动。另一个常见的例子是颅骨的缝。这些关节曾经需要移动，以允许婴儿的头部通过母亲的产道。孩子出生并成年后，这些缝不再需要运动，这些关节通常会融合。必须强调的是，如果身体不需要某一时刻移动，那么就不再需要在那里有一个关节。在结构上，1个由1块骨组成的坚固的骨架，没有关节在里面，我们的身体会更

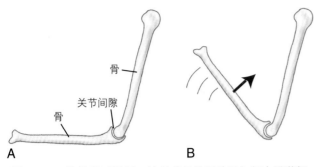

图7-2 一块骨相对于另一块关节骨的运动是如何在关节间隙周围发生的

加稳定。然而，我们确实需要运动，因此在每个需要运动的位置，骨之间存在中断或间隙，形成关节。想一想电影《绿野仙踪》中的Tin Man是很有用的。当他第一次被发现时，他似乎根本没有关节，因为关节间隙都生锈了。然后，当Dorothy给他在每个地方涂上油时，关节开始发挥作用，可以再次运动。

- 当我们说关节的主要功能是允许运动发生时，必须强调"允许"一词。关节是一种允许运动发生的被动结构，但它不产生运动。
- 正如将在后面的章节中介绍的那样，是跨过关节的肌肉组织收缩产生的关节运动。
- 此外，韧带、关节囊连接骨，以防止骨彼此移动过远（脱位），从而限制关节的运动。
- 因此，我们可以陈述以下3条一般原则[1]（知识点7-2）：
  - 关节允许运动。
  - 肌肉产生运动。
  - 韧带、关节囊限制运动。

 知识点7-2

这些原则虽然通常是正确的，但有点简单化。肌肉收缩是关节运动发生的主要动力。然而，更正确的说法是，肌肉收缩的作用实际上是在构成关节的骨上产生一种力量。这种力量可以在关节处产生运动；肌肉收缩的力量也可以停止或改变运动。这种知识的临床应用是，如果跨过关节的肌肉过于紧绷将会阻碍骨骼移动，从而限制关节的运动。受到限制的运动将从紧绷的肌肉所在位置开始做反向运动。更多这一观点的内容，详见第16章。

7.3 关节灵活性与稳定性

- 关节具有活动性，但也必须足够稳定，以保持其结构完整性（即不脱位）。
- 身体的每一个关节都能平衡灵活性和稳定性（知识点7-3）[5]。

 知识点 7-3   关节的闭合位和开放位

身体的每个关节都有一个它最稳定的位置；这个位置称为关节闭合位[1]。关节的稳定性、关节闭合位通常是骨骼位置组合的结果，这些骨骼的位置最大限度地一致（即关节面彼此最紧密），韧带最紧绷。这2个因素共同作用限制了运动的幅度，从而增加了稳定性[1]。关节开放位与闭合位相反；它可以是其中任何骨纤维一致性较差，并且韧带松弛的关节位置，该位置关节灵活性增强，但稳定性较差。

- 关节灵活性越大，稳定性越差。
  - 提高灵活性的代价是稳定性降低。
  - 稳定性差，意味着关节受伤的风险大。
- 关节越稳定，灵活性越差。
  - 为较大的稳定性而付出的代价是灵活性较低。
  - 灵活性降低意味着关节在某些位置移动和摆放身体部位的能力下降。
- 因此，灵活性和稳定性是对立的概念；一个越多，另一个就越少。

以下是决定关节灵活性和稳定性平衡的3个主要因素[5]：
- 关节骨骼的形状。
- 关节韧带-关节囊复合体（注：韧带和关节囊由相同的纤维组织构成，两者都起到限制关节运动的作用；因此，它们可以组合成韧带-关节囊复合体）。

- 关节的肌肉组织。
  - 由于肌肉跨过关节（通过肌腱附着在关节的骨骼上），肌肉越大，它给关节带来的稳定性就越大。如前所述，较大的稳定性意味着较少的灵活性。由于这个原因，经常锻炼身体并且拥有大量肌肉的人可能会出现肌肉僵硬（muscle-bound）。如果跨关节的肌肉组织的基线张力很高（即肌肉紧绷），稳定性会增加，灵活性也会相应降低（更多关节稳定性的内容，详见14.7）。

- 通过比较肩关节和髋关节的灵活性、稳定性，可以很好地理解这些概念。肩关节和髋关节都是球窝关节。但是肩关节的灵活性要大得多，但稳定性要差得多；相反，髋关节比肩关节稳定得多，灵活性则小得多。

  比较这两个关节，我们可以得到以下3个结论：
- 肩关节盂的骨性形状比髋关节窝（髋臼）浅得多（图7-3）。
  - 肩关节韧带–关节囊复合体比髋关节韧带–关节囊复合体松弛得多。

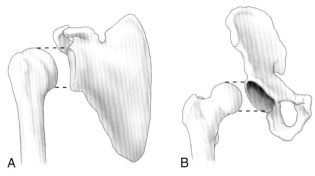

图7-3 A.肩关节盂。B.髋关节窝（髋臼）。关节窝的深浅影响关节的灵活性和稳定性

- 跨过肩关节的肌肉组织比跨过髋关节的肌肉组织体积小。
- 肩关节灵活性较大的优点是运动范围大，可以使手有较多的放置位置，缺点是损伤概率较高。
- 髋关节稳定性较好的优点是损伤概率较低，而缺点是不能够将足部放置在较多的位置（活动范围有限）。
- 实际上，关节较好的灵活性和稳定性是可能并存的。这是通过关节的软组织完成的。如果肌肉和韧带、关节囊组织松弛，灵活性会增加。然而，如果肌肉发达、强壮，稳定性也会提高。舞者就是一个很好的例子，他们的关节既灵活又稳定。

7.4 关节与减震

- 除了允许运动，关节还可以起到减震的作用。除了位于关节骨之间的软组织外，许多关节也有位于关节囊内的液体。这种液体对吸收通过关节传递的冲击非常有帮助[6]。滑膜关节腔内也有液体，更多滑膜关节的内容，详见7.9。
- 尽管所有关节都有吸收冲击、减震的能力，但考虑到行走、跑步、跳跃和撞击地面时进入我们身体的力量，下肢关节和脊柱关节对于提供减震尤为重要[7]。我们体重撞击地面的力会产生一个等效的力，通过我们的身体向上传递[1]。位于我们下肢关节和脊柱关节的液体有助于吸收和减缓这种冲击（图7-4）。
- 注：关节吸收和抑制冲击的方式类似汽车的减震器。汽车的减震器是一个装满液体的汽缸。当汽车驶过凹坑或碰撞到物体时，减震器内的液体会吸收并减弱产生的压缩力（原本会传递给汽车其他部分，以及坐在车内的人的冲击力）。

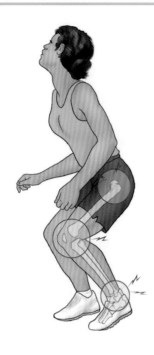

图7-4 当一个人跳起，然后从空中落地时，下肢关节有助于减震。在这种情况下，所有负重关节，包括脊柱关节，都有助于减震

7.5 承重关节

- 身体的许多关节都是承重关节。承重关节是指承受身体重量的关节。

- 在很多教科书中介绍到承重是我们身体某些关节的一种功能。虽然我们身体的许多关节确实具有承载重量的功能，但承载重量并不是关节存在的首要原因。承重关节需要承受来自身体重量的压力，因此需要较大的稳定性。如前所述，可以活动的关节，它的稳定性会低。如果关节的功能是承重，那它就需要有较好的稳定性；甚至没有关节，身体的稳定性可以保持得更好。例如，如果下肢没有膝关节，整个下肢由1块骨构成，下肢会更加稳定，能够更有效地承受身体的重量。由于膝关节具有灵活性，所以降低了下肢的稳定性；因此，它无助于承重。当然，膝关节也确实有额外负重的责任，所以更恰当的说法可能是负重是关节的特点而不是功能。

- 几乎所有的下肢关节和脊柱关节都是承重关节（知识点7-4）[7]。除了允许运动外，这些关

 知识点7-4

脊柱的椎间盘关节是主要的承重关节。脊柱的关节突关节主要是为了引导运动。更多相关信息，详见8.4。

节还必须能够承受上方身体的重量。踝关节和足关节承受的身体重量最大。

- 由于承重的原因，承重关节往往稳定性好，灵活性差。

- 位置越低的关节承重越多。例如，上颈椎只需要承受头的重量；但是，下腰椎必须承受头、颈、躯干和上肢的重量。

- 理论上，踝关节和足关节的承重压力最大。然而，由于存在2个（左右）独立下肢，当一个人双脚站立时，它们各承受1/2的重量。当然，当一个人单脚站立时，整个身体的重量都由一侧下肢来承担。

- 上肢关节（和一些其他关节）通常不是承重关节。

7

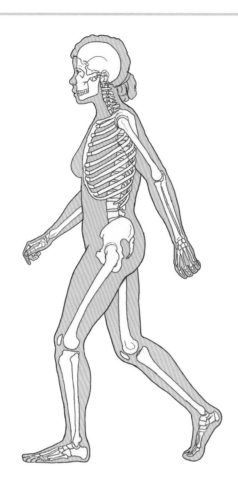

图7-5 身体的承重关节。几乎所有下肢关节和中轴的脊柱关节都是承重关节

7.6 关节类型

- 关节可根据其结构（如连接骨骼的软组织）进行分类。
  - 结构上，关节通常分为3类。
- 关节也可以根据其功能（即它们允许的运动程度）进行分类。
  - 功能上，关节通常分为3类。

按结构分类

- 关节按结构可分为纤维连结、软骨连结和滑膜关节[3]（表7-1）。
  - 骨被致密的纤维结缔组织连接在一起的关节称为纤维连结。
  - 骨被纤维软骨或透明软骨固定在一起的关节称为软骨连结。
  - 骨通过关节囊连接的关节，由2个不同的层（外部纤维层和内部滑膜层）组成，称为滑膜关节。
  - 值得注意的是，纤维连结和软骨连结没有关节腔；滑膜关节有关节腔。

表 7-1	关节按结构分类
·没有关节腔的关节 ·纤维连结 ·软骨连结 ·有关节腔的关节 ·滑膜关节	

没有关节腔的关节

- 纤维连结：纤维连结是指构成关节的2块骨由致密的纤维组织连接在一起的关节。
- 软骨连结：软骨连结是构成关节的2块骨由软骨组织连接在一起的关节[8]。

有关节腔的关节

- 滑膜关节：滑膜关节是指构成关节的2块骨由关节囊连接在一起的关节[8]。
  - 关节囊有2层：外层为纤维层；内层为滑膜层。

- 囊包裹着滑膜腔，里面有滑液。
- 骨关节端内衬有透明软骨。

按功能分类

- 关节按功能分为不动关节、微动关节和可动关节[6]（表7-2）。

表 7-2	关节按功能分类
不动关节	允许很少运动或没有运动的关节
微动关节	允许关节适度但有限的运动
可动关节	关节可以自由移动并允许大量运动的关节

- 另一种常见的功能分类将关节分为2类：①不动关节，没有关节腔。②可动关节，有关节腔[7]。不动关节又分为骨性结合（由骨组织连接）、软骨结合（由软骨组织连接）和韧带联合（由纤维组织连接）[9]。可动关节是滑膜关节（由包裹关节腔的关节囊连接）。
- 允许很少或不允许移动的关节称为不动关节[9]。
- 允许适度但有限运动量的关节称为微动关节[6]。
- 可以自由移动并允许大量移动的关节称为可动关节。

7.7　纤维连结

- 纤维连结是指连接骨骼的软组织是致密的纤维结缔组织的关节；因此纤维连结没有关节腔（表7-4，图7-6）。
- 纤维连结通常允许很少运动或没有运动；因此，它们被认为是不动关节。
- 存在3种类型的纤维连结[5]：
  - 韧带联合。
  - 缝。

表 7-4	不动纤维连结的类型
韧带联合	由纤维韧带或腱膜连接
缝	由一层薄的纤维连接
嵌合	一块骨的连接面呈深沟状，另一骨以锐缘嵌入其中

- 值得注意的是，现在普遍的观点是根据关节的活动度将其分为3类，但这些对于活动度的划分有时可能有所不同。
- 结构和功能密切相关是解剖学和生理学的一个主要原则。常说结构决定功能，也就是说，身体部位的解剖学决定了身体部位的生理学。关于关节的研究，关节的结构决定了关节的运动程度。
- 虽然关节可以按结构分为3类，也可以按功能（运动度）分为3类，但重要的是要认识到3个结构分类和3个功能分类是相互关联的。它们只是不同学科里边的不同类别，在解剖学中研究结构，在生理学或肌动学中研究功能。
- 因此，可以得出以下一般相关性（表7-3）：
  - 纤维连结是不动关节[7]。
  - 软骨连结是微动关节[6]。
  - 滑膜关节是可动关节[7]。

表7-3	关节分类
纤维连结	不动关节
软骨连结	微动关节
滑膜关节	可动关节

- 嵌合。

韧带联合

- 在韧带联合中，纤维韧带或纤维腱膜将构成关节的骨连接起来[5]。
- 韧带联合允许构成关节的两骨之间有少量的运动。
- 桡骨与尺骨之间的骨间膜是一个韧带联合的例子（图7-6B，C）。
- 胫骨和腓骨之间的骨间膜是另一个韧带联合的例子。

缝

- 在缝中，一层薄的纤维组织将构成关节的两骨

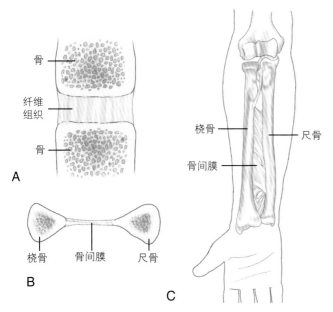

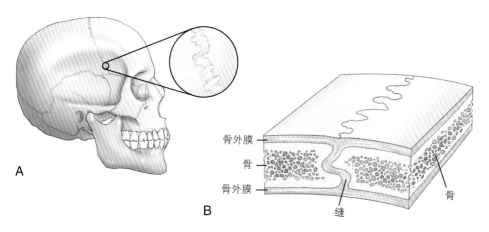

图7-6 A.纤维组织将构成纤维连结的两骨连接起来。B和C.连接桡骨和尺骨的前臂骨间膜的横断面和前面观。在结构上，前臂的骨间膜是一个纤维韧带联合

连接起来[5]。
- 缝仅存在于颅骨中（图7-7）。
- 这些关节在生命早期允许少量的运动。
- 缝的主要目的是让婴儿的头骨可以发生相对的移动，以便在分娩时容易通过产道。

- 通常认为缝在以后的生活中允许很少的运动或没有运动，但在这方面存在争议（知识点7-5）。

知识点7-5

对于缝的移动能力存在很大的争议。颅骶骨（也称为骶枕）技术的一个主要前提是缝允许明显的运动。在缝处手法整复颅骨的部分作用是帮助脑脊液的运动。虽然在缝处仍有一定程度的运动，但对成人颅骨的研究表明，随着年龄的增长，这些关节确实倾向于骨性结合（骨性结合是一种骨融合的关节）。

嵌合

- 在嵌合中，纤维组织将2个骨性成分结合在一起，就像钉孔与钉一样相互适应[5]（图7-8）。
- 这种类型的关节只存在于牙齿和下颌之间，或者牙齿和上颌之间。
- 嵌合关节允许牙齿相对于下颌骨或上颌骨在生命早期的运动，但在成人中，不允许运动。

图7-7 A.侧面观，位于额骨和顶骨之间的颅骨的冠状缝。在结构上，这个关节是缝。B.同一缝的横断面

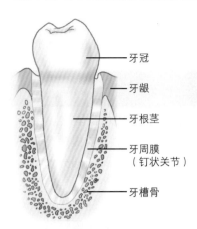

牙冠

牙龈

牙根茎

牙周膜
（钉状关节）

牙槽骨

图7-8 牙齿与相邻骨之间关节图示。牙冠位于牙龈线上方，牙根位于牙龈线下方。牙周膜是指钉状关节的纤维组织。从结构上讲，这个关节是纤维性嵌合

7.8 软骨连结

- 软骨连结是指连接骨的软组织是软骨结缔组织（通常是纤维软骨，但有时是透明软骨）的关节；因此软骨连结没有关节腔[5]。
- 软骨连结通常允许适度但有限的活动度；因此，是微动关节。
  - 存在2种类型的软骨连结[6]：
  - 纤维软骨联合。
  - 软骨关节。

联合

- 在纤维软骨联合中，纤维软骨以圆盘的形式连接两块相邻的骨[6]。骨干通常用来指骨最大的部分。这些纤维软骨盘相当厚。虽然纤维软骨联合不能达到滑膜关节允许的运动范围，但纤维软骨可以允许适度的运动。
- 脊柱的椎间盘关节是一个软骨联合的例子（图7-9A）。

- 从技术上讲，椎间盘关节可以被认为有一个充满液体的关节腔。关节腔是由纤维状环状纤维构成的，液体是髓核。更多有关椎间盘的内容，详见8.4。
- 另一个例子是骨盆的耻骨联合（图7-9B）。

软骨关节

- 在软骨关节中，透明软骨连接构成关节的两骨[5]。
- 软骨关节的一个例子是位于肋骨和胸骨之间的软骨（即肋软骨）（图7-10A）。
- 生长中的骨骼的生长板（即骺板）也可以被认为是另一种类型的软骨关节（图7-10B）。
  - 生长板骨化后只剩下一个残留的骨骺线[1]。许多资料不认为生长板是软骨关节，因为生长板的主要作用是生长，而不是运动[1]。更多关于生长板的内容，详见3.6。

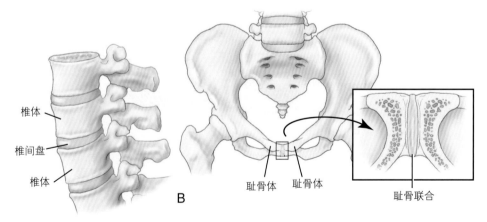

椎体

椎间盘

椎体

A

耻骨体   耻骨体

耻骨联合

B

图7-9 A.脊柱相邻椎体之间的椎间盘关节的侧面观。结构上，这个关节是纤维软骨联合。B.骨盆的前面观（插图框中为特写视图）。结构上，耻骨联合是纤维软骨联合

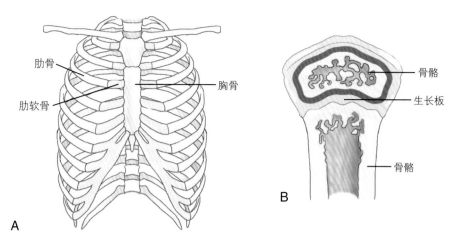

图7-10 A.胸廓前面观。肋软骨是软骨关节的一个例子，它将肋骨与胸骨结合在一起。在结构上，它是软骨关节。B.生长板（骺板）在发育中的长骨组织的邻近区域之间。这是一个暂时性软骨关节的例子

7.9　滑膜关节

- 从结构上讲，滑膜关节是身体最复杂的关节。

- 这些关节也是大多数人比较熟知的关节，如腕关节、肘关节、肩关节、踝关节、膝关节和髋关节。

滑膜关节的组成

- 构成滑膜关节的骨由关节囊连接，关节囊包裹关节腔[5]。

- 关节囊有2个不同的分层：位于外部的纤维层和位于内部的滑膜层（表7-5）。

- 滑膜层将滑液分泌到关节腔（又称为滑膜腔[6]）。

- 此外，骨的关节端被关节软骨（透明软骨）覆盖[3]。

表 7-5	滑膜关节的组成*

关节囊外纤维层
关节囊内滑膜层
滑膜腔
滑液
关节透明软骨衬着骨骼的关节端
韧带
肌肉

*注：表7-5列出了构成滑膜关节的结构，包括韧带和肌肉，但它们通常不位于滑膜关节内。它们之所以被纳入关节结构是因为它们在滑膜关节中的作用。尽管韧带和肌肉确实在其他关节的功能中也有一定的作用，但是滑膜关节的活动度较大，韧带和肌肉在滑膜关节中的作用对于稳定性和灵活性是极其重要和必不可少的。

- 滑膜关节是身体唯一具有关节腔的关节。

- 由于关节腔的存在，滑膜关节通常活动范围较大，因此是可动关节。

- 图7-11显示了一些滑膜关节的例子。

韧带和肌肉在滑膜关节中的作用

韧带

- 韧带是一种纤维结构（主要由胶原纤维构成），它从身体的一个结构连接到身体的其他结构[10]（肌肉和骨除外）。

- 在肌肉骨骼领域，韧带被定义为从一块骨连接到另一块骨。因此，韧带跨过关节，将构成关节的骨连接在一起。

- 在进化上，滑膜关节的韧带形成关节囊外纤维层的增厚部分。

  - 有些韧带逐渐演变成完全独立于纤维囊；其他韧带未完全分离，简单地称为纤维囊的增厚部分。

- 韧带-关节囊复合体是用来描述在一起的韧带和关节囊的。

- 滑膜关节韧带通常位于关节囊外，叫作关节外韧带；有时韧带位于关节腔内，叫作关节内韧带[2]。

- 在功能上，韧带的目的是限制关节的运动[11]。

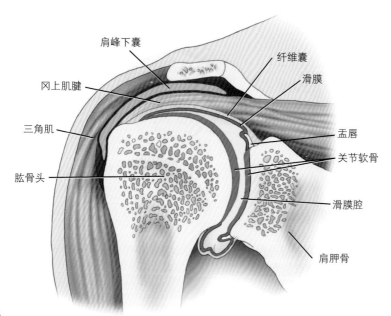

肩峰下囊

冈上肌腱

三角肌

肱骨头

纤维囊

滑膜

盂唇

关节软骨

滑膜腔

肩胛骨

A

图7-11　滑膜关节。A.肩关节横断面的前面观。B.肘（肱骨）关节横断面的侧面观。C.膝关节横断面的侧面观

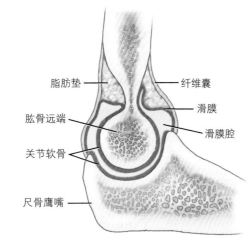

脂肪垫

肱骨远端

关节软骨

尺骨鹰嘴

纤维囊

滑膜

滑膜腔

B

股四头肌

滑膜

髌上囊

髌骨

髌前囊

髌下脂肪

髌下皮下囊

髌下囊

股骨

纤维囊

滑膜

关节软骨

半月板

胫骨

C

肌肉

- 根据定义，肌肉是一种特殊收缩的软组织结构[1]。
- 肌肉通过肌腱附着在构成关节的2块骨上[1]。
- 有些肌肉跨越一个以上的关节，但不附着在它们跨过的每个关节的每一块骨上。例如，肱二头肌跨过肩关节和肘关节，但它附着在肩胛骨的下部，然后跨过肱骨，与桡骨远端相连。
- 肌肉绝大部分位于关节外。只有个别肌肉的肌腱位于关节内（即关节腔内）。肱二头肌长头穿过肩关节，腘肌近端肌腱位于膝关节内[12]。
- 肌肉的主要功能是收缩并在关节的1块或2块骨上产生力。这种收缩力可以移动1块或2块骨，并在关节处产生运动。肌肉在肌肉骨骼系统中的作用在第13~15章中有更深入的论述。

滑膜关节的分类

- 根据关节处存在的运动轴数，滑膜关节可分为4类[4]（知识点7-6）：
    - 单轴关节：单轴关节允许在一个平面内围绕一个轴进行运动。
    - 双轴关节：双轴关节允许在两个平面内围绕两个轴发生运动。
    - 三轴关节：三轴关节允许在三个平面内围绕三轴进行运动（三轴关节也称为多轴关节）。
    - 非轴向关节：非轴向关节允许在一个平面内发生运动，但这种运动是一种滑动运动，而不是围绕一个轴发生。

知识点 7-6　自由度

　　自由度一词通常适用于允许轴向运动的关节。当关节允许在1个平面内围绕1个轴运动时，它具有1个自由度。当它允许2个平面绕2个轴运动时，它有2个自由度。当它允许3个平面围绕3个轴运动时，它拥有3个自由度。如果它唯一的运动类型是非轴向的，那么它就具有0自由度。

7.10　单轴滑膜关节

- 单轴关节允许围绕1个轴进行运动；这种运动发生在1个平面内。
- 单轴滑膜关节有2种[6]：
    - 屈戌关节（又称为铰链关节）。
    - 枢轴关节（又称为车轴关节）。

屈戌关节

- 屈戌关节是指一块骨的表面呈线轴状，另一块骨的表面呈凹形。线轴状表面在另一块骨骼的凹面内移动[4]。
- 屈戌关节在结构和功能上与门的铰链相似，因此也称为铰链关节。

- 肘关节是屈戌关节[5]（图7-12A）。
- 踝关节也是屈戌关节（图7-12B）。

枢轴关节

- 枢轴关节的其中一骨的表面类似圆环，而另一骨的表面呈圆状，使其能够在圆环内旋转[3]。
- 枢轴关节在结构和功能上与门把手相似。
- 环状的寰椎（C1）与枢椎中轴（C2）的齿突之间的寰枢关节[6]是枢轴关节（图7-13A）。
- 前臂的桡尺近端关节也是枢轴关节，其中桡骨头在尺骨和环韧带的桡侧缺口所产生的环状结构内旋转[6]（图7-13B）。

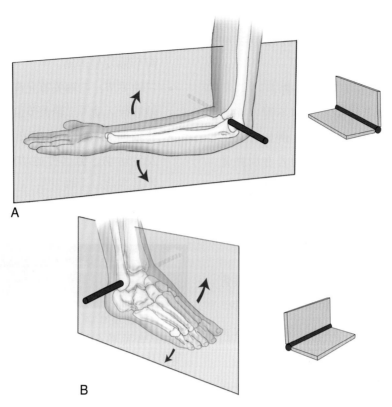

图7-12   单轴屈戌关节。A.肘关节（肘关节的肱骨关节）。肘关节是单轴屈戌关节，只允许发生屈伸动作。这些动作发生在矢状面的内外侧轴周围。B.踝关节。踝关节也是单轴屈戌关节，只允许发生跖屈和背屈的动作。这些动作发生在矢状面的内外侧轴周围。在每个关节旁边画一个铰链，方便大家观察它们与铰链的相似性。注意，插图中红管代表运动轴

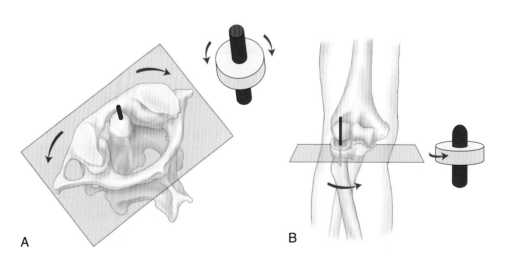

图7-13   单轴枢轴关节。A.寰枢关节（由环状寰椎和枢椎中轴齿突构成）。寰枢关节是一个枢轴关节，只允许左右旋转发生。这些动作发生在水平面的垂直轴周围。B.桡尺近侧关节。桡尺近侧关节是枢轴关节，只允许桡骨头的内侧和外侧旋转（产生前臂桡骨的旋前和旋后动作）。桡骨头的这种动作发生在水平面的垂直轴周围。注意，插图中红管代表运动轴

7.11 双轴滑膜关节

- 双轴关节允许围绕2个轴进行运动；这种运动发生在2个平面内[8]。
- 有2种类型的双轴滑膜关节[6]：
  - 髁状关节（又称为椭圆关节）。
  - 鞍状关节。

髁状关节

- 在髁状关节中，一块骨呈凹形，另一块骨呈凸形（即椭圆形）。凸骨贴合凹骨[8]。
- 手的掌指关节是髁状关节[6]（图7-14A，B）。
- 桡腕关节也是髁状关节（图7-14C，D）。

鞍状关节

- 鞍状关节是一种改良的髁状关节[4]。
- 构成鞍状关节的每块骨的表面都有一个凸面和一个凹面；一块骨骼的凸面与另一块骨骼的凹面吻合，反之亦然[8]。
- 鞍状关节在结构和功能上与坐在马鞍上的人相似。
- 拇指的腕掌关节是典型的鞍状关节[5]（图7-15A，B；知识点7-7）。
- 胸骨柄和锁骨内侧端之间的胸锁关节也是鞍状关节（图7-15C，D）。

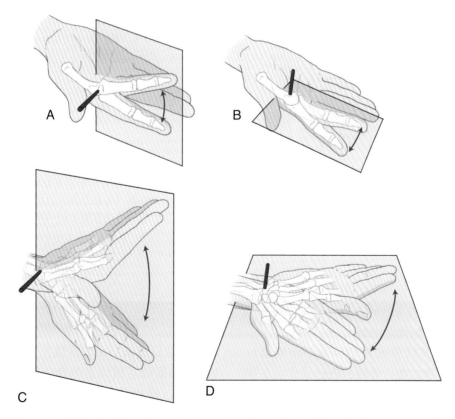

图7-14 双轴髁状关节。A.掌指关节是髁状关节，允许在矢状面发生围绕内外侧轴的屈伸的动作。B.外展和内收的动作发生在围绕前后轴的冠状面内。C.桡腕关节是髁状关节，允许屈伸动作发生在矢状面的内外侧轴周围。D.桡腕关节的外展和内收动作发生在冠状面的前后轴周围。注意，插图中红管代表运动轴

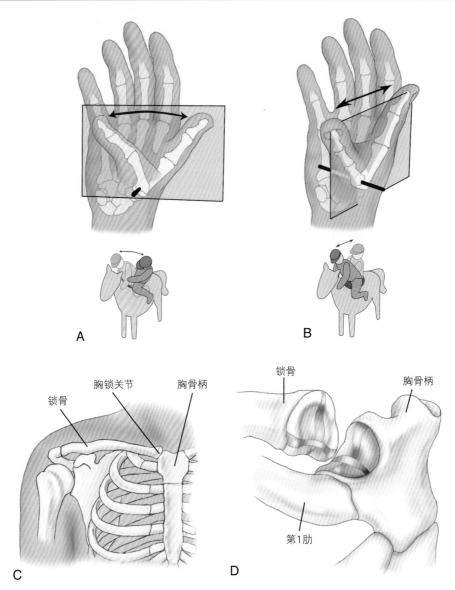

图7-15　双轴鞍状关节。A.第1腕掌关节是鞍状关节，允许屈曲和伸展的运动发生在冠状面前后轴的周围。B.第1腕掌关节也允许外展和内收发生在矢状面内外侧轴的周围。每一个图示旁边都有一个坐在西式马鞍上的人的插图，展示拇指的鞍状关节与西方马鞍相似的结构和运动。在这两幅图中，红管代表运动轴。C.胸骨柄与锁骨内侧端之间的胸锁关节。D.胸锁关节开放，可见柄部和锁骨的鞍状凹凸关节面

💡 **知识点7-7**

　　根据拇指的方位命名其动作是不正确的；屈伸动作发生在冠状面，外展和内收动作发生在矢状面[1]。更多关于拇指鞍状关节（第1腕掌关节）运动的内容，详见6.23和10.13。拇指鞍状关节是一个有趣的关节。它比髁状关节运动更大，因为它也允许有限的旋转。随着这个旋转，拇指鞍状关节在3个基本平面上都有移动。尽管如此，它仍然被归类为双轴关节，因为它只允许绕2个轴运动。横切面内旋必须与冠状面屈曲一起发生，横切面外旋必须与冠状面伸展一起发生。因此只有2个运动轴：外展/内收的矢状面运动轴，以及内旋与屈曲和外旋与伸展相结合的斜平面（冠状面、水平面）运动轴。更多内容详见10.13。

7.12 三轴滑膜关节

- 三轴关节允许围绕3个轴进行运动；这种运动发生在3个平面内[4]。

- 三轴滑膜关节只有1种类型——球窝关节。

球窝关节

- 在球窝关节中，一块骨有一个球形的凸面，它

与另一块骨的凹面相吻合[3]。

- 髋关节是球窝关节[6]（图7–16）。

- 肩关节也是球窝关节[8]（图7–17）。

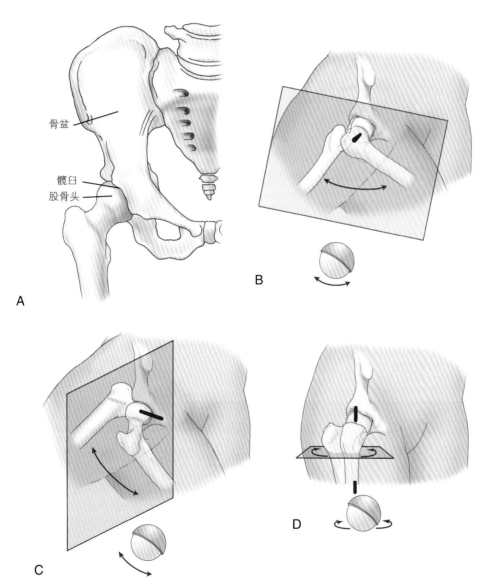

图7–16 髋关节。A.髋关节前面观。股骨头是一个凸形的球，它与骨盆的髋臼相吻合，髋臼是一个凹形的窝。B.大腿在髋关节处的屈曲和伸展发生在围绕内外侧轴的矢状面上。C.大腿在髋关节处的外展和内收发生在围绕前后轴的冠状面上。D.大腿在髋关节处的外旋和内旋发生在围绕垂直轴的水平面上。注意，插图中红管代表运动轴

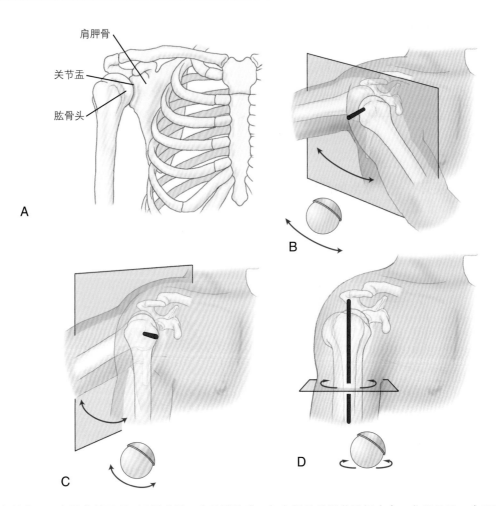

图7-17　肩关节。A.肩关节前面观。肱骨头是一个凸形的球，与肩胛骨的关节盂相吻合，肩胛骨是一个凹形的窝。注：将此图与图7-16A进行比较，可以发现肩关节盂没有髋关节窝深。B.手臂在肩关节处的屈曲和伸展发生在围绕内外侧轴的矢状面上。C.手臂在肩关节处的外展和内收发生在围绕前后轴的冠状面上。D.手臂在肩关节处的外旋和内旋发生在围绕垂直轴的水平面上。注意，插图中红管代表运动轴

7.13　非轴向滑膜关节

- 非轴向关节允许在平面内发生运动，但是运动不是围绕轴发生的[2]。

- 发生在非轴向关节的运动是一种滑动，是其中一块骨的表面沿另一块骨的表面平移（滑动）[4]。更多非轴向平移运动的内容，详见6.2~6.4。

- 必须强调的是，非轴向关节的运动可能发生在平面内，但不会围绕轴发生，因此称为非轴向关节。

- 非轴向关节的骨表面通常是平的或轻微弯曲的。

- 邻近跗骨之间的关节[5]（跗骨间关节）是非轴向关节（图7-18）。

- 脊柱的关节突关节也是非轴向关节（图7-19）。

- 非轴向关节又称为滑动关节、不规则关节或平面关节[13]。

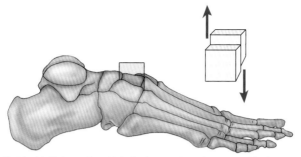

图7-18 相邻跗骨之间的关节（跗骨间关节）。跗骨的相邻表面近似平坦。当一块跗骨相对于另一块跗骨移动时，它其实是沿着另一块跗骨滑动。此运动不会围绕轴发生

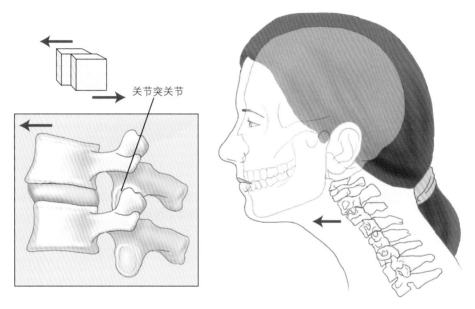

关节突关节

图7-19 脊柱的关节突关节。上关节面（下位椎骨）和下关节面（上位椎骨）的表面近似平坦或轻微弯曲。当一个面相对于另一个面移动时，它是一个面沿着另一个面滑动。此运动不会围绕轴发生

7.14 半月板和关节盘

- 通常，构成关节的骨有相反的表面且是吻合的（它们的表面互相匹配）。但是，有时关节骨的表面并不吻合。在这种情况下，关节通常会有一个附加的关节内结构，介于2块骨之间。

- 这些额外的关节内结构由纤维软骨构成，功能是通过改善2块骨的厚度来帮助最大限度地实现关节的吻合性[14]。

- 通过提高关节的吻合性，这些结构可实现2个作用：

  - 保持正常的关节运动：由于构成关节的2块骨之间的配合，这些结构有助于改善2块骨相对彼此的运动[1]。

- 缓冲作用：这些结构通过吸收和传递从一个身体部位的骨到另一个身体部位的骨的力（如负重、减震）起缓冲作用[1]。

- 如果这种纤维软骨结构是环形的，就称为关节盘。

- 若呈月牙形，则称为半月板。

- 虽然这些结构与关节的关节面接触，但它们并不是附着在关节面上，而是附着在关节囊邻近的软组织或与关节面相邻的骨上[14]。

- 关节盘存在于身体的许多关节。

- 例如，颞下颌关节。它的关节盘位于关节腔内[1]（图7-20A）。

- 胸锁关节也有关节盘，它的关节盘位于关节腔内（图7-20B）。

- 膝关节的胫骨与股骨之间存在半月板[4]（图7-21）。

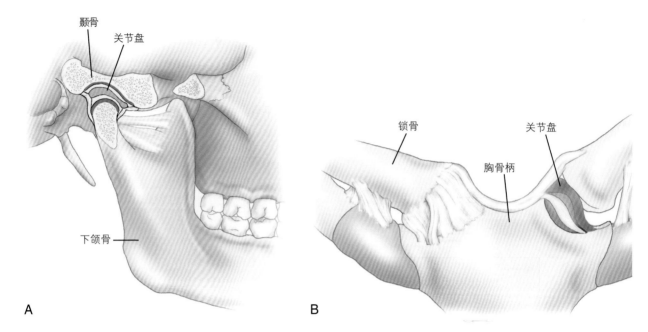

图7-20   A.颞下颌关节的外侧横断面，显示颞下颌关节的关节盘。B.胸锁关节的前面观，显示胸锁关节的关节盘。可以看出，这些关节盘有助于改善关节面之间的配合，从而有助于提高关节的稳定性和灵活性

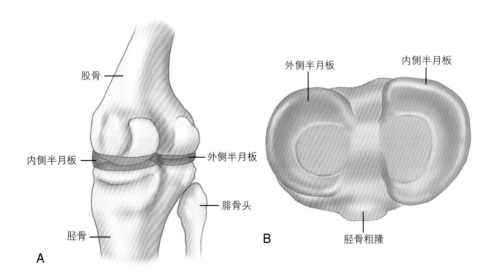

图7-21   A.右膝关节后内侧面观，它显示了位于膝关节胫骨和股骨之间的新月形或C形纤维软骨结构——半月板。在每个膝关节都有外侧半月板和内侧半月板。可以看出，这些半月板有助于改善关节相对关节面之间的吻合性（即配合）。B.右膝关节上面观，从上向下观察胫骨看到的右膝关节内侧和外侧半月板

复习题

1.写出结构性关节的定义。

_____

_____

2.写出功能性关节的定义。

_____

_____

3.单关节和复关节有什么区别?

_____

_____

4.关节的主要功能是什么?

_____

_____

5.肌肉的主要功能是什么?

_____

_____

6.韧带的主要功能是什么?

_____

_____

7.关节的稳定性和灵活性有什么关系?

_____

_____

8.如果一个关节更稳定,那它就少了什么?

_____

9.关节如何减震?

_____

_____

10.承重关节大多位于哪里?

_____

_____

11.关节按结构可分为哪3类?

_____

_____

12.哪种类型的关节具有关节腔?

_____

13.关节按功能可分为哪3类?

_____

_____

14.哪种类型的关节允许的运动最多?

_____

15.写出3种纤维连结。

_____

_____

16.写出2种软骨连结。

_____

_____

17.分别举例说明,人体内的纤维连结、软骨连结和滑膜关节。

_____

_____

18.滑膜关节有哪些组成部分?

_____

_____

19.结合运动回答,滑膜关节的4大类型是什么,并举例说明人体内的每种类型。

_____

_____

_____

20.鞍状关节允许围绕多少个轴运动?

_____

_____

21.什么是关节吻合性？

_____

_____

_____

22.列出身体内有关节盘的关节。

_____

23.描述典型的滑膜关节。

_____

参考文献

［1］Neumann DA: Kinesiology of the musculoskeletal system: Foundations for physical rehabilitation, ed 3, St Louis, 2017, Elsevier.

［2.］Hammill J, Knutzen KM: Biomechanical basis of human movement, ed 2, Baltimore, 2003, Lippincott Williams & Wilkins.

［3］Palastanga N, Field D, Soames R: Anatomy and human movement, ed 4, Oxford, 2002, Butterworth-Heinemann.

［4］Behnke RS: Kinetic anatomy, ed 2, Champaign, IL, 2006, Human Kinetics.

［5］Levangie PK, Norkin CC: Joint structure and function: A comprehensive analysis, ed 5, Philadelphia, 2001, FA Davis.

［6］Hall SJ: Basic biomechanics, ed 6, New York, 2012, McGraw Hill.

［7］Hamilton N, Weimar W, Luttgens K: Kinesiology: Scientific basis of human motion, ed 12, New York, 2012, McGraw Hill.

［8］Watkins J: Structure and function of the musculoskeletal system, Champaign, IL, 1999, Human Kinetics.

［9］Oatis CA: Kinesiology: The mechanics and pathomechanics of human movement, Philadelphia, 2004, Lippincott Williams & Wilkins.

［10］Nordin M, Frankel VH: Basic biomechanics of the musculoskeletal system, ed 3, Baltimore, 2001, Lippincott Williams & Wilkins.

［11］White TD: Human osteology, ed 2, San Diego, 2000, Academic Press.

［12］Muscolino JE: The muscular system manual: The skeletal muscles of the human body, ed 4, St Louis, 2017, Mosby Elsevier.

［13］McGinnis PM: Biomechanics of sport and exercise, ed 2, Champaign, IL, 2005, Human Kinetics.

［14］Smith LK, Weiss EL, Lehmkuhl LO: Brunstrom's clinical kinesiology, ed 5, Philadelphia, 1996, FA Davis.

7

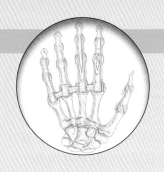

第8章

身体的中轴关节

章节纲要

8.1 颅骨的缝

8.2 颞下颌关节

8.3 脊柱

8.4 脊柱关节

8.5 寰枕关节和寰枢关节

8.6 颈椎（颈部）

8.7 胸椎（胸部）

8.8 胸部肋骨关节

8.9 腰椎（腹部）

8.10 胸腰椎（躯干）

8.11 胸腰筋膜及腹肌腱膜

章节目标

学习完本章，学生能够：

1.掌握本章关键术语的定义。

2.描述颅骨的缝，包括缝与分娩的关系。

3.针对颞下颌关节可以：

- 描述构成颞下颌关节的骨。
- 描述颞下颌关节的主要运动。
- 列出颞下颌关节的主要韧带。
- 列出主要的咀嚼肌，并描述它们在咀嚼中的作用。
- 解释颞下颌关节功能障碍与肌肉系统之间的可能关系。

4.针对脊柱可以：

- 描述脊柱的生理曲度，并描述其发育。
- 描述脊柱的结构和功能。

5.针对脊柱关节可以：

- 说明椎间盘关节功能与关节突关节功能的主要区别。
- 描述颈椎、胸椎和腰椎关节突关节平面的方向，解释并举例说明关节突关节的平面方向是如何决定椎体运动的。
- 描述脊柱内侧与外侧关节的结构和功能。

6.描述颈椎寰枕关节和寰枢关节的结构和功能。

7.描述颈椎和胸椎的特征、功能和主要运动。

8.针对胸肋关节可以：

- 列出产生肋骨运动的关节，阐述如何用桶柄运动来解释肋骨运动。
- 描述呼吸肌的作用。
- 解释胸式呼吸与腹式呼吸的机制。
- 详细描述脊柱关节。

9.描述腰椎的一般结构和功能。

10.描述胸腰筋膜和腹肌腱膜的结构和功能。

概述

第6章和第7章的内容为关节的结构和功能奠定了理论基础，第8~10章将详细介绍人体各关节的结构和功能。第8章主要介绍中轴关节；第9章主要介绍下肢关节；第10章主要介绍上肢关节。在本章中，8.1和8.2分别介绍头部的缝和颞下颌关节。8.3~8.10介绍整个脊柱，其中，8.3介绍的是脊柱的整体外观，8.4介绍脊柱关节的一般结构和功能，第8.5~8.10节依次介绍脊柱的各个部位（如颈椎、胸椎、腰椎）。本章最后一部分（8.11）主要介绍躯干的胸腰筋膜和腹部腱膜。

关键词

abdomen　腹部

abdominal aponeurosis　腹部腱膜

accessory atlantoaxial ligament　寰枢关节副韧带

alar ligament of the dens　齿突翼状韧带

annulus fibrosus　纤维环

anterior atlantooccipital membrane　寰枕前膜

anterior longitudinal ligament　前纵韧带

apical dental ligament　寰椎十字韧带上纵束

apical odontoid ligament　齿突尖韧带

apophyseal joint　小平面关节

arcuate line　弓状线

atlantoaxial joint　寰枢关节

atlantooccipital joint　寰枕关节

atlanto-odontoid joint　寰齿关节

bucket handle movement　桶柄运动

cervical spine　颈椎

chondrosternal joint　胸肋关节

costochondral joint　肋软骨关节

costocorporeal joint　肋体关节

costospinal joint　肋脊关节

costotransverse joint　肋横突关节

costotransverse ligament　肋横突韧带

costovertebral joint　肋椎关节

craniosacral technique　颅骶技术

cruciate ligament of the dens　齿突十字韧带

disc joint　椎间盘关节

facet joint　关节突关节

false rib　假肋

floating rib　浮肋

forward-head posture　头前伸姿势

hyperkyphotic　胸椎后凸/驼背

hyperlordotic　腰椎前凸

hypokyphotic　后凸不足

hypolordotic　前凸不足

interchondral joint　肋软骨间连结

interchondral ligament　软骨间韧带

interspinous ligament　棘间韧带

intertransverse ligament　横突间韧带

intervertebral disc joint　椎间盘关节

joint of von luschka　钩椎关节

kyphosis（pl. kyphoses）　脊柱后凸

kyphotic　脊柱后凸

lateral collateral ligament　外侧副韧带

lateral costotransverse ligament　肋横突外侧韧带

ligamentum flava（ligamentum flavum）　黄韧带

linea alba　白线

lordosis（pl. lordoses）　脊柱前凸

lordotic　脊柱前凸

lumbar spine　腰椎

lumbodorsal fascia　腰背筋膜

lumbosacral joint　腰骶连结

manubriosternal ligament　柄胸韧带

manubriosternal symphysis　柄胸联合

medial collateral ligament　内侧副韧带

nuchal ligament　项韧带

nucleus pulposus　髓核

posterior atlantooccipital membrane　寰枕后膜

posterior longitudinal ligament　后纵韧带

primary spinal curve　出生时即存在的脊柱弯曲

radiate ligament（of chondrosternal joint）　辐状韧带（胸肋关节）

radiate ligament（of costovertebral joint）　辐状

韧带（肋椎关节）

rectus sheath　腹直肌鞘

sacral cornu　骶角

sacrococcygeal region　骶尾部区域

sacro-occipital technique　骶枕技术

scoliosis（pl. scolioses）　脊柱侧弯，脊柱侧凸

secondary spinal curve　出生后形成的脊柱弯曲

segmental level　节段水平

slipped disc　椎间盘突出

sphenomandibular ligament　蝶下颌韧带

spinal column　脊柱

spine　脊椎

sternocostal joint　胸肋关节

sternoxiphoid joint　胸骨剑突关节

sternoxiphoid ligament　胸骨剑突韧带

stylomandibular ligament　茎突下颌韧带

superior costotransverse ligament　肋横突上韧带

supraspinous ligament　棘上韧带

tectorial membrane　覆膜

temporomandibular joint　颞下颌关节

temporomandibular joint dysfunction　颞下颌关节功能障碍

temporomandibular ligament　颞下颌韧带

thoracic spine　胸椎

thoracolumbar fascia　胸腰筋膜

thoracolumbar spine　胸腰椎

thorax　胸部

transverse ligament of the atlas　寰椎横韧带

transverse process　横突

spinous process　棘突

true rib　真肋

uncus corporis vertebrae　钩

uncovertebral joint　钩椎关节

vertebral artery　椎动脉

vertebral column　脊柱

vertebral endplate　椎体终板

vertebral prominens　椎体突起

Z joint　关节突关节

zygapophyseal joint　关节突关节

8.1　颅骨的缝

- 颅骨的缝主要位于颅骨和面部的大多数骨之间（图8-1）。

骨

- 缝位于颅骨和面部的相邻骨之间[1]。
- 除颞下颌关节、牙齿与上下颌骨之间的关节，以及中耳听小骨间的关节，其余颅骨和面部主要骨之间的所有关节都是缝。
- 关节结构分类：纤维连结[2]。
  - 亚型：缝[3]。
- 关节功能分类：不动关节[2]。

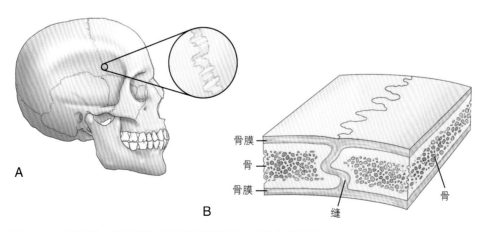

骨膜

骨

骨膜

缝

骨

A

B

图8-1　颅骨的缝，缝在结构上属于纤维连结，允许非轴向运动

主要运动类型

- 非轴向运动。

其他方面

- 在胎儿经过母亲产道的分娩过程中，缝的运动非常重要，缝通过适当的运动可以压缩胎儿的头部，使胎儿可以更容易且更安全地娩出产道[4]。
- 成人颅骨缝的运动范围非常小，且随着年龄的增长，许多缝骨化，会失去所有的运动能力（知识点8-1）[1]。

知识点8-1

虽然缝仅允许轻微的运动，但运用颅骶技术和骶枕技术的治疗师认为这些运动是非常重要的，当缝的运动出现障碍时，他们可以对颅骨的缝进行手法整复。

8.2　颞下颌关节

骨

- 颞下颌关节位于颞骨和下颌骨之间（图8-2）。
- 更具体地说，它位于颞骨下颌窝和下颌支髁突之间[5]。
- 关节结构分类：滑膜关节。
- 亚型：改良滑车关节。
- 关节功能分类：可动关节。
- 亚型：单轴关节。

主要运动类型

- 颞下颌关节可以沿内外侧轴在矢状面上进行上抬和下沉（轴向运动）运动（图8-3）。

- 颞下颌关节可以进行前伸和后缩（非轴向的前后滑动）（图8-4）。
- 颞下颌关节可以左、右侧偏移（非轴向的侧向滑动）（图8-5，知识点8-2）[1]。

知识点8-2

张嘴动作的产生包括下颌骨在颞下颌关节的下沉和前伸（向前滑行）；闭嘴动作的产生包括上抬和后缩（向后滑行）。

一种比较简单的评估方法是，用手指的近端指骨间关节来评估颞下颌关节的下沉程度（嘴可以张开多大），颞下颌关节完全下沉应该能够在上下牙齿之间容纳三个指骨间关节。

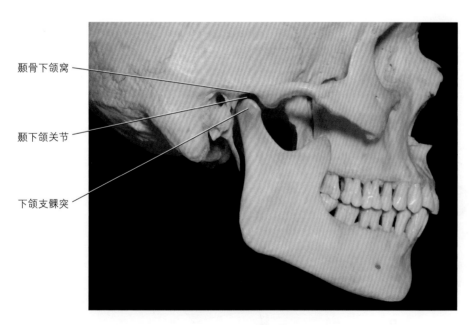

图8-2　右侧颞下颌关节侧面观，颞下颌关节是位于颞骨和下颌骨之间的关节

颞骨下颌窝

颞下颌关节

下颌支髁突

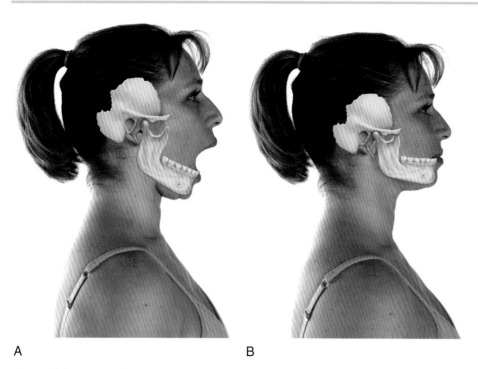

A   B

图8-3 侧面观，分别显示下颌骨在颞下颌关节的上抬和下沉运动，上抬和下沉属于轴向运动

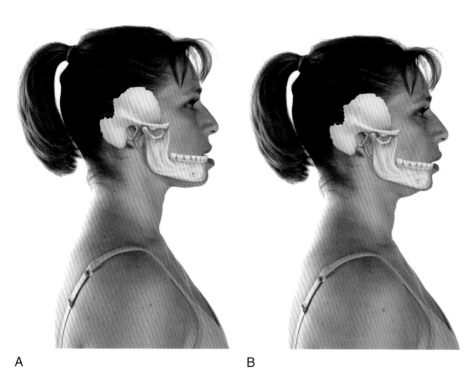

A   B

图8-4 侧面观，分别显示了下颌骨在颞下颌关节的前伸和后缩运动，前伸和后缩属于非轴向运动

- 颞下颌关节的侧向偏移实际上是旋转和滑动的结合，偏移侧的髁突旋转，而另一侧髁突滑动。

颞下颌关节的主要韧带（知识点8-3）

纤维囊

- 纤维囊（图8-6）内侧和外侧增厚，为关节提供稳定性[5]。这些增厚的纤维囊为颞下颌关节内

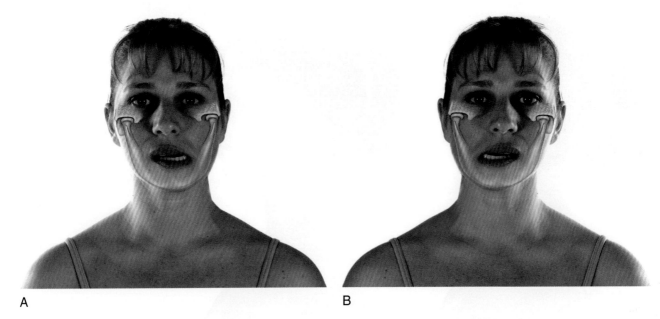

A   B

图8-5 前面观，分别显示了下颌骨在颞下颌关节的左侧偏移和右侧偏移，侧向偏移属于非轴向运动

💡 **知识点8-3**

颞下颌关节韧带

- 纤维囊（内外侧增厚的部分为内侧副韧带和外侧副韧带）。
- 颞下颌韧带（位于外侧）。
- 茎突下颌韧带（位于内侧）。
- 蝶下颌韧带（位于内侧）。

侧副韧带和外侧副韧带。注意，图8-6未显示增厚的侧副韧带。

- 关节囊的前侧和后侧是非常松弛的，允许髁突和关节盘可以自由地向前和向后平移。
- 下颌骨在颞下颌关节下沉时还会伴随前伸（向前滑动），由于关节盘附着在前关节囊中，上述运动将关节盘与下颌骨的髁突一起拉向前方。

颞下颌韧带

- 位置：颞下颌韧带位于关节外侧（图8-6A）。
- 颞下颌韧带主要由斜向纤维组成。
- 功能：限制下颌骨下沉，稳定关节外侧[5]。
- 颞下颌韧带也称为颞下颌关节韧带的外侧韧带[5]（不可与关节囊外侧增厚的外侧副韧带混淆）。
- 颞下颌韧带除了稳定颞下颌关节囊外，还稳定

关节囊内的关节盘。翼外肌的上头部附着在关节盘上，并对其施加内侧拉力。颞下颌韧带位于外侧，抵抗翼外肌拉力，从而稳定关节内关节盘的内侧与外侧。

茎突下颌韧带

- 位置：茎突下颌韧带位于关节内侧（图8-6A，B）。
- 更具体地说，它从颞骨的茎突延伸到下颌支的后缘[1]。

蝶下颌韧带

- 位置：蝶下颌韧带位于关节内侧（见图8-6B）。
- 更具体地说，它从蝶骨延伸到下颌支的内表面[1]。
- 功能：茎突下颌韧带和蝶下颌韧带都能限制下颌骨的前伸（向前平移）。

颞下颌关节的主要肌肉

- 翼外肌、翼内肌、颞肌和咬肌[4]（知识点8-4）。

其他

- 颞下颌关节内有一个关节盘（纤维软骨盘）（图8-6C，D）。
- 该关节盘的作用是增加颞骨和下颌骨之间关节

表面的吻合性（改善匹配和稳定性）[1]。

- 作为软组织，关节盘也有缓冲颞下颌关节的作用。
- 该关节盘将颞下颌关节分成两个独立的关节腔：上关节腔和下关节腔[6]。
- 颞下颌关节的下关节（下颌骨的髁突与关节盘之间的关节）是单轴关节。颞下颌关节的上关节（关节盘与颞骨之间的关节）是滑动的非轴向关节。颞下颌关节的运动可能仅发生在其中

一个关节，也可能发生在这两个关节。

- 关节盘附着于下颌骨的髁突并随其移动[6]。
- 关节盘也有附着于颞下颌关节的关节囊。
- 翼外肌通过肌腱直接附着于颞下颌关节的纤维囊和关节盘[5]。
- 颞下颌关节功能障碍是一个通用性术语，适用任何形式的颞下颌关节功能异常[7]（知识点8-5）。

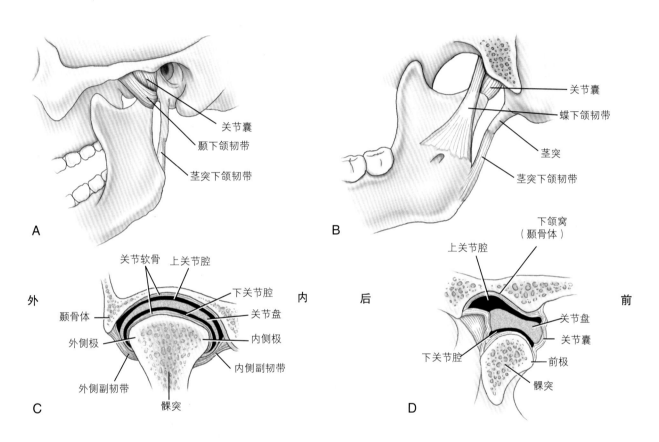

图8-6 A.颞下颌关节的左侧面观，颞下颌韧带位于颞下颌关节的外侧并起到稳定作用；B.右侧茎突下颌韧带和蝶下颌韧带的内面观；C.通过右侧颞下颌关节的冠状面（正面）切片的正面观，可见关节盘将关节分为上下两个独立的关节腔；D.右侧颞下颌关节的矢状面在开放位置的侧面观，可见关节盘随着下颌骨髁突向前移动

知识点 8-4 主要的咀嚼肌

- 由于下颌骨的运动对于咀嚼来说是必需的，因此咀嚼的主要肌肉是指附着于下颌骨，使其可以在颞下颌关节处产生运动的肌肉。
- 与咀嚼有关的4块肌肉：颞肌、咬肌、翼外肌、翼内肌。颞肌和咬肌位于表层，在触诊和查体时可以很容易触及。翼外肌和翼内肌位于深层，在查体时要触及这些肌肉，最好的方法是从口腔内部进行触诊（见下图）。
- 另一组具有咀嚼功能的肌肉是舌骨肌群（图11-94~图11-101）。舌骨肌群由8块肌肉组成：4块舌骨上肌和4块舌骨下肌。4块舌骨上肌中有3块从舌骨下部附着于下颌骨上部。当舌骨固定，这些舌骨上肌收缩可以移动下颌骨，从而协助咀嚼。舌骨下肌在咀嚼方面也很重要，由于舌骨不与身体的任何其他骨形成骨性关节（它是人体中唯一与其他骨不连接的骨），且舌骨的活动性较大，因此为了让舌骨上肌收缩并产生下颌骨的运动，必须首先稳定舌骨。因此，当舌骨上肌在颞下颌关节处收缩和移动下颌骨时，舌骨下肌须同时收缩以固定（稳定）舌骨。随着舌骨的固定，所有舌骨上肌收缩的

拉力将用来移动下颌骨。

- 除了在颞下颌关节的下颌运动，咀嚼也包括由舌头在嘴里移动食物以方便咀嚼的肌肉活动。因此，也可以把舌骨肌群看作咀嚼的肌群。

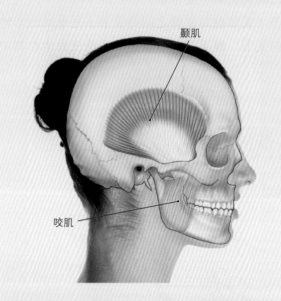

颞肌和咬肌的右侧面观，咬肌也已在图中注明（Muscolino JE: The muscular system manual: the skeletal muscles of the human body, ed 4, St Louis, 2017, Elsevier. ）

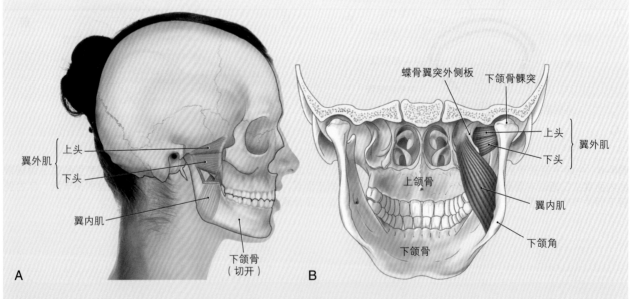

右侧翼内肌和翼外肌。A.侧面观，下颌骨部分切除；B.后面观，颅骨切除（Muscolino JE:The muscular system manual: the skeletal muscles of the human body，ed 4，St Louis，2017，Elsevier. ）

知识点 8-5

颞下颌关节功能障碍有许多可能的原因。在众多案例中，有2种可能是手法治疗师特别感兴趣的，第一种是横跨颞下颌关节的肌肉（尤其是翼外肌，因为它直接附着在关节囊和关节盘上）紧张或不平衡；第二种是头前伸姿势，这是一种常见的异常姿势，表现为头部，通常还有上颈椎前移（向前）。这种头前伸姿势会对颞下颌关节产生张力，舌骨肌群牵伸和拉紧，导致在下颌骨上有一个拉力，因此会对颞下颌关节产生张力。

8.3　脊柱

- 脊柱从字面上理解就是椎骨相互叠加在一起形成的柱状体[8]。

脊柱的组成

- 脊柱有4个主要区域（图8-7）。
- 这4个区域共有26个可移动的椎骨。
- 这4个区域分别是：
  - 颈椎（颈部），由7块椎骨（C1~C7）构成。
  - 胸椎（上背部和中背部），由12块椎骨（T1~T12）构成。
  - 腰椎（腰部），由5块椎骨（L1~L5）构成。
  - 骶尾椎（骨盆内），由1块骶骨和1块尾骨构成。骶骨由5块未完全成形的椎骨（S1~S5）融合而成；尾骨通常由4块椎骨（Co1~Co4）组成，尾骨发育更不完全，随着年龄的增长，尾骨可能会部分或完全融合[5]。

成人脊柱后面观

- 从后面看，成人脊柱是一条完美的直线（图8-7A，知识点8-6）。

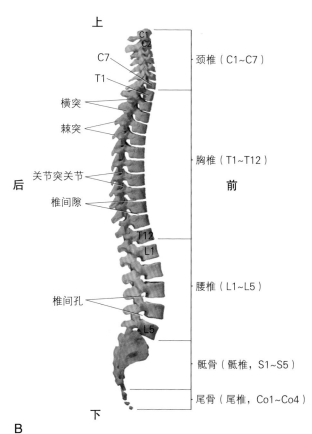

图8-7　A.脊柱后面观；B.脊柱右侧面观。脊柱由颈椎（C1~C7）、胸椎（T1~T12）、腰椎（L1~L5），以及骶椎和尾椎组成

知识点 8-6

　　从后面观察脊柱，如果出现任何程度和方向的弯曲都称为脊柱侧弯[7]。脊柱侧弯是指脊柱在冠状面存在C形弯曲（由于脊柱在冠状面的侧屈通常伴随水平面的旋转，因此脊柱侧弯也涉及旋转）。理想情况下，脊柱在冠状面应该是笔直的，因此，脊柱侧弯属于一种病理性脊柱姿势。脊柱侧弯的方向指的是凸侧的方向。例如，如果腰椎中存在向左凸的曲线（向右凹），则称为左侧腰椎侧弯。脊柱侧弯甚至有可能存在2个或3个弯曲（分别称为S形或双S形脊柱侧弯），同样，每个侧弯都由凸侧的方向来命名。

成人脊柱侧面观

- 从侧面看，成人脊柱在矢状面有4个弯曲（图8-7B）。
- 脊柱在出生之前有2个弯曲，出生后有2个脊柱弯曲形成[9]。
- 脊柱出生时即存在的2个弯曲为胸曲和骶曲。
  - 这2个弯曲呈后凸（凹向前，凸向后）。
- 脊柱出生后形成的2个弯曲为颈曲和腰曲。
  - 这2个弯曲呈前凸（凹向后，凸向前）。

脊柱弯曲的发育

- 出生时，婴儿脊柱后凸（前凹），整个脊柱呈大C形[8]（图8-8）。
- 婴儿在发育的过程中通过2种活动形成了颈椎和腰椎的脊柱前凸[9]：
  - 当婴儿第一次抬起头来观察世界（世界总是位于更高的位置）时，颈部的脊柱关节必须伸展，从而产生颈椎前凸。这种颈椎前凸非常必要，它可以使头的位置向后倾斜，头部的重量得以在躯干上保持平衡（图8-8B）。
  - 接下来，当婴儿想坐起来（随后再站起来）时，腰部的脊柱关节必须伸展，从而形成了腰椎前凸，这种腰椎前凸也非常必要，它可以使躯干的位置向后，躯干的重量得以在骨盆上平衡（图8-8C），否则，当婴儿试图坐

起来时，他会向前跌倒。

- 实际上，颈椎和腰椎前凸是在出生后形成的脊柱弯曲，而胸椎和骶尾部保留了它们最初的原始的后凸曲线。所以一个健康成人的脊柱在矢状面有4个生理弯曲。
- 脊柱的4个生理弯曲通常在10岁时形成（知识点8-7）。

知识点 8-7   脊柱在矢状面内的生理弯曲

　　"后凸"和"前凸"这两个词经常被不当应用，因为人们常用"后凸"和"前凸"形容脊柱过度后凸（驼背）和过度前凸。事实上，胸椎和骶椎的后凸，以及颈椎和腰椎的前凸都是正常的生理现象。当脊柱后凸超出正常的生理范围时称为过度后凸或驼背，当脊柱前凸超出正常的生理范围时呈过度前凸或脊柱前弯。同样，当后凸或前凸小于正常生理范围时称后凸不足或前凸不足。许多人的下颈椎前凸不足（下颈椎前凸曲度减小），一方面可能是因为先天性发育不完全，另一方面可能是因为后天生理曲度降低。为了代偿下颈椎前凸不足，往往会出现上颈椎代偿性过度前凸。这在很大程度上是因为在写作业或使用电子设备时，头部过度前倾的坐姿造成的。以前的孩子在幼儿园时用蜡笔画画，上小学时开始使用铅笔，进入中学及以后开始使用钢笔。但是在今天，许多孩子早在小学（甚至更早）就开始使用电子设备。长时间颈部和头部屈曲（弯曲）地坐在一张纸或电子设备前，导致下颈段关节的伸展减少，颈椎前凸降低。注意，许多其他姿势也会导致下颈椎前凸的丧失。

脊柱的功能

- 脊柱有4个主要功能[9]：①为身体提供结构支撑（图8-9A）；②允许移动（图8-9B）；③保护脊髓（图8-9C）；④吸收冲击（图8-9D）。

为身体提供结构支撑

- 脊柱为头部提供支撑的基础，并将头、臂、颈和躯干的全部重量传递到骨盆。

- 与所有关节一样，脊柱必须在结构稳定和运动之间找到平衡。一般来说，一个关节越稳定，它的活动范围就越小；一个关节的活动范围越大，它的稳定性就越差。脊柱是一个特殊的结构，因为它既为身体提供了大量的支撑，同时又可以灵活运动。

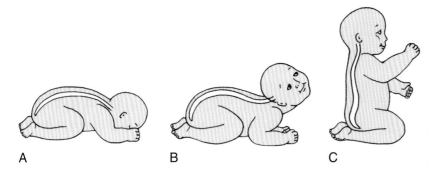

图8-8　脊柱弯曲的发育形成。A. 婴儿时期，全脊柱呈C形后凸；　B. 婴儿抬起头来，从而形成了颈椎前凸；C.婴儿坐起来，从而形成了腰椎前凸

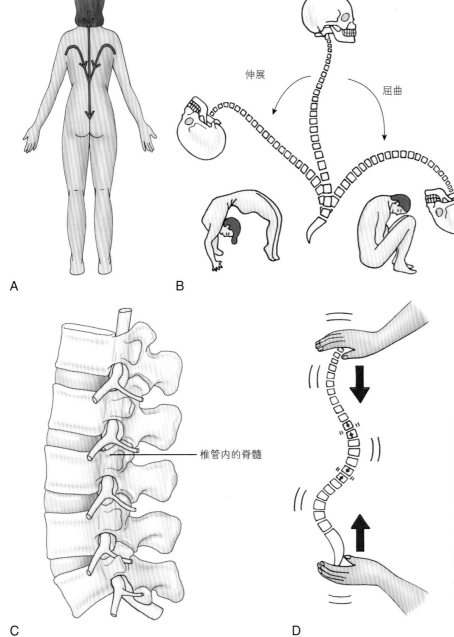

椎管内的脊髓

图8-9　脊柱的功能。A.后面观展示了脊柱的负重功能；图中的线条表示头、臂和躯干的重量通过脊柱传递到骨盆；B.侧面观展示了脊柱灵活的活动范围（主要指屈曲和伸展）；C.脊柱包围并保护位于椎管内的脊髓；D.侧面观展示了脊柱是如何吸收冲击和压缩力的，椎间盘关节本身和脊柱的生理弯曲都有助于吸收冲击（吸收压缩力）（图B引自Kapandji IA: Kapandji IA:Physiology of the joints:the trunk and the vertebral column, ed 2, Edinburgh, 1974,Churchill Livingstone）

- 虽然每个脊柱关节通常仅有很小的运动范围，但当所有25个脊柱节段的运动叠加在一起时，脊柱可以在3个平面内做较大的运动（表8-1）。
- 脊柱可产生头、颈、躯干和骨盆的运动。8.5（头）、8.6（颈）、8.10（躯干）和9.3~9.5（骨盆）介绍了这些运动。
- 头可在寰枕关节上相对于颈椎进行移动。
- 颈可以在位于其内的颈椎关节处运动，和/或在寰枕关节处相对于头部运动，或在C7~T1关节处相对于躯干运动。
- 躯干可以在位于其内的胸椎和腰椎关节处运动，或在腰骶连结处相对于骨盆运动。

- 骨盆可以在腰骶连结处相对于躯干运动。

保护脊髓
- 神经组织对损伤非常敏感，因此，脊髓位于椎管内，脊柱为脊髓提供了很大程度的保护，使其免受损伤。

吸收冲击
- 脊柱是一种承重结构，每当产生压缩力时，如行走、跑步或跳跃时，脊柱就会对身体提供吸收冲击的作用。这主要通过2种方式实现：
  - 通过椎间盘中心的髓核吸收压缩力。
  - 通过轻微增加脊柱的生理弯曲吸收部分压缩力，然后再回到正常的姿势。

表8-1 全脊柱自解剖位（包括头颈部之间的寰枕关节）的平均运动范围[5]*

屈曲	135°	伸展	120°
右侧屈	90°	左侧屈	90°
向右旋转	120°	向左旋转	120°

*：各种资料对关节的平均或理想运动范围尚无一致意见。本文给出的范围为近似值，实际运动范围因个体而异。此外，随着年龄的增长运动范围变化很大。

8.4 脊柱关节

- 脊柱关节是指脊柱相邻2个椎体之间的关节。
- 脊柱关节的命名通常比较简单，关节名称包含2个椎体。例如，位于C5和C6之间的关节称为C5~C6关节。
- 同样，以此为例，C5~C6关节是脊柱关节许多节段中的一个，通常称为脊柱节段水平。C6~C7关节是另一个，C7~T1是下一个，以此类推。
- 在任一典型的脊柱节段水平，都会有1个中间关节和2个外侧关节（中间关节位于中间，外侧关节位于两侧）[5]。
- 典型的中间关节为椎间盘关节，外侧关节为2个椎体之间的关节突关节[5]（图8-10）。
  - 寰枕关节和寰枢关节不是椎间盘关节[5]（见8.5）。
- 当一个椎体相对于其他连续的椎体发生运动时，这种运动是椎间盘关节和椎体间关节突关

节同时运动的结果。

椎间盘关节
- 椎间盘关节位于2个相邻椎体之间。
- 关节结构分型：软骨连结。
  - 亚型：纤维软骨联合。
- 关节功能分类：微动关节。

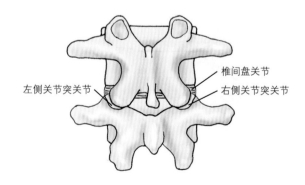

图8-10 脊柱的中间和外侧关节，脊柱的中间关节为椎间盘关节，外侧关节为椎体间关节突关节

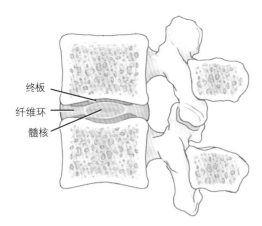

终板
纤维环
髓核

图8-11　椎间盘关节的3个主要组成部分：纤维环、髓核、终板

其他

- 1个椎间盘由3部分组成：纤维环、髓核、终板（图8-11）。
- 椎间盘非常厚，大约占脊柱高度的25%，椎间盘越厚，减震能力越强，运动能力也越强。
- 除了正常运动功能之外，椎间盘还可以：①吸收冲击；②承受身体的重量。
  - 椎间盘关节承担大约80%的身体重量，其余20%的身体重量由关节突关节承担。
- 椎间盘可以保持椎间孔的开放状态（椎间孔内有脊神经穿过），所以椎间盘的存在很重要（知识点8-8）。

知识点
8-8

　　如果椎间盘过度变薄导致椎间孔缩小，可能会压迫脊神经，通常称为神经受压。神经受压可导致该神经支配区域疼痛、麻木或无力。

- 外侧的纤维环是坚韧的纤维软骨环，包绕内部的髓核[11]。
  - 纤维环由10~20层圆环状的纤维组织构成。
  - 这些环以篮式编织结构排列，使得纤维环能够抵抗来自不同方向的力（图8-12）。
  - 更具体地说，构成纤维环的纤维相互编织组合使得椎间盘能够抵抗牵引力（即2个椎体间垂直分离）、剪切力（一个椎体相对于另一个椎体的水平滑动）和扭转力（一个椎体在

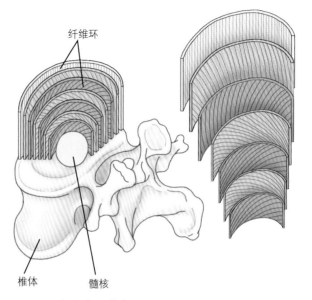

纤维环

椎体　　　　髓核

图8-12　椎间盘关节中的纤维环同心编织在一起。注意，纤维环的每一层与它的前一层纤维方向均不相同，每一层在抵抗同纤维方向上的作用力的能力最强。正因为每一层的纤维方向不同，因此椎间盘可以很好地抵抗各个方向上的应力（改自Kapandji IA:Physiology of the joints: the trunk and the vertebral column，ed 2，Edinburgh，1974，Churchill Livingstone.）

另一个椎体上扭转）。

- 内部的髓核是一种类似牙髓的凝胶物质，位于椎间盘中央并被纤维环包围[11]。
- 髓核含水量达80%或更高（知识点8-9）。

知识点
8-9　椎间盘的病理状态

　　当椎间盘出现病理状态时，通常会损伤纤维环，导致髓核膨出或破裂（如突出）。"椎间盘突出"是一个非特异性术语，椎间盘不会"脱落"，它们只会膨出或破裂，从而导致邻近椎间孔内的脊神经受到压迫，在该神经所支配的身体区域出现相应的症状。椎间盘的另一种常见病理状态是椎间盘变薄。髓核含水量高的原因是它主要由蛋白多糖组成，因此，基于触变性原理（见4.6），脊柱的运动对于保持椎间盘的水合作用和健康至关重要，因为椎间盘的水合作用可以保证椎间盘的厚度，椎间盘水合作用减弱会导致椎间盘变薄，从而减小椎体间的距离，导致脊柱椎间孔内的神经受到压迫的可能性增加。

8

- 终板由透明关节软骨和纤维软骨组成，排列在椎体表面。每个椎间盘关节有2个椎体终板：一个位于上位椎体的下表面，另一个位于下位椎体的上表面。

关节突关节

- 关节突关节或小平面关节是正确的名称，但是人们习惯把脊柱的小平面关节简称为小关节[5]。
- 由于构成关节的关节面光滑且平坦（类似切开宝石戒指的切面），因此通常用小平面关节（或关节突关节）来描述这些由光滑且平坦的骨突形成的关节。注意，在使用关节突关节这个术语时必须清楚所应用的环境，因为身体还有许多其他部位的关节也可以称为关节突关节。关节突关节的英文常简写为Z   joint，Z是zygapophyseal的缩写。
- 椎体关节突关节位于2块相邻椎体的关节突之间[9]。
  - 更具体地说，脊柱的关节突关节由上位椎体的下关节突与下位椎体的上关节突构成（图8-13）。
- 关节突关节的实际关节面是关节突的小面，因此称为小关节。
- 在每2块相邻的椎体之间有2个关节突关节，分别位于左右两侧。
- 关节结构分类：滑膜关节。

- 亚型：平面关节。
- 关节功能分类：可动关节。

其他

- 关节突关节的主要目的是引导运动[9]。
- 关节突关节的关节面的方向决定了该节段脊柱的最佳运动类型[9]（图8-14）。
- 颈椎关节突关节的关节面通常位于水平面和冠状面之间约45°的斜面上。因此，颈椎的关节突关节可以在水平面和冠状面自由运动（在水平面左右旋转，在冠状面内左右侧屈）[5]。
- 我们经常将颈椎关节突关节面的朝向与屋顶的瓦片角度进行比较。尽管关节突关节朝向方面的规则很实用，但需要指出的是，这只是一般性的规则。例如，上段颈椎的关节突关节面几乎完全位于水平面，而中段颈椎的关节突关节面则与水平面成45°。此外，椎体间关节突关节面的朝向是逐渐变化的。例如，与C2~C3关节突关节面相比，C6~C7的关节突关节面与T1~T2的关节突关节面方向更加接近。应通过椎体间关节突关节面的方向来判断该节段椎体的最佳运动[5]。
- 胸椎关节突关节面通常位于冠状面。因此胸椎可以在冠状面自由地左右侧屈[5]。
- 腰椎关节突关节面通常位于矢状面，因此腰椎可以在矢状面自由地屈曲和伸展[5]。

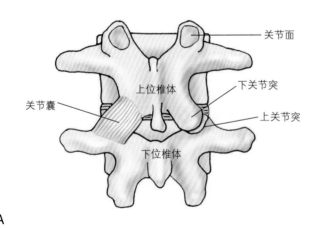

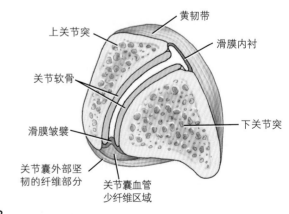

A   B

图8-13 脊柱的关节突关节。A.相邻2块椎体的后面观。左侧关节突关节的关节囊完好无损，右侧关节突关节的关节囊被摘除，可见上下关节突，上下关节突的关节面形成了关节突关节。图中上位椎体的右侧上关节突的关节面也显示出来了。B.关节突关节横切面显示关节软骨、纤维囊和滑膜内衬

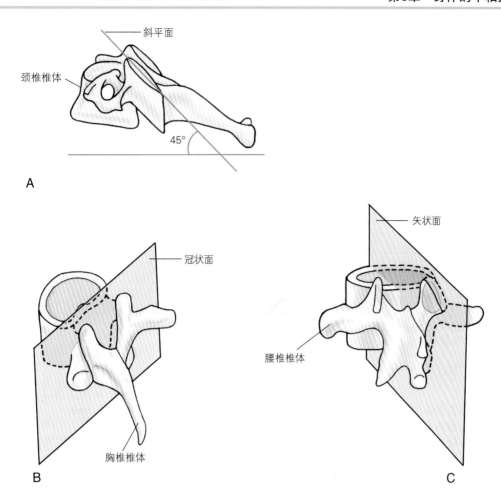

图8-14　脊柱3个主要区域关节突关节的关节面方向。A.颈椎椎体侧面观，显示颈椎关节突关节的关节面位于水平面和冠状面之间约45°的斜面；B. 胸椎椎体后面观，显示胸椎关节突关节的关节面方向与冠状面平行；C. 腰椎椎体后面观，显示腰椎关节突关节的关节面方向与矢状面平行

脊柱关节的节段性运动——椎间盘关节和关节突关节的联合运动

比较和对比椎间盘关节和关节突关节的运动，可以从以下几方面阐述：

- 任意节段的脊柱运动都是由该节段的椎间盘关节和2个关节突关节的共同运动产生的[10]。
- 对于一个特定的脊柱节段，椎间盘关节主要影响该节段运动的范围，而关节突关节则影响该节段运动的方向。
- 椎间盘越厚，其允许的运动范围越大；该节段关节突关节面的方向决定了该节段最佳的运动类型。

主要运动类型

- 脊柱关节可以沿内外侧轴在矢状面做屈曲和伸展（轴向运动）运动（图8-15）。
- 脊柱关节可以沿前后轴在冠状面内做左右侧屈（轴向运动）运动（图8-16）。
- 脊柱关节可以沿垂直轴在水平面内做左右旋转（轴向运动）运动（图8-17）。
- 脊柱关节可以在3个方向上进行平移滑动（图8-18）：
  - 右侧和左侧（侧方）平移（颈椎横向平移的典型例子是"埃及"舞蹈中头部的左右平移动作）。
  - 前后平移。
  - 上下平移。

反向动作

- 一般来说，当描述脊柱关节的运动时，通常是指上位椎体在固定的下位椎体上的运动。对于站立位或坐位的人来说，这是常见的情况，因为我们身体处在站立位或坐位时下位椎体相对于上位椎体更加固定。但是，在某些情况下，特别是当我们躺下时，上位椎体相对保持固

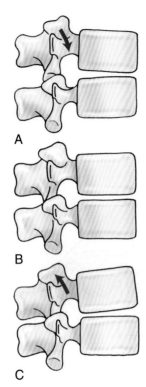

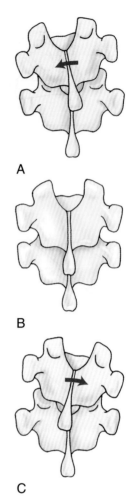

图8-15　上位椎体在下位椎体上做矢状面内的屈曲和伸展运动。A. 椎体屈曲；B. 椎体中立位；C. 椎体伸展。这些运动是椎间盘关节和关节突关节运动的组合。注意，所有视图都是侧面观

定，而脊柱关节运动则是下位椎体相对于更加固定的上位椎体的运动。

脊柱关节的主要韧带

- 下列韧带通过限制脊柱过度运动为脊柱提供稳定性[5]（图8-19，图8-20，知识点8-10）。

- 需要指出的是，在任何情况下，脊柱的韧带都是限制脊柱向与其位置相反的方向运动的（这条规则适用于身体的所有韧带）。例如，前方的韧带限制脊柱向后的运动；后方的韧带限制

> **知识点 8-10　脊柱韧带**
>
> - 关节突关节的纤维囊
> - 椎间盘关节的纤维环
> - 前纵韧带
> - 后纵韧带
> - 黄韧带
> - 棘间韧带
> - 棘上韧带
> - 横突间韧带
> - 项韧带

图8-16　上位椎体在下位椎体上做冠状面内的左侧屈和右侧屈运动。A.左侧屈；B.中立位；C.右侧屈。这些运动是椎间盘关节和关节突关节运动的组合。注意，所有视图都是后面观

脊柱向前的运动。前部和后部的分界线由运动中心的位置（运动轴的位置）决定。对于脊柱的矢状面运动，运动的内外侧轴位于椎体之间。

关节突关节的纤维囊

- 位置：关节突关节的纤维囊位于相邻椎体的关节突之间（图8-13A）[5]。

- 功能：稳定关节突关节并限制脊柱除伸展和向下平移（如相邻的两个椎体在压力的作用下相互靠近）以外所有方向上的极限运动。

椎间盘关节的纤维环

- 位置：纤维环位于相邻2个椎体之间（图8-11）[5]。

- 功能：稳定椎间盘关节并限制椎体过度运动（除了向下平移）。

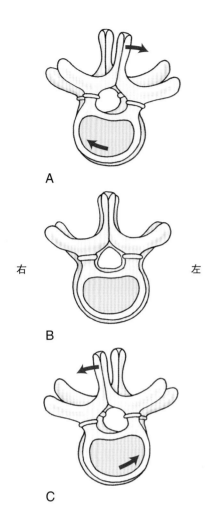

图8-17　上位椎体在下位椎体上做左右旋转运动。A.椎体向右旋转；B.椎体中立位；C.椎体向左旋转。这些运动是椎间盘关节和关节突关节运动的组合。注意，椎体的旋转是以脊椎的前部指向的位置来命名的。所有视图都是上面观

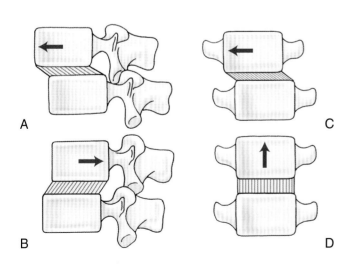

图8-18　上位椎体在下位椎体上水平移动。A.椎体向前平移；B.椎体向后平移；C.椎体向右侧平移（向左侧平移为其反向运动）；D.椎体向上平移（向下平移为其反向运动）。这些运动是椎间盘关节和关节突关节运动的组合。A和B为侧面观，C和D为前面观

前纵韧带

- 位置：前纵韧带沿椎体前缘延伸（图8-19A）[4]。
- 功能：限制脊柱关节的伸展。

后纵韧带

- 位置：后纵韧带沿椎体后缘（椎管内）延伸（图8-19A）[4]。
- 功能：限制脊柱关节的屈曲。

黄韧带

- 2条黄韧带位于脊柱的左右两侧[5]。
- 位置：黄韧带在椎管内沿椎弓板前缘走行（图8-19）。
- 功能：限制脊柱关节的屈曲。

棘间韧带

- 位置：棘间韧带是分离的短韧带，位于相邻椎体的棘突之间（图8-19A）[5]。
- 功能：限制脊柱关节的屈曲。

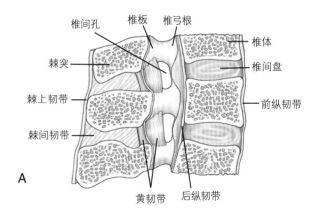

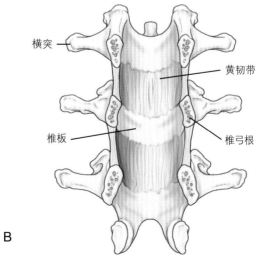

图8-19　脊柱韧带。A.矢状面横切面的侧面观；B.冠状面横切面的后面观，其中椎弓根前的所有结构都已移除。这幅图很好地显示了黄韧带在椎管内沿椎弓板的前方延伸

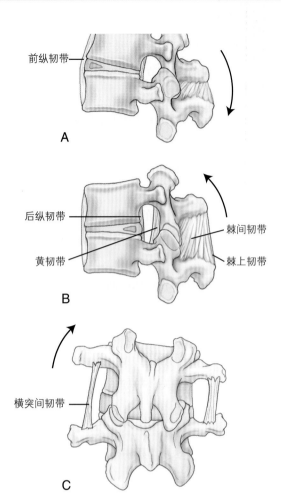

前纵韧带

A

后纵韧带
黄韧带
棘间韧带
棘上韧带

B

横突间韧带

C

图8-20 展示脊柱韧带是如何限制脊柱运动的。A.上位椎体处于伸展位，位于前方的前纵韧带张力增加，限制其过度伸展；B.上位椎体处于屈曲位，所有位于后方的韧带（棘上韧带、棘间韧带、黄韧带和后纵韧带）张力增加，限制其过度屈曲；C.上位椎体处于（右）侧屈位，位于其对侧（左侧）的横突间韧带张力增加，限制其过度侧屈。注意，在该位置时，对侧（左侧）关节突关节的关节囊也会变得紧绷，限制侧屈。A和B为侧面观，C为后面观

棘上韧带

- 位置：棘上韧带沿椎体棘突的后缘走行（图8-19A）[5]。
- 功能：限制脊柱关节的屈曲。

横突间韧带

- 位置：横突间韧带是分离的短韧带，位于相邻椎体的横突之间（图8-20C）[4]。
- 功能：限制脊柱关节向对侧（相反方向）侧屈，也限制脊柱关节相对于解剖位置的旋转运动。
- 横突间韧带通常在颈部缺失。

项韧带

- 项韧带是从C7到颅骨枕外隆凸之间的棘突间韧

带。项韧带是颈部棘上韧带的增厚[4]。

- 功能：限制脊柱关节的屈曲，并为颈部肌肉提供附着点（图8-21）。
- 斜方肌、头夹肌、菱形肌、后上锯肌和颈椎的椎旁肌（竖脊肌）都附着在颈部的项韧带上（知识点8-11）。

> **知识点 8-11**
>
> 项韧带的一些深部纤维交叉进入硬脊膜。这对临床提出一个问题，项韧带的张力（可能来自附着于其上的紧张的肌肉）是否会对硬脊膜产生有害的拉力。

- 项韧带在狗和猫等四足站立动物中格外紧张和稳定。它们站立姿势时头在空中难以平衡（而人类双足站立姿势允许我们头的重心落于躯干之上从而维持平衡），在重力的作用下头颈部被拉向下方处于屈曲位。因此需要一个持续的反向拉力维持头颈部处于伸展的位置。项韧带为头颈部的伸展提供了强大的被动张力，从而使后方的肌肉不必过度收缩。当然，即使有项韧带，大多数狗和猫仍然喜欢蹭它们的后颈部肌肉组织，因为这有助于保持头颈部姿势。

脊柱关节的主要肌肉

许多肌肉穿过脊柱关节，我们根据肌肉产生的动作阐述以下一般规则[12]。

- 伸展脊柱的肌肉位于躯干和颈椎的后方，肌纤维的走行方向是垂直的。竖脊肌、横突棘肌，以及颈后方的其他肌群都是典型的脊柱伸肌。
- 屈曲脊柱的肌肉位于椎体的前方，肌纤维的走行方向是垂直的。腹壁前方和颈前方的肌群都是典型的脊柱屈肌。
- 侧屈脊柱的肌肉位于椎体的侧方，肌纤维的走行方向是垂直的。几乎所有的脊柱屈肌和伸肌都具有侧屈脊柱的作用，因为它们几乎都位于前外侧或后外侧。需要注意的是，所有的侧屈肌都是同向侧屈肌，即无论侧屈肌位于身体的哪一侧，它们都可以使头、颈和/或躯干向同侧侧屈。

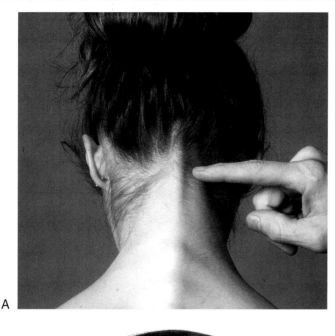

A

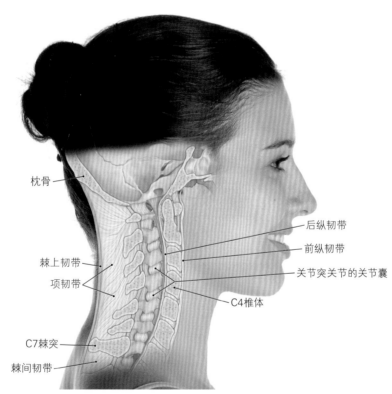

枕骨

后纵韧带

前纵韧带

关节突关节的关节囊

棘上韧带

项韧带

C4椎体

C7棘突

棘间韧带

B

图8-21 项韧带。A.年轻女性项韧带后面观,当她在脊柱关节处屈曲头颈时,可以看到颈部的项韧带是紧绷的;B.项韧带侧面观(图A:Neumann DA: Kinesiology of the musculoskeletal system: foundations for physicalrehabilitation,ed 2 St Louis,2010,Mosby;图B:Muscolino J:The muscle and bone palpation manual,with trigger points,referral patterns,and stretching,St Louis,2009,Mosby.)

- 旋转脊柱的肌肉位置很不一样。例如,使头、颈和躯干向右旋转的肌肉可能位于脊柱的前方或后方,也可能位于身体的右侧或左侧(肌肉的作用是使脊柱朝同侧或对侧旋转)。腹内斜肌、腹外斜肌和横突棘肌是典型的躯干旋转肌。头和/或颈的主要旋转肌包括胸锁乳突肌、上斜方肌、头夹肌、颈肌及横突棘肌。

8.5   寰枕关节和寰枢关节

颈椎关节中有2个需要特别关注：

- 寰枕关节，位于寰椎与枕骨之间。
- 寰枢关节，位于寰椎与枢椎之间。

寰枕关节

- 寰枕关节（图8-22）由寰椎的上关节面与枕骨髁构成。
  - 因此，寰枕关节有2个外侧关节（即2个关节突关节）。由于寰椎没有椎体，因此寰椎没有位于正中的椎间盘关节[5]。
- 枕骨髁呈凸面，寰椎为凹面，枕骨髁可以在寰椎的凹面上滚动[6]。
- 寰枕关节的运动使颅骨可以相对于寰椎运动（头部相对于颈部运动）。
- 关节结构分类：滑膜关节。
  - 亚型：髁状关节。
- 关节功能分类：可动关节。
  - 亚型：三轴关节。
  - 注：许多资料认为寰枕关节的旋转运动是可以忽略不计的，因此，这些资料常将寰枕关节归类为双轴关节。

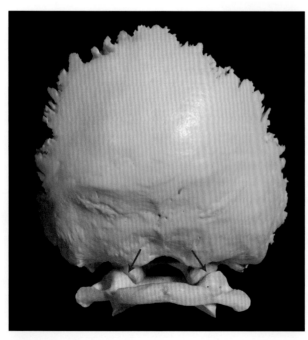

图8-22 寰枕关节后面观。图中，枕骨屈曲（即向上抬起）以更好地展示此关节。寰枕关节由寰椎上关节突与枕骨髁之间的2个侧方关节构成

头在寰枕关节处的运动

尽管头通常与颈一起运动，但头和颈是彼此独立的2个身体部分，可以相互独立运动。寰枕关节的存在使头可以独立于颈运动，头的运动就是在寰枕关节处相对于颈的运动（图8-23~图8-25）。以下是头在寰枕关节处的运动（活动度见表8-2）：

- 寰枕关节的主要运动形式是在矢状面绕内外侧轴做屈曲/伸展（轴向运动）运动。
- 点头动作（如表示"是"的动作）主要是通过头在寰枕关节处的屈曲和伸展产生的。
- 头还可以在冠状面绕前后向轴做右侧屈/左侧屈（轴向运动）运动。
- 头还可以在水平面绕垂直轴做向右旋转/向左旋转（轴向运动）运动。

表 8-2	头自解剖位起始在寰枕关节处的运动及平均运动范围[5]		
屈曲	5°	伸展	10°
向右侧屈	5°	向左侧屈	5°
向右旋转	5°	向左旋转	5°

寰枢（C1~C2）关节

- 因为寰枢关节的存在，寰椎可以在枢椎上进行运动（图8-26）。
- 寰枢关节由1个位于正中的关节和2个位于外侧的关节组成。
- 位于寰枢关节正中的关节是寰齿关节[5]。
  - 寰齿关节由寰椎前弓与枢椎齿突构成。
  - 位于寰椎和枢椎的关节面是寰椎前弓的后表面和枢椎齿突的前表面。
  - 寰齿关节有2个滑膜腔，一个在齿突前方，另一个在齿突后方。
- 2个位于外侧的关节为关节突关节。
  - 关节面由寰椎的下关节面与枢椎的上关节面构成。
- 关节结构分类：滑膜关节。

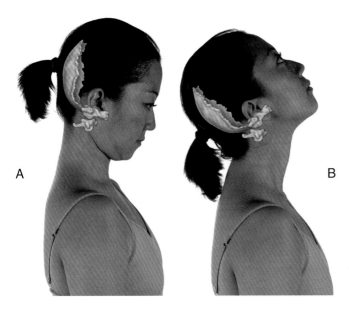

图8-23　侧面观，展示头于寰枕关节处在矢状面内的运动。A.屈曲；B.伸展。矢状面的屈伸运动是寰枕关节的主要运动

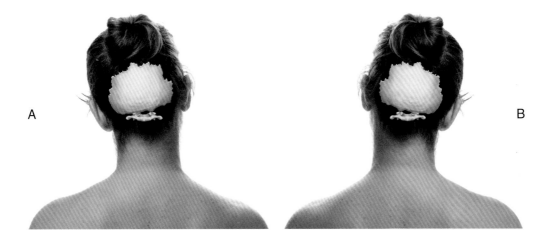

图8-24　后面观，展示头在寰枕关节处的侧屈运动。A.左侧屈；B.右侧屈。侧屈运动发生在冠状面内

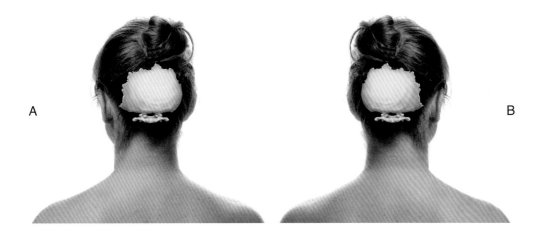

图8-25　后面观，展示头在寰枕关节处的旋转运动。A.向左旋转；B.向右旋转。旋转运动发生在水平面内

- 亚型
  - 寰齿关节：枢轴关节。
  - 关节突关节：平面关节。

- 关节功能分类：可动关节。
  - 亚型：双轴关节。
  - 寰齿关节本身常被描述为单轴关节。然而，

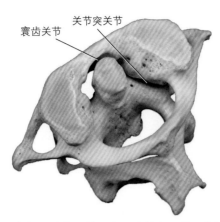

图8-26 寰枢椎关节的斜（上后外侧）面观。寰枢椎关节由3个关节组成，1个位于正中的寰齿关节和位于两侧的关节突关节

寰枢关节允许绕2个轴在2个平面运动。因此，构成寰枢关节的3个关节，包括寰齿关节，在技术上都是双轴关节。

- 注意：椎间盘位于相邻椎体之间。由于寰椎没有椎体，寰枢（C1~C2）关节处的寰椎与枢椎之间不存在椎间盘，寰枕关节处的寰椎与枕骨之间也不存在椎间盘。

寰枢关节的运动

- 绕垂直轴的水平面内的右旋/左旋（轴向运动）是寰枢关节的主要运动。
  - 近一半的颈椎旋转发生在寰枢关节[5]。当头从一侧转向另一侧的时候，大部分的动作发生在寰枢关节。
- 也允许在矢状面围绕冠状轴进行屈曲/伸展（轴向运动）。
- 右侧屈/左侧屈（轴向移向），可忽略不计。
- 表8-3给出了寰枢关节的运动范围。

表 8-3	寰枢关节中的寰椎在解剖位置上的平均运动范围		
屈曲	5°	伸展	10°
右侧屈	可以忽略	左侧屈	可以忽略
右旋	40°	左旋	40°

寰枕和寰枢区域的主要韧带

- 以下韧带通过限制这些关节的过度活动来为寰枕关节和寰枢关节提供稳定性（知识点8-12）：

知识点 8-12	上段颈椎（寰枕和寰枢）区域的韧带

- 项韧带。
- 寰枕关节突关节纤维囊。
- 寰枢关节突关节纤维囊。
- 寰枕后膜。
- 覆膜。
- 寰枢副韧带。
- 齿突十字韧带。
- 齿突翼状韧带。
- 齿突尖韧带。
- 前纵韧带。
- 寰枕前膜。

项韧带

- 颈椎项韧带（图8-21）连续通过寰枕和寰枢区域，附着于枕骨[4]。
- 功能：限制该区域的屈曲，并为颈部的许多肌肉提供附着处。

寰枕关节突关节纤维囊

- 位置：关节突关节纤维囊位于枕髁与寰椎上关节突之间（图8-27）。
- 功能：稳定寰枕关节突关节。

寰枢关节突关节纤维囊

- 位置：关节突纤维囊位于寰椎下关节突与枢椎上关节突之间（图8-27）。
- 功能：稳定寰枢关节突关节。

寰枕后膜

- 位置：寰枕后膜位于寰椎后弓和枕部之间。
- 寰枕后膜分布于寰椎和枕部之间，是脊柱黄韧带的延伸（图8-27）。
- 功能：稳定寰枕关节[5]。

覆膜

- 位置：覆膜位于椎管内，正好位于齿突十字韧带后方（图8-28A）。
- 覆膜是后纵韧带从枢椎到枕部的延续[4]。
- 寰枢副韧带（走行于C2、C1之间）由覆膜[13]深部纤维组成（图8-28A，B）。
- 功能：稳定寰枢关节和寰枕关节；更具体地说，它限制了这个区域的屈曲[13]。

齿突十字韧带

- 齿突十字韧带将枢椎齿突与枕部连接在一起[13]（图8-28B）。
- 齿突十字韧带因其交叉的形状而得名。
- 它有3个部分[13]：横束、上纵束和下纵束。
- 齿突十字韧带的横束常称为寰椎横韧带；齿突十字韧带的上纵束位于齿突尖韧带的正后方。
- 位置：位于椎管内，在覆膜和翼状韧带之间（在覆膜前，翼状韧带后）[13]。
- 功能：稳定齿突，限制寰椎在寰枢关节处前移，限制头在寰枕关节处前移[13]。

齿突翼状韧带

- 齿突翼状韧带有2个，左右各1个。
- 位置：从齿突走行到寰椎和枕骨（图8-28B，C）。
- 功能：将齿突稳定在寰椎和枕部，限制头在寰枕关节处左右旋转，限制寰椎在寰枢关节处左右旋转，限制头在寰枕关节处向上平移，限制

寰椎在寰枢关节处向上平移[13]。

齿突尖韧带

- 位置：齿突尖韧带从齿突走行到枕部[4]（图8-28C）。
- 功能：通过将齿突连接到枕部来稳定齿突，并限制头在寰枕关节处上移和前移[14]。

前纵韧带

- 位置：前纵韧带与枢椎体和寰椎前结节相连，最终附着于枕部[5]（图8-29）。
- 功能：限制该区域伸展[5]。

寰枕前膜

- 位置：寰枕前膜位于寰椎前弓与枕部之间（图8-29）。
- 功能：稳定寰枕关节。

寰枕、寰枢区域的主要肌肉

　　许多肌肉穿过寰枕关节和寰枢关节（身体所有肌肉的完整图集在第11章）。虽然在8.4中提到了脊柱肌肉的功能，但应特别注意以下肌肉：

- 枕下肌群：
  - 头后大直肌。
  - 头后小直肌。
  - 头下斜肌。
  - 头上斜肌。
- 椎前肌：头前直肌和头外直肌。

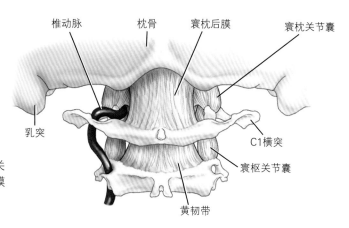

图8-27　上段颈椎后面观，显示寰枕关节和寰枢关节的关节突关节囊，以及寰椎与枕骨之间的寰枕后膜，寰枕后膜是黄韧带的延伸

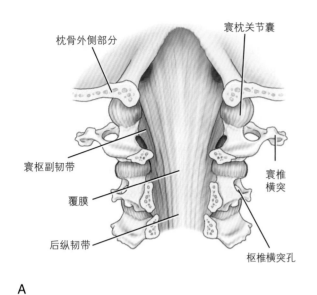

枕骨外侧部分

寰枕关节囊

寰枢副韧带

覆膜

后纵韧带

寰椎横突

枢椎横突孔

A

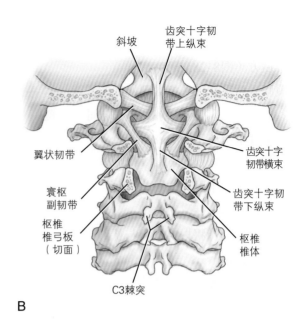

斜坡

齿突十字韧带上纵束

翼状韧带

齿突十字韧带横束

寰枢副韧带

齿突十字韧带下纵束

枢椎椎弓板（切面）

枢椎椎体

C3棘突

B

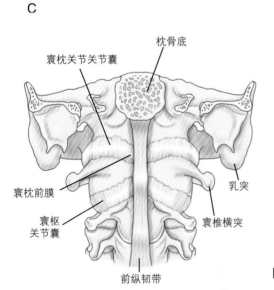

枕骨斜坡

齿突尖韧带

枕骨外侧部

舌下神经管

齿突翼状韧带

齿突

翼状韧带寰椎部

枢椎横突孔

C

图8-28 上段颈椎管内韧带后面观。A.覆膜是后纵韧带的延续。B.齿突十字韧带位于枢椎、寰椎和后枕骨之间。齿突十字韧带由3部分组成：上纵束、下纵束和横束。C.齿突尖韧带和翼状韧带位于枢椎齿突、寰椎和枕骨之间

寰枕关节关节囊

枕骨底

寰枕前膜

乳突

寰枢关节囊

寰椎横突

前纵韧带

图8-29 上段颈椎前面观，显示前纵韧带和寰枕前膜

8.6 颈椎（颈部）

颈椎指颈部，是构成身体的一部分。

颈椎特点

颈椎的组成

- 颈椎由7块椎骨组成（图8-30）。
- 从上到下，这些椎骨依次被命名为C1~C7。
  - C1：第1颈椎，也称为寰椎[13]。因为它支撑头部，就像希腊神话中的Atlas支撑着世界一样，其英文单词得名于此（图8-31A）。
  - 事实上，希腊神话人物Atlas是被Zens逼着去支撑天空的，而不是大地。然而，在艺术作品中，Atlas多被描绘成支撑地球。
  - C2：第2颈椎，也称为枢椎[13]。因为C2的齿突形成一个旋转轴，寰椎可以围绕它旋转（图8-31B）。C2棘突很大，是很有价值的触诊标志[5]。
  - C7：第7颈椎也称为隆椎，因为它是最突出的颈椎（通常是触诊的重要标志）[13]。

颈椎特殊关节

- 寰椎和枕骨之间的连接处称为寰枕关节。

- 寰椎和枢椎之间的关节称为寰枢（C1~C2）关节，有关寰枕关节和寰枢关节的更多内容，详见8.5。

横突孔

- 颈椎的横突有横突孔[2]（图8-32A，知识点8-13）。

> **知识点 8-13**
>
> 两条椎动脉从颈椎横突孔穿过并向上到达颅内（图8-27）。椎动脉进入颅腔，供给后脑动脉血液。如果头和上颈段后伸且旋转，椎动脉中的一条将自然受压。如果另外一条椎动脉因为动脉粥样硬化或动脉硬化而受阻塞，当患者颈部后伸且旋转时，大脑可能会失去血液供应，会出现头晕、恶心或耳鸣等症状。

分叉的棘突

- 颈椎棘突有分叉[2]（图8-32，知识点8-14）。

> **知识点 8-14**
>
> 颈椎分叉棘突的存在，可能会导致缺乏经验的手法治疗师认为颈椎旋转错位，而实际上并非如此。C2尤其如此，因为它棘突的分叉非常大，且形状经常不对称。

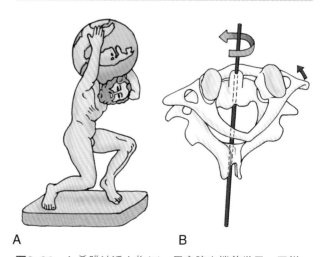

A   B

图8-31 A.希腊神话人物Atlas用肩膀支撑着世界。同样，C1支撑头部，此为C1英文名称的来源。B.C2齿突，形成一个旋转轴，寰椎围绕它旋转，因此，C2称为枢椎

图8-30 颈椎右侧面观：图片右侧白实线为前凸曲线，它是向后凹的（向前凸出）

上

后   前

C1
C2棘突
C2
C3
C4
C7棘突
C5
C6
C7

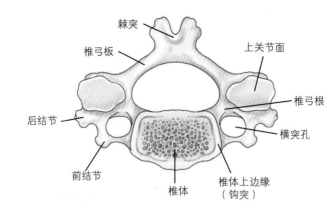

图8-32　A.典型颈椎上面观；B.典型颈椎侧面观。注意，颈椎的棘突和横突带有分叉

分叉的横突

- 颈椎的横突多有分叉，两个分叉分别称为前结节和后结节（图8-32）。

椎体钩

- 颈椎椎体的上表面不像脊椎的其他部分那样平坦；相反，它们的侧边向上卷曲。颈椎椎体上表面的这种特征称为椎体钩（图8-32）[13]。
- 两个相邻颈椎外侧相互连接的地方称为钩椎关节。钩椎关节也称为Von Luschka关节（以第一个描述它的人名命名）[13]。这些钩椎关节为颈椎提供了额外的稳定性，因为它们有助于适当限制颈椎在冠状面和水平面上的运动。

颈椎生理弯曲

- 颈椎向前凸[5]，即颈椎向后弯曲（图8-30）。

颈椎功能

- 由于颈部之上只有头部，所以颈部的负重较胸腰椎少。承重功能的减少意味着颈椎不需要太牢固，可以有更多的活动。
- 颈椎是脊柱中活动度最大的部位，在3个平面上都能自由活动[13]（表8-4~表8-6）。
- 颈椎活动度大的一个原因是椎间盘的厚度——颈椎椎间盘约占颈部高度的40%。
- 颈椎关节突关节定位开始于颈椎顶部的水平面，这就解释了上段颈部在水平面上旋转的巨大能力。
- 颈椎关节突关节从水平面逐渐向冠状面过渡，从而使中、下颈部的关节突大致倾斜于水平面

表 8-4	下段颈椎（C2~C3至C7~T1关节）自解剖位开始的平均活动范围[5]		
前屈	40°	后伸	60°
右侧屈	40°	左侧屈	40°
右旋	40°	左旋	40°

表8-5	整个颈椎（即颈部）运动的平均范围，即包括寰枢关节和下段颈椎关节（C2~C3至C7~T1关节）[5]		
前屈	45°	后伸	70°
右侧屈	40°	左侧屈	40°
右旋	80°	左旋	80°

表8-6	整个颈枕区（颈部和头部）自解剖位开始的平均活动范围（包括整个颈椎和寰枕关节）[5]		
前屈	50°	后伸	80°
右侧屈	45°	左侧屈	45°
右旋	85°	左旋	85°

和冠状面中间（类似倾斜45°角的屋顶瓦片）（图8-14A）。

主要运动

- 颈椎关节使颈部可以在矢状面上绕内外侧轴进行屈伸运动（轴向运动）（图8-33A，B）。
- 颈椎关节使颈部可以在冠状面上围绕前后轴进行右侧屈和左侧屈（轴向运动）（图8-33C，D）。
- 颈椎关节使颈部可以在水平面上绕垂直轴右旋和左旋（轴向运动）（图8-33E，F；知识点8-15）。
- 颈椎关节可在3个方向进行滑动平移[5]（图8-18）。

知识点 8-15　颈部耦合运动

由于颈椎小平面关节位于水平面和冠状面之间，因此当颈椎侧屈时，会发生同侧旋转。所以，侧屈和同侧旋转这两个关节动作是耦合在一起的。请记住，椎体旋转是以椎体前部朝向的方向命名的。因此，棘突将指向相反的方向。侧屈和旋转到同侧是颈部的自然运动。图A和图B是后面观。图A为整个颈部和头部；图B是两节颈椎特写。

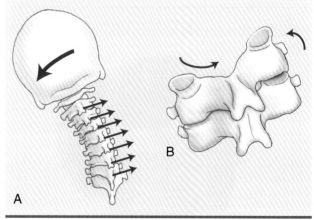

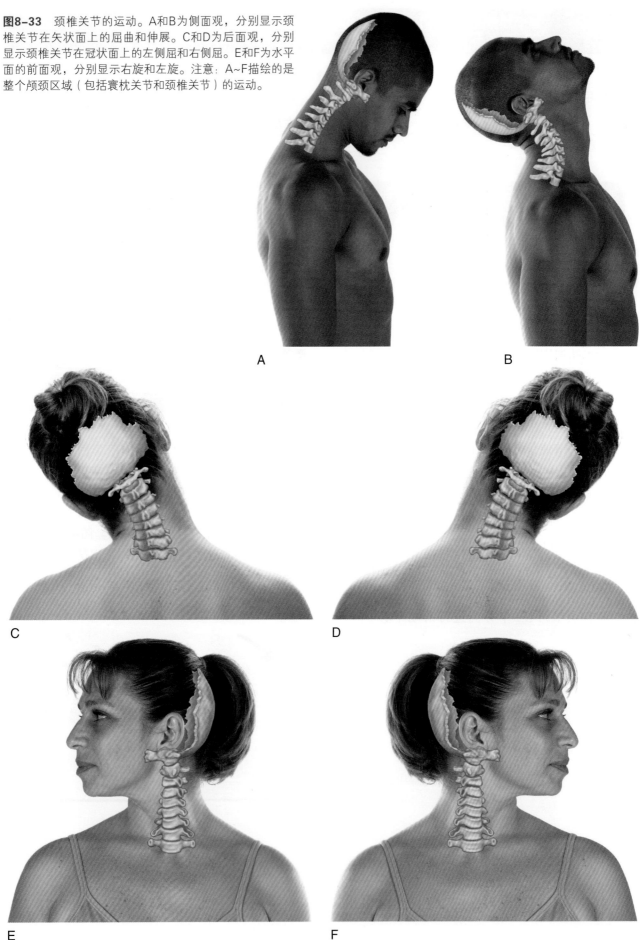

图8-33　颈椎关节的运动。A和B为侧面观，分别显示颈椎关节在矢状面上的屈曲和伸展。C和D为后面观，分别显示颈椎关节在冠状面上的左侧屈和右侧屈。E和F为水平面的前面观，分别显示右旋和左旋。注意：A~F描绘的是整个颅颈区域（包括寰枕关节和颈椎关节）的运动。

8

A

B

C

D

E

F

8.7 胸椎（胸部）

- 胸椎指人身体的胸部（躯干的上部）。
- 注意，躯干由胸部和腹部组成。胸部是胸椎区，腹部是腰椎区。

胸椎的特点

胸椎构成

- 胸椎由12块椎骨组成（图8-34）。
  - 从上到下，这些椎骨分别命名为T1~T12。
- 12节胸椎对应与其相连的12对肋骨。

图8-34 胸椎右侧观。注意，胸椎的生理弯曲为后凸，前凹

特殊关节（肋脊关节）

- 肋骨与12块胸椎相连。一般每根肋骨都有2个与胸椎相连的肋椎关节——肋头关节和肋横突关节（图8-35）。更多胸肋关节的内容，详见8.8。
- 肋头关节是指肋骨与胸椎/椎间盘连接的关节[5]。
- 肋横突关节是指肋骨与胸椎横突连接的关节[5]。
- 肋头关节和肋横突关节统称为肋椎关节。
- 肋头关节和肋横突关节都是滑膜关节
  - 这些关节是非轴向的，可以滑动。

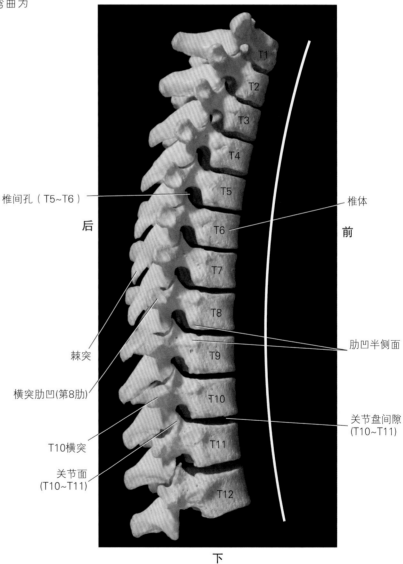

- 这些关节通过与后面的脊柱连接来稳定肋骨，并允许肋骨相对于脊柱的活动。
- 注意：第1~10肋在前面与胸骨相连，这些关节

叫作胸肋关节。

胸椎弯曲

- 胸椎呈现为向后凸的曲线（前凹）（图8-34，

知识点8-16）。

知识点 8-16

随着年龄的增长，常发生胸椎过度后凸，这主要是活动的结果——有些活动需要弯曲上段躯干，从而导致胸椎后凸。这也是重力作用的结果，重力拉上段躯干向下屈曲。更多关于胸椎后凸的内容，详见21.3。

胸椎功能

- 胸椎的活动度远不及颈椎和腰椎（表8-7）。
- 胸椎活动度小，比颈椎和腰椎更稳定，因此也较少受伤[4]。
- 胸椎缺乏活动的主要原因是胸腔的存在[4]。
  - 胸腔主要限制胸椎在冠状面上的侧屈运动和在水平面上的旋转运动。
  - 胸椎侧屈受限是因为侧屈时，胸腔的肋骨会相互挤在一起。
  - 胸椎旋转受限是因为椎体外侧有肋骨的存在。
- 棘突也限制了胸椎的活动范围，胸椎棘突长且向后下方倾斜，阻碍和限制了胸椎的伸展。
- 胸椎关节突关节基本位于冠状面（图8-14B），这使得胸椎关节突关节在冠状面内的侧屈运动较容易。但是，由于胸腔的存在，侧屈范围受到限制。
- 在下胸段，关节突关节的方向逐渐从冠状面向

表 8-7	胸椎从解剖位置开始的平均活动范围（从T1~T2至T12~L1关节）*[5]		
前屈	35°	后伸	25°
右侧屈	25°	左侧屈	25°
右旋	30°	左旋	30°

*：与颈椎一样，当胸椎侧屈时，它也会在一定程度上进行同侧旋转。

矢状面（即腰椎关节突的方向）转变，这种趋于矢状面方向上的转变有利于矢状面的动作（屈曲和伸展）。

胸椎的主要运动

胸椎运动见8.10，图8-41显示了胸腰椎处的运动。

- 胸椎关节可使躯干在矢状面上围绕内外轴进行屈曲和伸展运动（轴向运动）。
- 胸椎关节可使躯干在冠状面上围绕前后轴进行左侧屈和右侧屈（轴向运动）。
- 胸椎关节可使躯干在水平面上围绕垂直轴进行左右旋转运动（轴向运动）。
- 胸椎关节可在所有3个方向进行滑动和平移运动[3]（图8-18）。
- 同颈椎和腰椎一样，胸椎侧屈也伴随着旋转。一般认为上段胸椎侧屈时伴随同侧旋转（如同颈椎），而下段胸椎侧屈时伴随对侧旋转（如同腰椎）。

8.8　胸部肋骨关节

- 如8.7所述，肋骨与12块胸椎在后方相连。肋骨和脊柱之间的关节统称为肋椎关节。通常每根肋骨与脊柱有2个关节：肋头关节和肋横突关节（图8-35A）。
- 肋椎关节的英文为costovertebral joint，也可写作costocorporeal joint[5]。在拉丁语中"corpus"指的是椎体。
- 肋头关节是指肋骨与椎体/椎间盘相连接的关节。

- 肋横突关节是指肋骨与胸椎横突连接的关节。
- 肋骨与胸骨相连构成胸肋关节。
- 在呼吸过程中，所有肋骨关节的正确运动非常重要。更多关于呼吸的内容，详见本节"肋骨关节肌肉"和知识点8-19。

肋椎关节的详细信息

肋头关节

- 典型的胸椎椎体有2个肋凹：1个上肋凹和1个下

肋凹（图8-35B）。

- 因此，肋头与上位椎体下肋凹和下位椎体上肋凹以及上下位两个椎体之间的椎间盘形成一个关节[5]（图8-35A）。

- 肋头关节由2个韧带结构提供稳定[5]：

  - 纤维囊。

  - 肋头辐状韧带（图8-35B，C；知识点8-17）。

- 典型的肋头关节为第2~10肋和胸椎组成的关节。

- 第1肋的肋头关节与在T1椎体上端的完整肋凹吻合。C7椎体不存在下肋凹。

- 第11肋和第12肋肋头关节分别与T11和T12椎体上方的完整肋凹吻合[14]。

肋横突关节

- 典型的胸椎在横突上有完整的横突肋凹（见5.2中的图5-27E，F）。

- 肋横突关节由肋骨结节与胸椎横突连接而成[5]。

- 肋横突关节由4个韧带结构提供稳定（知识点8-17）：

  - 纤维囊。

  - 肋横突韧带：这条长韧带将同一水平胸椎的整个横突牢牢地连接在肋颈上（图8-35C）。

<table>
<tr><td colspan="2">知识点8-17　胸脊关节韧带</td></tr>
</table>

肋头关节：
- 纤维囊。
- 肋头辐状韧带。

肋横突关节：
- 纤维囊。
- 肋横突韧带。
- 肋横突外侧韧带。
- 肋横突上韧带。

- 肋横突外侧韧带：该韧带将肋结节连接在同一水平胸椎的横突外侧缘（图8-35C）。

- 肋横突上韧带：该韧带将肋骨连接到上位胸椎的横突（图8-35B）。

- 第1~10肋与T1~T10组成的关节是典型的肋横关节[14]。

- 第11和第12肋没有与相应胸椎的横突相连，因此它们没有肋横突关节[5]。

胸肋关节

- 7对胸肋关节（图8-36）将肋骨向前连接到胸骨上[13]。

- 前7对肋骨通过肋软骨直接连接到胸骨上，这些

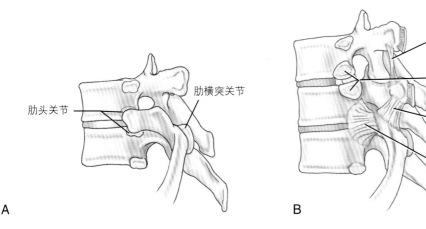

图8-35　肋骨和脊柱之间的关节（肋椎关节）。A.侧面观，显示了肋骨与胸椎横突之间的肋横突关节，以及肋骨与椎体/椎间盘之间的肋头关节。B.侧面观，显示了肋头辐状韧带。C.上面观，将肋骨-椎体复合体水平切开，显露和展示肋脊关节、肋头辐状韧带和肋横突外侧韧带

肋骨称为真肋。

- 那些未通过自身肋软骨直接连接到胸骨上的肋骨称为假肋。
  - 第8~10肋连接在第7肋的肋软骨上[13]，这些肋骨称为假肋[8]。
  - 第11和第12肋并未附着在胸骨上，因此它们在前面自由浮动，这些肋骨是浮动的假肋，但通常简称为浮肋[14]。

胸肋骨的肋骨关节

- 关节结构分类：软骨性关节。
  - 亚型：软骨结合[6]。
- 关节功能分类：微动关节。
  - 亚型：滑动关节。

其他关节

- 胸肋关节实际上涉及3种不同类型的关节（图8-37）：

  1.肋软骨关节：位于肋骨和软骨之间。
  - 肋软骨关节将肋骨与肋软骨直接连在一起，既没有关节囊也没有任何韧带。肋骨的骨膜逐渐转化为肋软骨的软骨膜。这些肋软骨关节活动度甚微[5]。
  - 总共有10对肋软骨关节，位于第1~10肋与相对应的肋软骨之间。

  2.胸肋关节：位于肋软骨和胸骨之间。
  - 胸肋关节是由纤维囊和辐状韧带加固的滑膜关节（第1胸肋关节除外，它是不动关节）（知识点8-18）[5]。
  - 在肋软骨和胸骨之间有7对胸肋关节[5]。

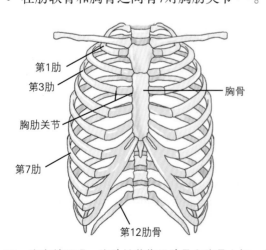

图8-36 胸廓前面观：胸肋关节位于肋骨和胸骨之间，共有7对胸肋软骨

第1肋
第3肋
胸骨
胸肋关节
第7肋
第12肋骨

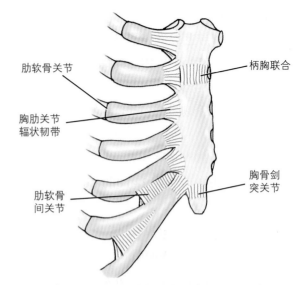

肋软骨关节
胸肋关节
辐状韧带
肋软骨间关节
柄胸联合
胸骨剑突关节

图8-37 前面观：胸骨及身体单侧胸廓。每个胸肋关节实际上是由2个关节组成的：（1）位于肋与肋软骨之间的肋软骨关节和（2）位于肋软骨与胸骨之间的胸肋关节（另外，软骨间关节位于下肋相邻肋软骨之间）。此外，柄胸联合和胸骨剑突关节位于胸骨的3个部分之间。

  3.肋软骨间连结：位于第5~10肋的肋软骨之间[5]。
  - 这些关节是滑膜关节，由关节囊和肋软骨间韧带加固（知识点8-18）。

知识点 8-18	胸肋关节和肋软骨间关节韧带

胸肋关节：
- 纤维囊。
- 辐状韧带。

肋软骨间连结：
- 纤维囊。
- 肋软骨间韧带。

胸骨内关节：
- 胸骨柄韧带和胸骨剑突韧带。

胸骨内关节

- 胸骨的3个部分之间有2个胸骨内关节（图8-37）。①柄胸联合位于胸骨柄和胸骨体之间[13]。②胸骨剑突关节位于胸骨体和胸骨剑突之间[13]。
- 这些关节是纤维软骨性微动关节，它们分别由柄胸韧带和胸骨剑突韧带稳定（知识点8-18）。

肋骨关节肌肉

- 肋骨关节的肌肉在胸肋关节和肋脊关节处移动

肋骨。移动肋骨是呼吸过程（呼气和吸气）所必需的。因此，移动肋骨的肌肉称为呼吸肌。为了移动肋骨，这些肌肉附着在肋骨上。任何附着在胸腔上的肌肉都可以认为是呼吸肌（知识点8-19）。

知识点 8-19　呼吸肌

吸气和呼气

呼吸是将空气吸入肺部并将空气排出肺部的过程。把空气吸入肺部的过程叫作吸气（吸入）；将空气从肺部排出的过程称为呼气（呼出）。当空气被吸入肺部时，胸腔的容积扩大；当空气从肺部排出时，胸腔的容积减少。任何能够改变胸腔容积的肌肉都是呼吸肌。一般来说，影响胸腔容积的方式有2种。

一种方法是通过在胸肋关节和肋脊关节处移动肋骨来影响胸腔。一般来说，抬高肋骨会增加胸腔容积（见下图）；因此，上抬肋骨的肌肉通常归类为吸气肌。膈肌是主要的吸气肌，因为它提升了下六位的肋骨。其他吸气肌包括肋间外肌、斜角肌、胸小肌、肋提肌和上后锯肌。相反，下沉肋骨的肌肉通常归类为呼气肌，包括肋间内肌、肋下肌和下后锯肌。

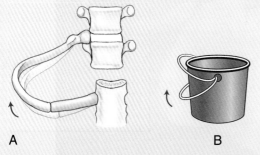

A.前面观，图示肋骨在吸气时提起的方式。B.提桶把手。由于肋骨的上抬与桶柄上提动作相似，因此把吸气时肋骨的上抬形容为桶柄运动

有一个例外的观点：降低下肋骨的肌肉组织可以通过稳定膈肌附着点（胸腔）来帮助吸气，这样它就可以更有效地发挥力量来降低穹隆（见下面的膈肌功能）。

影响胸腔容积的另一种方式是通过腹部区域来实现。当胸腔扩张时，除了通过胸廓向外扩张增加胸腔容积外，还可以向下扩张到腹腔。相反，如果腹腔的内容物向上推入胸腔，胸腔的容积就会减少。就这一点而言，膈肌再次成为主要吸气肌；当它收缩时，除了抬高下肋骨外，它的中央穹隆也向下陷，阻挡腹腔内容物进入胸腔，从而增加胸腔的容积。通过腹部工作的呼气肌是腹壁肌肉，其中最主要的是腹直肌、腹外斜肌、腹内斜肌和腹横肌。

放松与用力呼吸

呼吸通常分为2种类型：放松呼吸（安静呼吸）和用力呼吸。正常健康的放松呼吸，如当一个人平静地读一本书时，唯一募集收缩的肌肉是膈肌。正常健康的放松呼气是不需要肌肉收缩的。这样，在呼气时膈肌是放松的，呼气过程主要通过在吸气时被拉伸的组织（胸腔和腹部组织）向肺部的自然回弹将空气排出。然而，当我们想要用力呼吸时，如运动时，除膈肌外的许多其他呼吸肌就会被募集。如前所述，这些肌肉通过肋骨或腹部作用于胸腔。一般而言，只要存在导致呼吸困难的病变（如慢性阻塞性肺疾病、哮喘、肺气肿或慢性支气管炎），辅助呼吸肌就会被募集，并有可能变得肥大。

膈肌功能

如前所述，膈肌是吸气肌，它通过2种方式增加胸腔容积：①通过提升下肋骨来扩张胸腔；②通过下降将腹部内容物推回腹腔。膈肌通常通过以下方式发挥功能。

当膈肌收缩时，骨性外周附着点更加固定，拉力作用于中心腱，导致中心（穹隆顶部）下降（阻挡腹腔脏器）。这增加了胸腔的容积，使肺部能够膨胀和扩张以利于吸气。此种情况下的膈肌收缩过程通常称为腹式呼吸。

随着膈肌继续收缩，由于腹腔脏器的阻力所造成的压力阻止了中央穹顶的进一步下降，此时的穹顶移动性非常小（即更为牢固了）。此时，膈肌肌纤维收缩所产生的拉力施加在胸腔周围，提升下肋骨，使得胸廓前部和胸骨向前推。这样进一步增加了胸腔的容积，使肺部得以膨胀和扩张。此种情况下的膈肌收缩通常称为胸式呼吸。

8.9   腰椎（腹部）

- 腰椎是指人身体的腹部部分（躯干的下部）。
  - 大多数人认为腹部只是身体的前面部分。实际上，腹部指的是环绕身体360°的较低的躯干区域。

腰椎特点

腰椎组成

- 腰椎由5块椎骨组成（图8-38）。
- 从上到下，这些椎骨被命名为L1~L5。

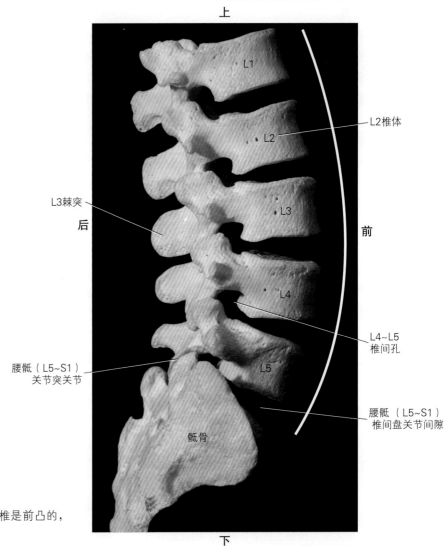

图8-38   腰椎右侧面观。注意，腰椎是前凸的，即向后凹

腰椎曲度

- 腰椎呈前凸弯曲；换言之，它是后凹的[5]（知识点8-20）。

 知识点 8-20

　　当腰椎前凸曲度大于正常曲度时，称为过度前凸。与腰椎过度前凸相关的姿势异常称为下交叉综合征。更多有关下交叉综合征的内容，详见21.1。

腰椎功能

- 腰椎需要稳定，因为它比颈椎和胸椎承重多[13]。
- 腰椎也很灵活。一般情况下，除旋转外，腰椎在所有活动范围内都能自由活动[5]（表8-8）。

表 8-8	腰椎从解剖位置开始（L1~L2到L5~S1关节）的平均活动范围[5]		
前屈	50°	后伸	15°
右侧屈	20°	左侧屈	20°
右旋	5°	左旋	5°

- 腰椎小平面关节基本处于矢状面[13]（图8-14C），这使得腰椎在矢状面上做屈伸运动更加容易，这就是为什么我们的腰部很容易向前和向后弯曲。

- 在腰椎，关节突关节从矢状面向后转向冠状面[13]。临床上，这可能会造成某些问题，腰椎关节在矢状面可做屈伸运动，但腰骶连结不允许这些矢状面运动，因为它们的关节突关节面位于冠状面。

- 兼具灵活性和稳定性是具有挑战性的，因为灵活性和稳定性是对立的。通常，关节要么以灵活性为主，要么以稳定性为主。腰背部经常受伤的原因之一是，腰椎必须稳定地承重，但同时又要有很大的灵活性。

腰椎的主要运动

- 腰椎运动见8.10，图8-41展示了胸腰椎的运动。

- 腰椎关节允许躯干在矢状面上围绕内外侧轴屈曲和伸展（轴向运动）。

- 腰椎关节可使躯干在冠状面内围绕前后轴右侧屈和左侧屈（轴向运动）。

  - 腰椎侧屈时伴随对侧旋转[5]，这一观察可以通过一个有趣的临床应用进行说明。腰椎脊柱侧弯（冠状面侧屈畸形）很难通过视觉检查或触诊进行诊断，因为侧屈与对侧旋转耦合使腰椎棘突旋转进入凹侧，从而导致很难观察和通过触诊感受到脊柱侧弯（图8-39）。

- 腰椎关节可使躯干在水平面上围绕垂直轴右旋和左旋（轴向运动）[4]。

- 腰椎关节可在3个方向进行滑动平移（图8-18）。

特殊关节

- 第5腰椎与骶骨之间的关节称为腰骶连结（图8-38）。

- 腰骶连结位于第5腰椎和第1骶骨之间，也称为L5~S1关节。骶骨由5块椎骨融合而成。因此，骶骨可分为5个骶椎，从上到下为S1~S5。

- 腰骶连结在结构上（解剖学上）并不特殊。作为典型的椎间关节，它由1个正中椎间盘关节和2个外侧关节突关节组成。然而，腰骶连结在功能上（即生理上）是特殊的，因为腰骶连结不仅是脊柱（特别是L5）相对于骨盆运动的关节，它也是骨盆相对于躯干运动的关节。

- 骨盆也可以在髋关节处相对于大腿移动[5]。更多有关骨盆相对于邻近身体部位的运动见9.3~9.5。

- 除常见的脊柱韧带外，腰骶连结的稳定由髂腰韧带（图9-4）和胸腰筋膜[13]（图8-42）提供。

- 腰骶连结也很重要，因为骶底角（图8-40）决定了脊柱所处的基底，决定了脊柱的弯曲度[5]。因此，骶底角是评估患者脊柱姿势的一个重要因素。更多关于骶底角对脊柱的影响见9.8。

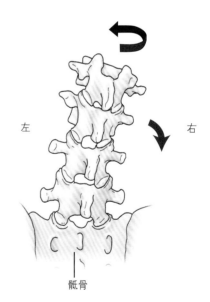

图8-39 后面观，显示腰椎侧屈伴随对侧旋转的运动模式。在这个图中，腰椎向右侧屈并伴随向左旋转。注意，椎体旋转是以椎体前部朝向的方向命名的；棘突指向相反的方向

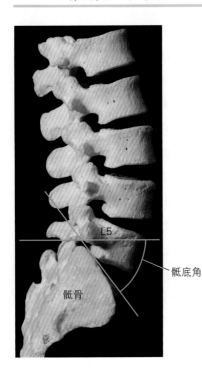

图8-40   腰骶椎右侧面观。骶骨基底角（骶底角）是由一条沿着骶骨基底的线与一条水平线相交而成的。骶底角很重要，因为它决定了腰椎弯曲的程度

8.10   胸腰椎（躯干）

- 因为胸椎和腰椎都位于躯干，所以这两个区域的运动通常是耦合的，临床上常一起评估（知识点 8-21）。表8-9提供了胸腰椎的平均活动范围，图8-41显示的是胸腰椎（即躯干）的主要运动。

表8-9	胸腰椎平均活动范围（即自解剖位开始的整个躯干的活动范围）（包括T1~T2到L5~S1关节）[5]			
	前屈	85°	后伸	40°
	右侧屈	45°	左侧屈	45°
	右旋	35°	左旋	35°

知识点 8-21   躯干反向运动

　　躯干会发生很多反向运动。胸腰椎肌肉的反向运动促使骨盆在腰骶连结处相对于躯干发生运动，和/或使下段腰椎相对于上段腰椎有更多的运动。

　　躯干可在肩关节处相对于手臂发生反向运动。在本知识点的附图中，可以看到躯干在肩关节处相对于手臂发生运动。图A和图B分别展示了躯干在右肩关节处的中立位和向右侧偏斜；图C和图D分别展示躯干在右肩关节处的中立位和向右旋转；图E和图F分别展示躯干在右肩关节处的中立位和向右上抬。在这三种情况下，注意肩关节处手臂和躯干角度的变化，对于图B躯干向右侧偏斜和图F躯干向右上抬的情况，肘关节也有弯曲。

知识点
8-21 躯干反向运动

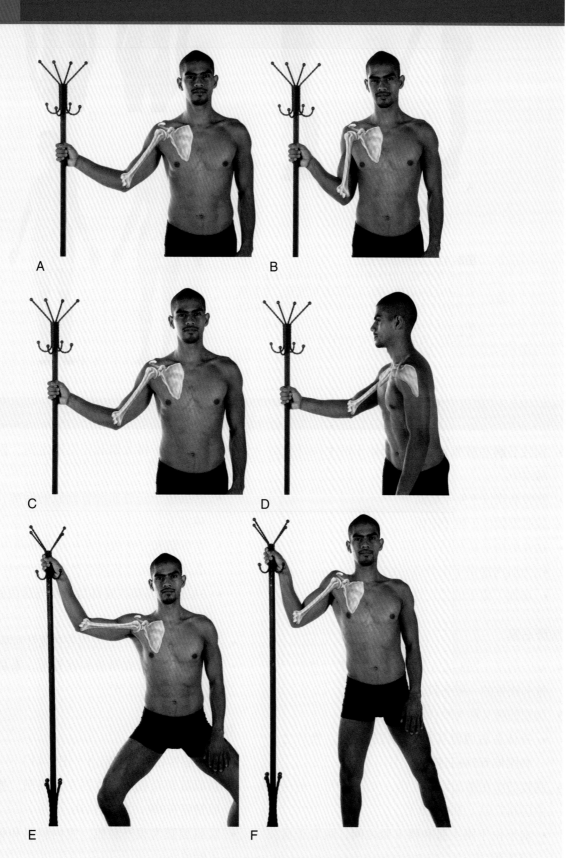

A

B

C

D

E

F

8

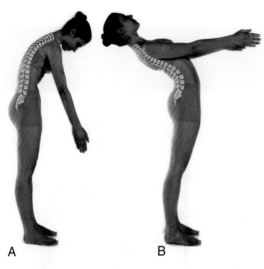
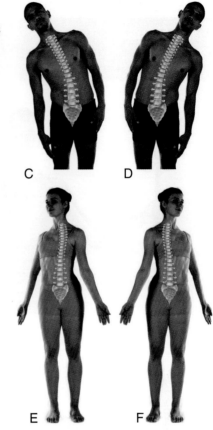

图8-41 胸腰椎在脊柱关节处的运动。图A和图B是侧面观，分别展示了胸腰椎在矢状面上的前屈和后伸运动。图C和图D是前面观，分别展示了躯干在冠状面上向右侧屈和向左侧屈的运动。图E和图F是前面观，分别展示了胸腰椎在水平面上向右旋转和向左旋转的运动

8.11　胸腰筋膜及腹肌腱膜

- 胸腰筋膜和腹肌腱膜是位于躯干的大块纤维结缔组织。
- 胸腰筋膜位于躯干后面。
- 腹肌腱膜位于躯干前面。
- 这些结构主要有2个功能：
  - 为肌肉提供了附着点。
  - 增加了躯干的稳定性。

胸腰筋膜

- 胸腰筋膜（图8-42A）位于躯干后面，是位于胸椎和腰椎的一层筋膜。
- 胸腰筋膜又称为腰背筋膜[4]。
  - 身体左右两侧各有一层胸腰筋膜。换言之，胸腰椎有2块筋膜。
- 胸腰筋膜在腰部特别发达，可分为3层：前层、中层和后层（图8-42B）。
  - 前层位于腰大肌和腰方肌之间，附着于横突前表面。

- 中层位于腰方肌和竖脊肌之间，附着于横突顶端。
- 后层位于竖脊肌和背阔肌的后部，并附着于棘突上。
- 腰方肌和竖脊肌包裹在胸腰筋膜内[4]。背阔肌通过与胸腰筋膜连接附着到脊柱内侧。
- 3层胸腰筋膜在腹部后外侧与腹内斜肌和腹横肌相连接[13]。
- 胸腰筋膜向下走行，并附着在骶骨和髂嵴上[13]。
- 胸腰筋膜附着在骶骨和髂骨上，有助于稳定腰椎关节和骶髂关节[13]。

腹肌腱膜

- 腹肌腱膜位于腹部前方（图8-43）。
- 腹肌腱膜存在于身体的左右两侧。换言之，腹肌腱膜有2块，左右各1块。
- 腹肌腱膜为腹外斜肌、腹内斜肌和腹横肌提供了附着点。

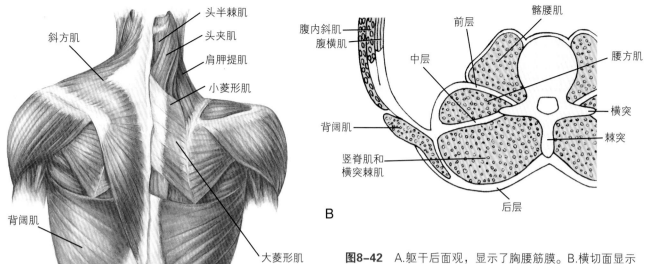

图8-42　A.躯干后面观，显示了胸腰筋膜。B.横切面显示了胸腰筋膜的前、中、后层（图A引自Cramer GD，Darby SA：Basic and clinical anatomy of the spine，spinal cord，and ANS，ed 2，St Louis，2005，Mosby.）

8

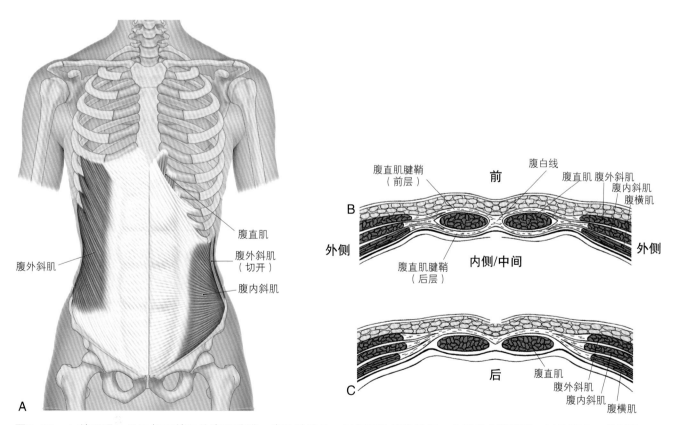

图8-43　A.前面观，显示躯干前面的腹肌腱膜。腹肌腱膜是一层很厚的纤维组织，它附着在腹横肌，以及腹内、外斜肌上。B，C.横切面，分别显示躯干上、下的腹肌腱膜（Muscolino JE：The muscular system manual：the skeletal muscles of the human body，ed 4，St Louis，2017，Mosby.）

- 腹肌腱膜常被看作是腹壁肌肉附着的地方。从另一个角度看，它也可以被认为是这些腹壁肌肉（即躯干两侧腹外斜肌、腹内斜肌和腹横肌）的腱膜。
- 腹肌腱膜上段有2层，前后各1层，可以包住腹直肌。
- 腹肌腱膜下段只有1层，浅层（前面）通向腹直肌。

- 腹肌腱膜演变为腹直肌的边界——弓状线。弓状线是一条曲线，位于脐和耻骨联合的中间[16]。
- 因为腹肌腱膜覆盖和/或包裹腹直肌，也称为腹直肌鞘[15]。
- 左右腹肌腱膜在中线相交的地方叫作白线，其是一条名副其实的白色的线[5]。
- 左右两侧的腹肌腱膜通过与躯干前面的两侧腹壁结合在一起，增加了躯干的稳定性。

复习题

1.颅骨的缝与分娩有什么关系？

_____

_____

2.写出与咀嚼有关的4块肌肉。

_____

_____

3.脊柱的4个主要区域是什么？每个区域有什么类型的生理弯曲？

_____

_____

_____

4.颈椎、胸椎和腰椎分别由几块椎骨构成？

_____

_____

5.在发育上，是什么造成了颈椎的前凸弯曲？

_____

6.比较和对比椎间盘关节和关节突关节的运动目的。

_____

_____

_____

7.颈、胸、腰椎的关节突关节的关节面的大致方向分别是什么？

_____

_____

8.解释为什么前纵韧带限制脊柱关节的伸展，而棘上韧带限制了脊柱关节的屈曲。

_____

_____

_____

9.第2颈椎为什么叫作枢椎？

_____

_____

_____

10.列出上段颈椎稳定枢椎的3条韧带。

_____

_____

_____

11.哪个颈椎的棘突最容易被触及并可作为触诊标志？

_____

12.为什么上段颈椎伸展和旋转的耦合运动对患者而言是潜在的禁忌动作？

_____

_____

13.什么结构的存在大大减少了胸椎伸展的活动范围？

_____

14.肋椎关节包括哪两种关节？

_____

_____

15.为什么把肋骨的上抬描述为桶柄运动？

_____

_____

_____

16.描述2种可以扩大胸腔，增加吸气量的方式。

_____

_____

17.腰椎在哪个平面活动最少？

_____

18.如何测量骶底角？它的重要性是什么？

_____

_____

_____

19.胸腰筋膜在腰椎部位有几层？

_____

20.为什么腹肌腱膜又叫作腹直肌鞘？

_____

_____

参考文献

［1］ Palastanga N, Field D, Soames R: Anatomy and human movement, ed 4, Oxford, 2002, Butterworth-Heinemann.

［2］ White TD, Folkens PA: Human osteology, ed 22, San Diego, 2000, Academic Press.

［3］ Behnke RS: Kinetic anatomy, ed 2, Champaign, IL, 2006, Human Kinetics.

［4］ Levangie PK, Norkin CC: Joint structure and function: A comprehensive analysis, ed 5, Philadelphia, 2011, FA Davis.

［5］ Neumann DA: Kinesiology of the musculoskeletal system: Foundations for physical rehabilitation, ed 3, St Louis, 2017, Elsevier.

［6］ Oatis CA: Kinesiology: The mechanics and pathomechanics of human movement, Philadelphia, 2004, Lippincott Williams & Wilkins.

［7］ Werner R: A massage therapist's guide to pathology, ed 4, Philadelphia, 2004, Lippincott Williams & Wilkins.

［8］ Watkins J: Structure and function of the musculoskeletal system, Champaign, IL, 1999, Human Kinetics.

［9］ Cramer GD, Darby SA: Basic and clinical anatomy of the spine, spinal cord, and ANS, St Louis, 1995, Mosby.

［10］ Hamill J, Knutzen KM: Biomechanical basis of human movement, ed 12, Baltimore, 2003, Lippincott Williams & Wilkins.

［11］ Nordin M, Frankel VH: Basic biomechanics of the musculoskeletal system, ed 3, Baltimore, 2001, Lippincott Williams & Wilkins.

［12］ Muscolino JE: The muscular system manual: The skeletal muscles of the human body, ed 4, St Louis, 2017, Elsevier.

［13］ Cramer GD, Darby SA: Basic and clinical anatomy of the spine, spinal cord, and ANS, St Louis, 1995, Mosby.

［14］ Smith LK, Weiss EL, Lehmkuhl LO: Brunstrom's clinical kinesiology, ed 5, Philadelphia, 1996, FA Davis.

［15］ Hamilton N, Weimar W, Luttgens K: Kinesiology: Scientific basis of human motion, ed 12, New York, 2012, McGraw Hill.

［16］ Netter FH: Atlas of human anatomy, ed 3, Teterboro, 2004, Icon Learning Systems.

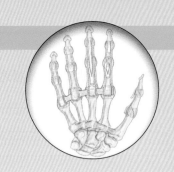

第9章

下肢关节

章节纲要

9.1 骨盆和骨盆运动

9.2 骨盆内（耻骨联合和骶髂关节）运动

9.3 腰骶连结处的骨盆运动

9.4 髋关节处的骨盆运动

9.5 腰骶连结和髋关节处的骨盆运动

9.6 腰骶连结处骨盆和脊柱运动的关系

9.7 髋关节处骨盆和大腿运动的关系

9.8 骨盆姿势对脊柱姿势的影响

9.9 髋关节

9.10 股骨颈干角

9.11 股骨–骨盆节律

9.12 膝关节复合体概述

9.13 胫股关节

9.14 髌股关节

9.15 膝关节角

9.16 胫腓关节

9.17 踝/足区域概述

9.18 距小腿关节

9.19 距下跗关节

9.20 跗横关节

9.21 跗跖关节

9.22 跖骨间关节

9.23 跖趾关节

9.24 趾骨间关节

章节目标

学习完本章，学生能够：

1. 掌握本章关键术语的定义。

2. 针对骨盆、骨盆运动和骨盆内运动：

   - 描述骨盆结构，解释相对于相邻身体部分的骨盆内运动和骨盆运动的区别。
   - 描述骶骨点头和抬头运动。
   - 列出主要的骶髂关节韧带和它们的附着点。

3. 描述和比较骨盆在腰骶连结和髋关节处的运动。

4. 解释骨盆运动和躯干、大腿运动之间的反向运动关系。

5. 解释骨盆姿势（尤其是骶底角）和脊柱姿势之间的关系。

6. 讨论髋关节开链和闭链运动，并分别举例说明。

7. 解释股骨倾斜角和股骨扭转角的概念，并解释这些股骨成角的可能后果。

8. 描述股骨–骨盆节律，并举例说明。

9. 讨论胫股关节和髌股关节。

10. 掌握膝外翻、膝内翻、Q角和膝过伸。

11. 掌握胫腓关节和胫骨扭转。

12. 针对踝/足区域：

    - 列出足部关节。
    - 比较和对比足的稳定性和灵活性。
    - 描述足弓的结构和功能，以及与足弓相关的绞盘机制。
    - 理解弓弦力，并能举例说明。
    - 掌握足的旋前和旋后，以及发生旋前和旋后涉及的平面。

13. 掌握距小腿关节的骨性结构和韧带，以及关节主要产生的运动。

14.掌握距下跗关节的骨性结构和韧带，以及关节主要产生的运动。

15.掌握跗横关节的骨性结构和韧带，以及关节主要产生的运动。

16.掌握以下关节的骨性结构和韧带，以及关节主

要产生的运动：

- 跗跖关节。
- 跗骨间关节。
- 跖趾关节。
- 趾骨间关节。

概述

第6章和第7章讲述了关节结构和功能的理论基础。本章我们将继续沿用第8章开始的对身体局部关节的结构和功能的研究，主要介绍下肢关节。下肢主要负责承重和推动身体前进。为此，下肢关节必须共同工作才能达成目标。9.1~9.8深入阐述了骨盆运动。鉴于骨盆姿势对脊柱姿势至关重要，全面了解骨盆的结构和功能非常关键。9.9~9.11涵盖了髋关节和大腿。9.12~9.16涵盖了膝关节复合体和小腿。9.17~9.24主要讲述踝关节和足的结构与功能。

关键词

acetabular labrum　髋臼唇

anterior cruciate ligament　前交叉韧带

anterior talofibular ligament　距腓前韧带

anteversion　前倾

arch of foot　足弓

arcuate popliteal ligament　腘弓状韧带

arcuate pubic ligament　耻骨弓状韧带

bifurcate ligament　分歧韧带

bony pelvis　骨性骨盆

bowleg　弓形腿

bowstring　弓弦

bunion　囊肿

calcaneocuboid joint　跟骰关节

calcaneocuboid ligament　跟骰韧带

calcaneofibular ligament　跟腓韧带

calcaneonavicular ligament　跟舟韧带

central stable pillar（of the foot）　中央稳定柱（足）

cervical ligament　颈韧带

chondromalacia patella　髌骨软化

Chopart joint　肖帕尔关节

closed-chain activity　闭链运动

coronary ligament　冠状韧带

counternutation　骶骨仰头

coupled action　耦合运动

coxa valga　髋外翻

coxa vara　髋内翻

coxal bone　髋骨

coxofemoral joint　髋股关节

deep transverse metatarsal ligament　跖骨深横韧带

deltoid ligament　内侧韧带，三角韧带

distal interphalangeal joint　远端趾骨间关节

distal intertarsal joint　远端跗骨间关节

dorsal calcaneocuboid ligament　跟骰背侧韧带

femoral angle of inclination　股骨倾角

femoral torsion angle　股骨扭转角

femoroacetabular joint　股骨髋臼关节

femoropelvic rhythm　股骨–骨盆节律

fibular collateral ligament　腓侧副韧带

flat foot　扁平足

flexor retinaculum　屈肌支持带

forefoot　前足

genu recurvatum　膝反屈

genu valgum　膝外翻

genu varum　膝内翻

greater sciatic foramen　坐骨大孔

greater sciatic notch　坐骨大切迹

hallux valgus　姆外翻

heel spur　跟骨骨刺

hindfoot　后足

iliofemoral ligament　髂股韧带

iliolumbar ligament　髂腰韧带

inferior extensor retinaculum　伸肌下支持带

inferior fibular retinaculum　腓骨下支持带

infrapatellar bursa　髌下囊

innominate bone　髋骨

intermetatarsal joint　跖骨间关节

intermetatarsal ligament　跖骨间韧带

interosseous membrane　骨间膜（小腿）

interphalangeal joint　趾骨间关节

ischiofemoral ligament　坐股韧带

knock-knee　膝外翻

lateral collateral ligament　外侧副韧带

lateral longitudinal arch　外侧纵弓

lateral malleolar bursa　外踝囊

lateral meniscus　外侧半月板

lesser sciatic notch　坐骨小切迹

ligamentum teres　圆韧带（股骨头韧带）

long plantar ligament　足底长韧带

lower ankle joint　下踝关节

lumbopelvic rhythm　腰椎–骨盆节律

lunate cartilage　月状软骨面

medial collateral ligament　内侧副韧带

medial longitudinal arch　内侧纵弓

medial malleolar bursa　内踝囊

medial meniscus　内侧半月板

meniscal horn attachment　半月板角附着处

metatarsophalangeal joint　跖趾关节

midfoot　中足

mortise joint　榫眼关节

nutation　骶骨点头

oblique popliteal ligament　腘斜韧带

open-chain activity　开链运动

patellar ligament　髌韧带

patellofemoral joint　髌股关节

patellofemoral syndrome　髌股综合征

pelvic girdle　下肢带骨

pelvic neutral　骨盆中立位

pes cavus　高弓足

pes planus　扁平足

pigeon toe　鸽趾

plantar calcaneocuboid ligament　跟骰足底韧带

plantar calcaneonavicular ligament　跟舟足底韧带

plantar fascia　足底筋膜

plantar fasciitis　足底筋膜炎

plantar plate　跖板

posterior cruciate ligament　后交叉韧带

posterior meniscofemoral ligament　板股后韧带

posterior talofibular ligament　距腓后韧带

prepatellar bursa　髌前囊

proximal interphalangeal joint　近端趾骨间关节

pubofemoral ligament　耻股韧带

Qangle　Q角

ray　跖列（译者注：包括跖骨和楔骨）

retinacular fiber　支持带纤维

retinaculum（pl. retinacula）　支持带

retroversion　后倾

righting reflex　翻正反射

rigid flat foot　痉挛性平足

sacral base angle　骶底角

sacroiliac joint　骶髂关节

sacroiliac ligament　骶髂韧带

sacrospinous ligament　骶棘韧带

sacrotuberous ligament　骶结节韧带

screw-home mechanism　旋锁机制

short plantar ligament　足底短韧带

sinus tarsus　跗骨窦

spring ligament　跳跃韧带

subcutaneous calcaneal bursa　跟皮下囊

subcutaneous infrapatellar bursa　髌下皮下囊

subtendinous calcaneal bursa　跟腱下囊

subtalar joint　距下关节

superior extensor retinaculum　伸肌上支持带

superior fibular retinaculum　腓骨上支持带

supple flat foot　柔软性平足

suprapatellar bursa　髌上囊

symphysis pubis joint　耻骨联合

talocalcaneal joint　距跟关节

talocalcaneal ligament　距跟韧带

talocalcaneonavicular joint complex　距跟舟关节复合体

talocalcaneonaviculocuboid joint complex　跟舟骰关节复合体

talocrural joint　距小腿关节

talonavicular joint　距舟关节

tarsal joint　跗关节

tarsometatarsal joint　跗跖关节

tarsometatarsal ligament　跗跖韧带

tibial collateral ligament　胫侧副韧带

tibial torsion　胫骨扭转

tibiofemoral joint　股胫关节

tibiofibular joint　胫腓关节

toe-in posture　足内翻姿势

toe-out posture　足外翻姿势

transverse acetabular ligament　髋臼横韧带

transverse arch　足横弓

transverse ligament of knee　膝横韧带

transverse tarsal joint　跗横关节

upper ankle joint　上踝关节

windlass mechanism　绞盘机制

Y ligament　Y韧带

zona orbicularis　轮匝带

9.1　骨盆和骨盆运动

- 骨盆是身体的一部分，位于躯干和大腿之间（见1.2）。
- 骨性骨盆是指骨盆的骨与关节（图9-1）。
- 骨盆由骶骨、尾骨和2块髋骨构成[1]。
  - 骶骨由5块骶椎融合而成。
  - 尾骨由4块未完全成形的椎骨融合而成。
  - 髂骨、坐骨和耻骨在胚胎时期融合，形成髋骨[2]。
  - 髋骨英文可写作pelvic bone, coxal bone, innominate bone和hip bone。
- 骨盆的关节包括耻骨联合和2个骶髂关节。
  - 耻骨联合将2块耻骨连接在一起。
  - 骶髂关节将骶骨与髋骨的髂骨连接起来[2]。
- 骨盆是人体的过渡部分，由中轴骨和附肢骨组成。
  - 骨盆的骶骨和尾骨是中轴骨。

- 2块髋骨（由髂骨、坐骨和耻骨组成）是下肢带骨。
- 骨性骨盆通常被称为下肢带骨或髋带骨[1]。
- 带子是衣物上包裹身体并提供稳定的物品。下肢带骨是环绕着身体，为股骨附着提供牢固、稳定的基础。

骨盆运动

骨盆运动分为2种类型。

- 骨盆内发生的运动（即骨盆内运动）。
  - 这种运动发生在骶髂关节和/或耻骨联合处。
- 整个骨盆作为一个整体相对于相邻身体部位的运动。
  - 这种运动是腰骶连结相对于躯干的运动、单侧髋关节相对于大腿或者双侧髋关节相对于大腿的运动[3]（知识点9-1）。

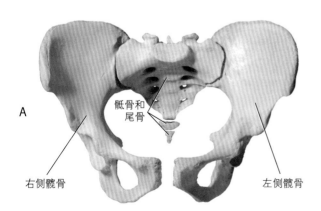
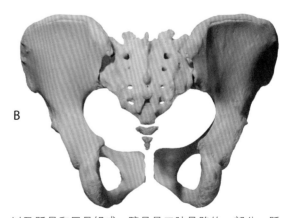

右侧髋骨　　骶骨和尾骨　　左侧髋骨

图9-1　A.骨性骨盆前面观；B.后面观。骨性骨盆由2块髋骨，以及骶骨和尾骨组成。髋骨是四肢骨骼的一部分；骶骨和尾骨是中轴骨的一部分。因此，骨盆在身体中起连接作用

知识点 9-1　骨盆运动

　　骨盆运动很复杂并且经常被误解。要清楚地了解骨盆运动，关键在于清楚运动的定义。运动是指在关节处一个身体部位相对于另一个身体部位的活动。骨盆是从躯干中独立出来的一个身体部位，因此可以相对于躯干在一些关节（如腰骶连结）处进行运动。它也是一个独立于大腿的身体部位，可以在髋关节处相对于大腿运动（两个大腿相对于髋关节运动）。鉴于构成骨盆的骨被关节连接，骨盆内的运动也是可能的。骨盆内运动的内容见9.2；骨盆和相邻部位之间运动的内容见9.3~9.5。

9.2　骨盆内（耻骨联合和骶髂关节）运动

- 耻骨联合和骶髂关节位于骨盆，髋骨的运动与这些关节密切相关，髋骨的运动称为骨盆内运动。
- 骨盆内运动发生在耻骨联合和/或骶髂关节处。

耻骨联合

- 耻骨联合位于2块髋骨的耻骨之间。
  - 更具体地说，它位于2块耻骨之间。耻骨联合字面上的意思是指耻骨体连接的地方。
- 关节结构分类：软骨连结[2]。
  - 亚型：纤维软骨联合。
- 关节功能分类：微动关节。

主要运动类型

- 非轴向滑动。

耻骨联合的主要韧带

耻骨弓状韧带

- 耻骨弓状韧带向下跨越耻骨联合，其作用是稳定耻骨联合（图9-2）。

其他

- 耻骨联合是由腹壁和大腿内侧肌肉的纤维腱膜扩张来稳定或加强的[4]。
  - 这些肌肉包括腹壁前部的腹直肌、腹外斜肌、腹内斜肌和腹横肌，以及大腿内侧的长收肌、股薄肌和短收肌。

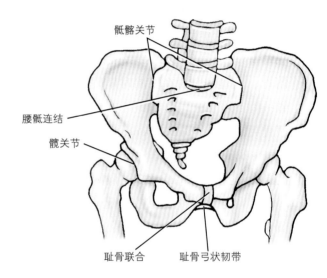

图9-2 骨盆前面观。从图中可以看到双侧骶髂关节、耻骨联合，以及耻骨弓状韧带

- 耻骨联合的两侧耻骨末端附有关节软骨，这些关节软骨的末端由1个纤维软骨盘连接[1]。

骶髂关节

- 人体存在2个骶髂关节，左右侧各1个（图9-2）。
- 每侧骶髂关节都位于该侧骨盆的骶骨和髂骨之间。
  - 具体而言，骶髂关节是将骶骨的"C"形耳状面与2个髂骨"C"形耳状面结合在一起。骶骨和髂骨的关节面因为形似耳朵，所以称为耳状面。
- 关节结构分类：滑膜关节和纤维连结[2]。
  - 亚型：平面关节。

- 关节功能分类：可动关节/微动关节。
- 注：骶髂关节的特殊性在于它是滑膜性可动关节，其有滑膜囊和关节腔；骨骼表面被关节软骨覆盖，可进行一定程度的运动。然而，随着年龄的增长，纤维组织逐渐滞留在关节腔内，骶髂关节转变为纤维性微动关节[1]。来自身体上方的巨大承重力，从骶骨传入髋骨，再加上从下肢骨向上所传递的力，产生了导致关节变化的压力。

主要运动类型

- 非轴向滑动。
- 骶骨仰头和点头运动：矢状面上的轴向运动（图9-3，知识点9-2）。
  - 骶骨点头是指骶骨上部向前下移动，而骶骨下部向后上运动，髋骨相对后倾[5]。
  - 骶骨仰头与骶骨点头相反，骶骨上部向后上运动，而骶骨下部向前下移动，髋骨相对前倾。
  - 旋转：髋骨可以在骶髂关节处独立内旋和外旋，这些轴向运动发生在水平面上。

骶髂关节的主要韧带

- 骶髂关节韧带均可为骶髂关节提供稳定性（图9-4，知识点9-3）。

知识点9-2

　　骶髂关节的运动量、生物力学和它的临床重要性充满了争议。许多资料，特别是在传统的对抗疗法领域，将骶髂关节的运动和意义视为微不足道和不重要的部分。但是也有许多资料，尤其在整脊和整骨疗法领域，将骶髂关节视为骨盆的基石。就运动和意义而言，骶髂关节可能是腰部最为重要的关节。Stork试验可用于评估骶髂关节的活动度。Stork试验：患者屈曲大腿时触诊同侧髂后上棘和骶结节。

骶髂韧带

- 骶髂韧带直接从骶骨跨越至髂骨。
- 有3组骶髂韧带[1]：
  - 骶髂前韧带。
  - 骶髂后韧带（短而长）。
  - 骶髂骨间韧带。

骶结节韧带

- 骶结节韧带连接骶骨和坐骨结节。
- 骶结节韧带不直接从骶骨连接到髂骨，它间接维持骶髂关节的稳定性。

骶棘韧带

- 骶棘韧带连接骶骨和坐骨棘。
- 骶棘韧带不直接从骶骨连接到髂骨，它间接维

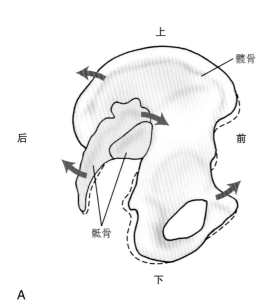

A

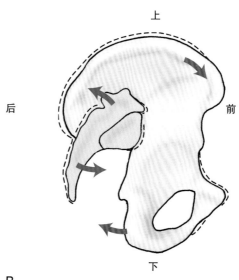

B

图9-3　骶骨可以相对于2块髋骨发生运动。A.骨盆内骶骨点头运动：骶骨上端向前下运动，下端向后上运动，髋骨相对后倾；B.骶骨仰头运动：骶骨上端向后上运动，下端向前下运动，髋骨相对前倾

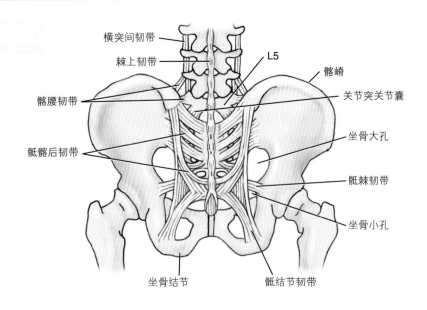

A

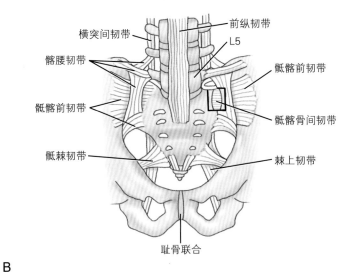

B

图9-4 A.骶髂关节韧带后面观，骶髂关节后面的主要韧带是骶髂后韧带。髂腰韧带、骶结节韧带和骶棘韧带也为骶髂关节后方提供稳定。需要注意的是，骶棘韧带将坐骨大孔和坐骨小孔分开。B.骶髂关节韧带前面观，骶髂关节前面的主要韧带是骶髂前韧带。图片右侧（人体左侧），为了显示位于关节内的骶髂骨间韧带，切除了一小块骶髂前韧带和骨

知识点9-3	骶髂关节韧带

- 骶髂韧带（前、后、骨间）。
- 骶结节韧带。
- 骶棘韧带。
- 髂腰韧带。

持骶髂关节的稳定性。

- 注：坐骨大切迹和坐骨小切迹是骨盆后突起的切迹；以坐骨棘为分界点，骶棘韧带与骶结节韧带在坐骨切迹处共同围成坐骨孔（图9-4A）。坐骨神经从坐骨大孔穿出。

髂腰韧带

- 髂腰韧带从腰椎连接到髂骨[5]。

- 髂腰韧带实际上有许多部分与第4、第5腰椎和髂嵴连接。

- 髂腰韧带间接帮助稳定骶髂关节，在稳定腰骶连结方面也很重要。

其他

- 骶髂关节是位于中轴骨下端和下肢带骨近端过渡处的关节。

- 骶髂关节是承重关节，它将中轴骨上的重量转移到下肢的髋骨上，并将地面反作用力从下方（每次我们的脚着地时，地面以同样的力反作用于脚）通过髋骨转移到骶骨（图9-5）。

- 在怀孕期间，骶髂关节的韧带会松弛以允许有更大的运动，这样婴儿就可以通过产道分娩（知识点9-4）。

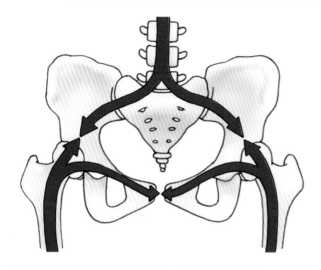

图9-5 通过骶髂关节传递的力。这些力从上方和下方影响骶髂关节。来自上方的轴向负重力沿脊椎向下。当行走、奔跑或跳跃时，来自下方的冲击力由股骨上行（改自Kapandji IA: Physiology of the joints: the trunk and the vertebral column, ed 2, Edinburgh, 1974, Churchill Livingstone.）

> **知识点 9-4**
>
> 怀孕期间骶髂关节韧带日益松弛的现象通常会在女性分娩后一直存在。这种增加的灵活性会导致骶髂关节稳定性下降，以及腰部问题和疼痛。

9.3　腰骶连结处的骨盆运动

- 当骨盆作为一个整体运动时，这种运动于腰骶连结处相对于腰椎发生。
- 鉴于我们通常认为脊柱是在脊柱关节处活动的（腰骶连结是脊柱关节），骨盆在腰骶连结处的运动就是反向运动的例子。更多反向运动的内容见6.29。
- 腰骶连结只允许几度的活动。当骨盆在腰骶连结处活动时，其余脊柱部分在腰骶连结活动受限的时候开始运动，即下位脊柱相对于上位脊柱运动，这也是反向运动的例子（图9-6A）。
- 如果骨盆在腰骶连结处移动时髋关节没有运动，那将大腿固定于骨盆，并随着骨盆的运动一起活动。以下是骨盆在腰骶连结处的运动（图

9-6）：
- 骨盆可以在矢状面上围绕内外侧轴前倾和后倾。
- 骨盆可以沿着矢状轴在冠状面一侧下降或上升。
  - 当一侧骨盆下沉时，另一侧骨盆上抬（即右侧骨盆的下沉造成左侧骨盆的上抬）。同样，如果一侧骨盆抬高，那么另一侧骨盆就会降低。
  - 一侧骨盆下沉也称为侧倾。右侧骨盆下沉称为骨盆右侧倾；左侧骨盆下沉称为骨盆左侧倾。当描述骨盆抬高时，通常使用"提髋或提胯"。
- 骨盆可以在水平面上围绕垂直轴向左或向右旋转。

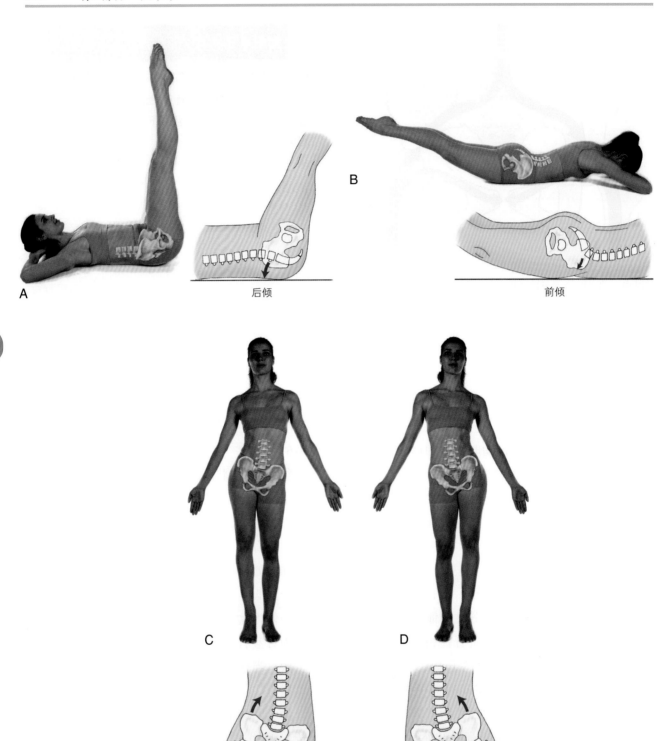

后倾

前倾

右侧骨盆抬高

左侧骨盆抬高

图9-6　骨盆在腰骶连结处的运动。A和B.侧面观分别展示了骨盆在腰骶连结处的后倾和前倾。注：A和B中，髋关节没有运动。所以大腿是在"顺势而动"，使下肢在空间中运动。C和D.前面观，展示了腰骶连结处骨盆左右两侧的抬高。C和D中，髋关节没有运动，所以大腿是在"顺势而动"，使下肢在空间中运动。

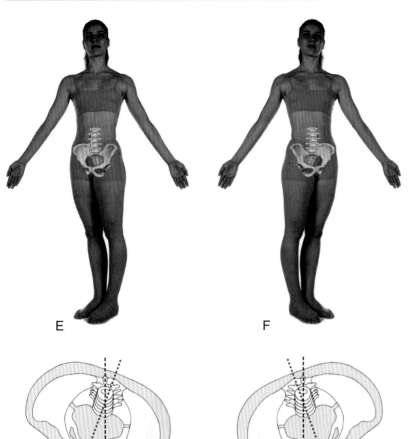

E　　　　　F

骨盆的右旋　　　　　　骨盆的左旋

图9-6（续）　E和F.前面观和上面观，分别展示了骨盆在腰骶连结处向右旋转和向左旋转。E和F中，黑色虚线展示了脊柱的活动方向，红点线展示了骨盆的运动方向。从线的不同方向可以看出，骨盆相对于脊柱发生了旋转，这些活动都发生在腰骶连结处

9

9.4　髋关节处的骨盆运动

骨盆在髋关节处作为一个整体的运动

- 当骨盆作为一个整体运动时，这种运动可以在髋关节处相对于大腿发生[4]。

- 当骨盆在髋关节处运动时，有可能是骨盆同时在双侧髋关节处运动，这样导致骨盆相对于大腿的位置发生了改变。骨盆也可以在一侧髋关节处运动。在这种情况下，骨盆仅相对于同侧大腿移动，另一侧大腿保持固定在骨盆上"顺势而动"。

- 骨盆在髋关节处的运动是大腿在髋关节处运动的反向运动。

- 如果骨盆在髋关节处移动时，腰骶连结没有发生运动，那么躯干就固定在骨盆上，随着骨盆的移动而"顺势而动"（知识点9-5）。

骨盆在髋关节处的运动如图9-7所示：

知识点　**髋关节屈曲**
9-5

　　当我们站起时，骨盆在髋关节处前倾（躯干保持固定在骨盆上，"顺势而动"）以"向前屈曲"，这个动作经常被错误地描述为躯干的屈曲或脊柱前屈。实际上，在这种情况下躯干并没有移动，因为它没有相对于骨盆移动（它仅仅是跟着骨盆移动）。此外，脊柱关节未发生任何运动。整个动作都是髋关节"屈曲"（骨盆向大腿处前倾）的结果。

- 骨盆可以绕内外侧轴在矢状面上前倾和后倾。

- 骨盆可以绕着前后侧轴在冠状面上下沉或抬高。

- 骨盆可以绕垂直轴在水平面上向左或向右旋转。

9

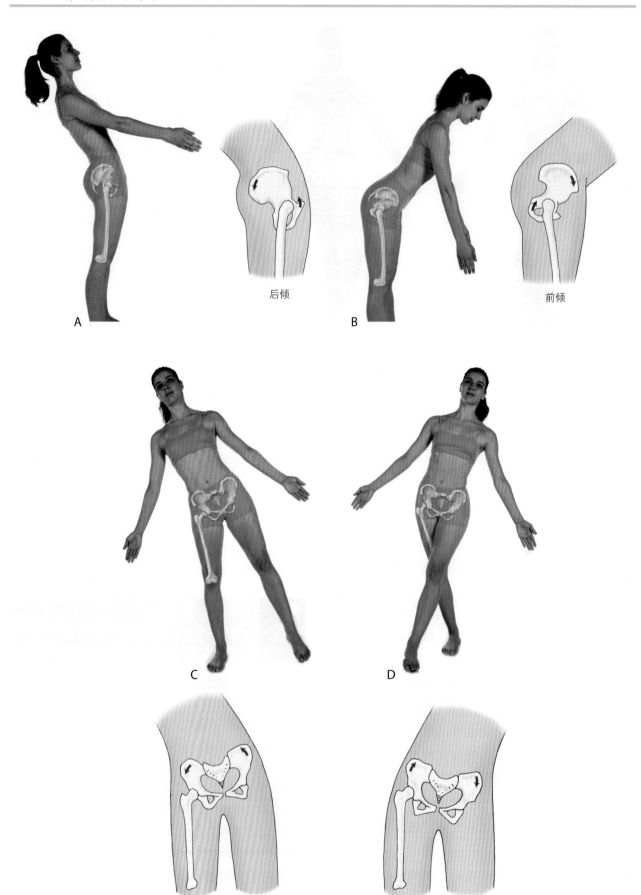

后倾

A

前倾

B

C

D

右侧骨盆下沉

右侧骨盆抬高

图9-7　骨盆在髋关节处的运动。注：A~D图中腰骶连结没有发生运动，躯干为跟随运动，能导致上半身在空间中的位置改变。A和B.侧面观，分别显示了在髋关节处骨盆的后倾和前倾。C和D.前面观，分别显示了在右髋关节处右侧骨盆下沉和右侧骨盆抬高。注：一侧骨盆抬高时，另一侧下沉

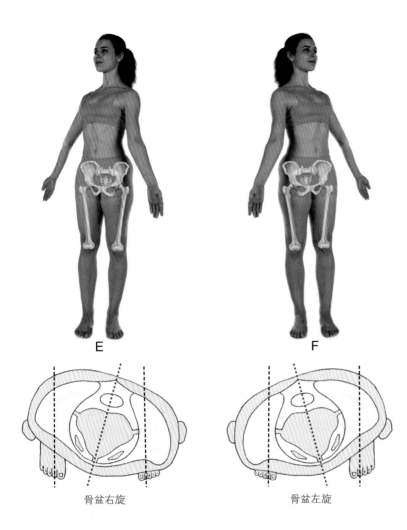

E　　　　F

骨盆右旋　　　　　骨盆左旋

图9-7（续） E和F.前面观和上面观，分别显示了髋关节处骨盆的右旋和左旋。注：在E和F中，黑色虚线表示大腿方向，红点线表示骨盆方向。不同的线的方向清楚地表明了骨盆相对于大腿运动，这种运动发生于髋关节

9.5　腰骶连结和髋关节处的骨盆运动

骨盆在腰骶连结和髋关节处作为一个整体运动

- 骨盆作为人体的一部分在腰骶连结和髋关节处同时发生运动时，应该注意两点：①骨盆是相对于脊柱和大腿运动的。②运动发生在腰骶连结和髋关节处（图9-8，表9-1）。

- 对于骨盆在腰骶连结处的运动，当肌肉使腰骶连结进行最大活动范围的运动时，运动也会顺着脊柱向上。换句话说，当L5~S1节段在其最大范围运动时，L5椎体将相对于L4在L4~L5节段开始移动。当L4~L5节段在其最大范围运动时，L4椎体将相对于L3在L3~L4节段开始移动。运动将继续以这种方式沿着脊柱向上——下位椎体相对于上位椎体发生运动。下位椎体相对于上位椎体运动是一种反向运动。脊柱的运动可以通过观察腰椎曲度变化发现。

表9-1	坐位且屈髋90°时骨盆在髋关节和腰骶连结处的平均运动范围*		
前倾	30°	后倾	15°
右下沉	30°	左下沉	30°
右旋	15°	左旋	15°

*：站立位数据会不同，伴膝关节屈曲或者伸展数据也会不同。

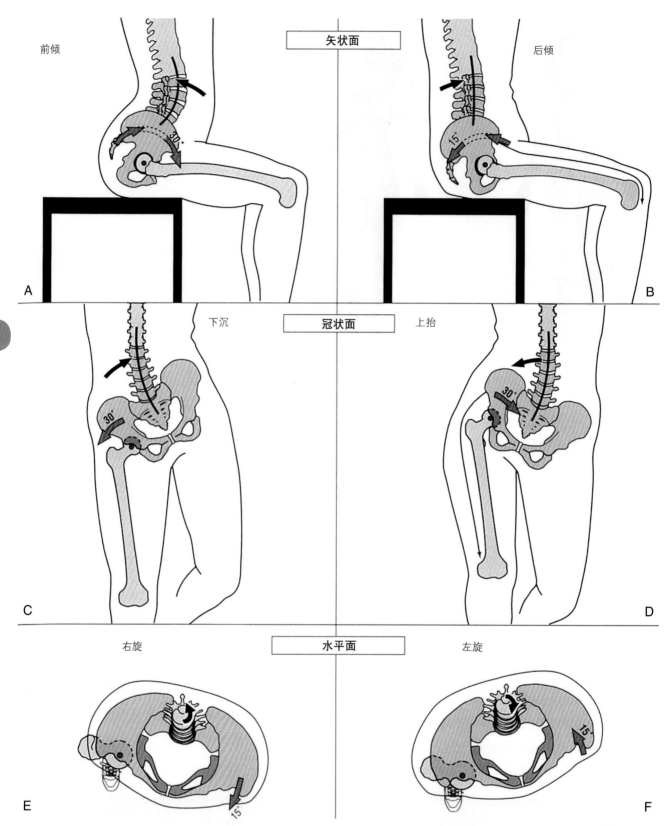

图9-8　骨盆在腰骶连结和髋关节处的运动。注：在所有图示中，骨盆位置的变化都是相对于脊柱和股骨的。A和B为矢状面的前倾和后倾运动。C和D分别为冠状面的下沉和上抬运动。E和F分别为水平面的右旋和左旋运动

9.6　腰骶连结处骨盆和脊柱运动的关系

- 我们清楚地了解了骨盆的运动，了解骨盆运动与脊柱运动的关系也很有价值。骨盆相对于脊柱的运动是躯干到骨盆（穿过腰骶连结处）的肌肉的反向运动。接下来，我们将讲述骨盆和脊柱在3个主要平面内的6个主要运动之间的关系。

矢状面运动

- 腰骶连结处的骨盆后倾类似腰骶连结处躯干的屈曲。因此，使躯干前屈的肌肉也使骨盆在腰骶连结处后倾[4]（图9-9）。
- 例如：前腹壁肌，如腹直肌、腹外斜肌、腹内斜肌。

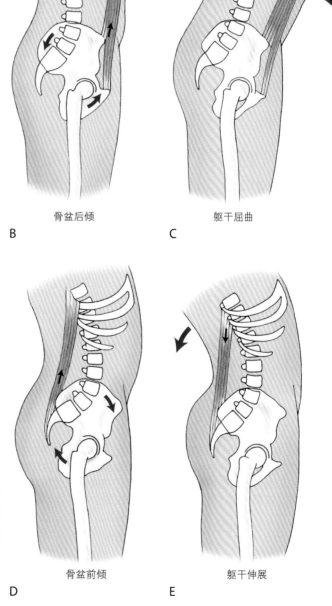

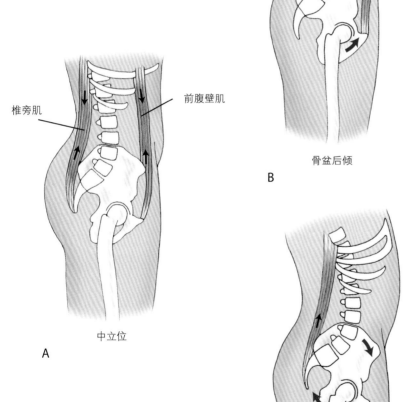

椎旁肌　　　前腹壁肌

中立位

A

骨盆后倾　　　B　　　躯干屈曲　　　C

骨盆前倾　　　D　　　躯干伸展　　　E

图9-9　跨腰骶连结并产生骨盆和躯干矢状运动的2组肌肉的侧面图示。前侧肌群包含前腹壁肌；后组包含椎旁肌（即竖脊肌和横突棘肌）。A.2组肌肉均有展示；箭头表示肌肉的拉力线。B和C.骨盆和躯干前群肌肉的运动：骨盆在腰骶连结处的后倾和躯干在腰骶连结及其他脊柱关节处的屈曲。D和E.骨盆和躯干后群肌肉运动：腰骶连结处的骨盆前倾和在腰骶连结及其他脊柱关节处的躯干后伸

- 骨盆在腰骶连结处的前倾类似躯干在腰骶连结处的伸展。因此，伸展躯干的肌肉也使骨盆在腰骶连结处前倾（图9-9）。
  - 例如：竖脊肌、横突棘肌、腰方肌和背阔肌。

冠状面运动

- 右侧骨盆在腰骶连结处的上抬（左侧骨盆下沉）类似躯干在腰骶连结处的右侧屈曲。完成躯干右侧屈曲的肌肉也会在腰骶连结处提升右侧骨盆（因此也会降低左侧骨盆）（图9-10）。
  - 例如：右侧竖脊肌，右侧横突棘肌，右侧腰方肌和右侧背阔肌。
- 左侧骨盆在腰骶连结处抬高（右侧骨盆下沉）类似躯干在腰骶连结处左侧屈曲。完成躯干左侧屈曲的肌肉也在腰骶连结处将左侧骨盆抬高（降低右侧骨盆）（图9-10）。

- 例如：左侧竖脊肌、左侧横突棘肌、左侧腰方肌和左侧背阔肌。

水平面运动

- 腰骶连结处骨盆右旋与腰骶连结处躯干的左旋相似。执行躯干左旋的前侧肌肉也执行骨盆在腰骶连结处的右旋（图9-11）。
  - 例如：躯干左侧同侧旋转肌，如左侧竖脊肌和左侧腹内斜肌；躯干右侧对侧旋转肌群，如右侧横突棘肌和右侧腹外斜肌。
- 腰骶连结处的骨盆左旋类似腰骶连结处的躯干右旋。执行躯干右旋的肌肉同样也执行腰骶连结处的骨盆左旋（图9-11）。
  - 例如：躯干右侧同侧旋转肌，如右侧竖脊肌和右侧腹内斜肌；躯干左侧对侧旋转肌，如左侧横突棘肌和左侧腹外斜肌。

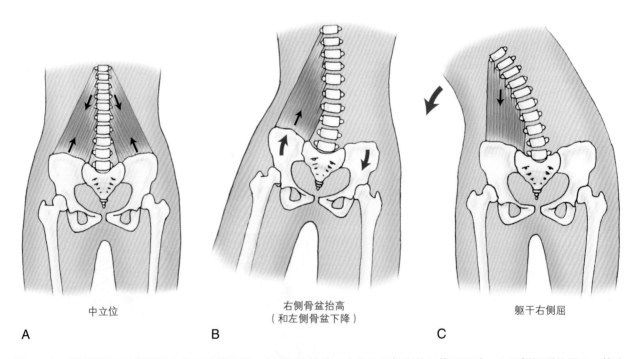

中立位　　　　　右侧骨盆抬高　　　　躯干右侧屈
　　　　　　　（和左侧骨盆下降）
A　　　　　　　　B　　　　　　　　C

图9-10　穿过腰骶连结侧面肌肉组织的前面观，在腰骶连结处产生骨盆和躯干的冠状面运动。A.两侧肌群的图示，箭头表示肌肉的拉力线。B.右侧肌群产生的骨盆活动——右侧骨盆在腰骶连结处抬高。注：当一侧骨盆抬高时，另一侧骨盆下降。C.右侧肌群产生的躯干活动——躯干在腰骶连结和其他脊柱关节处右侧屈。注：图中没有显示左侧肌群的活动，它们抬高了左侧骨盆，使左侧躯干向右侧屈曲

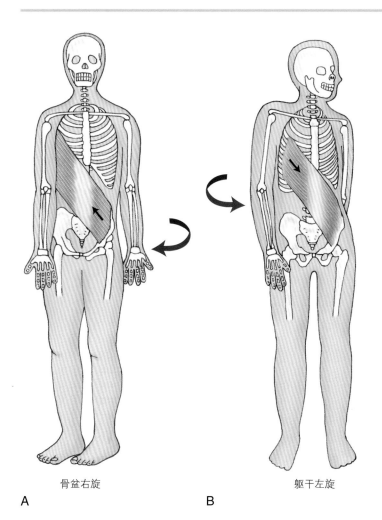

骨盆右旋　　　　　　　　躯干左旋

A　　　　　　　　B

图9-11　穿过腰骶连结的前群肌肉产生在腰骶连结处骨盆和躯干水平面的运动，该肌肉由右侧腹外斜肌和左侧腹内斜肌组成。A.骨盆运动——腰骶连结处骨盆的右旋；B.躯干运动——腰骶连结和其他脊柱关节处的躯干左旋。注：左侧腹外斜肌和右侧腹内斜肌没有呈现，它们的作用是使骨盆左旋和躯干右旋

9.7　髋关节处骨盆和大腿运动的关系

- 正如骨盆运动与脊柱运动的关系可以比较一样，骨盆和大腿运动之间的关系也可以比较。骨盆在髋关节处的运动是从骨盆横跨至大腿（即穿过髋关节）的肌肉的反向运动。对于骨盆的姿势（可参考9.8），骨盆在髋关节处的反向运动比大腿在髋关节处的标准运动更重要。因为我们的双脚通常是着地状态，因此身体是闭链位置，并且需要髋关节反向运动。以下阐述了骨盆和大腿在3个平面所产生的6个主要运动之间的关系。

矢状面运动

- 髋关节处骨盆的前倾类似髋关节处大腿的屈曲。因此在髋关节处带动骨盆前倾的肌肉也在大腿屈曲时产生作用[6]（图9-12）。

- 髋关节处大腿屈曲时，大腿向前向上，向骨盆前方移动；髋关节处骨盆前倾时，骨盆向下，向大腿前方移动。即髋关节屈肌执行这2种动作。

- 髋关节处的骨盆后倾类似髋关节处的大腿后伸，因此在髋关节处带动骨盆后倾的肌肉也在大腿后伸时产生作用[6]（图9-12）。

- 髋关节处大腿后伸时，大腿向后向上，向骨盆后方移动；髋关节处骨盆后倾时，骨盆向下向后，向大腿移动。髋关节伸肌执行这2种动作。

冠状面运动

- 髋关节处右侧骨盆下沉类似髋关节处右侧大腿外展，因此，在髋关节处带动右侧骨盆下沉的肌肉

9

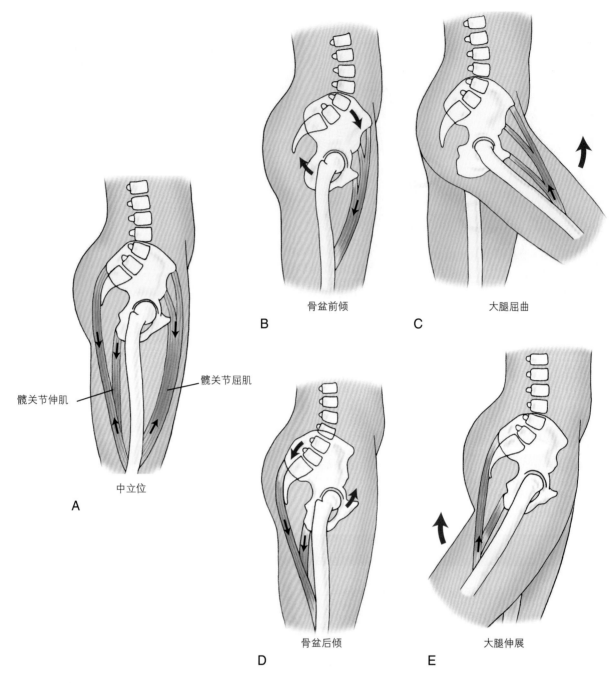

髋关节伸肌   髋关节屈肌

中立位

A

骨盆前倾   B

大腿屈曲   C

骨盆后倾   D

大腿伸展   E

图9-12 侧面观。2组跨越了髋关节并且产生了骨盆和大腿在矢状面上运动的肌肉，一组位于前部，一组位于后部。前组通常由髋关节屈肌组成，后组通常由髋关节伸肌组成。A.2组肌肉；箭头代表肌肉拉力线。B和C.前组肌肉分别在骨盆和大腿上的运动——髋关节处的骨盆前倾和大腿屈曲。D和E.后组在骨盆和大腿上的运动——髋关节处的骨盆后倾和大腿伸展

也在髋关节处带动右侧大腿外展[6]（图9-13）。

- 右大腿可在髋关节处外展，以及向骨盆右上侧移动；右侧骨盆可在右髋关节处下沉，以及向右大腿处移动。

- 当右侧骨盆下沉时，左侧骨盆会上抬。因为骨盆大多数是以一个整体进行移动的，因此下沉一侧骨盆的肌肉可以上抬另一侧骨盆

（即对侧抬高）。

- 髋关节处左侧骨盆下沉类似髋关节处左大腿外展，因此使髋关节处左侧骨盆下沉的肌肉也可使左侧大腿外展（图9-13）。

- 左侧骨盆下沉与左侧大腿外展的发生机制与右侧相同。

- 注：右侧骨盆下沉也称为右侧骨盆侧屈。有

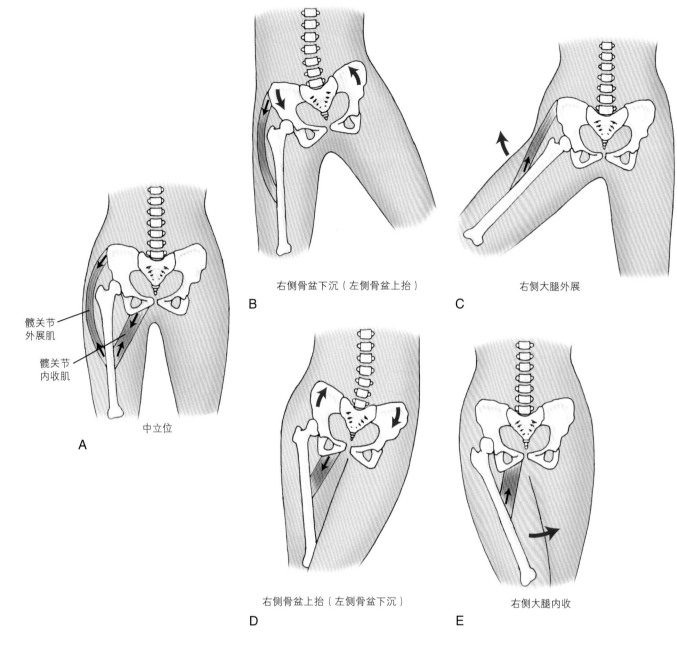

B 右侧骨盆下沉（左侧骨盆上抬）

C 右侧大腿外展

A 中立位

髋关节外展肌

髋关节内收肌

D 右侧骨盆上抬（左侧骨盆下沉）

E 右侧大腿内收

图9-13 穿过右侧髋关节内、外侧的肌肉前面观，这些肌肉在髋关节处产生骨盆与大腿的冠状面运动。A.箭头表示肌肉组织的拉力线。外侧肌肉由通常所说的髋关节外展肌组成。内侧肌肉通常由髋关节内收肌组成。B.外侧肌肉产生的骨盆运动——右侧骨盆下沉。注：当骨盆向右下沉时，左侧会抬高。C.外侧肌肉产生的大腿运动——右侧大腿外展。D.内侧肌肉产生的骨盆运动——右侧骨盆抬高。注：当骨盆在右侧抬高时，左侧会下沉。E.内侧肌肉产生的大腿运动——右侧大腿内收。注：本图未显示身体左侧的肌肉

时用"提左髋"暗指右侧骨盆下沉，同样的概念也适用于左侧骨盆下沉。

水平面的运动

- 髋关节处骨盆右旋类似髋关节处右侧大腿向内旋转和左侧大腿向外旋转。因此，使髋关节处骨盆右旋的肌肉也可使髋关节处右侧大腿向内旋转和左侧大腿向外旋转（图9-14）。

- 骨盆在髋关节处的左旋类似左侧大腿内旋和右侧大腿外旋。因此，使骨盆在髋关节处左旋的肌肉也可使左侧大腿在髋关节处执行左大腿内旋和右侧大腿在髋关节处外旋（图9-14）。

- 这一现象的发生机制与骨盆在髋关节处的右旋一样。

- 因此，髋关节处的大腿外旋肌是骨盆的对侧

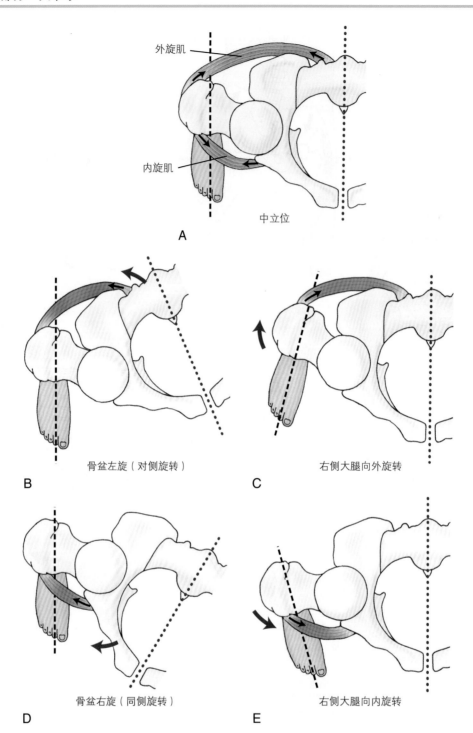

图9-14　上面观。穿过右髋关节并使骨盆和大腿在髋关节处发生水平面动作的肌肉系统。A.2组肌肉：一组在后部，通常称为髋关节外旋肌；另一组在前部，通常称为髋关节内旋肌。B.后部肌肉产生的骨盆动作：右侧肌肉使骨盆向左旋转，因此是对侧支配。C.后部肌肉产生的大腿动作：大腿外旋。D.前部肌肉产生的骨盆动作：骨盆右旋。由于是右侧肌肉产生了右旋，因此是同侧支配。E.前部肌肉产生的大腿动作：大腿内旋。黑色虚线表示大腿的方向。红色点线表示骨盆的方向。注：本图未显示身体左侧的肌肉

旋转肌（图9-14B和C）；髋关节处大腿内旋转肌是骨盆的同侧旋转肌（图9-14D和E，知识点9-6）。

知识点 9-6　　髋部的骨盆旋转反向运动

水平面上骨盆和大腿在髋关节处的旋转运动的关系告诉我们2件事：

1.髋关节处的大腿外旋肌（如梨状肌或臀大肌等臀后部肌肉）可将骨盆向身体的另一侧旋转（即它们是髋关节处的骨盆对侧旋转肌）。髋关节处大腿外旋和髋关节处骨盆对侧旋转是同一组肌肉的反向运动。

2.髋关节处的大腿内旋肌（如位于前方的阔筋膜张肌和臀中肌前束）可将骨盆向身体的同侧旋转（即它们是髋关节处的同侧骨盆旋转肌）。髋关节处大腿内旋和髋关节处骨盆同侧旋转是同一组肌肉的反向运动（图9-14）。

9.8　骨盆姿势对脊柱姿势的影响

从9.1到9.7，我们花费了大量的时间来讨论骨盆的运动功能，因为骨盆或许是脊柱的姿势和健康最重要的影响因素。

- 当骨盆倾斜，骶骨也会倾斜，因为它是骨盆的骨性组成部分。当骶骨倾斜时，骶骨底也会倾斜，这就导致骶骨底与水平线成一定角度。
- 骶骨底相对于水平线的角度，可以通过沿骶骨底顶端绘出的直线和水平线之间的夹角测得。这条线称为骶底角[4]。
- 事实上，骶底角是测量骶骨前倾角度的。
- 由于骶骨底为脊柱创造了一个可坐落的基底，骶底角的任何改变都会影响脊柱的姿势。
- 骨盆和脊柱之间姿势和动作的关系常称为腰椎-骨盆节律[6]。
- 脊柱的一个功能是使头部保持水平姿势[7]（知识点9-7）。如果骶骨底可以保持完美的水平状，脊柱就能完全伸直，头部也能保持水平。但是，如果骶骨底倾斜，脊柱只有弯曲才可使头部保持水平姿势。

 知识点 9-7

头部需要保持在中立位，以便内耳可以作为本体感受器发挥作用；头部中立位也有助于视觉感知，身体将头部恢复到中立位的反应称为翻正反射。

- 骶底角约30°可认为是正常的，也就是通常所说的骨盆中立位[7]。注：关于标准的骨盆中立位姿势尚有争议；但不管怎样，30°的骶底角这一说法应该是正确的。
- 骶底角大于30°会导致脊柱曲度变大；骶底角小于30°会导致脊柱曲度变小[7]。注：当然，脊椎并不一定必须通过骶骨底倾斜来保持头部水平姿势，当骨盆倾斜时，躯干可以"顺势而动"（图9-7B）。图9-15展示了3种不同的骶底角及这些情况作用于脊柱时对姿势发生的影响。

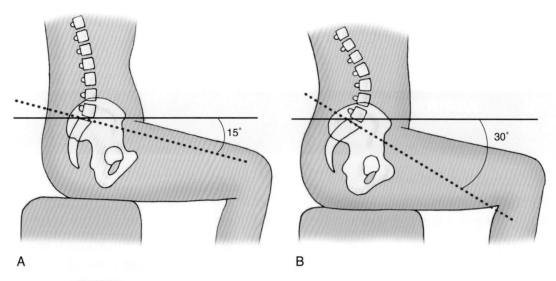

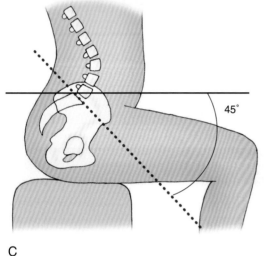

图9-15　骨盆在矢状面上的倾斜角对脊柱曲度的影响。当骨盆在矢状面上倾斜时，就会改变骶骨底与水平线的角度，这个角度称为骶底角。由于脊柱坐落于骶骨上，在保持头部水平状态的情况下，骶底角的任何改变都会引起脊柱曲度的变化。A.骶底角15°，小于正常值。B.正常骶底角，30°。C.增大的骶底角，45°。注意腰椎曲度随骶底角的改变而发生的相应改变

9.9　髋关节

- 髋关节也称为股骨髋臼关节。
- 髋关节的另一个名称是髋股关节，因为它是髋骨（盆骨）和股骨之间的关节。

骨

- 髋关节位于股骨和盆骨之间（图9-16）。
  - 更准确地说，它位于股骨头和髋骨的髋臼之间。
  - 组成髋骨的3块骨（髂骨、坐骨、耻骨）共同构成了髋臼。
  - 髋臼的英语是acetabulum，其原意为vinegar cup（醋杯）。

- 关节结构类型：滑膜关节。
  - 亚型：球窝关节。
- 关节功能类型：可动关节[4]。
  - 亚型：三轴关节。
  - 注：髋关节的关节窝（由髋骨的髋臼构成）非常深，为髋关节提供了非常好的稳定性；相对于关节窝较浅的关节如肩关节而言，灵活性差一些[4]。

主要运动[8]

大腿在髋关节处的平均活动范围见表9-2和图9-17。更多骨盆在髋关节处运动的内容见9.4。

- 髋关节可以绕内外侧轴在矢状面上进行屈曲和

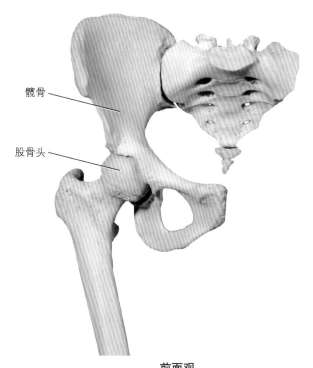

髋骨

股骨头

前面观

图9-16 右侧髋关节前面观。髋关节是由股骨头和髋骨的髋臼咬合而形成的球窝关节

表9-2	大腿在髋关节处的平均活动范围[4]		
屈曲	90°	伸展	20°
外展	40°	内收	20°
内旋	40°	外旋	50°

伸展的动作（轴向运动）。

- 髋关节可以绕前后轴在冠状面上进行外展和内收的动作（轴向运动）。
- 髋关节可以绕垂直轴在水平面上进行内旋和外旋的动作（轴向运动）。

反向运动

- 通常认为，相对于较固定的骨盆，髋肌移动的是远端的大腿。但是，闭链运动（足踩于地面的活动）常发生于下肢，此时，足、小腿、大腿较固定，需要骨盆运动。在这种情况下，骨盆在髋关节处发生运动而非大腿在髋关节处发生运动（知识点9-8）。
- 注：评估髋关节屈曲和伸展的范围时膝关节应保持伸展，因为这些活动范围会受膝关节屈曲的影响；更深层的原因是，当膝关节屈曲时，

经过膝关节的多关节肌肉如腘绳肌、股直肌和股四头肌的长度会发生变化。

- 骨盆在髋关节处的反向运动有矢状面的前倾和后倾，冠状面的上抬或下沉，水平面的左旋或右旋。这些运动已在图9-7中详细介绍。

髋关节主要韧带（知识点9-9）

纤维囊

- 髋关节的关节囊强健而厚实，为关节提供了非常好的稳定性。
- 关节囊包括环形的深层纤维，称为轮匝带，它包裹着股骨颈[8]。
- 髋关节的纤维囊被3条囊韧带加固，它们以其附着处命名：髂股韧带、坐股韧带、耻股韧带[8]（图9-18）。

9

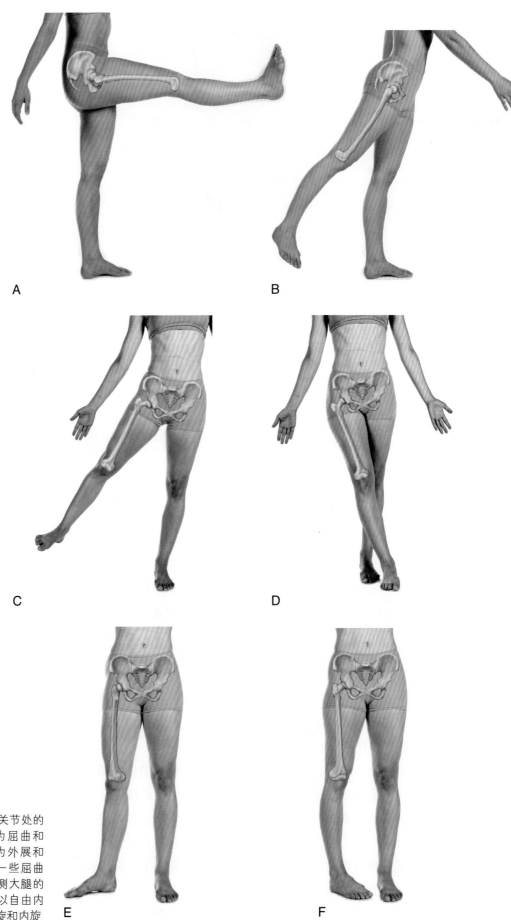

图9-17　大腿在髋关节处的运动。A和B分别为屈曲和伸展。C和D分别为外展和内收。注：D也有一些屈曲动作，如果没有左侧大腿的妨碍，右侧大腿可以自由内收。E和F分别为外旋和内旋

知识点 9-8 开链运动和闭链运动

开链运动指的是关节的远端部分可以自由移动的运动。闭链运动指的是关节的远端部分在某种程度上相对固定的运动，这使得这个关节运动时近端部分必须产生移动。最常见的闭链运动的例子是，当脚踩在地面上时，小腿在踝关节上运动，大腿在膝关节上运动，抑或骨盆在髋关节上运动。因为通常说的肌肉运动是指身体的远端部分相对于近端部分发生的运动，所以闭链运动可以看作反向运动。闭链运动在下肢运动中非常常见，在上肢中不太常见，但当手牢牢抓住一个固定物体时，上肢也能产生闭链运动——前臂在腕关节处运动，上臂在肘关节处运动，抑或肩绕盂肱关节运动。开链是指由各个要素（骨骼、身体各部，通常指四肢）组成的运动链，在末端是开放的——肢体远端可以自由移动；闭链是指肢体末端不开放、无法移动，而代之运动的是肢体近端。

- 这3条囊韧带都从髋骨行至股骨且彼此旋绕（图9-18）。这种旋绕反映了股骨体的内旋发生在母体中[4]。股骨发生旋转的结果是，大腿远端和小腿的腹面朝向后方，而非像身体的其他部位那样朝向前方。这也解释了为什么小腿在膝关节处的屈曲（以及所有发生在膝关节远端的运动）是一个向后的动作而非向前的动作。

知识点 9-9 髋关节韧带

- 纤维囊。
- 髂股韧带。
- 坐股韧带。
- 耻股韧带。
- 轮匝带。
- 髋臼横韧带。
- 圆韧带。

髂股韧带

- 髂股韧带[8]起于髂骨，止于股骨。
  - 更确切地说，它附着于从髂前下棘到股骨的转子间线。
- 位置：髂股韧带位于髋关节囊前上方的厚部。
- 功能：
  - 限制股骨在髋关节处的超伸。
  - 限制骨盆在髋关节处的后倾。
- 因为髂股韧带的形状像倒写的字母Y，所以也称为Y韧带（知识点9-10）。

知识点 9-10

髂股韧带是人体最厚实、强壮的韧带之一，也是姿势控制非常重要的韧带。因为当一个人伸髋站立时（不论股骨是否伸直或骨盆是否后倾），体重就会落于髂股韧带上。

耻股韧带

- 耻股韧带[8]起于耻骨，止于股骨。
- 位置：耻股韧带位于髋关节囊前下方的厚部。
- 功能：
  - 限制股骨在髋关节处的外展。
  - 限制股骨在髋关节处的超伸。
  - 限制骨盆在髋关节处向同侧下沉（即侧倾）。

坐股韧带

- 坐股韧带[8]起于坐骨，止于股骨。
- 位置：坐股韧带位于髋关节囊后方的厚部。
- 功能：
  - 限制股骨在髋关节处的内旋。
  - 限制股骨在髋关节处的超伸。
  - 限制骨盆在髋关节处向同侧旋转。

圆韧带

- 位置：圆韧带（股骨头韧带）[8]位于关节内，起于髋臼内表面，止于股骨头。
- 功能：圆韧带实质上并不增加髋关节的稳定性，它的作用在于为通向股骨头的血管和神经提供一个通道。

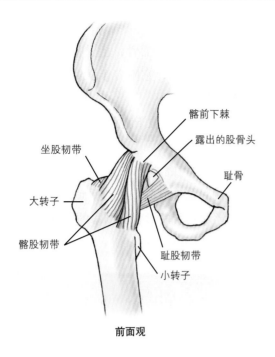

前面观

A

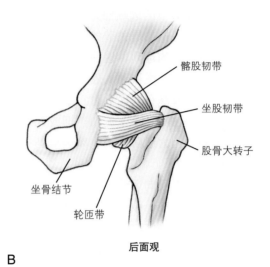

后面观

B

髋臼关节软骨

髋臼唇

圆韧带（切开）

股骨头

囊韧带
（切断）

髋臼横韧带

右侧面观

C

图9-18 髋关节韧带。最主要的用来加固关节囊的韧带是坐股韧带、耻股韧带和髂股韧带。A.髋关节韧带前面观。B.髋关节韧带后面观。C.已打开关节的右侧面观以图解圆韧带和髋臼横韧带

髋关节紧缩位

- 完全伸展位[4]。

主要髋肌

- 髋关节周围有许多大肌肉。前面的主要肌肉有髂腰肌、阔筋膜张肌、股直肌和缝匠肌，位于髋内收肌的前方。后面的肌肉是臀肌、腘绳肌和大收肌。位于内侧的是内收肌。位于外侧的是臀肌、阔筋膜张肌和缝匠肌（知识点9-11）。髋肌及其产生的相关运动见第11章。

知识点 9-11

髋肌的张力相对平衡或许是决定骨盆姿势的主要因素，进而又是决定脊柱姿势的主要因素。在矢状面上，髋关节屈肌相对于伸肌张力变弱较常见。在姿势上，使得骨盆在髋关节处表现为前倾，进而增加了腰椎的曲度，也增加了体重作用于腰椎间平面的负荷。同样，髋关节外展肌（身体同侧的骨盆降肌）和髋关节内收肌（身体同侧的骨盆升肌）之间的不平衡会影响骨盆在冠状面上的姿势，进而可能形成代偿的脊柱侧弯。而髋肌在水平面上的不平衡会导致骨盆和脊柱的旋转姿势畸变。更多姿势畸变见第21章。

其他

- 髋臼的关节软骨呈新月状，称为月骨软骨面[4]（图9-18C）。
- 髋臼唇为纤维软骨环组织，围绕在髋臼的周围[8]。
  - 髋臼唇沿着髋臼的边缘走行。

- 髋臼唇增加了髋关节窝的深度，因而增加了髋关节的稳定性[4]。
- 髋臼唇并未形成一个完整的环，在髋臼的下缘，它的2个终点被髋臼横韧带连接（图9-18C）。

9.10　股骨颈干角

- 股骨由股骨头、股骨颈和股骨干组成。
- 这些组成部分并未构成一条直线，股骨头/颈和股骨干之间的角度称为股骨颈干角。
- 股骨颈干角有2个：
  - 股骨倾斜角。
  - 股骨扭转角。
- 注：倾斜角和扭转角都是股骨的固有特性，与髋关节无关。但是，不正常的倾斜角和扭转角会使髋肌和骨骼力线产生代偿，从而改变髋关节的功能。

正常股骨倾斜角

- 股骨倾斜角是指冠状面上股骨头/颈相对于股骨体的角度（图9-19）。

- 倾斜角正常值约为125°[4]。
- 人出生时的倾斜角约为150°。随着生长发育，承重压力不断增加，成年后倾斜角逐渐降低到约125°[4]。
- 倾斜角明显小于125°称为髋内翻[1]。
- 倾斜角明显大于125°称为髋外翻[1]。
- 注：髋内翻和髋外翻的英语分别是coxa vara和coxa valga，coxa指的是髋部，vara指的是向内，而valga指的是向外。
  - 股骨倾斜角的改变会导致股骨头在髋臼内的力线不呈最佳排列。这会导致减震功能的降低，而且随时间的推移会发生退行性改变（骨关节炎）[1]。
  - 髋外翻导致下肢变长，髋内翻导致下肢变短[1]。

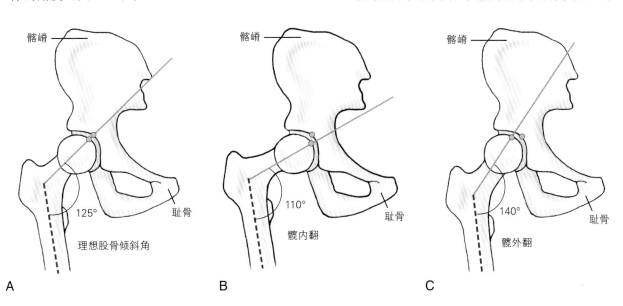

图9-19　各种股骨倾斜角前面观。A.125°，为正常股骨倾斜角。B.倾斜角减小，这种情况称为髋内翻。C.倾斜角增大，这种情况称为髋外翻。每张图中的一对蓝色圆点表示股骨头和髋臼表面的对齐情况。理想的角度约为125°，如图A所示

正常股骨扭转角

- 股骨扭转角是在水平面上股骨头/颈相对于股骨干的角度（图9-20）。
- "股骨前倾"有时用来指代股骨扭转角[1]。
- 股骨扭转角代表了股骨干的内旋，它出现在胚胎期[4]（知识点9-12）。
- 当股骨干在水平面上内旋时股骨头和股骨颈实际上保持着各自位置。这样的结果是股骨干相对于股骨头和股骨颈而言呈内旋状态。
- 如9.9所述，当观察到髋关节韧带（图9-18A，B）扭转角度时，股骨干的扭转角就显而易见了。
- 股骨扭转角正常情况下约为15°[4]。
- 注：股骨前倾角是股骨干在水平面上发生扭转的角度。其是股骨头和股骨颈偏离冠状面的角度（图9-20）。

知识点9-12

　　胚体由位于外侧突起状的肢芽（上肢和下肢）发生。在2个月大的时候，胚体的上肢芽和下肢芽发生内收（即更朝前突起了）。上肢芽同时发生外旋，使得上肢芽的腹面朝向前方；而下肢芽同时发生内旋，使其腹面朝向后方。这就是为什么下肢膝关节和其更远端屈曲时动作朝后，而上肢则朝前。

- 扭转角明显小于15°称为后倾[4]。
- 扭转角明显大于15°称为过度前倾。
  - 股骨后倾会导致外八字。外八字其实是由于大腿在髋关节处外旋，而试图将股骨和髋臼的关节表面对齐到最佳状态的补偿[4]（通过将图9-20B中的两个蓝色圆点连成一线来实现）。
  - 股骨过度前倾会导致内八字的姿势，也称为

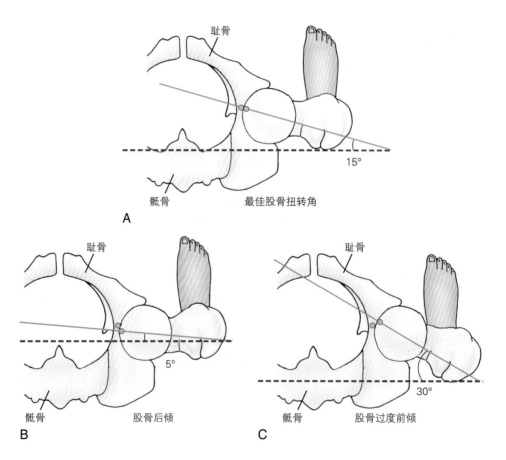

图9-20　各种股骨扭转角的上面观。A.15°，这种为正常股骨扭转角。B.扭转角减小，这种情况称为后倾。C.扭转角增加，这种情况称为过度前倾。每张图中成对的蓝色圆点表示股骨头和髋臼关节表面的对齐情况。理想的情况如图A所示，约为15°角。股骨后倾则如图B所示，此时为了达到最佳的力线，脚趾就要朝外。股骨过度前倾则如图C所示，为了达到最佳的力线，脚趾就要朝内（改自Neumann DA: Kinesiology of the musculoskeletal system: foundations for physical rehabilitation, ed 2, St Louis, 2010, Mosby.）

鸽趾。内八字其实是由于大腿在髋关节处内旋，而试图将关节表面对齐到最佳状态的补偿[1]（通过将图9-20C中的两个蓝色圆点连成一线来实现）。

- 没有补偿的股骨扭转角的改变会使得股骨头在髋臼内无法获得最佳力线。这会导致减震功能的降低，久而久之发生退行性改变（骨关节炎）。
- 内八字在小孩子中非常常见，因为股骨扭转角在出生时较大，在童年时慢慢减小[4]（知识点9-13）。

知识点 9-13

出生时股骨扭转角通常为30°~40°。6岁时股骨扭转角减小至15°。脚趾调整是一种对不正常股骨扭转角的常见补偿，这种姿势常见于儿童。内八字往往会随着年龄的增长逐渐自行消失，但是如果发生内旋肌挛缩和某些韧带粘连，可能会在整个成年期都保持内八字。

9.11　股骨–骨盆节律

9

- 股骨和骨盆的运动有一定的节律，这两个身体部位之间的运动协调性通常称为股骨–骨盆节律[9]。
- 股骨–骨盆节律是一种耦合运动——2个不同的关节动作耦合在一起，即如果一个动作发生，另一个动作也会随之发生。
  - 注：大腿和骨盆之间的耦合作用较为常见。手臂和上肢带骨之间也会发生耦合作用（见10.6）。更多耦合作用的内容见15.12。
- 股骨移动通常是为了抬脚。由于股骨在髋关节处的活动范围受到一定程度的限制，骨盆运动常常与股骨运动联合起来增强抬脚的能力。

- 例如，右侧髋关节屈曲做踢球的动作时，股骨在右侧髋关节处的实际活动范围约为90°，但这并不足以支持踢球之后的跟进动作。因此，骨盆在左侧髋关节处相对于左侧大腿（支撑腿）后倾以增大踢球的活动范围（图9-21A）。
- 注：对于股骨–骨盆节律，神经系统需协调2种完全不同的关节运动共同发生——一种是发生在髋关节处的大腿运动，另一种是发生在另一侧髋关节处的骨盆运动。这些单独的运动结合在

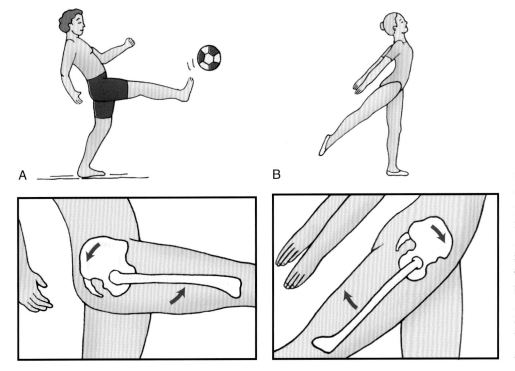

图9-21　在矢状面上股骨和骨盆的耦合动作，称为股骨–骨盆节律。A.用右脚踢足球的足球运动员，通过屈曲右侧髋关节和后倾左侧髋关节（对侧髋关节）来实现把右脚抬得更高。B.芭蕾舞演员通过伸展右侧髋关节和在左侧髋关节（对侧髋关节）处前倾骨盆来实现向后伸展并抬高右侧下肢

一起是为了提高脚的高度。

以下是发生在大腿和骨盆之间的常见耦合运动[3]：

- 髋关节屈曲伴对侧髋关节骨盆后倾。
- 髋关节伸展伴对侧髋关节骨盆前倾（图9-21B）。
- 髋关节外展伴对侧髋关节骨盆下沉。
- 髋关节内收伴对侧髋关节骨盆上抬。
- 髋关节外旋伴对侧髋关节骨盆对侧旋转。
- 髋关节内旋伴对侧髋关节骨盆同侧旋转。

9.12　膝关节复合体概述

- 膝关节实际上是一种关节复合体，因为膝关节囊内存在多个关节（图9-22）。
- 膝关节的主要关节位于胫骨和股骨之间。
  - 这个关节称为胫股关节。
- 髌骨也在膝关节囊内与股骨相关节（见9.14中的图9-25）。
  - 该关节称为髌股关节。
- 位于胫骨外侧髁和腓骨头之间的近端胫腓关节不在膝关节囊内，近端胫腓关节与膝关节的功能关系不是很密切。

骨

- 胫股关节位于股骨和胫骨之间。
  - 更具体地说，它位于股骨内、外侧髁与胫骨平台之间。
- 髌股关节位于髌骨和股骨之间。
  - 更具体地说，它位于髌骨后表面和股骨远端髁间沟之间。

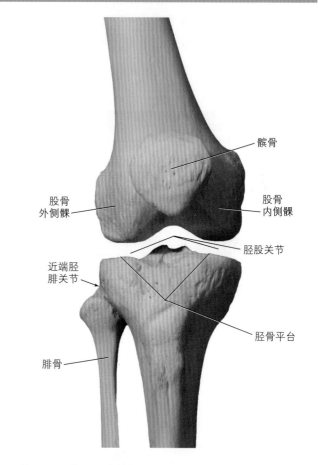

图9-22　右膝关节前面观。膝关节实际上是一个包括胫股关节和髌股关节的关节复合体

9.13　胫股关节

骨

- 胫股关节由股骨与胫骨构成。
- 胫股关节与髌股关节都位于膝关节囊内。
- 由于股骨的内、外侧髁分别与胫骨相连，有些资料把胫股关节分为2个关节——胫股内侧关节和胫股外侧关节。
- 一般情况下，未特指时膝关节指的是胫股关节。

关节类型

- 关节结构分类：滑膜关节。
  - 亚型：改良铰链关节。
- 关节功能分类：可动关节。
  - 亚型：双轴关节[10]。
  - 注：有些资料将胫股关节归类为双髁关节——股骨内侧髁与胫骨相连为一个髁状关

节，股骨外侧髁与胫骨相连为另一个髁状关节。

主要运动

胫股关节的平均运动范围见表9-3和图9-23[4]。

- 胫股关节允许在矢状面围绕内外侧轴屈曲和伸展（轴向运动）。
- 胫股关节允许在水平面围绕垂直轴进行内旋和外旋（轴向运动）。
  - 只有当胫股关节处于屈曲位时，胫股关节才能进行内、外旋。完全伸展的胫股关节不能自由旋转；膝关节大约屈曲30° 时才会发生旋转（知识点9-14）。

知识点 9-14　胫股关节的旋转

　　必须仔细描述胫股关节的旋转——大腿固定时小腿可以旋转，小腿固定时大腿可以旋转。理解并命名胫股关节旋转很重要。小腿在胫股关节的内侧旋转相当于大腿在胫股关节的外侧旋转。同样，小腿在胫股关节的外侧旋转相当于大腿在胫股关节内侧旋转。

反向运动

- 通常认为，位于胫股关节的肌肉相对位于近端的大腿移动位于远端的小腿。由于闭合链运动在下肢运动中很常见，当发生闭链运动时，脚固定在地面上，此时小腿也是固定的，而移动发生于大腿。
- 大腿可在胫股关节处进行矢状面上的屈曲和伸展。
- 大腿可在胫股关节处进行水平面上的内旋和外旋。

胫股关节韧带

- 由于传递到胫股关节的力很大，而骨骼形状所提供的骨质稳定性和负重功能相对不足，则胫股关节韧带在维持稳定性方面起着重要作用，因此经常受到损伤（图9-24，知识点9-15）。

知识点 9-15　胫股关节韧带

- 纤维囊。
- 内侧（胫侧）副韧带。
- 外侧（腓侧）副韧带。
- 前交叉韧带。
- 后交叉韧带。
- 腘斜韧带。
- 腘弓状韧带。
- 髌韧带。
- 半月板角附着处。
- 冠状韧带。
- 横韧带。
- 板股后韧带。

纤维性关节囊

- 胫股关节的关节囊从股骨远端延伸到胫骨近端，包括髌骨。近端胫腓关节不包括在膝关节囊内。
- 胫股关节的关节囊有点松弛，但有许多韧带、肌肉和筋膜加强。
- 具体地说，胫股关节的前方关节囊由股四头肌远端肌腱、髌骨、髌韧带和股四头肌扩张形成的内侧和外侧支持带加强。外侧关节囊由外侧副韧带、髂胫束和外侧支持带加强（知识点9-16）。内侧关节囊由内侧副韧带，即3条鹅足腱和内侧支持带加强。后侧关节囊由腘斜韧带、腘弓状韧带、腘肌、腓肠肌和腘绳肌的扩张纤维加强。

表9-3	胫股关节（即膝关节）的平均运动范围*		
屈曲	140°	（超）伸	5°
内旋	15°	外旋	30°

*：旋转是在胫股关节屈曲90° 时测量的。使（超）伸是因为胫股关节在解剖位置是完全伸展的；任何进一步的伸展都是过度伸展。

9

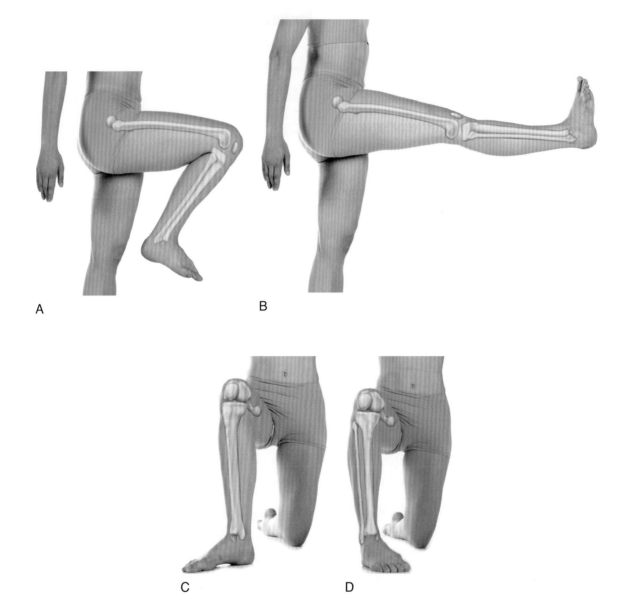

A

B

C

D

图9-23　胫股关节可产生的运动。A和B.小腿在膝关节处的屈曲和伸展。C和D.膝关节处腿部的外旋和内旋。注意，膝关节只有在屈曲时才能旋转

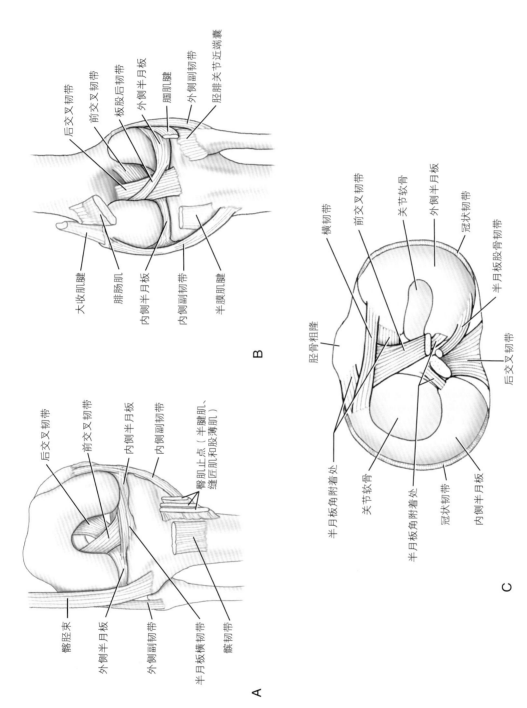

图9-24 胫股关节韧带。A.胫股关节韧带前前面观。B.胫股关节韧带后后面观。C.胫骨上面观，显示半月板和胫股关节韧带

知识点 9-16

髂胫束是一种完整的筋膜鞘，起于骨盆的髂骨，止于胫骨。它从髂嵴向大腿外侧延伸，附着在胫骨近端的前外侧。它跨过并稳定髋关节和膝关节。由于臀大肌和阔筋膜张肌远端附着于髂胫束，所以它也起着这两块肌肉的远端肌腱的作用。有趣的是，研究发现髂胫束能储存弹性能量，就像一个大的弹力带，为跑步和行走提供所需的力。当大腿回到伸展状态，髂胫束会伸展并储存弹性能量；然后当大腿向前移动到屈曲时，储存的弹性能量会被释放出来。如此，髂胫束可被视为"循环能量库"，可以提高我们的效率，并为运行提供动力。这似乎是人类的一种进化适应，因为髂胫束的弹性回弹是黑猩猩这种远不发达的前体结构的15~20倍。

内侧和外侧副韧带

- 内侧和外侧副韧带位于胫股关节的两侧。
- 内侧和外侧副韧带对于限制胫股关节的冠状面活动非常重要（知识点9-17）。

知识点 9-17

- 小腿在胫股关节处外展是指小腿在冠状面的外侧偏斜；这不是一个健康的胫股关节允许的运动。来自外侧的强力撞击，如足球运动中的"夹击"，可能会使小腿外展并使内侧副韧带断裂；这就是足球运动不允许夹击的原因。胫股关节外展的状态称为膝外翻。

- 小腿在胫股关节内收是指小腿在冠状面的内侧偏斜；就像小腿外展，它也不是一个健康的胫股关节允许的运动。来自关节内侧的有力撞击肯定会使外侧副韧带损伤。因为从内侧被击中的可能性比从外侧被击中的可能性小，所以外侧副韧带受伤的概率低于内侧副韧带。胫股关节内收的状态称为膝内翻（详见9.15）。

内侧副韧带

- 内侧副韧带起于股骨，止于胫骨。
  - 更具体地说，它走行于股骨内上髁与胫骨近端内侧之间[8]。

- 内侧副韧带也称为胫侧副韧带。
- 功能：限制冠状面胫股关节处小腿外展。

外侧副韧带

- 外侧副韧带起于股骨，止于腓骨。
  - 更具体地说，它走行于股骨外上髁与腓骨头之间。
- 外侧副韧带也称为腓侧副韧带。
- 功能：限制小腿在胫股关节处内收（发生在冠状面的运动）。

前、后交叉韧带

- 前、后交叉韧带相互交叉，都附着于胫骨。
- 2条交叉韧带对限制胫股关节矢状面平移起主要作用（知识点9-18）[6]。

知识点 9-18

胫骨和股骨在胫股关节的前后平移是在矢状面发生的滑动运动。这些运动可以通过前、后抽屉试验来评估。

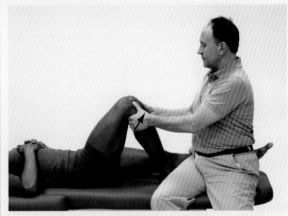

前抽屉试验

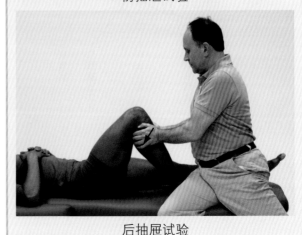

后抽屉试验

图片由Joseph E.Muscolino提供。

- 大多数前交叉韧带和后交叉韧带位于胫骨关节囊的纤维层和滑膜层之间。因此，它们是关节内韧带，而不是滑膜外韧带[8]。
- 因为2条交叉韧带的纤维不同，它们能够抵抗胫股关节的每一个极限运动。

前交叉韧带

- 前交叉韧带起于胫骨前部，止于股骨后部（图9-24）。
  - 更具体地说，它从胫骨前部附着到股骨后外侧，从胫骨髁间前部延伸到股骨外侧髁的内侧面。
- 功能：当大腿固定时，限制小腿相对于大腿的前移。当小腿固定时，限制大腿相对于小腿后移。
- 前交叉韧带在胫股关节最大伸展时拉紧，因此该韧带可限制胫股关节的过度伸展。
- 前交叉韧带也可限制小腿在胫股关节处内旋，以及大腿在胫股关节处外旋（反向运动）。
- 许多资料显示，前交叉韧带也可限制小腿在胫股关节处外旋，以及大腿在胫股关节处内旋（反向运动）（知识点9-19）。

知识点 9-19

　　前交叉韧带是胫股关节中最易受伤的韧带。很多行为都可令其受伤。当然，任何力，无论是相对于股骨向前移动胫骨，还是相对于胫骨向后移动股骨，都可能使前交叉韧带发生撕裂或断裂。胫股关节的过度伸展也会撕裂前交叉韧带，因为胫股关节的伸展涉及胫骨向前滑脱和/或股骨向后滑脱。对胫股关节的强大旋转力（尤其是胫骨内旋或股骨外旋）也会撕裂前交叉韧带。运动中的"割伤"（跑步改变方向时，脚落在地上，用力伸展和旋转相结合），因为需要用力旋转，常常会导致前交叉韧带撕裂。

后交叉韧带

- 后交叉韧带起于胫骨后部，止于股骨前部（图9-24）。
  - 更具体地说，其从胫骨后部附着到股骨前内

侧，从胫骨后髁间区延伸到股骨内侧髁的外侧。

- 功能：当大腿固定时限制小腿相对于大腿的后移。当小腿固定时，限制大腿相对于小腿的前移。
- 后交叉韧带在胫股关节最大屈曲时拉紧。

膝关节的其他韧带

腘斜韧带

- 位置：胫股关节后面（图9-24中未显示）。
  - 更具体地说，腘斜韧带近端附着于股骨外侧髁，远端附着于半膜肌腱远端[4]。
- 功能：加强胫股关节后囊，抵抗胫股关节的完全伸展。

腘弓状韧带

- 位置：胫股关节后方（图9-24中未显示）。
  - 更具体地说，腘弓状韧带远端附着于腓骨头，近端附着于胫骨髁间正前方，偶尔也见近端附着于股骨外侧髁的后侧[6]。
- 功能：加强胫股关节后囊，抵抗胫股关节的完全伸展。

髌韧带

- 位置：髌韧带位于髌骨和胫骨粗隆之间（图9-24）[1]。
- 髌韧带实际上是股四头肌远端肌腱的一部分[4]。
- 髌韧带又称为髌下韧带。

胫股关节半月板韧带

- 这些韧带通过以下方式稳定内侧和外侧半月板，并把它们连接到相邻的结构上。
- 半月板角附着处：2个半月板的4个角通过韧带附着在胫骨上[8]。
- 冠状韧带：将每个半月板的周边连接到胫骨髁间隆起上。冠状韧带的英语也可写作meniscotibial ligament[4]。
- 横韧带：它将2个半月板的前部（前角）相互连接[8]。
- 板股后韧带：附着于外侧半月板到股骨后方之间[4]。

9

胫股关节闭合位

- 完全伸展位[11]。

胫股关节的主要肌肉

- 胫股关节周围有大肌群交叉通过。主要肌肉是股四头肌，股四头肌是胫股关节的伸肌。臀大肌和阔筋膜张肌也可能通过附着到髂胫束而对胫股关节的伸展起到轻微的作用。胫股关节后部的主要肌群为腘绳肌，腓肠肌的2个头也位于后部。这些肌肉是胫股关节的屈肌。在冠状面上，胫股关节没有向内侧移动的肌肉；但是，3条鹅足腱（缝匠肌、股薄肌、半腱肌）有助于稳定胫股关节的内侧。胫股关节也没有在冠状面上向外侧移动的肌肉，但是髂胫束的存在（臀大肌和阔筋膜张肌附着于髂胫束）有助于稳定胫股关节外侧。

半月板

- 胫股关节有2个半月板——内侧半月板和外侧半月板（图9-24C）。
  - 半月板位于关节内、胫骨上[4]。
  - 它们在结构上属于纤维软骨[4]。
  - 半月板呈新月形。
  - 半月板的开口端称为角。
  - 注：meniscus（半月板）这个词在希腊语中是新月的意思。
  - 内侧半月板形状类似字母C；外侧半月板的形状更接近字母O[3]。
  - 半月板周围较厚，中央较薄。
  - 半月板通过将平坦的胫骨平台转化为股骨髁所在的两个浅窝，有助于增加胫腓关节的运动协调性。以这种方式，它们增加了胫股关节的稳定性[12]。
  - 半月板也有助于胫股关节缓冲和减震[4]。
  - 胫股关节通过2个半月板吸收大约50%的承重力[6]。
  - 半月板附着处：半月板附着在胫骨角上，通过冠状韧带附着于胫骨周边。横韧带连接2个半月板的前角。板股后韧带连接外侧半月板

到股骨。
- 内侧半月板比外侧半月板更牢固地附着在邻近结构上[3]（知识点9-20）。
- 注意：半月板没有强大的动脉供血，因此受伤后不能很好地愈合[6]。

知识点 9-20

- 由于内侧半月板在相邻结构的附着较牢固，所以其活动度较小，这种低活动度也是内侧半月板较外侧半月板容易受伤的原因。内侧半月板也附着于内侧副韧带，但是外侧半月板并不附着于外侧副韧带，因此作用于内侧副韧带的力也会使内侧半月板移动或损伤。内侧半月板常和内侧副韧带一同损伤。

其他

- 胫股关节有许多囊[12]（胫股关节共同囊见知识点9-21；另见7.9中的图7-11C）。
- 与肘关节不同，胫股关节的完全伸展不是因为骨骼的互相锁定而停止。只有软组织（主要位于膝关节后部）的张力[6]才能阻止膝关节的完全伸展。
- 螺旋归位机制（screw-home mechanism）描述了这样一个事实：在胫股关节伸展的最后30°（即胫股关节完全伸展），胫股关节必须同时发生旋转[6]。如果大腿是固定的，这种旋转是指小腿

知识点 9-21　膝关节韧带

- 髌上囊（是胫股关节囊的一部分）。
- 髌前囊。
- 髌下深囊。
- 髌下皮下囊。
  以下结构之间也存在囊。
- 股二头肌腱和腓侧副韧带：股二头肌囊。
- 腓侧副韧带和胫股关节囊：腓侧副韧带囊。
- 髂胫束和胫股关节囊：远端髂胫束囊。
- 胫侧副韧带和鹅足腱：鹅足囊。
- 半膜肌腱和胫股关节囊之间的囊。
- 腓肠肌内侧头和胫股关节囊：腓肠肌内侧头腱下囊。

在胫股关节处的外旋。如果小腿是固定的，这种旋转是指大腿在胫股关节处的内旋。这种旋转有助于"锁定"胫股关节并增加其稳定性。完全伸展的胫股关节要启动屈膝运动，关节必须以相反的旋转运动"解锁"（知识点9-22）。

- 通过增加胫股关节的稳定性，螺旋归位机制减少了股四头肌群的工作。当膝关节完全伸展时，股四头肌群可以关闭，换句话说，它们可以放松。一旦膝关节完全伸展，股四头肌群可不必收缩就保持站立姿势。

知识点 9-22	螺旋归位机制

胫股关节伸展涉及胫骨外旋和/或股骨内旋的螺旋归位机制不是由单独的肌肉产生的运动。它的自然发生有3个原因。

第一个原因是股四头肌偏斜，将胫骨拉向外侧。这是由于股外侧肌（和股中间肌）的力量相对大于股内侧肌（见图11-142~图11-144）。

第二个原因是前交叉韧带的被动牵拉。前交叉韧带在矢状面上没有完全定向；当它向后移动时，它是侧向的（图9-24），因此当膝关节接近完全伸展位时，前交叉韧带拉紧，胫骨受拉外旋（或股骨受拉内旋）。

第三个原因通常被认为是主要原因，是股骨外侧髁和内侧髁关节面的形状不对称。内侧髁关节面较长，从外侧到内侧大约弯曲30°，因为它

在最前面接近髁间沟（见图5-46B）。当膝关节接近完全伸展位时，胫骨沿着这条弯曲的路径向外或向内移动。

从坐姿站起来时，可以观察到这种伴随着伸展的旋转。髌骨朝向内侧，即向内旋转（髌骨位于股骨上，并跟随股骨运动）。注：股骨在固定的胫骨上向内旋转的反向运动是胫骨在固定的股骨上向外旋转。解锁完全伸展的胫股关节确实需要积极的肌肉收缩。腘肌似乎是实现这一点最重要的肌肉。如果大腿固定（如下肢的开链运动），当小腿开始屈曲时，腘肌在胫股关节内侧旋转。如果小腿固定（如下肢的闭链运动），当大腿开始屈曲时，腘肌在胫股关节处向外旋转大腿。

9.14 髌股关节

骨

- 髌股关节由髌骨和股骨构成。胫骨不直接参与髌骨的运动，因此与髌股关节无关。
  - 更具体地说，髌股关节是由髌骨后面的关节面和股骨髁间沟之间的髌面构成（图9-25）。
- 髌股关节与胫股关节共同位于膝关节囊内。

主要运动

- 允许髌骨沿股骨上下滑动（非轴向运动）[11]。
- 当髌骨沿股骨移动时，通常被描述为沿股骨滑动[11]。
- 髌骨后面有2个小关节面，内侧小关节面沿股骨内侧髁运动，外侧小关节面沿股骨外侧髁运动[2]。

- 髌骨的主要作用是充当解剖学上的滑轮，改变拉力的走向，增加股四头肌对胫骨的杠杆效用和作用力[11]（图9-26）。

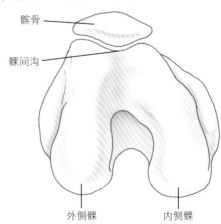

图9-25 右下肢髌股关节远端（下）切面。髌骨沿着股骨的髁间沟移动

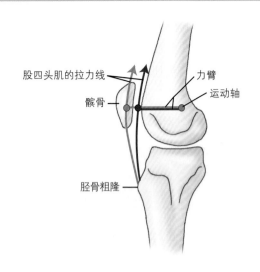

股四头肌的拉力线

髌骨

胫骨粗隆

力臂

运动轴

图9-26　左膝关节的侧视图示。展示了股四头肌腱的拉力线（蓝线）、力臂（即拉力）和去除髌骨后拉力线、杠杆臂（红线）的对比情况。由于髌骨的存在，股四头肌的杠杆效用增加了

- 若没有髌骨的存在，股四头肌会在膝关节失去大约20%的力量[4]。
- 髌骨还可以减少股四头肌腱与股骨髁之间的摩擦，保护股骨髁免受损伤。
- 尽管髌股关节相对于胫股关节是一个功能独立的关节，但它们的运动是相关的。当胫股关节伸展和屈曲时，髌骨沿着股骨髁间沟上下移动（向近端和远端移动）[13]（知识点9-23）。

知识点 9-23

　　理想情况下，髌骨在髁间沟的中间完美地运动。然而，由于各种原因，髌骨的轨迹可能并不完美。运行不良的常见原因是股四头肌的股外侧肌与股内侧肌之间的肌力不平衡；最常见的是股外侧肌的拉力大于股内侧肌，导致髌骨外侧拉力过大，将其拉向股骨外侧髁，这种不良的运行会导致髌骨下关节软骨的损伤。

- 在股四头肌使膝关节伸展的用力过程中，并非所有股四头肌产生的拉力都作用在使胫骨伸直的方向上，股四头肌的部分收缩力会造成髌骨对股骨的压迫。因此，髌骨关节面上的关节软骨是人体关节中最厚的关节软骨[4]（知识点9-24）。
- 膝关节完全伸展时，髌骨位于髁间沟的近端，因此可以自由活动。膝关节屈曲时，髌骨位于髁间沟内，活动性大大降低[13]。
- 因此，即使胫股关节紧缩位是完全伸展位，但其最稳定的状态其实是膝关节处于屈曲状态时，因为此时髌骨是最稳定的[3]。

知识点 9-24

　　髌骨关节面上的关节软骨是人体最厚的软骨，能够承受髌骨对股骨的压力，以及当髌骨不能沿股骨髁间沟完美运动时可能产生的应力。由于这个关节承受着巨大的压力，加上髌骨可能出现的不正确的轨迹，髌骨的关节软骨经常受到损伤和破坏，这种情况称为髌股关节综合征，也称为髌骨软骨软化症[6]。有一种骨科评估测试可以评估这种情况：患者仰卧，膝关节伸直（或膝下垫一个小垫子），治疗师将手放在髌骨的上缘，要求患者轻轻收缩股四头肌，使髌骨沿股骨近端（向上）移动。当压力作用于上缘时，髌骨会更用力地向股骨推进，如果出现这种情况，会引起疼痛或"咯吱"声（关节噪声）。要点是要缓慢施压，和/或在连续重复进行测试时缓慢增加压力。关节镜手术中，经常采用刮除或封闭凹陷和受损的关节软骨来修复这种情况。

9.15　膝关节角

- 膝关节由股骨、胫骨和髌骨组成。
- 这些结构并非直线排列，股骨、胫骨和髌骨之间的角度称为膝关节角。
- 膝关节有3个角[2]：
  - 膝外翻/内翻角。
  - Q角。
  - 膝反屈角。

膝外翻角和膝内翻角

- 膝外翻角和内翻角是指股骨中线和胫骨中线在

冠状面上的夹角（图9-27）[4]。

- 膝外翻角和内翻角由2条线确定：一条线穿过股骨干的中心，另一条线穿过胫骨干的中心。
  - 膝外翻是指胫骨相对于股骨在冠状面外展。
  - 膝内翻是指胫骨相对于股骨在冠状面内收。
- 膝关节有轻微外翻是正常的，这与股骨的不垂直有关——股骨本身有一个向下向内倾斜的角度。倾斜的股骨与垂直的胫骨形成了膝外翻角。
- 膝外翻角的正常值为5°～10°[2]。
  - 膝外翻角大于10°称为过度膝外翻或X型腿[2]（知识点9-25）。
  - 注：依据股骨干和胫骨干的相对位置不同，测量的角度也会不同。测量膝外翻角的方法通常如图9-27所示。
- 如果一个人在膝关节处有膝内翻角，那就是O型腿[2]。
- 膝外翻或内翻角过大会增加膝关节的压力和损伤风险[3]（知识点9-26）。

Q角

- 就像膝外翻角和膝内翻角一样，Q角也是存在于冠状面的膝关节角。
- Q角由2条直线形成：一条线从胫骨粗隆到髌骨中心，另一条线从髌骨中心到髂前上棘[2]（图9-28）。
- Q角之所以得名，因为它代表的是髌骨上股四头肌拉力的角度[6]。股四头肌的英语为quadriceps femoris，Q来自其英语首字母。
  - 更具体地说，Q角测量的是股四头肌对髌骨的拉力。
- 随着Q角的增加，股四头肌髌骨远端肌腱向外侧的拉力也会增加。正常情况下，髌骨应该在股骨髁间沟的中心平滑地运动。但是，增大的Q角会将髌骨向外侧拉动，使髌骨移向髁间沟的外侧；这可能导致髌骨关节后表面软骨的损伤[6]。（图9-29，知识点9-27）。
- 正常Q角值为10°～15°[6]。
- 一般来说，男性的正常Q角大约是10°，女性的正常Q角大约是15°。女性通常有更大的Q角，

知识点 9-25

导致膝外翻角增加的原因很多，如足过度内翻（负重时失去足弓）、膝关节内侧副韧带松弛、髋关节处于股骨过度内旋和内收的姿势。

知识点 9-26

膝外翻角增加导致胫股外侧关节的压力过度增高和胫股内侧关节的过度拉伸（牵拉）。同样，膝关节膝内翻角增加导致胫股内侧关节的压力过度增高和胫股外侧关节过度拉伸。

膝外翻角的增加也容易形成髌股关节综合征（知识点9-24）。

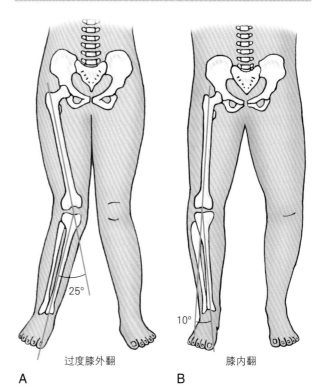

图9-27 冠状面膝外翻/内翻角的前面观。A.膝外翻角为25°（X型腿）。B.膝内翻角为10°（O型腿）。膝关节外翻/内翻角若为5°～10°是正常状态

知识点 9-27

髌骨后表面的损伤称为髌股关节综合征或髌骨软骨软化症（见9.14中的知识点9-24）。

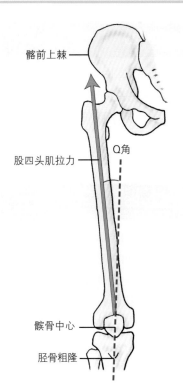

图9-28　膝关节的Q角。Q角由2条线相交而成：一条线从胫骨粗隆到髌骨中心，另一条线从髌骨中心到髂前上棘。Q角与股四头肌的拉力有关

知识点 9-28

推荐一种适用于改善Q角的治疗方法，即加强股内侧肌的练习。加强股内侧肌的力量可以对抗Q角增大时对髌骨的过度外侧牵拉。但是，是否有可能针对股内侧练习尚存在一些争议。建议去咨询物理治疗师、整脊师或教练。

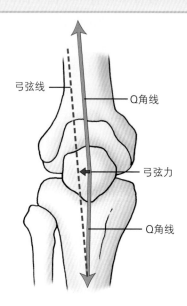

图9-29　本图展示了Q角对髌骨的影响。术语弓弦力是用来描述发生在髌骨的侧向拉力。在这个类比中，组成Q角的两条线代表弓，虚线代表弓弦。弓弦力的大小由髌骨中心和弓弦之间的距离来表示。Q角越大，髌骨中心与弓弦距离越大，髌骨上产生的弓弦力越大

这是因为女性的骨盆更宽，从髌骨中心到髂前上棘的连线较男性偏向外侧，造成了角度的增加[4]。

- 因为Q角在垂直方向上不是0°，它反映了股四头肌对髌骨的拉力不均匀；这种拉力偏向外侧（知识点9-28）。

- 弓弦力指的是髌骨上Q角增大时的外侧拉力，它类似弓弦在拉力下拉扯弓的两端。在这个例子中，股四头肌及其远端肌腱、髌韧带就像是弓弦，它的两端分别是胫骨和骨盆（髂前上棘可作为一个相对准确、简单的测量点），而髌骨位于弓弦内。因此可以看到髌骨毗邻弓弦外侧（图9-29）。更多有关弓弦的内容见9.17中的"弓弦力"。

  - 股四头肌在髌骨上产生外侧净拉力的部分原因是股外侧肌比股内侧肌的相对力量大[6]。

  - 膝外翻角增加使膝关节的Q角增大，导致髌骨横向外侧移动。

膝反屈

- 膝关节完全伸展通常会在矢状面产生超过中立位5°~10°的伸展。

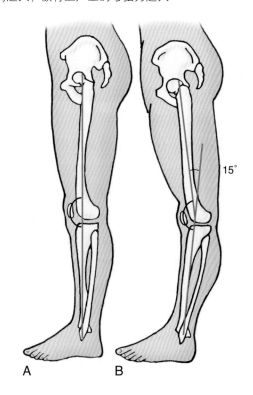

图9-30　膝反屈。A.膝关节伸直至膝反屈0°（股骨和胫骨竖直对齐）；B.膝反屈15°。

- 膝反屈是一个术语，用于描述膝关节在矢状面上伸展超过10°的情况[4]（图9-30）。
- 膝反屈角由2条线组成：一条线穿过股骨干的中心，另一条线穿过胫骨干的中心。
- 发生膝反屈有2个原因：①胫骨干稍微向后倾斜；②站立时的身体重心落在膝关节前面。正常情况下，膝关节后面软组织的被动张力可抵抗这种伸展趋势。当软组织结构的这种被动张力无法充分抵抗伸展力，并且膝关节伸展（即过度伸展）超过10°时，膝关节会发生反屈[8]。

- 在正常的全膝关节伸展过程中，重心落在膝关节前面的好处是，当人体站立时，股四头肌处于放松状态[4]。

9.16 胫腓关节

骨和韧带

- 胫腓关节位于胫骨和腓骨之间。
- 胫腓关节包括如下3个部分（图9-31）[8]：
  - 近端胫腓关节。
  - 胫腓中关节。
  - 远端胫腓关节。
- 近端胫腓关节位于近端胫骨和腓骨之间。
  - 更具体地说，它位于胫骨和腓骨的头部。
  - 近端胫腓关节是一个平面滑膜关节。
  - 其关节囊由胫、腓骨近端前后韧带加强。
  - 注：即使近端胫腓关节位于靠近膝关节的位置，但在解剖学上它并不是膝关节的一部分，它有1个单独的关节囊。在结构和功能上，它也与膝关节无关，3个胫腓关节与踝关节运动有关。

- 胫腓中关节位于胫骨干和腓骨干之间。
  - 更具体地说，它是胫骨干和腓骨干间的骨间膜连结。
  - 胫腓中关节是一个联合纤维连结。
  - 胫、腓骨骨干之间的骨间膜有2个作用。一是把2块骨紧紧连在一起，这样就可以把远端踝关节的距骨夹在一起。二是使所有关联腓骨的肌肉力量转移到胫骨，协助膝关节的运动。
- 远端胫腓关节位于远端胫骨和腓骨之间。
  - 更具体地说，它是由腓骨外踝内侧关节面与胫骨远端腓切迹形成的关节。
  - 远端胫腓关节是一个联合纤维连结。
  - 它由骨间韧带和远端胫腓前、后韧带加强。

主要运动

- 胫腓关节允许腓骨相对于胫骨上下滑动（非轴向运动）[6]。
- 胫骨和腓骨彼此牢固地固定在一起使胫腓关节有良好的稳定性。
- 3个胫腓关节的活动性和稳定性在功能上都与踝关节的运动有关。更多有关踝关节和胫腓关节之间关系的内容见9.18。
- 远端胫腓关节的稳定性对踝关节的功能尤为重要，因为远端胫腓关节处的胫骨和腓骨远端在踝关节处将距骨牢牢地固定在两者之间。

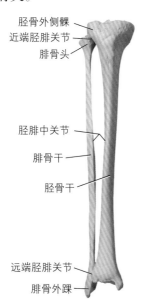

胫骨外侧髁
近端胫腓关节
腓骨头

胫腓中关节
腓骨干
胫骨干

远端胫腓关节
腓骨外踝

图9-31 小腿3个胫腓关节前面观

其他

- 胫骨扭转：胫骨扭转是指胫骨干的扭转，使胫骨远端与胫骨近端所面向的方向不同[6]。
- 股骨干和胫骨干都可扭转。不同的是，股骨向内侧扭转，而胫骨向外侧扭转。更多有关

胫骨扭转及其影响的内容见9.18"胫骨扭转和距小腿运动"。

- 胫骨向外扭转的结果是胫骨远端稍微面向外侧。因此，踝关节的运动（背屈和跖屈）并不完全发生在矢状面，而是发生在斜平面。

9.17　踝/足区域概述

踝和足的构成

一般来说，踝和足的构成如下（图9-32）：

- 小腿的2块骨与足在距小腿关节（又称踝关节）处连接。
- 足位于胫骨和腓骨的远端。
  - 足骨可以分为跗骨、跖骨和趾骨。
  - 正如腕关节的骨称为腕骨，跗骨也可以称为踝骨。
- 足可分为3个区域——后足、中足和前足。
  - 后足由距骨和跟骨构成，这2块骨是跗骨。
  - 中足由足舟骨、骰骨和3块楔骨构成，它们是跗骨。
  - 前足由跖骨和趾骨构成。
- 在足部，跖列（ray）一词指的是跖骨及其相关的趾骨；足有5个跖列。第1跖列由第1跖骨和蹞趾（第1趾）的2个趾骨构成；第2跖列由第2跖

骨和第2趾的3个趾骨构成；以此类推。

足的功能

- 足确实是一种奇妙的结构，因为它必须既稳定又灵活。
- 足必须足够稳定，具有巨大的承重力，方能支撑其上方的身体，吸收着地时的冲击力，并通过推离地面来推动身体穿过空间。这样的稳定性要求足是一个刚性结构[10]。
- 足也必须足够灵活和柔韧（即可动的），以适应不平坦的地面。
- 稳定性和灵活性是2个对立的概念，足必须保持平衡才能实现对立统一。
- 通常，重量/减震和足推进是足在踝关节处背屈和跖屈的影响因素[6]。
- 一般来说，适应不平坦的地面是足的距下关

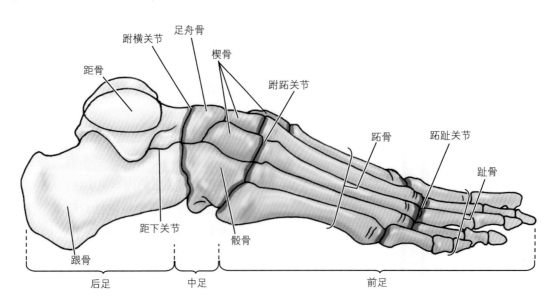

图9-32　足的三个区域。后足由跟骨和距骨构成。中足由足舟骨、骰骨和3块楔骨构成。前足由跖骨和趾骨构成。注：足的主要关节也有标记

节旋前、旋后（主要由外翻、内翻组成）的一个因素[6]。

- 必须强调的是，踝关节是一个关节复合体，必须协同工作才能完成这些任务[10]。更多有关足在负重和步态周期中的功能的内容见20.7和20.8。
- 距小腿关节、距下关节和跗横关节的运动必须平稳、无缝地同时进行，才能保证足的正常功能。

踝关节和足部关节

踝关节

- 踝关节位于胫、腓骨远端和距骨之间（见9.18中的图9-34A）。
  - 此关节也称为距小腿关节[3]。
  - 注：由于踝关节涉及胫骨、腓骨远端和距骨，胫骨和腓骨之间的关节在功能上与踝关节的功能相关。更多相关内容见9.18。

跗关节

- 跗关节位于跗骨之间（图9-32）。
- 足有许多跗关节。
- 主要的跗关节是距下关节。
  - 距下关节位于距骨和跟骨之间。
- 另一个重要的跗关节是跗横关节。
  - 跗横关节位于距骨/跟骨（近侧）和足舟骨/骰骨（远侧）之间。
- 远端跗骨间关节是指跗骨之间的关节。个别的远端跗骨间关节也可以根据所涉及的特定跗骨来命名。例如，骰骨和舟状骨之间的骰舟关节，楔骨之间的楔间关节。

跗跖关节和跖骨间关节

- 跗跖关节由位于近端的跗骨和位于远端的跖骨构成（图9-32）。
- 跖骨间关节位于跖骨之间（见9.22中的图9-43）。

跖趾关节

- 跖趾关节由位于近端的跖骨和位于远端的趾骨构成（图9-32）。

趾骨间关节

- 趾骨间关节位于趾骨之间（见9.24中的图9-47）。
  - 近端趾骨间关节位于第2~5趾的近节和中节趾骨之间。
  - 远端趾骨间关节位于第2~5趾的中节和远节趾骨之间。
  - 趾骨间关节位于姆趾（第1趾）的近节和远节趾骨之间。

足弓

- 足呈弓形。更准确地说，足有3个弓（图9-33）。
- 注：足的弓形结构在出生时并不存在，而是随着年龄的增长而发育。大多数人的足弓大约在5岁时发育。
- 足的3个弓分别为内侧纵弓、外侧纵弓和横弓。
  - 内侧纵弓：是足最大的纵弓，体现了足内侧的长度。当人们说到"足弓"时，通常指的是此"足弓"。
  - 外侧纵弓：体现了足外侧的长度，没有内侧纵弓那么高[3]。
  - 横弓：此弓横跨足部[3]。
- 注：由于足的骨骼和关节常共同发挥作用，影响1个足弓的运动往往会影响3个足弓。想要更好地理解影响足弓高度的足部运动，可以阅读9.19关于距下关节旋前和旋后的讨论。如果1个足弓下降，那么3个足弓都会下降。如果1个足弓抬高，那么3个足弓都会抬高（知识点9-29）。
- 足弓过大称为高弓足[8]。

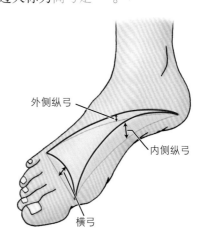

图9-33 足有3个足弓。足纵轴方向上有2个足弓——内侧纵弓和外侧纵弓，内侧纵弓是足最大的弓。第三个足弓横跨足部，为横弓

- 足弓缩小称为扁平足或平足（知识点9–30）。

知识点 9–29

通过简单观察足的承重部位来评估患者的足弓。可从前面直接观察足弓的高度，也可从后面观察跟部（跟腱）的弯曲，间接观察足弓下降的迹象。评估足弓的另一个非常有效的方法是在患者的脚上涂少许油，然后让其踩在彩色美术纸上。从油留在纸上的印记可以看出足弓的高低。

知识点 9–30

一侧足弓比另一侧足弓下降较多，其临床意义是多方面的。如果一只脚的足弓低于另一只脚，那么一条腿的高度就会低于另一条腿。这将导致一侧骨盆下沉或倾斜。这也导致了脊柱必须在冠状面弯曲，才能使头部处于水平位置（这是保持视力和内耳的本体感觉平衡所必需的）。脊柱的这种冠状面弯曲称为脊柱侧弯。因此，当患者有脊柱侧弯时，评估其足弓非常重要。足弓下降还会对足底筋膜、膝关节和髋关节造成结构性压力。

足底筋膜

- 足底有一层厚厚的致密纤维组织，称为足底筋膜[11]（知识点9–31和9–32）。
- 足底筋膜分为表层和深层2层。
  - 表层位于足部皮肤的真皮层。
  - 深层附着于跟骨结节的后方、跖趾关节的跖板，以及前侧相邻的趾屈肌腱上。
- 足底筋膜的主要作用是维持和稳定足部纵弓[4]。
- 许多足固有肌附着在足底筋膜上。这样，有助于保持足底筋膜的张力，从而保持足弓。然而，与赤脚走路相比，穿鞋走路足固有肌无须太多活动，这可能会使其弱化。足固有肌无力可导致足底筋膜功能减弱并失去正常的足弓。

知识点 9–31

足底筋膜炎是足底筋膜受刺激并发炎的一种病症。附着在足底筋膜上的固有肌肉的收紧通常伴有这种情况，张力通常施加在足底筋膜的跟骨附着处，从而产生足跟骨刺。足底筋膜炎的一个常见原因是足的过度旋前（详见9.19）。足底筋膜炎通常对软组织治疗反应良好。

知识点 9–32   绞盘机制

足底筋膜与趾屈肌腱的连接有着重要的功能。走路过程中，推离地面时（即脚趾离地），跖骨在跖趾关节处伸展。因为足底筋膜附着在趾屈肌腱上，其在跖趾关节周围拉紧。足底筋膜的这种张力有助于稳定足弓，使足变得更稳固，这在我们行走或跑步中推动身体向前时很有必要。通常称绞盘机制。绞盘是用来拉起船桅的牵引装置，它由1根绳子缠绕在滚轴上，随着绳子的绞紧提拉起桅。跖趾关节就像滚轴，足底筋膜就像绳索。当足底筋膜在跖趾关节周围拉紧时，就会变得紧绷，并拉动足弓两端，进而增加足弓高度[15]。

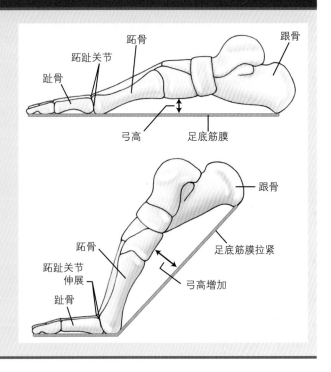

负重时足弓高度的丢失（在跗关节处，主要是距下关节）称为过度内旋足，进而导致身体的进一步问题[4]。

其他

- 许多支持带位于脚踝区域。这些支持带横跨脚踝，起加压和稳定那些经腿部进入足部的肌腱的

作用（知识点9-33，9.18中的图9-37）。注：除了脚踝区域，支持带还位于手腕区域，用来固定进入手部的前臂肌肉的肌腱。
- Pedis的意思是脚。
- Hallucis和hallux的意思是踇趾。
- Digital指的是第2~5趾（或手的第2~5指）。

| 知识点 9-33 | 弓弦力 |

支持带的作用为压低（限制）经踝关节进入足部的腿部肌肉肌腱。许多支持带位于脚踝区域。脚踝区域需要筋膜支持带，因为当腿部肌肉收缩移动足和/或足趾时，如果没有支持带的限制，肌腹会把肌腱拉离脚踝。这种现象称为弓弦现象，会削弱肌肉移动足部的力量。脚踝区域支持带的功能是将这些肌腱压住，防止其鼓凸呈弦状，被拉离。

注：这些肌腱就像弓上的弦。弓是一条用绳子系住两端的弯曲木器。当弓弦处于张力状态时，它两点间的直线距离缩短，并远离弓体。因此，张力状态下弓弦并不是沿着弓体的曲线轮廓改变，而是抬离弓体。同样，腿和脚之间也是相对成角的，可以看作弯曲的弓。当横跨脚踝前部的肌腱拉紧时（由于肌腹收缩），就会从脚踝抬离。这种抬离是由弓弦力的作用引起的，可以称为弓弦现象。

9.18 距小腿关节

- 除非上下文另有说明，否则术语距小腿关节默认指的是踝关节。
- 一些文献资料称距小腿关节为上踝关节，距下关节称为下踝关节。这种描述强调了这样一个事实，即足踝运动主要取决于距小腿关节和距下关节的运动。

骨

- 距小腿关节位于距骨和胫、腓骨远端之间（图9-34A）。

图9-34 距小腿关节。A.足背前面观，距小腿关节由距骨与胫骨和腓骨远端构成。B.木匠的榫卯结构。距小腿关节经常被比作榫卯结构。C.扳手夹住螺母。也可以把距小腿关节比作扳手夹住螺母。距骨是螺母，扳手的钳口是由胫骨和腓骨组成的踝

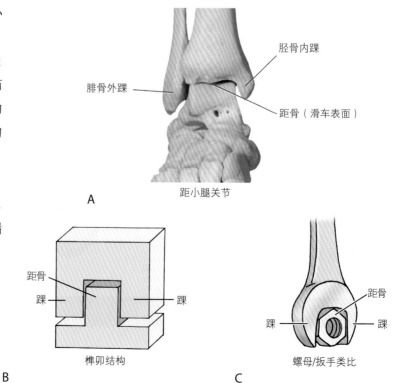

- 具体而言，在距小腿关节，距骨顶滑车表面与胫骨远端与内、外踝形成矩形的腔[8]。
- 当描述距小腿关节的形状时，通常将其与榫卯结构[2]进行比较（图9-34B）。
- 过去，木匠通常使用插销将2块木头连接在一起。一块木头的末端做成凹口——榫眼是这样形成的；另一块的末端则雕成适合这个凹口的形状。然后用一个钉子把它们固定在一起。因为形似榫卯结构，所以距小腿关节的英文也写作mortise（榫眼）joint。
- 或许距小腿关节更类似扳手夹住螺母（图9-34C）。
- 距小腿关节的骨性适配非常好，许多文献资料认为它是人体最相合的关节[3]。
- 关节结构分类：滑膜关节[3]。
  - 亚型：铰链关节。
- 关节功能分类：可动关节。
  - 亚型：单轴关节。

可产生的主要运动

- 距小腿关节的平均活动范围见表9-4和图9-35[6]。
  - 距小腿关节允许足在矢状面绕内外侧轴背屈和跖屈（轴向运动）（知识点9-34）。
- 距小腿关节和胫腓关节的功能相关。距骨的圆顶大小不一，前侧比后侧宽。脚背屈时，距骨

知识点 9-34　胫骨扭转和距小腿运动

实际上，足在距小腿关节的背屈和跖屈并不完全发生在矢状面。由于胫骨扭转，距小腿关节的运动在斜平面上发生轻微的变化（胫骨扭转是通过膝关节轴线和踝关节轴线的差值来测量的）。因此，距小腿关节运动通常被列为三平面运动。然而，使用术语三平面可能会产生误导。三平面指的是它的运动横跨所有三个基本平面的事实。但是，距小腿关节是单轴关节（只有一个自由度），它产生的是在1个斜平面上绕1条斜轴的运动。

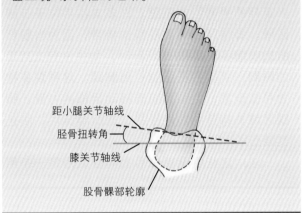

距小腿关节轴线
胫骨扭转角
膝关节轴线
股骨髁部轮廓

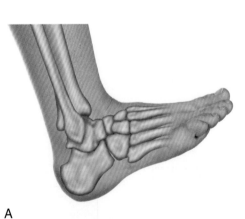

图9-35　图A和B分别为距小腿关节的背屈和跖屈

A　　　　　　　　　　　B

表9-4	距小腿关节的平均活动范围[5]		
背屈	20°	跖屈	50°

注：背屈的活动范围因膝关节位置的不同而不同。由于腓肠肌（跖屈距小腿关节）在膝关节后方交叉，如果膝关节屈曲，腓肠肌会松弛，距小腿关节可以有更多的背屈活动。

圆顶较宽的前部在胫骨和腓骨远端之间移动；这就产生了一种倾向于将胫骨和腓骨分开的力。胫腓关节的运动和稳定性是吸收和对抗这种力所必需的。

反向运动

- 通常认为，距小腿关节的肌肉可以使位于远端的脚相对于位于近端的小腿移动。在下肢常见的闭链运动中，脚踩在地上、固定，此时小腿相对于脚移动。这种情况下，不是脚而是小腿在距小腿关节处移动。
- 小腿在距小腿关节的矢状面上可背屈和跖屈。
- 在闭链运动中，小腿在距小腿关节背屈指的是小腿向前、向足背移动；小腿跖屈指的是小腿向后远离足背的移动。
- 小腿背屈是一种非常常见的运动，发生在我们从脚跟着地到脚尖离开的步态周期中。

距小腿关节主要韧带（知识点9-35）

纤维囊

- 距小腿关节的关节囊很薄，稳定性不大[8]。

内侧副韧带和外侧副韧带

- 内侧副韧带和外侧副韧带位于距小腿关节的两侧（图9-36）。
- 副韧带对于限制距小腿关节骨骼的冠状面运动是非常重要的。

内侧副韧带

- 内侧副韧带也称三角韧带（图9-36A）。
- 之所以称为三角韧带，是因为它的形状是三角形的——从胫骨到3块跗骨呈三角形展开。
- 它从胫骨附着到跟骨、距骨和足舟骨。
  - 具体而言，其近端起于胫骨内踝，然后呈扇形向外走行到距骨内侧、跟骨载距突和足舟骨粗隆。
- 功能：在距小腿关节处限制足外翻（冠状面内）。
  - 三角韧带紧绷而结实，在限制距小腿关节外翻扭伤方面起非常重要的作用。
  - 注：除外三角韧带，腓骨外踝较胫骨内踝向下延伸得更远也明显有助于限制距小腿关节的过度外翻。因此，距小腿关节外翻扭伤非常少见。

外侧副韧带

- 外侧副韧带实际上为韧带复合体，由距腓前韧带、距腓后韧带、跟腓韧带3条韧带组成（图9-36B）。
- 构成外侧副韧带的3条韧带近端均附着于腓骨。
  - 具体而言，近端附着于腓骨外踝。
- 远端，距腓前韧带附着于距骨前部，距腓后韧带附着于距骨后部，跟腓韧带附着于跟骨外侧面。
- 功能：外侧副韧带限制足在距小腿关节处内翻（知识点9-36）。

距小腿关节紧缩位

- 背屈位[6]。

知识点 9-35　距小腿关节韧带

- 纤维囊。
- 内侧副韧带（三角韧带）。
- 外侧副韧带复合体：
  - 距腓前韧带。
  - 距腓后韧带。
  - 跟腓韧带。

知识点 9-36

　　鉴于内踝不像外踝向远端延伸很远，外侧副韧带是防止距小腿关节内翻扭伤的唯一防线（肌肉组织除外）；因此，内翻扭伤远较外翻扭伤常见。在3条外侧副韧带中，距腓前韧带扭伤最为常见。距腓前韧带也是人体最常扭伤的韧带。造成外侧副韧带经常扭伤的原因是，内翻扭伤通常发生在向前移动时，此时足的跖屈活动和内翻耦合，对位置靠前的距腓前韧带施加了特别的压力[3]。

9

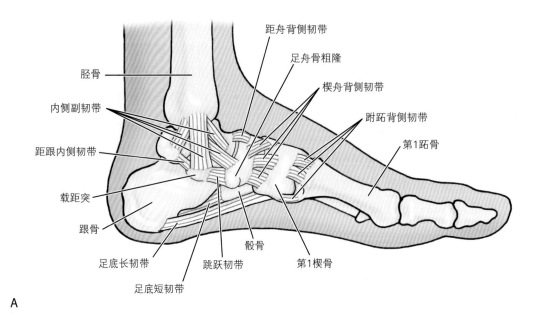

A

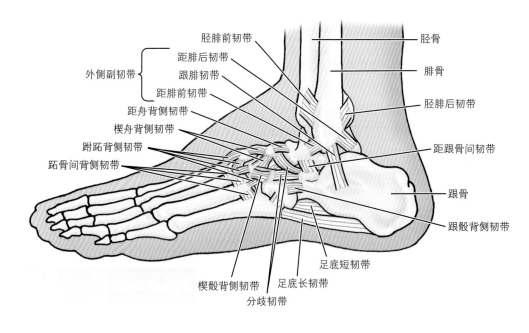

B

图9-36   左侧距小腿关节和跗关节的韧带。A.内侧面观。距小腿关节内侧的主要韧带是内侧副韧带。B.外侧面观。距小腿关节外侧的主要韧带是外侧副韧带。外侧副韧带实际上是由3个独立的韧带组成的韧带复合体

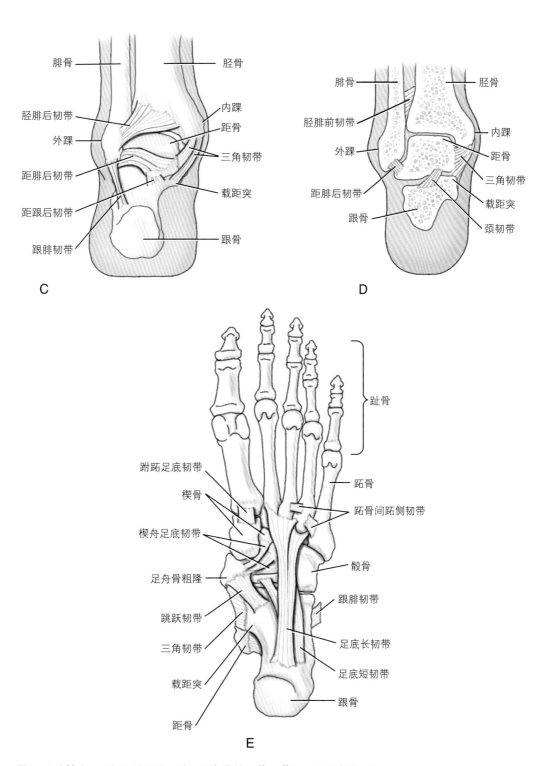

图9-36（续） C和D.后面观。注：D为骨的冠状面截面。E.足底的跖面观

距小腿关节的主要肌肉

- 所有经过内外踝前方的肌肉在距小腿关节前部交叉，这些肌肉是小腿部前筋膜室的肌肉（胫骨前肌、趾长伸肌、跛长伸肌和第三腓骨肌）。所有经过内、外踝后方的肌肉在距小腿关节后部交叉，这些肌肉位于小腿的外侧和后方筋膜室（腓肠肌、比目鱼肌、胫骨后肌、趾长屈肌、跛长屈肌，以及腓骨长肌和腓骨短肌）。腓骨肌（腓骨长肌、短肌和第三腓骨肌）横跨距小腿关节外侧，胫骨后肌、趾长屈肌和跛长屈肌横跨内侧。

其他

距小腿关节囊

- 距小腿关节有许多囊（图9-37，知识点9-37）。

距小腿关节支持带

- 支持带位于距小腿关节的前方和后方（图9-37）。支持带的功能是固定经过距小腿关节的肌腱并防止这些肌腱呈弓弦鼓起。有关弓弦现象见9.17

知识点 9-37   距小腿关节的主要关节囊和支持带

关节囊
- 内踝囊（皮下）。
- 外踝囊（皮下）。
- 跟皮下囊。
- 跟腱囊。

支持带
- 伸肌上支持带。
- 伸肌下支持带。
- 屈肌支持带。
- 腓骨上支持带。
- 腓骨下支持带。

中的"弓弦力"，距小腿关节的韧带见知识点9-35。

腱鞘

- 跨距小腿关节的多数肌腱外周有腱鞘。其作用是将这些肌腱与底层骨结构之间的摩擦力降至最低（图9-37）。

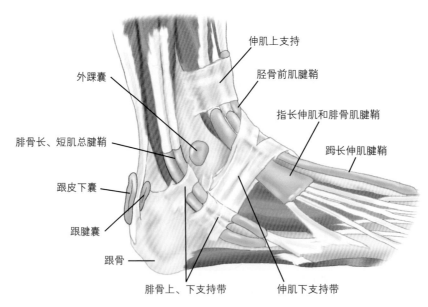

图9-37 大部分距小腿关节的囊、腱鞘和支持带外侧面观

9.19 距下跗关节

骨

- 跗关节位于足的跗骨之间。
- 足的主要跗关节是距下关节。
  - 距下关节，顾名思义，位于距骨下。
- 距下关节位于距骨和跟骨之间（图9–38，知识点9–38），因此距下关节也称为距跟关节。
- 距下关节有时称为下踝关节。

知识点 9–38

在足的内侧，距骨由跟骨的载距突支撑。载距突是足内侧2个容易触及的标志之一，另一个是足舟骨粗隆[1]（图9–38B）。

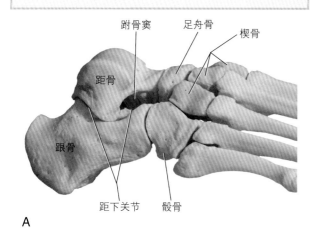

A

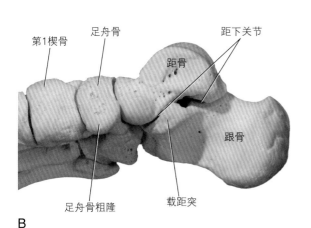

B

图9–38 距下关节位于距骨和跟骨之间。注：距下指距骨下。A.侧面观。跗骨窦是位于距骨和跟骨之间的一个大腔，在外侧可见。B.正面观

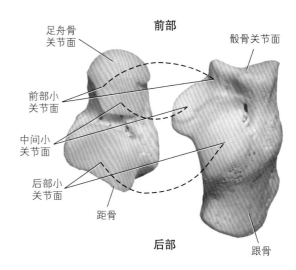

图9–39 距下关节切面（显示跟骨的上表面和距骨的下表面）。距下关节实际上由3个独立的关节组成。（注：每块骨在距下关节面上都有3个小平面。）后部的2个关节面是6个面中最大的。虚线表示的是面之间如何彼此对齐

距下关节

- 距下关节实际上由3个独立的跟骨关节（位于距骨和跟骨之间）组成（图9–39）。
  - 这些关节是小平面关节，形状要么略微凹凸，要么平坦。
  - 最大的关节位于距骨和跟骨的后侧面之间。
  - 另外2个关节分别位于距骨和跟骨的前侧面、中间面之间。
- 在距骨和跟骨之间有一个很大的空腔，叫作跗骨窦，从外侧可以看到[14]。
  - 关节结构分类：滑膜关节[3]。
  - 关节功能分类：可动关节。
    - 亚型：单轴关节。
- 距下关节的后关节有其独特的关节囊，而距下关节的前、中关节与距舟关节共用1个关节囊[1]。
- 注：距下关节通常称为三平面关节，因为它可以在3个基本平面上运动。但是它只有1个轴，所以其是三平面单轴关节[1]，它产生的运动是围绕1个轴的斜面运动。

可产生的主要运动

距下关节的平均活动范围见表9–5，图9–40。

- 距下关节允许在围绕斜轴的斜面上旋前和旋后（轴向运动）。
- 距下关节的运动轴是倾斜的，偏离水平面（前上方）42°和矢状面（前内侧）16°[4]。
- 斜平面上的旋前和旋后运动可以被分解为它们的基本平面动作。

- 对距下关节运动的描述因来源而异。一些资料认为外翻是旋前，内翻是旋后。从技术上讲，这并不准确。外翻和内翻是较大的斜平面旋前和旋后运动的主要基本成分（图9–40）。需要强调的是，旋前和旋后作为距下关节的运动不是孤立的动作——旋前时，构成旋前的3个动作都发生在距下关节；旋后时，构成旋后的3个动作也都发生在距下关节。

表9–5		（非负重情况下）足在距下关节的平均运动范围[4]	
旋前		**旋后**	
外翻	10°	内翻	20°
背屈	2.5°	跖屈	5°
旋外（外展）	10°	旋内（内收）	20°

注：确定距下关节运动的相对量需要确定关节的中立位置。距下关节中立位是有争议的。这里的数字反映了这样一个指导原则：在距下关节中立位，内翻角度是外翻角度的2倍。

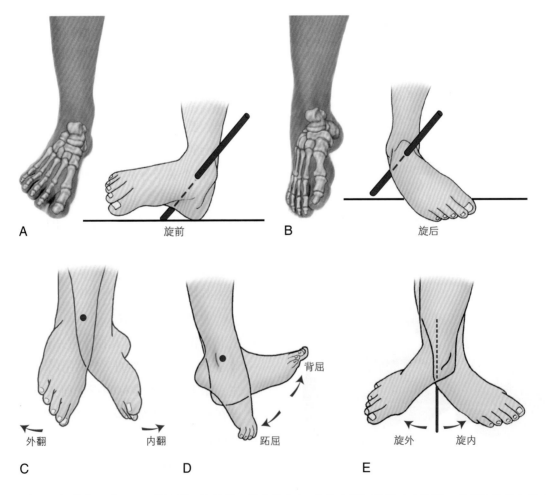

图9–40 足在距下关节的运动。A.足的旋前。旋前是一种由发生在3个基本平面的运动（外翻、背屈和旋外）组成的斜面运动。B.足的旋后。旋后是一种由发生在3个基本平面的运动（内翻、跖屈和旋内）组成的斜面运动。C.发生在冠状面的外翻、内翻运动。D.发生在矢状面的背屈、跖屈运动。E.发生在水平面的旋外、旋内运动（也分别称外展、内收）。在图A、B和E中，红色管代表运动轴。在图C和D中，轴用红点表示

- 注：在矢状面上，距下关节的背屈和跖屈运动通常不会被观察到，因为距小腿关节代偿了这些运动。换言之，距下关节旋前/背屈导致距小腿关节跖屈；距下关节旋后/跖屈导致距小腿关节背屈。
- 距下关节的旋前运动由足外翻、背屈和旋外组成[4]。
- 距下关节的旋后运动由足内翻、跖屈和旋内组成[4]。
  - 距下关节的足外翻和内翻发生在围绕前后轴的冠状面内。
  - 距下关节的足背屈和跖屈发生在围绕内外侧轴的矢状面内。
  - 距下关节的足旋外/旋内发生在围绕垂直轴的水平面内。
  - 足的旋外也称为外展；足的旋内通常称为内收。

反向运动

- 先前讨论过的动作描述了旋前、旋后的组成动作——位于近端的距骨/小腿固定并且足不负重，位于远端的跟骨/足可以自由移动（即它是一种开链运动）。但是，当脚踩在地上时，足部骨骼变得稳定，距下关节的足旋前和旋后的动作方式也发生了一定的变化：
  - 站立时，足是负重的，由上面的体重和地面固定足部骨骼，跟骨不是完全固定的，其可产生有限的运动。但负重时，跟骨只能自由外翻/内翻（在冠状面）。因为跟骨不能自由地进行旋前/旋后（在矢状面和水平面），在旋前和旋后两个方面，距骨近端必须相对于距下关节的跟骨移动。当距骨进行矢状面内的背屈或跖屈时，这种运动通常在距小腿关节处得到代偿，因为距小腿关节允许矢状面运动；因此这种运动不会传递到小腿。然而，由于距小腿关节不允许任何水平面的旋转，当距骨在距下关节处相对于水平面内的跟骨旋外或旋内时，小腿骨必须随距骨一起移动，这就会导致小腿和大腿的旋转[4]（知识点9-39）。

- 总结：对于负重下距下关节的旋前和旋后，我们可以看到跟骨在距下关节冠状面上相对于距骨进行外翻/内翻，距骨在距小腿关节的矢状面上相对于胫、腓骨进行背屈/跖屈，距骨和小腿（固定在一起）在膝关节处相对于大腿进行旋内/旋外，或者更常见的是距骨/小腿和大腿（固定在一起）在髋关节的水平面内相对于骨盆进行旋内和旋外（知识点9-40）。

知识点9-39　反向运动：距下关节的旋转

当足负重旋前时，距骨相对于固定的跟骨旋内。因为距小腿关节不允许旋转，所以小腿必须与距骨一起旋内。类似地，当足负重旋后时，距骨旋外导致小腿也随之旋外。小腿的这些旋转运动将在膝关节处产生旋转力/应力，并可能影响膝关节的健康。大多数人表现为过度旋前（负重时的平足）而不是过度旋后，膝关节经常受到来自下方的内侧旋转力。

考虑到膝关节在伸展时不允许旋转，大部分（内侧）旋转力将传递到髋关节，并影响髋关节的功能和健康。这通常可以通过足旋前（髌骨跟随股骨）时髌骨的方向来观察。在过度旋前的患者中，可以看到髌骨向内侧旋转。基于这些原因，矫正过度旋前的足对于矫正膝关节和髋关节问题可能是极其重要的。矫正足过度旋前的解决方案有：①推荐患者使用矫形器；②建议增强距下关节的足部旋后肌（即内翻肌）力量；③加强髋关节的旋外肌力量。如果这些肌肉强壮，它们可以帮助减少大腿旋内的程度；这反过来又会减少小腿和距骨的旋内，从而减少距下关节发生旋前。

知识点9-40

足负重旋前导致足弓明显下降。负重时足过度旋前的人通常表现为扁平足，这些人的足弓在不负重的时候确实有一个拱起，但是这个拱起在负重时就消失了。这种情况更准确的描述为柔性扁平足。僵硬性扁平足指足一直是平的，而不是由于负重时过度旋前造成的。

距下关节的主要韧带（知识点9-41）

纤维囊

- 距下关节的后部有其独特的关节囊。
- 距下关节的前部和中部与距舟关节共用一个关节囊[8]。

距跟韧带

- 分为距跟内侧韧带、距跟外侧韧带、距跟后韧带和距跟骨间韧带（图9-36A，B）。
- 它们位于距骨和跟骨之间；它们根据具体位置命名[8]。
- 距跟骨间韧带位于距下关节的跗骨窦内，其功能是限制距下关节外翻（旋前）。

颈韧带

- 定位：颈韧带位于距下关节的跗窦内，走行于距骨与跟骨之间（图9-36D）。
- 功能：限制距下关节内翻（旋后）[8]。
- 注：颈韧带因其附着于距骨颈而得名。

跳跃韧带

- 通常认为跳跃韧带与跗横关节的韧带同样重要，但它也有助于稳定距下关节（图9-36E）。
- 定位：跳跃韧带位于距下关节的下方（位于足底）。
- 跳跃韧带走行于跟骨后方到足舟骨前部。
  - 更具体的是，它位于跟骨的载距突与足舟骨之间[6]。
- 功能：限制距下关节外翻（旋前）。

知识点 9-41　距下关节韧带

- 纤维囊。
- 距跟韧带（内侧、外侧、后部、骨间）。
- 颈韧带。
- 跳跃韧带。

注：距小腿关节的内侧副韧带和外侧副韧带复合体也有助于稳定距下关节。

- 由于其附着部位，跳跃韧带也称为跟舟足底韧带。

距小腿关节内侧副韧带

- 内侧副韧带也称为三角韧带（图9-36A）。更多有关距小腿关节内侧副韧带的内容见9.18。
- 它限制距下关节外翻（旋前）[8]。

距小腿关节外侧副韧带

- 外侧副韧带由距腓前韧带、距腓后韧带和跟腓韧带组成（图9-36B）。更多关于距小腿关节外侧副韧带的内容见9.18。
- 它限制距下关节内翻（旋后）。

距下关节紧缩位

- 旋后位[3]。

其他

- 必须强调的是，在足负重时，距下关节的运动不能孤立地发生。它的运动与跗横关节、距小腿关节，以及足部其他关节、膝关节和髋关节密切相关。

9.20　跗横关节

骨

- 跗横关节，顾名思义，是横跨跗骨的关节。
- 跗横关节是复关节，它由2个关节组成。
  - 组成跗横关节的2个关节：①距舟关节，位于距骨和足舟骨之间；②跟骰关节，位于跟骨和骰骨之间[1]（图9-41）。
- 在跗横关节的2个关节中，距舟关节比跟骰关节活动度大得多[3]。
- 这2个关节都是滑膜关节[8]。
- 距舟关节与距下关节共用1个关节囊[3]。
- 跟骰关节有其独特的关节囊。

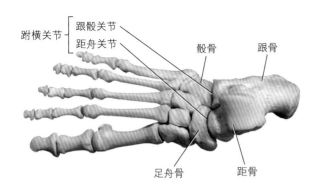

图9-41 足的背面观，展示了跗横关节。跗横关节实际上是由距舟关节和跟骰关节组成的复关节

- 跗横关节也称为跗骨间关节或肖帕尔关节（Chopart joint）[3]。

可产生的主要运动

- 一旦了解了距下跗关节，就可以简化对跗横关节的讨论。
- 跗横关节可能的运动有旋前和旋后[3]（如9.19所述的基本平面运动）。
- 距下关节的任何运动都需要跗横关节也发生同样的运动。
  - 事实上，发生在距下关节的运动与发生在跗横关节的运动命名是相同的[8]。
  - 距下关节和跗横关节之间的相互关系可以通过观察每个关节中涉及的骨来理解。距下关节的距骨也是跗横关节中距舟关节的一部分；距下关节的跟骨也是跗横关节中的跟骰关节的一部分。因此，当足负重时，远端的足舟骨和骰骨被固定，距骨或跟骨都需要在跗横关节处移动[8]。
  - 此外，记得距下关节有2个关节囊，其中前部的囊与跗横关节中的距舟关节共用。
  - 注：由于距骨与跟骨和足舟骨共用关节囊，并且由于距下和跗横关节的运动紧密相连，一些资料倾向于将它们产生的运动描述为发生在距跟舟关节的运动[8]。事实上，鉴于跗横关节与骰骨之间的相互关系，可以描述为

足的运动发生在距跟舟骰关节。

跗横关节韧带（知识点9-42）

- 许多韧带的作用是帮助稳定跗横关节。通过稳定跗横关节，这些韧带也有助于间接限制运动，从而稳定距下关节。跗横关节韧带包括[8]：
- 跳跃韧带：跳跃韧带（见9.19）实际上构成距舟关节的平面（图9-36A）。
  - 跳跃韧带也称为跟舟足底韧带。
- 足底长韧带：该韧带贯穿整个足底（图9-36A，B和E）。
- 足底短韧带：该韧带走行于足底长韧带深层，位于足底侧跟骨和骰骨之间（图9-36A，B和E）。
  - 足底短韧带又称为跟骰足底韧带。
- 跟骰背侧韧带：该韧带位于跟骨与骰骨之间的背侧（图9-36B）。
- 分歧韧带：位于足背侧的Y形韧带（图9-36B）。
  - 其中束附着于跟骨到足舟骨之间；侧束附着于跟骨到骰骨之间。
  - 中束也称为跟舟韧带。
  - 侧束也称为跟骰韧带。

跗横关节紧缩位

- 旋后位[3]。

知识点 9-42　跗横关节韧带

- 纤维囊。
- 跳跃韧带。
- 足底长韧带。
- 足底短韧带。
- 跟骰背侧韧带。
- 分歧韧带。
  - 跟舟韧带。
  - 跟骰韧带。

9.21　跗跖关节

骨

- 跗跖关节位于远列跗骨与跖骨之间。
- 跗跖关节有5个（图9-42）：
  - 第1跗跖关节位于内侧楔骨和第1跖骨底之间。
  - 第2跗跖关节位于中间楔骨和第2跖骨底之间。
  - 第3跗跖关节位于外侧楔骨和第3跖骨底之间。
  - 第4跗跖关节位于骰骨和第4跖骨底之间。
  - 第5跗跖关节位于骰骨和第5跖骨底之间。
- 每一块跖骨及其相关的一组趾骨构成相应的跖列[4]。
- 跗跖关节为平面滑膜关节[8]。
- 只有第1跗跖关节有发育完好的关节囊。
- 第2和第3跗跖关节共用1个关节囊[8]。
- 第4和第5跗跖关节共用1个关节囊[8]。
  - 第2跖骨底比其他跖骨底更靠近近端，卡在内侧和外侧楔骨之间。第2跖骨的这个位置降低了第2跗跖关节的活动性。因此，第2跗跖关节是5个跗跖关节中最稳定的[8]。也因此，足部第2跖列是足的中央稳定柱。

- 因为足的第2跖列是5个跖列中最为稳定的，当它处于解剖位置时，解剖上假想有一条穿过它的线，这条线是足趾外展和内收的参考线。在手部，第3指列是最为稳定的，穿过其的假想线是手指外展和内收的参考线。
- 跖列越靠近边缘越灵活。
- 第1跖列的活动性最强，依次分别是第5、第4、第3和第2跖列。

可产生的主要运动

- 跗跖关节可产生背屈/跖屈和内翻/外翻[4]。
  - 背屈是指跖骨远端向背侧的运动；跖屈则相反。
  - 内翻是指跖列向内，即朝向身体中线的运动；外翻则相反。
- 跖骨在跗跖关节处的运动对于我们的脚在不平坦地面上站立和行走非常重要[3]。
- 当跖骨在跖骨关节处背屈时，第1跖列内翻，第3~5跖列外翻，脚掌着地。当跖骨跖屈时，第1跖列外翻，第3~5跖列内翻，足弓轮廓抬高，使足部可以适应凸起的表面[2]。
- 除纤维囊外，跗跖关节还由跗跖韧带[8]稳定（图9-36A，B和E，知识点9-43）。
  - 跗跖韧带分为跗跖背侧韧带、跗跖足底韧带和楔跖骨间韧带。

知识点 9-43	跗跖韧带

- 纤维囊。
- 跗跖韧带分为跗跖足背韧带、跗跖足底韧带和楔跖骨间韧带。

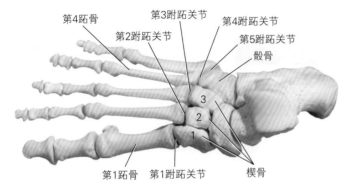

图9-42　图示为足部跗跖关节的背面观。顾名思义，跗跖关节是位于跗骨和跖骨之间的关节。跗跖关节从足部内侧到外侧编号为第1~5跗跖关节。

9.22 跖骨间关节

骨和韧带

- 跖骨间关节位于足的跖骨之间（图9-43）。
  - 存在近端和远端的跖骨间关节。
  - 5个跖骨相互连接，近端为底，远端为头。
  - 第1趾和第2趾之间的近端跖骨间关节通常不成形。虽然有韧带存在，但关节腔通常没有完全形成[8]。
- 近端跖骨间关节由其纤维囊和跖骨间韧带[16]稳定（图9-36B，图9-43B）。
  - 跖骨间韧带在背侧、足底和骨间连接每个相邻的跖骨底。
- 远端跖骨间关节由关节囊和深横跖骨韧带[16]稳定（图9-43B，知识点9-44）。
- 连接跖骨远端的深横跖骨韧带将第1趾固定在与其他脚趾相同的平面上，因此第1趾不能做相对运动。在手部，掌骨深横韧带只通过小指连接示指，使拇指可以自由地与之相对。因此，足的主要作用是负重和行走，而手的主要作用是操控精细运动。理论上，手和足潜在协调能力的唯一区别是对掌能力。

可产生的主要运动

- 跖骨间关节是平面滑膜关节，允许它们相对于相邻的跖骨进行非轴向滑动运动。
- 由于跗跖关节的运动要求跖骨相对于邻近的跖骨移动，所以在功能上，跖骨间关节与跗跖关节有关。

知识点 9-44 跖骨间关节的韧带

- 纤维囊。
- 跖骨间韧带（跖骨间背侧韧带、跖骨间足底韧带和骨间韧带）。
- 深横跖骨韧带。

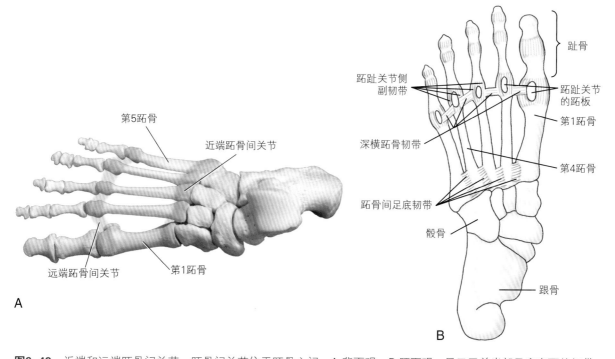

图9-43 近端和远端跖骨间关节。跖骨间关节位于跖骨之间。A.背面观。B.跖面观，显示了前半部足底表面的韧带

9.23　跖趾关节

骨

- 跖趾关节位于跖骨和趾骨之间。
  - 更具体地说，它们位于跖骨头和近节趾骨底之间。
- 跖趾关节有5个（图9-44）：
  - 第1跖趾关节位于第1跖骨和第1趾近节趾骨之间。
  - 第2跖趾关节位于第2跖骨和第2趾近节趾骨之间。
  - 第3跖趾关节位于第3跖骨和第3趾近节趾骨之间。
  - 第4跖趾关节位于第4跖骨和第4趾近节趾骨之间。
  - 第5跖趾关节位于第5跖骨和第5趾近节趾骨之间。
- 关节结构分类：滑膜关节[3]。
  - 亚型：髁状关节。
- 关节功能分类：可动关节。
  - 亚型：双轴关节[2]。

可产生的主要运动

- 表9-6给出了跖趾关节处足趾矢状面运动的平均范围（图9-45）。
- 跖趾关节允许在矢状面围绕内外侧轴[3]屈曲和伸展（轴向运动）。
- 跖趾关节允许外展和内收（轴向运动）[3]。跖趾关节在矢状面的屈曲和伸展远比其外展和内

表9-6	跖趾关节矢状面运动的平均范围[4]		
第2~5趾			
伸展	60°	屈曲	40°
第1趾			
伸展	80°	屈曲	40°

收要重要得多。大多数人足趾的外展和内收能力很差[4]。

- 正常情况下，外展和内收发生在围绕前后轴的冠状面内。然而，由于足的方向与腿垂直，足趾外展和内收发生在围绕垂直轴的水平面内。
- 跖趾关节处足趾外展/内收的参考线是第2趾处于解剖位置时的假想线。朝向这条假想线移动是内收；离开它的运动是外展。
- 因为第2趾在任何方向上的水平面运动都远离这条假想线，所以第2趾在这2个方向的运动都称为外展。第2趾朝向外侧运动称为腓侧外展，第2趾朝向内侧运动称为胫侧外展。

反向运动

- 通常认为，跖趾关节肌肉的作用是相对于固定的跖骨移动近节趾骨。在足着地的闭链运动中，足趾固定，跖骨（和整只脚）相对于足趾移动。走路或跑步时，每当脚离地时，这种跖趾关节的反向运动就会发生——足趾固定在地面上，而跖趾关节就像铰链，使足跟离开地面。

跖趾关节的韧带（知识点9-45）

纤维囊

- 跖趾关节囊由侧副韧带和跖板稳定[8]（图9-46）。

知识点 9-45　跖趾关节的韧带
·纤维囊。
·内侧副韧带。
·外侧副韧带。
·跖板。

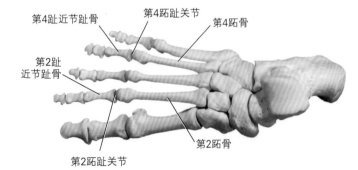

图9-44　跖趾关节背面观。5个跖趾关节位于跖骨和每根足趾的近节趾骨之间。它们从内侧（即第1趾）到外侧（即第5趾）编号为第1~5跖趾关节

第4趾近节趾骨　第4跖趾关节　第4跖骨
第2趾近节趾骨
第2跖趾关节　第2跖骨

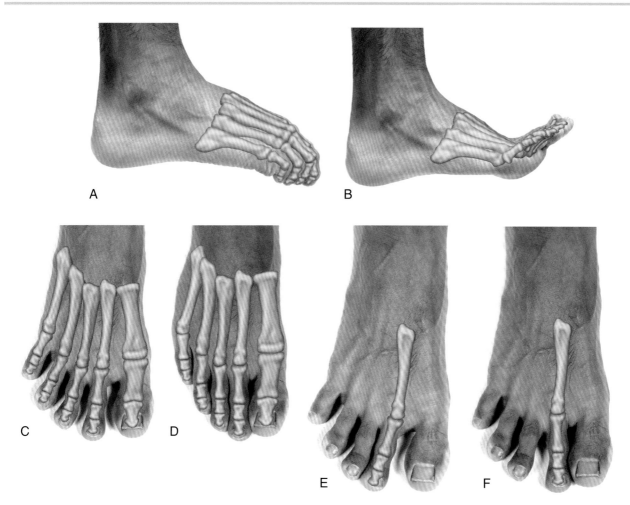

图9-45 足趾在跖趾关节处的运动。A和B.分别是足趾的屈曲和伸展（跖趾关节和趾骨间关节）。C和D.跖趾关节处足趾的外展和内收。足趾外展和内收的参考线是当第2趾处于解剖位置时穿过第2趾中心的假想线。第1、3、4和5趾相对第2趾外展和内收。第2趾可向任何一个方向外展。E.第2趾在跖趾关节处腓侧外展。F.第2趾在跖趾关节处胫侧外展

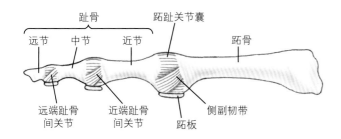

图9-46 跖趾关节的纤维囊、副韧带和跖板。注：这些结构也适用于近端趾骨间关节和远端趾骨间关节

侧副韧带

- 内侧副韧带和外侧副韧带是关节囊的增厚部分，分别位于跖趾关节的两侧[8]。

跖板[3]

- 跖板是一种粗厚、密实、纤维性的组织，位于跖趾关节的足底侧。

- 跖板的主要功能是在行走时保护跖骨头。

- 这是必要的，因为当足离开地面时，跖骨相对于足趾移动，跖骨头的关节面暴露在地面上。跖板位于跖骨头和地面之间。

跖趾关节紧缩位

- 外展位。

跖趾关节的主要肌肉

- 跖趾关节由外在肌（起于小腿）和内在肌（起止点均位于足内）交叉包裹。

- 主要屈肌包括趾长屈肌、蹬长屈肌、趾短屈肌、蹬短屈肌、足底方肌和小趾短屈肌，以及蚓状肌、骨间足底肌和骨间背侧肌。

- 主要的伸肌包括趾伸肌、蹬长伸肌和蹬短伸肌。

- 主要的内收肌是骨间足底肌和蹬内收肌。

- 主要的外展肌是骨间背侧肌，以及蹬内收肌和

小趾展肌。

其他

- 跖趾关节类似手的掌指关节。然而，大多数人不能达到像用手指那样控制足趾的精细运动。
- 蹑外翻是指第1趾在跖趾关节处向外侧（外翻方向）偏移[6]（知识点9-46）。
  - 蹑外翻通常也包括第1跖骨内侧偏[6]。
  - 蹑外翻使第1跖骨头受到更大的压力，可导致

滑囊炎。随着时间的推移，会导致第1跖骨头内侧（也许是背侧）纤维化和骨过度生长，称为蹑趾滑囊炎[6]。

知识点 9-46

蹑外翻是足趾向外侧偏移，有遗传倾向。足过度内翻和穿某些鞋子（高跟鞋和/或尖头鞋会向外侧挤蹑趾）似乎某种程度上会导致和/或加速这种情况的发生。

9.24　趾骨间关节

- 趾骨间关节位于趾骨之间（图9-47）。
  - 更具体地说，每个趾骨间关节由位于近端的趾骨头和位于远端的趾骨底构成。
  - 趾骨间关节的运动可以发生在近端趾骨间关节，也可以发生在远端趾骨间关节。远节趾骨在远端趾骨间关节处移动，中节趾骨在近端趾骨间关节处移动[4]。
  - 注：英语中趾骨间关节和指骨间关节均为interphalangeal joint。为了区分这些关节，有些英语书在interphalangeal joint后加"pedis"表示趾骨间关节，加"manus"表示指骨间关节。
- 第1趾只有1个趾骨间关节，位于蹑趾的近节和远节趾骨之间。
- 因为第2~5趾各有3个趾骨，所以每个足趾有2个趾骨间关节。
  - 位于近节和中节趾骨之间的趾骨间关节称为近端趾骨间关节。
  - 位于中节趾骨和远节趾骨之间的趾骨间关节称为远端趾骨间关节。
  - 足共有9个趾骨间关节（1个第1趾的趾骨间关节、4个近端趾骨间关节和4个远端趾骨间关节）。
- 关节结构分类：滑膜关节[8]。
  - 亚型：滑车关节。
- 关节功能分类：可动关节。
  - 亚型：单轴关节。

可产生的主要运动

- 趾骨间关节中足趾的平均运动范围见知识点9-47，图9-45。
- 趾骨间关节允许在矢状面围绕内外侧轴[8]屈曲和伸展（轴向运动）[8]。

反向运动

- 通常认为趾骨间关节肌肉的作用是相对于较近的趾骨移动较远的趾骨。然而，它也有可能是相对于较远的趾骨移动较近的趾骨。

趾骨间关节韧带（知识点9-48）

- 与跖趾关节一样，每个趾骨间关节都有一个关节囊，由内侧和外侧副韧带增厚并加以稳定；

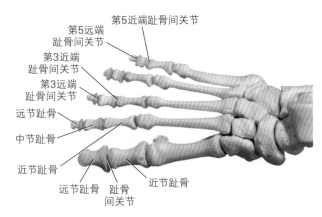

图9-47 趾骨间关节的背面观。除了第1趾只有1个趾骨间关节外，其余4趾都有2个趾骨间关节：近端趾骨间关节和远端趾骨间关节。趾骨间关节从内（第1趾）到外（第5趾）依次为第1、2、3、4、5趾骨间关节。注意：本图中，第5远端趾骨间关节已经融合

知识点 9-47　趾骨间关节的平均运动范围[3]

近端趾骨间关节

- 从中立位看，近端趾骨间关节和第1趾的趾骨间关节的屈曲角度约为90°，越外侧的足趾屈曲角度越小。
- 从中立位看，近端趾骨间关节和第1趾的趾骨间关节不可以过伸。

远端趾骨间关节

- 从中立位看，远端趾骨间关节的屈曲角度约为45°，越外侧的足趾屈曲角度越小。
- 从中立位看，远端趾骨间关节可有少量的过伸。

跖板也是存在的[8]。这些结构通常不如跖趾关节发育良好（图9-46）。

趾骨间关节紧缩位

- 伸展位。

知识点 9-48　趾骨间关节韧带

- 纤维囊。
- 内侧副韧带。
- 外侧副韧带。
- 跖板。

趾骨间关节的主要肌肉

- 趾骨间关节由足外在肌和内在肌交叉包裹。
- 主要屈肌包括趾长屈肌和踇长屈肌、趾短屈肌及足底方肌。
- 主要的伸肌包括趾伸肌和踇长伸肌、趾短伸肌、蚓状肌、骨间足底肌和骨间背侧肌。有些上述肌肉未经过远端趾骨间关节。

其他

- 除了足趾比手指短一点之外，足的趾骨间关节类似手的指骨间关节。但是，大多数人并没有学会像控制手的运动那样控制足趾的运动[6]。

复习题

1.骨盆内运动发生在哪个关节？

2.当骨盆相对于相邻身体部位发生运动时，该运动发生在哪个关节？

3.在骶骨底向前和向下下降的运动中，骶骨的运动叫什么？

4.腰骶连结骨盆水平面的运动是什么？

5.骨盆在髋关节的矢状面运动叫什么？

6.在腰骶连结侧屈躯干的肌肉能在腰骶连结产生骨盆的什么动作？

7.在髋关节处外旋大腿的肌肉能在髋关节处进行骨盆的什么动作？

8.骨盆过度前倾通常对腰椎有什么影响？

9.稳定髋关节的3大韧带是什么?

_____

_____

_____

10.为什么闭链运动在下肢更为常见?

_____

_____

_____

11.股骨的2个主要角是什么?

_____

_____

12.根据通常的股骨–骨盆节律的协调性,髋关节处的哪种骨盆运动伴随大腿的运动?

_____

_____

_____

13.胫股关节可产生哪些运动?

_____

_____

_____

14.膝关节内侧和外侧副韧带限制了哪些运动?

_____

_____

_____

15.髌骨的主要作用是什么?

_____

_____

_____

16.胫骨(在冠状面)相对于股骨的外展称为什么?

_____

_____

17.如何测量膝关节Q角?

_____

_____

_____

18.写出3个胫腓关节的名称。

_____

_____

19.写出跗列的定义。

_____

_____

20.写出3个足弓。

_____

_____

21.踝关节韧带的功能是什么?

_____

_____

22.限制踝关节外翻的韧带是什么?

_____

_____

23.距下关节允许哪2种斜面运动?

_____

_____

24.足的跳跃韧带附着在哪2块骨上?

_____

_____

25.跗横关节是由哪2个关节组成的?

_____

_____

26.哪2块骨构成第4跗跖关节?

_____

_____

27.哪个跗列是足的中央稳定柱?

_____

_____

28.写出2条稳定跗骨间关节的韧带。

_____

_____

29.什么位置的跖趾关节增加了足弓的高度和足的刚度（绞盘机制）？

_____

_____

30.跖板位于哪里？

_____

_____

_____

参考文献

［1］Smith LK, Weiss EL, Lehmkuhl LO: Brunstrom's clinical kinesiology, ed 5, Philadelphia, 1996, FA Davis.

［2］Hamill J, Knutzen KM: Biomechanical basis of human movement, ed 12, Baltimore, 2003, Lippincott Williams & Wilkins.

［3］Oatis CA: Kinesiology: The mechanics & pathomechanics of human movement, Philadelphia, 2004, Lippincott Williams & Wilkins.

［4］Neumann DA: Kinesiology of the musculoskeletal system: Foundations for physical rehabilitation, ed 3, St Louis, 2017, Elsevier.

［5］Cramer GD, Darby SA: Basic and clinical anatomy of the spine, spinal cord, and ANS, Missouri, 1995, Mosby.

［6］Levangie PK, Norkin CC: Joint structure and function: A comprehensive analysis, ed 5, Philadelphia, 2011, FA Davis.

［7］Shumway-Cook A, Woollacott MH: Motor control: Translating research into clinical practice, ed 4, Baltimore, 2012, Lippincott Williams & Wilkins.

［8］Palastanga N, Field D, Soames R: Anatomy and human movement, ed 4, Oxford, 2002, Butterworth-Heinemann.

［9］Behnke RS: Kinetic anatomy, ed 2, Champaign, IL, 2006, Human Kinetics.

［10］Hamilton N, Weimar W, Luttgens K: Kinesiology: Scientific basis of human motion, ed 12, New York, 2012, McGraw Hill.

［11］Hall SJ: Basic biomechanics, ed 6, New York, 2012, McGraw Hill.

［12］Thibodeau GA, Patton KT: Anatomy & physiology, ed 5, St Louis, 2003, Mosby.

［13］Watkins J: Structure and function of the musculoskeletal system, Champaign, IL, 1999, Human Kinetics.

［14］Werner R: A massage therapist's guide to pathology, ed 4, Philadelphia, 2004, Lippincott Williams & Wilkins.

［15］Nordin M, Frankel VH: Basic biomechanics of the musculoskeletal system, ed 3, Baltimore, 2001, Lippincott Williams & Wilkins.

［16］Netter FH: Atlas of human anatomy, ed 3, Teterboro, NJ, 2004, Icon Learning Systems.

9

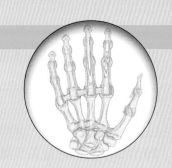

第10章

上肢关节

章节纲要

10.1 肩关节复合体

10.2 盂肱关节

10.3 肩胛胸壁关节

10.4 胸锁关节

10.5 肩锁关节

10.6 肩肱节律

10.7 肘关节复合体

10.8 肘关节

10.9 桡尺关节

10.10 手部概述

10.11 腕关节复合体

10.12 腕掌关节

10.13 第1腕掌关节（拇指鞍状关节）

10.14 掌骨间关节

10.15 掌指关节

10.16 指骨间关节

章节目标

学习完通过本章，学生能够：

1. 掌握本章关键术语的定义。

2. 与肩关节复合体相关的内容：
   - 解释在描述肩部运动时，为什么"肩关节复合体"比"肩关节"更佳。
   - 说明为什么"肩束带"比"上肢带骨""肩带骨"更合适。

3. 掌握与盂肱关节有关的活动性及稳定性的概念，并解释为什么将盂肱关节称为肌肉关节。

4. 解释为什么将肩胛胸壁关节视作功能性关节，而非解剖性关节。

5. 与胸锁关节相关的内容：
   - 解释为什么胸锁关节的稳定对上肢的正常功能而言非常重要。
   - 说明为什么胸锁关节可归类为双轴关节或三轴关节。

6. 理解肩锁关节运动对于上肢带骨运动的重要性。

7. 掌握肩肱节律的概念，并对盂肱关节的6个主要活动范围能举例说明。

8. 掌握肘关节及肘关节复合体，以及提携角的概念及其重要性。

9. 描述发生在桡尺近侧关节和桡尺远侧关节引起前臂旋前和旋后的运动。

10. 与手部相关的内容：
    - 描述手的结构和功能。
    - 描述腕，尤其是腕管的结构与功能。

11. 掌握腕关节复合体，并理解为什么桡腕关节是前臂与手之间的主要关节。

12. 列出5个腕掌关节，并说明第4、第5腕掌关节运动的重要性。

13. 说明第1腕掌关节（拇指鞍状关节）的重要性，并能描述拇指对掌和复位的运动。

14. 掌握掌指关节与指骨间关节的异同。

15. 掌握指骨间关节。

概述

第5章和第6章讲述了关节结构及功能的基础理论。本章总结始于第7章、第8章躯干近端关节结构和功能的研究，主要介绍上肢关节。下肢主要与身体承重和空间移动有关，而上肢的主要作用是将手置于所需位置并在必要时移动手来完成动作。为此，上肢的众多关节必须共同运动来实现这些目标。因此，肩关节复合体、肘、前臂、腕及手之间存在着密切联系。10.1~10.5主要是关于肩关节复合体的检查；10.6通过深入探讨肩肱节律的概念来学习肩关节复合体；10.7~10.9介绍了肘关节复合体及前臂关节；10.10~10.16介绍的是腕关节复合体及手关节。

关键词

acromioclavicular joint　肩锁关节

acromioclavicular ligament　肩锁韧带

anatomic joint　解剖性关节

annular ligament　环状韧带

anterior oblique ligament　前斜韧带

anterior sternoclavicular ligament　胸锁前韧带

arch of the hand　手弓

basilar arthritis　基底关节炎

bone spur　骨刺

carpal tunnel　腕管

carpal tunnel syndrome　腕管综合征

carpometacarpal joint　腕掌关节

carpometacarpal ligament　腕掌韧带

carpus　腕骨

carrying angle　提携角

central pillar of the hand　手部中柱

check-rein ligaments　马缰韧带

conoid ligament　锥状韧带

coracoacromial arch　喙肩弓

coracoacromial ligament　喙肩韧带

coracoclavicular ligament　喙锁韧带

coracohumeral ligament　喙肱韧带

costoclavicular ligament　肋锁韧带

coupled movement　耦合运动

cubitus valgus　肘外翻

cubitus varus　肘内翻

de Quervain disease　桡骨茎突狭窄性腱鞘炎

deep transverse metacarpal ligament　掌骨深横韧带

degenerative joint disease　退行性关节病

distal interphalangeal（DIP）joint（of the hand）远端指骨间关节

distal radioulnar joint　桡尺远侧关节

distal transverse arch　远端横弓

dorsal carpometacarpal ligament　腕掌背侧韧带

dorsal digital expansion　指背腱膜

dorsal hood　腱帽

dorsal intercarpal ligament　背侧腕骨间韧带

dorsal intermetacarpal ligament　掌骨间背侧韧带

dorsal radiocarpal ligament　桡腕背侧韧带

dorsal radioulnar ligament　尺桡背侧韧带

double-jointed　双关节的

downward tilt　向下倾斜

extensor expansion　指背腱膜

extrinsic ligament（of the wrist）（腕）非固有韧带

first intermetacarpal ligament　第1掌骨间韧带

flexor retinaculum（of the wrist）（腕）屈肌支持带

foramen of Weitbrecht　肩关节囊孔

functional joint　功能性关节

glenohumeral joint　盂肱关节

glenohumeral ligament　盂肱韧带

glenoid labrum　盂唇

golfer's elbow　高尔夫球肘

Heberden node　赫伯登结节

humeroradial joint　肱桡关节

humeroulnar joint　肱尺关节

inferior acromioclavicular ligament　肩锁下韧带

inferior glenohumeral ligament　盂肱下韧带

intercarpal joint　腕骨间关节

interclavicular ligament　锁骨间韧带

intermetacarpal joint　掌骨间关节

intermetacarpal ligament　掌骨间韧带

interosseous carpometacarpal ligament　腕掌骨间韧带

interosseous intermetacarpal ligament　掌骨间骨间韧带

interosseous membrane of the forearm　前臂骨间膜

interphalangeal joint（manus）指骨间关节

intertendinous connection　腱间结合

intrinsic ligament（of the wrist）（腕）固有韧带

lateral collateral ligament（of the elbow joint）（肘关节）外侧副韧带

lateral epicondylitis　肱骨外上髁炎

lateral epicondylosis　肱骨外上髁病

lateral tilt　外倾

longitudinal arch　纵弓

medial collateral ligament（of the elbow joint）（肘关节）内侧副韧带

medial epicondylitis　肱骨内上髁炎

medial epicondylosis　肱骨内上髁病

medial tilt　内倾

metacarpal ligament　掌骨韧带

metacarpophalangeal（MCP）joint　掌指关节

metacarpus　掌骨

midcarpal joint　腕中关节

middle glenohumeral ligament　盂肱中韧带

middle radioulnar joint　桡尺中间关节

muscular joint　肌肉关节

oblique cord　斜索

osteoarthritis　骨性关节炎

palm　掌

palmar carpometacarpal ligament　腕掌掌侧韧带

palmar fascia　掌腱膜，掌筋膜

palmar intercarpal ligament　腕骨间掌侧韧带

palmar intermetacarpal ligament　掌骨间掌侧韧带

palmar plate　掌板

palmar radiocarpal ligament　桡腕掌侧韧带

palmar radioulnar ligament　尺桡掌侧韧带

pectoral girdle　肩带

posterior oblique ligament　后斜韧带

posterior sternoclavicular ligament　胸锁后韧带

proximal interphalangeal（PIP）joint（of the hand）近端指骨间关节

proximal radioulnar joint　桡尺近侧关节

proximal transverse arch　近侧横弓

radial collateral ligament（of the elbow joint）（肘关节）桡侧副韧带

radial collateral ligament（of the interphalangeal joint manus）（指骨间关节）桡侧副韧带

radial collateral ligament（of the metacarpophalangeal joint）（掌指关节）桡侧副韧带

radial collateral ligament（of the thumb's saddle joint）（拇指鞍状关节）桡侧副韧带

radial collateral ligament（of the wrist joint）（腕关节）桡侧副韧带

radiocapitate ligament　桡头韧带

radiocapitular joint　桡头关节

radiocarpal joint　桡腕关节

radiolunate ligament　桡月韧带

radioscapholunate ligament　桡舟月韧带

radioulnar disc　桡尺关节盘

radioulnar joint　桡尺关节

ray　指列

rheumatoid arthritis　类风湿性关节炎

saddle joint（of the thumb）（拇指）鞍状关节

scapuloclaviculohumeral rhythm　肩锁肱节律

scapulocostal joint　肩胛肋骨关节

scapulohumeral rhythm　肩肱节律

scapulothoracic joint　肩胛胸壁关节

shoulder corset　肩束带

shoulder girdle　上肢带骨，肩带骨

shoulder impingement syndrome　肩关节撞击综合征

shoulder joint complex　肩关节复合体

sternoclavicular joint　胸锁关节

sternoclavicular ligament　胸锁韧带

subacromial bursa　肩峰下囊

subdeltoid bursa　三角肌下囊

superior acromioclavicular ligament　肩锁上韧带

superior glenohumeral ligament　盂肱上韧带

tennis elbow　网球肘

tenosynovitis　腱鞘炎

transverse carpal ligament　腕横韧带

trapezoid ligament　斜方韧带

triangular fibrocartilage　三角纤维软骨

ulnar collateral ligament（of the elbow joint）

（肘关节）尺侧副韧带

ulnar collateral ligament（of the interphalangeal joint manus）（指骨间关节）尺侧副韧带

ulnar collateral ligament（of the metacarpopha-langeal joint）（掌指关节）尺侧副韧带

ulnar collateral ligament（of the thumb's saddle joint）（拇指鞍状关节）尺侧副韧带

ulnar collateral ligament（of the wrist joint）（腕

关节）尺侧副韧带

ulnocarpal complex　尺腕复合体

ulnocarpal joint　尺腕关节

ulnotrochlear joint　肱尺关节

upward tilt　上倾

volar plate　掌板

winging of the scapula　翼状肩胛

wrist joint complex　腕关节复合体

10.1　肩关节复合体

- 肩关节通常用于描述上臂在盂肱关节处相对于肩胛骨的运动。
- 几乎所有上臂在盂肱关节处的运动都需要上肢带骨（肩胛骨与锁骨）的耦合运动[1]（知识点10-1）。
- 上肢带骨又称为肩带骨。
- 肩胛骨和锁骨可在胸锁关节、肩锁关节、肩胛胸壁关节和盂肱关节处活动[1]（图10-1，表10-1）。
- 因为肩关节的多数运动模式都需要以上关节的参与，所以在描述肩关节的运动时，使用"肩关节复合体"更好一些[2]。从"全局"上看，胸锁关节可视为确定肩胛骨位置的主要关节，因为锁骨在胸锁关节处的运动使肩胛骨在肩胛胸壁关节

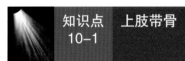

知识点 10-1　上肢带骨

　　"带"是衣物上用来缠绕腹部的物品，可稳定腹部。肩胛骨和锁骨（连同胸骨柄）被称为上肢带骨是因为它们具有类似带子的功能。它们环绕躯干上部，是上肢活动的稳定基础。不过上肢带骨相较于腰带更像胸衣。腰带完全环绕身体，而胸衣则是从后背打开的，需要系带才能真正包绕身体。

　　上肢带骨也是从背部打开的，因为两个肩胛骨并不互联。连接肩胛骨内侧缘和脊柱的肌肉组织（斜方肌中部肌束和菱形肌）可视为胸衣的系带。因此，"肩束带"可能比"上肢带骨""肩带骨"更合适。此外，正如胸衣的稳定性取决于系带张力一样，肩束带的稳定性也有赖于将2个肩胛骨连在一起的肌肉组织的强度和完整性。

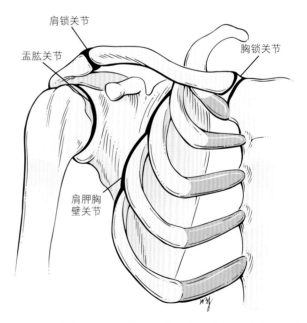

图10-1　右肩关节复合体前面观。肩关节复合体由多个关节组成。盂肱关节常称作肩关节，位于肱骨头与肩胛骨关节盂之间；肩胛胸壁关节位于肩胛骨前表面与躯干胸廓之间；肩锁关节位于肩胛骨肩峰与锁骨外侧端之间；胸锁关节位于胸骨与锁骨内侧端之间（改自Swartz, M: Textbook of physical diagnosis: history and examination, ed 7, Philadelphia, 2014, Saunders.）

处产生运动。肩锁关节处的肩胛骨运动也会做出微调和加强。胸锁关节和肩锁关节联合运动的最终结果是将肩胛骨稳定到所需位置。而肩胛骨的位置对于促进肱骨在盂肱关节处的运动具有重要意义。因此，上臂在肩关节处的运动着实依赖于关节复合体。

- 上肢带骨与上臂的耦合运动称为肩肱节律[3]。考虑到还需要锁骨的运动，或许更合适的术语应该是"肩锁肱节律"。耦合运动详见15.12；肩关节复合体耦合运动详见10.6。
- 上肢带骨主要作为一个整体运动。运动发生于胸锁关节处的锁骨与胸骨，肩胛胸壁关节处的肩胛骨及胸廓之间。运动也发生于盂肱关节处的肩胛骨与肱骨之间。
- 上肢带骨的肩胛骨和锁骨并不总是作为一个固定的单元共同运动，位于它们之间的肩锁关节使得肩胛骨和锁骨可以相对独立运动[4]。

表10-1	肩关节复合体自解剖位起的平均活动范围[7]		
屈曲	180°	伸展	150°
外展	180°	内收	0° *
外旋	90°	内旋	90°

*：解剖位的纯粹内收受躯干阻碍。但如果上臂先屈曲或先伸展，就可以在躯干的前方或躯干的后方做出内收动作。

10.2　盂肱关节

- 一般而言，未做明确说明时，肩关节一词指的是盂肱关节。

骨

- 盂肱关节位于肩胛骨与肱骨之间。
  - 具体而言，是位于肩胛骨关节盂与肱骨头之间。
- 关节结构分类：滑膜关节[1]。
  - 亚型：球窝关节。
- 关节功能分类：可动关节。
  - 亚型：三轴关节。

可产生的运动

- 盂肱关节可在矢状面绕冠状轴屈曲和伸展（轴向运动）[4]（图10-2，表10-2）。
- 盂肱关节可绕前后向轴在冠状面外展和内收（轴向运动）（图10-3）。
- 若上肢处于中立位或内旋位，则上肢在盂肱

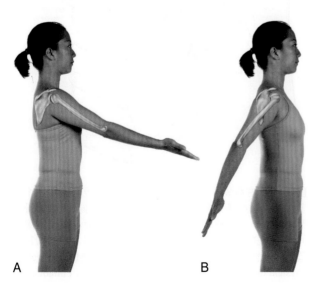

图10-2　盂肱关节处上肢的矢状面运动。A.屈曲；B.伸展

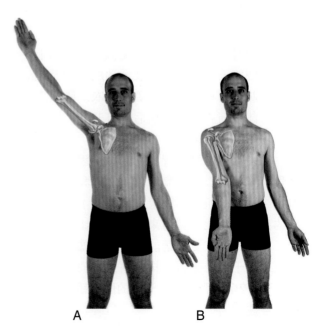

图10-3　盂肱关节冠状面运动。A.外展；B.内收

表10-2	盂肱关节处上肢自解剖位起的平均活动范围[2,5]		
屈曲	100°	伸展	40°
外展	120°	内收	0° *
外旋	50°	内旋	90°

*：解剖位纯粹内收受躯干阻碍。但若上臂先屈曲或伸展，就可以在躯干的前方或躯干的后方做出内收动作。

关节处的外展会受限，因为肱骨大结节会撞击到上面的肩峰。但如果上肢先外旋，则上肢在盂肱关节处的外展幅度会大得多，因为肱骨大结节避开了肩峰[2]。

- 盂肱关节可在水平面绕垂直轴外旋及内旋（轴向运动）（图10-4）。

反向运动

- 一般认为盂肱关节的运动是位于身体近端的肩胛骨肌肉移动位于身体远端的上臂。但肩胛骨也可相对于肱骨在盂肱关节处发生运动，尤其是在上臂固定的情况下，如手握持固定的物体时（闭链运动）（知识点10-2）。更多关于闭链运动的内

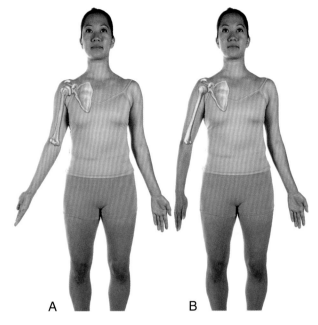

图10-4 盂肱关节处上肢在水平面的运动。A.外旋；B.内旋

10

容见9.9中的知识点9-8。

- 肩胛骨在盂肱关节处的主要反向运动是上旋和下旋。

知识点 10-2　三角肌的反向运动

三角肌收缩使盂肱关节处上臂外展为肩胛骨相对于肱骨在盂肱关节处反向运动的示例。三角肌收缩对肱骨和肩胛骨均有牵拉作用。若肩胛骨不稳定（不固定），则它对肩胛骨的牵拉会致其下旋。肩胛骨的稳定力通常由上旋肩胛骨的斜方肌上部肌束提供。但若斜方肌上部肌束较薄弱或受到抑制，则会使肩胛骨下旋，可能会导致肩袖肌腱和肩峰下囊的撞击。附图显示了施于三角肌的电刺激所引起的三角肌的孤立收缩（斜方肌上部肌束未能稳定肩胛骨）。手臂外展和肩胛骨下旋同时发生。

注：当盂肱关节处发生肩胛骨相对于肱骨的反向运动时，肩胛骨也相对于胸廓发生移动。因此，盂肱关节的肩胛骨活动也可以描述为发生在肩胛胸壁关节的活动。

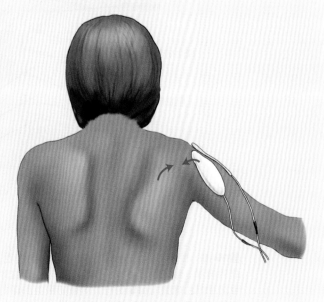

（引自Muscolino JE: Back to basics: the actions and reverse actions of a muscle, Massage Ther J 46:168-170, 2007.图片改自Donald A Neumann, PT, PhD, Professor, Physical Therapy Program, Marquette University.）

盂肱关节的主要韧带

- 盂肱关节的几条主要韧带见图10-5，图10-6，以及知识点10-3。

纤维囊

- 盂肱关节的关节囊极松弛，可完成许多活动[1]。
  - 盂肱关节囊非常松弛，如果肩关节完全放松，肱骨头可从关节盂移开（轴向牵引）2～5 cm[3]。
- 盂肱关节囊较厚，由盂肱韧带加强。
- 盂肱韧带由盂肱上韧带、盂肱中韧带和盂肱下韧带组成。

盂肱上、中、下韧带

- 这些韧带均为前下关节囊的增厚部分。
- 功能：防止肱骨头前下方脱位[5]。
- 作为整体，3条韧带也限制了盂肱关节的活动范围。
- 在盂肱关节囊前部盂肱上、中韧带之间有一小区域，称为肩关节囊孔[6]。肩关节囊孔是一相对薄弱的区域，肩关节脱位多发生于此。

喙肱韧带

- 位置：喙肱韧带位于肩胛骨喙突与肱骨大结节之间。

*：喙肱韧带间接连接盂肱关节。

- 功能：可防止肱骨头前下方脱位，并防止过度屈曲、伸展及外旋。

盂肱关节紧缩位

- 外旋与外展位[7]。

盂肱关节的主要肌肉

- 盂肱关节前部的屈肌为三角肌前部肌束、胸大肌、喙肱肌和肱二头肌。
- 盂肱关节后部的伸肌为三角肌后部肌束、背阔肌、大圆肌和肱三头肌长头。
- 盂肱关节上方（在关节顶部）的外展肌为三角肌与冈上肌。
- 内收肌在关节中心下方，位于躯干至手臂的前面和后面，内收肌主要包括胸大肌、背阔肌及大圆肌。

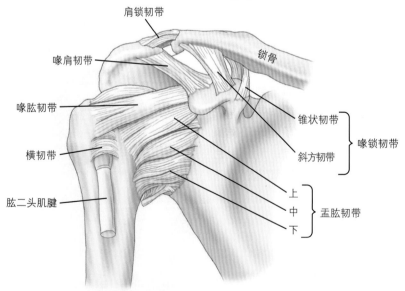

图10-5　稳定右侧肩关节复合体韧带的前面观。盂肱上、中、下韧带均为前、下盂肱关节囊的增厚。喙肱韧带从肩胛骨的喙突延伸到肱骨大结节。喙锁韧带由喙突向锁骨外侧走行，喙肩韧带由喙突向肩峰走行，肩锁韧带由肩峰向锁骨外侧走行。注：图中显示的还有将肱二头肌长头腱保持在结节间沟的横韧带

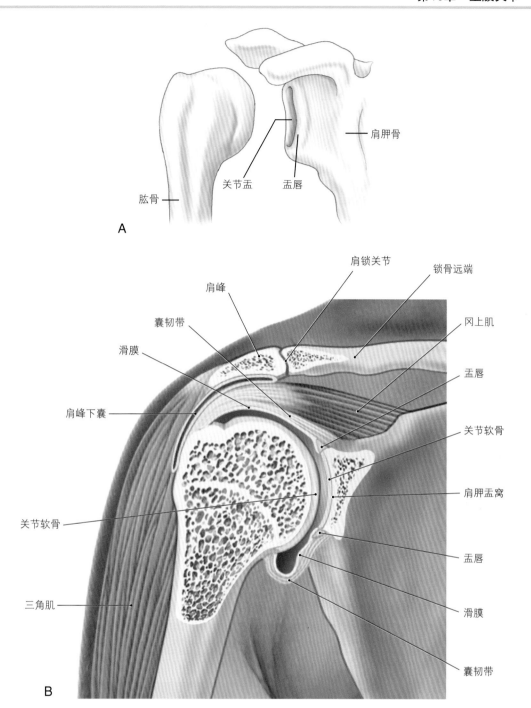

图10-6 A.肱骨从肩胛骨中独立出来的右侧盂肱关节前面观。盂唇为环绕肩胛骨关节盂的软骨环,作用为加深关节盂并为盂肱关节提供缓冲。B.盂肱关节冠状面的前面观。可见肩峰下囊于肩胛骨的肩峰与肩袖的冈上肌腱之间(图B来自Muscolino JE: The muscular system manual, ed 4, St Louis, 2017, Elsevier.)

- 外旋肌,如三角肌后部肌束、冈下肌和小圆肌经过盂肱关节并包绕肱骨,最终附着于肱骨后方。
- 内旋肌,如三角肌前部肌束、背阔肌、大圆肌及肩胛下肌经过盂肱关节并包绕肱骨,最终附着于肱骨前方。

其他

- 软骨性盂唇绕关节盂呈唇样[1](图10-6)。
  - 软骨盂唇与髋关节髋臼唇类似。
  - 关节盂唇加深关节盂,有缓冲作用。
- 肩峰下囊位于肩胛骨的肩峰与肩袖(冈上肌)肌腱之间(图10-6B,知识点10-4)。

知识点 10-4

　　由于肩峰下囊附着于其下方的肩袖肌腱上，所以对肩袖肌腱的刺激和损伤通常也会导致肩峰下囊的刺激和损伤。因此，肩袖肌腱炎和肩峰下囊问题常同时发生。

- 肩峰下囊可减少下方的冈上肌腱与肩峰及上方的三角肌之间的摩擦。
- 肩峰下囊向下（远端）延伸，位于三角肌与肩袖肌腱之间，因此也称为三角肌下囊。这个囊也是著名的肩关节囊，常被认为是肩关节软组织疼痛的原因[7]。
- 盂肱关节的"顶"由喙肩弓形成。
- 喙肩弓由喙肩韧带和肩胛骨的肩峰组成[7]（图10-5）。
  - 与其他韧带略有不同，喙肩韧带附着于同一骨的2个骨性标志上——肩胛骨的喙突和肩峰。多数情况下，韧带常从某一骨连接到另一骨。
- 喙肩弓起保护盂肱关节上部结构的作用（知识点10-5）。
  - 肱二头肌长头位于关节内（从肱骨的结节间沟到肩胛骨的盂上结节，贯穿肩关节腔）。

- 盂肱关节是人体活动性最好的，也是最不稳定的关节。如此高的灵活性是因为关节盂较浅且关节囊极为松弛[8]。
- 盂肱关节的大部分稳定性由肌肉组织提供，主要为肩袖肌群[2]。由于盂肱关节的大部分稳定性源自肌肉，所以盂肱关节也称为肌肉关节。

知识点 10-5

　　若无喙肩弓的保护，在背双肩包、斜挎包或电脑包等，尤其是跌倒时以肩顶部着地时，均有可能伤及盂肱关节的上部结构。但讽刺的是，喙肩弓的存在也是问题的来源。由于盂肱关节的上方结构（冈上肌及肌腱、肩峰下囊、肱二头肌长头及盂肱关节囊的上方）穿过该区域的空间有限，这些结构可能会在肱骨头和喙肩弓间，尤其是肩峰间产生撞击。最常见的是冈上肌和肩峰下囊在此处的撞击，这种情况即是常见的肩关节撞击综合征。导致肩关节撞击综合征的因素很多，如上肢内旋90°以上时的外展，上肢外展或屈曲时肩胛骨未能上旋，以及不正确发育形成的肩峰（或肩峰下有骨刺）向下挤压冈上肌腱。

10.3　肩胛胸壁关节

- 肩胛胸壁关节又称为肩胛肋骨关节。

骨

- 肩胛骨与胸廓（图10-7）。
  - 具体而言，肩胛胸壁关节处于肩胛骨的前表面和胸廓的后表面之间。
- 在站姿和坐姿中，肩胛骨通常位于第2~7肋水平。但当患者俯卧、手臂悬于台面时，肩胛骨相对于胸廓的位置会随着肩胛骨的前伸和上旋而发生变化。
- 关节类型：功能性关节[5]。
  - 肩胛胸壁关节并非解剖性关节，因为肩胛骨

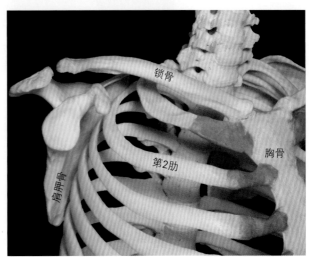

图10-7　上躯干的上外侧面观。图示右侧肩胛胸壁关节位于肩胛骨前表面（腹侧）与胸廓后表面之间

与胸廓之间并未由结缔组织形成实际的结合。更多关于关节解剖结构的讨论见7.1。但由于肩胛骨相对于胸廓的运动是以关节的形式发生的，故其为功能性关节[5]。

可产生的运动

可产生的运动如下[5]（图10-8～图10-10，表10-3，知识点10-6）：

- 在所有可能完成的肩胛骨运动中，仅上提/下沉

和前伸/回缩是始发运动，这意味着这些运动中的每一个都可以独立完成。其他肩胛动作都是继发性的，因为它们必须继发于盂肱关节处的上肢运动[7]。更多相关信息见10.6。

- 肩胛骨前伸和回缩（非轴向运动）。
- 肩胛骨上提和下沉（非轴向运动）。
- 肩胛骨上旋和下旋（轴向运动）。
  - 注：肩胛骨上旋和下旋发生在肩胛平面内，由后胸壁形状所决定。该平面约在冠状面前

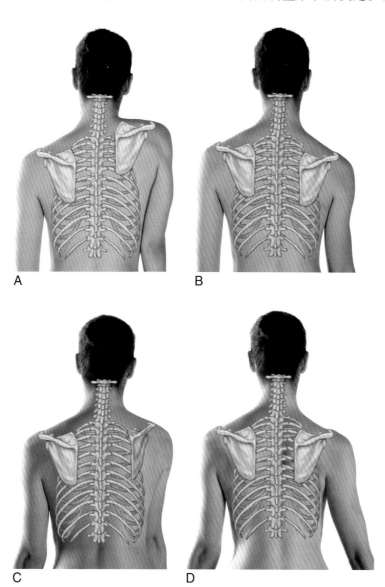

图10-8 肩胛骨在肩胛胸壁关节处的非轴向运动——上提/下沉和前伸/回缩。A.右侧肩胛骨上提；B.右侧肩胛骨下沉；C.右侧肩胛骨前伸；D.右侧肩胛骨回缩。左侧肩胛骨在所有图中均为解剖位。注：均为后面观

表 10-3	肩胛胸壁关节处肩胛骨自解剖位起的平均活动范围[2]		
上旋	60°	下旋	0°

知识点 10-6　肩胛胸壁关节的活动

如果胸锁关节和/或肩锁关节不移动，肩胛骨也无法在肩胛胸壁关节处移动。换言之，为使肩胛骨在肩胛胸壁关节处相对于胸壁移动，它必须在肩锁关节处相对锁骨移动和/或当锁骨在胸锁关节发生相对胸骨的移动时与锁骨一起移动。事实上，肩胛骨在肩胛胸壁关节的上旋多为锁骨在胸锁关节处移动（抬高）的结果（知识点10-9）。

从另一个角度来看，当肩胛骨在肩锁关节处相对于锁骨移动时，它必须在肩胛胸壁关节处相对于胸壁移动。值得注意的是，当肩胛骨在盂肱关节处发生相对于手臂的移动时（手臂在盂肱关节处反向运动），肩胛骨也可能在肩胛胸壁关节发生相对于胸壁的移动，或者它可能保持固定在肩胛胸壁关节的胸壁上，而整个躯干则可能随肩胛骨在盂肱关节处发生相对于手臂的移动。

因此，关于肩胛骨是否可以在某一关节处孤立运动，有以下2种情况：①肩胛骨在肩胛胸壁关节处的运动必须始终伴随着锁骨在胸锁关节处的运动和/或肩胛骨在另一（肩锁或盂肱）关节处的运动；②肩胛骨唯一能够孤立运动的关节是盂肱关节，但这只有在肩胛骨固定于胸壁上，躯干随着肩胛骨相对于手臂运动时才会发生。

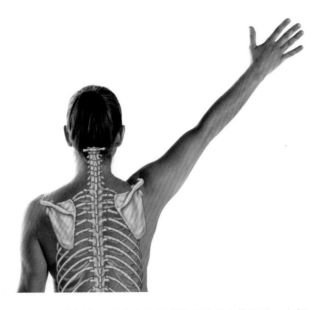

图10-9　右侧肩胛骨在肩胛胸壁关节处的上旋运动。左侧肩胛骨处于解剖位，完全下旋。注：肩胛骨无法孤立地上旋，必然伴随肱骨活动。在本例中，肱骨于盂肱关节处外展

30°~35°（即在冠状面和矢状面之间）[2]。

附属运动

- 附属运动如下[7]：
  - 肩胛骨外倾和内倾（轴向运动）。
  - 肩胛骨上倾和下倾（轴向运动）。
- 注：健康者的肩胛骨处于解剖位时是向内和向下倾斜的；肩胛骨的任何外倾或上倾均涉及内侧缘或肩胛下角与胸壁远离，这是不健康的肩胛骨休息位。但手法治疗师经常会从患者肩胛骨外倾和上倾的姿势来进入肩胛下（即前侧），以便从身体后侧触及肩胛深处的肌肉。
- 肩胛骨外倾时肩胛骨的前面朝向内侧，因此又称为肩胛骨内旋；肩胛骨内倾时肩胛骨的前面朝向外侧，因此又称为肩胛骨外旋。
- 远离胸壁外倾的肩胛骨，专业术语通常为翼状肩胛[7]。

反向运动

- 胸壁（躯干）可相对于肩胛骨移动。
- 肩胛胸壁关节反向运动即胸壁相对于肩胛骨运动的一个例子为俯卧撑。俯卧撑的目的是通过将身体向上推离地面来锻炼肌肉。在俯卧撑的最后阶段，上肢完全垂直地面后，躯干还可以稍上抬。该动作由肩胛骨的前伸肌产生——前锯肌收缩并将躯干（更易于移动）向上拉向肩胛骨（肩胛骨是固定的，因为手牢牢地置于地面）。

肩胛胸壁关节的主要肌肉

- 肩胛骨上提肌走行于肩胛骨至位置更高的结构之间，如斜方肌上部肌束、肩胛提肌和菱形肌。
- 肩胛骨下沉肌走行于肩胛骨至位置更低的结构之间，如斜方肌下部肌束和胸小肌。
- 肩胛骨前伸肌走行于肩胛骨至位置更前面的结构，如前锯肌和胸小肌。
- 肩胛骨回缩肌走行于肩胛骨至位置更后部靠近中线的结构，如斜方肌中部肌束和菱形肌。
- 肩胛骨上旋肌包括前锯肌和斜方肌上、下部肌束。

- 肩胛骨下旋肌包括胸小肌、菱形肌和肩胛提肌。

其他

- 肩胛骨与肩胛胸壁关节的胸廓、肩锁关节的锁骨及盂肱关节的肱骨相连。因此，肩胛骨可以相对于这些结构中的任一个运动，并且该运动可描述为发生于肩胛骨与这3块骨中的任一关节。记住，有时肩胛骨只能在其中1个关节处运动；而有时肩胛骨会同时在其中多个关节处运动。

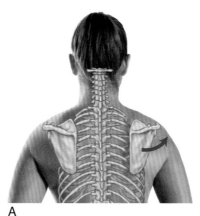
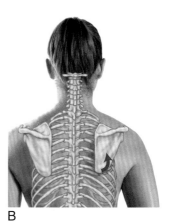

图10-10 肩胛骨在肩胛胸壁关节处的倾斜运动。A.右侧肩胛骨外倾，左侧肩胛骨呈内倾的解剖位；B.右侧肩胛骨上倾，左侧肩胛骨呈下倾的解剖位。注：均为后面观

A   B

10.4 胸锁关节

骨

- 胸骨柄与锁骨内侧端（图10-11）。
- 关节结构分类：滑膜关节[1]。
  - 亚型：鞍状关节。
- 关节功能分类：可动关节。
  - 亚型：双轴关节。
  - 胸锁关节实际上允许绕3个轴在3个平面内运动，因此也可以把它归为三轴关节[1]。之所以把它归为双轴关节，是因为其旋转动作无法单独完成。就此而言，胸锁关节与人体另一典型的鞍状关节——拇指腕掌关节类似。更多有关拇指鞍状关节的内容见10.13。

可产生的运动

可产生的运动如下[5]（图10-12～图10-14，

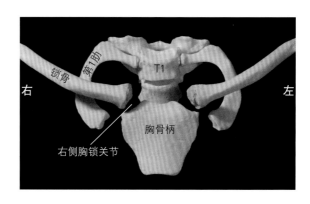

图10-11 上躯干前面观示胸锁关节位于胸骨柄和锁骨内侧端（近端）之间

表10-4）：

- 锁骨的前伸和回缩（轴向运动）：在水平面绕垂直轴发生。
- 锁骨的上提和下沉（轴向运动）：在冠状面绕矢状轴发生。

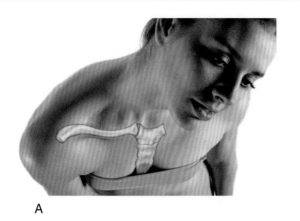
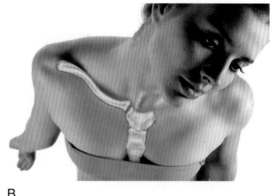

图10-12   A.右侧锁骨在胸锁关节处前伸；B.右侧锁骨回缩。注：均为前面观

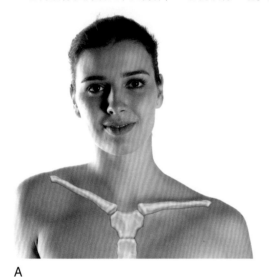
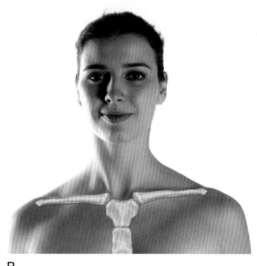

图10-13   A.右侧锁骨在胸锁关节处上提；B.右侧锁骨下沉。注：左侧锁骨处于解剖位，均为前面观

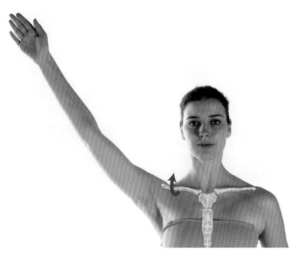

图10-14   右侧锁骨在胸锁关节处上旋的前面观；左侧锁骨处于解剖位，即下旋状态。注：锁骨上旋无法孤立完成。本图所示，上臂于盂肱关节处外展，使肩胛骨上旋，从而使锁骨上旋

表10-4	胸锁关节处锁骨自解剖位起的平均活动范围 [2,5]		
上提	45°	下沉	10°
前伸	30°	回缩	30°
上旋	45°	下旋	0°

- 锁骨在胸锁关节处的上提和下沉并非完全发生于冠状面。静息时，锁骨实际上面向冠状面后方约20°。
- 锁骨的上旋和下旋（轴向运动）：在矢状面绕冠状轴（该轴贯穿锁骨全长）发生。

胸锁关节的主要韧带

胸锁关节的几条主要韧带见图10-15，知识点10-7。

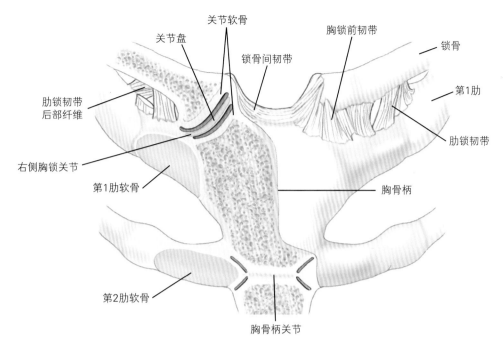

图10-15　胸锁关节前面观。右侧关节显示的冠状部分，左侧关节完整显示。胸锁关节由其纤维囊，胸锁前、后韧带，锁骨间韧带和肋锁韧带稳定

10

知识点 10-7　胸锁关节的韧带

· 纤维囊。
· 胸锁前韧带。
· 胸锁后韧带。
· 锁骨间韧带。
· 肋锁韧带。

- 胸锁关节是唯一连接上肢（手、前臂、上臂、肩胛骨、锁骨）与中轴骨的骨性关节[2]。因此，它需要具有良好的稳定性。
- 胸锁关节可视为整个上肢的基底关节[2]。当锁骨在胸锁关节处移动时，肩胛骨也在肩胛胸壁关节处移动。事实上，肩胛骨在肩胛胸壁关节处的移动是由锁骨在胸锁关节处的移动驱动的。
- 除外韧带支持，胸锁乳突肌、胸骨舌骨肌和胸骨甲状肌的附着也可帮助稳定胸锁关节。

纤维囊

- 胸锁关节囊相当结实，由胸锁韧带加强[8]。

胸锁前、后韧带

- 胸锁韧带包括胸锁前韧带和胸锁后韧带。

- 胸锁韧带可加强关节囊的前、后部[8]。

锁骨间韧带

- 锁骨间韧带从一锁骨走行到另一锁骨[8]。

肋锁韧带

- 肋锁韧带从第1肋走行到锁骨。
  - 具体而言，从第1肋的肋软骨走行至锁骨内侧端（近端）下表面的肋结节。
- 肋锁韧带有前部纤维和后部纤维。
- 肋锁韧带限制锁骨除下沉外的所有活动。

胸锁关节紧缩位

- 锁骨完全上旋。

其他

- 胸锁关节内有纤维软骨性关节盘。
- 关节盘有助于改善关节面的适配性，也有助于吸收冲击。
- 值得注意的是，胸锁关节和拇指腕掌关节均为鞍状关节。正如拇指腕掌关节是拇指的基底关节一样，胸锁关节也是整个上肢的基底关节。

10.5　肩锁关节

骨

- 肩胛骨的肩峰及锁骨外侧端（远端）（图10-16）。
- 关节结构分类：滑膜关节[7]。
  - 亚型：平面关节。
- 关节功能分类：可动关节。
  - 亚型：非轴向关节。

可产生的运动

- 肩胛骨可相对于锁骨进行上旋和下旋（轴向运动）。
- 如果肩锁关节不活动，则肩胛骨和锁骨将被迫始终作为一个固定单元运动。肩锁关节的存在使肩胛骨与锁骨可独立运动。肩锁关节的主要运动是肩胛骨相对于锁骨的运动[5]。肩胛骨的这些运动使肩关节复合体具有更大的整体运动范围，从而使手能够在更大的范围内移动（图10-17，表10-5）。

附属运动

- 肩胛骨外倾和内倾（轴向运动）。
- 肩胛骨上倾和下倾（轴向运动）。
- 注：肩胛骨的附属倾斜动作对于调节肩胛骨在胸廓上的位置十分必要。肩胛胸壁关节处的肩胛骨移动实际上大部分是由胸锁关节处的锁骨移动驱动的。如果没有肩锁关节，肩胛骨必须跟随锁骨移动。当肩胛骨随锁骨移动时，其前表面可能不再可以紧贴胸壁。为此，肩锁关节对肩胛骨的微调对于保持肩胛骨相对于胸壁的正确位置十分重要[2]。更多肩胛骨倾斜动作的图示见10.3。

反向运动

- 锁骨在肩锁关节处可相对于肩胛骨运动。

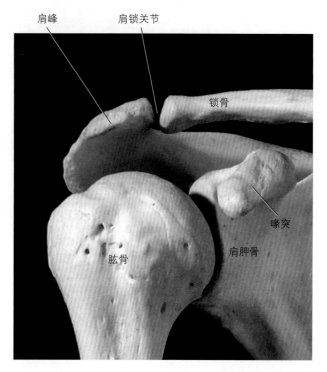

图10-16　右侧肩胛骨肩峰与锁骨外侧端（远端）形成的肩锁关节前面观

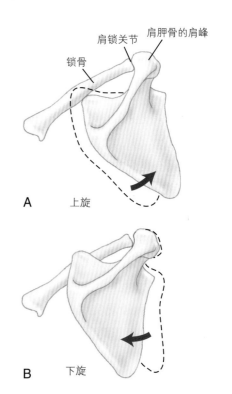

图10-17　在右侧肩锁关节处肩胛骨相对于锁骨的运动。A.上旋；B.下旋。注：均为后面观。当肩胛骨在肩锁关节处相对于锁骨运动时，同时也在肩胛胸壁关节处相对胸廓运动

表10-5	肩锁关节处肩胛骨自解剖位起的平均活动范围[2,5]	
上旋	30°	下旋	0°

注：肩锁关节处肩胛骨的外倾/内倾和上倾/下倾通常为10°～30°。

肩锁关节的主要韧带

肩锁关节的几条主要韧带见图10-18，知识点10-8。

- 除外韧带支持，斜方肌和三角肌的附着也可稳定肩锁关节。

肩锁韧带

- 肩锁韧带对肩锁关节囊起加强作用。
- 肩锁韧带通常分为肩锁上韧带和肩锁下韧带，分别对肩锁关节关节囊的上方和下方起稳定作用。

喙锁韧带

- 喙锁韧带由斜方韧带和锥状韧带组成。
- 起止点：喙锁韧带起自肩胛骨的喙突，止于锁骨。
  - 更具体地说，它附着于锁骨外侧端（远端）的下表面。

知识点 10-8	肩锁关节的韧带

- 纤维囊。
- 肩锁韧带。
- 喙锁韧带（斜方韧带和锥状韧带）。

- 斜方韧带的位置更靠前靠外，起自喙突的上表面，止于锁骨的斜方线（位于锁骨远端的下表面）。
- 锥状韧带的位置比较靠后靠内，起自肩胛骨喙突近端底部，止于锁骨的锥状结节（位于锁骨远端的下表面）。
- 功能：喙锁韧带不直接连接肩锁关节本身，但却连接肩胛骨和锁骨，因此可增加肩锁关节的稳定性。

肩锁关节锁定位

- 肩胛骨完全上回旋位。

其他

- 通常肩锁关节内有纤维软骨盘[7]。
- 肩锁关节极易受伤（如手臂伸直跌倒时）和退变。

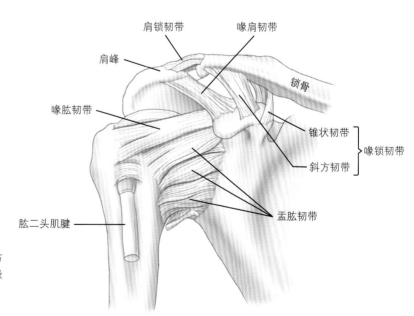

图10-18 右侧肩锁关节前面观。肩锁关节由其纤维囊、肩锁韧带、喙锁韧带稳定。喙锁韧带由斜方韧带和锥状韧带组成

10.6　肩肱节律

- 当肩关节仅需少量运动时，运动可仅发生于盂肱关节处。但是，如果需要一定程度的肩关节运动时，则必然是整个肩关节复合体的参与，即需要肩胛骨和锁骨的关节耦合运动（耦合运动概念见15.12；股骨和骨盆间的耦合运动见9.11）。该耦合运动模式称为肩肱节律[7]；但考虑到有锁骨的参与，最好将其称为肩锁肱节律。

- 上肢带骨运动必须与手臂运动协调的原因是，尽管盂肱关节是人体中最灵活的关节，但仍无法仅通过手臂的充分运动就将手放在所需的位置。例如，如果要想取到置于身侧书架上较高位置的书籍，就需要盂肱关节处手臂外展的参与。盂肱关节可外展120°，但这还不够。为够到更高位置，需要肩胛骨和锁骨上抬使手举得更高。当肩关节复合体的所有运动都完成时，手臂相对于躯干的位置改变了180°。这个动作看似肩外展了180°，事实上盂肱关节仅完成了120°，余下的60°（全范围活动的1/3）是由肩胛骨伴随手臂的运动，于肩胛胸壁关节处相对于胸廓运动而产生的。因此，肩肱节律是一个重要的概念，充分了解肩关节复合体各关节的运动情况对于评估手臂运动范围减少的患者具有重要意义[5]。

- 肩胛骨上旋与肩肱节律中的手臂外展相耦合始于盂肱关节处手臂外展30°时。这个角度并非一成不变，它会基于多种因素而有所不同[7]。

- 以下是肩胛胸壁关节处的肩胛骨活动与盂肱关节处手臂活动的耦合运动。在任何情况下，都要记住肩胛骨的耦合运动有利于手臂沿其移动方向进一步活动。此外，应注意，并非手臂运动到一定程度后肩胛骨才开始运动。相反，肩胛骨通常较早开始运动，这种运动即为手臂和上肢带骨的复合运动。

矢状面运动

- 盂肱关节处臂前屈与胸锁关节处肩胛骨前伸及上旋相耦合[7]。
- 盂肱关节处臂后伸与胸锁关节处肩胛骨后缩及下旋相耦合[7]。
- 盂肱关节处臂后伸过中立位（即后伸超解剖位）时与肩胛胸壁关节处的肩胛骨前倾相耦合[7]。

冠状面运动

- 盂肱关节处臂外展与肩胛胸壁关节处肩胛骨上旋相耦合（图10-19）。更多臂外展的肩肱节律信息见知识点10-9[2]。
- 盂肱关节处臂内收与肩胛胸壁关节处肩胛骨下旋相耦合。[2]

水平面运动

- 盂肱关节处臂内旋与肩胛胸壁关节处肩胛骨前

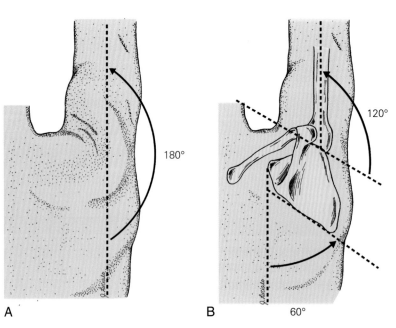

图10-19　肩肱节律。A.右臂相对于躯干外展180°。B.在手臂相对于躯干的180°外展中，仅120°是肱骨在盂肱关节处外展的结果；余下的60°是肩胛骨在肩胛胸壁关节处上旋的结果。因此，手臂运动与肩胛骨的运动密切相关。注：两图均为后面观

伸相耦合[2]。

- 盂肱关节处臂外旋与肩胛胸壁关节处肩胛骨回缩相耦合[2]。

肩肱节律的其他耦合运动

除了常见的肩肱节律耦合运动之外，还有另外2种耦合运动：

- 当手臂在盂肱关节处外展超过90°时，它还要在盂肱关节处外旋。究其原因，当手臂外展伴内旋时，肱骨大结节会与肩峰相撞击。随着手臂的外旋，大结节偏移原来的轨迹，从而获得

充分的外展[2]（知识点10-10）。

- 任何会导致肱骨远端从解剖位置抬高（屈曲、伸展、外展或内收）的运动，均须将肱骨近端（肱骨头）压到关节盂中。这是很有必要的，否则无论哪一块肌肉抬高远端，都会将肱骨头抬高并拉到肩峰下，从而导致撞击并伤及盂肱关节处的软组织。为防止这种情况的发生，其他肌肉须等长收缩将肱骨头固定（稳定）在正确的位置。这通常由肩袖肌群完成。这样才能使肱骨近端保持固定，而远端抬高。

知识点 10-9　臂外展的肩肱节律研究

　　肩关节复合体肱骨在盂肱关节处冠状面外展的肩肱节律耦合运动已有广泛研究。以下是这种复杂的耦合运动的总结（图10-19）。注：下面的细节并不是为了让读者不知所措；它们展示了美丽复杂的肩肱节律，并说明了需要对有肩部问题的患者进行更为全面的肩关节活动评估。

　　通常认为手臂完整的冠状面外展是手臂相对于躯干的180°外展运动。其中，手臂在盂肱关节处外展120°，肩胛骨在肩胛胸壁关节处上旋60°（随着手臂运动而动）；120°+60°=180°即为手臂相对于躯干的总的活动度数。这种总体运动模式可以分为前期阶段和后续阶段，每个阶段都是90°。

前期阶段（初始的90°）

- 前期阶段，手臂在盂肱关节处外展60°，肩胛骨在肩胛胸壁关节处上旋30°。
- 肩胛骨相对于胸廓上旋30°是由2个运动产生的：
  - 锁骨在胸锁关节处抬高25°，肩胛骨也随之上抬，从而改变其位置并相对于肩胛胸壁关节处的胸廓上旋。
  - 肩胛骨在肩锁关节处相对锁骨上旋5°，再次改变其位置并在肩胛胸壁关节处相对于胸廓上旋。

后续阶段（最后的90°）

- 在后续阶段，手臂在盂肱关节处外展60°，而

肩胛骨在肩胛胸壁关节处再上旋30°。
- 肩胛骨相对于胸廓的30°上旋是由2个活动产生的：
  - 锁骨在胸锁关节处上抬5°，肩胛骨伴行运动，再次改变其位置并相对于肩胛胸壁关节处的胸廓上旋。
  - 肩胛骨在肩锁关节处相对于锁骨上旋25°，再次改变其位置并在肩胛胸壁关节处相对于胸廓上旋。

前期阶段和后续阶段的总结

- 手臂在盂肱关节处相对于肩胛骨外展120°。
- 肩胛骨在肩胛胸壁关节处相对于胸廓上旋60°。
- 肩胛骨相对于胸廓上旋由锁骨在胸锁关节处上抬30°和肩胛骨在肩锁关节处上旋30°组成。

肩胛骨的这些运动是如何发生的，以及为什么会发生的详细说明

　　肩胛骨和锁骨在肩锁关节处连接在一起形成上肢带骨。牵拉和运动上肢带骨某一骨骼的肌肉收缩往往会导致整个上肢带骨的运动。因此，牵拉并引起肩胛骨上旋的肌肉也可以抬高锁骨；反之，抬高锁骨的肌肉也会导致肩胛骨上旋。

前期阶段

- 肌肉收缩力（肩胛骨上旋和锁骨抬高）使胸锁关节处锁骨相对于胸骨上抬（25°）；经简

单的伴行运动，肩胛骨相对于胸廓（在肩胛胸壁关节处）上旋。锁骨上抬，直至因肋锁韧带（图10-15）变紧而限制进一步的运动。

- 一旦肋锁韧带拉紧，由于锁骨无法进一步抬高，上旋肩胛骨的肌肉组织将继续向上牵拉，使肩胛骨在肩锁关节处相对于锁骨上旋（5°）。肩胛骨在肩锁关节处上旋直至喙锁韧带（图10-18）变紧而限制进一步的运动。
- 肩胛骨上旋肌继续将其向上拉动。但锁骨无法在胸锁关节处进一步上抬，所以肩胛骨在肩锁关节处也无法进一步上旋。

后续阶段

肩胛骨上旋肌持续拉动肩胛骨，从而在喙锁韧带上产生张力。喙锁韧带的张力在胸锁关节处以上旋方式牵拉锁骨（锁骨上旋约35°）。

一旦锁骨在胸锁关节处上旋，（因为喙锁韧带松弛了）锁骨可在胸锁关节处再抬高5°，更重要的是，肩胛骨此时可在肩锁关节处上旋25°。

结论

可见，手臂冠状面外展很大程度上取决于肩胛骨的运动，所以肩肱节律很重要。但肩胛骨上旋运动严重依赖锁骨的运动；由此将肩肱节律改为肩锁肱节律非常重要。因此，评估手臂冠状面运动受限的患者时，关键是不能仅评估盂肱关节的运动，也要评估肩胛胸壁关节的运动，还需要评估胸锁关节和肩锁关节的运动。所以，手臂冠状面外展的个案研究真正体现出了肩关节复合体各组成部分健康协调运动的必要性。

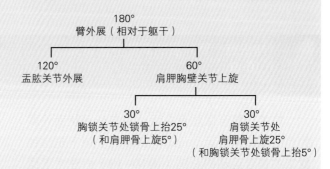

知识点10-10

如果肱骨头和肩峰发生撞击，两者间的软组织就会受到挤压。冈上肌腱和肩峰下囊就位于这个位置。理解这点，想象一下长期维持圆肩（即肩胛骨前伸和肱骨内旋）姿势的患者可能存在的健康问题。当这些患者举起内旋的手臂外展时，会损伤冈上肌腱和肩峰下囊。这种病症即为肩峰撞击综合征。注意，避免臂内旋时外展超过90°。

10.7　肘关节复合体

- 肘关节与一般关节不同，有3个关节连接包裹在一个关节囊内。
- 这3个关节分别是肱尺关节、肱桡关节和桡尺近侧关节[7]（图10-20）。
- 因为这3个关节包裹在1个关节囊内并共用1个关节腔，解剖学上（结构上）它们可视为1个关节或1个关节复合体。但因为涉及3个独立的关节，在生理学上（功能上）它们可以视为3个单独的关节。
- 传统意义上，人们提及"肘关节"时指的是肱尺关节和肱桡关节中的任一个。
- 就功能而言，肱尺关节更重要些，肱桡关节运动更少一些[2]。
- 桡尺近侧关节在功能上独立于肘关节，视为桡尺关节的一部分（10.9）。

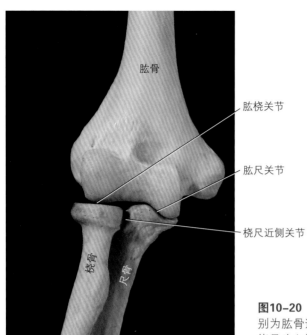

图10-20　右侧肘关节复合体前面观。3个关节共用1个关节囊，3个关节分别为肱骨远端与尺骨和桡骨之间的肱尺关节和肱桡关节，以及尺骨近端和桡骨头之间的桡尺近侧关节

10.8　肘关节

- 肘关节由肱尺关节和肱桡关节组成（图10-21）。
- 肱尺关节又称为肱尺滑车关节。
- 肱桡关节又称为桡头关节。

骨

- 肱尺关节位于肱骨远端和尺骨近端之间。
  - 具体而言，肱骨的滑车与尺骨的滑车切迹相连接。
- 肱桡关节位于肱骨的远端和桡骨的近端之间。
  - 具体而言，肱桡关节位于肱骨小头和桡骨头之间。

肱尺关节

- 关节结构分类：滑膜关节[2]。
  - 亚型：屈戌关节。
- 关节功能分类：可动关节。
  - 亚型：单轴关节。

肱桡关节

- 关节结构分类：滑膜关节[2]。
  - 亚型：非典型球窝关节。

- 关节功能分类：可动关节。
  - 亚型：双轴关节。
  - 当肘关节屈曲和伸展时，除了矢状面上肱桡关节发生运动之外，桡骨头还能相对于肱骨远端自旋（水平面上），桡骨在桡尺关节上旋前和旋后。

肘关节的主要活动

- 前臂在矢状面绕冠状轴屈曲和伸展（图10-22，表10-6）[2]。

反向运动

- 上臂可以在肘关节处相对于前臂移动。
- 上臂在肘关节处屈曲是经典的反向运动之一，如引体向上即为上臂在肘关节处屈曲。更多有关反向运动的内容见6.29。

肘关节的主要韧带（肱尺关节和肱桡关节）

肘关节的几条主要韧带见图10-23，知识点10-11。

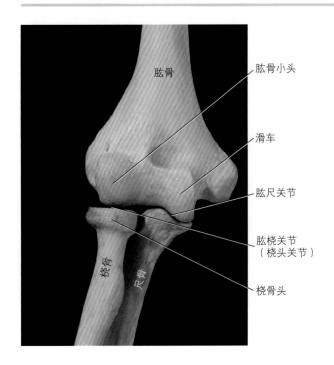

图10-21 右侧肱尺关节和肱桡关节前面观。肘关节运动时，这2个关节就会发生运动。就功能而言肱尺关节更重要些。肱尺关节又称为肱尺滑车关节，因为其是由尺骨与肱骨远端的滑车相连接而成的。肱桡关节又称为桡头关节，因为其是由桡骨与肱骨远端的肱骨小头相连接而成的

内侧副韧带

- 内侧副韧带由前束、后束和横向纤维3部分组成。
- 内侧副韧带的大部分纤维附着于肱骨内上髁到尺骨。
- 功能为稳定肘关节内侧，防止前臂在肘关节处外翻。
- 内侧副韧带又称为尺侧副韧带。

外侧副韧带

- 外侧副韧带由环状纤维和尺侧纤维2部分组成。
- 外侧副韧带起于肱骨外上髁，止于环状韧带（位于桡骨头和尺骨之间）。
- 其功能为稳定肘关节外侧，防止前臂在肘关节处内翻。
- 外侧副韧带又称为桡侧副韧带。

表10-6	解剖位肘关节处前臂平均活动范围		
屈曲	145°	伸展	0°

注：从解剖位看，肘关节通常可能存在5°的前臂过伸。

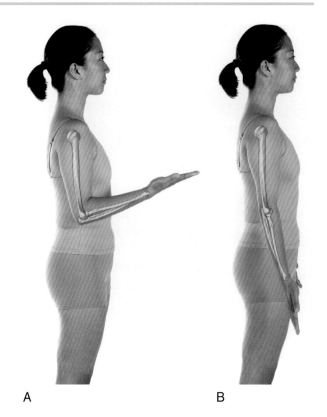

A   B

图10-22 肘关节是单轴关节，仅允许在矢状面上屈曲和伸展。A.肘关节处前臂屈曲；B.肘关节处前臂伸展。注：均为侧面观

肘关节锁定位

- 伸展位。

肘关节的主要肌肉

- 肘关节是屈戌关节，因此其活动仅限于屈曲和伸展。走行于肘关节前方肌肉的作用是屈曲肘关节，走行于关节后方肌肉的作用是伸展肘关节。
  - 肘关节的主要屈肌是肱肌、肱二头肌、肱桡肌和旋前圆肌。
  - 肘关节的主要伸肌是肱三头肌。肘肌和尺侧腕伸肌也能伸展肘关节。
- 注：另外2组肌肉（腕屈肌和腕伸肌）的肌腹位于肘关节附近，近端肌腱起于肱骨并附着在其上。腕屈肌通过共同的屈肌肌腹/肌腱附着于肱

知识点 10-11	肘关节的韧带

- 纤维囊。
- 内侧（尺侧）副韧带。
- 外侧（桡侧）副韧带。

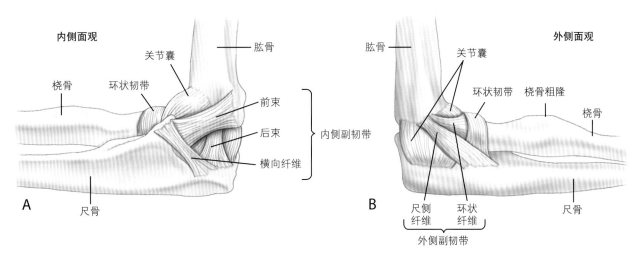

图10-23 右侧肘关节的韧带。A.内侧面观，可见关节囊和内侧副韧带。内侧副韧带包括3个部分：前束、后束和横向纤维。B.外侧面观，可见桡尺近侧关节的关节囊、外侧副韧带和环状韧带。外侧副韧带包括2个部分：融合成环状韧带的环形纤维和附着在尺骨上的尺侧纤维

骨内上髁；腕伸肌通过共同的伸肌肌腹/肌腱附着于肱骨外上髁。即使这些肌肉确实行经肘关节，且可以移动肘关节，但它们的主要功能是移动腕关节（如其名称所示）（知识点10-12）。

知识点 10-12

网球肘和高尔夫球肘分别指的是常见的伸肌肌腹/肌腱和屈肌肌腹/肌腱（和/或它们在肱骨附着处）的刺激和/或炎症。确切地讲，网球肘又称为肱骨外上髁炎或肱骨外上髁病，高尔夫球肘又称为肱骨内上髁炎或肱骨内上髁病。通常认为这些疾病是肌腱炎或肌腱变性，常涉及受累肌肉的过度紧张。注：肌腱变性（tendinosis）与肌腱炎（tendinitis）的区别在于有无炎症（itis指"炎症"，而osis指的是"病"和筋膜组织的变性）。从疾病名称上可以看出它们为肘部问题，但它们不只是肘关节的问题，它们与手在腕关节处的使用有关。

其他

- 从前面看，肱骨和尺骨在冠状面上并未呈一条直线；尺骨外偏[2]。尺骨相对于肱骨的这种外偏称为提携角（图10-24）。
  - 一般提携角为5°~15°，男性为5°~10°，女性为10°~15°。
  - 提携角又称为肘外翻角。

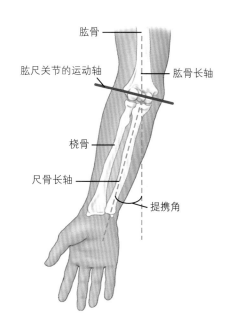

图10-24 提携角由2条线相交而成：一条为经肱骨长轴的线，另一条为经尺骨长轴的线。通常提携角为5°~15°，其形成是因为肱尺关节的运动轴并不在水平面上

- 术语"外翻"是指身体部位的横向偏移，此处指尺骨。提携角明显大于15°时称为过度肘外翻，而提携角明显小于15°时称为肘内翻。
- 提携角的存在是因为肘关节运动轴（肱、尺骨）并非纯粹水平（图10-24），而是从内侧到外侧，略上倾。造成这种非水平运动轴的原因是滑车的内唇远比外唇更为凸出（参见图5-64）。

- 提携角的作用在于可使手提的物体自然远离身体。

- 由于女性的骨盆比男性的宽，所以女性的提携角较男性大。

10.9 桡尺关节

- 旋前和旋后运动中，桡骨相对于尺骨移动，这些动作发生在桡尺关节[8]。
- 桡尺关节由桡尺近侧关节、桡尺中间关节和桡尺远侧关节组成（图10-25）。
- 尽管上述3个桡尺关节在功能上相关，它们耦合运动可使前臂旋前和旋后，但它们在解剖学上不同。
  - 桡尺近侧关节与肘关节共享关节囊，桡尺远侧关节和腕关节复合体的桡腕关节共享关节囊。

骨

- 桡尺关节位于桡骨和尺骨之间。
- 桡尺近侧关节位于桡骨近端和尺骨近端之间。
  - 具体而言，桡尺近侧关节位于桡骨头和尺骨桡切迹之间。
- 桡尺中间关节由连接尺、桡骨的骨间膜形成。
- 桡尺远侧关节位于桡骨远端和尺骨远端之间。
  - 具体而言，桡尺远侧关节位于桡骨尺切迹和尺骨茎突之间。

桡尺近侧关节

- 关节结构分类：滑膜关节。
  - 亚型：枢轴关节。
- 关节功能分类：可动关节。
  - 分型：单轴关节[5]。

桡尺中间关节

- 关节结构分类：纤维连结。
  - 亚型：韧带连结。
- 关节功能分类：微动关节。
  - 亚型：单轴关节[2]。

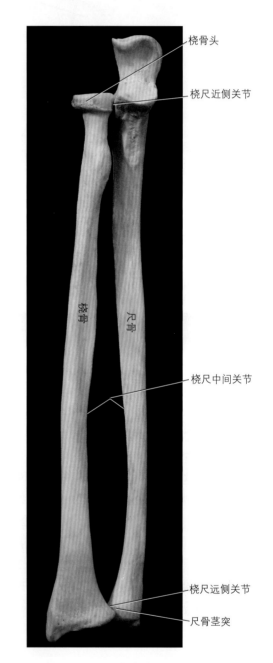

图10-25 前面观，显示右前臂的三个桡尺关节

桡尺远侧关节

- 关节结构分类：滑膜关节。
  - 亚型：枢轴关节。
- 关节功能分类：可动关节。
  - 亚型：单轴关节（知识点10-13）[7]。

知识点 10-13 桡尺远侧关节运动

术语"旋前"和"旋后"用以描述桡骨的活动，桡骨不以长骨典型的方式运动。桡骨旋前时，桡骨头相对于尺骨近端明显内旋。这种内旋涉及桡骨近端的向内自旋并维持在原位。但是，桡尺近侧关节无法让桡骨近端纯粹内旋并维持其在空间中的相同位置（长骨内、外旋通常绕骨骼旋转轴的轴线发生，因此骨骼在原位自旋）。当近端桡骨内旋时，远端桡骨被迫旋转，并绕尺骨远端"环转"。

这种旋转和摆动活动可用滚动、自旋和滑动来描述（见6.7和6.8）。这样，桡骨远端沿相同方向滚动和滑动，即凹面相对于凸面的关节运动。但此处滚动和滑动动力学的不同寻常之处在于，它们发生在垂直于桡骨长轴的直线上，而通常的滚动和滑动发生在骨骼的长轴上。

用屈曲/伸展、外展/内收和内外旋描述桡尺远侧关节的运动不太准确，因为它们不适用于桡尺远侧关节运动。如果非要将此运动归类，较贴切的描述为桡骨远端内旋，内旋绕桡骨远端外的运动轴发生。因为该运动轴经过尺骨远端（见6.18，图6-18），是以桡尺远侧关节处的桡骨远端旋前、旋后，事实上是桡骨远端绕尺骨远端的旋转和"环转"。

桡尺关节的主要活动

- 桡尺关节耦合运动可使前臂旋前和旋后（图10-26，表10-7，还可参考图5-68和图5-72）。
- 前臂旋前和旋后时，大部分运动通常由桡骨绕相对固定的尺骨完成[7]。但当手部固定（闭链运动）时，旋前、旋后时桡骨固定，大部分运动由尺骨完成（见13.9，图13-15）。
- 桡骨的活动绕自桡骨头到尺骨茎突的运动轴发生，该轴并非完全竖直（见6.18，图6-18）。

表10-7	解剖位桡尺关节处前臂平均活动范围		
旋前	160°	旋后	0°

注：前臂旋前和旋后动作通常从"竖拇指"的中立位开始测量。自该中立位始，前臂旋后可达85°，前臂旋前可达75°[2]。

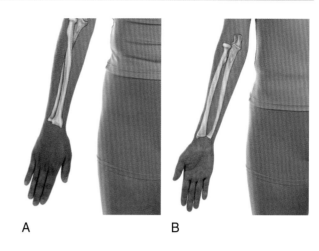

图10-26 右前臂桡尺关节的旋前和旋后。A.旋前；B.旋后，前臂解剖位。注：两图均为前臂前面观

- 桡尺近侧关节运动：前臂旋前桡骨头内旋；前臂旋后桡骨头外旋。
- 桡尺远侧关节运动：桡骨远端绕尺骨远端环转。

桡尺关节的主要韧带

- 桡尺关节的近端、中段、远端各有几条主要韧带（图10-27，知识点10-14）：

桡尺近侧关节

- 纤维囊。
- 环状韧带。
  - 环状韧带起于尺骨桡切迹的前缘，紧贴桡骨头环绕，止于尺骨桡切迹的后缘。
  - 功能：稳定桡尺近侧关节并形成一个腔，桡骨头可在其间旋转[8]。

桡尺中间关节

- 前臂骨间膜。
  - 骨间膜是前臂从尺骨斜向外上连接桡骨的纤维结缔组织，参与构成桡尺中间关节。
  - 功能：通过连接尺骨与桡骨稳定桡尺中间关节。
  - 前臂骨间膜通过把尺骨和桡骨连接在一起帮助稳定前臂。除此之外，它还有其他重要功能。例如，压力从手掌向上传至桡骨（如做俯卧撑）时，这些力需要传至上臂，再从上臂传至躯干。桡骨无法直接经肘关节将这些

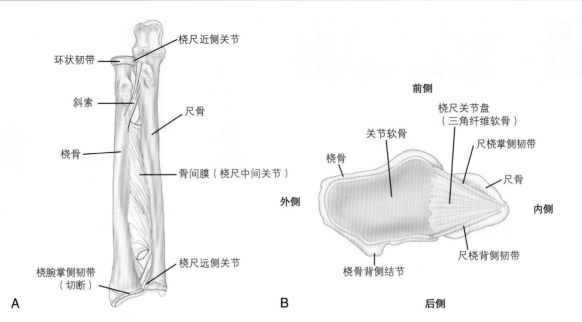

图10-27　右侧桡尺关节的韧带。A.前面观，展示了骨间膜和斜索，它们组成了桡尺中间关节，以及桡尺近侧关节的环状韧带。还显示了桡尺远侧关节的部分关节囊（与腕关节共用）。B.桡骨和尺骨远端的横断面，展示了桡尺远侧关节的桡尺关节盘。因其形似三角状，所以它又称为三角纤维软骨

知识点 10-14	桡尺关节的韧带

桡尺近侧关节
- 纤维囊。
- 环状韧带。

桡尺中间关节
- 骨间膜。
- 斜索。

桡尺远侧关节
- 纤维囊。
- 桡尺关节盘（三角纤维软骨）。

力传至肱骨，肘关节与肱骨连接的关节面是由尺骨和肱骨组成的。因此，为有效将力传至上臂，须先经桡骨传至尺骨。这就需要骨间膜来完成。因为骨间膜的纤维走向（见图10-27），向上的力从桡骨经骨间膜通过向上牵拉尺骨传至尺骨。然后力再经肱尺关节（肘部）传至肱骨。同理，从躯干经手臂向下的力也会经肘关节传至尺骨。骨间膜将该力传至桡骨（考虑其纤维走向，尺骨上向下的力将在桡骨上产生向下的拉力），然后可将其传至桡腕关节再至手掌。

- 斜索。
  - 斜索从尺骨近端延伸到桡骨近端，其纤维走

向与骨间膜的纤维走向垂直。
- 功能：有助于骨间膜稳定桡尺中间关节。

桡尺远侧关节
- 纤维囊。
- 纤维囊在背侧和掌侧增厚。
- 桡尺远侧关节纤维囊背侧和掌侧增厚，称为尺桡背侧韧带和尺桡掌侧韧带（图10-27B）[7]。

桡尺关节盘
- 桡尺关节盘从桡骨远端延伸到尺骨远端。
- 它还融合到桡尺远侧关节的关节囊/韧带结构中。
- 功能：稳定桡尺远侧关节[7]。
- 桡尺关节盘也称为三角纤维软骨。
- 因为桡尺远侧关节和桡腕关节共用1个关节囊，桡尺关节盘与2个关节都有关联。它融合到桡尺远侧关节和桡腕关节的关节囊/韧带结构中，增加了这2个关节的稳定性。更多有关桡尺关节盘的内容见10.11；有关桡腕关节的内容见10.10和10.11。

其他
- 桡尺近侧关节与肘关节共享关节囊。
- 桡尺远侧关节与腕关节复合体的桡腕关节共享关节囊。

10.10 手部概述

- 手部有许多骨骼和关节（图10-28）。
- 构成前臂的尺骨和桡骨通过腕关节与手相连。
- 手指尺、桡骨远端的所有结构。
  - 构成手的骨包括腕骨、掌骨和指骨。
  - 像跗骨叫作踝骨一样，腕骨也叫作手腕骨。
- 手可以分为3个部分[2]：
  - 腕部由8块腕骨组成。
  - 掌部，又称为手的体部，包括5块掌骨，手掌是指掌部的前面。
  - 手指由指骨构成。
- 术语指列（ray）由掌骨及其相关指骨组成。
- 每只手有5条指列：
  - 第1指列由第1掌骨和拇指的2节指骨组成。
  - 第2指列由第2掌骨和示指（第2指）的3节指骨组成。
  - 第3指列由第3掌骨和中指（第3指）的3节指骨组成。
  - 第4指列由第4掌骨和环指（第4指）的3节指骨组成。
  - 第5指列由第5掌骨和小指（第5指）的3节指骨组成。

手的功能

- 人类的手是个了不起的结构。拇指的对掌功能帮助我们创造、掌握和使用工具。通常认为大脑是人类进步和创造文明的独特结构，也有人给予手同等的赞誉。大脑在概念上设计文明，手在实际上创造文明。在这方面，手可被视为大脑的表达工具。
- 为了解放双手，需要两足站立代替四足站立。然后再由上肢的关节来移动双手并将其置于任何位置。上肢关节摆脱了承重的任务，它们能够通过增加手在3个基本平面中几乎任何位置的移动来获取稳定性。

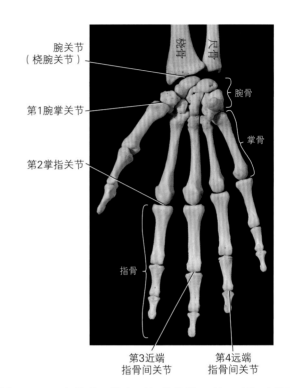

图10-28 右前臂远端和手部骨骼前面观。手位于前臂尺、桡骨远端。构成手的骨包括腕骨、掌骨和指骨

关节的一般结构

腕关节

- 腕关节是由桡腕关节和腕中关节组成的复合体[9]。
  - 桡腕关节位于桡骨远端和近侧列腕骨之间。
  - 腕中关节位于近侧列腕骨和远侧列腕骨之间。

腕掌关节

- 腕掌关节位于远侧列腕骨和掌骨之间[5]。
  - 第1腕掌关节（拇指腕掌关节）是鞍状关节，该结构具有较大的活动度。

掌骨间关节

- 掌骨间关节位于相邻掌骨之间[8]。

掌指关节

- 掌指关节位于掌骨和指骨之间[8]。

指骨间关节

- 指骨间关节位于手指指骨之间（图10-28）[2]。
  - 近端指骨间关节位于第2~5指的近节指骨和中节指骨之间。
  - 远端指骨间关节位于手指第2~5指中节指骨和远节指骨之间。
  - 拇指指骨间关节位于拇指的近节指骨和中节指骨之间。

手弓

- 手也有弓。手弓所形成的手掌凹陷和手指凹陷可以帮助手更牢固地适应所持握的物体，从而提高抓握的安全性（图10-29）。
- 手有3个弓[10]。
  - 近端横弓：手的近端横弓横向延伸（横穿整只手），由2排（近侧列和远侧列）腕骨形成。
  - 远端横弓：远端横弓横向延伸（横穿整只手），位于掌指关节处。
    - 与相当刚性的近端横弓不同，远端横弓非常灵活。当手握持物体时，灵活的第1、4、5掌骨围绕稳定的第2、3掌骨。
  - 纵弓：纵弓沿手的纵向走行，由掌骨和指骨形成。掌骨的形状较为固定，但是手指屈曲可增大手的纵弓。

腕管

- 腕管位于腕的前部，是由腕骨排列形成的管状结构（图10-30）。
  - 它位于腕骨拱形横凹和横跨腕骨顶部的腕横韧带之间[2]。
  - 腕横韧带又称为（腕）屈肌支持带，起支持和稳定由前臂进入手部的非固有手指屈肌的作用。它附着于尺侧的豌豆骨、钩骨的钩状结节，以及桡侧的大多角骨结节和手舟骨结节（图10-30）。
  - 腕管为正中神经和从前臂进入手部的非固有手指屈肌远端肌腱提供了安全通道（知识点10-15）。

- 位于腕管内的非固有指屈肌远端肌腱为4条指浅屈肌腱、4条指深屈肌腱和拇长屈肌腱。
- 腕横韧带桡侧（外侧）分为浅层和深层，桡侧腕屈肌腱远端走行于这两部分之间。严格意义上讲，桡侧腕屈肌腱远端并不位于腕管内。

掌腱膜

- 手部掌侧有一层厚厚的致密纤维结缔组织，称为掌腱膜。尽管掌腱膜没有足底筋膜那么重要，但它也着实增加了手部结构的稳定性。

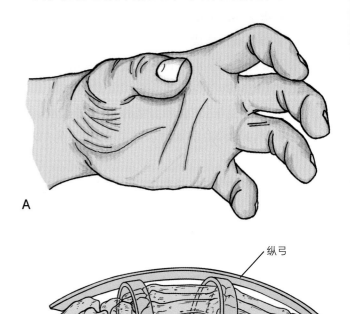

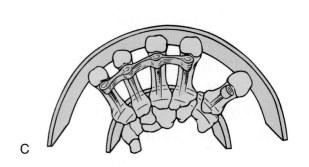

图10-29 手弓。手有3个弓：①由腕骨形成近端横弓；②在掌指关节处形成远端横弓；③由掌骨和指骨形成纵弓（图A：Joseph E. Muscolino；图B和C：Browner BD, Jupiter JB, Levine AM, et al. Skeletal trauma: basic science, management, and reconstruction, ed 4, Philadelphia, 2008, Saunders.）

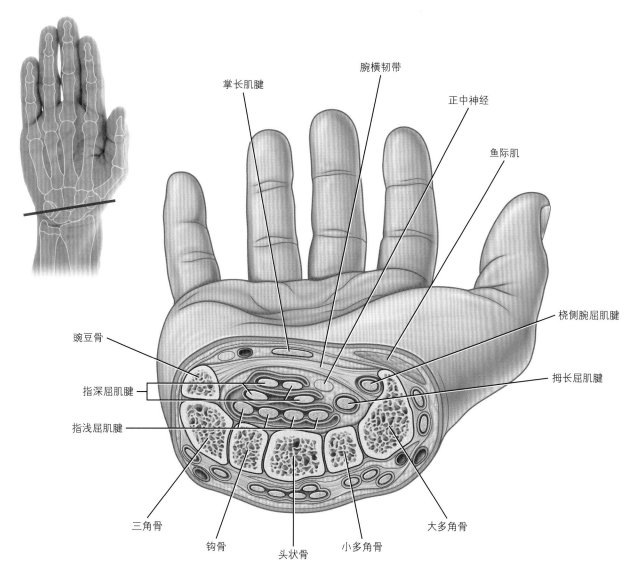

掌长肌腱

腕横韧带

正中神经

鱼际肌

桡侧腕屈肌腱

拇长屈肌腱

豌豆骨

指深屈肌腱

指浅屈肌腱

三角骨

钩骨

头状骨

小多角骨

大多角骨

图10-30 右手横断面，可见由腕骨形成的隧道（腕管）。腕管的底部由腕骨构成；顶部由腕横韧带构成。腕管内容纳有正中神经和9条指屈肌腱。注：横断面切开了远侧列腕骨和近侧列腕骨中的三角骨及豌豆骨（改自Drake, R: Grays atlas of anatomy, ed 2, Philadelphia, 2015, Churchill Livingstone. ）

知识点 10-15

如果腕管损伤，可能会损伤正中神经，从而导致受正中神经支配的手部区域的感觉和/或运动症状。这种病症即为腕管综合征。感觉症状出现在拇指、示指、中指前侧，环指桡侧半指，以及这些手指指尖的背侧；运动症状可能会导致受正中神经支配的拇指固有肌鱼际肌无力。工作中用手较多的人群，尤其是手法治疗师和培训师，是这种病症的高危人群。在按摩、体力劳动和训练时，应避免通过手腕施加过大的压力。长期维持腕关节伸展伴手指屈曲姿势、摔倒时伸手支撑，以及腕部肿胀也会导致腕管综合征。

指背腱膜

- 指背腱膜是指手指（示指、中指、环指和小指）上附着于指伸肌远端的纤维状腱膜（图10-31）[2]。

- 当手指屈曲和伸展时，指背腱膜可作为组织活动的保护罩。

- 指背腱膜起自每个手指的近节指骨背侧、内侧和外侧，止于中节指骨和远节指骨的背侧。

- 指背腱膜是许多肌肉的附着部位。

- 附着于指背腱膜的肌肉包括蚓状肌、掌侧骨间肌、背侧骨间肌和小指展肌。

10

- 由于指背腱膜穿过近端指骨间关节和远端指骨间关节的背侧面，止于中节指骨和远节指骨的背侧。因此，任何附着于指背腱膜的肌肉收缩时，其收缩产生的拉力都会转移到这些指骨间关节上。所以，所有附着于指背腱膜的肌肉都可以在近端指骨间关节和远端指骨间关节处伸展手指。

- 指背腱膜也称为指伸肌腱扩张部或腱帽。

- 拇指的指背腱膜是由拇长伸肌的远端肌腱形成的。

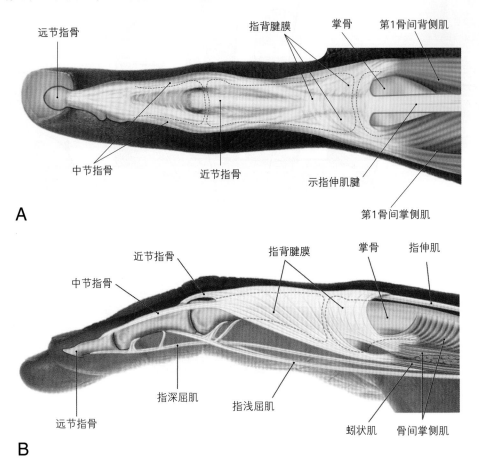

图10-31　右手指背腱膜。A.背侧面观；B.外侧面观。指背腱膜是指第2~5指的伸指肌腱远端纤维扩张部。虚线代表骨骼的边界（Muscolino JE: The muscular system manual: the skeletal muscles of the human body, ed 4, St Louis, 2017, Elsevier.）

10.11　腕关节复合体

- 腕关节的运动实际发生在桡腕关节和腕中关节。腕关节较合适的术语应为腕关节复合体（图10-32）。

- 除了桡腕关节和腕中关节，还有许多位于腕部各腕骨之间的较小的腕骨间关节，如舟月关节是位于手舟骨和月骨之间的腕骨间关节。但是，这些单独的腕骨间关节并不能促进手腕相对于前臂的运动。

桡腕关节

骨

- 桡腕关节位于桡骨和腕骨之间。具体而言，由桡骨远端与近侧列腕骨构成。

- 近侧列腕骨由手舟骨、月骨和三角骨组成。注：尽管豌豆骨是近侧列腕骨，但它既不参与构成桡腕关节也不参与构成腕中关节。豌豆骨

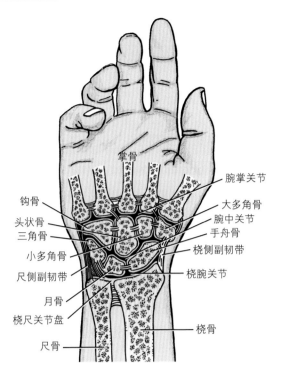

钩骨
头状骨
三角骨
小多角骨
尺侧副韧带
月骨
桡尺关节盘
尺骨

掌骨
腕掌关节
大多角骨
腕中关节
手舟骨
桡侧副韧带
桡腕关节
桡骨

图10-32　前面观，展示了腕关节复合体的2个主要关节。近端关节为桡腕关节，远端关节为腕中关节（Joseph E. Muscolino）

作为籽骨，它的功能是增加尺侧腕屈肌的收缩力，它是覆盖腕管的腕横韧带的附着点[2]。

- 由于涉及2块以上的骨，因此桡腕关节为复关节。
- 整个桡腕关节封闭在一个关节腔内[1]。
  - 注：前臂和腕骨之间的关节为桡腕关节，因为它主要是桡骨与腕骨相关节。尺骨本身并不直接与腕骨连接，它们之间有许多软组织结构（尺腕复合体）。从功能上看，当应力通过腕关节时（如做俯卧撑），尺腕关节确实将20%的负荷从手部传递至前臂。因此，尽管不如桡腕关节重要，尺腕关节也具有一定的功能意义。
- 另外，关节内软骨盘位于桡腕关节内。该关节内软骨盘又称为桡尺关节盘或三角纤维软骨。
- 桡腕关节和桡尺远侧关节共用关节腔。更多有关桡尺远侧关节的内容见10.9。由于桡腕关节和桡尺远侧关节共享关节囊，因此位于此关节囊的桡尺关节盘（三角纤维软骨）与这2个关节均相关。

腕中关节

骨

- 腕中关节位于近侧列腕骨和远侧列腕骨之间[5]。
  - 具体而言，腕中关节位于近端的手舟骨、月骨和三角骨与远端的大多角骨、小多角骨、头状骨和钩骨之间。
  - 由于涉及2块以上的骨，因此腕中关节属于复关节。
- 腕中关节的关节囊与桡腕关节的关节囊在解剖学上是独立的。
- 腕中关节的关节面和关节囊的形状相当不规则，并与所有涉及骨的各个腕骨间关节相连。
- 由于腕中关节形状的不规则，且关节囊与所有涉及的各个腕骨间关节之间的关节间隙相连，因此腕中关节常被描述为功能性关节而不是解剖性关节。
- 腕中关节通常分为内侧鞘和外侧鞘[1]。
  - 内侧鞘较大，其方向与桡腕关节较为相似；近端关节面为凹面，而远端关节面为凸面。为手舟骨、月骨与三角骨的远端和头状骨、钩骨的近端所组成的复关节。
  - 外侧鞘较小，其方向与内侧鞘相反；近端关节面为凸面，而远端关节面为凹面。是由近端的手舟骨和远端的大多角骨、小多角骨之间形成的复关节。

桡腕关节和腕中关节

- 关节结构分类：滑膜关节[2]。
  - 亚型：髁状关节。
- 关节功能分类：可动关节。
  - 亚型：双轴关节。

可产生的运动

- 在矢状面绕外侧轴屈曲和伸展（轴向动作）（图10-33A，B；表10-8）
  - 桡腕关节屈曲度更大，腕中关节伸展度更大。
- 在冠状面绕前后轴桡偏和尺偏（轴向动作）（图

10

10-33C，D）

- 从解剖位置来看，由于腕骨撞击位于桡骨桡侧面的桡骨茎突，手部在腕关节处的桡偏角度比较小。由于尺骨茎突位于后方，而非尺骨尺侧，故尺偏并不受限。
- 腕中关节处桡偏角度更大，桡腕关节和腕中关节处尺偏角度相等。
- 注：桡偏又称为外展，尺偏又称为内收。

附属运动

- 腕骨可进行较大范围的滑动[8]。

反向运动

- 前臂可相对于手在腕关节处运动，这种情况见于当手固定（闭链运动）或抓取固定不动的物体时。

表 10-8		解剖位手在腕关节处的平均活动度	
屈曲	80°	伸展	70°
桡偏	15°	尺偏	30°

腕关节复合体的主要韧带

- 腕关节复合体有许多条韧带（图10-34，知识点10-16）。这些韧带包括桡腕关节和腕中关节的关节囊、桡尺关节盘、腕横韧带和腕的非固有韧带及固有韧带。

桡腕关节的关节囊

- 桡腕背侧韧带、桡腕掌侧韧带、桡侧副韧带和尺侧副韧带增厚并强化了桡腕关节的关节囊。

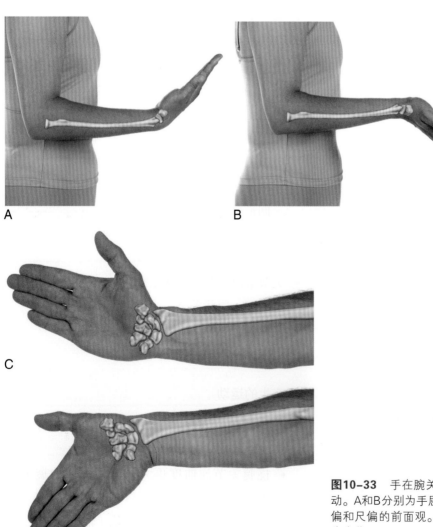

A

B

C

D

图10-33　手在腕关节（桡腕关节和腕骨间关节）处的活动。A和B分别为手屈曲和伸展的外侧面观；C和D分别为桡偏和尺偏的前面观。手的桡偏又称为外展，手的尺偏又称为内收

知识点 10-16　腕关节复合体的韧带

- 桡腕关节的关节囊。
- 桡尺关节盘（三角纤维软骨）。
- 腕中关节的关节囊。
- 腕横韧带。
非固有韧带
- 桡腕背侧韧带。
- 桡腕掌侧韧带。
- 桡侧副韧带。
- 尺侧副韧带。
固有韧带
- 短韧带。
- 中间韧带。
- 长韧带。

腕中关节的关节囊

- 与其说腕中关节的关节囊是一个单一的关节囊，不如说是由腕中关节的许多骨组成的一系列相互连接的关节囊。

桡尺关节盘（三角纤维软骨）

- 顾名思义，桡尺关节盘附着在桡骨和尺骨上[2]。
- 由于其融入桡腕关节的关节囊/韧带结构，故而可增强桡腕关节的稳定性。
- 桡尺关节盘因其形状又得名三角纤维软骨。

腕横韧带

- 腕横韧带构成腕管的顶部。它附着于桡侧手舟骨和大多角骨结节，以及尺侧豌豆骨和钩骨钩状结节。
- 它的功能是封闭并稳定腕管[5]。
- 它也是由前臂入手的非固有指屈肌的支持带。
- 腕横韧带又称为腕屈肌支持带。

非固有韧带

- 非固有韧带起于2块前臂骨或其中之一，远端止于腕骨。主要功能为稳定桡腕关节。如果它们穿过腕中关节，也会增加该关节的稳定性。非固有韧带包括桡腕背侧和掌侧韧带，以及尺侧和桡侧副韧带。所有的桡腕韧带均连接桡骨和腕骨。

桡腕背侧韧带

- 位置：桡腕背侧韧带位于桡骨至腕骨的背侧面（后面）。桡腕背侧韧带起自桡骨，止于头状骨、月骨和手舟骨。
- 功能：限制腕关节完全屈曲[8]。

桡腕掌侧韧带

- 位置：桡腕掌侧韧带位于桡骨至腕骨的掌侧面（前面）。
  - 功能：限制腕关节完全伸展[5]。
- 桡腕掌侧韧带由桡头韧带、桡月韧带和桡舟月韧带构成。这些韧带如其名一样均附着于桡骨与腕骨[8]。

桡侧副韧带

- 位置：桡侧副韧带位于桡侧面，起自桡骨，止于腕骨。
  - 具体而言，它起于桡骨茎突，止于手舟骨和大多角骨。
- 功能：限制尺偏（内收）[8]。

尺侧副韧带

- 位置：尺侧副韧带位于尺侧面，起自尺骨，止于腕骨。
- 注：许多文献将尺骨远端和腕部尺侧面腕骨之间的韧带描述为尺腕复合体；该复合体包括尺侧副韧带、尺腕掌侧韧带和桡尺关节盘（三角纤维软骨）[5]。
  - 具体而言，它起自尺骨茎突，止于三角骨。
- 功能：限制桡偏（外展）。

固有韧带

- 固有韧带的近端和远端均附着于腕骨，在腕骨之间（主要是腕中关节）交叉并稳定运动。
- 腕固有韧带分为短韧带、中间韧带和长韧带[5]。
  - 短韧带：短韧带连接远侧列腕骨。
  - 中间韧带：中间韧带连接近侧列腕骨。
  - 长韧带：长韧带连接手舟骨、三角骨和头状骨。
  - 注：长韧带有2条——腕骨间背侧韧带和腕骨间掌侧韧带。

10

10

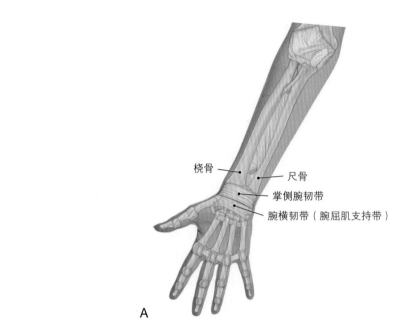

桡骨
尺骨
掌侧腕韧带
腕横韧带（腕屈肌支持带）

A

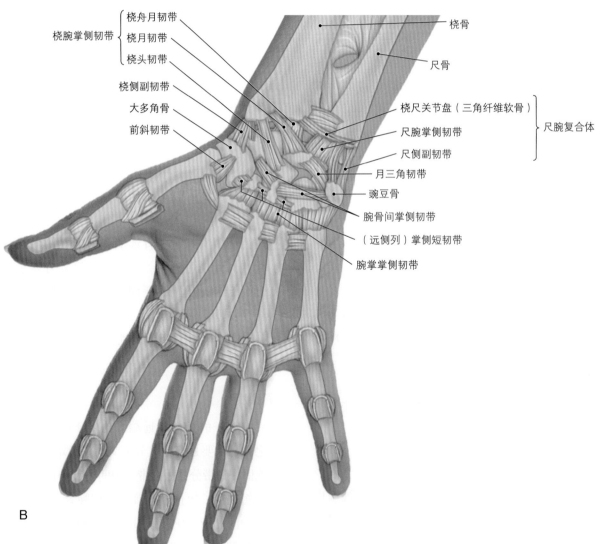

桡腕掌侧韧带 { 桡舟月韧带
桡月韧带
桡头韧带 }

桡侧副韧带
大多角骨
前斜韧带

桡骨
尺骨

桡尺关节盘（三角纤维软骨）
尺腕掌侧韧带 } 尺腕复合体
尺侧副韧带
月三角韧带
豌豆骨
腕骨间掌侧韧带
（远侧列）掌侧短韧带
腕掌掌侧韧带

B

图10-34　右侧腕关节复合体的韧带。A和B分别为浅层和深层掌侧（前面）视图。C和D分别为浅层和深层背侧（后面）视图。多数腕关节复合体韧带可分为2类：①非固有韧带，起于前臂，止于腕骨；②固有韧带，起止于腕骨之间

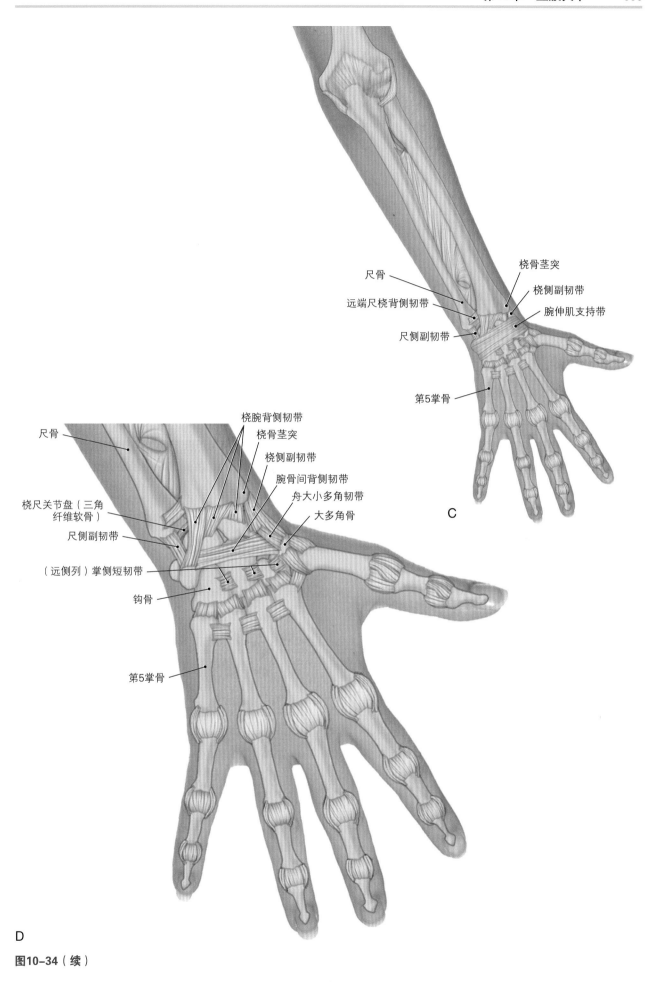

尺骨
远端尺桡背侧韧带
尺侧副韧带
第5掌骨
桡骨茎突
桡侧副韧带
腕伸肌支持带

C

10

尺骨
桡尺关节盘（三角纤维软骨）
尺侧副韧带
（远侧列）掌侧短韧带
钩骨
第5掌骨
桡腕背侧韧带
桡骨茎突
桡侧副韧带
腕骨间背侧韧带
舟大小多角韧带
大多角骨

D

图10-34（续）

10

腕关节锁定位

- 伸展和轻微尺偏[5]。
  - 作为腕关节复合体锁定位的伸展，可使人体在诸如手膝爬行和俯卧撑等运动中具有较大的稳定性。

腕关节的主要肌肉

- 经过腕关节的肌肉主要分为4组：前侧肌群、后侧肌群、桡侧肌群和尺侧肌群。
- 前侧肌群均可屈腕。
  - 主要的屈肌有桡侧腕屈肌、掌长肌和尺侧腕屈肌（统称为腕屈肌），以及指屈肌（指浅屈肌和指深屈肌）。
- 后侧肌群均可伸腕。
  - 主要的伸肌有桡侧腕长伸肌、桡侧腕短伸肌和尺侧腕伸肌（统称为腕伸肌），以及指伸肌和小指伸肌。
- 桡侧肌群均可桡偏（外展）。
  - 主要的桡偏肌有桡侧腕屈肌、桡侧腕长伸肌和桡侧腕短伸肌。
- 尺侧肌群均可尺偏（内收）。
  - 主要的尺偏肌有尺侧腕屈肌和尺侧腕伸肌。
- 当然，其他经腕部的肌肉也可在腕关节处产生运动；具体的动作由肌肉行经腕关节的一侧决定。
- 许多支持带都位于腕部。这些支持带横跨前臂远端，起牵拉和稳定由前臂进入手部的肌腱的作用。注：除腕部有支持带外，踝部也有支持带，位于踝部的支持带起牵拉和稳定从小腿进入足部的肌腱的作用（见9.17中的知识点9-33）。

10.12　腕掌关节

- 腕掌关节位于远侧列腕骨和掌骨之间（图10-35）。
- 有5个腕掌关节[8]。
  - 第1腕掌关节位于大多角骨和第1掌骨底。
  - 第2腕掌关节位于小多角骨和第2掌骨底。
  - 第3腕掌关节位于头状骨和第3掌骨底。
  - 第4腕掌关节位于钩骨和第4掌骨底。
  - 第5腕掌关节位于钩骨和第5掌骨底。

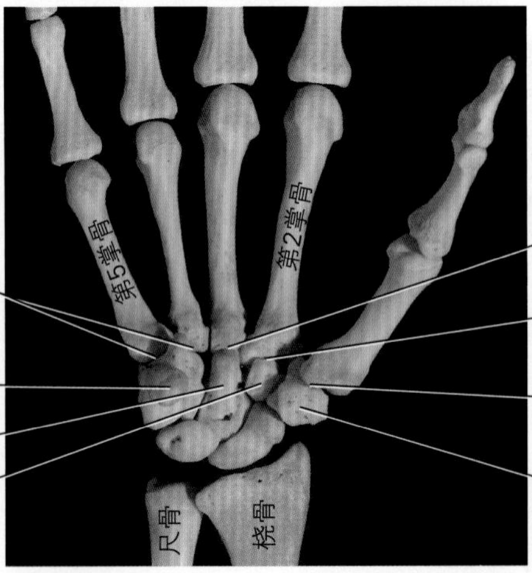

图10-35　腕掌关节前侧观。在远侧列腕骨和掌骨之间有5个腕掌关节

- 注：每个掌骨与其相应的指骨组成手的指列。

第2和第3腕掌关节

- 关节结构分类：滑膜关节。
  - 亚型：平面关节[2]。
- 关节功能分类：不动关节。
  - 亚型：非轴向关节[2]。

第1、5和4腕掌关节

- 关节结构分类：滑膜关节。
  - 亚型：鞍状关节[2]。
- 关节功能分类：可动关节。
  - 亚型：双轴关节[2]。

腕掌关节的运动

- 两侧的腕掌关节可动性强，可产生较多的运动（图10-36）[7]。
- 拇指的腕掌关节（第1腕掌关节，鞍状关节）的可动性最强，使拇指具有对掌功能（朝向手掌中

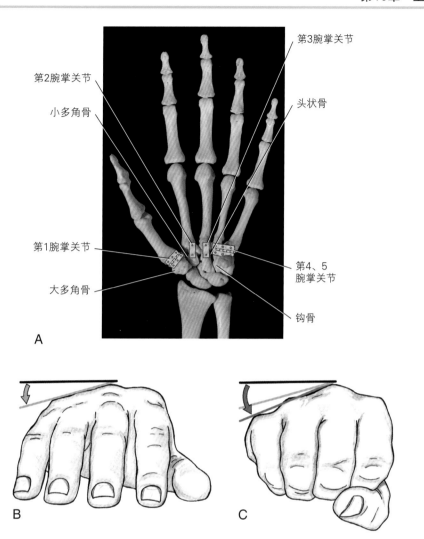

图10-36 腕掌关节可产生的运动。A.右手的前面观，展示了第1、4和5腕掌关节的相对活动度，以及第2和第3腕掌关节的稳定性/刚度。第2和第3指列形成稳定的手部中柱。B和C.显示了第4和第5腕掌关节的运动，当手指弯曲时更明显（图B和C由Joseph E. Muscolino提供）

心移动）（见10.13中的图10-39或6.23中的图6-24）。更多关于第1腕掌关节的内容见10.13[7]。

- 第5、4腕掌关节相对灵活，允许尺侧掌骨（第5、第4掌骨）向手掌中间的活动[2]。

- 第1指列最灵活，第5指列、第4指列次之。

- 第4、5、1掌骨向手掌中间的对折能力增加了手远端横弓高度，能够更好地实现抓握。

- 第2、3腕掌关节相对较僵硬，形成稳定的中柱。当手抓住物体，包绕物体时，手部中柱维持稳定，其他指列向中柱靠拢。

主要运动

- 腕掌关节主要可做屈伸运动（图10-36，表10-9）[2]。

- 有些内收／外展发生在第4、5腕掌关节。第5腕

掌关节也可产生部分外旋/内旋的活动。第5腕掌关节处的第5掌骨内收／外展、外旋/内旋可使得小指产生对掌、复位运动[7]。

腕掌关节的主要韧带

- 腕掌关节主要由纤维囊、腕掌韧带固定[8]。

  - 腕掌韧带由腕掌背侧韧带、腕掌掌侧韧带和腕掌骨间韧带组成（图10-37，知识点10-17）。

其他

- 如前所述，掌骨与其相应指骨组成指列。因此，掌骨在腕掌关节处的运动与指列上指骨间关节、掌指关节有关。换言之，掌骨的运动与指骨有关。

- 单词pollicis代表拇指。

- 单词digital代表第2~5指（或第2~5趾）。

表10-9	第2~5腕掌关节自解剖位的平均关节活动范围*[5]	
	屈曲	伸展
第5腕掌关节	20°	0°
第4腕掌关节	10°	0°
第3腕掌关节	0°	0°
第2腕掌关节	0°~2°	0°

*: 第1腕掌关节的关节活动范围见10.13中的表10-10。

知识点 10-17	腕掌关节韧带

- 纤维囊。

腕掌韧带

- 腕掌背侧韧带。
- 腕掌掌侧韧带。
- 腕掌骨间韧带。

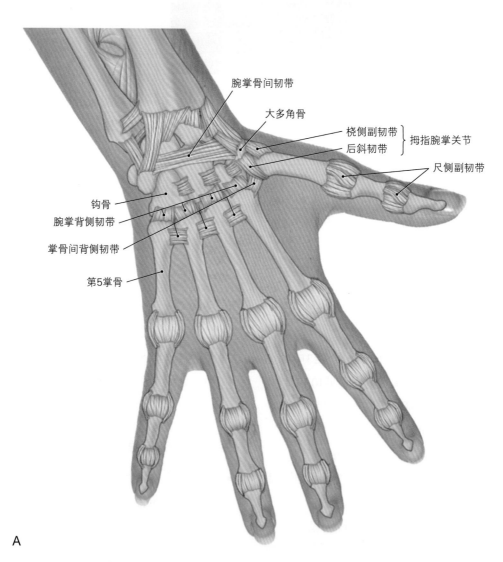

腕掌骨间韧带

大多角骨

桡侧副韧带 ⎫
后斜韧带 ⎬ 拇指腕掌关节

尺侧副韧带

钩骨

腕掌背侧韧带

掌骨间背侧韧带

第5掌骨

A

图10-37 右手第2~5腕掌关节的腕掌背侧和掌侧韧带。A.背面观（即后面观）

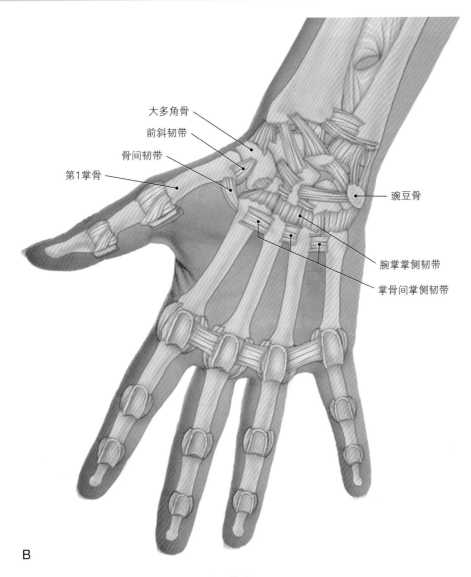

大多角骨

前斜韧带

骨间韧带

第1掌骨

豌豆骨

腕掌掌侧韧带

掌骨间掌侧韧带

B

图10-37（续）　B.前面观。注：拇指鞍状关节处的腕掌韧带也显示了

10.13　第1腕掌关节（拇指鞍状关节）

- 第1腕掌关节也称为拇指鞍状关节（图10-38）。
- 第1腕掌关节是人体中典型的鞍状关节。更多相关内容见7.11。

骨

- 第1腕掌关节位于大多角骨和第1掌骨（拇指掌骨）之间（知识点10-18）。
  - 更特别的是大多角骨远端与第1掌骨底相连接。
- 关节结构分类：滑膜关节[1]。
  - 亚型：鞍状关节。

- 关节功能分类：可动关节。
  - 亚型：双轴关节。
- 虽然第1腕掌关节被归类为双轴关节，但其实际上允许在3个平面上运动，因此有人尝试将其归类为三轴关节，但是，它在水平面上的旋转动作不能独立完成，矢状面的屈伸活动也不能独立完成。由于关节的骨骼形状，内旋是伴随着第1掌骨屈曲发生的，外旋是伴随着伸展发生的。因此第1腕掌关节可在矢状面围绕内外侧轴活动，以及可在由水平面和冠状面构成的斜面绕相应轴活动。这就是把它

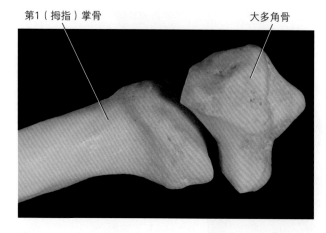

第1（拇指）掌骨　　　　　　大多角骨

图10-38　右手第1腕掌关节底部的掌侧面（前面）观。该关节被称为鞍状关节的原因很明显，一个关节表面是凹入的，而另一个关节表面是凸出的，并且，凸面与凹面相匹配

知识点 10-18

　　由于拇指的大量使用，第1腕掌关节处常发生退行性改变。第1腕掌关节是整个拇指的基底关节，所以这种改变称为基底关节炎。

归类为双轴关节的原因[1]。

可产生的主要运动

- 注：通常为拇指在第1腕掌关节处移动，即第1掌骨在第1腕掌关节处移动。拇指也可以在掌指关节与指骨间关节处移动。近节指骨在掌指关节处移动，远节指骨在指骨间关节处移动[4]。
- 第1腕掌关节可以进行的主要运动见图10-39，表10-10。
- 拇指的对掌与复位：
  - 不是特定的运动，是组合运动（知识点10-19）。
  - 对掌是外展、屈曲，以及拇指掌骨内旋的组合；复位是内收、伸展，以及拇指掌骨外旋的组合。
- 拇指可在冠状面围绕前后轴做屈、伸运动。
- 拇指可在矢状面围绕内外侧轴做内收、外展运动。
- 拇指可在水平面围绕垂直轴做内、外旋运动。
  - 注：因为拇指在胚胎发育过程中发生旋转，

因此屈、伸发生在冠状面而不是矢状面，内收、外展发生于矢状面而非冠状面。更多关于拇指对掌运动的内容见6.23。

反向运动

- 手腕处的大多角骨（连同手的其余部分）可相对于拇指的掌骨进行运动。

第1腕掌关节的主要韧带

第1腕掌关节的主要韧带见图10-40，知识点10-20。
- 第1腕掌关节由纤维囊和5个主要韧带稳定。
- 松弛的纤维囊，允许产生较大范围的运动。

表 10-10	解剖位拇指掌骨在第 1 腕掌关节处的平均活动范围[2]		
外展	60°	内收	10°
屈曲	40°	伸展	10°
内旋	45°	外旋	0°

注：解剖位下，拇指完全外旋，近乎完全伸直、内收。

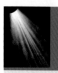

知识点 10-19　拇指的对掌运动

　　对掌运动简单来说就是拇指指腹与其他手指指腹发生接触。大多把对掌运动描述成3个方向的组合运动：拇指外展、屈曲和内旋，是拇指掌骨在鞍状的第1腕掌关节处的运动，是拇指从解剖位开始去接触其他手指指腹所产生的运动。产生对掌运动的这些组合运动及运动度数可以基于以下3点而发生变化：

- 拇指的起始位置：拇指从解剖位置开始对掌，相比从放松位开始，拇指需要更多的外展活动，因为放松位有些许外展角度。
- 与拇指对掌的手指：如拇指与小指对掌需要比与示指对掌屈曲更多。
- 与拇指对掌的手指位置：对掌的手指如果握紧或相近于解剖位（不靠近拇指），拇指在对掌时则可能需要内收。如果手指的初始位置靠近拇指，那么拇指在对掌时则可能不需要内收。

　　因此，拇对掌肌明显不是产生拇指对掌运动的唯一肌肉。各肌肉在拇指对掌中的参与程度取决于组合运动的特定位置条件。

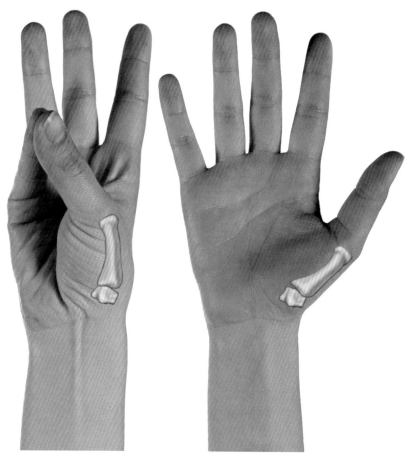

图10-39 第1腕掌关节的运动。A和B.分别为拇指的对掌与复位。两者为组合运动。C~F展示了对掌和复位的分解动作。C和D.分别为屈曲和伸展,发生在冠状面。E和F.分别为外展和内收,发生在矢状面。内、外旋在此没有分开展示,因为它们没有办法独立运动,通常伴随着屈伸运动。注:图A展示了拇指和小指的指骨在掌指关节处屈曲;图C展示拇指在指骨间关节处屈曲

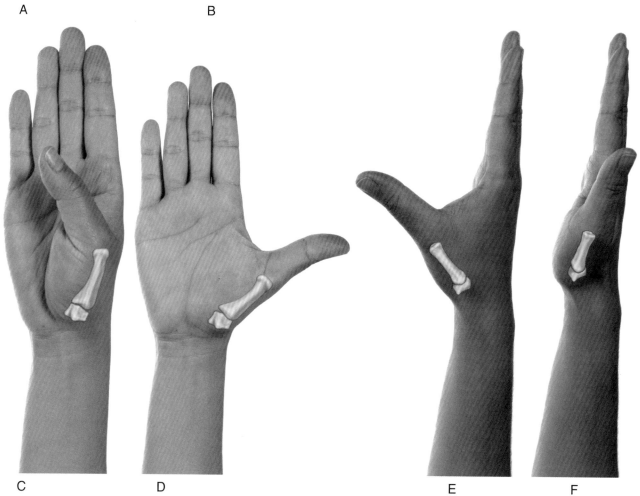

A B

C D E F

10

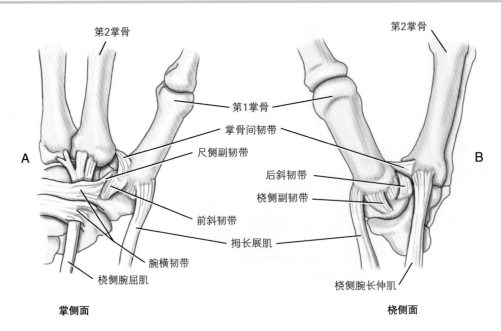

图10-40 右手拇指的第1腕掌关节韧带。A.掌侧（前）面观，显示了尺侧副韧带和前斜韧带。B.桡侧（外侧）面观，显示了桡侧副韧带和后斜韧带。注：掌骨间韧带位于拇指和示指之间（Modeled from Neumann DA: Kinesiology of the musculoskeletal system: foundations for physical rehabilitation, ed 2, St Louis, 2010, Mosby.）

10

知识点 10-20	第 1 腕掌关节的韧带

- 纤维囊。
- 桡侧副韧带。
- 尺侧副韧带。
- 前斜韧带。
- 后斜韧带。
- 第 1 掌骨间韧带。

- 通常，拇指韧带在完全对掌和/或完全外展或完全伸直位时会拉紧。

桡侧副韧带

- 位置：桡侧副韧带位于关节的桡侧。
  - 更具体地说，它走行于大多角骨桡侧至拇指掌骨底之间[8]。

尺侧副韧带

- 位置：尺侧副韧带位于关节的尺侧。
  - 更具体地说，它走行于腕横韧带到拇指掌骨底之间[2]。

前斜韧带

- 位置：前斜韧带位于关节的前部。

- 更具体地说，它走行于大多角骨结节至拇指掌骨底之间[8]。

后斜韧带：

- 位置：后斜韧带位于关节的后部。
  - 更具体来说，它走行于大多角骨后表面至拇指掌骨底的掌–尺侧面之间[8]。

第1掌骨间韧带

- 位置：第1掌骨间韧带位于拇指与示指掌骨（第1和第2掌骨）之间。
  - 更具体地说，它走行于示指掌骨底至拇指掌骨底之间[1]。

第1腕掌关节闭锁位

- 完全对掌[2]。

第1腕掌关节的主要肌肉

- 第1腕掌关节的主要肌肉包括非固有肌（起于上臂和/或前臂）和固有肌（起止点都在手部）。
  - 非固有肌包括拇长屈肌、拇长伸肌、拇短伸肌和拇长展肌（知识点10-21）。
  - 拇指的固有肌包括3条鱼际肌（拇短展肌、拇短屈肌、拇对掌肌）和拇收肌。

知识点 10-21

穿过手腕进入手的肌肉（与穿过脚踝进入脚的肌肉）在沿着骨性结构滑动时会产生摩擦。因此，它们被包裹在滑膜肌腱鞘中。但是，这些护套并不总是能够抵御摩擦，有时也会发生炎症。这种炎症称为腱鞘炎（实际上是肌腱滑膜鞘炎）。桡骨茎突狭窄性腱鞘炎是最常见的手腕腱鞘炎。使用拇指时，通常发生在拇长展肌和拇短伸肌腱鞘与桡骨茎突的摩擦处（通常由过度使用导致）。

10.14 掌骨间关节

骨

- 掌骨间关节位于手部2个掌骨之间（图10-41A）。
- 掌骨间关节包括近端掌骨间关节和远端掌骨间关节。
- 5块掌骨（第1~5掌骨）底紧密连接，形成4个近端掌骨间关节。
- 第2~5掌骨在远端头部连接形成3个远端掌骨间关节[3]。

掌骨间关节的运动

- 掌骨间关节允许1个掌骨相对于相邻掌骨进行非轴向滑行运动[1]。
- 第1掌骨和第2掌骨之间的运动范围最大，第5掌骨和第4掌骨之间次之。
- 掌骨间关节的运动增加了手靠近物体并安全抓住物体的能力[1]。第1和第5掌骨（两侧掌骨）最易移动。
- 关节结构分类：滑膜关节[8]。
  - 亚型：平面关节。
- 关节功能分类：微动关节。
  - 亚型：非轴向关节。

掌骨间关节的韧带

- 掌骨间关节由纤维囊和韧带维持稳定[3]（图10-41B，知识点10-22）。
- 近端掌骨间关节由连接相邻掌骨底的掌骨间韧带稳定[8]。

- 稳定近端掌骨间关节的韧带有3条：掌骨间背侧韧带、掌骨间掌侧韧带和掌骨间骨间韧带。注：近端掌骨间关节的掌骨间韧带的英文为interosseous intermetacarpal ligament，可以简写为metacarpal ligament（掌骨韧带）。近端掌骨间关节的稳定性可以间接帮助稳定与其相对应的腕掌关节[8]。
- 远端掌骨间关节由连接第2~5指掌骨头的掌深横韧带稳定[3]。
- 足掌深横韧带连接5个掌骨远端，手掌骨深横韧带不连接拇指和示指。拇指和示指缺乏掌深横韧带的限制是它们活动度远大于踇趾和第2趾的原因之一。所以，手的主要功能是抓握、精细运动等，而足的主要功能是负重、行走等。理论上，手和足在协调能力方面的唯一主要区别是对掌功能。

知识点 10-22 掌骨间关节的韧带

近端掌骨间关节[7]
- 纤维囊。
- 掌骨间韧带。

远端掌骨间关节[7]
- 纤维囊。
- 掌深横韧带。

10

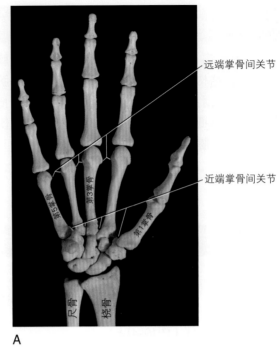

远端掌骨间关节

近端掌骨间关节

A

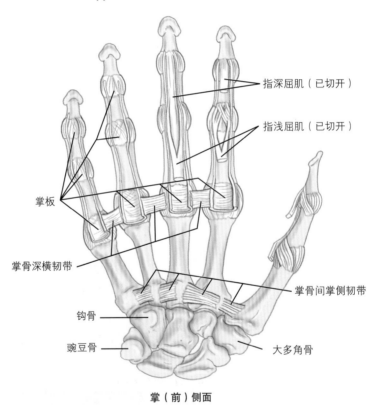

指深屈肌（已切开）

指浅屈肌（已切开）

掌板

掌骨深横韧带

钩骨

豌豆骨

掌骨间掌侧韧带

大多角骨

B

掌（前）侧面

图10-41　掌骨间关节。A.前面观，可见骨性关节。注：有4个近端掌骨间关节和3个远端掌骨间关节。B.前面观，可见近端和远端掌骨间关节的韧带。掌骨间韧带可稳定近端掌骨间关节。远端掌骨间关节由掌深横韧带稳定。注：图中可见掌指关节和指骨间关节的掌板

10.15　掌指关节

骨

- 掌指关节位于掌骨和指骨之间（图10-42，知识点10-23）。
  - 具体地说，掌指关节位于掌骨头和手指近节指骨底之间。
- 掌指关节有5个[2]：
  - 第1掌指关节位于第1掌骨和拇指近节指骨之间。
  - 第2掌指关节位于第2掌骨和示指近节指骨之间。
  - 第3掌指关节位于第3掌骨和中指近节指骨之间。
  - 第4掌指关节位于第4掌骨和环指近节指骨之间。
  - 第5掌指关节位于第5掌骨和小指近节指骨

之间。
- 关节结构类型：滑膜关节[2]。
  - 亚型：髁状关节。
- 关节功能分类：可动关节。
  - 亚型：双轴关节。

可产生的运动

　　掌指关节可以产生的主要运动见图10-43，表10-11和表10-12。

- 掌指关节的伸展和屈曲（轴向运动）是在矢状面绕内外侧轴的运动[3]（知识点10-24）。
- 掌指关节的外展和内收（轴向运动）是在冠状面周围绕前后轴的运动[3]。
- 手指在掌指关节处外展/内收的参考线是解剖位置通过中指的虚构线。朝着这条线的方向运动是内

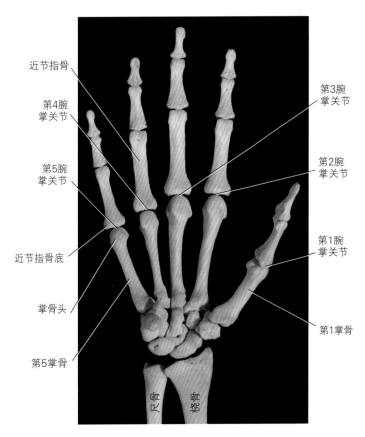

图10-42　掌指关节。掌指关节位于掌骨头与近节指骨底之间。桡侧（外侧）拇指的掌指关节为第1掌指关节，小指的掌指关节为第5掌指关节

知识点 10-23

类风湿关节炎是一种进行性退行性关节疾病，会削弱并破坏关节囊的结缔组织。虽然很多关节都会发生类风湿关节炎，但掌指关节受累最为严重。类风湿关节炎患者掌指关节处的近节指骨通常会发生尺偏畸形，这是因为掌指关节囊不够稳固，无法抵抗手在握住物体时其他手指与拇指朝尺骨方向移动的力（拇指与另一个手指对掌抓握物体时，产生的朝向该手指的尺侧力量）。

收；远离是外展[3]。因为中指在任何方向（从解剖位置开始）的冠状面运动，都是远离这条轴线，所以中指在这2个方向的运动均称为外展。中指朝向外侧的运动是桡侧外展；中指朝向内侧的运动是尺侧外展（图10–43E，F）。

- 人们常说的 双关节，其实并不是真的在某处拥有2个关节，而是该处韧带较松弛从而被动活动的范围更大。手指在掌指关节处的被动伸展超出正常范围（过度伸展）就是常见的韧带松弛而被描述为双关节的例子。

反向运动

- 掌指关节处的肌肉可带动近节指骨（相对远端的骨）向固定的掌骨（相对近端的骨）活动。掌骨也可以向近节指骨活动。

附属运动

- 掌指关节可产生各方向的被动滑动（从前到后，从内到外及轴向滑动），以及被动旋转。这些动作有助于手更好地适应所握住的物体，从而使抓握更加牢固。

掌指关节的主要韧带

- 每个掌指关节均由纤维囊和韧带稳定[8]（图10–44，知识点10–25）。
- 关节伸展时，掌指关节纤维囊松弛；屈曲时，掌

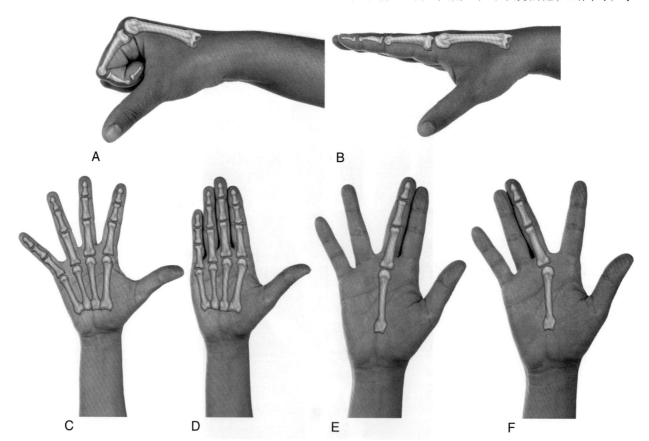

图10–43 手指在掌指关节处的活动。A和B.桡侧（外侧）面观，分别展示了第2~5指骨在掌指关节处的屈曲和伸展。注：还显示了指骨间关节的屈曲。C和D.分别展示了第2~5指在掌指关节处的外展和内收。注：手指外展/内收的运动轴线是在解剖位置时穿过中指中心的虚构线。E和F.分别展示了中指在第3掌指关节的桡侧外展和尺侧外展

表 10–11	第 2~5 指近节指骨在掌指关节处的平均解剖学活动范围[2]		
屈曲	90° ~110° *	伸展	0° ~20° †
外展	20°	内收	20°

*：小指的屈曲度最大，示指的最小。

†：关于掌指关节的解剖学主动伸展（过伸）角度，文献数据不尽相同。但是，多数文献认同被动伸展（过伸）可达30° ~ 40°。

表 10–12	拇指掌指关节的平均解剖学活动范围[2]	
屈曲	60°	伸展	0°

注：外展／内收可以是辅助运动，可忽略不计。与第2~5指的掌指关节相比，拇指掌指关节的被动过伸较小。

知识点 10-24　指伸肌腱

　　指伸肌是手的非固有肌。它的肌腹位于前臂后部，逐渐移行为4个肌腱。这4个肌腱附着于第2~5指的中节和远节指骨（每个手指1条肌腱）。但是，这些肌腱间不完全分离；它们具有所谓的"内部连接"（请参阅图11–35）。因此，一个手指的伸展可以受到另一个手指位置的影响。如果手放在如下图所示位置（第4指掌指关节伸展），会发现举起环指很困难。原因是这个最大的屈曲位置会将中指伸肌腱往远处拉，使其紧绷。由于中指与环指有内部连接，当中指远端肌腱被牵拉向更远端时，环指的远端肌腱也会被牵拉向更远端，导致近端紧张，远端松弛。因环指肌腱无法产生足够拉向近端的张力，无法对抗环指肌腱的近端被拉向远端的力，而环指肌腱远端处是松弛的，所以环指伸肌纤维无法正常收缩来伸展环指。所以在下图姿势下，环指在掌指关节的伸展比较困难，甚至不可能。（照片由Joseph E. Muscolino提供）

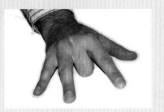

指关节纤维囊会变得有些绷紧[7]。

- 掌指关节的3个韧带[8]：
  - 桡侧副韧带位于桡侧掌指关节。
  - 尺侧副韧带位于尺侧掌指关节。
    - 更具体地说，桡侧和尺侧副韧带近端附着于掌骨头，远端附着于近节指骨底。
    - 掌指关节的桡、尺侧副韧带由2部分构成：①索部，附着于近节指骨的部分；②副部，附着于掌板的部分。
- 掌板是一个类似韧带的厚纤维软骨盘[7]。
  - 位置：关节掌侧处，纤维囊的表面。
    - 更具体地说，位于从近端掌骨头到近节指骨底之间。
  - 掌板的作用是稳定掌指关节，防止关节伸展超过解剖位置（防止过伸）。
  - 掌板的英文也写作volar plate。
  - 连接每个掌指关节掌板的是远端掌骨间关节的掌深横韧带[5]（见10.14）。
  - 在前侧浅表部位连接掌板的是纤维鞘，是非

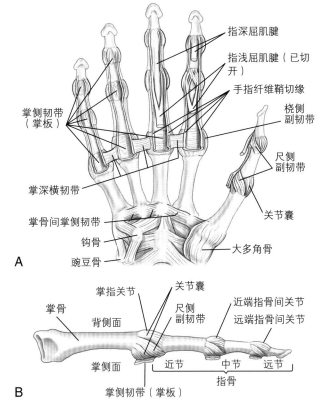

图10–44 掌指关节。A.前（掌侧）面观。B.尺侧（内侧）面观。注意：还可以看到指骨间关节韧带

知识点 10-25　掌指关节的韧带

· 纤维囊。
· 桡侧副韧带。
· 尺侧副韧带。
· 掌板。

固有指屈肌（指浅屈肌和指深屈肌）走行至手指附着处的通道[7]（图10-44A）。

掌指关节紧缩位

· 屈曲70°[2]。

掌指关节的主要肌肉

· 掌指关节肌肉的作用是活动手指，可分为非固有肌（起自上臂和/或前臂）和固有肌（起止点均位于手部）。
· 第2~5掌指关节的非固有肌包括指浅屈肌、指深屈肌、指伸肌、小指伸肌和示指伸肌。

· 拇指掌指关节的非固有肌是拇长屈肌、拇长伸肌和拇短伸肌。
· 第2~5指掌指关节的固有肌是小指展肌、小指屈肌、小指对掌肌、蚓状肌、骨间掌侧肌、骨间背侧肌。
· 拇指掌指关节的固有肌有拇短展肌、拇短屈肌、拇收肌和拇对掌肌。

其他

· 当手指在掌指关节处屈曲时，冠状面的外展与内收活动大大减少或几乎没有[11]。
　· 屈曲时冠状面活动减少是由于韧带张力和关节骨性结构所致。
· 通常有1对籽骨位于拇指掌指关节的掌侧面[1]。
· 注意：拇指在掌指关节冠状面的外展和内收活动可以忽略不计，且可被视为附属动作。跨过拇指掌指关节，也跨过拇指腕掌关节的外展与内收肌，会对该关节产生外展/内收动作。

10.16　指骨间关节

· 指骨间关节位于手指的指骨间（图10-45，知识点10-26）。
　· 更具体地说，每个指骨间关节位于近端的指骨头和远端的指骨底之间。
　· 英文的指骨间关节和趾骨间关节均写作interphalangeal joint。为了区分这些关节，有些英文文献会使用manus指代手，pedis指代足。
· 拇指只有1个指骨间关节。它位于拇指的近节与远节指骨之间[5]。
· 因为第2~5指的每个手指都有3个指骨，每2个指骨间有1个指骨间关节[5]，因此每个手指有2个指骨间关节：近端指骨间关节和远端指骨间关节。
　· 位于近节和中节指骨之间的是近端指骨间关节。
　· 位于中节和远节指骨之间的是远端指骨间

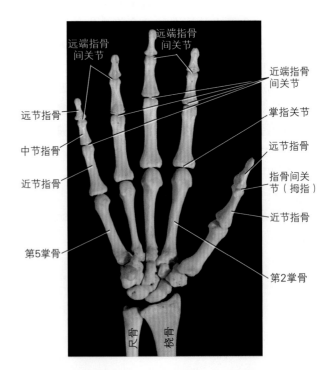

图10-45　前面观，展示了指骨间关节。拇指有1个指骨间关节；其他4指各有2个指骨间关节：近端指骨间关节和远端指骨间关节。指骨间关节是单轴关节，只可在矢状面屈曲和伸展

知识点 10-26

骨性关节炎是一种进行性退行性关节病，由关节的物理性压力增加所致。它减弱与破坏关节软骨并导致骨关节边缘的钙沉积。骨性关节炎常表现为多关节受累，通常手的远端指骨间关节受累较重。骨性关节炎患者通常会有骨形成的特征，如在受累关节处出现骨刺。远端指骨间关节的骨刺称为赫伯登结节。骨性关节炎也称为退行性关节病。

关节。

- 手共有9个指骨间关节（拇指指骨间关节、第2~5指近端指骨间关节、第2~5指远端指骨间关节）。
- 关节结构分类：滑膜关节。
  - 亚型：铰链关节。
- 关节功能分类：可动关节。
  - 亚型：单轴关节。

可产生的主要运动

指骨间关节可产生2种主要运动（图10-46，表10-13）：

- 指骨间关节的屈曲和伸展（轴向运动）为在矢状面围绕内外侧轴的运动[11]。
- 描述发生在指骨间关节处的运动可以说，手指在近端或远端指骨间关节处移动。具体来讲，可以描述为中节指骨在近端指骨间关节处的移动，和/或远节指骨在远端指骨间关节处的移动。
- 拇指指骨间关节超过解剖位的被动伸展（过伸）大约为20°[2]。但是，因关节的韧带结构松弛，拇指的被动伸展角度常会增大。按摩师或者手法治疗师可能会存在这一问题（拇指向后弯）[8]，必须特别注意不要在处理深层组织时过度使用拇指。治疗师在使用拇指处理患者的深层组织时，可以使用双接触（double contact）方法，即用另一手的拇指或其他手指支持接触患者的拇指。这能帮助稳定治疗师的拇指指骨间关节，减少过伸力导致的不良后果。

表10-13 指骨间关节的平均解剖学活动范围

近端指骨间关节	
屈曲	100°~120° *
伸展	0°
远端指骨间关节	
屈曲	80°~90° *
伸展	0° †
拇指指骨间关节	
屈曲	80°
伸展	0° ‡

*：近端和远端指骨间关节屈曲从桡侧到尺侧逐渐增加。
†：近端和远端指骨间关节没有很大的解剖学主动伸展，但远端指骨间关节可有较大的被动伸展（过伸）。
‡：在解剖位下，拇指指骨间关节没有较大的主动伸展，但可有较大的被动伸展（过伸）。

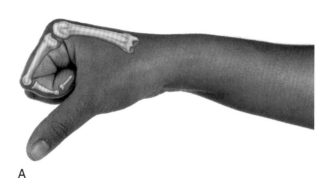

A

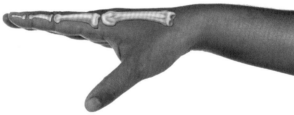

B

图10-46 第2~5指指骨间关节的屈伸。注：都是桡侧面观（外面观）。A.近端和远端指骨间关节屈曲。注：屈曲也表现在掌指关节处。B.近端和远端指骨间关节伸展。注：伸展也表现在掌指关节处

反向运动

- 通常，指骨间关节的肌肉活动可以使远端的指骨朝向近端的指骨移动。然而，也有可能使近端的指骨朝向远端的指骨移动。

指骨间关节的主要韧带

- 指骨间关节的韧带与掌指关节类似（图10-47，知识点10-27）。

- 近端指骨间关节由1个纤维囊、2个侧副韧带（桡侧和尺侧）、掌板和1个叫作马缰韧带的附加结构来稳定[5]。
- 远端指骨间关节由1个纤维囊、2个侧韧带（桡侧和尺侧）、掌板来稳定[5]。
- 拇指指骨间关节的韧带结构与第2~5指的远端指骨间关节类似。

桡侧和尺侧副韧带

- 桡侧副韧带位于关节的桡侧面。
- 尺侧副韧带位于关节的尺侧面。
  - 具体来说，桡侧和尺侧副韧带近端附着于近端指骨的头部，远端附着于远端指骨的底部[8]。
  - 指骨间关节的侧副韧带本质上可认为是掌指关节的侧副韧带。指骨间关节的侧副韧带也由2部分组成：①索部，附着于关节较远端的骨；②辅助结构，附着于掌板。
  - 功能：侧副韧带有助于限制冠状面的活动。桡侧副韧带限制指骨向尺侧的活动；尺侧副韧带限制指骨向桡侧的活动。尺侧与桡侧的活动是冠状面的活动，不发生于指骨间关节

（除部分被动关节内活动）。

掌板

- 每个掌板都是韧带状的纤维软骨盘。
- 位置：位于关节的掌侧，纤维囊的表面[7]。
  - 具体地说，它位于近端的指骨头至远端的指骨底之间。
- 掌板的作用是稳定指骨间关节并防止伸展超出解剖位置（过度伸展）。
- 掌板的英文也写作volar plate。

马缰韧带

- 马缰韧带仅存在于近端指骨间关节（不存在于远端指骨间关节和掌指关节）。
- 它们位于掌板的正前方、指长屈肌腱（指浅屈肌腱和指深屈肌腱）的两侧[8]。
- 马缰韧带加强掌板和关节骨的联系。和掌板一样，该韧带可限制过度伸展。
- 注：被动过伸可发生于掌指关节和远端指骨间关节。近端指骨间关节不会发生被动过伸，因为有马缰韧带限制。

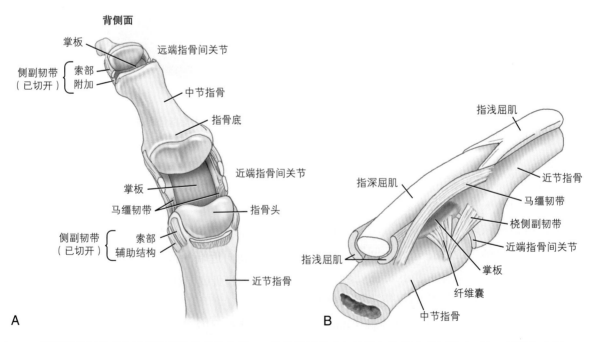

图10-47 近端指骨间关节和远端指骨间关节的韧带。A.指骨间关节（已打开）的背（后）面观。注：纤维囊未显示。B.近端指骨间关节的掌（前）面观。在此视图下，马缰韧带与掌板、指浅屈肌腱和指深屈肌腱相连（Neumann DA: Kinesiology of the musculoskeletal system: foundations for physical rehabilitation, ed 2, St Louis, 2010, Mosby.）

知识点 10-27 近端指骨间关节和远端指骨间关节的韧带

- 纤维囊。
- 桡侧副韧带。
- 尺侧副韧带。
- 掌板。
- 马缰韧带（仅存在于近端指骨间关节）。

指骨间关节的闭锁位

- 近乎完全伸展位[12]。

指骨间关节的主要肌肉

- 跨过指骨间关节的肌肉包括非固有肌（起于上臂或／和前臂）及固有肌（起止点均位于手部）。

- 第2~5指的非固有屈肌有指浅屈肌（仅穿过近端指骨间关节）和指深屈肌。拇长屈肌是拇指的非固有屈肌。
- 指骨间关节没有固有屈肌。
- 第2~5指的非固有伸肌有指伸肌、小指伸肌、示指伸肌。拇长伸肌是伸展拇指的非固有肌。
- 指骨间关节的固有伸肌附着于指背腱膜，包括蚓状肌、掌侧骨间肌、背侧骨间肌和小指展肌。

其他

- 手指除了比脚趾长很多之外，手的第2~5指的指骨间关节基本与脚的第2~5趾的趾骨间关节相同。但是，大多数人无法让脚趾像手指一样有精细运动控制。
- 很难在远端指骨间关节单独屈曲手指。

10

复习题

1. 列出肩关节复合体的4个关节。

_____

_____

_____

2. 描述肩胛骨（和锁骨）伴随盂肱关节上臂活动的术语是什么？

_____

_____

3. 盂肱关节前方和下方关节囊增厚的3条韧带名称是什么？

_____

_____

_____

4. 肩关节的所有上臂伸肌自何处经过肩关节？

_____

_____

_____

5. 为什么肩胸关节是一个功能性关节而非解剖性关节？

_____

_____

_____

6. 肩胸关节处的肩胛骨上旋角度是多少？

_____

7. 上肢与中轴骨唯一的骨性连接是什么？

_____

_____

8. 什么骨在肩锁关节处可活动？

_____

_____

_____

9. 肩锁韧带的2部分分别是什么？

_____

_____

10

10.肩胛关节的什么动作与手臂在肩关节处的外展活动耦联？

_____

_____

11.肘关节复合体哪3个部分共享1个关节囊？

_____

_____

_____

12.肘关节复合体主要由哪些关节组成？

_____

_____

13.经肘关节使前臂屈曲的肌肉是哪些？

_____

_____

14.前臂在肘关节屈曲的反向运动是什么？

_____

_____

15.写出3个桡尺关节。

_____

_____

16.近端桡尺关节的主要韧带是什么？

_____

_____

17.解释手部指列。

_____

_____

18.解释手弓。

_____

_____

19.腕管包括哪些结构？

_____

_____

20.桡腕关节由哪几块骨构成？

_____

_____

21.写出腕关节可能产生的运动。

_____

_____

22.腕关节的什么韧带限制了手部在腕关节的桡偏（外展）活动？

_____

_____

_____

23.活动度仅次于第1腕掌关节的是哪个腕掌关节？

_____

_____

24.手部中柱的意义是什么？

_____

_____

25.拇指的鞍状关节绕多少个轴进行活动？

_____

_____

26.拇指第1腕掌关节对掌与复位的动作由哪些活动组成？

_____

_____

27.远端指骨间关节的稳定韧带是什么？

_____

_____

28.写出掌指关节的功能分类。

_____

_____

29.阻止近端指骨间关节被动伸展超过解剖位（过伸）的结构叫什么？

_____

_____

_____

30.与手指内收/外展相关的轴线是什么？

_____

_____

_____

参考文献

[1] Oatis CA: Kinesiology: The mechanics and pathomechanics of human movement, Philadelphia, 2004, Lippincott Williams & Wilkins.

[2] Neumann DA: Kinesiology of the musculoskeletal system: Foundations for physical rehabilitation, ed 3, St Louis, 2017, Elsevier.

[3] Hamilton N, Weimar W, Luttgens K: Kinesiology: Scientific basis of human motion, ed 12, New York, 2012, McGraw Hill.

[4] Jenkins DB: Hollinshead's functional anatomy of the limbs and back, ed 8, Philadelphia, 2002, WB Saunders.

[5] Smith LK, Weiss EL, Lehmkuhl LO: Brunstrom's clinical kinesiology, ed 5, Philadelphia, 1996, FA Davis.

[6] Stedman's medical dictionary, ed 27, Baltimore, 2000, Lippincott Williams & Wilkins.

[7] Levangie PK, Norkin CC: Joint structure and function: A comprehensive analysis, ed 5, Philadelphia, 2001, FA Davis.

[8] Palastanga N, Field D, Soames R: Anatomy and human movement, ed 4, Oxford, 2002, Butterworth-Heinemann.

[9] Behnke RS: Kinetic anatomy, ed 2, Champaign, IL, 2006, Human Kinetics.

[10] Nordin M, Frankel VH: Basic biomechanics of the musculo-skeletal system, ed 3, Baltimore, 2001, Lippincott Williams & Wilkins.

[11] Hamill J, Knutzen KM: Biomechanical basis of human movement, ed 12, Baltimore, 2003, Lippincott Williams & Wilkins.

[12] Hall SJ: Basic biomechanics, ed 6, New York, 2012, McGraw Hill.

10

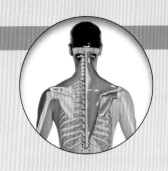
第11章

肌肉附着点和运动

章节纲要

11.1　全身骨骼肌

11.2　上肢带肌

11.3　盂肱关节肌

11.4　肘部与桡尺关节肌

11.5　腕关节肌

11.6　指关节非固有肌

11.7　指关节固有肌

11.8　脊柱关节肌

11.9　胸廓关节肌

11.10　颞下颌关节肌

11.11　面部表情肌

11.12　髋关节肌

11.13　膝关节肌

11.14　踝部与距下关节肌

11.15　趾关节非固有肌

11.16　趾关节固有肌

章节目标

学习完本章，学生能够：

1.掌握本章关键术语的定义。

2.掌握上肢带骨、盂肱关节、肘关节、桡尺关节、腕关节和指关节肌肉的附着点和功能。

3.掌握脊柱、胸廓、颞下颌关节肌肉，以及面部表情肌的附着点和功能。

4.掌握髋关节、膝关节、踝关节、距下关节和趾关节肌肉的附着点和功能。

概述

　　人体的骨骼肌是专门收缩和产生拉力的肌肉骨骼系统（更准确地说是神经–肌肉–筋膜骨骼系统）的器官。这些拉力可以产生运动、调整运动或中断运动。本章是骨骼肌图集，说明了每块肌肉的起止点及其主要的向心/缩短（标准开链和/或反向闭链）动作（更多肌肉动作图集，请参考*The Muscular System Manual: The Skeletal Muscles of the Human Body, 4th Edition.* Elsevier, 2017）。

注：肌肉附着的骨用橙色表示。

关键词

abductor digiti minimi manus（of hypothenar eminence）小指展肌（小鱼际肌群）

abductor digiti minimi pedis 小趾展肌

abductor hallucis 踇展肌

abductor pollicis brevis（of thenar eminence）拇短展肌（鱼际肌群）

abductor pollicis longus（of deep distal four group）拇长展肌（4块远端深层肌之一）

adductor brevis（of adductor group）短收肌（内收肌群）

adductor hallucis 踇收肌

adductor longus（of adductor group）长收肌（内收肌群）

adductor magnus（of adductor group）大收肌（内收肌群）

adductor pollicis（of central compartment group）拇收肌（中间肌群）

anconeus 肘肌

anterior scalene（of scalene group）前斜角肌（斜角肌群）

articularis genus 膝关节肌

auricularis group 耳肌

biceps brachii 肱二头肌

biceps femoris（of hamstring group）股二头肌（腘绳肌群）

brachialis 肱肌

brachioradialis（of radial group）肱桡肌（桡侧肌群）

buccinator 颊肌

coracobrachialis 喙肱肌

corrugator supercilii 皱眉肌

deltoid 三角肌

depressor angulioris 降口角肌

depressor labii inferioris 降下唇肌

depressor septi nasi 降鼻中隔肌

diaphragm 膈肌

digastric（of hyoid group）二腹肌（舌骨肌群）

dorsal interossei manus（of central compartment group）（手）骨间背侧肌（中间肌群）

dorsal interossei pedis （足）骨间背侧肌

erector spinae 竖脊肌

extensor carpi radialis brevis（of wrist extensor and radial groups）桡侧腕短伸肌（桡侧腕伸肌群）

extensor carpi radialis longus（of wrist extensor and radial groups）桡侧腕长伸肌（桡侧腕伸肌群）

extensor carpi ulnaris（of wrist extensor group）尺侧腕伸肌（腕伸肌群）

extensor digiti minimi 小指伸肌

extensor digitorum 指伸肌

extensor digitorum brevis 趾短伸肌

extensor digitorum longus 趾长伸肌

extensor hallucis brevis 踇短伸肌

extensor hallucis longus 踇长伸肌

extensor indicis （of deep distal four group）示指伸肌（4块远端深层肌之一）

extensor pollicis brevis （of deep distal four group）拇短伸肌（4块远端深层肌之一）

extensor pollicis longus （of deep distal four group）拇长伸肌（4块远端深层肌之一）

external abdominal oblique （of anterior abdominal wall）腹外斜肌（腹前壁肌）

external intercostal 肋间外肌

fibularis brevis 腓骨短肌

fibularis longus 腓骨长肌

fibularis tertius 第三腓骨肌

flexor carpi radialis （of wrist flexor group）桡侧腕屈肌（腕屈肌群）

flexor carpi ulnaris （of wrist flexor group）尺侧腕屈肌（腕屈肌群）

flexor digiti minimi manus （of hypothenar eminence group）小指屈肌（小鱼际肌群）

flexor digiti minimi pedis 小趾短屈肌

flexor digitorum brevis 趾短屈肌

flexor digitorum longus 趾长屈肌

flexor digitorum profundus 指深屈肌

flexor digitorum superficialis 指浅屈肌

flexor hallucis brevis 踇短屈肌

flexor hallucis longus 踇长屈肌

flexor pollicis brevis（of thenar eminence group）拇短屈肌（鱼际肌群）

flexor pollicis longus 拇长屈肌

gastrocnemius（of triceps surae group）腓肠肌

（小腿三头肌群）

geniohyoid（of hyoid group）颏舌骨肌（舌骨肌群）

gluteus maximus（of gluteal group）臀大肌（臀肌群）

gluteus medius（of gluteal group）臀中肌（臀肌群）

gluteus minimus（of gluteal group）臀小肌（臀肌群）

gracilis（of adductor group）股薄肌（内收肌群）

lliacus（of iliopsoas）髂肌（髂腰肌）

lliocostalis（of erector spinae group）髂肋肌（竖脊肌群）

inferior gemellus（of deep lateral rotator group）下孖肌（深层外旋肌群）

infraspinatus（of rotator cuff group）冈下肌（肩袖肌群）

internal abdominal oblique（of anterior abdominal wall）腹内斜肌（腹前壁肌）

internal intercostals　肋间内肌

interspinales　棘间肌

intertransversarii　横突间肌

lateral pterygoid　翼外肌

latissimus dorsi　背阔肌

levator angulioris　提口角肌

levator labii superioris　提上唇肌

levator labii superioris alaeque nasi 提上唇鼻翼肌

levator palpebrae superioris　上睑提肌

levator scapulae　肩胛提肌

levatores costarum　肋提肌

longissimus（of erector spinae group）头最长肌（竖脊肌群）

longus capitis（of prevertebral group）头长肌（椎前肌群）

longus colli（of prevertebral group）颈长肌（椎前肌群）

lumbricals manus（of central compartment group）（手）蚓状肌（中间肌群）

lumbricals pedis　（足）蚓状肌

masseter　咬肌

medial pterygoid　翼内肌

mentalis　颏肌

middle scalene（of scalene group）中斜角肌（斜角肌群）

multifidus（of transversospinalis group）多裂肌（横突棘肌群）

mylohyoid（of hyoid group）下颌舌骨肌（舌骨肌群）

nasalis 鼻肌

obliquus capitis inferior（of suboccipital group）头下斜肌（枕下肌群）

obliquus capitis superior（of suboccipital group）头上斜肌（枕下肌群）

obturator externus（of deep lateral rotator group）闭孔外肌（深层外旋肌群）

obturator internus（of deep lateral rotator group）闭孔内肌（深层外旋肌群）

occipitofrontalis（of epicranius）枕额肌（表情肌）

omohyoid（of hyoid group）肩胛舌骨肌（舌骨肌群）

opponens digiti minimi（of hypothenar eminence group）小指对掌肌（小鱼际肌群）

opponens pollicis（of thenar eminence group）拇对掌肌（鱼际肌群）

orbicularis oculi　眼轮匝肌

orbicularis oris　口轮匝肌

palmar interossei（of central compartment group）骨间掌侧肌（中间肌群）

palmaris brevis　掌短肌

palmaris longus（of wrist flexor group）掌长肌（腕屈肌群）

pectineus（of adductor group）耻骨肌（内收肌群）

pectoralis major　胸大肌

pectoralis minor　胸小肌

piriformis（of deep lateral rotator group）梨状肌（深层外旋肌群）

plantar interossei　骨间足底肌

plantaris　跖肌

platysma　颈阔肌

popliteus　腘肌

posterior scalene（of scalene group）后斜角肌（斜角肌群）

procerus　降眉间肌

pronator quadratus　旋前方肌

pronator teres　旋前圆肌

psoas major（of iliopsoas）腰大肌（髂腰肌）

psoas minor　腰小肌

11

quadratus femoris（of deep lateral rotator group）股方肌（深层外旋肌群）

quadratus lumborum　腰方肌

quadratus plantae　跖方肌

rectus abdominis（of anterior abdominal wall）腹直肌（腹前壁肌）

rectus capitis anterior（of prevertebral group）头前直肌（椎前肌群）

rectus capitis lateralis（of prevertebral group）头外直肌（椎前肌群）

rectus capitis posterior major（of suboccipital group）头后大直肌（枕下肌群）

rectus capitis posterior minor（of suboccipital group）头后小直肌（枕下肌群）

rectus femoris（of quadriceps femoris group）股直肌（股四头肌群）

rhomboid major　大菱形肌

rhomboid minor　小菱形肌

risorius　笑肌

rotatores（of transversospinalis group）回旋肌群（横突棘肌群）

sartorius　缝匠肌

semimembranosus（of hamstring group）半膜肌（腘绳肌群）

semispinalis（of transversospinalis group）半棘肌（横突棘肌群）

semitendinosus（of hamstring group）半腱肌（腘绳肌群）

serratus anterior　前锯肌

serratus posterior inferior　下后锯肌

serratus posterior superior　上后锯肌

soleus（of triceps surae group）比目鱼肌（小腿三头肌群）

spinalis（of erector spinae group）棘肌（竖脊肌群）

splenius capitis　头夹肌

splenius cervicis　颈夹肌

sternocleidomastoid　胸锁乳突肌

sternohyoid（of hyoid group）胸骨舌骨肌（舌骨肌群）

sternothyroid（of hyoid group）胸骨甲状肌（舌骨肌群）

stylohyoid（of hyoid group）茎突舌骨肌（舌骨肌群）

subclavius　锁骨下肌

subcostales　肋下肌

subscapularis（of rotator cuff group）肩胛下肌（肩袖肌群）

superior gemellus（of deep lateral rotator group）上孖肌（深层外旋肌群）

supinator　旋后肌

supraspinatus（of rotator cuff group）冈上肌（肩袖肌群）

temporalis　颞肌

temporoparietalis（of epicranius）颞顶肌（表情肌）

tensor fasciae latae　阔筋膜张肌

teres major　大圆肌

teres minor（of rotator cuff group）小圆肌（肩袖肌群）

thyrohyoid（of hyoid group）甲状舌骨肌（舌骨肌群）

tibialis anterior　胫骨前肌

tibialis posterior　胫骨后肌

transversospinalis　横突棘肌

transversus abdominis（of anterior abdominal wall）腹横肌（腹前壁肌）

trapezius　斜方肌

triceps brachii　肱三头肌

vastus intermedius（of quadriceps femoris group）股中间肌（股四头肌群）

vastus lateralis（of quadriceps femoris group）股外侧肌（股四头肌群）

vastus medialis（of quadriceps femoris group）股内侧肌（股四头肌群）

zygomaticus major　颧大肌

zygomaticus minor　颧小肌

11

11.1　全身骨骼肌

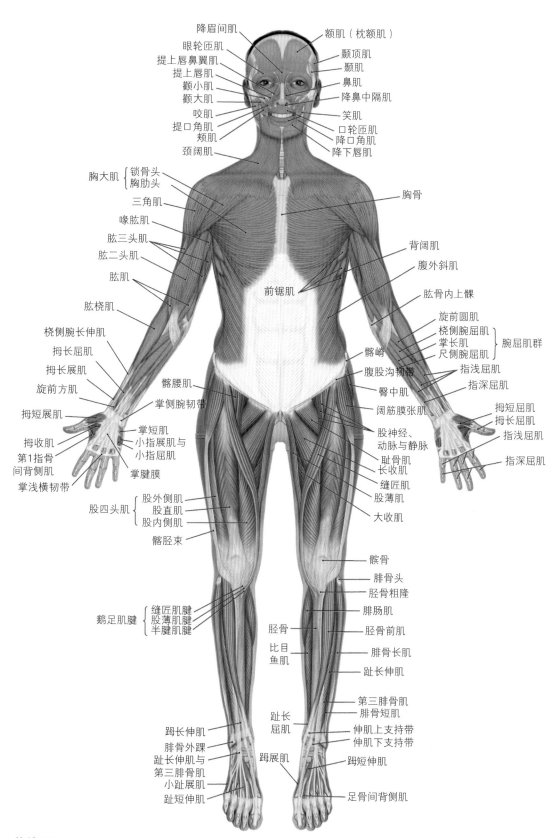

降眉间肌
眼轮匝肌
提上唇鼻翼肌
提上唇肌
颧小肌
颧大肌
咬肌
提口角肌
颊肌
颈阔肌

额肌（枕额肌）
颞顶肌
颞肌
鼻肌
降鼻中隔肌
笑肌
口轮匝肌
降口角肌
降下唇肌

胸大肌 { 锁骨头
胸肋头 }
三角肌
喙肱肌
肱三头肌
肱二头肌
肱肌
肱桡肌
桡侧腕长伸肌
拇长屈肌
拇长展肌
旋前方肌
拇短展肌
拇收肌
第1指骨间背侧肌
掌浅横韧带

髂腰肌
掌侧腕韧带
掌短肌
小指展肌与
小指屈肌
掌腱膜

股四头肌 { 股外侧肌
股直肌
股内侧肌 }
髂胫束

鹅足肌腱 { 缝匠肌腱
股薄肌腱
半腱肌腱 }

胟长伸肌
腓骨外踝
趾长伸肌与
第三腓骨肌
小趾展肌
趾短伸肌

胸骨
背阔肌
腹外斜肌
肱骨内上髁
旋前圆肌
桡侧腕屈肌
掌长肌
尺侧腕屈肌 } 腕屈肌群
指浅屈肌
指深屈肌
拇短屈肌
拇长屈肌
指浅屈肌
指深屈肌

前锯肌
髂嵴
腹股沟韧带
臀中肌
阔筋膜张肌
股神经、动脉与静脉
耻骨肌
长收肌
缝匠肌
股薄肌
大收肌

髌骨
腓骨头
胫骨粗隆
腓肠肌
胫骨前肌
腓骨长肌
趾长伸肌

第三腓骨肌
腓骨短肌
伸肌上支持带
伸肌下支持带
胟短伸肌
足骨间背侧肌

胫骨
比目鱼肌

趾长屈肌

胟展肌

图11-1　人体前面观

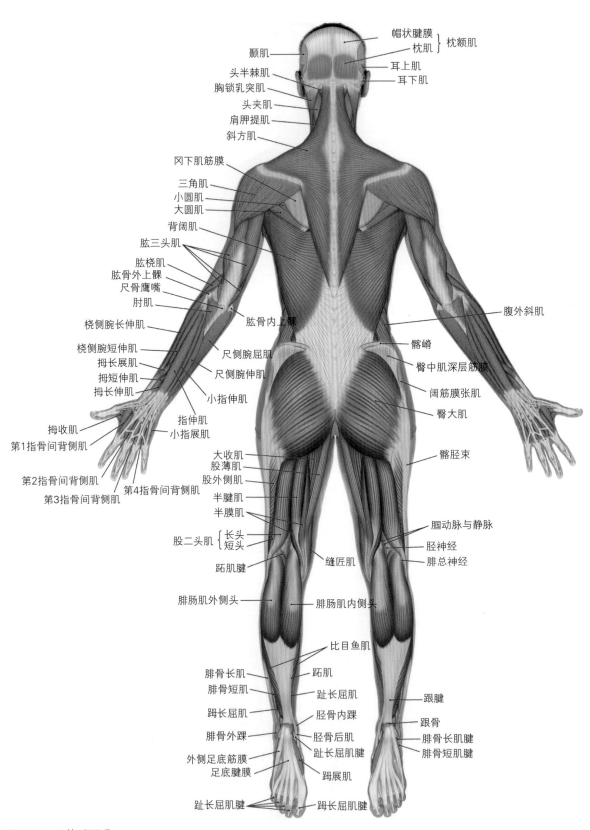

颞肌
头半棘肌
胸锁乳突肌
头夹肌
肩胛提肌
斜方肌

冈下肌筋膜

三角肌
小圆肌
大圆肌
背阔肌

肱三头肌
肱桡肌
肱骨外上髁
尺骨鹰嘴
肘肌
桡侧腕长伸肌
肱骨内上髁
桡侧腕短伸肌
拇长展肌
尺侧腕屈肌
拇短伸肌
尺侧腕伸肌
拇长伸肌
小指伸肌

拇收肌
指伸肌
第1指骨间背侧肌
小指展肌

第2指骨间背侧肌
第4指骨间背侧肌
第3指骨间背侧肌

帽状腱膜
枕肌 } 枕额肌
耳上肌
耳下肌

腹外斜肌

髂嵴
臀中肌深层筋膜
阔筋膜张肌
臀大肌

髂胫束

大收肌
股薄肌
股外侧肌
半腱肌
半膜肌

股二头肌 { 长头
短头

跖肌腱

腓肠肌外侧头
腓肠肌内侧头

比目鱼肌

腓骨长肌
跖肌
腓骨短肌
趾长屈肌
𧿹长屈肌
胫骨内踝
腓骨外踝
胫骨后肌
趾长屈肌腱
外侧足底筋膜
𧿹展肌
足底腱膜

趾长屈肌腱
𧿹长屈肌腱

缝匠肌

腘动脉与静脉
胫神经
腓总神经

跟腱

跟骨
腓骨长肌腱
腓骨短肌腱

图11-2　人体后面观

11.2　上肢带肌

斜方肌

起点

- 整块肌肉：枕外隆凸、枕骨上项线内侧1/3、项韧带、C7~T12棘突。
  - 上部：枕外隆凸、枕骨上项线内侧1/3、项韧带、C7棘突。
  - 中部：T1~T5棘突。
  - 下部：T6~T12棘突。

止点

- 整块肌肉：锁骨外侧1/3、肩峰突、肩胛冈。
- 上部：锁骨外侧1/3、肩胛骨的肩峰。
- 中部：肩胛骨的肩峰与肩胛冈。
- 下部：肩胛骨的肩胛冈根部结节。

功能

主要标准运动	主要反向运动
上部	
1.在肩胛胸壁关节处上抬肩胛骨[1-6]	1.在脊柱关节处后伸头部与颈部[1-7]
2.在肩胛胸壁关节处回缩肩胛骨[1,3-6]	2.在脊柱关节处对侧旋转头部与颈部[3-7]
3.在肩胛胸壁关节处上旋肩胛骨[1-7]	3.在脊柱关节处侧弯头部与颈部[1-7]
中部	
4.在肩胛胸壁关节处回缩肩胛骨[1-6]	
下部	
5.在肩胛胸壁关节处下压肩胛骨[2-6]	

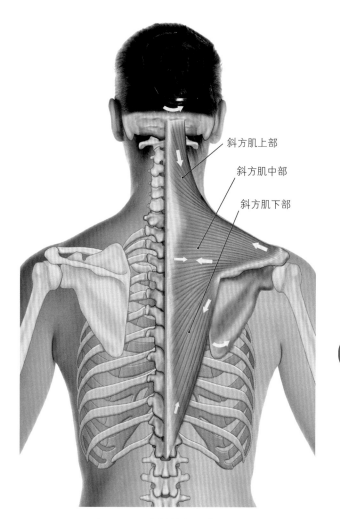

斜方肌上部
斜方肌中部
斜方肌下部

图11-3　右侧斜方肌背面观

11

大菱形肌与小菱形肌

起点

- 菱形肌：C7~T5棘突。
  - 小部：C7~T1棘突与项韧带下部。
  - 大部：T2~T5棘突。

止点

- 菱形肌：从肩胛冈根部到肩胛下角的肩胛骨内侧缘。
  - 小部：肩胛骨的肩胛冈根部。
  - 大部：介于肩胛骨的肩胛冈根部到肩胛下角之间。

功能

主要标准运动
1.在肩胛胸壁关节处回缩肩胛骨[1-7]
2.在肩胛胸壁关节处上抬肩胛骨[1-7]
3.在肩胛胸壁关节处下旋肩胛骨[1-7]

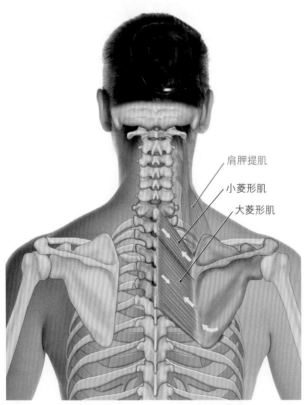

图11-4　右侧大、小菱形肌后面观。肩胛提肌虚化

肩胛提肌

起点

- C1~C4横突。
  - C3与C4横突的后结节。

止点

- 肩胛骨内侧缘，从肩胛上角到肩胛冈根部。

功能

主要标准运动	主要反向运动
在肩胛胸壁关节处上抬肩胛骨[1-7]	1.在脊柱关节处后伸颈部[1-7]
	2.在脊柱关节处侧弯头部与颈部[1,3-6]

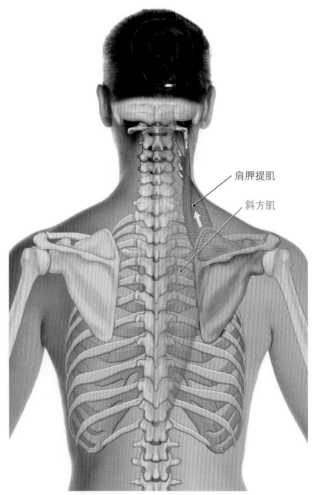

图11-5　右侧肩胛提肌后面观。斜方肌虚化

11

前锯肌

起点

- 第1~9肋。
  - 前外侧。

止点

- 肩胛骨整个内侧缘前表面。

功能

主要标准运动
1. 在肩胛胸壁关节处前伸肩胛骨[1-6]
2. 在肩胛胸壁关节处上旋肩胛骨[1-7]

胸小肌

起点

- 第3~5肋。

止点

- 肩胛骨喙突。
  - 内侧面。

功能

主要标准运动	主要反向运动
1.在肩胛胸壁关节处前伸肩胛骨[1, 3-7]	在胸肋与肋椎关节处上抬第3~5肋[1-7]
2.在肩胛胸壁关节处下压肩胛骨[1-7]	
3.在肩胛胸壁关节处下旋肩胛骨[1-7]	

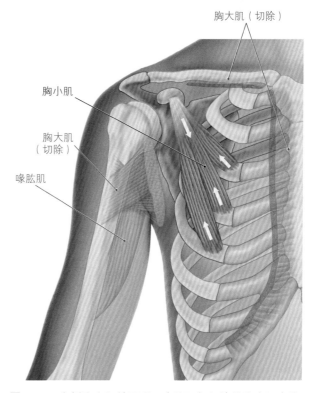

图11-7　右侧胸小肌前面观。喙肱肌与切除的胸大肌虚化

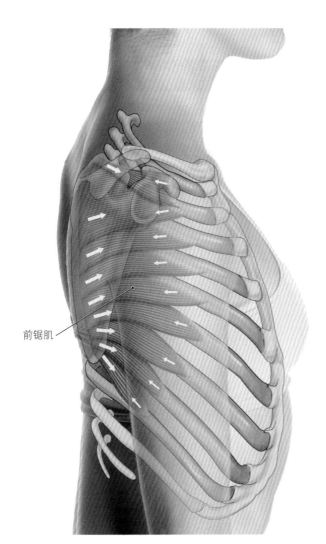

图11-6　右侧前锯肌外侧面观

锁骨下肌

起点

- 第1肋。
  - 肋软骨连结处。

止点

- 锁骨。
  - 中段下表面。

功能

主要标准运动	主要反向运动
在胸锁关节处下压锁骨[2, 4-6]	在胸肋与肋椎关节处上抬第1肋[2, 5-7]

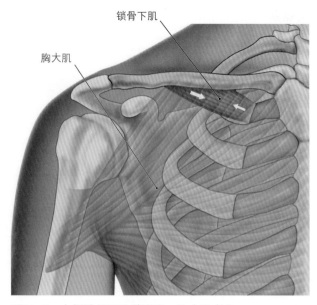

图11-8　右侧锁骨下肌前面观。胸大肌虚化

11.3　盂肱关节肌

三角肌

起点

- 锁骨外侧、肩峰、肩胛冈。
  - 锁骨外侧1/3。

止点

- 肱骨三角肌粗隆。

功能

主要标准运动	主要反向运动
1.在盂肱关节处外展上臂[1-7]	在盂肱与肩胛胸壁关节处下旋肩胛骨[1-7]
2.在盂肱关节处屈曲上臂（三角肌前部肌束）[1-7]	
3.在盂肱关节处内旋上臂（三角肌前部肌束）[1, 3-6]	
4.在盂肱关节处水平屈曲上臂（三角肌前部肌束）[3-5]	
5.在盂肱关节处后伸上臂（三角肌后部肌束）[1, 3-7]	
6.在盂肱关节处外旋上臂（三角肌后部肌束）[1-6]	
7.在盂肱关节处水平后伸上臂（三角肌后部肌束）[3-5, 7]	

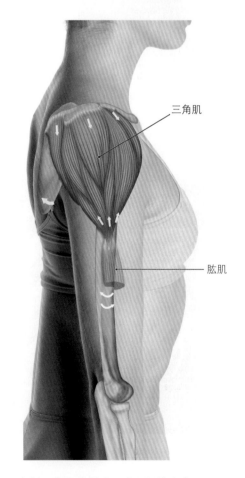

图11-9　右侧三角肌外侧观。肱肌近端虚化

喙肱肌

起点

- 肩胛骨喙突。
  - 顶端。

止点

- 内侧肱骨干。
  - 中段1/3。

功能

主要标准运动
1. 在盂肱关节处屈曲上臂[1-6]
2. 在盂肱关节处内收上臂[1, 4-6]

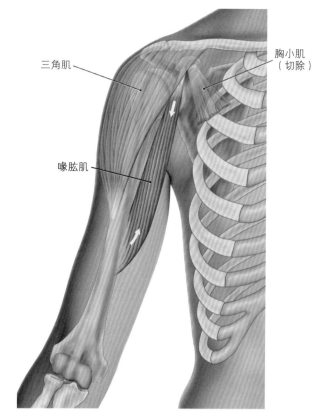

图11-10　右侧喙肱肌前面观。三角肌与胸小肌近端虚化

胸大肌

起点

- 锁骨内侧、胸骨、第1~7肋软骨。
  - 锁骨内侧1/2，腹外斜肌腱膜层。

止点

- 肱二头肌沟外侧唇。

功能

主要标准运动
1. 在盂肱关节处内收上臂[1-7]
2. 在盂肱关节处内旋上臂[1, 3-7]
3. 在盂肱关节处屈曲上臂（锁骨头）[1, 3-6]
4. 在盂肱关节处后伸上臂（胸肋头）[2-5, 7]

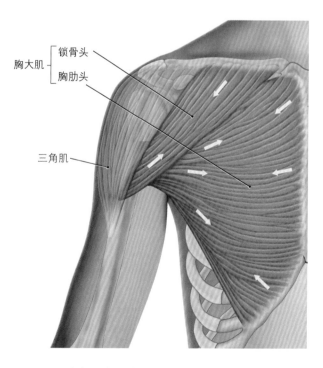

图11-11　右侧胸大肌前面观。三角肌虚化

背阔肌

起点

- T7~L5 棘突、骶骨背侧、髂嵴后侧。
  - 均通过胸腰筋膜。
  - 下3~4肋与肩胛骨下角。

止点

- 肱二头肌沟内侧唇。

功能

主要标准运动
1. 在盂肱关节处内旋上臂[1, 3-7]
2. 在盂肱关节处内收上臂[1-7]
3. 在盂肱关节处后伸上臂[1-7]

大圆肌

起点

- 肩胛骨下角与外侧缘下方。
  - 背面下方。

止点

- 肱二头肌沟内侧唇。

功能

主要标准运动
1. 在盂肱关节处内旋上臂[1, 3-7]
2. 在盂肱关节处内收上臂[2-7]
3. 在盂肱关节处后伸上臂[1, 3-7]

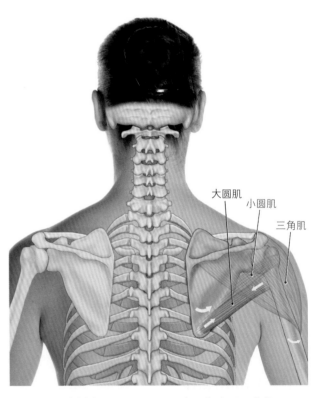

图11-13   右侧大圆肌后面观。三角肌与小圆肌虚化

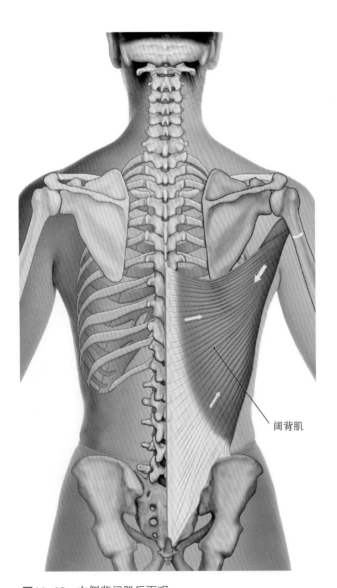

图11-12   右侧背阔肌后面观

冈上肌（肩袖肌群）

起点

- 肩胛骨冈上窝。
  - 内侧2/3。

止点

- 肱骨大结节。
  - 上部。

功能

主要标准运动
1. 在盂肱关节处外展上臂[1-7]
2. 在盂肱关节处屈曲上臂[3, 5]

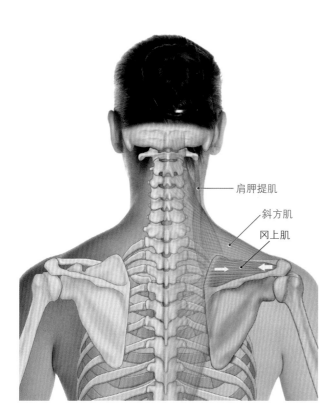

图11-14　右侧冈上肌后面观。斜方肌与肩胛提肌虚化

冈下肌（肩袖肌群）

起点

- 肩胛骨冈下窝。
  - 内侧2/3。

止点

- 肱骨大结节。
  - 中部。

功能

主要标准运动
在盂肱关节处外旋上臂[1-5, 7]

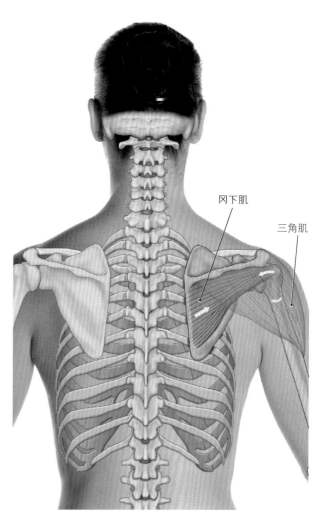

图11-15　右侧冈下肌背面观。三角肌虚化

小圆肌（肩袖肌群）

起点

- 肩胛骨外侧缘上方。
  - 背面上2/3。

止点

- 肱骨大结节。
  - 下部。

功能

主要标准运动
在盂肱关节处外旋上臂[1-4, 6, 7]

肩胛下肌（肩袖肌群）

起点

- 肩胛骨肩胛下窝。

止点

- 肱骨小结节。

功能

主要标准运动
在盂肱关节处内旋上臂[1, 3-7]

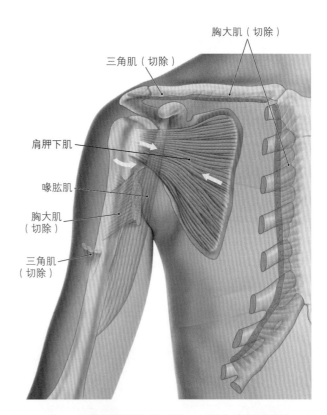

图11-17　右侧肩胛下肌前面观。大部分肋骨已移除，喙肱肌虚化，胸大肌与三角肌已切除及虚化

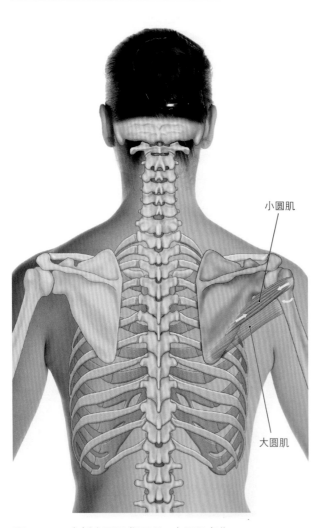

图11-16　右侧小圆肌背面观。大圆肌虚化

11.4　肘部与桡尺关节肌

肱二头肌

起点

- 长头：肩胛骨盂上结节。
- 短头：肩胛骨喙突。
  - 尖端。

止点

- 桡骨粗隆。
  - 肱二头肌腱膜进入覆盖屈肌总腱/肌腹的深层筋膜。

功能

主要标准运动
1. 在肘关节处屈曲前臂[1-6]
2. 在桡尺关节处旋后前臂[1-5, 7]
3. 在盂肱关节处屈曲上臂[1-7]

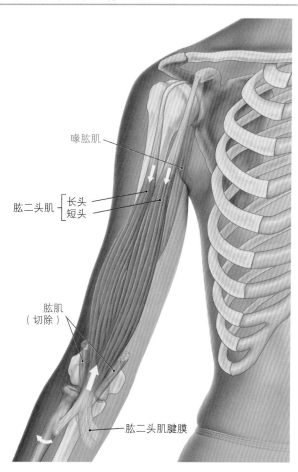

图11-18　右侧肱二头肌前面观。喙肱肌与肱肌远端虚化

肱肌

起点

- 肱骨干前侧远端1/3。

止点

- 尺骨粗隆。
  - 尺骨冠突。

功能

主要标准运动
在肘关节处屈曲前臂[1-7]

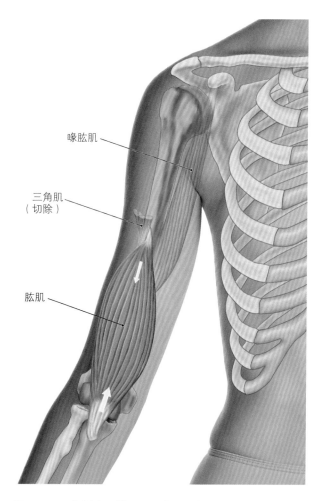

图11-19　右侧肱肌前面观。喙肱肌与三角肌远端虚化

11

肱桡肌（桡侧肌群）

起点

- 肱骨外侧髁上嵴。
  - 近端2/3。

止点

- 桡骨茎突。
  - 外侧。

功能

主要标准运动
1. 在肘关节处屈曲前臂[1-7]
2. 在桡尺关节处旋后前臂[2-7]
3. 在桡尺关节处旋前前臂[2-7]

11

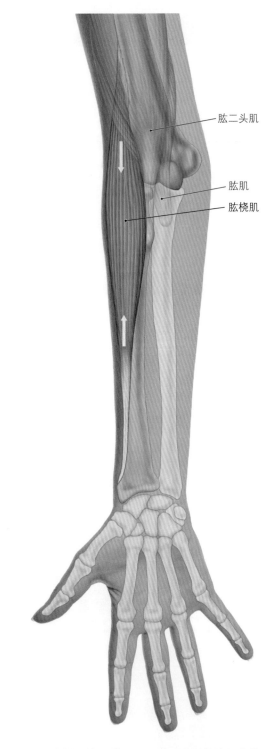

肱二头肌

肱肌

肱桡肌

图11-20　右侧肱桡肌前面观。肱二头肌与肱肌虚化

肱三头肌

起点

- 长头：肩胛骨盂下结节。
- 外侧头：肱骨后侧骨干。
  - 近端1/3。
- 内侧头：肱骨后侧骨干。
  - 远端2/3。

止点

- 尺骨鹰嘴。

功能

主要标准运动
1. 在肘关节处后伸前臂[1-7]
2. 在盂肱关节处后伸上臂（长头）[1-7]

肘肌

起点

- 肱骨外上髁。

止点

- 尺骨近端后侧。
  - 尺骨鹰嘴外侧与尺骨后侧近端 1/4。

功能

主要标准运动
在肘关节处后伸前臂[1-7]

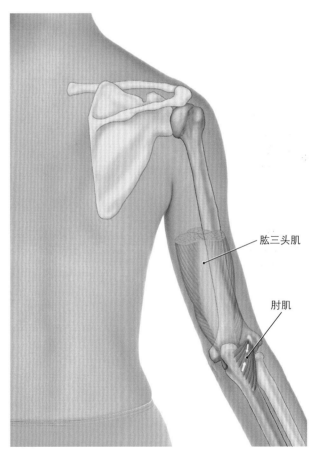

图11-22　右侧肘肌后面观。肱三头肌已切除与隐藏

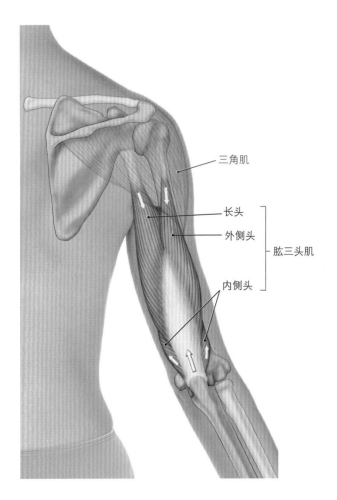

图11-21　右侧肱三头肌表面观。三角肌虚化

旋前圆肌

起点

- 肱骨头：肱骨内上髁（经过屈肌总腱）。
  - 肱骨内侧髁上嵴。
- 尺骨头：尺骨冠突。
  - 内侧面。

止点

- 桡骨外侧。
  - 中段1/3。

功能

主要标准运动
1. 在桡尺关节处旋前前臂[1-7]
2. 在肘关节处屈曲前臂[1-7]

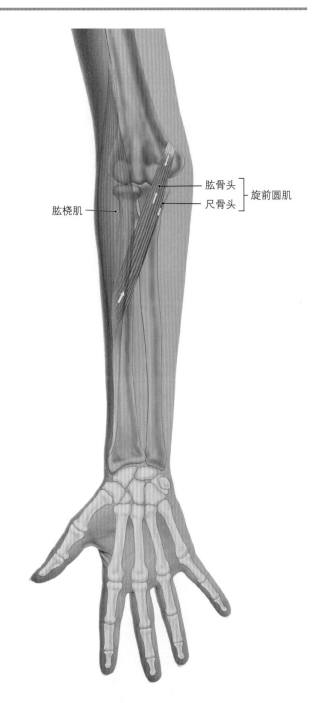

图11-23　右侧旋前圆肌前面观。肱桡肌虚化

旋前方肌

起点

- 尺骨远端前侧。
  - 远端1/4。

止点

- 桡骨远端前侧。
  - 远端 1/4。

功能

主要标准运动
在桡尺关节处旋前前臂[1-4, 6, 7]

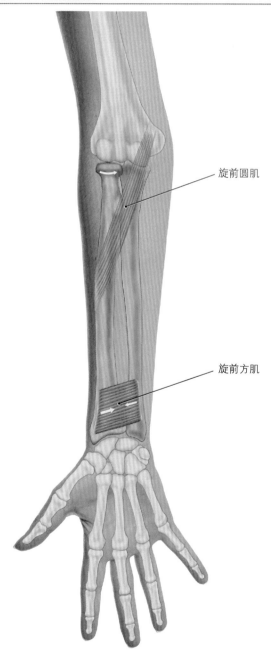

图11-24 右侧旋前方肌前面观。旋前圆肌虚化

旋后肌

起点

- 肱骨外上髁与尺骨近端。
  - 尺骨旋后肌嵴。

止点

- 桡骨近端。
  - 后侧、外侧、前侧的近端1/3。

功能

主要标准运动
在桡尺关节处旋后前臂[1-7]

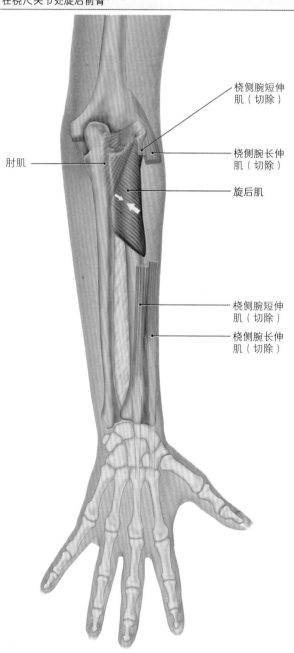

图11-25 右侧旋后肌后面观。肘肌虚化，桡侧腕长伸肌与桡侧腕短伸肌已切除与隐藏

11

11.5 腕关节肌

桡侧腕屈肌（腕屈肌群）

起点

- 起自肱骨内上髁，经过屈肌总腱。

止点

- 手掌桡侧前面。
  - 第2和第3掌骨底前面。

功能

主要标准运动
1. 屈腕 [1-7]
2. 手在腕关节处桡偏 [1-7]

掌长肌（腕屈肌群）

起点

- 肱骨内上髁，经过屈肌总腱。

止点

- 手掌。
  - 手掌腱膜和屈肌支持带。

功能

主要标准运动
屈腕 [1-7]

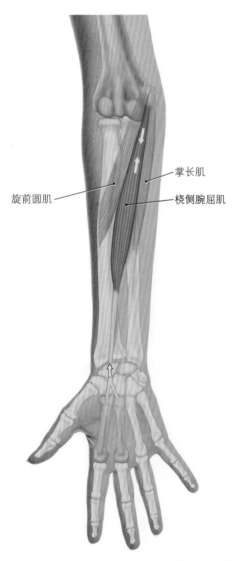

图11-26 右侧桡侧腕屈肌前面观。旋前圆肌和掌长肌虚化

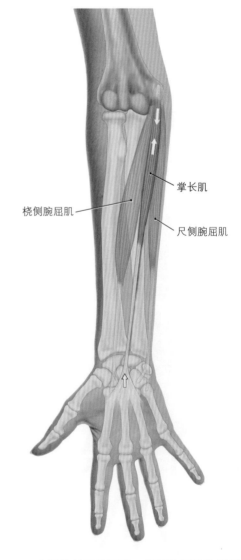

图11-27 右侧掌长肌前面观。桡侧腕屈肌和尺侧腕屈肌虚化

尺侧腕屈肌（腕屈肌群）

起点

- 肱骨内上髁，经过屈肌总腱和尺骨。
  - 鹰嘴内缘和尺骨背面近端2/3处。

止点

- 手掌尺侧前面。
  - 豌豆骨、钩骨钩和第5掌骨底。

功能

主要标准运动
1. 屈腕[1-7]
2. 手在腕关节处尺偏[1-7]

桡侧腕长伸肌（桡侧腕伸肌群）

起点

- 肱骨外侧髁上嵴。
  - 远端1/3处。

止点

- 手桡侧后部。
  - 第2掌骨底背面。

功能

主要标准运动
1. 伸腕[1-7]
2. 手在腕关节处桡偏[1-7]

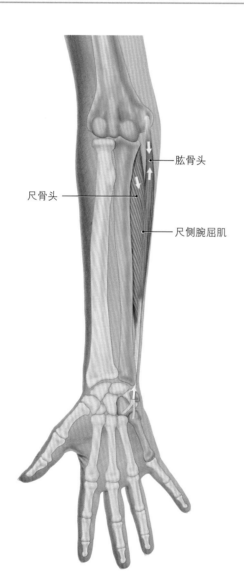

肱骨头

尺骨头

尺侧腕屈肌

图11-28　右侧尺侧腕屈肌前面观

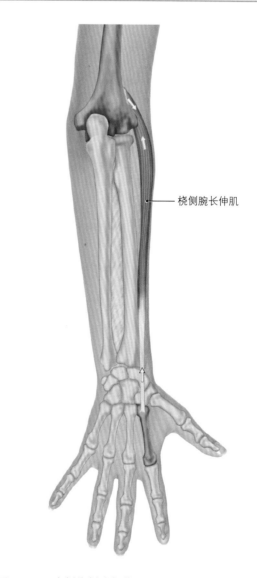

桡侧腕长伸肌

图11-29　右侧桡侧腕长伸肌后面观

11

桡侧腕短伸肌（桡侧腕伸肌群）

起点

- 起于肱骨外上髁，经过屈肌总腱。

止点

- 手桡侧背面。
    - 第3掌骨底背面。

功能

主要标准运动
1. 伸腕[1-7]
2. 手在腕关节处桡偏[1-6]

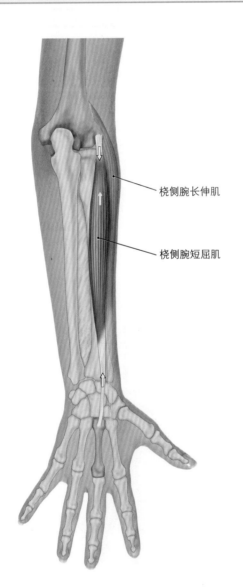

桡侧腕长伸肌

桡侧腕短屈肌

图11-30　右侧桡侧腕短伸肌后面观。桡侧腕长伸肌虚化

尺侧腕伸肌（腕伸肌群）

起点

- 肱骨外上髁，经过屈肌总腱和尺骨。
    - 尺骨背面中部1/3处。

止点

- 手尺侧背面。
    - 第2掌骨底背面。

功能

主要标准运动
1. 伸腕[1-7]
2. 手在腕关节处尺偏[1-7]

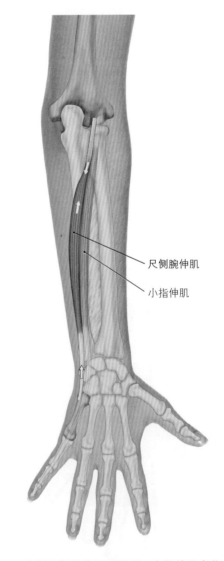

尺侧腕伸肌

小指伸肌

图11-31　右侧尺侧腕伸肌后面观。小指伸肌虚化

11.6 指关节非固有肌

指浅屈肌

起点

- 肱骨内上髁，经过屈肌总腱和尺骨、桡骨前面。
  - 肱骨头：肱骨内上髁（经过屈肌总腱）和尺骨冠突。
  - 桡骨头：桡骨柄前面近端1/2处（从远端开始到桡骨结节）。

止点

- 第2~5指前面。
  - 4条肌腱，每条又分为2条附着于中节指骨前表面两侧。

功能

主要标准运动
1. 在掌指关节和近端指骨间关节处屈曲第2~5指[1-7]
2. 屈腕[1-7]

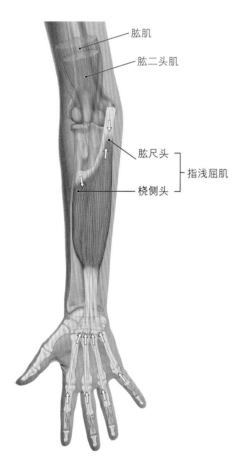

图11-32 右侧指浅屈肌前面观。肱二头肌远端和肱肌虚化

指深屈肌

起点

- 尺骨内侧面和前面。
  - 近端1/2处（尺骨结节近端）和骨间膜。

止点

- 第2~5指前面。
  - 远端指骨。

功能

主要标准运动
1. 在掌指关节、近端指骨间关节和远端指骨间关节处屈第2~5指[1-7]
2. 屈腕[1, 2, 4-7]

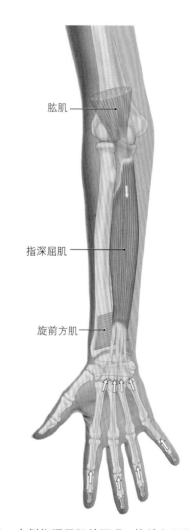

图11-33 右侧指深屈肌前面观。旋前方肌和肱肌远端虚化

拇长屈肌

起点

- 桡骨前面。
- 骨间膜、肱骨内上髁、尺骨冠突。

止点

- 止于拇指。
  - 远节指骨底前面。

功能

主要标准运动
1. 在腕掌关节、掌指关节和指骨间关节处屈拇指[1-7]
2. 屈腕[2, 4, 7]

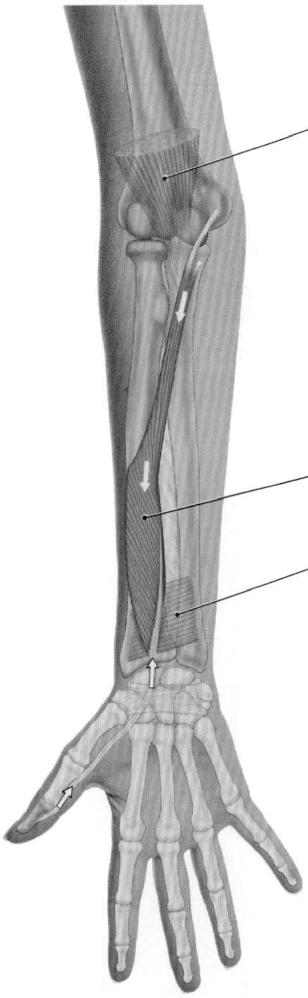

指伸肌

起点

- 肱骨外上髁，经过伸肌总腱。

止点

- 第2~5指骨。
  - 经指背腱膜到中节指骨和远节指骨背面。

功能

主要标准运动
1. 在掌指关节、近端指骨间关节和远端指骨间关节处伸第2~5指[1-7]
2. 伸腕[1-7]

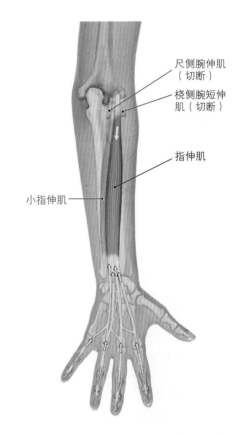

肱肌

拇长屈肌

旋前方肌

尺侧腕伸肌（切断）

桡侧腕短伸肌（切断）

指伸肌

小指伸肌

图11-35 右侧指伸肌后面观。小指伸肌和切断的尺侧腕伸肌和桡侧腕短伸肌虚化

图11-34 右侧拇长屈肌前面观。旋前方肌和肱肌远端虚化

11

小指伸肌

起点

• 肱骨外上髁，经伸肌总腱。

止点

• 小指（第5指）指骨。
    • 附着于尺侧的指伸肌腱（经指背腱膜附着于中节和远节指骨背面）。

功能

主要标准运动
1. 在掌指关节、近端指骨间关节和远端指骨间关节处伸小指（第5指）[1, 2, 4, 6, 7]
2. 伸腕[1, 2, 4, 7]

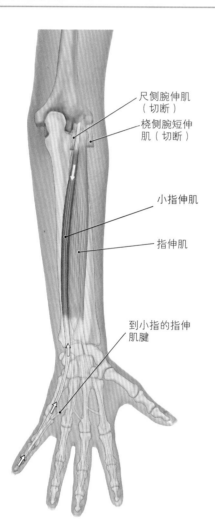

图11-36　右侧小指伸肌后面观。指伸肌和切断的尺侧腕伸肌，以及切断的桡侧腕短伸肌虚化

拇长展肌（4块远端深层肌之一）

起点

• 桡骨和尺骨背面。
    • 约在桡骨、尺骨和骨间膜背面中间1/3处。

止点

• 拇指。
    • 第1掌骨底外侧。

功能

主要标准运动
1. 在腕掌关节处外展拇指[1-4, 6, 7]
2. 在腕掌关节处伸拇指[1-4, 6]

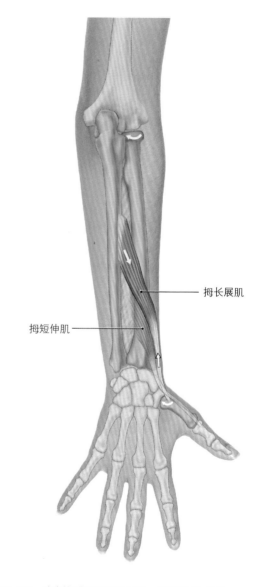

图11-37　右侧拇长展肌后面观。拇短伸肌虚化

拇短伸肌（4块远端深层肌之一）

起点

- 桡骨背面。
  - 远端1/3处和相邻的骨间膜。

止点

- 拇指。
  - 近节指骨底后外侧。

功能

主要标准运动
1. 在掌指关节和腕掌关节处伸拇指[1-4, 6, 7]
2. 在腕掌关节处外展拇指[3, 4, 6, 7]

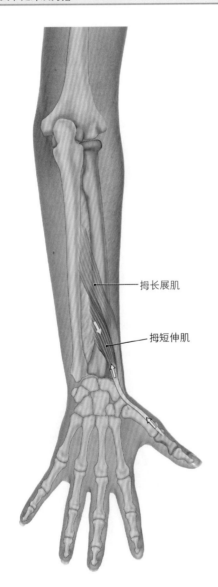

图11–38　右侧拇短伸肌后面观。拇长展肌虚化

拇长伸肌（4块远端深层肌之一）

起点

- 尺骨背面。
  - 中间1/3和相邻的骨间膜。

止点

- 拇指。
  - 经指背腱膜到拇指远节指骨底背面。

功能

主要标准运动
在腕掌关节、掌指关节和指骨间关节处伸拇指[1-4, 6, 7]

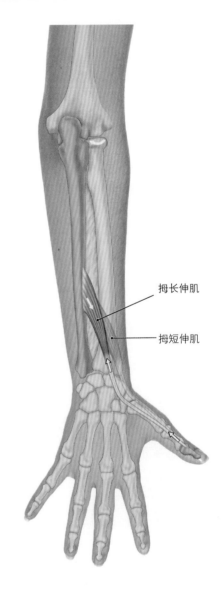

图11–39　右侧拇长伸肌后面观。拇短伸肌虚化

示指伸肌（4块远端深层肌之一）

起点

- 尺骨背面。
  - 远端1/3和骨间膜。

止点

- 示指（第2指）。
  - 附着于指伸肌腱尺侧（经指背腱膜附着于示指的中节指骨和远节指骨背面）。

功能

主要标准运动
1. 在掌指关节、近端指骨间关节和远端指骨间关节处伸示指[1, 2, 4-7]
2. 伸腕[1, 2, 4, 7]

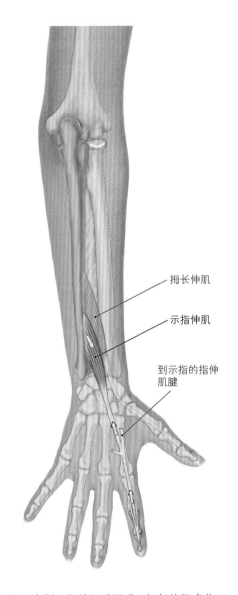

拇长伸肌

示指伸肌

到示指的指伸肌腱

图11-40 右侧示指伸肌后面观。拇长伸肌虚化

11

11.7　指关节固有肌

拇短展肌（鱼际肌群）

起点

- 屈肌支持带、手舟骨和大多角骨。
  - 舟状骨结节和大多角骨结节。

止点

- 拇指近节指骨。
  - 近节指骨底桡侧（外侧）面和指背腱膜。

功能

主要标准运动
在腕掌关节处外展拇指[1-4, 6]

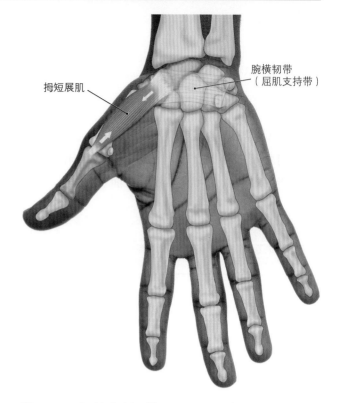

图11-41　右手拇短展肌前面观

拇短屈肌（鱼际肌群）

起点

- 屈肌支持带和大多角骨。

止点

- 拇指近节指骨。
  - 近节指骨底桡侧（外侧）面。

功能

主要标准运动
在腕掌关节和掌指关节处屈拇指[1-4, 6]

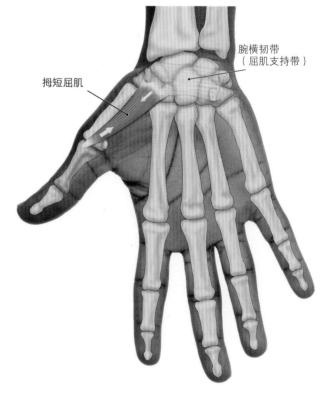

图11-42　右手拇短屈肌前面观

拇对掌肌（鱼际肌群）

起点

- 屈肌支持带和大多角骨。
  - 大多角骨结节。

止点

- 第1掌骨（拇指掌骨）。
  - 前面和桡侧（外侧）面边缘。

功能

主要标准运动
在腕掌关节处使拇指对掌[2-6]

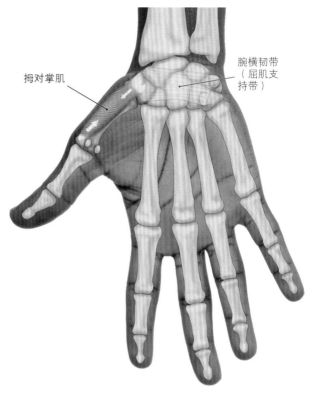

拇对掌肌

腕横韧带（屈肌支持带）

图11-43 右手拇对掌肌前面观

小指展肌（小鱼际肌群）

起点

- 豌豆骨。
  - 尺侧腕屈肌腱。

止点

- 小指（第5指）近节指骨。
  - 小指近节指骨底的尺侧（内侧）面和指背腱膜。

功能

主要标准运动
在掌指关节处外展小指[1-4, 6, 7]

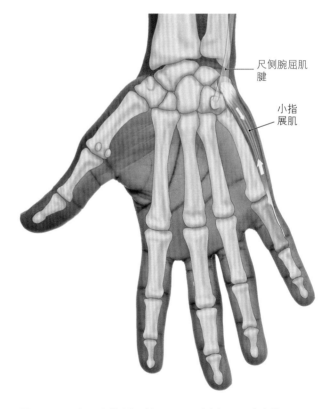

尺侧腕屈肌腱

小指展肌

图11-44 右手小指展肌前面观。尺侧腕屈肌腱虚化

小指短屈肌（小鱼际肌群）

起点

- 屈肌支持带和钩骨。
  - 钩骨钩。

止点

- 第5指近节指骨。
  - 近节指骨底尺侧（内侧）面。

功能

主要标准运动
在掌指关节处屈小指[1-4, 6]

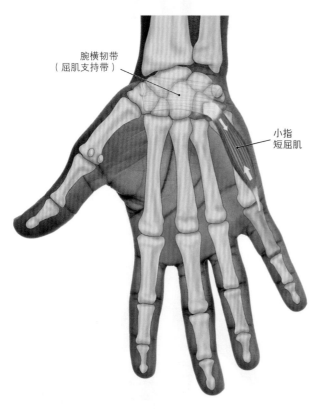

腕横韧带
（屈肌支持带）

小指
短屈肌

图11-45　右手小指短屈肌前面观

小指对掌肌（小鱼际肌群）

起点

- 屈肌支持带和钩骨。
  - 钩骨钩。

止点

- 第5掌骨。
  - 第5掌骨前面和尺侧（内侧）边缘。

功能

主要标准运动
在腕掌关节处使小指对掌[1-4, 6]

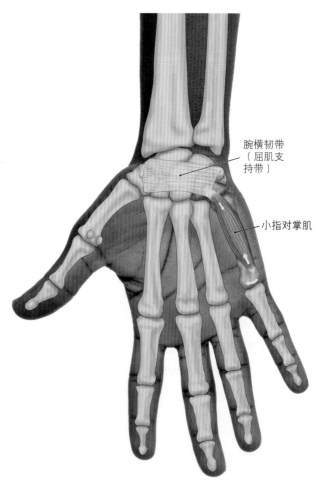

腕横韧带
（屈肌支
持带）

小指对掌肌

图11-46　右手小指对掌肌前面观

拇收肌（中间肌群）

起点

- 第3掌骨。
  - 斜头：第2和第3掌骨前面和头状骨。
  - 横头：第3掌骨前面远端2/3处。

止点

- 拇指近节指骨。
  - 斜头：近节指骨底内侧和指背腱膜。
  - 横头：近节指骨底内侧。

功能

主要标准运动
在腕掌关节处内收拇指[1-6]

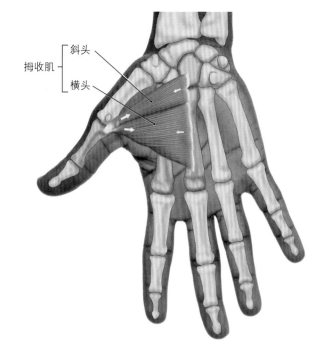

图11-47　右手拇收肌前面观

蚓状肌（中间肌群）

起点

- 指深屈肌远端肌腱。
  - 第1蚓状肌：第2指肌腱桡侧（外侧）。
  - 第2蚓状肌：第3指肌腱桡侧。
  - 第3蚓状肌：第3指肌腱尺侧（内侧）和第4指肌腱桡侧。
  - 第4蚓状肌：第4指肌腱尺侧和第5指肌腱桡侧。

止点

- 指伸肌远端肌腱（指背腱膜）。
  - 桡侧肌腱移行于指背腱膜。
    - 第1蚓状肌：并入第2指肌腱。
    - 第2蚓状肌：并入第3指肌腱。
    - 第3蚓状肌：并入第4指肌腱。
    - 第4蚓状肌：并入第5指肌腱。

功能

主要标准运动
1. 在近端指骨间关节和远端指骨间关节处伸第 2~5 指[1-7]
2. 在掌指关节处屈第 2~5 指

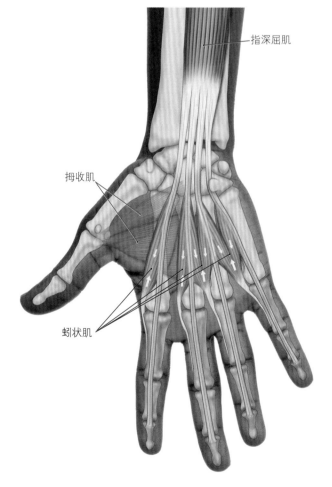

图11-48　右手蚓状肌前面观。拇收肌虚化

骨间掌侧肌（中间肌群）

起点

- 第2、4、5掌骨。
  - 掌骨前侧及"中指侧"。
    - 第一条：附着于第2指掌骨。
    - 第二条：附着于第4指掌骨。
    - 第三条：附着于第5指掌骨。

止点

- 第2、4、5指的近节指骨"中指侧"。
  - 近节指骨底和指背腱膜。
    - 第一条：附着于第2指。
    - 第二条：附着于第4指。
    - 第三条：附着于第5指。

功能

主要标准运动
在掌指关节处内收第2、4、5指[1-7]

骨间背侧肌（中间肌群）

起点

- 第1~5掌骨。
  - 相邻2块掌骨侧面。
    - 第一条：附着于第1和第2掌骨。
    - 第二条：附着于第2和第3掌骨。
    - 第三条：附着于第3和第4掌骨。
    - 第四条：附着于第4和第5掌骨。

止点

- 第2、3、4指的近节指骨侧面，背向以中指为中心线的侧面。
  - 第一条：附着于第2指外侧面。
  - 第二条：附着于第3指外侧面。
  - 第三条：附着于第3指内侧面。
  - 第四条：附着于第4指内侧面。

功能

主要标准运动
在掌指关节处外展第2~4指[1-7]

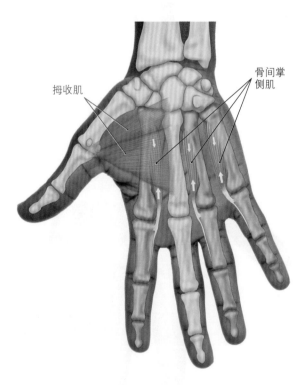

图11-49 右手骨间掌侧肌前面观。拇收肌虚化

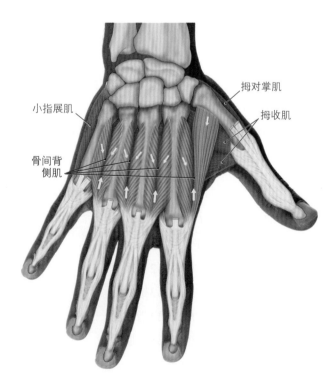

图11-50 右手骨间背侧肌后面观。拇收肌、拇对掌肌和小指展肌虚化

掌短肌

起点

• 屈腕支持带和掌腱膜。

止点

• 手掌尺侧（内侧）缘皮肤。

功能

主要标准运动

使皮肤产生皱褶[1, 2, 6]

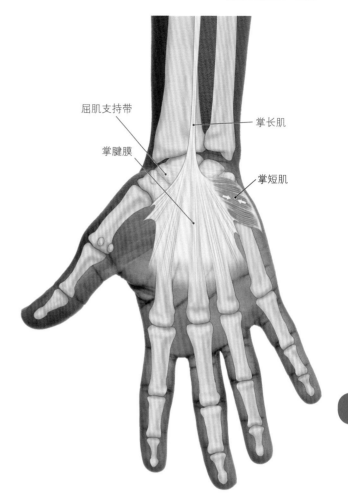

图11-51　右手掌短肌前面观

屈肌支持带

掌腱膜

掌长肌

掌短肌

11

11.8　脊柱关节肌

全脊柱

竖脊肌群

起点

- 骨盆。

止点

- 脊柱、胸廓和头。

功能

主要标准运动	主要反向运动
1. 伸展躯干、颈和头[1-5, 7]	在腰骶连结处前倾骨盆，并伸展下段脊柱（相对于上段脊柱）[2-5, 7]
2. 侧屈躯干、颈和头[1-5, 7]	

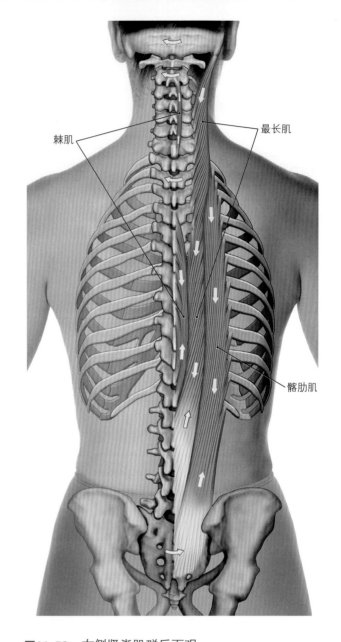

图11-52　右侧竖脊肌群后面观

棘肌

最长肌

髂肋肌

髂肋肌（竖脊肌群）

起点

- 全部髂肋肌：骶骨、髂嵴和第3~12肋。
  - 腰髂肋肌：髂嵴中部，骶嵴中部和外侧。
  - 胸髂肋肌：第7~12肋骨角。
  - 颈髂肋肌：第3~6肋骨角。

止点

- 全部髂肋肌：第1~12肋和C4~C7横突。
  - 腰髂肋肌：第7~12肋骨角。
  - 胸髂肋肌：第1~6肋骨角和C7横突。
  - 颈髂肋肌：C4~C6横突。

功能

主要标准运动	主要反向运动
1. 伸展躯干、颈和头[2-6]	在腰骶关节处前倾骨盆，并使下段脊柱伸展（相对于上段脊柱）[2-6]
2. 侧屈躯干、颈和头[2-6]	

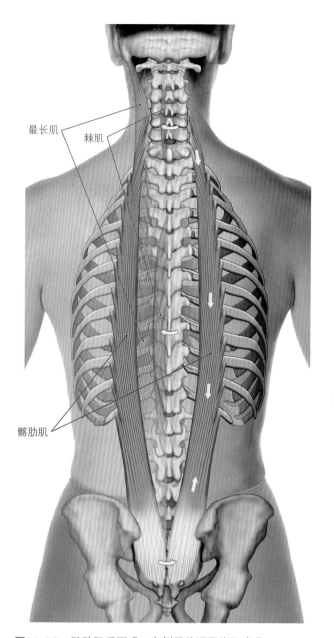

最长肌

棘肌

髂肋肌

图11-53 髂肋肌后面观。左侧另外两竖脊肌虚化

最长肌（竖脊肌群）

起点

- 全部最长肌：骶骨、髂嵴、L1~L5和T1~T5横突、C5~C7关节突。
  - 胸最长肌：髂嵴中部，骶骨后面和L1~L5横突。
  - 颈最长肌：T1~T5横突。
  - 头最长肌：T1~T5横突和C5~C7关节突。

止点

- 全部最长肌：第4~12肋、T1~T12和C2~C6横突、颞骨乳突。
  - 胸最长肌：T1~T12横突和第4~12肋（肋骨结节和肋骨角之间）。
  - 颈最长肌：C2~C6横突（后结节）。
  - 头最长肌：颞骨乳突。

功能

主要标准运动	主要反向运动
1. 伸展躯干、颈和头[2-6]	在腰骶连结处前倾骨盆，并使下段脊柱伸展（相对于上段脊柱）[2-6]
2. 侧屈躯干、颈和头[2-6]	

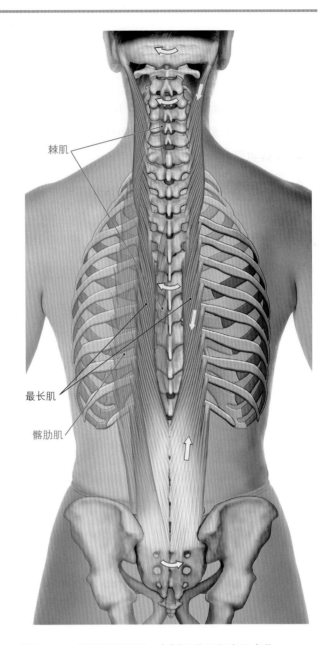

棘肌

最长肌

髂肋肌

图11-54　最长肌后面观。左侧另外两竖脊肌虚化

棘肌（竖脊肌群）

起点

- 全部棘肌：T11~L2棘突、C7棘突、项韧带。
  - 胸棘肌：T11~L2棘突。
  - 颈棘肌：项韧带下部和C7棘突。
  - 头棘肌：通常认为是头半棘肌的中间部分。

止点

- 全部棘肌：T4~T8棘突、C2棘突。
  - 胸棘肌：T4~T8棘突。
  - 颈棘肌：C2棘突。
  - 头棘肌：通常认为是头半棘肌的中间部分。

功能

主要标准运动
1. 伸展躯干、颈和头 [2-6]
2. 侧屈躯干和颈 [2-5]

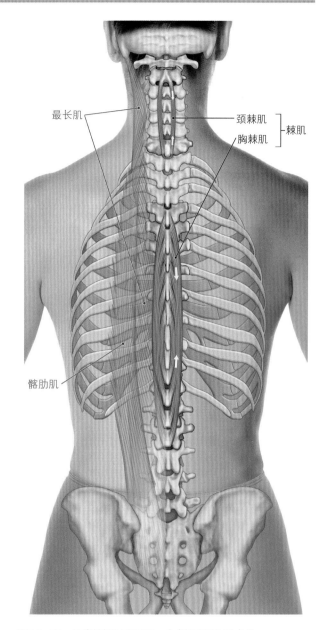

图11-55 双侧棘肌后面观。左侧两竖脊肌虚化

11

横突棘肌群

起点

- 骨盆。

止点

- 脊柱和头。
  - 通常从下位椎骨横突移行至上位椎骨棘突。

功能

主要标准运动	主要反向运动
1. 伸展躯干、颈和头 [1-4,7]	在腰骶连结处前倾骨盆，并使下段脊柱伸展（相对于上段脊柱）[2-4]
2. 侧屈躯干、颈和头 [2-4]	
3. 对侧旋转躯干和颈 [2-4]	

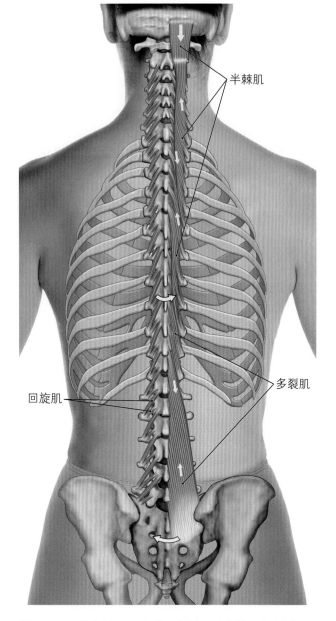

半棘肌

多裂肌

回旋肌

图11-56 横突棘肌后面观。右侧可见半棘肌和多裂肌，左侧可见回旋肌

11

半棘肌（横突棘肌群）

起点

- 全部半棘肌：C7~T10横突、C4~C6关节突。
  - 胸半棘肌：T6~T10横突。
  - 颈半棘肌：T1~T5横突。
  - 头半棘肌：C7~T6横突、C4~C6关节突。

止点

- 全部半棘肌：C2~T4棘突、枕骨（下方附着点之上5~6个脊柱节段）。
  - 胸半棘肌：C6~T4棘突。
  - 颈半棘肌：C2~C5棘突。
  - 头半棘肌：枕骨的上、下项线之间。

功能

主要标准运动
1. 伸展躯干、颈和头[1-7]
2. 侧屈躯干、颈和头[2-4]
3. 对侧旋转躯干和颈[2-6]

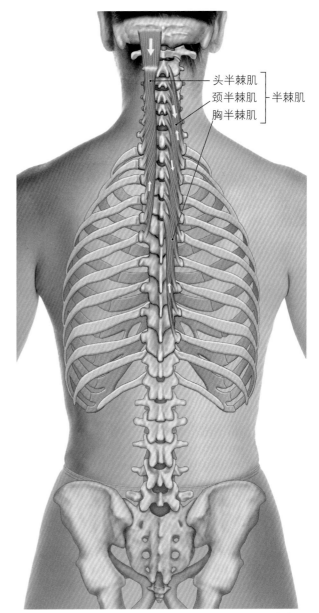

图11-57 半棘肌后面观。胸半棘肌和颈半棘肌见右侧，头半棘肌见左侧

头半棘肌 ⎫
颈半棘肌 ⎬ 半棘肌
胸半棘肌 ⎭

11

多裂肌（横突棘肌群）

起点

- 骶骨后侧、髂后上棘、骶髂韧带后侧、L5~C4椎骨。
    - 腰椎区域：所有的乳突（不是横突）。
    - 胸椎区域：所有的横突。
    - 颈椎区域：C4~C7关节突（不是横突）。

止点

- 比下部附着点高3~4个节段的椎骨棘突。

功能

主要标准运动	主要反向运动
1. 伸展躯干和颈部的脊柱关节[1-7]	在腰骶连结处前倾骨盆，伸展下段脊柱（相对于上段脊柱[2-7]）
2. 侧屈躯干和颈部的脊柱关节[2-5]	
3. 对侧旋转躯干和颈部的脊柱关节[2-6]	

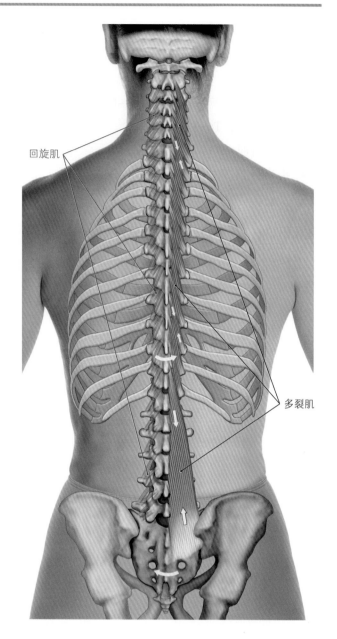

回旋肌

多裂肌

图11-58   右侧多裂肌后面观。左侧回旋肌虚化

回旋肌（横突棘肌群）

起点

• 横突（下方）。

止点

• 椎弓板（上方）。
  • 下方附着点的上1~2个节段。

功能

主要标准运动
1. 对侧旋转躯干和颈部的脊柱关节[2-6]
2. 伸展躯干和颈部的脊柱关节[1-6]
3. 侧屈躯干和颈部的脊柱关节[2-4]

棘间肌

起点

• 棘突。

止点

• 上方的棘突。
  • 颈椎区域：在C2~T1之间有6对棘间肌。
  • 胸椎区域：在T1~T2和T11~T12之间有2对棘间肌。
  • 腰椎区域：在L1~L5之间有4对棘间肌。

功能

主要标准运动
伸展颈部和躯干的脊柱关节[2, 3, 6]

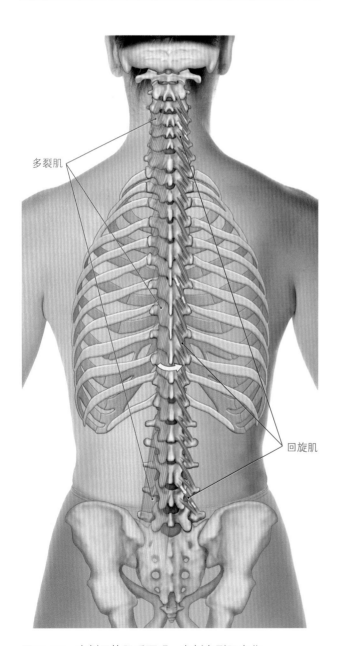

图11-59　右侧回旋肌后面观。左侧多裂肌虚化

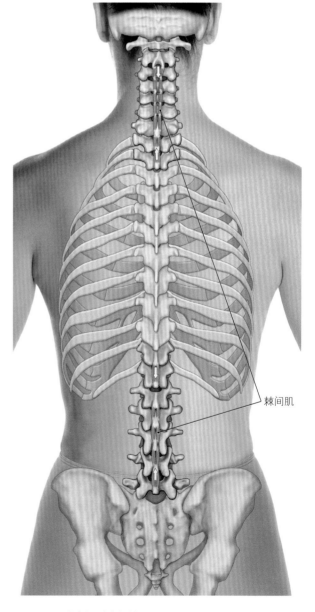

图11-60　左侧和右侧棘间肌后面观

横突间肌

起点

- 横突。

止点

- 上方的横突。
  - 颈椎区域：在身体两侧的C1和T1之间有7对横突间肌（前、后组）。
  - 胸椎区域：在身体两侧的T10和L1之间有3对横突间肌。
  - 腰椎区域：在身体两侧的L1和L5之间有4对横突间肌（内、外侧组）。

功能

主要标准运动
侧屈颈部和躯干的脊柱关节[2-4, 6, 7]

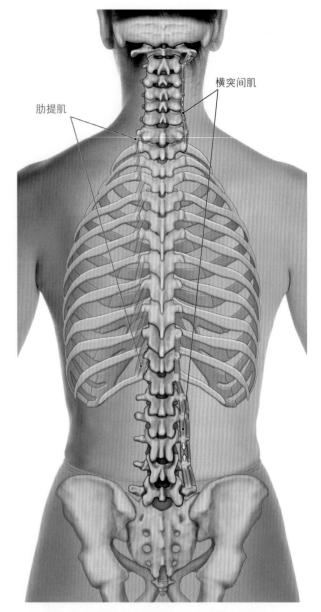

图11-61　右侧横突间肌后面观。左侧肋提肌虚化

肋提肌

横突间肌

颈部

胸锁乳突肌

起点

* 胸骨头：胸骨柄。
  * 前上面。
* 锁骨头：锁骨内侧。
  * 内侧1/3。

止点

* 颞骨乳突。
  * 以及枕骨上项线的外侧1/2。

功能

主要标准运动
1. 屈曲下颈部的脊柱关节[1-7]
2. 伸展上颈部和头部的脊柱关节[1, 2, 4-7]
3. 侧屈颈部和头部的脊柱关节[1-7]
4. 对侧旋转颈部和头部的脊柱关节[1-7]

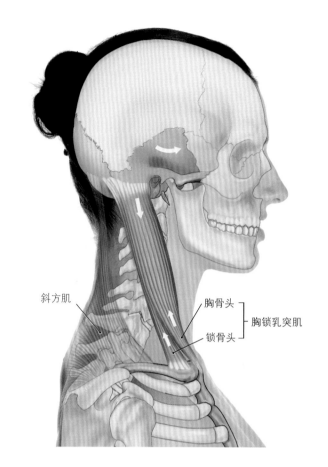

斜方肌

胸骨头
锁骨头
胸锁乳突肌

图11-62　右侧胸锁乳突肌侧面观。斜方肌虚化

前斜角肌（斜角肌群）

起点

* 颈椎横突。
  * C3~C6前结节。

止点

* 第1肋。
  * 内缘的斜角肌结节。

功能

主要标准运动	主要反向运动
1. 屈曲颈部的脊柱关节[1-7]	抬高第1肋的胸肋和肋椎关节[1-7]
2. 侧屈颈部的脊柱关节[1-7]	

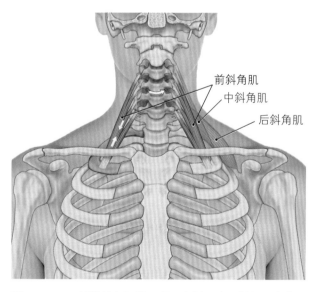

前斜角肌
中斜角肌
后斜角肌

图11-63　双侧前斜角肌前面观。左侧另外两斜角肌虚化

11

中斜角肌（斜角肌群）

起点

- 颈椎横突。
  - C2~C7后结节。

止点

- 第1肋。
  - 上面。

功能

主要标准运动	主要反向运动
1. 屈曲颈部的脊柱关节 [2-5]	抬高第1肋的胸肋和肋椎关节 [1-7]
2. 侧屈颈部的脊柱关节 [1, 2, 4-6]	

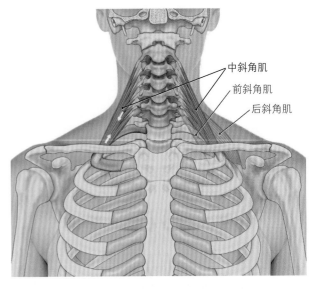

图11-64　双侧中斜角肌前视图。左侧另外两斜角肌虚化

中斜角肌
前斜角肌
后斜角肌

后斜角肌（斜角肌群）

起点

- 颈椎横突。
  - C5~C7后结节。

止点

- 第2肋。
  - 外侧面。

功能

主要标准运动	主要反向运动
侧屈颈部的脊柱关节 [1-7]	抬高第2肋的胸肋和肋椎关节 [1-7]

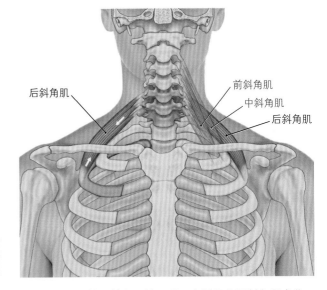

图11-65　双侧后斜角肌前面观。左侧另外两斜角肌虚化

后斜角肌
前斜角肌
中斜角肌
后斜角肌

颈长肌（椎前肌群）

起点

- 整块肌肉：横突、C3~T3椎体前缘。
  - 斜上部：
    - C3~C5横突。
  - 斜下部：
    - T1~T3椎体前缘。
  - 垂直部：
    - C5~T3椎体前缘。

止点

- 整块肌肉：横突、C2~C6椎体前缘、C1前弓。
  - 斜上部：
    - C1前弓。
  - 斜下部：
    - C5~C6横突。
  - 垂直部：
    - C2~C4椎体前缘。

功能

主要标准运动
屈曲颈部的脊柱关节[1-7]

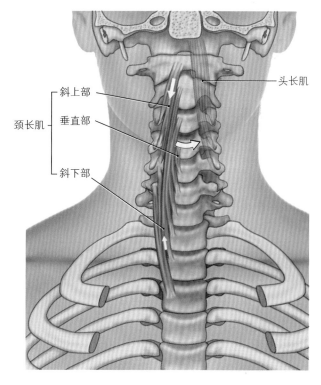

图11-66　右侧颈长肌前面观。左侧头长肌虚化

头长肌（椎前肌群）

起点

- 颈椎横突。
  - C3~C5前结节。

止点

- 枕骨。
  - 枕骨底下表面（枕骨大孔前面）。

功能

主要标准运动
屈曲颈部和头部的脊柱关节[1-7]

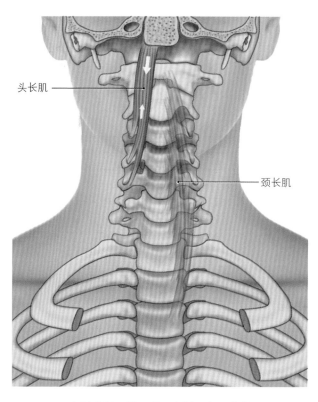

图11-67　右侧头长肌前面观。左侧颈长肌虚化

头前直肌（椎前肌群）

起点

- 寰椎（C1）。
  - 横突基部的前表面。

止点

- 枕骨。
  - 枕骨底下表面（枕骨大孔前面）。

功能

主要标准运动
屈曲寰枕关节[1-7]

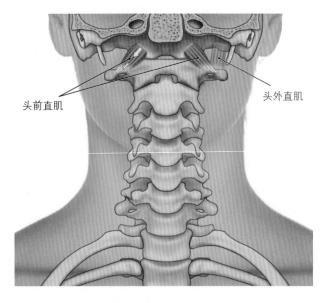

图11-68 双侧头前直肌前面观。左侧头外直肌虚化

头外直肌（椎前肌群）

起点

- 寰椎（C1）。
  - 横突上表面。

止点

- 枕骨。
  - 枕骨颈静脉突下表面。

功能

主要标准运动
侧屈寰枕关节[1-7]

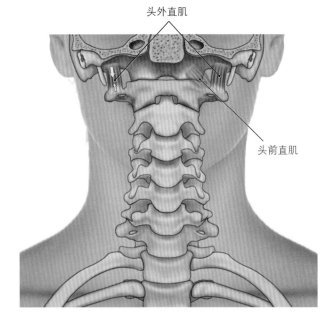

图11-69 双侧头外直肌前面观。左侧头前直肌虚化

头夹肌

起点

- C3~C6项韧带、C7~T4棘突。

止点

- 颞骨乳突、枕骨。
  - 枕骨上项线的外侧1/3。

功能

主要标准运动
1. 伸展颈部和头部的脊柱关节[1-7]
2. 侧屈颈部和头部的脊柱关节[2-4, 6]
3. 同侧旋转颈部和头部的脊柱关节[1-7]

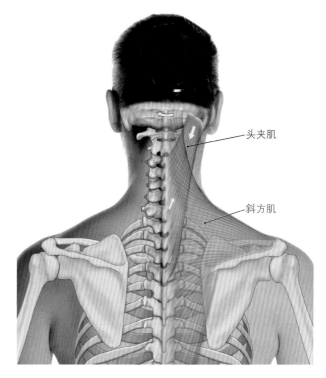

图11-70　右侧头夹肌后面观。斜方肌虚化

颈夹肌

起点

- T3~T6棘突。

止点

- C1~C3横突。
  - 横突后结节。

功能

主要标准运动
1. 伸展颈部的脊柱关节[1-7]
2. 侧屈颈部的脊柱关节[2-6]
3. 同侧旋转颈部和头部的脊柱关节[1-7]

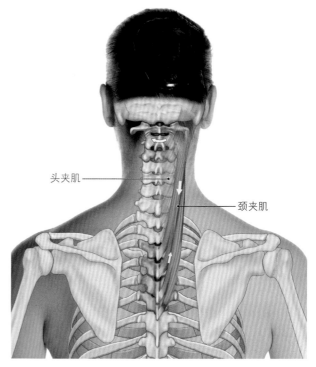

图11-71　右侧颈夹肌后面观。头夹肌虚化

头后大直肌（枕骨下肌群）

起点

- 枢椎（C2）棘突。

止点

- 枕骨。
  - 下项线外侧1/2。

功能

主要标准运动
伸展头部的寰枕关节[1-7]

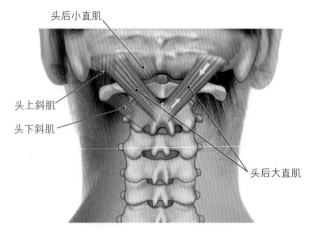

图11-72　双侧头后大直肌后面观。左侧其他3条枕骨下肌虚化

头后小直肌（枕骨下肌群）

起点

- 寰椎后结节。

止点

- 枕骨。
  - 下项线内侧1/2。

功能

主要标准运动
伸展头部的寰枕关节[2, 8]

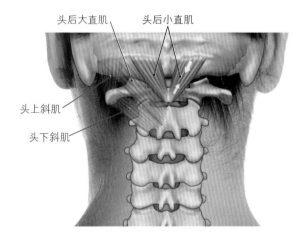

图11-73　双侧头后小直肌后面观。左侧其他3条枕骨下肌虚化

头下斜肌（枕骨下肌群）

起点

- 枢椎棘突。

止点

- 寰椎横突。

功能

主要标准运动
同侧旋转寰枢关节[1-7]

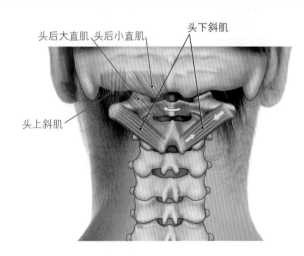

图11-74　双侧头下斜肌后面观。左侧其他3条枕骨下肌虚化

头上斜肌（枕骨下肌群）

起点

- 寰椎横突。

止点

- 枕骨。
  - 上项线和下项线之间。

功能

主要标准运动
伸展寰枕关节[2, 9]

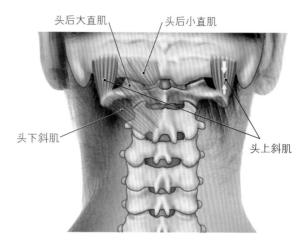

图11-75　双侧头上斜肌后面观。左侧其他3条枕骨下肌虚化

腰部

腰方肌

起点

- 第12肋、L1~L4横突。
  - 第12肋下缘内侧。

止点

- 髂嵴后侧。
  - 髂嵴后内侧和髂腰韧带。

功能

主要标准运动	主要反向运动
1. 在腰骶连结处抬高同侧骨盆和侧屈下腰段（相对于上腰段）[2, 3, 6, 7, 10]	1. 侧屈躯干的脊柱关节[1-3, 6, 7, 10]
2. 在腰骶连结处前倾骨盆和伸展下腰段（相对于上腰段）[2, 6]	2. 在肋脊关节下压第12肋[1, 2, 6, 7, 10]
	3. 伸展躯干的脊柱关节[1, 2, 6, 10]

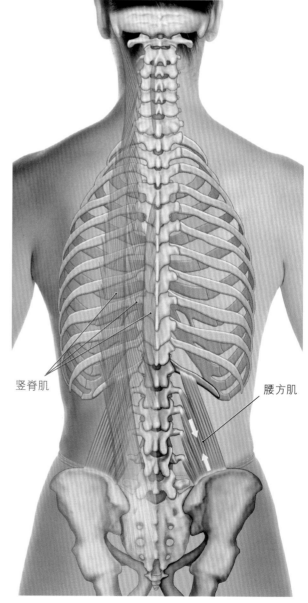

图11-76　腰方肌后面观。左侧竖脊肌虚化

腹直肌（腹前壁肌）

起点

- 耻骨。
  - 耻骨嵴和耻骨联合。

止点

- 剑突、第5~7肋软骨。

功能

主要标准运动	主要反向运动
1. 屈曲躯干的脊柱关节[1-7]	在腰骶连结处后倾骨盆和屈曲下躯干（相对于上躯干）[2-7]
2. 侧屈躯干的脊柱关节[2, 3]	

腹外斜肌（腹前壁肌）

起点

- 髂前嵴、耻骨和腹腱膜。
  - 耻骨嵴和耻骨结节。

止点

- 下8肋（第5~12肋）。
  - 肋骨下缘。

功能

主要标准运动	主要反向运动
1. 屈曲躯干的脊柱关节[2-6]	在腰骶连结处后倾骨盆和屈曲下躯干（相对于上躯干）[2-6]
2. 侧屈躯干的脊柱关节[1-6]	
3. 对侧旋转躯干的脊柱关节[2-6]	

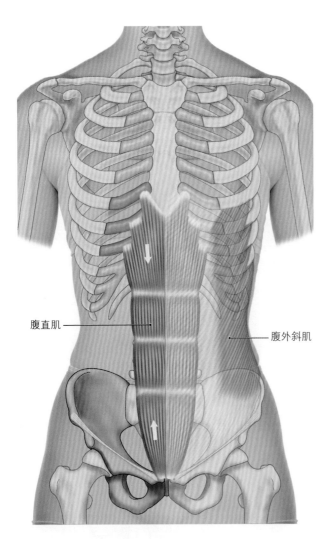

图11-77　双侧腹直肌前面观。左侧腹外斜肌虚化

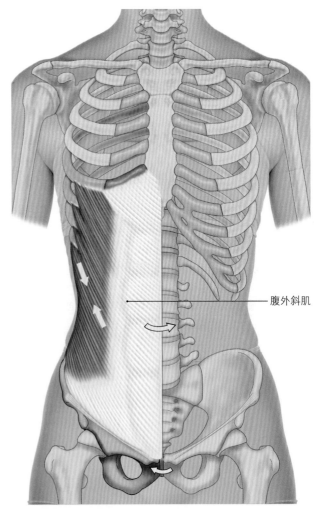

图11-78　右侧腹外斜肌前面观

腹内斜肌（腹前壁肌）

起点

* 腹股沟韧带、髂嵴、胸腰筋膜。
  * 腹股沟韧带外2/3。

止点

* 下3肋（第10~12肋）、腹部腱膜。

功能

主要标准运动	主要反向运动
1. 屈曲躯干的脊柱关节[2-6]	在腰骶连结处后倾骨盆和屈曲下躯干（相对于上躯干）[2-6]
2. 侧屈躯干的脊柱关节[1-6]	
3. 同侧旋转躯干的脊柱关节[2-6]	

腹横肌（腹前壁肌）

起点

* 腹股沟韧带、髂嵴、胸腰筋膜、下肋软骨。
  * 腹股沟韧带外2/3、下6肋软骨（第7~12肋）。

止点

* 腹部腱膜。

功能

主要标准运动
维持腹部和盆腔的压力[1-3, 5, 7]

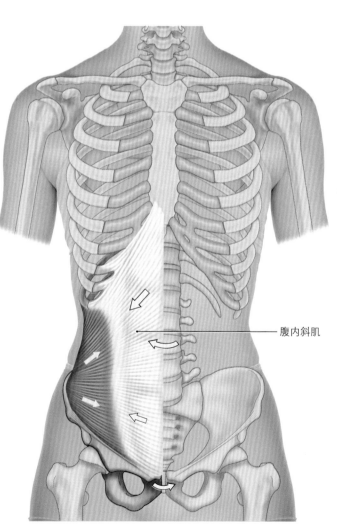

图11-79　右侧腹内斜肌前面观

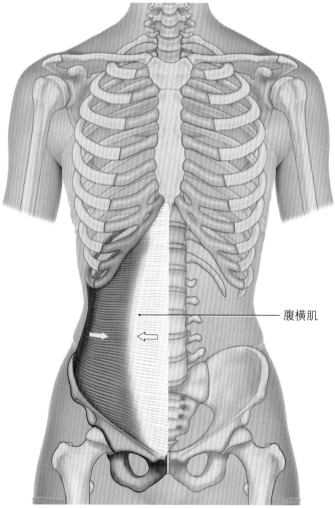

图11-80　右侧腹横肌前面观

腰小肌

起点

- T12和L1椎体前外侧。
  - T12和L1之间的椎间盘。

止点

- 耻骨。
  - 耻骨肌线和髂耻隆起（髂骨和耻骨）。

功能

主要标准运动	主要反向运动
屈曲躯干的脊柱关节[1, 2, 4, 6]	在腰骶连结处后倾骨盆和屈曲下躯干（相对于上躯干）[2, 4, 6, 10]

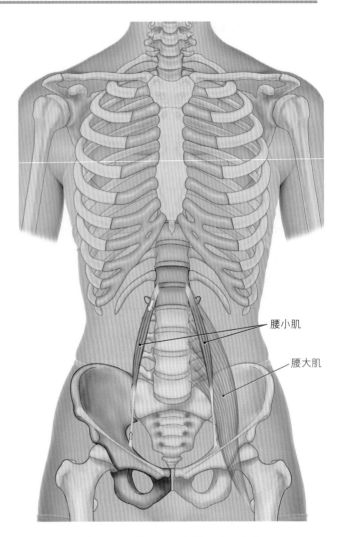

腰小肌

腰大肌

图11-81　双侧腰小肌前面观。左侧腰大肌虚化

11.9 胸廓关节肌

肋间外肌

位置

- 第1~12肋间隙内。
  - 每个肋间外肌起自一根肋骨的下缘直接止于下面一根肋骨的上缘。

功能

主要标准运动
1. 抬高胸肋关节和肋椎关节的肋骨（第2~12肋）[2, 4, 6]
2. 对侧旋转躯干的脊柱关节[2, 4, 5, 7]

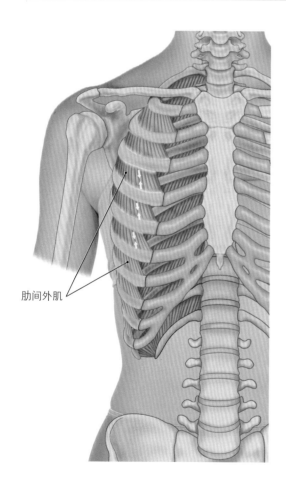

肋间外肌

图11-82 右侧肋间外肌前面观

肋间内肌

位置

- 第1~12肋间隙内。
  - 每个肋间内肌起自一根肋骨的上缘和肋软骨，止于上面一根肋骨的下缘和肋软骨。

功能

主要标准运动
1. 降低胸肋关节和肋椎关节的肋骨（第1~11肋）[2, 4, 6, 7]
2. 同侧旋转躯干的脊柱关节[2, 4, 5, 7]

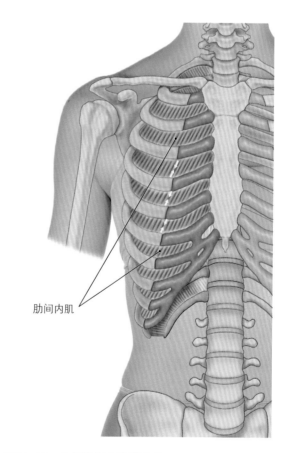

肋间内肌

图11-83 右侧肋间内肌前面观

胸横肌

起点

- 胸骨内表面、剑突、相邻肋软骨。
  - 胸骨下2/3、第4~7肋软骨。

止点

- 第2~6肋软骨内表面。

功能

主要标准运动
降低胸肋关节和肋椎关节处的肋骨（第2~6肋）[1-4, 6, 7]

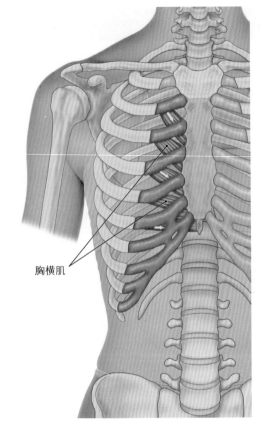

图11-84　右侧胸横肌前面观

膈肌

起点

- 整块肌肉：胸腔内表面、胸骨和脊柱。
  - 肋部：下6肋（第7~12肋）内表面和它们的肋软骨。
  - 胸骨部：胸骨剑突内表面。
  - 腰部：L1~L3。
    - 腰部由叫作内、外侧弓状韧带的2个腱膜和叫作左、右膈脚的2条肌腱组成。

止点

- 膈肌的中心腱（圆顶）。

功能

主要标准运动	主要反向运动
通过腹式呼吸增加（扩大）胸腔的容积[1-7]	通过胸式呼吸增加（扩大）胸腔的容积[2-6]

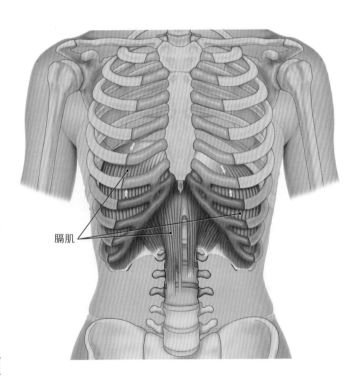

图11-85　膈肌前面观

上后锯肌

起点

* C7~T3棘突。
  * 和下方的项韧带。

止点

* 第2~5肋。
  * 上边界和外表面。

功能

主要标准运动

抬高胸肋关节和肋椎关节的肋骨（第2~5肋）[1-6]

下后锯肌

起点

* T11~L2棘突。

止点

* 第9~12肋。
  * 下边界和外表面。

功能

主要标准运动

降低胸肋关节和肋椎关节的肋骨（第9~12肋）[1-6]

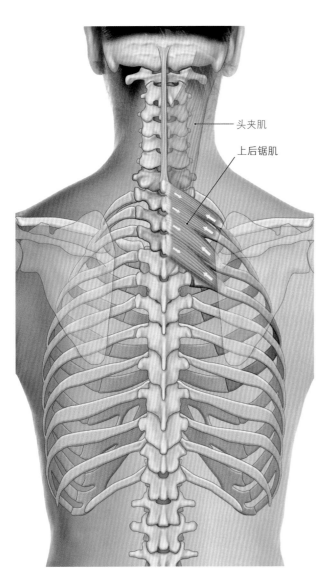

图11-86　右侧上后锯肌后面观。头夹肌虚化

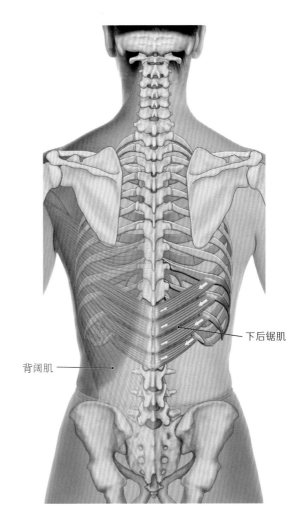

图11-87　右侧下后锯肌后面观。背阔肌虚化

肋提肌

起点

- C7~T11横突。
  - 横突间。

止点

- 第1~12肋。
  - 肋骨的外表面，在肋结节和肋角之间。

功能

主要标准运动
抬高胸肋关节和肋椎关节的肋骨[1, 2, 4-7]

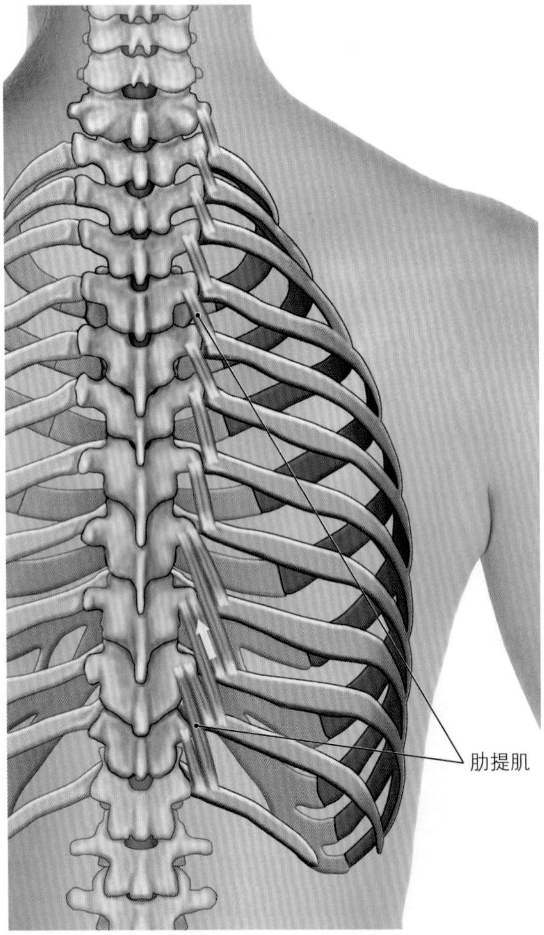

肋下肌

起点

- 第10~12肋。
  - 肋骨的内表面，靠近肋角。

止点

- 第8~10肋。
  - 肋骨的内表面，靠近肋角。

功能

主要标准运动
降低胸肋关节和肋椎关节的肋骨（第8~10肋）[1, 4]

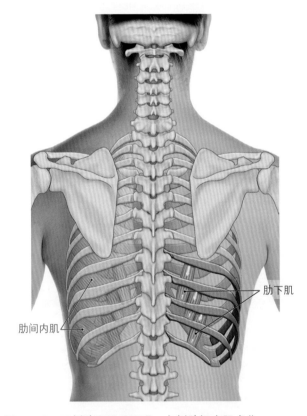

图11-89 双侧肋下肌后面观。左侧肋间内肌虚化

图11-88 右侧肋提肌后面观

11.10 颞下颌关节肌

颞肌

起点

- 颞窝。
  - 除外颧骨的整个颞窝。

止点

- 冠突和下颌支。
  - 下颌冠突的前缘、尖端、后缘、内表面，以及下颌支的前缘。

功能

主要标准运动
抬高颞下颌关节的下颌骨[1, 2, 4-7]

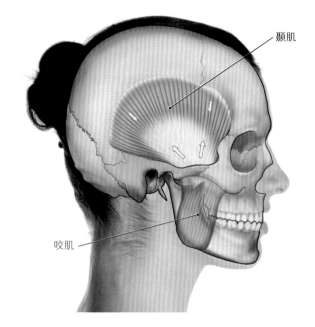

图11-90 右侧颞肌外面观。咬肌虚化

11

咬肌

起点

- 颧骨的下缘和颞骨颧弓的下缘。
  - 浅层：颧骨的下缘和颧弓。
  - 深层：颧弓的深表面和下缘。

止点

- 下颌角、下颌支和冠突。
  - 浅层：下颌角和下颌支的外表面下部。
  - 深层：冠突的外表面，下颌支外表面的上1/2。

功能

主要标准运动
抬高颞下颌关节的下颌骨[1, 2, 4-7]

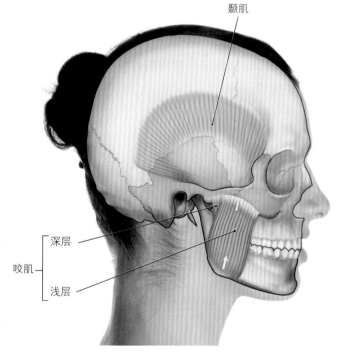

图11-91 右侧咬肌外面观。颞肌虚化

翼外肌

起点

- 整块肌肉：蝶骨。
  - 上头：蝶骨大翼。
  - 下头：蝶骨翼突外侧板的外侧面。

止点

- 下颌骨和颞下颌关节。
  - 上头：颞下颌关节的关节囊和关节盘。
  - 下头：下颌骨颈部。

功能

主要标准运动
1. 前伸颞下颌关节的下颌骨[1, 2, 4–7]
2. 下颌骨在颞下颌关节向对侧偏斜[1, 2, 4–7]

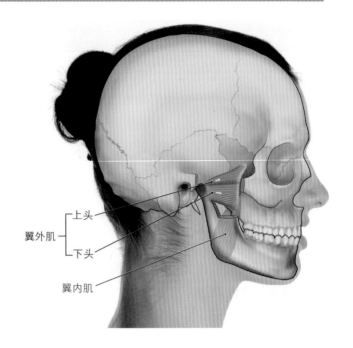

图11–92　右侧翼外肌侧面观。翼内肌虚化，下颌骨部分切除

翼内肌

起点

- 整块肌肉：蝶骨。
  - 深头：蝶骨翼突外侧板的内侧面、腭骨、上颌结节。
  - 浅头：腭骨和上颌骨。

止点

- 下颌骨内表面。
  - 下颌支的下颌角和内侧面。

功能

主要标准运动
1. 抬高颞下颌关节的下颌骨[1, 2, 4–7]
2. 前伸颞下颌关节的下颌骨[1, 2, 4, 5, 7]
3. 下颌骨在颞下颌关节向对侧偏斜[1, 2, 4, 5, 7]

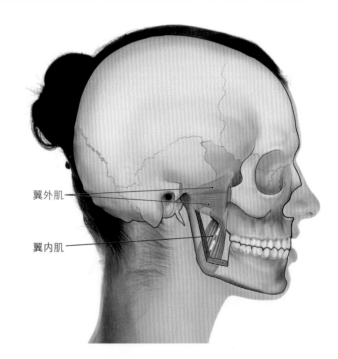

图11–93　右侧翼内肌侧面观。翼外肌虚化，下颌骨部分切除

二腹肌（舌骨肌群）

起点

- 后腹：起自颞骨。
  - 颞骨上的乳突切迹。
- 前腹：起自下颌骨。
  - 下缘的内表面（二腹肌窝）。

止点

- 后腹：止于舌骨。
  - 中间腱固定于舌骨体和舌骨大角。
- 前腹：止于舌骨。
  - 中间腱固定于舌骨体和舌骨大角。

功能

主要标准运动	主要反向运动
1. 下压颞下颌关节的下颌骨[1, 2, 4, 5, 7]	抬高舌骨[1, 2, 4, 5, 7]
2. 屈曲头部和颈部的脊柱关节[3, 8, 11]	

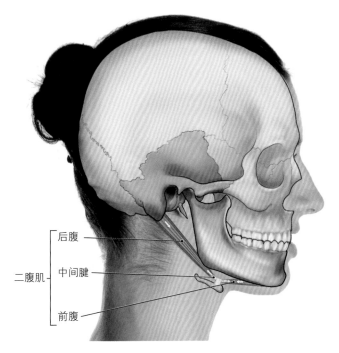

图11-94　右侧二腹肌侧面观

下颌舌骨肌（舌骨肌群）

起点

- 下颌骨内表面。
  - 下颌骨的下颌舌骨线（从下颌联合到磨牙）。

止点

- 舌骨。
  - 舌骨体前表面。

功能

主要标准运动	主要反向运动
1. 下压颞下颌关节的下颌骨[1, 2, 4, 7]	抬高舌骨[1, 2, 4, 5, 7]
2. 屈曲头部和颈部的脊柱关节[3, 8, 11]	

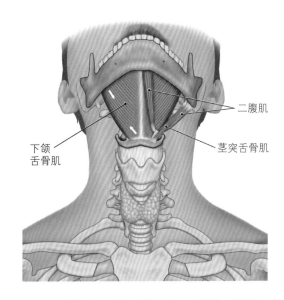

图11-95　双侧下颌舌骨肌前面观。左侧为二腹肌和茎突舌骨肌

颏舌骨肌（舌骨肌群）

起点

- 下颌骨内表面。
  - 下颌骨颏棘。

止点

- 舌骨。
  - 舌骨体前表面。

功能

主要标准运动	主要反向运动
1. 在颞下颌关节下压下颌骨[1, 2, 4, 5, 7]	上提舌骨[1, 2, 4, 5, 7]
2. 在脊柱关节屈曲头部和颈部[3, 8]	

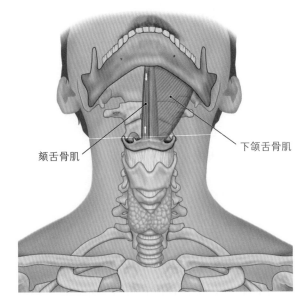

图11-96　双侧颏舌骨肌前面观。左侧下颌舌骨肌虚化

茎突舌骨肌（舌骨肌群）

起点

- 颞骨茎突。
  - 后表面。

止点

- 舌骨。
  - 舌骨体与舌骨大角的交界处。

功能

主要标准运动
上提舌骨[1, 2, 4, 5, 7]

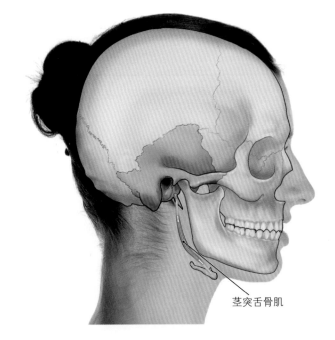

图11-97　右侧茎突舌骨肌侧面观

胸骨舌骨肌（舌骨肌群）

起点

- 胸骨。
  - 胸骨柄和锁骨内侧后表面。

止点

- 舌骨。
  - 舌骨下表面。

功能

主要标准运动
1. 下压舌骨[1, 4, 5, 7]
2. 在脊柱关节屈曲颈部和头部[3, 4]

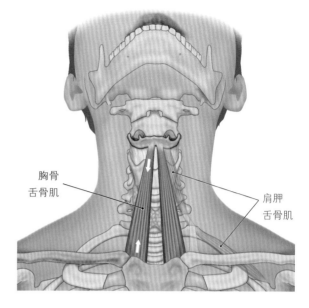

图11-98　双侧胸骨舌骨肌前面观。左侧肩胛舌骨肌虚化

胸骨甲状肌(舌骨肌群)

起点

- 胸骨。
  - 双侧胸骨柄和第1肋软骨后表面。

止点

- 甲状软骨。
  - 甲状软骨板。

功能

主要标准运动
1. 下压甲状软骨[4, 5, 7]
2. 在脊柱关节屈曲颈部和头部[3, 4]

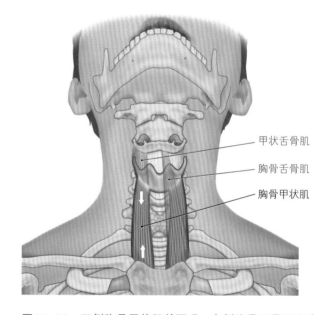

图11-99　双侧胸骨甲状肌前面观。左侧胸骨舌骨肌和右侧甲状舌骨肌虚化

甲状舌骨肌（舌骨肌群）

起点

- 甲状软骨。
  - 甲状软骨板。

止点

- 舌骨。
  - 舌骨大角下表面。

功能

主要标准运动
1. 下压舌骨[1, 4, 5, 7]
2. 在脊柱关节屈曲颈部和头部[3, 4]

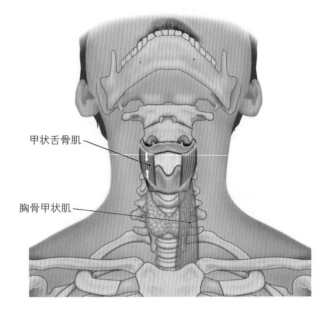

图11-100   双侧甲状舌骨肌前面观。左侧胸骨甲状肌虚化

肩胛舌骨肌(舌骨肌群)

起点

- 下腹：起自肩胛骨。
  - 上缘。
- 上腹：起自锁骨。
  - 中间腱受锁骨限制。

止点

- 下腹：止于锁骨。
  - 中间腱受锁骨限制。
- 上腹：止于舌骨。
  - 舌骨下表面。

功能

主要标准运动
1. 下压舌骨[1, 4, 5, 7]
2. 在脊柱关节屈曲颈部和头部[3, 4]

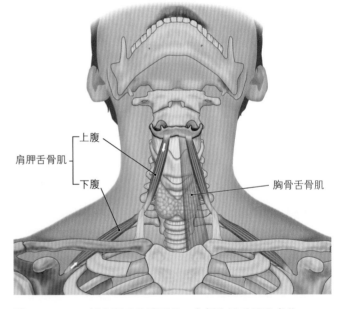

图11-101   双侧肩胛舌骨前面观。左侧胸骨舌骨肌虚化

11.11　面部表情肌

枕额肌（颅顶肌）

起点

- 枕肌：起自枕骨和颞骨。
  - 枕骨最上项线外侧2/3和颞骨乳突区。
- 额肌：起自帽状腱膜。

止点

- 枕肌：止于帽状腱膜。
  - 额肌：止于额骨上筋膜和皮肤。

功能

主要标准运动
向后拉动头皮（上提眉毛）[1, 4, 6]

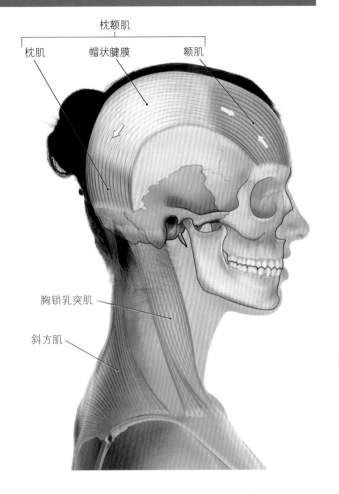

图11-102　右侧枕额肌侧面观。斜方肌和胸锁乳突肌虚化

颞顶肌(颅顶肌)

起点

- 耳上筋膜。

止点

- 帽状腱膜侧缘。

功能

主要标准运动
上提耳朵[8, 12]

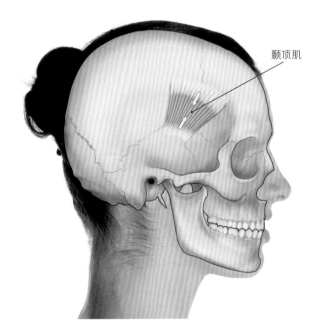

图11-103　右侧颞顶肌侧面观

耳肌

起点

- 耳前肌：起自帽状腱膜。
  - 侧缘。
- 耳上肌：起自帽状腱膜。
  - 侧缘。
- 耳后肌：起自颞骨。
  - 颞骨乳突区。

止点

- 耳前肌：止于耳前。
  - 耳轮棘。
- 耳上肌：止于耳上。
  - 颅骨表面上方。
- 耳后肌：止于耳后。
  - 耳甲后隆起。

功能

主要标准运动
1. 向前拉动耳朵（耳前肌）[8, 13, 14]
2. 上提耳朵（耳上肌）[8, 13, 14]
3. 向后拉动耳朵（耳后肌）[8, 13, 14]

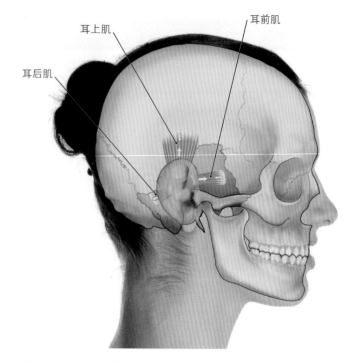

图11-104 右侧耳肌侧面观

眼轮匝肌

起点

- 眼内侧。
  - 眶部：额骨鼻部、上颌骨额突和睑内侧韧带。
  - 睑部：睑内侧韧带。
  - 泪囊部：泪骨。

止点

- 眼内侧（环绕眼部，附着于相同处）。
  - 眶部：附着于相同处（肌纤维环绕眼部）。
  - 睑部：睑外侧韧带（肌纤维穿过眼睑的结缔组织）。
  - 泪囊部：睑裂内侧（肌纤维深入眼窝）。

功能

主要标准运动
闭眼和眼斜视（眶部）[1, 4, 6]

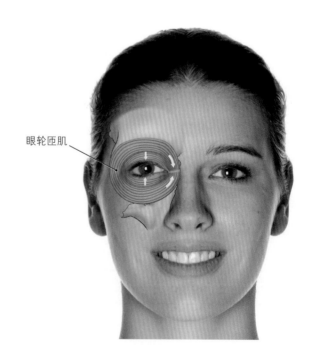

图11-105 右侧眼轮匝肌前面观

上睑提肌

起点

- 蝶骨。
  - 蝶骨小翼前表面。

止点

- 上眼睑。
  - 上眼睑的筋膜和皮肤。

功能

主要标准运动
上提上眼睑 [1, 4, 6]

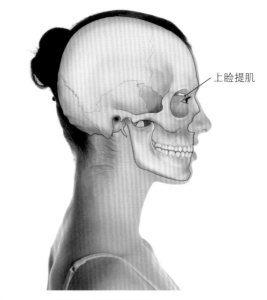

上睑提肌

图11-106　右侧上睑提肌侧面观

皱眉肌

起点

- 额骨下部。
  - 额骨眉弓内侧末端。

止点

- 眉毛上方的筋膜和皮肤深面。

功能

主要标准运动
向内下拉动眉毛 [1, 4, 6]

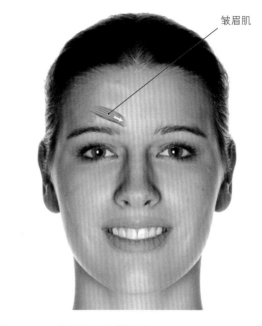

皱眉肌

图11-107　右侧皱眉肌前面观

11

降眉间肌

起点

• 鼻骨上筋膜和皮肤。

止点

• 眉毛内侧筋膜和皮肤。

功能

主要标准运动
1. 向上皱鼻子[1, 4, 6]
2. 向下拉动内侧眉毛[1, 4, 6]

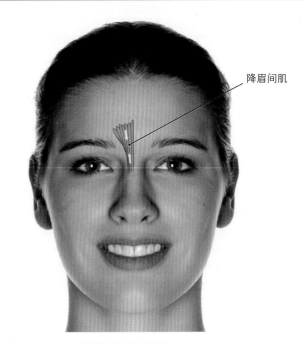

图11-108 右侧降眉间肌前面观

11

鼻肌

起点

• 上颌骨。
  • 翼部：上颌骨、鼻下外侧部。
  • 横部：上颌骨、鼻上部侧面。

止点

• 鼻软骨和对侧鼻肌。
  • 翼部：鼻翼软骨。
  • 横部：鼻软骨上部的对侧鼻肌。

功能

主要标准运动
1. 扩张鼻孔[1, 4, 6]
2. 收缩鼻孔[1, 4, 6]

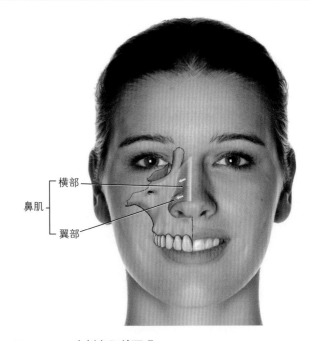

图11-109 右侧鼻肌前面观

降鼻中隔肌

起点

- 上颌骨。
  - 上颌骨切牙窝。

止点

- 鼻软骨。
  - 鼻中隔和鼻软骨。

功能

主要标准运动
紧缩鼻孔[6, 14]

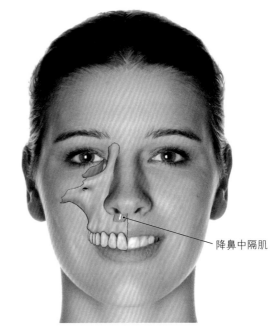

图11-110　右侧降鼻中隔肌前面观

提上唇鼻翼肌

起点

- 上颌骨。
  - 鼻骨附近的上颌骨额突。

止点

- 上唇和鼻。
  - 外侧束：上唇外侧部分的肌肉组织。
  - 内侧束：鼻翼软骨和鼻子的筋膜与皮肤。

功能

主要标准运动
1. 提升上唇[1, 4, 6]
2. 扩张鼻孔[1, 4]

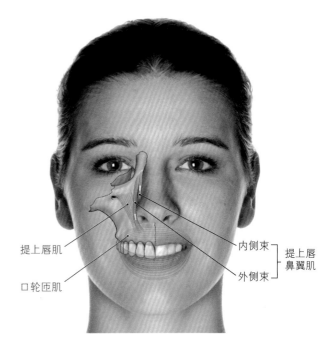

图11-111　右侧提上唇鼻翼肌前面观。提上唇肌和口轮匝肌虚化

提上唇肌

起点

- 上颌骨。
  - 上颌骨眼眶下缘。

止点

- 上唇。
  - 上唇的肌肉组织。

功能

主要标准运动
提升上唇[1, 4, 6]

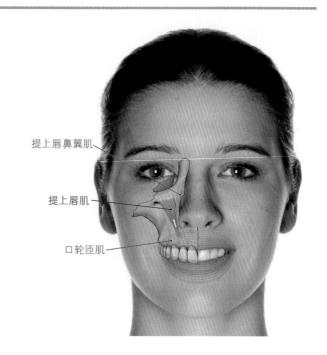

图11-112　右侧提上唇肌前面观。提上唇鼻翼肌和口轮匝肌虚化

颧小肌

起点

- 颧骨。
  - 颧上颌缝附近。

止点

- 上唇。
  - 上唇的肌肉组织。

功能

主要标准运动
提升上唇[1, 4, 6]

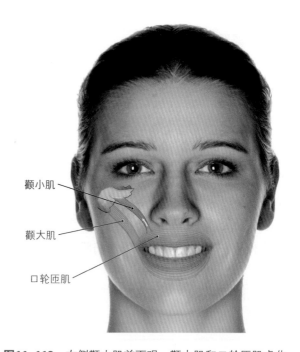

图11-113　右侧颧小肌前面观。颧大肌和口轮匝肌虚化

颧大肌

起点

- 颧骨。
  - 颧颞缝附近。

止点

- 口角。
  - 口角轴，口角正侧面。

功能

主要标准运动
提升口角[1, 4, 6]

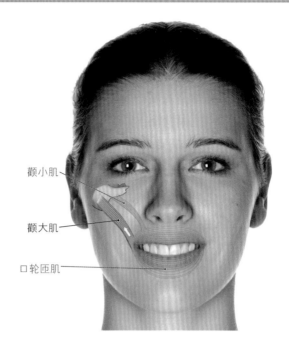

图11–114 右侧颧大肌前面观。颧小肌和口轮匝肌虚化

颧小肌

颧大肌

口轮匝肌

11

提口角肌

起点

- 上颌骨。
  - 上颌尖牙窝（眶下孔正下方）。

止点

- 口角。
  - 口角轴，口角正侧面。

功能

主要标准运动
提升口角[1, 4, 6]

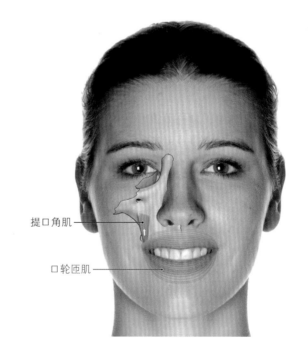

图11–115 右侧提口角肌前面观。口轮匝肌虚化

提口角肌

口轮匝肌

笑肌

起点

- 咬肌的浅表筋膜和皮肤。

止点

- 口角。
  - 口角轴，口角正侧面。

功能

主要标准运动
向外侧拉动口角[1, 4, 6]

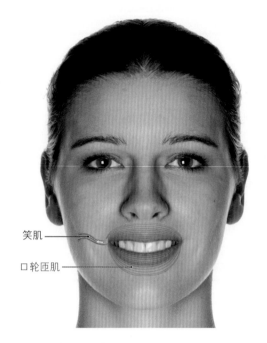

图11-116　右侧笑肌前面观。口轮匝肌虚化

笑肌

口轮匝肌

降口角肌

起点

- 下颌骨。
  - 下颌骨斜线，颏孔下方。

止点

- 口角。
  - 口角轴，口角正侧面。

功能

主要标准运动
下降口角[1, 4, 6]

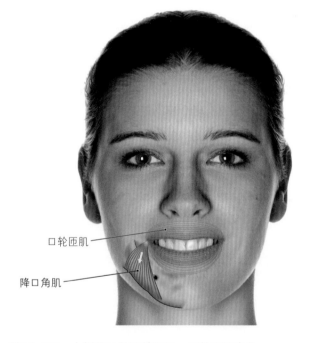

图11-117　右侧降口角肌前面观。口轮匝肌虚化

口轮匝肌

降口角肌

降下唇肌

起点

- 下颌骨。
  - 下颌骨斜线，位于颏联合和颏孔之间。

止点

- 下唇。
  - 下唇中线。

功能

主要标准运动
下压下唇[1, 4, 6]

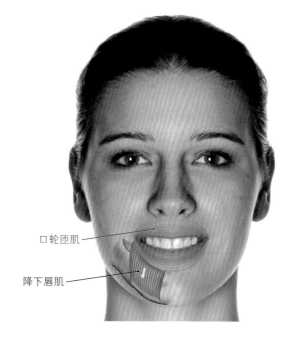

口轮匝肌

降下唇肌

图11-118 右侧降下唇肌前面观。口轮匝肌虚化

颏肌

起点

- 下颌骨。
  - 下颌骨切牙窝。

止点

- 颏部筋膜和皮肤。

功能

主要标准运动
1. 提升下唇[1, 4, 6]
2. 外翻和前伸下唇[1, 4, 6]

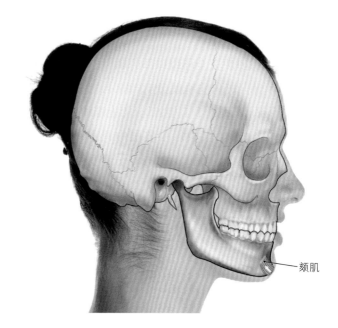

颏肌

图11-119 右侧颏肌侧面观

颊肌

起点

- 上颌骨和下颌骨。
  - 下颌骨牙槽突外表面和上颌骨（对侧磨牙），以及翼突下颌缝。

止点

- 口唇。
  - 深入唇部肌肉组织和口角轴，口角正侧面。

功能

主要标准运动
将面颊紧贴牙齿[1, 4, 6]

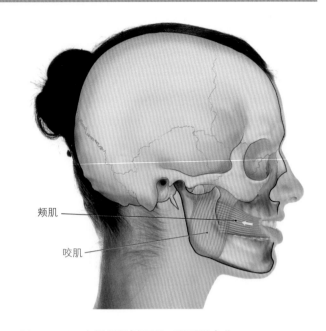

图11-120 右侧颊肌侧面观。咀嚼肌虚化

口轮匝肌

起点

- 口轮匝肌是1块完全环绕口部的肌肉。
  - 具体而言，口轮匝肌分4个部分：左侧2部分（上部和下部），右侧2部分（上部和下部）。因此在4个象限中每个象限中只有一部分口轮匝肌。口轮匝肌的每一部分都固定于口角轴。肌纤维穿过上唇或下唇的组织。在中线处每一侧的肌纤维彼此交织，从而彼此相连。

功能

主要标准运动
1. 闭口[4, 6]
2. 前伸口唇[6, 13-15]

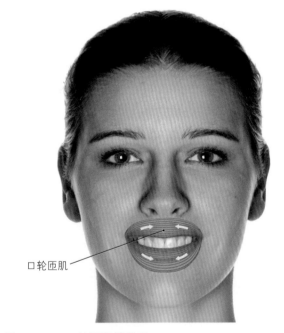

图11-121 口轮匝肌前面观

颈阔肌

起点

- 上胸部浅筋膜（又称为皮下筋膜）。
  - 胸肌和三角肌筋膜。

止点

- 下颌骨和下面部浅筋膜。

功能

主要标准运动
向上拉动上胸部和颈部的皮肤，形成颈部皮肤隆起[1, 5]

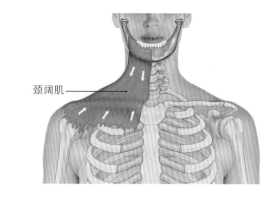

图11-122　右侧颈阔肌前面观

11.12　髋关节肌

腰大肌（髂腰肌）

起点

- 腰椎前外侧。
  - T12~L5椎体前外侧和椎间盘，以及L1~L5横突前面。

止点

- 股骨小转子。

功能

主要标准运动	主要反向运动
1. 在髋关节屈曲大腿[1-4, 6, 7, 10]	1. 在脊柱关节屈曲躯干[1-4, 6, 7, 10]
2. 在腰骶关节后倾骨盆[2, 16, 17]	2. 在髋关节前倾骨盆[1-3, 6, 7, 10]
3. 在髋关节外展大腿[5, 6, 20, 21]	3. 在脊柱关节侧屈躯干[2-4, 6, 20]
4. 在髋关节外旋大腿[1, 2, 4, 6, 10]	

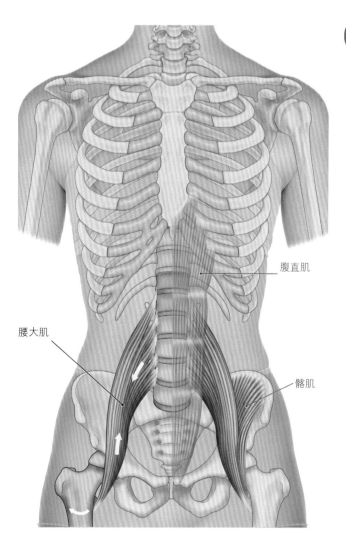

图11-123　两侧腰大肌前面观。左侧髂肌已绘出，左侧腹直肌虚化

髂肌（髂腰肌）

起点

- 髂骨内面。
  - 髂窝上部、髂前下棘和骶翼。

止点

- 股骨小转子。

功能

主要标准运动	主要反向运动
1. 在髋关节屈曲大腿[1-4, 6, 7, 10]	1. 在髋关节前倾骨盆[1-4, 6, 7]
2. 在髋关节外旋大腿[1, 2, 4, 6, 10]	

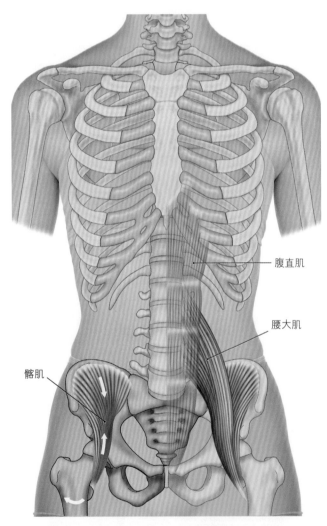

图11-124   两侧髂肌前面观。左侧腰大肌已绘出，左侧腹直肌虚化

阔筋膜张肌

起点

- 髂前上棘。
  - 以及髂嵴前部。

止点

- 髂胫束。
  - 大腿向下1/3处。

功能

主要标准运动	主要反向运动
1. 在髋关节屈曲大腿[2-4, 6, 7, 10]	1. 在髋关节前倾骨盆[2-4, 6, 7, 10]
2. 在髋关节外展大腿[1-4, 6, 7, 10]	2. 在髋关节降低同侧骨盆[2-4, 6, 7, 10]
3. 在髋关节内旋大腿[1, 2, 4, 6, 7, 10]	

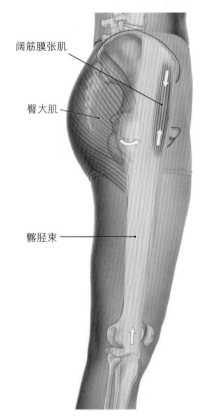

图11-125   右侧阔筋膜张肌侧面观。臀大肌虚化

缝匠肌

起点

- 髂前上棘。

止点

- 鹅足肌腱（胫骨近端前内侧）。

功能

主要标准运动	主要反向运动
1. 在髋关节屈曲大腿[1-4, 6, 7, 10]	在髋关节前倾骨盆[2-4, 6, 7, 10]
2. 在髋关节外展大腿[1-4, 7, 10]	
3. 在髋关节外旋大腿[1-4, 6, 7]	
4. 在膝关节屈曲小腿[1-4, 6, 7, 10]	

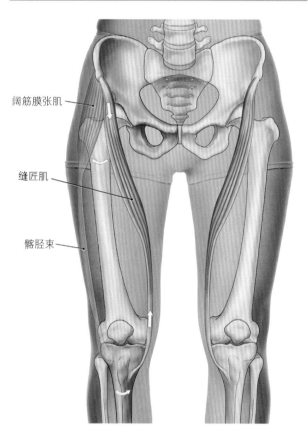

阔筋膜张肌

缝匠肌

髂胫束

图11-126　两侧缝匠肌前面观。右侧阔筋膜张肌和髂胫束虚化

耻骨肌（内收肌群）

起点

- 耻骨。
  - 耻骨上支的耻骨肌线。

止点

- 股骨耻骨肌线。

功能

主要标准运动	主要反向运动
1. 在髋关节屈曲大腿[1-7, 6, 7, 10]	在髋关节前倾骨盆[2-4, 6, 7, 10]
2. 在髋关节内收大腿[1-4, 6, 7, 10]	

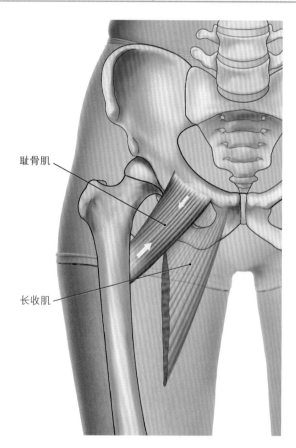

耻骨肌

长收肌

图11-127　右侧耻骨肌前面观。长收肌已切断并虚化

长收肌（内收肌群）

起点

- 耻骨。
  - 耻骨体前部。

止点

- 股骨粗线。
  - 股骨内侧唇中1/3处。

功能

主要标准运动	主要反向运动
1. 在髋关节内收大腿[1-4, 6, 7, 10]	在髋关节前倾骨盆[2-4, 6, 7, 10]
2. 在髋关节屈曲大腿[2-4, 6, 7, 10]	

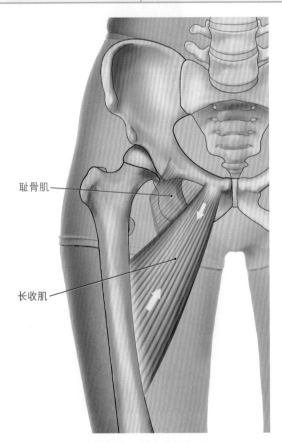

图11-128　右侧长收肌前面观。耻骨肌已切断并虚化

股薄肌（内收肌群）

起点

- 耻骨。
  - 耻骨体前部和耻骨下支。

止点

- 鹅足肌腱（胫骨近端前内侧）。

功能

主要标准运动	主要反向运动
1. 在髋关节内收大腿[1-4, 6, 7, 10]	在髋关节前倾骨盆[2, 3, 7, 10]
2. 在髋关节屈曲大腿[2, 3, 7, 10]	
3. 在膝关节屈曲小腿[1-4, 6, 7, 10]	

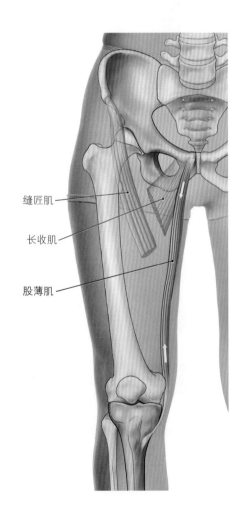

图11-129　右侧股薄肌前面观。长收肌和缝匠肌已切断并虚化

短收肌（内收肌群）

起点

- 耻骨。
  - 耻骨下支。

止点

- 股骨粗线。
  - 近端1/3处。

功能

主要标准运动	主要反向运动
1. 在髋关节内收大腿[1-4, 6, 7, 10]	在髋关节前倾骨盆[1-4, 6, 7, 10]
2. 在髋关节屈曲大腿[2-4, 6, 10]	

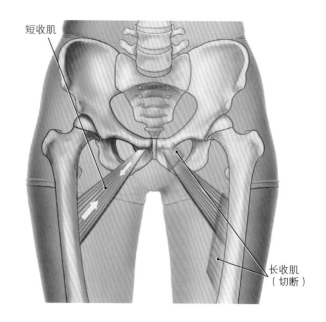

图11-130 两侧短收肌前面观。左侧长收肌已切断并虚化

大收肌（内收肌群）

起点

- 耻骨和坐骨。
  - 前侧头：耻骨下支和坐骨支。
  - 后侧头：坐骨结节。

止点

- 股骨粗线。
  - 前侧头：臀肌粗隆、股骨粗线和股骨内侧髁上线。
  - 后侧头：股骨内收肌结节。

功能

主要标准运动	主要反向运动
1. 在髋关节内收大腿[1-4, 6, 7, 10]	在髋关节后倾骨盆[2-4, 6, 7, 10]
2. 在髋关节伸展大腿[1-4, 6, 7, 10]	

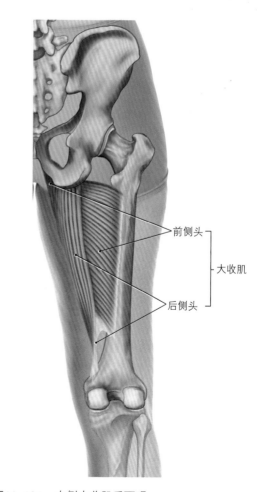

图11-131 右侧大收肌后面观

臀大肌（臀肌群）

起点

- 后髂嵴、骶骨后外侧和尾骨。
  - 骶结节韧带、胸腰筋膜和臀中肌上筋膜。

止点

- 髂胫束和股骨臀肌结节。

功能

主要标准运动	主要反向运动
1. 在髋关节伸展大腿[1-4, 6, 7, 10]	1. 在髋关节后倾骨盆[1-4, 6, 7, 10]
2. 在髋关节外旋大腿[1-4, 6, 7, 10]	2. 在髋关节对侧旋转骨盆[2-4, 6, 7, 10]
3. 在髋关节外展大腿（上 1/3）[1, 3, 4, 6, 7, 10]	
4. 在髋关节内收大腿（下 2/3）[2-4, 6, 10]	

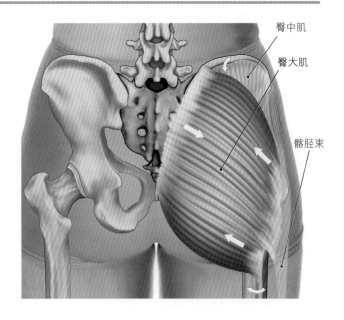

图11-132   右侧臀大肌后面观。臀中肌和髂胫束虚化

臀中肌（臀肌群）

起点

- 髂骨外面。
  - 髂嵴下方，位于臀前线和臀后线之间。

止点

- 股骨大转子。
  - 外侧面。

功能

主要标准运动	主要反向运动
1. 在髋关节外展大腿（整个肌肉）[1-4, 6, 7, 10]	1. 在髋关节降低同侧骨盆[1-4, 6, 7, 10]
2. 在髋关节伸展大腿（后部纤维）[2, 6, 7]	2. 在髋关节后倾骨盆[2, 6, 7]
3. 在髋关节屈曲大腿（前部纤维）[6, 7, 10]	3. 在髋关节前倾骨盆[6, 7, 10]
4. 在髋关节外旋大腿（后部纤维）[2, 4, 6, 7, 10]	4. 在髋关节对侧旋转骨盆[2, 4, 6, 7, 10]
5. 在髋关节内旋大腿（前部纤维）[1-4, 6, 7, 10]	

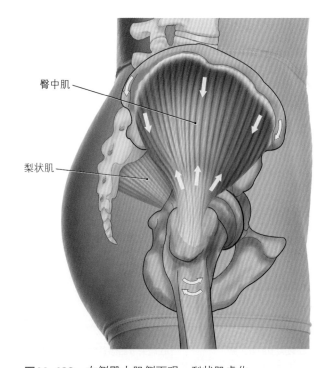

图11-133   右侧臀中肌侧面观。梨状肌虚化

臀小肌（臀肌群）

起点

- 髂骨外面。
  - 位于臀前线与臀下线之间。

止点

- 股骨大转子。
  - 前表面。

功能

主要标准运动	主要反向运动
1. 在髋关节外展大腿（整个肌肉）[1-4, 6, 7, 10]	1. 在髋关节降低同侧骨盆[2-4, 6, 7, 10]
2. 在髋关节屈曲大腿（前部纤维）[2, 6, 7, 18]	2. 在髋关节前倾骨盆（前部纤维）[2, 6, 7, 18]
3. 在髋关节伸大腿（后部纤维）[12, 13, 19]	3. 在髋关节后倾骨盆[1, 2, 13, 19]
4. 在髋关节内旋大腿（前部纤维）[1-4, 6, 7, 10]	4. 在髋关节对侧旋转骨盆[2, 4, 7, 10]
5. 在髋关节外旋大腿（后部纤维）[2, 4, 7, 10]	

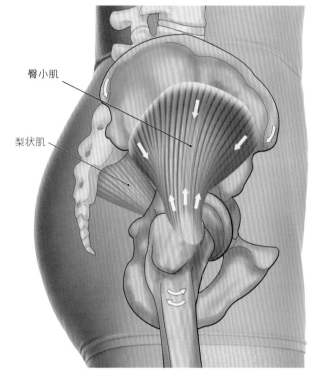

图11-134　右侧臀小肌侧面观。梨状肌虚化

梨状肌（深层外旋肌群）

起点

- 骶骨前面。
  - 骶结节韧带前表面。

止点

- 股骨大转子。
  - 上部内侧表面。

功能

主要标准运动	主要反向运动
1. 在髋关节外旋大腿[1-4, 6, 7, 10]	在髋关节对侧旋转骨盆[2-4, 7]
2. 在髋关节水平伸大腿[1, 10]	
3. 在髋关节内旋大腿[2, 4, 7, 10]	

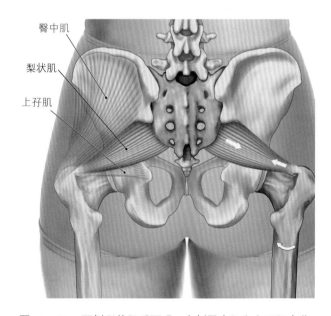

图11-135　两侧梨状肌后面观。左侧臀中肌和上孖肌虚化

11

上孖肌（深层外旋肌群）

起点

- 坐骨棘。

止点

- 股骨大转子。
  - 内侧面。

功能

主要标准运动	主要反向运动
在髋关节外旋大腿 [2-4, 6, 7, 10]	在髋关节对侧旋转骨盆 [2-4, 7, 10]

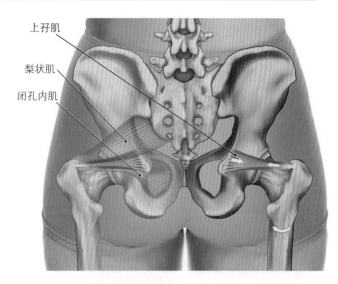

上孖肌
梨状肌
闭孔内肌

图11-136　双侧上孖肌后面观。左侧梨状肌和闭孔内肌虚化

闭孔内肌（深层外旋肌群）

起点

- 骨盆内侧面，围绕闭孔。
  - 闭孔内侧边缘、闭孔膜、坐骨、耻骨和髂骨。

止点

- 股骨大转子。
  - 内侧面。

功能

主要标准运动	主要反向运动
在髋关节外旋大腿 [1-4, 7, 10]	在髋关节对侧旋转骨盆 [2-4, 7, 10]

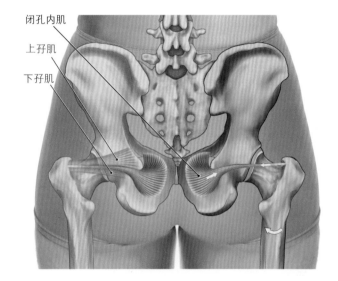

闭孔内肌
上孖肌
下孖肌

图11-137　双侧闭孔内肌后面观。左侧上孖肌和下孖肌虚化

下孖肌（深层外旋肌群）

起点

- 坐骨结节。
  - 上部。

止点

- 股骨大转子。
  - 内侧面。

功能

主要标准运动	主要反向运动
在髋关节外旋大腿[1-4, 7, 10]	在髋关节对侧旋转骨盆[2-4, 7, 10]

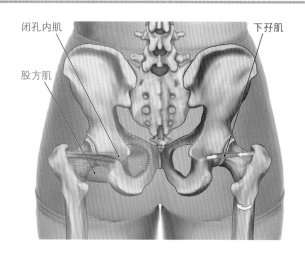

图11-138 双侧下孖肌后面观。左侧闭孔内肌和股方肌虚化

闭孔外肌（深层外旋肌群）

起点

- 骨盆外侧面围绕闭孔。
  - 坐骨和耻骨上闭孔边缘外表面，以及闭孔膜。

止点

- 股骨的转子间窝。

功能

主要标准运动	主要反向运动
在髋关节外旋大腿[1-4, 7, 10]	在髋关节对侧旋转骨盆[2-4, 7, 10]

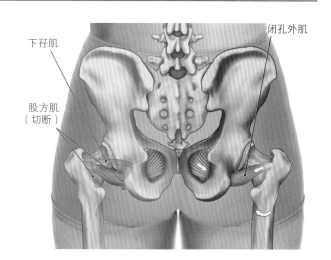

图11-139 双侧闭孔外肌后面观。左侧下孖肌和股方肌（切断）虚化

股方肌（深层外旋肌群）

起点

- 坐骨结节。
  - 外侧缘。

止点

- 股骨转子间嵴。

功能

主要标准运动	主要反向运动
在髋关节外旋大腿[1-4, 7, 10]	在髋关节对侧旋转骨盆[2-4, 7, 10]

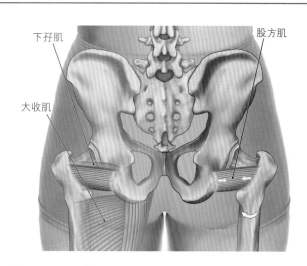

图11-140 双侧股方肌后面观。左侧下孖肌和大收肌虚化

11

11.13　膝关节肌

股直肌（股四头肌群）

起点

- 髂前下棘。
  - 髋臼边缘的上部。

止点

- 经髌骨和髌韧带至胫骨粗隆。
  - 经韧带纤维至胫骨髁。

功能

主要标准运动	主要反向运动
1. 在膝关节伸展下肢 [1-4, 6, 7, 10]	1. 在膝关节伸直大腿 [1-4, 6, 7]
2. 在髋关节屈曲大腿 [1-4, 7, 10]	2. 在髋关节前倾骨盆 [1-4, 6, 7, 10]

股外侧肌（股四头肌群）

起点

- 股骨粗线。
  - 股骨粗线外侧唇、转子间线及臀肌粗隆。

止点

- 经髌骨和髌韧带至胫骨粗隆。
  - 经韧带纤维至胫骨髁。

功能

主要标准运动	主要反向运动
在膝关节伸展下肢 [1-4, 6, 7, 10]	在膝关节伸展大腿 [1-4, 6, 7, 10]

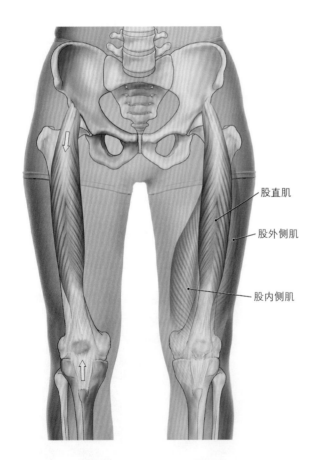

图11-141　双侧股直肌前面观。左侧股四头肌虚化

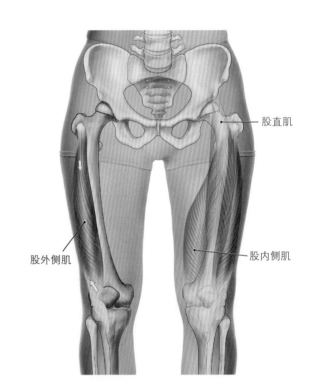

图11-142　双侧股外侧肌前面观。左侧股四头肌群的其他肌肉虚化

股内侧肌（股四头肌群）

起点

- 股骨粗线。
  - 股骨粗线内侧唇、转子间线及股骨内上髁。

止点

- 经髌骨和髌韧带至胫骨粗隆。
  - 经韧带纤维至胫骨髁。

功能

主要标准运动	主要反向运动
在膝关节伸展小腿[1-4, 6, 7, 10]	在膝关节伸展大腿[1-4, 6, 7, 10]

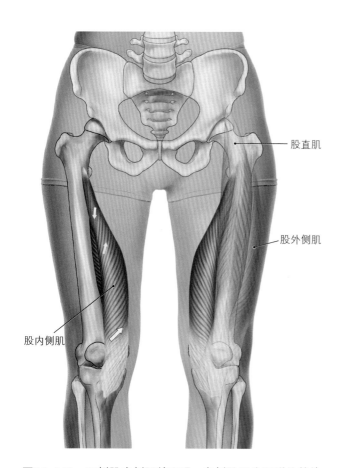

股直肌

股外侧肌

股内侧肌

图11-143　双侧股内侧肌前面观。左侧股四头肌群的其他肌肉虚化

股中间肌（股四头肌群）

起点

- 股骨干前面和股骨粗线。
  - 股骨的前面和外侧面，股骨粗线外侧唇。

止点

- 经髌骨和髌韧带至胫骨粗隆。
  - 经韧带纤维至胫骨髁。

功能

主要标准运动	主要反向运动
在膝关节伸展小腿[1-4, 6, 7, 10]	在膝关节伸展大腿[1-4, 6, 7, 10]

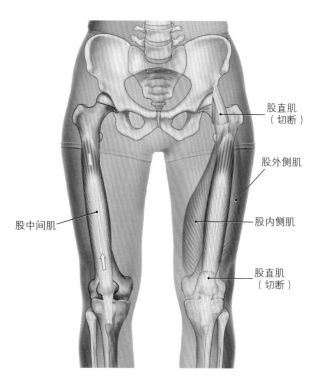

股直肌（切断）

股外侧肌

股内侧肌

股直肌（切断）

股中间肌

图11-144　双侧股中间肌前面观。左侧股四头肌群的其他肌肉虚化，股直肌切断

11

膝关节肌

起点

- 股骨干远端前部。

止点

- 膝关节囊。

功能

主要标准运动
向近端拉紧和拉动膝关节囊[1, 2, 4, 6]

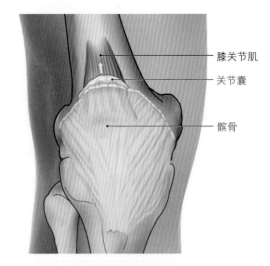

图11-145 右侧膝关节肌前面观

膝关节肌
关节囊
髌骨

股二头肌（腘绳肌群）

起点

- 长头：坐骨结节。
  - 骶结节韧带。
- 短头：股骨粗线。
  - 股骨外上髁线。

止点

- 腓骨头。
  - 胫骨外侧髁。

功能

主要标准运动	主要反向运动
1. 在膝关节伸展下肢[1-4, 6, 7, 10]	在髋关节后倾骨盆[1-4, 6, 7, 10]
2. 在膝关节伸展大腿[1-4, 6, 7, 10]	

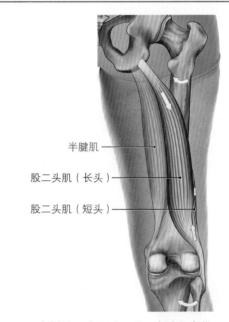

半腱肌
股二头肌（长头）
股二头肌（短头）

图11-146 右侧股二头肌后面观。半腱肌虚化

半腱肌（腘绳肌群）

起点

• 坐骨结节。

止点

• 鹅足肌腱（胫骨近端前内侧）。

功能

主要标准运动	主要反向运动
1. 在膝关节屈曲小腿[1-4, 6, 7, 10]	在髋关节后倾骨盆[1-4, 6, 7, 10]
2. 在髋关节伸展大腿[1-4, 6, 7, 10]	

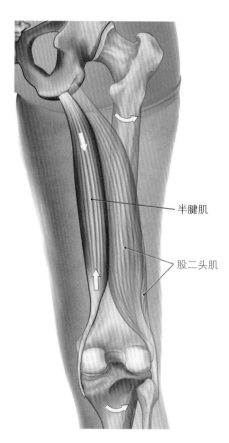

图11-147　右侧半腱肌后面观。股二头肌虚化

半膜肌（腘绳肌群）

起点

• 坐骨结节。

止点

• 胫骨内侧髁后面。

功能

主要标准运动	主要反向运动
1. 在膝关节屈曲小腿[1-4, 6, 7, 10]	在髋关节后倾骨盆[1-4, 6, 7, 10]
2. 在髋关节伸展大腿[1-4, 6, 7, 10]	

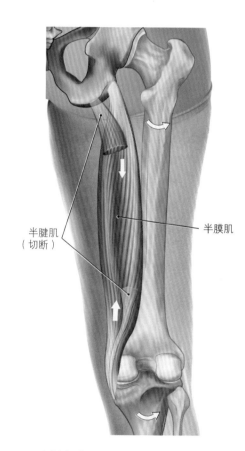

图11-148　右侧半膜肌后面观。半腱肌虚化，近端和远端的肌腱已被切断

腘肌

起点

- 股骨远端后外侧。
  - 股骨外侧髁的外侧面。

止点

- 腓骨近端后内侧。

功能

主要标准运动	主要反向运动
1. 在膝关节内旋小腿[1-4, 6, 7, 10]	在膝关节外旋大腿[1-4, 6, 7, 10]
2. 在膝关节屈曲小腿[2-4, 6, 7, 10]	

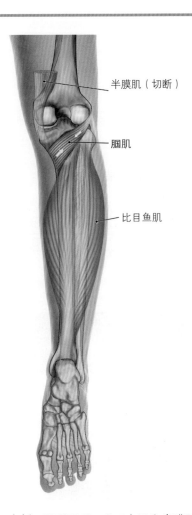

半膜肌（切断）

腘肌

比目鱼肌

图11-149　右侧腘肌后面观。比目鱼肌和半膜肌远端肌腱（切断）虚化

11.14　踝部与距下关节肌

胫骨前肌

起点

- 胫骨前部。
  - 胫骨外侧髁、胫骨前部近端2/3，小腿骨间膜近端2/3。

止点

- 足内侧。
  - 内侧楔骨和第1跖骨。

功能

主要标准运动
1. 使足在踝关节处背屈[1-4, 6, 7, 10]
2. 使足在距下关节处内翻（旋后）[1-4, 6, 7, 10]

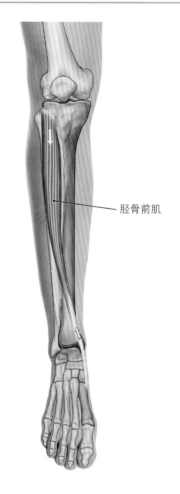

图11-150　右侧胫骨前肌前面观

胫骨前肌

第三腓骨肌

起点

- 腓骨前部远端。
  - 腓骨前部远端及小腿骨间膜远端。

止点

- 第5跖骨。
  - 第5跖骨底背侧面。

功能

主要标准运动
1. 使足在踝关节处背屈[1-4, 6, 7, 10]
2. 使足在距下关节处外翻（旋前）[1-4, 6, 7, 10]

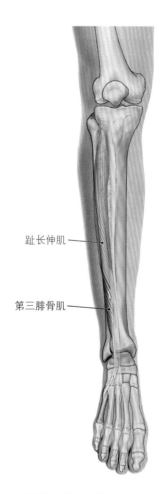

趾长伸肌

第三腓骨肌

图11-151　右侧第三腓骨肌前面观。趾长伸肌如图所示

腓骨长肌

起点

- 腓骨近端外侧。
  - 腓骨头及腓骨近端外侧1/2。

止点

- 足内侧。
  - 内侧楔骨和第1跖骨。

功能

主要标准运动
1. 使足在距下关节处外翻（旋前）[1-4, 6, 7, 10]
2. 使足在踝关节处跖屈[1-4, 6, 7, 10]

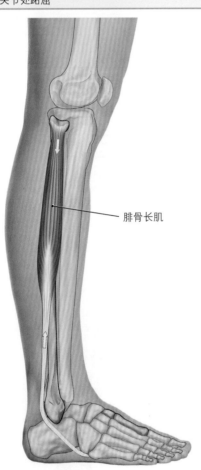

腓骨长肌

图11-152　右侧腓骨长肌侧面观

腓骨短肌

起点

- 腓骨远端外侧。
  - 腓骨远端外侧1/2。

止点

- 第5跖骨。
  - 第5跖骨底背侧面。

功能

主要标准运动
1. 使足在距下关节处外翻（旋前）[1-4, 6, 7, 10]
2. 使足在踝关节处跖屈[1-4, 6, 7, 10]

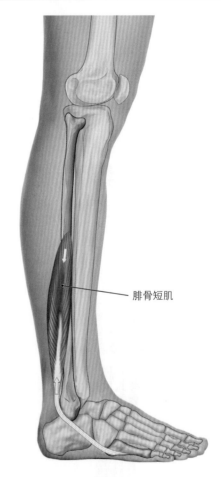

腓骨短肌

图11-153　右侧腓骨短肌侧面观

腓肠肌（小腿三头肌群）

起点

- 股骨内侧髁和外侧髁。
  - 股骨远端后内侧及股骨远端后外侧。

止点

- 从跟腱到跟骨。
  - 后侧面。

功能

主要标准运动
1. 使足在踝关节处跖屈[1-4, 6, 7, 10]
2. 在膝关节处屈曲小腿[1-4, 6, 7, 10]

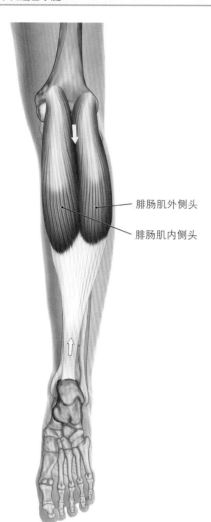

腓肠肌外侧头

腓肠肌内侧头

图11-154 右侧腓肠肌后面观

比目鱼肌（小腿三头肌群）

起点

- 胫骨和腓骨后面。
  - 胫骨比目鱼肌线、腓骨头和腓骨近端1/3。

止点

- 从跟腱到跟骨。
  - 后面。

功能

主要标准运动
使足在踝关节处跖屈[1-4, 6, 7, 10]

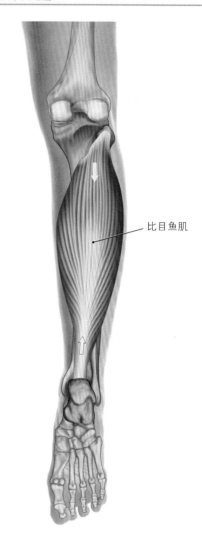

比目鱼肌

图11-155 右侧比目鱼肌后面观

11

跖肌

起点

- 股骨远端后外侧。
  - 股骨外侧髁和股骨外上髁远端。

止点

- 跟骨。
  - 后面。

功能

主要标准运动
1. 使足在踝关节处跖屈[1, 2, 4, 6, 7, 10]
2. 在膝关节处屈曲小腿[1, 2, 4, 6, 7, 10]

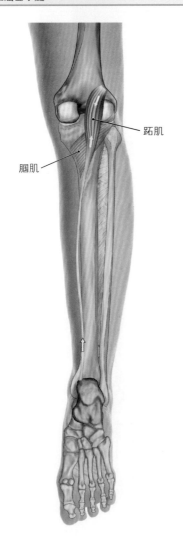

图11-156　右侧跖肌后面观。腘肌虚化

胫骨后肌

起点

- 胫骨和腓骨后面。
  - 胫骨后面近端2/3、腓骨和小腿骨间膜。

止点

- 舟骨粗隆。
  - 第2~4跖骨及除距骨外所有的跗骨。

功能

主要标准运动
1. 使足在踝关节处跖屈[1, 2, 4, 6, 7, 10]
2. 使足在距下关节处内翻（外旋）[1-4, 6, 7, 10]

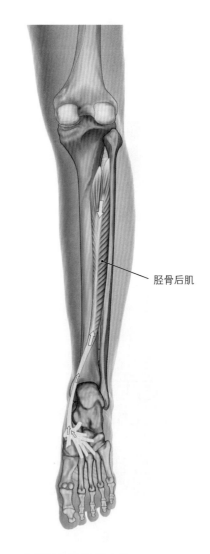

图11-157　右侧胫骨后肌后面观

11.15 趾关节非固有肌

趾长伸肌

起点

- 腓骨近端前部。
  - 腓骨近端2/3、小腿骨间膜近端1/3，以及胫骨外侧髁。

止点

- 第2~5趾背侧皮肤。
  - 通过趾背腱膜到达中节趾骨和远节趾骨。

功能

主要标准运动
1. 在趾骨间关节和跖趾关节伸展足趾[1-4, 6, 7, 10]
2. 使足在踝关节处背屈[1-4, 6, 7, 10]

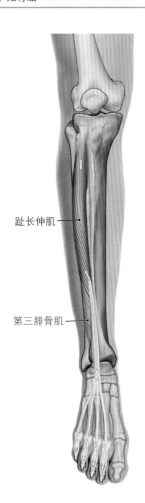

图11-158 右侧趾长伸肌前面观。第三腓骨肌虚化

趾长伸肌

第三腓骨肌

踇长伸肌

起点

- 腓骨中段的前面。
  - 腓骨前面中段1/3及小腿骨间膜中段1/3。

止点

- 踇趾背侧皮肤。
  - 远节趾骨。

功能

主要标准运动
1. 在跖趾关节和趾骨间关节伸展踇趾[1-4, 6, 7, 10]
2. 使足在踝关节背屈[1-4, 6, 7, 10]

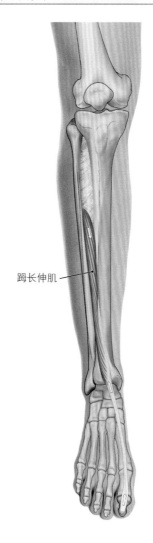

踇长伸肌

图11-159 右侧踇长伸肌前面观

11

趾长屈肌

起点

- 胫骨中段后面。
  - 胫骨后面中段1/3。

止点

- 第2~5足趾的足底皮肤。
  - 趾骨远端。

功能

主要标准运动
1. 在跖趾关节和趾骨间关节屈曲第2~5趾 [1-4, 6, 7, 10]
2. 使足在踝关节处跖屈 [1-4, 6, 7, 10]
3. 使足在距下关节处内翻（旋后）[2-4, 6, 7, 10]

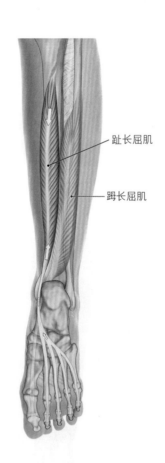

图11-160　右侧趾长屈肌后面观。踇长屈肌虚化

踇长屈肌

起点

- 腓骨后面远端。
  - 腓骨后面远端2/3，以及小腿骨间膜远端2/3。

止点

- 第1趾底。
  - 远节趾骨。

功能

主要标准运动
1. 在跖趾关节和趾骨间关节屈曲踇趾 [1-4, 6, 7, 10]
2. 使足在踝关节处跖屈 [1-4, 6, 7, 10]
3. 使足在距下关节处内翻（旋后）[2-4, 6, 7, 10]

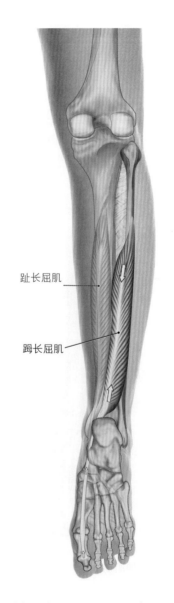

图11-161　右侧踇长屈肌后面观。趾长屈肌虚化

11.16 趾关节固有肌

趾短伸肌

起点

- 跟骨背侧皮肤。

止点

- 第2~4趾。
  - 第2~4趾长伸肌腱远端的外侧面（通过趾背腱膜到中节趾骨和远节趾骨）。

功能

主要标准运动
在近端趾骨间关节、远端趾骨间关节和跖趾关节伸展第2~4趾 [1–4, 6, 7, 10]

姆短伸肌

起点

- 跟骨背侧皮肤。

止点

- 姆趾背侧皮肤。
  - 姆趾近节趾骨底。

功能

主要标准运动
在跖趾关节伸展姆趾 [1–4, 7, 10]

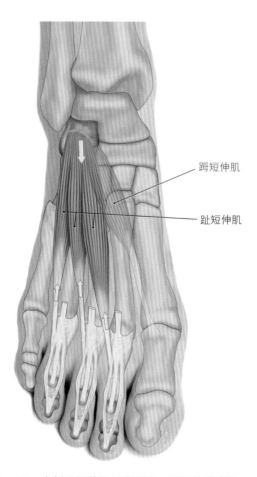

图11-162 右侧趾短伸肌足背面观。姆短伸肌虚化

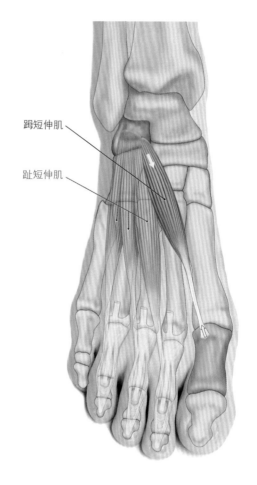

图11-163 右侧姆短伸肌足背面观。趾短伸肌虚化

姆展肌

起点

- 跟骨粗隆。

止点

- 姆趾。
  - 近节趾骨底足底内侧面。

功能

主要标准运动
在跖趾关节外展姆趾[1-4, 6, 7, 10]

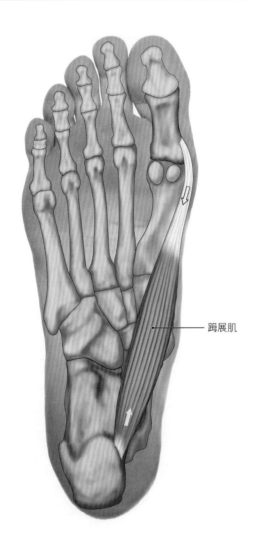

姆展肌

图11-164　右侧姆展肌足底面观

小趾展肌

起点

- 跟骨粗隆。
  - 跖筋膜。

止点

- 小趾。
  - 近节趾骨底足底外侧面。

功能

主要标准运动
在跖趾关节外展小趾[1-4, 7, 10]

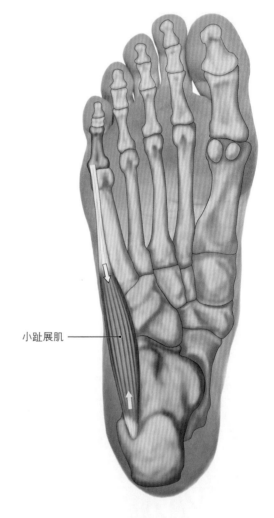

小趾展肌

图11-165　右侧小趾展肌足底面观

趾短屈肌

起点

- 跟骨粗隆。
  - 跖筋膜。

止点

- 第2~5趾。
  - 中节趾骨的内侧面和外侧面。

功能

主要标准运动

在跖趾关节和近端趾骨间关节屈曲第2~5趾[1-4, 6, 7, 10]

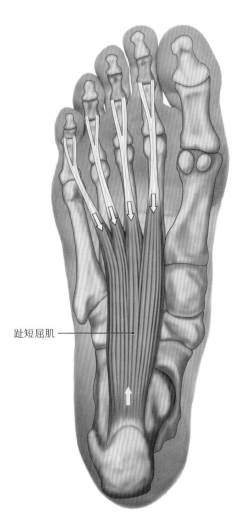

趾短屈肌

图11-166 右侧趾短屈肌足底面观

跖方肌

起点

- 跟骨。
  - 内侧面和外侧面。

止点

- 趾长屈肌远端肌腱。
  - 外侧缘。

功能

主要标准运动

在近端趾骨间关节、远端趾骨间关节和跖趾关节屈曲第2~5趾[1, 3, 4, 6, 7, 10]

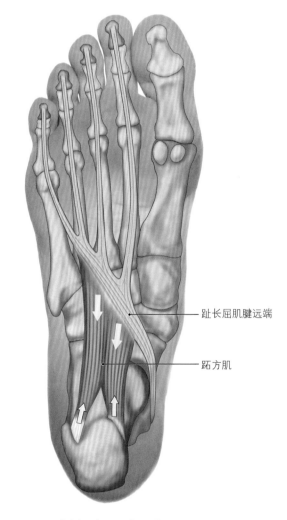

趾长屈肌腱远端

跖方肌

图11-167 右侧跖方肌足底面观

11

蚓状肌

起点

- 趾长屈肌腱远端。
  - 第1蚓状肌：第2趾趾长屈肌腱的内侧缘。
  - 第2蚓状肌：第2和第3趾趾长屈肌腱邻近处。
  - 第3蚓状肌：第3和第4趾趾长屈肌腱邻近处。
  - 第4蚓状肌：第4和第5趾趾长屈肌腱邻近处。

止点

- 趾伸肌背侧面。
  - 趾长伸肌的内侧面，第2~5趾趾伸肌背侧面。

功能

主要标准运动
1. 在跖趾关节屈曲第 2~5 趾 [2-4, 6, 7, 10]
2. 在近端趾骨间关节和远端趾骨间关节水平伸展第 2~5 趾 [1, 2, 4, 6, 7, 10]

踇短屈肌

起点

- 骰骨和外侧楔骨。

止点

- 踇趾。
  - 近节趾骨底足底内、外侧。

功能

主要标准运动
在跖趾关节屈曲踇趾 [1-4, 6, 7, 10]

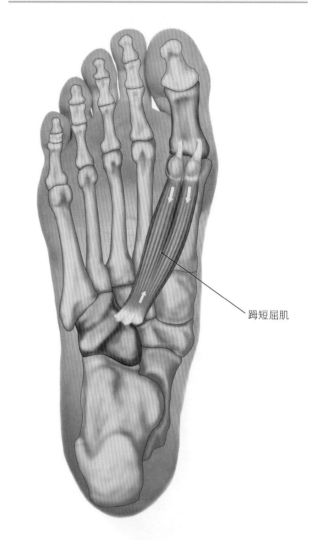

踇短屈肌

图11-169 右侧踇短屈肌足底面观

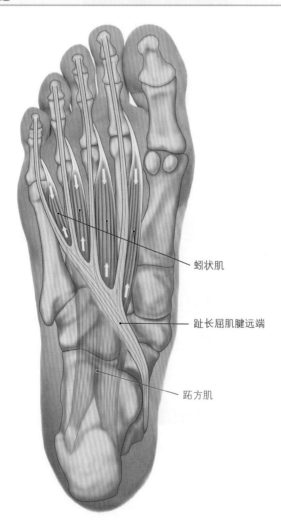

蚓状肌

趾长屈肌腱远端

跖方肌

图11-168 右侧蚓状肌足底面观。跖方肌虚化

小趾屈肌

起点

- 第5跖骨。
  - 第5跖骨底足底面及腓骨长肌腱远端。

止点

- 小趾。
  - 近节趾骨足底面。

功能

主要标准运动
在跖趾关节屈曲小趾[1-4, 7, 10]

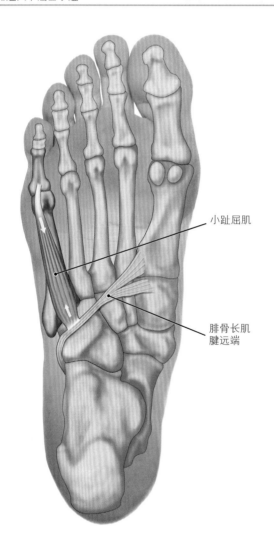

图11-170 右侧小趾屈肌足底面观

𧿹收肌

起点

- 跖骨。
  - 斜头：第2~4跖骨底及腓骨长肌腱远端。
  - 横头：跖趾关节足底韧带。

止点

- 𧿹趾。
  - 近节趾骨底外侧面。

功能

主要标准运动
在跖趾关节内收𧿹趾[2-4, 6, 7, 10]

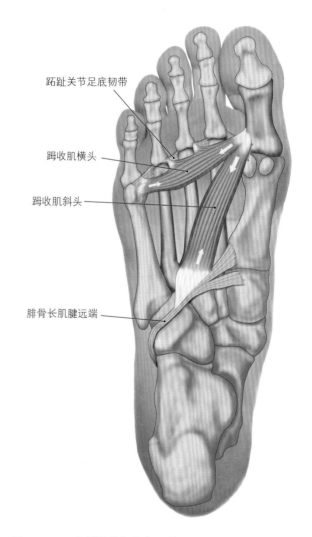

图11-171 右侧𧿹收肌足底面观

11

骨间足底肌

起点

- 跖骨。
  - 第3~5跖骨内侧（第2趾侧）面：
    - 第1骨间足底肌：与第3跖骨相连。
    - 第2骨间足底肌：与第4跖骨相连。
    - 第3骨间足底肌：与第5跖骨相连。

止点

- 第3~5近节趾骨内侧面足背膨大。
  - 第1骨间足底肌：与第3趾相连。
  - 第2骨间足底肌：与第4趾相连。
  - 第3骨间足底肌：与第5趾相连。

功能

主要标准运动
在跖趾关节内收第 3~5 趾 [1, 2, 4, 6, 7, 10]

骨间背侧肌

起点

- 每个肌腱起自相邻的2个跖骨。
  - 第1骨间背侧肌：起自第1和第2跖骨。
  - 第2骨间背侧肌：起自第2和第3跖骨。
  - 第3骨间背侧肌：起自第3和第4跖骨。
  - 第4骨间背侧肌：起自第4和第5跖骨。

止点

- 趾骨两侧和趾背腱膜。
  - 近节趾骨底。
    - 第1骨间背侧肌：连接于第2趾内侧面。
    - 第2骨间背侧肌：连接于第2趾外侧面。
    - 第3骨间背侧肌：连接于第3趾外侧面。
    - 第4骨间背侧肌：连接于第4趾外侧面。

功能

主要标准运动
在跖趾关节外展第 2~4 趾 [1, 2, 4, 6, 7, 10]

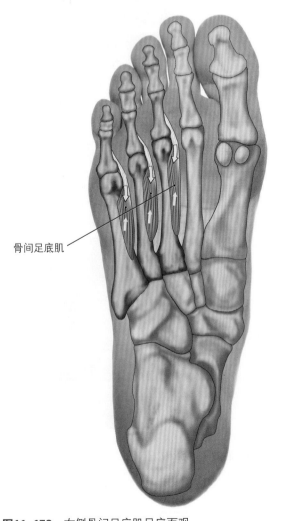

图11-172　右侧骨间足底肌足底面观

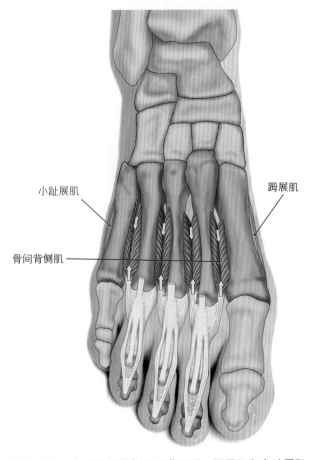

图11-173　右侧骨间背侧肌足背面观。跗展肌和小趾展肌虚化

11

参考文献

［1］Standring S: Gray's anatomy, ed 40, Melilla, Spain, 2008, Churchill, Livingstone, Elsevier.

［2］Neumann DA: Kinesiology of the musculoskeletal system: Foundations for physical rehabilitation, ed 3, St Louis, 2017, Elsevier.

［3］Hamilton N, Weimar W, Luttgens K: Kinesiology: Scientific basis of human motion, ed 12, New York, 2012, McGraw-Hill.

［4］Oatis CA: Kinesiology: The mechanics and pathomechanics of human movement, Philadelphia, 2004, Lippincott Williams & Wilkins.

［5］Simons DG, Travell JG, Simons LS: Travell and Simons' myofascial pain and dysfunction: The trigger point manual; Volume 1: Upper half of body, ed 2, Baltimore, 1999, Williams & Wilkins.

［6］Kendall FP, McCreary EK, Provance PG, et al: Muscles: Testing and function with posture and pain, ed 5, Baltimore, 2005, Lippincott Williams & Wilkins.

［7］Levangie PK, Norton CC: Joint structure and function: A comprehensive analysis, ed 5, Philadelphia, 2011, FA Davis.

［8］Chaitow L, Delany JW: Clinical applications of neuromuscular techniques; Volume 1: The upper body, Edinburgh, 2000, Churchill Livingstone.

［9］Myers TW: Anatomy trains: Myofascial meridians for manual & movement therapists, ed 2, Italy, 2009, Churchill Livingstone.

［10］Travell JG, Simons DG: Myofascial pain and dysfunction: The trigger point manual; Volume 2: The lower extremities, Baltimore, 1992, Williams & Wilkins.

［11］Kapandji IA: The physiology of the joints: Volume 1: Upper limb, ed 5, Edinburgh, 1983, Churchill Livingstone.

［12］Chaitow L, Delany JW: Clinical applications of neuromuscular techniques; Volume 2: The lower body, Edinburgh, 2000, Churchill Livingstone.

［13］Fritz S: Mosby's essential sciences for therapeutic massage: Anatomy, physiology, biomechanics, and pathology, ed 4, St Louis, 2013, Elsevier.

［14］Son E, Watts T, Quinn Jr FB, et al: Superficial facial musculature [PDF document]. Retrieved from http://www.utmb.edu/otoref/Grnds/facial-plastic-2012-03-29/facial-musc-2012-0329-B.pdf, 2012.

［15］Dauzvardis MF, McNulty JA, Espiritu B, et al: Loyola university medical education network master muscle list. Retrieved from http://www.meddean. luc. edu/lumen/ meded/ grossanatomy /dissector/mml/, 1998.

［16］Comeford M, Mottram S: Kinetic control: The management of uncontrolled movement, Australia, 2012, Churchill Livingstone.

［17］Muscolino J: Psoas major function: A biomechanical examination of the psoas major. Massage Therapy Journal, 52(1), 17–31, 2012.

［18］Smith LK, Weiss EL, Lehmkuhl LD: Brunnstrom's clinical kinesiology, ed 5, Philadelphia, 1996, FA Davis.

［19］Adams JB: Kinesiology [PowerPoint slides]. Retrieved from http://www.kean.edu/~jeadams/docs/Kinesiology/Kines _Power_Points/, 2008.

［20］Sahrmann SA: Diagnosis and treatment of movement impairment syndromes. St. Louis, 2002, Mosby, Inc.

［21］Simons DG, Travell JG: Travell and Simons' myofascial pain and dysfunction: The trigger point manual; Volume 1: Upper half of body, ed 2, Baltimore, 1999, Williams & Wilkins.

11

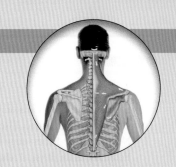

第12章
肌肉组织的解剖学和生理学

章节纲要

12.1 骨骼肌

12.2 骨骼肌的组织成分

12.3 骨骼肌细胞

12.4 肌筋膜

12.5 肌纤维/肌节结构的组织学

12.6 肌丝滑动学说

12.7 肌丝滑动的能量来源

12.8 肌肉收缩的神经系统控制

12.9 运动单位

12.10 全或无定律

12.11 肌节结构的详细信息

12.12 肌丝滑动学说的详细信息

12.13 红肌和白肌纤维

12.14 肌筋膜经线和张拉整体

章节目标

学习完本章，学生能够：

1.掌握本章关键术语的定义。

2.列举肌肉组织的3种类型。

3.描述骨骼肌组织和骨骼肌细胞的特性和功能。

4.与肌筋膜相关的：
- 列举肌筋膜的各种类型。
- 描述肌筋膜的结构和功能。
- 说出肌筋膜单位的含义。

5.描述肌节的结构。

6.与肌丝滑动学说相关的：
- 解释肌丝滑动学说。
- 说明肌丝滑动学说和整体肌肉功能之间的关系。
- 描述如何提供肌丝滑动所需的能量。

7.了解神经系统是如何控制和指挥肌肉收缩的，并描述神经肌肉接头的结构。

8.与运动单位相关的：
- 掌握运动单位的定义。
- 说明运动单位的重要性，并阐明运动单位之间的不同。

9.掌握全或无定律的定义，并明白其应用于肌肉系统中的哪个结构层级。

10.掌握肌节结构；掌握骨骼肌组织中的带。

11.详细讨论肌丝滑动学说，并描述红色慢肌纤维和白色快肌纤维的结构和功能特点。

12.与肌筋膜经线和张拉整体相关的：
- 列出和讨论11条肌筋膜经线。
- 掌握肌筋膜经线理论和张拉整体的概念，以及它们在人体中的作用。

概述

骨骼组织的解剖学和生理学已经在第3章中谈及了。在研究肌肉功能的肌动学之前，本章聚焦骨骼肌的解剖学和生理学，讨论2种主要的组织类型——骨骼肌组织和肌筋膜，特别介绍肌纤维/肌节结构的组织学及肌丝滑动学说，以及以肌肉功能为大背景的肌丝滑动学说的来龙去脉。另外还会讲到肌肉收缩及神经系统控制的能量来源；运动单位、全或无定律及红色慢肌纤维与白色快肌纤维。本章用两节深入阐述了肌节结构和肌丝滑动学说。本章还包括肌筋膜经线理论和张拉整体的探究。

关键词

A band　A带

acetylcholine　乙酰胆碱

acetylcholinesterase　乙酰胆碱酯酶

actin filament　肌动蛋白丝

actin filament active site　肌动蛋白丝活动点

actin filament binding site　肌动蛋白丝结合位点

actin molecule　肌动蛋白分子

adenosine triphosphate（ATP）　三磷酸腺苷，腺苷三磷酸

all-or-none law　全或无定律

aponeurosis（pl. aponeuroses）腱膜

cardiac muscle tissue　心肌组织

connectin　肌联蛋白

cytoplasmic organelles　胞质细胞器

deep fascia　深筋膜

easily fatigued fiber　易疲劳纤维

endomysium（pl. endomysia）　肌内膜

energy crisis hypothesis　能源衰竭假说

epimysium（pl. epimysia）　肌外膜

fascicles　肌束

fasciculus（pl. fasciculi）　肌束

fast glycolytic fiber　快速糖酵解纤维

fatigue-resistant fiber　抗疲劳纤维

glycolysis　糖酵解

glycolytic fiber　糖酵解纤维

H band　H带

heavy meromyosin　重酶解肌球蛋白

human resting muscle tone　人体静息肌张力/肌筋膜张力

I band　I带

innervation　神经支配

intermediate-twitch fiber　中间肌纤维

Krebs cycle　克雷布斯循环

lactic acid　乳酸

large fiber　大纤维

lateral force transmission　侧向力传递

light meromyosin　轻酶解肌球蛋白

M band　M带

M-line　M线

motor end plate　运动终板

motor unit　运动单位

muscle cell　肌细胞

muscle fiber　肌纤维

muscle memory　肌肉记忆

muscular fascia　肌筋膜

myofascial meridian　肌筋膜经线

myofascial meridian theory　肌筋膜经线理论

myofascial unit　肌筋膜单位

myofibril　肌原纤维

myoglobin　肌红蛋白

myosin cross-bridge　肌球蛋白横桥

myosin filament　肌球蛋白丝

myosin head　肌球蛋白头

myosin tail　肌球蛋白尾

neuromuscular junction　神经肌肉接头

neurotransmitter　神经递质

organ　器官

oxidative fiber　氧化纤维

oxygen debt　氧债

perimysium（pl. perimysia）　肌束膜

phasic fiber　位相性纤维

ratchet theory　棘轮理论

red slow-twitch fiber　红色慢肌纤维

respiration of glucose　葡萄糖呼吸

S1 fragment　S1节段

S2 fragment　S2节段

sarcolemma　肌膜

sarcomere　肌节

12

sarcoplasm　肌质

sarcoplasmic reticulum　肌质网

skeletal muscle tissue　骨骼肌组织

sliding filament mechanism　肌丝滑动学说

slow oxidative fiber　慢速氧化纤维

small fiber　小纤维

smooth muscle tissue　平滑肌组织

striated muscle　横纹肌

synapse　突触

synaptic cleft　突触间隙

synaptic gap　突触间隙

tendon　肌腱

tensegrity　张拉整体

titin　肌联蛋白，肌连蛋白

tonic fiber　紧张性纤维

transverse tubule　横小管

tricarboxylic acid cycle　三羧酸循环

trigger point　触发点，扳机点

tropomyosin molecule　原肌球蛋白分子

troponin molecule　肌钙蛋白分子

T-tubule　横小管

type I fiber　I型纤维

type II fiber　II型纤维

white fast-twitch fiber　白色快肌纤维

Z band　Z带

Z-line　Z线

12.1　骨骼肌

肌肉组织

- 存在于人体的三种肌肉组织类型[1]：
  - 心肌组织，位于心脏。
  - 平滑肌组织，位于脏器壁和血管壁。
  - 骨骼肌组织，位于骨骼肌。
- 骨骼肌组织占人体总重量的40%～45%[1]。本书只讨论骨骼肌组织。

骨骼肌的特点

- 因为骨骼肌组织在显微镜下可见横纹（如带状），所以也常称为横纹肌[2]。
  - 注：骨骼肌组织和心肌组织在显微镜下均可见横纹；平滑肌组织则无横纹表现[3]。
- 骨骼肌是受意识控制的[1]。
  - 注：平滑肌和心肌组织是不受意识控制的，至少不是典型的完全受意识控制的。尽管可能通过生物反馈影响平滑肌和心肌的张力，但不能像骨骼肌那样完全受意识控制。

骨骼肌——整体情况

- 一块骨骼肌附着在两块骨上，因此会跨过关节并位于两骨之间。
  - 一块典型的骨骼肌有两个附着处，且都位于骨上。有些骨骼肌有两处以上骨性附着点，还有一些骨骼肌附着于软组织上而非骨上。
- 骨骼肌的主要工作方式是收缩——向肌肉的中心缩短长度。更多关于骨骼肌工作的内容见第13章。
- 这种收缩给肌肉的骨性附着点施加了拉力。
- 若这个拉力足够大，会把肌肉附着的其中一根或两根骨朝向肌肉中心的方向拉动。
- 骨位于身体的各个部分，骨的运动会形成身体的运动（图12-1）。
- 为了更好地了解肌肉是如何使身体产生运动的，去探究、认识骨骼肌组织的组织学和微观生理学是非常必要的。

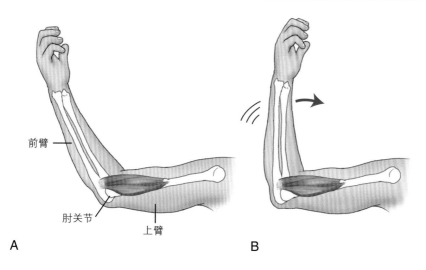

图12-1 肌肉收缩的情况。A.肌肉连接上臂的肱骨和前臂的尺骨，跨过肘关节并位于两骨之间。该肌肉收缩时，会对所连接的两骨产生拉力。B.这个拉力会产生前臂向上臂靠近的运动

12.2 骨骼肌的组织成分

- 每块骨骼肌都可视为肌肉系统的一个器官。
  - 注：从定义上看，器官是由两种或两种以上组织组成的，共同作用，行使特定功能的结构[4]。骨骼肌的功能是收缩并产生拉力。
- 作为一个器官，骨骼肌包含了不止一种组织。骨骼肌中两种主要的组织类型是骨骼肌组织及纤维筋膜结缔组织（图12-2）。
- 骨骼肌组织本身是由骨骼肌细胞组成的。这些肌细胞是肌肉中主要的结构性和功能性单位[5]。
  - 肌细胞是肌肉中主要的结构性单位，肌肉大部分结构是由肌细胞组成的。
  - 更重要的是，肌细胞是肌肉中主要的功能性单位，是肌肉做功（如肌细胞收缩）的结构。
- 肌肉中的纤维筋膜通过包裹肌肉组织，为肌肉提供结构框架[4]。
  - 纤维筋膜包绕整块肌肉、肌肉中的各组肌细胞及每个独立的肌细胞。
- 纤维筋膜在肌肉之上还会延伸至肌肉两端，组成肌腱附着于骨性附着点上[4]。肌腱的功能是传递肌肉收缩所产生的拉力至其附着点处。

- 骨骼肌也含有神经和血管[6]。
- 神经带有从中枢神经系统传至肌肉的运动信号，可指挥肌肉进行收缩。此外，它还带有从肌肉传至中枢神经系统的感觉信号，可将肌肉的状态传递给脊髓和大脑。
- 血管可为肌肉组织带来其所需的营养，并带走其产生的代谢废物[6]。

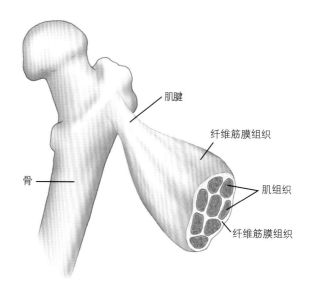

图12-2 通过肌腱连接于骨的肌肉横断面。在横断面中，我们可以看到肌肉是由骨骼肌组织和纤维筋膜组织组成的

12.3   骨骼肌细胞

如前所述，骨骼肌组织主要的结构性和功能性成分是骨骼肌细胞（图12-3）。

- 因为骨骼肌细胞呈可延长的圆筒状，所以肌细胞也可称作肌纤维（肌细胞和肌纤维是同义词）。
- 肌纤维的长度为1~50 cm[7]。
- 很重要的是，骨骼肌是由很多在肌肉中沿纵向走行的肌纤维构成的。
- 肌纤维在肌肉中的排列方向是不完全相同的，

这种排列方向称为肌纤维结构。更多关于肌纤维结构的内容见17.2。

- 一根肌纤维贯穿整个肌肉是很少见的。它们通常会首尾相连串行排列，或者相互重叠，平行排列于肌肉中（图12-4）。
- 肌纤维聚集在一起形成肌束[7]。一个肌束可能含有多达200条肌纤维。
- 一块骨骼肌由许多肌束组成（图12-5）。

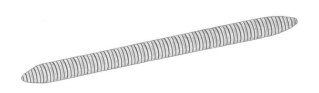

图12-3   独立的骨骼肌纤维（细胞）。请注意其中的条纹外观

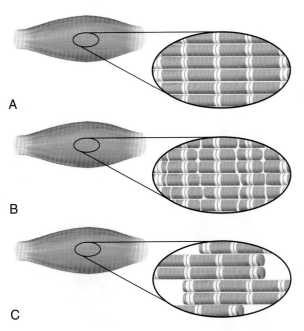

A

B

C

图12-4   肌纤维不同的排列方式。A.长肌纤维平行排列贯穿肌肉全长。B.短肌纤维平行排列且首尾相连串行于肌肉中。C.肌纤维相互重叠，平行排列

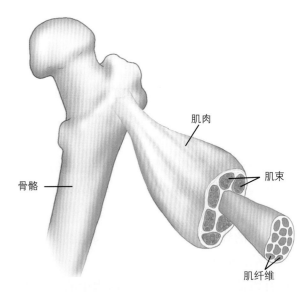

肌肉

骨骼

肌束

肌纤维

图12-5   通过肌腱连接于骨的肌肉横断面。在横断面中，我们可以看到肌肉由许多肌束组成。图中一个肌束被单独拿出来了，我们可以看到，它是纵向的。每个肌束都是一束肌纤维

12.4 肌筋膜

- 构建肌肉的结构性单位是致密纤维筋膜结缔组织，也称为肌筋膜或深筋膜[8]。更多关于筋膜的内容见4.1。
- 肌筋膜的主要成分是胶原纤维[6]。
- 肌筋膜中也有一小部分弹性纤维[6]。
- 所有肌筋膜的构成是一致的，它们会根据自己所在位置的不同而有不同的名称（图12-6）。
- 包绕着一个独立肌纤维的纤维筋膜称为肌内膜[3]。
- 包绕一组肌纤维并将肌肉分隔成许多肌束的纤维筋膜称为肌束膜[3]。
- 包绕着整块肌肉的纤维筋膜称为肌外膜[3]。
- 需要注意的是，这三层纤维筋膜融合在一起，并在肌肉上方延续使肌肉附着于骨。筋膜附着点的作用是将肌肉收缩产生的力传递至骨。
- 这些筋膜层也用于将纤维捆扎在一起。相邻纤维的肌内膜构成了筋膜连接，可侧面用于将收缩力从一个纤维传递至相邻纤维[9]。也就是说，若纤维A和纤维B是相邻的，即使纤维A收缩而纤维B无收缩，纤维A的收缩力也会传递至

纤维B——尽管纤维B没有受到刺激进行主动收缩，纤维B中也会产生拉力，这个现象称为侧向力传递。侧向力传递同样可以通过肌束膜发生在相邻肌束之间，也可以通过肌外膜发生在相邻肌肉之间。这个现象是不可以忽略的。相邻肌肉间的侧向力传递会将30%以上的肌肉收缩力传递至相邻放松的肌肉。

- 附着于骨且呈圆带状的肌筋膜称为肌腱。
- 宽且扁平的肌筋膜称为腱膜。
  - 就组织成分而言，肌腱和腱膜是完全相同的，它们仅形状有所不同。
- 还应该强调的是，尽管骨骼肌常常附着于人体骨骼（骨骼肌因此而得名），它们也常附着于其他的身体软组织。人体存在宽且扁平的腱膜而非仅有带状肌腱的一个原因是，腱膜可以分散肌肉在附着点处的拉力；腱膜的存在可让肌肉附着于软组织上，否则软组织无法抵抗来自肌腱拉动的集中力量。
- 因此，肌肉的肌腱和/或腱膜是肌肉整体结构的一部分，不能从肌肉中分割出去。有许多文章提及肌肉时会称之为肌筋膜单位——肌指的是肌组织成分，筋膜指的是纤维筋膜成分（知识点12-1）。
- 肌筋膜在肌肉之上会延伸为肌腱和腱膜。除此之外，它还形成了厚厚的肌间隔将许多肌肉分隔开，并为相邻肌肉提供附着点。

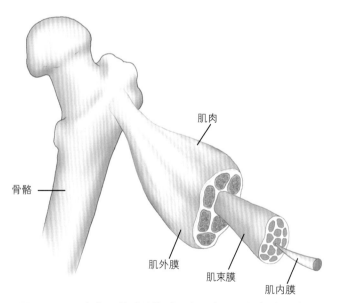

图12-6 肌肉中肌筋膜的构成。每一条肌纤维都由肌内膜包绕；肌束膜包绕多个肌纤维而形成的纤维群为肌束。整块肌肉由肌外膜包绕。这三层纤维筋膜融合在一起形成肌腱和/或腱膜，使肌肉附着于它的骨性附着点

> **知识点 12-1**
>
> 肌组织和筋膜组织是紧密相连的。关于这个知识点，有一个有趣的按摩及其他手法和运动治疗的应用情况。许多技术着重强调它们对肌肉的效果；另外一些技术则声称仅仅作用于肌肉的筋膜层。然而做任何类型的手法和运动治疗，都不可能做到不同时影响肌肉组织和筋膜组织。

- 肌筋膜还形成了延伸更广更薄的筋膜腱膜层来包裹身体中各大肌群。

- 筋膜层的另一个功能是为支配和营养肌纤维的神经和血管提供通路[2]（图12-7）。

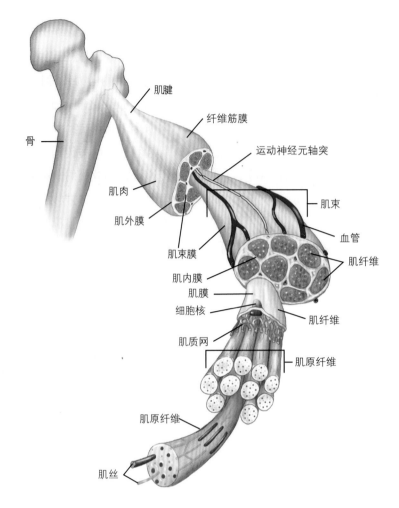

图12-7　肌纤维（肌细胞）的内部结构。注意神经和血管是如何穿行于筋膜层的

图中标注：
肌腱　纤维筋膜　运动神经元轴突　骨　肌束　肌肉　血管　肌外膜　肌纤维　肌束膜　肌内膜　肌膜　细胞核　肌质网　肌纤维　肌原纤维　肌原纤维　肌丝

12.5　肌纤维/肌节结构的组织学

- 就像人体其他类型的细胞一样，骨骼肌纤维也由细胞膜包裹，并包含很多胞质细胞器。

- 与许多细胞性结构的英文不同的是，骨骼肌结构会有"sarco"这个词根。

- "sarco"是希腊语词根，表示"肌""肉"（"muscle""flesh"），如肌组织的英文为muscle tissue。

- 例如，骨骼肌纤维的细胞质称为肌质，英文为sarcoplasm；内质网称为肌质网，英文为sarcoplasmic reticulum；细胞膜称为肌膜，英文为sarcolemma[10]。

- 骨骼肌纤维在很多方面都与众不同。

- 因为每个骨骼肌纤维（细胞）都是从多个干细胞合并发育而来的，所以骨骼肌纤维是多核的（它们包含很多细胞核）[2]。

- 骨骼肌纤维有丰富的线粒体。线粒体在有氧条件下产生三磷酸腺苷（ATP）分子。因为肌肉组织收缩需要消耗大量的能量，所以许多线粒体通过ATP分子的形式提供能量。

- 骨骼肌纤维还含有携氧分子，称为肌红蛋白。除了有更强的携氧能力以外，肌红蛋白在其他方面与红细胞中的血红蛋白类似。

- 骨骼肌纤维最让人吃惊的结构特点是它们具有极大量的胞质细胞器，称为肌原纤维。每个肌原纤维在细胞质中沿纵轴分布，走行于肌纤维的全长[4]（图12-7）。

- 一个肌纤维中大约有1 000个肌原纤维[4]。

- 肌原纤维由肌节组成，它们头尾相连，从肌原纤维的一端连接到另一端（它们还以并排方式排列）[10]。

- 肌节非常短。肌原纤维中，平均每线性英寸可找到10 000个（大约每厘米4 000个）肌节。

- 每个肌节的边界称为Z线[4]。

- 每个肌节中有肌动蛋白丝和肌球蛋白丝[9]。

- 肌动蛋白丝很薄，肌球蛋白丝很厚[10]。

- 这些肌丝以很整齐的方式排列。肌动蛋白丝附着于肌节两端的Z线。肌球蛋白丝不附着于Z线，位于肌节的中心。

- 骨骼肌组织是有条纹的，因此在显微镜下会显现出一些线条。肌动蛋白丝和肌球蛋白丝以互相重叠的特征模式形成了条纹，使骨骼肌组织具备这种特点[2]。

- 肌球蛋白丝有一些球状的突出称为头。每个肌球蛋白头都突出朝向肌动蛋白[9]（图12-8）。

- （肌纤维中的肌原纤维的）肌节是骨骼肌组织的实际功能性单位。

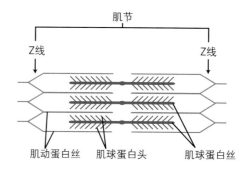

图12-8　肌节的结构。一个肌节从一条Z线跨越至另一条Z线。肌节包含两种肌丝——肌动蛋白丝和肌球蛋白丝。肌球蛋白丝厚，位于肌节的中心。肌动蛋白丝薄，附着于Z线。其中像手臂一样的球状突出，是肌球蛋白头，这个结构需要关注

- 肌节执行收缩的关键性生理功能，使肌肉组织成为独特的、区别于身体其他大部分组织的存在。

- 为了真实了解肌肉的工作方式，我们必须清楚肌节的功能。只有了解了肌节的功能，接下来才可以更好地理解肌肉骨骼功能的整体概貌（肌动学）。

- 肌节的生理过程，叫作肌丝滑动学说[5]（知识点12-2）。

知识点 12-2　肌丝滑动学说

了解肌丝滑动学说，是认识肌肉功能整体概貌的关键。对向心、离心和等长收缩的清晰认识，以及触发点发生的原则和主动不足（在其他概念中），都有赖于对肌丝滑动学说的基础认识。肌丝滑动学说为能真正理解（而非只是单纯记忆）一些更大的概念打下了基础，而这些概念是成为高效的肌肉骨骼领域治疗师/训练师/教练所需要的，而非仅仅是肌细胞微观生理学的抽象的研究。

肌丝滑动学说常称为肌丝滑动理论。应注意的是，"理论"这个词如今在科学领域中常常被误解。在日常英语中，"理论"指尚待证明的猜测或推测，是一个相当弱的词，暗含较多的疑问，不确定其是否为真实的。而在科学领域，"理论"是一个相当强的术语（"定律"这个词甚至更强，是很少用到的）。关于肌丝滑动理论机制的准确性，是存在一点点疑问的。

肌丝滑动理论也称为棘轮理论。棘轮理论表示的是肌球蛋白的横桥是如何像棘轮一样拉动肌动蛋白丝的。棘轮扳手在螺母上施加张力，然后释放这个张力，扳手往回摆动，再接着又一次施加张力；这样的循环会重复一次又一次。与这个模型类似，肌球蛋白横桥拉动肌动蛋白丝，施加张力；然后通过释放张力放松，接着又一次施加张力，再接着又放松。这个循环会重复很多次。

12.6　肌丝滑动学说

- 解释肌节是如何缩短的机制称为 肌丝滑动学说。在肌节缩短时，肌动蛋白丝和肌球蛋白丝会沿着彼此滑行。
- 本质上，肌丝滑动的机制如下[9]（图12-9）：
  1. 神经系统发出信号，告诉肌纤维进行收缩。
  2. 这个信号引起肌质网释放所储存的钙离子至肌质（细胞质）中。
  3. 这些钙离子附于肌动蛋白丝上，使肌动蛋白丝结合位点（也称为肌动蛋白丝活动点）暴露。
  4. 肌球蛋白头附于这些肌动蛋白丝的结合位点上，在肌球蛋白丝和肌动蛋白丝之间建立横桥。

5. 接着横桥弯曲，产生拉力，将肌动蛋白丝拉向肌节的中心。

6. 然后横桥会断开，肌球蛋白头再附于下一个肌动蛋白丝结合位点，形成新的横桥。横桥再次弯曲，进一步将肌动蛋白丝朝向肌节中心的方向拉动[10]。注意，当用图说明肌动蛋白丝和肌球蛋白丝时，常常会简化，仅展示一个或几个横桥。实际上，在肌球蛋白丝和肌动蛋白丝之间存在上千个横桥。其中一些横桥断开时，其他横桥还保持连接，使肌动蛋白丝不会往回滑。

7. 只要神经系统将收缩的信号传递到肌肉，这个过程会反复发生。

8. 因肌动蛋白丝附着于肌节的Z线（肌节的边界），Z线会被拉向肌节的中心[5]。

9. 当Z线被拉向肌节的中心，肌节缩短[5]（图12-10）。

10. 把肌节收缩的概念与肌肉工作方式的全貌联系起来，重要的是要认识到，当肌原纤维中

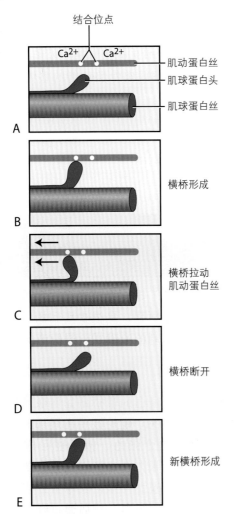

图12-9　肌丝滑动的步骤。A.肌质网释放Ca²⁺（钙离子），结合位点暴露。B.肌球蛋白头附于肌动蛋白结合位点上形成横桥。C.肌球蛋白头弯曲，将肌动蛋白丝拉向肌节的中心。D.肌球蛋白横桥断开。E.肌球蛋白头附于另一个肌动蛋白结合位点上，这个过程再次开始

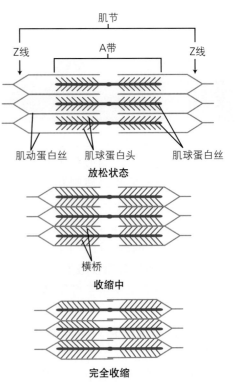

图12-10　图示说明的是肌丝滑动如何引起肌节长度的变化。从肌节放松处于休息长度中，我们可以看到，当肌节开始收缩时，它会开始向它的中心方向缩短。肌节完全收缩时，肌节处于它的最短长度

所有的肌节以这种方式缩短时，肌原纤维就会缩短；当肌纤维中所有的肌原纤维缩短时，肌纤维就会缩短。当肌肉中有足够的肌纤维缩短时，肌肉就会缩短，并在它的骨性附着点上施加拉力。若这个拉力足够强大，骨之间就会被相互拉近，从而产生骨所在的身体部分的动作。肌丝滑动学说解释了肌肉为什么可以产生身体部分的运动。

12.7　肌丝滑动的能量来源

众所周知，肌肉收缩需要身体消耗大量的能量。我们只需要短时间运动，就能意识到肌肉收缩是多么需要能量。

- 驱动肌丝滑动过程的能量源于ATP分子[5]（知识点12-3）。

- 肌丝滑动过程有两个步骤需要消耗ATP分子供能[5]：

  1.必须通过ATP分子供能使肌球蛋白与肌动蛋白间横桥断开。

  2.当肌肉收缩完毕，钙因重吸收返回至肌质网中，同样需要ATP分子供能。

- 接着，ATP分子继续为肌丝滑动过程供能，按顺序是以下四个步骤[11]：

  1.储存ATP。

  2.从储存的磷酸肌酸中再生ATP。

  3.葡萄糖无氧分解再生ATP。

  4.葡萄糖有氧分解再生ATP。

- 储存在肌纤维中的ATP分子首先会被使用。然而，储存的ATP分子供应量非常少，很快就会被耗尽[4]。

- 因此第二步就是，从储存在肌纤维中的磷酸肌酸分子里，再生更多的ATP[4]。

- 当储存的磷酸肌酸供应耗尽，ATP必须从其他来源再生，即葡萄糖的分解（也称为葡萄糖呼吸）[4]。

- 葡萄糖的分解可以在有氧或无氧两种环境下

知识点 12-3　ATP

ATP是带有三个磷酸基团的腺苷基分子。腺苷基和磷酸基团之间的键含有能量，键破裂并释放能量可给肌丝滑动供能。一旦其中一个键断开，就会生成二磷酸腺苷（ADP，带有两个磷酸基团的腺苷）和一个游离磷酸基团。ADP可以转化回ATP供身体再次使用。因此可以将ATP分子比作为代谢过程提供能量的可充电电池。

肌丝滑动学说中，肌球蛋白与肌动蛋白间横桥的断开需要ATP供能。一旦肌球蛋白头从肌动蛋白丝上断开，它就可以再附于下一个肌动蛋白丝结合位点，然后再次弯曲。横桥断开需要能量的这个事实，还可解释尸僵的原因——尸僵源于人死亡后短时间内发生的肌肉收缩。死亡后还存在收缩有两个原因：①人死亡时，有些肌肉还处于收缩状态；②因钙离子从肌质网中漏至肌质中，触发肌球蛋白与肌动蛋白间横桥的生成，所以肌肉在死亡后还会发生收缩。然而，死亡后人体会停止代谢，没有更多的ATP分子生成用于断开这些收缩用的横桥，所以尸僵会持续到这些组织真正分解完，以及横桥停止生成。

肌质网对钙的重吸收也需要消耗ATP。这解释了扳机点的形成及为什么会持续存在这一理论。扳机点挤压血管，从而会减少血流。缺少血流会减缓向肌细胞输送葡萄糖的速率，导致ATP生成不足。这个能量短缺会导致断开现有横桥的能力降低，以及减少肌质网对钙的重吸收，从而使横桥持续存在于局部形成扳机点。这个理论称为能源衰竭假说[16]。更多关于肌丝滑动学说的内容见12.12。

发生[4]。

- 葡萄糖再生ATP，首先会在肌质中无氧生成（无氧气存在）。

- 如果接下来仍需供能，肌纤维会逐渐转向在线粒体中有氧分解葡萄糖（知识点12-4）。于线粒体中分解葡萄糖需要氧气（所以名为有氧分解），因此需要血液循环来输送氧气；血液循环的增加需要心脏泵出更多的血液，从而心脏得到了锻炼（知识点12-4）。

氧债

- 如果一个人运动时，超过了心血管系统为葡萄

糖的有氧分解输氧的能力，那么肌纤维就必须进一步依赖葡萄糖的无氧分解。因无氧分解葡萄糖会产生代谢废物乳酸，所以乳酸会在肌纤维中累积。这些乳酸通常会被转送至肝脏，在这里乳酸可以转化回葡萄糖。但是，这个转化需要氧气，我们把这个需氧可看作是身体欠自己的债。为此，"氧债"一词用于描述将累积的乳酸转化回葡萄糖所需的氧气。氧债解释了为什么一个人在运动结束后还可能需要继续进行深呼吸[4]。

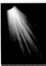

知识点 12-4　葡萄糖的分解 / 呼吸

　　葡萄糖的无氧分解称为糖酵解。每个通过糖酵解过程分解的葡萄糖分子，会形成两个ATP分子，以及产生代谢废物乳酸[11]。

　　葡萄糖的有氧分解为三羧酸循环（也称为克雷布斯循环、柠檬酸循环）。每个葡萄糖分子在三羧酸循环中分解会产生约36个ATP分子；这比糖酵解过程有效得多。三羧酸循环的代谢废物是二氧化碳和水[11]。有趣的是，氧气在三羧酸循环中的作用是结合葡萄糖分子分解时所产生的碳原子，从而产生二氧化碳，而这种气体很容易在体内的血液循环中被带走，并通过肺部排出。因此氧气在我们身体中的角色是促

进碳原子消除。

　　人们说的有氧和无氧运动，实际上就是指葡萄糖分解生成ATP这个将能量用于肌丝滑动的过程。因身体转为葡萄糖的有氧分解是持续进行的，所以有氧运动必然是也必须是持续的运动。例如，冲刺跑是无氧的，而马拉松是有氧的。实际上，通过有氧分解葡萄糖作为主要为运动供能的方式，只需要1~2 min。当然，一旦达到有氧分解的临界值，必须持续一段时间才能对心血管产生益处。通常大家争论的是持续多久的运动才是最优的。

12.8　肌肉收缩的神经系统控制

- 骨骼肌纤维无法仅靠自己完成收缩，它必须接收到神经系统的指令才会进行收缩。

- 骨骼肌纤维的收缩由中枢神经系统发出的信号进行指挥，这个信号会经过外周神经，并抵达其中的运动神经元。外周脊神经向外走行至周围，指挥肌肉进行收缩，叫作给肌肉提供神经支配（图12-11）。

  - 关于神经学的词语：中枢神经系统是人体的中心，正如它的名字。它由大脑和脊髓组

成。神经元又称为神经细胞，运动神经元又称为运动神经细胞（是告知肌肉进行收缩的神经细胞）。外周神经位于身体的外周（不在身体中心或中枢神经系统里）。脊神经是外周神经，它源于脊髓和大脑的颅神经。

- 当运动神经元抵达肌纤维，它不直接与肌纤维有物理接触或连接。它们之间有一小块空间，称为突触间隙。突触间隙也称为突触缝隙，或简称为突触。

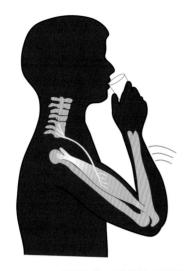

图12-11　一个人于肘关节处通过收缩上臂肌肉屈曲前臂来喝水。收缩这块肌肉的指令来自中枢神经系统，然后指令会被传递到外周脊神经的运动神经元，而这个脊神经就位于颈椎的脊髓中。我们可以说，外周脊神经支配了这块肌肉

- 运动神经元带有指令进行收缩的电信号，引起运动神经元释放一些分子到突触中。这些分子传递的进行肌肉收缩的神经信号，称为神经递质。

- 人体中存在很多神经递质。其中被释放在运动神经元和骨骼肌纤维之间的是乙酰胆碱。当运动神经元不再受到刺激分泌乙酰胆碱，已分泌并存于突触间隙中的乙酰胆碱就会被乙酰胆碱酯酶转移。一旦神经递质乙酰胆碱不存在了，肌细胞就不会受到刺激进行收缩，而是可以放松了[4]。

- 运动神经元和肌纤维相遇的地方（结合点），叫作神经肌肉接头（图12-12）。

- 在神经肌肉接头处，肌纤维的肌膜（细胞膜）会特化来接收运动神经元的神经递质，称为运动终板。

- 神经递质漂浮，穿过突触中的液体，连接于肌纤维的运动终板。

- 连接在运动终板上的神经递质会发起电冲动，并沿整个肌纤维的肌膜走行，然后这个电冲动通过横小管传送至肌纤维内部（图12-13）。

- 一旦指挥收缩的电信号到达肌纤维内部，它就会诱导肌质网中储存的钙释放至肌质中，触发肌丝滑动过程（详见12.6中关于肌丝滑动学说的讨论）。

- 运动神经元只会携带诱导肌肉收缩的信号。只要运动神经元刺激肌纤维，钙就会持续从肌质

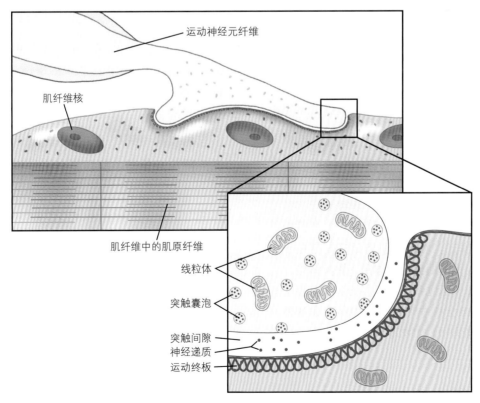

运动神经元纤维

肌纤维核

肌纤维中的肌原纤维

线粒体

突触囊泡

突触间隙
神经递质
运动终板

图12-12　神经肌肉接头。在运动神经元的末端，我们可以看到突触囊泡含有神经递质分子。这些神经递质释放到突触间隙中，然后连接于肌纤维的运动终板处。注：本图显示的是放大后的情况

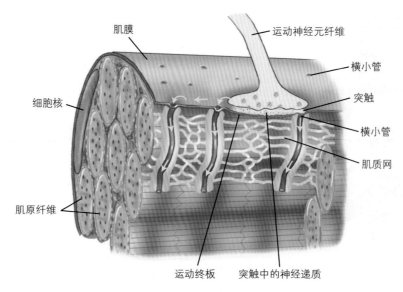

肌膜

运动神经元纤维

横小管

突触

横小管

肌质网

细胞核

肌原纤维

运动终板　突触中的神经递质

图12-13　连接于肌纤维运动终板上的神经递质发起电冲动，并沿整个肌纤维的肌膜走行，然后电冲动通过横小管传送到肌纤维内部

网释放至肌质，使肌丝持续滑动，完成收缩，肌纤维也会保持在收缩的状态。

- 如果中枢神经系统希望肌纤维放松，就会停止向肌肉发送收缩的信号。没有了收缩的神经信号，肌纤维就会放松（知识点12-5）。

- 一旦肌纤维不再受到刺激收缩，被肌质网释放的钙离子就会被重吸收，回到肌质网中。既然已经没有钙了，那么肌动蛋白上的结合位点也就不再供肌球蛋白头使用；从而无法建立新的横桥，肌丝滑动也就不再发生（假定已经存在

的横桥也松开了）。因此，肌纤维收缩停止，肌纤维放松。

- 正如12.7所述，钙重吸收至肌质网是肌丝滑动停止的必需步骤，这个过程需要通过ATP供能。

人体静息肌张力

- 肌肉在没有神经系统的指挥下无法自我完成收缩，这个说法不完全准确。已经发现肌肉组织确实存在非常低的处于基线水平的休息位肌张力，而且它独立于神经系统的指挥，这种现象叫作人体静息肌张力（HRMT）。这种低的基线水平的收缩是由肌质中少量但持续存在的钙离子引起的。这些钙离子的存在使肌动蛋白上少量的活跃位点暴露，肌球蛋白头可以与之结合，从而形成横桥然后收缩。人体静息肌张力产生的收缩力约为肌肉最大收缩力的1%，这对姿势稳定性有重要作用。注意，人体静息肌张力不应与静息张力混淆（知识点19-3）。静息张力指的是休息时肌肉的张力，是由神经系统指挥的，是γ运动神经系统肌肉记忆的结果[12]（知识点19-9）。

知识点 12-5

　　要重点强调的是，肌纤维无法仅靠自身完成收缩。它没有关于如何收缩或何时收缩的已储存模式或记忆。有一个词叫肌肉记忆，在手法和运动治疗，以及运动领域中非常流行。它描述了一个非常重要的概念，即在人体中肌肉的收缩有记忆模式。然而，肌肉记忆是存在于神经系统中的，而非肌肉组织本身（更具体些，肌肉记忆存在于γ运动系统，见19.6）。失去了神经支配的肌肉会丧失收缩的能力（除非从外部信号源给予电信号，如物理治疗设备）。

12.9　运动单位

- 运动单位是指一个运动神经元及其控制的所有肌纤维，即形成突触的地方。
- 运动神经元到达肌肉后分出大量的分支，与很多肌纤维形成突触。通过这个方式，一个运动神经元实际控制很多肌纤维（图12-14）。
- 注意，一个运动神经元控制的肌纤维常位于不同的肌束；也就是说，运动单位所控制的肌纤维是散布于肌肉中的，不受到束状结构的限制。
- 因为骨骼肌纤维无法将收缩的信号从一处传递至另一处，所以这样的分支非常重要。相反，每个单独的肌纤维必须直接接收运动神经元的指令才会进行收缩。
- 所有运动单位都是相似的，它们都有一个运动神经元。运动单位体积的大小，取决于运动神经元分支的数量，即运动神经元所控制的肌纤维的数量。这个数量从2~3个到2000个不等[10]。运

动单位的平均肌纤维数量为100~200个。
- 较小的运动单位支配少量的肌纤维，使其收缩，所以会形成较少的、优质的、精准的动作[4]。
  - 较小的运动单位存在于需要身体进行非常优质且精准的动作的部位。最小的运动单位位于转动眼球的肌肉（眼外肌）。
- 较大的运动单位支配大量的肌纤维，使其收缩，所以会形成较粗大的、有力量的动作[4]。
  - 较大的运动单位更多存在于需要进行大动作，且不需要进行精准动作的部位，如支配臀大肌和腓肠肌的运动单位即是大运动单位。关于不同运动单位中肌纤维类型的对比见12.13。运动单位是怎样及何时被募集进行收缩的见17.1。
- 一般来说，一块肌肉中既有大运动单位，又有小运动单位。

12

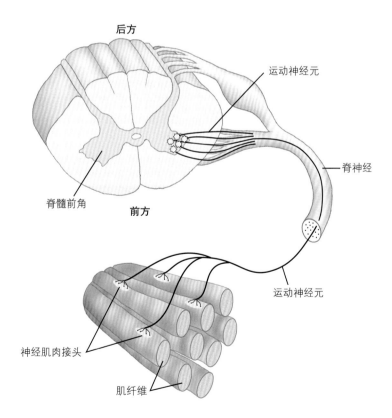

图12-14　小的运动单位包含4条肌纤维。图示为一个运动神经元从脊髓发出，并穿行于脊神经，然后支配肌肉的4个肌纤维

12.10　全或无定律

- 当收缩信号从神经系统传送到肌纤维时，该信号指示肌纤维完全收缩（100%收缩）。如果没有信号发送，则肌纤维完全松弛（0%收缩）[10]。

- 因此，肌纤维要么完全收缩，要么完全不收缩，此即为全或无定律。

- 如果我们了解了肌肉组织是如何受神经系统支配的，很容易将全或无定律应用于肌肉组织。

  - 全或无定律适用于肌节、肌原纤维、肌纤维和运动单位，因为所有这些肌肉组织的结构都由单个运动神经元支配。该运动神经元要么携带收缩信号，要么不携带收缩信号。

  - 然而，全或无定律并不适用于骨骼肌，因为骨骼肌可以部分收缩。

  - 一块骨骼肌含有很多运动单位。在这些运动单位中，可能一部分收到了来自运动神经元的收缩信号，而另一部分可能因为支配它们的运动神经元没有发出收缩信号所以处于放松状态。

  - 由于神经系统可以只对支配一块骨骼肌的部分神经元发出信号，所以骨骼肌可以部分收缩，部分放松。神经系统以这种方式控制骨骼肌的收缩程度。因为有这种可以控制收缩

的能力，一个人可以针对特定环境产生适量的力量。例如，如果一个人想做大约2 kg的肱二头肌弯举，就需要部分收缩肱二头肌；但是如果想做大约7 kg的肱二头肌弯举，需要较多地部分收缩肱二头肌。当然，肌肉部分收缩是通过肌肉中的一部分运动单位完全收缩，而其他部分运动单位完全不收缩来实现的（图12-15）。对于这个例子来说，弯举7 kg比弯举2 kg需要收缩的肱二头肌运动单位多。

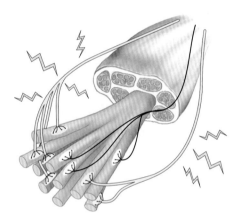

图12-15　一块肌肉包含多个运动单位，可以实现一部分运动单位收缩，而另一部分运动单位松弛。在本图中，两个运动单位（黄色）处于收缩状态，而一个运动单位（黑色）处于放松状态

12.11　肌节结构的详细信息

- 肌纤维里的肌原纤维是由很多肌节组成的，这些肌节既有并排排列的，也有沿着肌节长度首尾相连进行排列的。

- 每一肌节都由肌动蛋白丝及肌球蛋白丝组成。这些肌丝呈六角形排列，一条肌球蛋白丝位于肌节中心，六条肌动蛋白丝环绕肌球蛋白丝的末端，并有部分重叠（图12-16）。

- 肌节中肌丝重叠的一致性模式，使肌原纤维的外观呈横纹状。这些带状区域以特定字母命名

（图12-17A）。

- 肌节也包含一种大分子蛋白，叫作肌联蛋白。

- 两个重要的带状区域分别为A带和I带。

- A带中的字母A和I带中的字母I，分别代表着各向异性和各向同性。这两个光学术语是用来描述在显微镜下观察该组织时，光是如何受到影响的[9]。

- A带是暗带，是存在肌球蛋白的地方。因为肌球蛋白在肌节的中心，所以A带也在肌节

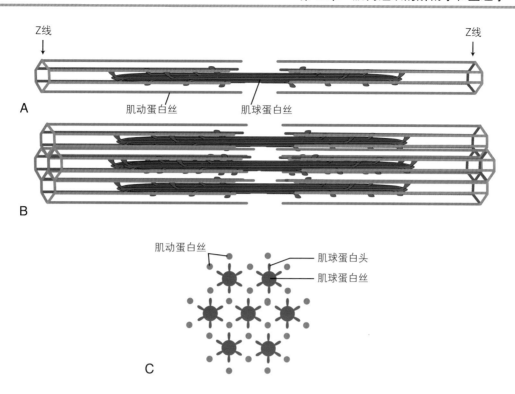

图12-16 A.一条肌球蛋白丝的每端都由六条肌动蛋白丝包围。B.多个肌节呈相互并排排列。C.肌节横切面显示每条肌球蛋白丝都由六条肌动蛋白丝包围

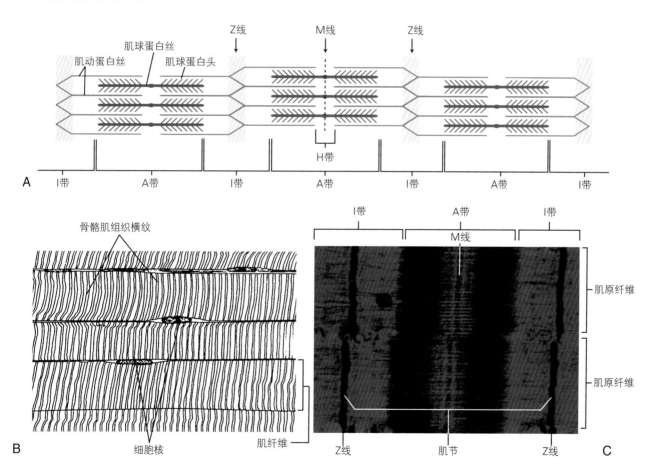

图12-17 A.三个肌节首尾相连排列。肌动蛋白丝和肌球蛋白丝重叠一致，形成了以字母命名的带状横纹——A带（肌动蛋白和肌球蛋白重叠的地方）和I带（仅有肌动蛋白的地方）。B.骨骼肌组织的显微照片素描图，展示了横纹的外观。C.如图B所见，但是是电镜下更高倍率的放大。A带和I带都显而易见（图B和图C来自Thibodeau GA, Patton KT: Anatomy and physiology, ed 5, St Louis, 2003, Mosby.）

的中心。注：在A带中，有一片仅有肌球蛋白的区域（H带），还有一片肌球蛋白和肌动蛋白共存的区域。

- I带是明带，是仅存在肌动蛋白的地方。注：I带一部分在一肌节中，一部分在邻近肌节中。
- 再次强调，这些明带和暗带的交替使骨骼肌呈横纹状（图12-17B，C）。
- 在大的带状区中也有一些小的带状区[5]：
  - A带中只有肌球蛋白的区域叫作H带。
  - M带，通常称为M线，位于肌球蛋白中心的H带（依次位于A带内）内。
  - Z带，通常称为Z线，位于I带的中心。记住，Z线是两个相邻肌节之间的边界。

肌球蛋白丝详解

- 一个肌球蛋白实际上是由许多肌球蛋白分子结合而成的（图12-18A）。肌球蛋白分子的形状类似高尔夫球杆[4]（图12-18B）。
- 肌球蛋白分子的排列方式：其中一半的头突向肌节的一端，另一半的头突向肌节的另一端。
- 每个肌球蛋白分子由两个主要部分组成：肌球蛋白尾和肌球蛋白头。
- 尾部占据肌球蛋白分子的主要长度。
- 肌球蛋白分子尾为轻酶解肌球蛋白。
- 头部是向外突出附于肌动蛋白丝，形成肌动蛋白与肌球蛋白间横桥的部分。
- 肌球蛋白头为重酶解肌球蛋白[10]。它实际上由两个子部件组成：头部（也称为S1节段）和颈部（也称为S2节段）。虽然不同类型的肌纤维之间存在许多差异（见12.13），但最大的差异似乎在肌球蛋白丝的横桥中。

肌动蛋白丝详解

- 一条肌动蛋白丝由三个独立的蛋白分子组成：肌动蛋白分子、肌钙蛋白分子和原肌球蛋白分子[10]。
- 大部分肌动蛋白丝由许多小的球形肌动蛋白分子组成，它们像珠子一样串在一起，形成彼此

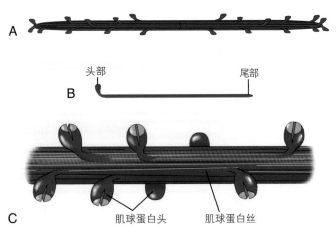

图12-18　A.肌球蛋白丝由许多肌球蛋白分子组成。B.一个肌球蛋白分子。C.肌球蛋白丝特写

缠绕的两股[4]（图12-19A）。

- 每一个肌动蛋白分子都是肌球蛋白横桥连接的结合位点。但这些结合位点通常不会暴露出来。
- 附着在这些肌动蛋白分子链上的是肌钙蛋白分子和原肌球蛋白分子[4]（图12-19B）。
  - 原肌球蛋白分子一般会屏蔽肌动蛋白上的结合位点，阻止其暴露（且与肌球蛋白头结合）[4]。
  - 当钙离子附着在肌动蛋白丝的肌钙蛋白分子上时，肌钙蛋白分子会将原肌球蛋白分子移开，从而使肌动蛋白的结合（活跃）位点暴露出来。如此才能允许横桥的形成（即收缩）[11]。

肌联蛋白

- 肌节中还含有一种叫作肌联蛋白的蛋白质（图12-20）。肌联蛋白是人体中最大的蛋白质[5]（含有约27 000个氨基酸），并且为肌节组成了许多细胞支架结构，连接肌球蛋白丝和Z线。因此，肌联蛋白有时也称为连接蛋白[4]。就像有六条肌动蛋白丝围绕着肌球蛋白丝的每一端一样，肌球蛋白丝的每一端也附着有6个肌联蛋白分子（图12-20B）。
- 具体而言，每个肌联蛋白分子的长度是肌节长度的一半，从肌节中心的肌球蛋白丝M线连接至肌节的边界Z线。因此，在肌节的A带和I带中均

可发现肌联蛋白（图12-17A）。因肌联蛋白进到了I带，所以它邻近肌动蛋白丝排列，并连于Z线[4]。

- 具有特殊意义的是，位于I带的肌联蛋白部分称为PEVK片段（P、E、V和K分别是脯氨酸、谷氨酸、缬氨酸和赖氨酸的英文首字母缩写，这些氨基酸构成了这个片段的主要部分）。因PEVK片段有极强的延展性和弹性，所以它在功能上非常重要。实际上，如今已提出就是肌联蛋白的这个区域，主要负责延展的肌肉/肌筋膜组织的弹性和被动张力[5]。这意味着，手法和运动治疗师所感受到的肌肉牵伸弹性终末感（无骨性或韧带异常情况），可能就是由肌联蛋白引起的。就这一点而言，牵伸和评估肌肉长度时，或许我们可以"感受"到肌联蛋白[13]。

- 有些资料认为，肌联蛋白也可能导致了活动中所感受到的长期肌肉僵硬。这种僵硬增加可能源于肌联蛋白与肌球蛋白丝之间的连接增加（粘连），或者甚至是肌联蛋白与肌动蛋白丝之间。经典理论中认为，肌肉僵硬是由两种因素造成的，即肌丝滑动学说的主动收缩及筋膜粘连。增加肌联蛋白作为被动张力增高的可能诱因，也许对治疗有重要的影响，且对手法治疗师和运动治疗师有着特殊的重要性[13]。

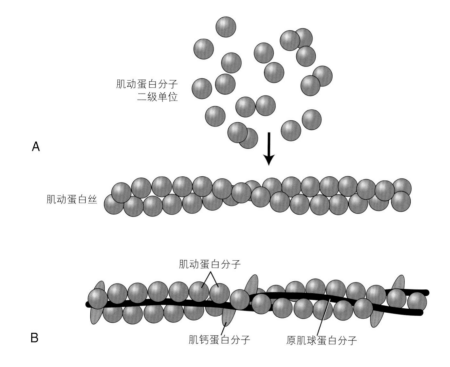

肌动蛋白分子二级单位

肌动蛋白丝

A

肌动蛋白分子

肌钙蛋白分子　原肌球蛋白分子

B

图12-19 A.肌动蛋白分子（二级单位）形成两条链扭转在一起。B.完整的肌动蛋白丝由肌动蛋白分子、原肌球蛋白分子和肌钙蛋白分子组成

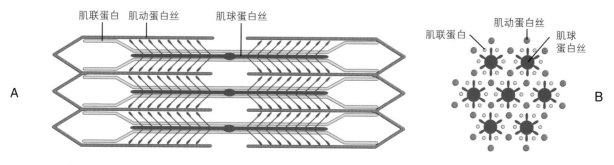

肌联蛋白　肌动蛋白丝　　肌球蛋白丝

A

肌动蛋白丝

肌联蛋白　　肌球蛋白丝

B

图12-20 肌联蛋白。肌联蛋白是大分子蛋白质，位于肌肉组织的肌节中。每个肌联蛋白分子走行肌节长度的一半，连接肌节中心的肌球蛋白丝M线至肌节的边界Z线

12.12　肌丝滑动学说的详细信息

- 肌丝滑动发生步骤如下（图12-21）[10]：

1.当我们想收缩一块肌肉时，我们的大脑会生成一个指挥它的信号。这个信号以电冲动的形式在我们的中枢神经系统中传导。

2.然后这个电冲动通过外周神经的运动神经元传至骨骼肌。外周神经可以是脑神经或者脊神经，且这个信号可能会被传到很多神经元处——也就是说，每个被指挥收缩的运动单位都对应一个运动神经元。

3.当冲动到达运动神经元末端时，运动神经元将其神经递质（乙酰胆碱）释放到神经肌肉接头处的突触间隙（图12-12）。

4.这些神经递质穿过突触间隙，结合到肌纤维的

运动终板上（图12-12）。

5.神经递质在运动终板上的结合又在肌纤维上引发了一个电冲动，并沿着肌膜传导（图12-13）。

6.然后这个电冲动通过横小管传至肌纤维内部（图12-13）。

7.当电冲动到达肌纤维内部，肌纤维中的肌质网就会将储存的钙离子释放到肌质中。

8.这些钙离子会结合到肌动蛋白丝的肌钙蛋白分子上。

9.从而引起结构性改变，导致肌动蛋白丝中的原肌球蛋白分子移动。

10.当原肌球蛋白分子移动时，肌动蛋白丝的结

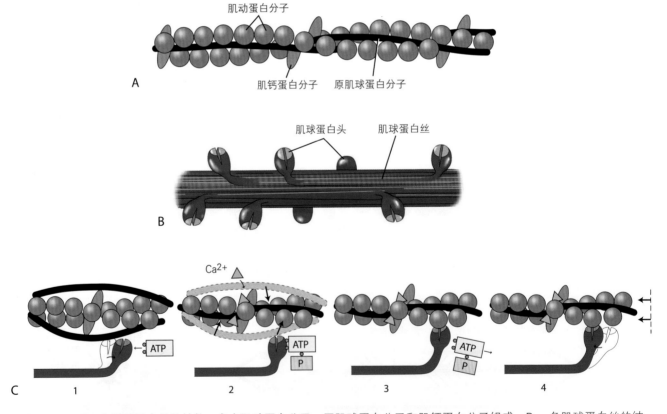

图12-21 A.一条肌动蛋白丝的结构。它由肌动蛋白分子、原肌球蛋白分子和肌钙蛋白分子组成。B.一条肌球蛋白丝的结构。头部朝外，当钙存在时可以附于肌动蛋白丝的结合位点上形成横桥。C.肌球蛋白与肌动蛋白间横桥的形成和断开步骤。第一步，当ATP分子附于肌球蛋白头时，肌球蛋白头就会移向其休息位。第二步，钙结合于肌球蛋白丝的肌钙蛋白上，使原肌球蛋白分子移开了原来的位置，并暴露了肌动蛋白丝上的结合位点。第三步，肌球蛋白头附于暴露的肌动蛋白丝结合位点上，形成横桥（且ATP分子从肌球蛋白头上松开）。第四步，肌球蛋白头弯曲，将肌动蛋白丝朝肌节中心方向拉动（此即为肌丝滑动机制）。注：肌球蛋白头会保持在这个位置连接于肌动蛋白丝上，直至下一个ATP分子与肌球蛋白头结合，才会断开横桥并让肌球蛋白头移回其休息位

合位点（也就是肌动蛋白分子本身）就会暴露出来。

11.肌球蛋白丝头附于肌动蛋白丝结合位点，形成横桥。接着，横桥弯曲，将肌动蛋白丝朝向肌节中心方向拉动（图12-9）。

12.如果没有ATP，横桥的连接会保持原位，且不再继续肌丝滑动的过程。

13.当有ATP时，接下来依序发生：肌球蛋白与肌动蛋白间横桥断开，肌球蛋白头附于下一个肌动蛋白丝结合位点，形成新的横桥。新的横桥弯曲并再次将肌动蛋白丝朝向肌节中心方向拉动（图12-9）。

14.只要有ATP，第13步的肌球蛋白横桥断开、再附着和弯曲这个过程就会持续发生。

15.通过这种方式，这些受神经支配的肌纤维的肌节就会产生完全收缩。

16.当神经系统不再发送信号，神经递质也就不会再被释放至突触。已有的神经递质要么分解，要么重吸收回运动神经元。

17.如果没有突触中神经递质的存在，就没有冲动传入肌纤维内部，钙离子也不再从肌质网中释放出来。

18.通过消耗ATP分子的能量，肌质中已有的钙会重吸收回肌质网中。

19.当钙的浓度下降，就无法再结合到肌钙蛋白上。没有了钙的结合，肌钙蛋白就不能保持原肌球蛋白的位置，继而肌动蛋白丝结合位点就无法暴露且会再次被屏蔽。因此，横桥也不会再产生，肌丝滑动的过程就不再继续发生。

- 肌丝滑动机制的整体概况一定不能忘！这一过程的关键在于，如果肌动蛋白丝沿肌球蛋白丝滑向肌节的中心，肌动蛋白丝所附着的Z线就会被拉向肌节的中心，肌节就会缩短。

- 这个学说叫肌丝滑动学说，而不是肌动蛋白滑动学说。鉴于肌节是首尾相连的，因此肌动蛋白丝不可能完成所有的滑动，而肌球蛋白丝也不可能总是固定在一个地方。如果两个相邻肌节的肌动蛋白丝都分别朝向各自的中心缩短，那么它们共同的Z线就会断裂。相反，肌球蛋白丝也可以沿着肌动蛋白丝进行滑动。这可以通过肌肉收缩的画面来想象，当肌肉收缩时它的一端是固定的。肌肉中最末尾肌节的Z线会被固定，而且不会让肌动蛋白丝滑离肌节中心。当横桥拉动，因Z线与其肌动蛋白丝被固定住了，肌球蛋白丝就会沿着固定的肌动蛋白丝朝向肌肉的固定端滑动（这类似肌肉的反向运动）。结果同样是肌节缩短了，相邻的肌节朝该肌节方向被拉动，而相同的肌丝滑动模式就会发生在那个肌节，同样也发生在肌肉中的每一个依次相连的肌节。

- 因肌原纤维由肌节首尾相连构成，所以肌节缩短，肌原纤维就缩短。

- 因一个肌纤维由多个肌原纤维构成，所以肌原纤维缩短，肌纤维就缩短。

- 因一块肌肉由许多肌纤维构成，所以当足够多的肌纤维缩短时，肌肉就会朝其中心缩短。

- 因肌肉通过肌腱附着于两块骨上，所以如果朝向肌肉中心的拉力足够大，肌肉所附着的骨就会被互相拉近。

- 因骨位于身体的各部位，所以我们身体的各个部位都可以发生运动。

- 通过这种方式，肌丝滑动机制产生了肌肉收缩的力，从而使我们的身体产生了运动。不同肌肉收缩类型（向心、离心和等长收缩）将在第14章中讨论。

12.13　红肌和白肌纤维

- 一般来说存在两种类型的肌纤维：红肌纤维和白肌纤维[4]。
- 红肌纤维也称为红色慢肌纤维；白肌纤维也称为白色快肌纤维（知识点12-6）。
- 红肌纤维和白肌纤维类似鸡肉或火鸡肉中的深色肉和白肉。鸡肉或火鸡肉中的深色肉是以红肌纤维为主要成分的肌肉，而白肉是以白肌纤维为主要成分的肌肉。
- 在这两种纤维之间还存在一种过渡类型的纤维，常称为中间肌纤维[4]。
- 红色慢肌纤维之所以叫这个名字，是因为它们是红色的，而且收缩缓慢。
  - 红肌纤维呈现红色是因为其有丰富的血供[4]。
  - 称为慢肌，是因为接收到神经系统发出的收缩信号后，它们的收缩速度很慢。
  - 约需要0.1 s达到最大张力[11]。
  - 红色慢肌纤维的体积通常都很小。
- 白色快肌纤维之所以叫这个名字，是因为它们是白色的，而且收缩相对较快。
  - 白肌纤维呈现白色是因为其没有丰富的血供[4]。
  - 称为快肌，是因为接收到神经系统发出的收缩信号后，它们会迅速收缩。
  - 约需要0.05 s达到最大张力[11]。
  - 白色快肌纤维的体积通常都很大。
- 在肌肉中，运动单位都是同质的，即一个运动单位中要么全都是红色慢肌纤维，要么全都是白色快肌纤维[11]。
- 小的运动单位由红色慢肌纤维组成；大的运动单位由白色快肌纤维组成[11]。
- 由红色慢肌纤维组成的小的运动单位由较小直径的运动神经元支配，与由白色快肌纤维组成的较大直径的运动神经元相比，接收到由中枢神经系统发出的收缩指令后，收缩速度较慢。这是解释不同类型肌纤维收缩相对速度的另一个要素[11]。
- 人体中的每块肌肉都混有红色慢肌纤维和白色快肌纤维。
- 每个个体不同肌肉之间的肌纤维比例会有所不同。
  - 此外，不同个体之间，同一肌肉的肌纤维比例也会有所不同。
- 大多数情况下，我们人体中红色慢肌纤维和白色快肌纤维的比例是由基因决定的。前面提及的中间肌纤维具有转化及获得红色慢肌纤维或白色快肌纤维特点的能力[11]。
- 注：描述肌纤维的名词很多，它们是从肌纤维的解剖学和生理学的不同方面来描述的。刚刚提到的红色慢肌纤维和白色快肌纤维，也分别称为Ⅰ型纤维和Ⅱ型纤维、氧化纤维和糖酵解纤维、小纤维和大纤维、抗疲劳纤

知识点 12-6　肌肉类型和葡萄糖分解

　　肌纤维收缩的速度主要取决于从葡萄糖中合成ATP的方式。红色慢肌纤维主要依赖线粒体中较慢的三羧酸循环，即葡萄糖有氧呼吸过程——因此这个途径需要大量的血供来提供所需的氧气。因为每个葡萄糖分子的有氧呼吸会分解产生36个ATP，所以红色慢肌纤维较为适合耐力活动。白色快肌纤维主要依赖肌质中较快的糖酵解，即葡萄糖无氧呼吸过程——因此较少需

要携氧的血供。因为每个葡萄糖分子的无氧呼吸仅会分解产生两个ATP，所以白色快肌纤维很容易疲劳，最适合需要短时间爆发最大能量的活动。因此红色慢肌纤维、白色快肌纤维和有氧、无氧运动之间的关系，源于血供和葡萄糖分解方法。肌纤维类型和经典的龟兔赛跑故事有相似之处。

维和易疲劳纤维，以及紧张性纤维和位相性纤维[13]。此外，这些名词也常常组合在一起成为新的名词，如慢速氧化纤维和快速糖酵解纤维[13]。这些词语的使用都很广泛，因此学生要熟悉它们。

- 一般来说，红色慢肌纤维收缩缓慢，不会产生非常有力的收缩，但它们能够长时间保持收缩。因此，它们往往在必须表现耐力和长时间保持收缩的肌肉中更为丰富，如深层的姿势稳定肌[4]。

- 一般来说，白色快肌纤维可以产生快速的、更有力的收缩，但它们很容易疲劳。所以它们往往在需要产生快速且有力的运动，但又不需要长时间收缩的肌肉中含量丰富，如浅层运动肌（知识点12-7）。更多关于姿势稳定肌和活动肌的对比见第15章，特别是15.6。

知识点 12-7

鉴于红色慢肌纤维和白色快肌纤维的比例因人而异，而且这种差异似乎是由基因决定的，因此一个自然的结论是，尽管每个人可以通过训练提升运动能力，但基于我们红/白肌纤维含量的基因差异，每个人可能天生就有擅长某些特定类型运动的素质。例如，红色慢肌纤维含量较多的人，自然就很适合长跑等耐力运动；而白色快肌纤维含量较多的人，自然就适合短跑等需要短时间爆发最大能量的运动。

- 例如，与踝关节姿势稳定较为相关的比目鱼肌，通常含约67%的红色慢肌纤维和33%的白色快肌纤维[9]；而与踝关节运动较为相关的腓肠肌，通常含约50%的红色慢肌纤维和50%的白色快肌纤维[11]。

12.14 肌筋膜经线和张拉整体

- 初学肌动学者习惯于将肌肉骨骼系统分开来学习，因此我们在介绍肌动学时，首先将人体每一单独的骨和肌肉作为一个独立的部分进行讲解。我们甚至将肌肉从其筋膜组织中分隔出来，描述独立于肌内膜、肌束膜和肌外膜包裹的肌纤维，并将肌腹从筋膜/腱膜中分隔出来讨论。

- 尽管这种将整体分解成小部分的方法可能对初学者是有用的，甚至是必要的，但是，一旦完成了这些单独成分的学习，更为重要的是将这些拼图碎片拼成一个整体。

- 毕竟，一块肌肉与其筋膜组织是一个单位，从结构和功能上都是不可分割的[6]。事实上，肌筋膜单位这一描述肌肉和筋膜组织的术语日益普及。此外，即使是肌筋膜单位（肌肉）也不是真正独立的、彼此孤立的单位。相反，它们从属于功能组，共同产生一个关节动作。这些单独的肌肉功能组在更大的平台上又协调在一起，形成全身性的动作模式。更多肌肉功能组

内容见第15章。

- 至此，加上筋膜韧带、关节囊、滑囊、腱鞘和关节纤维软骨，形成了肌筋膜骨骼系统。此外，由于该系统无法在没有神经系统指示的情况下发挥功能，所以神经系统也必须包括在内，形成了可无缝发挥功能的神经肌筋膜骨骼系统。

- 肌筋膜经线这个概念，是另一种观察神经肌筋膜骨骼系统结构和功能关联性的方式。肌筋膜经线理论提出这样一个概念，即肌肉是在纵贯全身的连续筋膜线中工作的。提出这一观点最著名的作者是Tom Myers。在他的《解剖列车》一书中，Myers给筋膜经线（也称为一列解剖列车）的定义为一筋膜网中嵌入的可追踪肌肉连续体（更多关于筋膜和筋膜网的内容见4.1，4.2）。实际上，肌筋膜经线中的肌肉由纤维筋膜结缔组织连接，并一起协同作用，它们的收缩通过肌筋膜经线来传递张力和运动[14]（图12-22）。

- Myers将人体肌筋膜系统的这种经线分为11条主

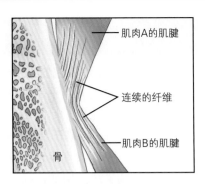

图12-22 肌筋膜经线。一块肌肉的肌腱附着于一块骨，尽管其大多数的纤维确实附着于这块骨，然而还是有一些纤维是相邻肌肉肌腱的筋膜纤维的延续

要的肌筋膜经线（图12-23）：

- 后表线。
- 前表线。
- 体侧线。
- 螺旋线。
- 臂前表线。
- 臂前深线。
- 臂后表线。
- 臂后深线。
- 后功能线。
- 前功能线。
- 前深线。
- 肌筋膜经线理论的重要性是多方面的[14]：
  - 首先，它将肌肉置于更大的结构和功能模式中，有助于我们解释人体中张力和运动的模式。图12-24展示了机体中一条线上的张力/动作。我们看到当猴子悬挂在树枝上时，肌肉需要协调工作，从上肢开始直至对侧下肢。此肌筋膜连续体是结构性和功能性肌筋膜经线的一个示例。因此，肌筋膜经线理论可帮助肌动学家了解机体肌肉收缩的模式。
  - 其次，肌筋膜经线理论建立了一个模型，解释了施加在身体某一部位上的力是如何对身体远端产生某种深远影响的。例如，在图12-25中我们看到了肌筋膜组织的解剖，这些组织构成了肌筋膜经线的后表线。如果张力于这条线上的某点，如在腓肠肌上，进行传导，这个张力就可以沿线向上传经腘绳肌附着点坐骨结节，接着经过骶结节韧带到骶

骨，再向上经胸腰筋膜、竖脊肌（髂肋肌）、横突棘肌（半棘肌）到枕骨，最后从枕骨到头颅筋膜（枕骨肌、帽状腱膜和额肌），再到头前部。所以根据张力沿肌筋膜经线传导的理论，腓肠肌过度紧张的人可能会在头部体验到张力的影响，并可能表现为头痛。

- 这个理论所产生的影响，对每个在临床或康复机构工作的治疗师、教练或训练师来说都很重要。对11条主要的肌筋膜经线的实际整理，为治疗师、训练师着手开始处理这些遍及人体的张力模式及损伤提供了蓝图（知识点12-8）。
- 肌筋膜经线理论的第三个重点涉及张拉整体的概念。

张拉整体

- 张拉整体的概念涉及结构的完整性和身体的支撑性是如何建立的[15]。
- 关于身体的经典观点是，它是由许多部分组成的压缩结构，每个部分堆叠在另一个部分上，位于下面的身体部分承受重量。所以头部重量的压力在颈上，头和颈的重量在躯干上，头、颈和躯干的重量就在骨盆上，以此类推，直至双脚（图12-26）。
- 因此身体结构完整性有赖于压力，类似一个砖墙的结构完整性有赖于每个砖块下面的适当位置都有砖块，这样每一砖块的重量都可以通过其下面的砖块进行传导[14]。
- 然而，肌筋膜经线理论认为，肌肉骨骼具有由相互连接在一起的肌肉形成的网或筋膜网所形成的连续张拉线——这提供了另一种观察身体的结构完整性的方式。肌筋膜经线理论还认为，由这些肌筋膜经线所产生的张力线在很大程度上决定了身体的结构完整性。从这种观点来看，骨骼的适当姿势和平衡很大程度上是由作用于骨骼上的肌筋膜经线中的肌肉产生的拉力造成的。
- 由拉力维持的结构完整性，叫作张拉整体。与压力结构相比，张拉整体结构的优点是更有弹

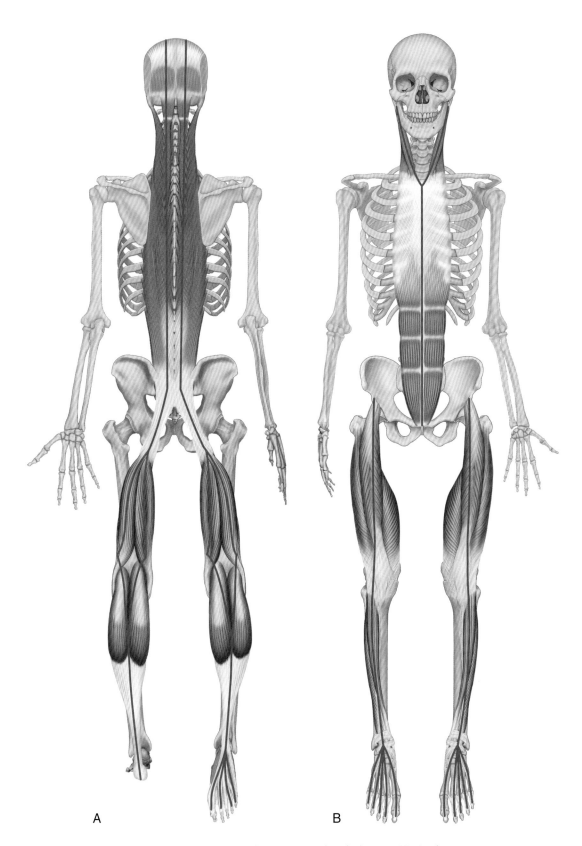

图12-23 人体中11条主要的肌筋膜经线。A.后表线后面观。B.前表线前面观（模型源自Myers TW: Anatomy trains: myofascial meridians for manual & movement therapists, ed 3, Edinburgh, 2014, Churchill Livingstone, Elsevier.）

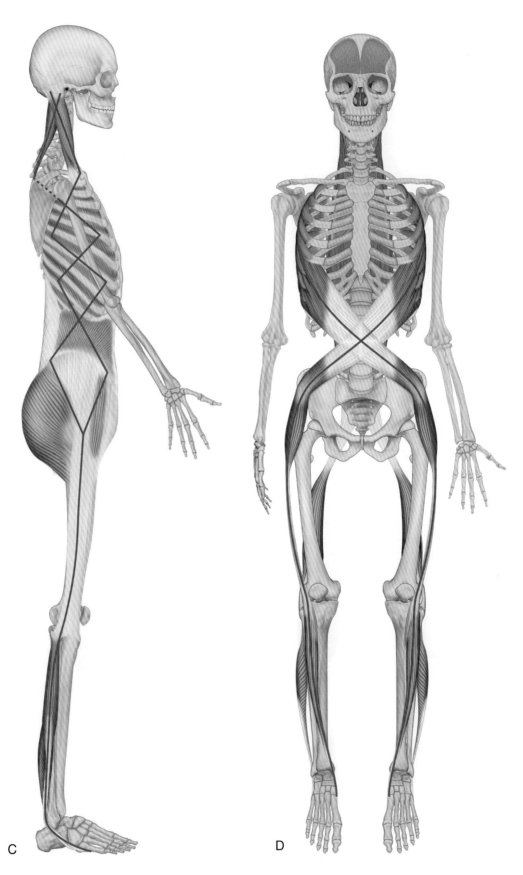

C   D

图12-23（续） C.右侧体侧线侧面观。D.螺旋线前面观

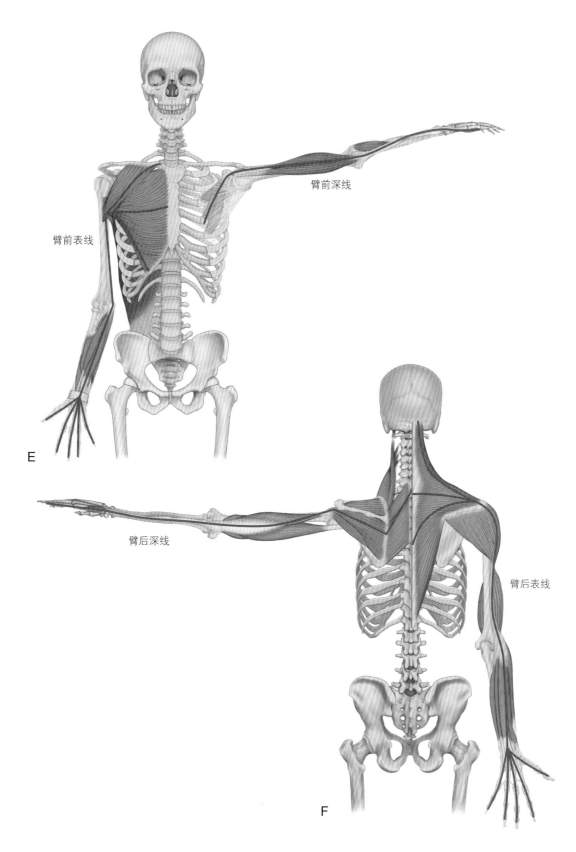

臂前深线

臂前表线

臂后深线

臂后表线

E

F

12

图12-23（续） E.臂前表线和臂前深线前面观。F.臂后表线和臂后深线后面观

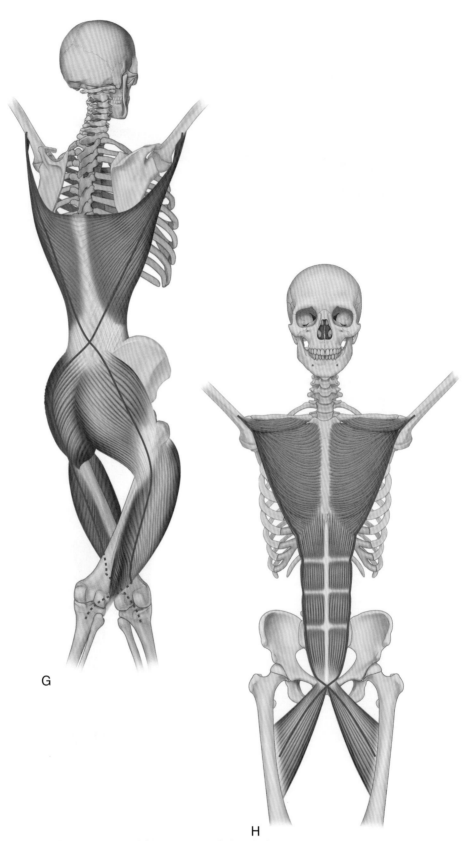

图12-23（续）　G.后功能线侧后面观。H.前功能线前面观

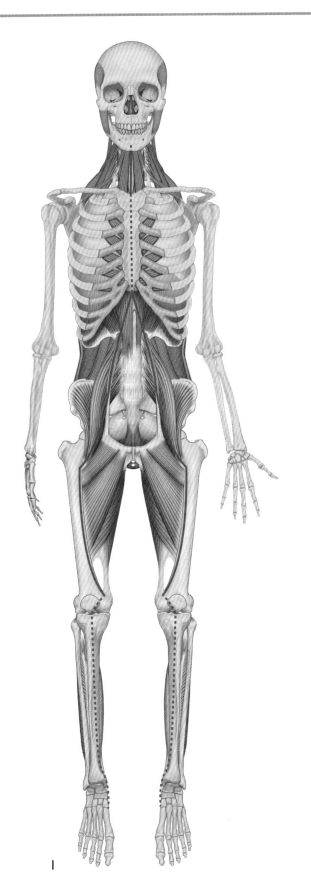

图12-23（续） I.前深线前面观

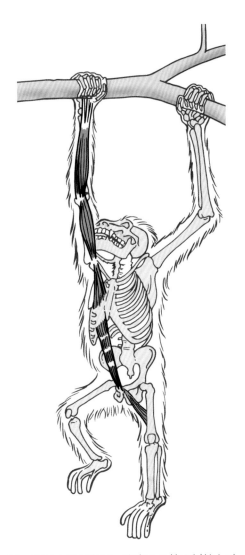

图12-24 图示中我们看到，当猴子悬挂于树枝上时，一条链上的肌肉需要相互协作和收缩。贯穿身体传递力的肌肉链就是肌筋膜经线（改自Myers TW: Anatomy trains: myofascial meridians for manual & movement therapists, ed 3, Edinburgh, 2014, Churchill Livingstone.）

12

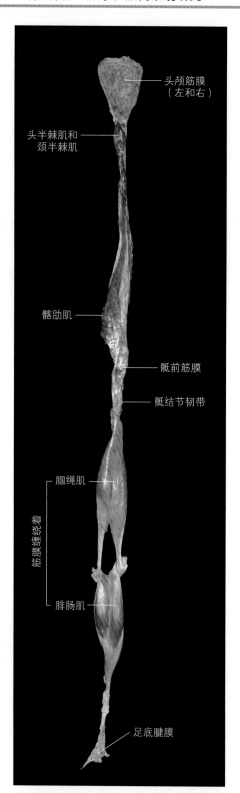

头颅筋膜
（左和右）

头半棘肌和
颈半棘肌

髂肋肌

骶前筋膜

骶结节韧带

腘绳肌

筋膜缠绕着

腓肠肌

足底腱膜

知识点
12-8　　肌筋膜经线的应用

　　鉴于肌筋膜组织的结缔组织性质，身体肌筋膜组织的连通性和连续性毋庸置疑。根据Myers绘制的肌筋膜经线，施加在肌筋膜经线上任何一点的力，都可以沿肌筋膜经线传递到身体的远处。可以想象，腿部腓肠肌的紧绷可以产生一种张力（拉力），这种张力可被传导到头皮的帽状腱膜，并在头部感受到。然而，随着与腓肠肌距离的增加，这种绷紧腓肠肌的力的大小在传导中可能会衰减。特别是肌筋膜组织松散的腓肠肌和头部，如果大腿后部、臀部、躯干和/或颈部的肌筋膜组织是松散的，那么绷紧腓肠肌的拉力将会被吸收，很长时间后才能传导至头部。因此尽管腓肠肌的张力/拉力可以被传导至腘绳肌、竖脊肌、横突棘肌及头皮的帽状腱膜，但是当张力沿着肌筋膜经线从腓肠肌向头部传导时，其强度可能会减弱。换句话说，如果肌筋膜经线上的所有组织都是紧绷的，那么紧绷的腓肠肌的影响将立即向上传递，并在头部的帽状腱膜中感受到。虽然肌筋膜理论在学界中具有不可否认的价值，但是，手法、运动治疗师应根据具体情况评估其对患者的实际临床重要性。

图12-25　人体肌筋膜经线的后表线解剖。若于肌筋膜经线上的一点产生张力，沿着肌筋膜经线的远处也能感受到这个张力的作用（Myers TW: Anatomy trains: myofascial meridians for manual & movement therapists, ed 3, Edinburgh, 2014, Churchill Livingstone.）

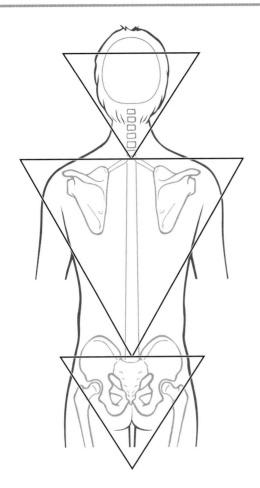

图12-26 身体压力结构的典型图示。身体的结构完整性和支撑力取决于压力性重量通过各身体部分的传递（Cailliet R: Soft tissue pain and disability, Philadelphia, 1997, FA Davis.）

性，因为在这个结构中所施加的力会更有效地传至整个结构，且扩散和削弱它们的作用。因此没有一个区域的骨骼会承受整个压力。如果一个力施加到骨骼任何特定的点上，这个力会沿着肌筋膜经线传向全身，从而减轻局部所受的力[15]。

- 张拉整体源于词语张力完整性，由美国工程师和发明家R. Buckminster Fuller首次使用。
- 举个例子，施加于腰椎任一椎体的力，如L3，拉力会通过竖脊肌、横突棘肌、腰大肌和背阔肌等的附着点扩散到整个脊柱、头部、臂、骨盆和大腿。然后，这些肌肉与其他肌肉的筋膜附着点，继续把力的作用扩散到身体的其他部

位。这样的结果是，大部分施加在L3上的力会扩散到身体的其他部位，减少了对L3的有害作用和L3受伤的可能性。

- 实际上，这两种观点并不完全互相排斥；人体的结构完整性既有赖于拉力又有赖于压力[14]。
  - 骨骼中的是受压构件，它们的结构稳定性确实来自彼此堆叠，并通过下面的骨承受重量。
  - 然而，骨骼结构的稳定性很大程度上也来自肌筋膜的拉力。这种拉力在骨与身体的其他骨之间相连和跨越（图12-27）。
  - 为描述人体具有压力完整性和张力完整性（张拉整体）这一特性，Myers将骨描述为受压构件，"就像岛屿，漂浮在有持续张力的海洋中。"（Myers TW: Anatomy trains: myofascialmeridians for manual & movement therapists, ed 3, Edinburgh,2014, Churchill Livingstone.）

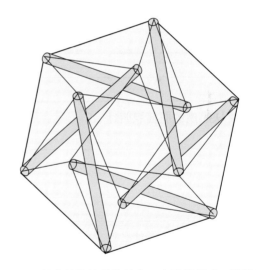

图12-27 经典的张拉整体结构。由暗榫组成，暗榫是通过橡皮筋悬吊的受压构件，是张力元素。与人体相似的是，我们的骨是压力元素，大部分被我们的张力元素——软组织的肌筋膜经线悬吊着（Fritz S: Mosby's fundamentals of therapeutic massage, ed 5, St Louis, 2013, Mosby.）

12

复习题

1.描述肌肉收缩的主要作用。

_____

_____

_____

2.骨骼肌中发现的两种主要组织类型是什么?

_____

_____

_____

3.肌细胞的同义词是什么?

_____

_____

_____

4.一束肌纤维叫什么?

_____

_____

_____

5.包绕整块肌肉的肌筋膜叫什么?

_____

_____

_____

6.肌腱和腱膜的区别是什么?

_____

_____

_____

7.什么是肌原纤维?

_____

_____

_____

8.描述肌节的结构。

_____

_____

_____

9.描述肌丝滑动学说。

_____

_____

_____

10.请按顺序说明肌细胞内肌丝滑动的能量来源是哪四种。

_____

_____

_____

11.在神经系统控制肌肉收缩中，神经递质的作用是什么?

_____

_____

_____

12.写出肌肉记忆的概念。

_____

_____

13.写出运动单位的定义。

_____

_____

14.写出全或无定律的定义，并举例说明。

_____

_____

_____

12

15.骨骼肌组织的A带是什么?

_____

_____

16.肌钙蛋白分子的作用是什么?

_____

_____

17.描述红色慢肌纤维和白色快肌纤维的区别。

_____

_____

18.哪种类型的肌纤维在姿势稳定肌中占主导地位?

_____

_____

19.写出肌筋膜经线的定义。

_____

_____

_____

20.张拉整体和压力整体有什么不同?

_____

_____

_____

21.思考如何将肌筋膜经线和张拉整体理论的概念应用于手法治疗和运动治疗。

_____

_____

_____

参考文献

[1] Watkins J: Structure and function of the musculoskeletal system, Champaign, IL, 1999, Human Kinetics.

[2] MacIntosh BR, Gardiner PF, McComas AJ: Skeletal muscle: Form and function, ed 2, Champaign, IL, 2006, Human Kinetics.

[3] Palastanga N, Field D, Soames R: Anatomy and human movement: Structure and function, ed 4, Oxford, 2002, Butterworth-Heinmann.

[4] Thibodeau GA, Paton KT: Anatomy & physiology, ed 5, St Louis, 2003, Mosby.

[5] Nordin M, Frankel VH: Basic biomechanics of the musculoskeletal system, ed 3, Baltimore, 2001, Lippincott Williams & Wilkins.

[6] Neumann DA: Kinesiology of the musculoskeletal system: Foundations for physical rehabilitation, ed 3, St Louis, 2017, Elsevier.

[7] Hamilton N, Weimar W, Luttgens K: Kinesiology: Scientific basis of human motion, ed 12, New York, 2012, McGraw Hill.

[8] Paoletti S: The fascia: Anatomy, dysfunction & treatment, Seattle, 2006, Eastland Press.

[9] Levangie PK, Norkin CC: Joint structure and function: A comprehensive analysis, ed 5, Philadelphia, 2011, FA Davis.

[10] Smith LK, Weiss EL, Lehmkuhl LO: Brunstrom's clinical kinesiology, ed 5, Philadelphia, 1996, FA Davis.

[11] Kenney WL, Wilmore JH, Castill DL: Physiology of sport and exercise, ed 5, Champaign, IL, 2012, Human Kinetics.

[12] Masi AT, Nair K, Evans T, et al: Clinical, biomechanical, and physiological translational interpretations of human resting myofascial tone or tension. International Journal of Therapeutic Massage & Bodywork 3(4):16–28, 2010.

[13] Lieber RL: Skeletal muscle, structure, function, & plasticity: The physiological basis of rehabilitation, ed 2, Baltimore, 2002, Lippincott Williams & Wilkins.

[14] Myers TW: Anatomy trains: Myofascial meridians for manual & movement therapists, ed 3, Italy, 2014, Churchill Livingstone Elsevier.

[15] Page P, Frank CC, Lardner R: Assessment and treatment of muscle imbalance: The Janda approach, Champaign, IL, 2010, Human Kinetics.

[16] Simons DG, Travell JG, Simons LS: Travell & Simons' myofascial pain and dysfunction: The trigger point manual: Volume 1: Upper half of body, ed 2, Baltimore, 1999, Williams & Wilkins.

12

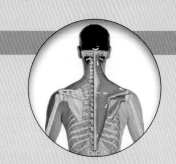

第13章

肌肉的作用机制：整体观

章节纲要

13.1 肌肉结构和功能的整体观

13.2 当肌肉收缩并缩短时会发生什么

13.3 五步法学习肌肉

13.4 弹力带运动

13.5 肌肉拉力线

13.6 功能群方法学习肌肉动作

13.7 确定功能群

13.8 离轴连接法确定旋转动作

13.9 肌肉收缩力转移至另一关节

13.10 肌肉动作改变

章节目标

学习完本章，学生能够：

1. 掌握本章关键术语的定义。

2. 与肌肉结构和功能有关的内容：

- 解释肌肉在关节处产生身体部位运动的整体观。

- 掌握术语向心收缩和主动肌，并将其与肌肉如何产生关节运动的整体观相联系。

3. 与肌肉收缩和缩短有关的内容：

- 解释为什么收缩的肌肉向中间缩短会成功或者不成功。

- 使用固定和移动这两个术语，描述并举例说明当肌肉向心收缩时可能发生的三种情况，如收缩并缩短。

- 列出要充分描述一个关节活动所必需的三要素。

- 描述并举例说明反向运动。

- 解释当肌肉向心收缩时，什么因素决定了肌肉附着点的移动。

4. 与肌肉学习的五步法有关的内容：

- 列出并解释学习肌肉五步法中每个步骤的重要性。

- 陈述在第三步中应该问的三个问题。

- 陈述理解肌纤维方向和/或相对于跨关节的肌肉拉力线的重要性。

5. 描述如何使用弹力带运动来帮助学习肌肉的动作。

6. 解释评估以下四种情况的重要性（关于确定肌肉可能的动作）：①肌肉在主平面有一条拉力线；②肌肉在斜面有一条拉力线；③一块肌肉有超过一条拉力线；④一块肌肉是单关节肌肉或多关节肌肉。此外，解释能产生多动作的肌肉是如何收缩却只产生一个或一些动作的。

7. 明白学习功能主动肌群可以帮助我们学习肌肉动作，知道如何确定功能群。

8. 理解术语"正轴"和"离轴"的含义，并知道如何使用离轴连接法确定肌肉的旋转动作。此外，知道如何确定骨的长轴。

9. 掌握肌肉收缩力是如何转移到另一个关节的，并能举例解释肌肉是如何在其未跨过的关节上产生动作的。

10. 掌握肌肉动作的变化，并能举例解释当身体位置改变时肌肉动作是如何发生改变的。

概述

　　本章有两个重点：①探讨肌肉如何向心运动（收缩并缩短）以产生关节动作；②给学生提供学习肌肉的简易方法。关于肌肉向心收缩功能，本章介绍了肌肉的固定端和移动端，以及肌肉反向运动的概念。讨论了肌肉的拉力线及其是如何影响动作的。此外，也描述了更高级的主题，如肌肉如何将其收缩力转移到不交叉的另一关节，以及肌肉的动作是如何随关节位置的变化而变化的。本章介绍了学习肌肉的五步法，五步法是将学习肌肉附着和动作的过程分为五个简单而合理的步骤。步骤3非常重要，展示了应如何识别肌肉的动作，而非死记硬背，特别是针对肌肉旋转动作的离轴连接法。对于运动觉，学习者可以通过弹力带运动以进一步促进对肌肉的学习。可以通过一种功能群持续学习肌肉，可大大减少学习肌肉动作所需的时间。

关键词

anatomic action　解剖动作

concentric contraction　向心收缩

fixator　固定肌

fixed attachment　固定端

functional group　功能群

functional mover group　功能主动肌群

long axis　长轴

mobile attachment　移动端

mover　主动肌

multijoint muscle　多关节肌

off-axis　离轴

off-axis attachment method　离轴连接法

on-axis　正轴

one-joint muscle　单关节肌

reverse action　反向运动

stabilized attachment　稳定端

stabilizer　稳定肌

13

13.1　肌肉结构和功能的整体观

- 肌肉通过肌腱从一块骨附着到另一块骨，因此肌肉跨过位于两块骨之间的关节（图13-1）。

- 当肌肉收缩时，会在附着点上产生拉力，将它们拉向彼此。换句话说，该拉力试图使肌肉向其中心缩短。要了解肌肉是如何产生拉力的，有必要了解肌丝滑动学说（见12.6和12.12）。

- 如果一块肌肉成功地向其中心缩短，那么它所附着的一块或两块骨必定发生移动（图13-2）。

- 因为肌肉附着的骨位于身体某一部位，所以如果肌肉移动了骨，那么该骨所在的身体部位也会产生运动。这样，肌肉就可以引起身体各部位的运动。

- 当一块肌肉收缩并缩短时，这种收缩称为向心收缩。引起向心收缩的肌肉称为主动肌[1]。

- 注：一块肌肉收缩且又不缩短称为离心收缩或等长收缩[2]。更多有关离心和等长收缩的内容见第14章。

- 值得一提的是，肌肉能否成功地向其中心方向缩短取决于肌肉的拉力与实际移动肌肉附着的某个或两个身体部位所需的力的比值。

- 移动身体部位所需要的力通常是移动身体部位的重量所需的力，但是也可能涉及其他力。

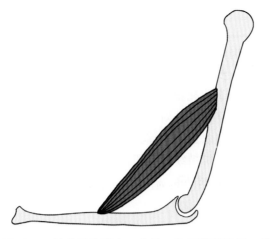

图13-1　一块普通的肌肉，它从一块骨附着至另一块骨并跨过位于两骨之间的关节（Muscolino JE: The muscular system manual: the skeletal muscles of the human body, ed 4, St Louis, 2017, Mosby.）

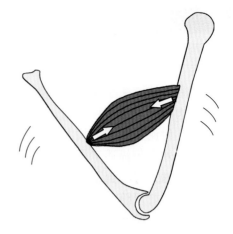

图13-2　肌肉收缩并缩短（向心收缩）。为了使肌肉缩短，它所连接的一块或两块骨必须移动（Muscolino JE: The muscular system manual: the skeletal muscles of the human body, ed 4, St Louis, 2017, Mosby.）

13.2　当肌肉收缩并缩短时会发生什么

- 想象一块肌肉用充足的力量向中心收缩并缩短，有助于观察向心收缩的发生。更多向心收缩的内容见14.1至14.4。
- 如果将肌肉的一个附着骨称为骨A，另一个附着骨称为骨B，可以看到三种可能的情况[3]（图13-3）：
  1. 骨A被拉向骨B。
  2. 骨B被拉向骨A。
  3. 骨A和骨B被拉向彼此。

- 实际上，当肌肉收缩时，它最自由的附着点就会移动。
- 移动的肌肉附着点，称为移动端。不移动的肌肉附着点，称为固定端或稳定端[4]。
- 注：通常认为一块典型的肌肉有两个附着点；一个典型的肌肉收缩是一个附着点固定而另一个附着点移动。但也可能一块肌肉收缩并且其两个附着点均发生移动（图13-3C）；或者肌肉收缩，其两个附着点均固定不动（等长收

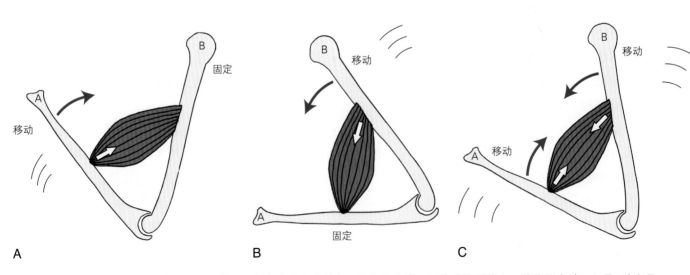

图13-3　肌肉收缩并缩短的三种情况。发生移动的附着点，称为移动端；不移动的附着点，称为固定端。A.骨A移向骨B。B.骨B移向骨A。C.骨A和骨B移向彼此（Muscolino JE: The muscular system manual: the skeletal muscles of the human body, ed 4, St Louis, 2017, Mosby.）

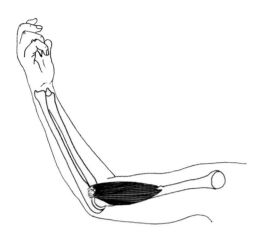

图13-4　静止时的右侧肱肌（内侧面观）。肱肌从上臂的肱骨附着至前臂的尺骨，并经过位于上臂和前臂之间的肘关节（Muscolino JE: The muscular system manual: the skeletal muscles of the human body, ed 4, St Louis, 2017, Mosby.）

缩）。更多内容见第14章。

- 当一块肌肉收缩且一个附着点移动时，肌肉会产生一个关节运动。为了充分描述这个关节运动，必须说明以下三件事[5]：

  1. 发生的运动类型。
  2. 移动的身体部位的名称。
  3. 运动发生的关节的名称。

  以肱肌为例说明以上概念。肱肌一端附着于上臂的肱骨，另一端附着于前臂的尺骨，连接上臂和前臂，肱肌跨过位于两者之间的肘关节（图13-4）。

当肱肌收缩时，通过在前臂和上臂施加拉力来向其中心缩短。

- 场景1：肱肌收缩的常见结果是前臂被拉向上臂。这是因为前臂比上臂轻，因此更可能在上臂之前移动。此外，如果要移动上臂，躯干也必须移动，这使得上臂成为移动端的可能性较低。为充分描述此动作，我们称其为前臂在肘关节处屈曲，因为前臂是身体移动和肘关节弯曲的部分（图13-5A）。在这种情况下，上臂是固定端，前臂是移动端。

- 场景2：但是，上臂也有可能朝向前臂移动。如果将前臂固定在适当的位置，如手握住一个固定不动的物体，那么上臂将不得不移动。此动作称为上臂在肘关节处屈曲，因为上臂是移动的身体部位，并且肘关节已经屈曲（图13-5B）。在这种情况下，前臂是固定端，上臂是移动端。这种情况为反向运动——通常固定的附着点（上臂）现在可以移动，而通常移动的附着点（前臂）现在已经固定[6]。6.29详细地介绍了反向运动。

- 场景3：由于肱肌的收缩在前臂和上臂施加拉力，所以可能两块骨都发生移动。发生这种情况时，将发生两种运动：①前臂在肘关节处屈曲；②上臂在肘关节处屈曲（图13-5C）。在这

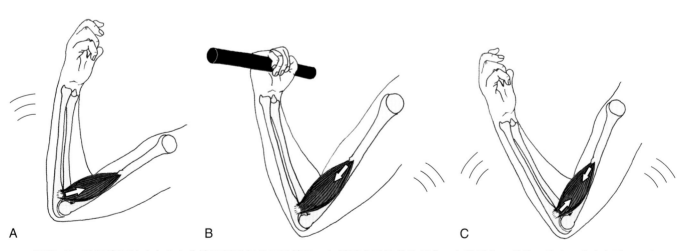

A　　　　　　　　　　　　　B　　　　　　　　　　　　　C

图13-5　肱肌缩短的（向心）收缩可能引起的三种情况。A.前臂在肘关节处屈曲。上臂固定，前臂可移动，移向上臂。B.上臂在肘关节处屈曲。前臂是固定的（手握住一个不可移动的棒），上臂是可移动的，移向前臂。C.前臂和上臂在肘关节处屈曲。两个附着点都不是固定的，两个附着点都是可移动的，移向彼此（Muscolino JE: The muscular system manual: the skeletal muscles of the human body, ed 4, St Louis, 2017, Mosby.）

种情况下，两块骨都是可移动的，没有一块骨是固定的。

- 重要的是要意识到肌肉不能计划或选择移动某个附着点，或者是否移动两个附着点。

- 当肌肉收缩时，它仅向其中心施加拉力。哪个附着点会移动取决于其他因素，身体部位的相对重量是最常见的因素。

- 另一个常见的决定因素是，当中枢神经系统指

导身体另一块肌肉收缩时，可能会停止或固定主动肌的一个附着点。如果发生这种情况，这块收缩以固定身体部位的肌肉称为固定肌或稳定肌[7]。更多固定（稳定）肌的内容见15.5和15.6。

- 因此，如果一块肌肉确实成功地缩短了，并且一个附着点是固定的，那么另一个附着点一定是移动的。

13.3   五步法学习肌肉

- 本质上，要了解肌肉，必须学习两个主要方面：①肌肉附着点；②肌肉的运动。

- 一般来说，必须记住肌肉的附着点。但是，有时候通过肌肉的名称会得出附着点的信息[4]。

  - 例如，"喙肱肌"，从名称上可以看出该肌肉在肩胛骨喙突上有一个附着点，在肱骨上有一个附着点。

  - 再如，"颧大肌"，从名称上可以看出该肌肉附着于颧骨（并且它比另一块叫作颧小肌的肌肉大）。

- 与学习肌肉附着点不同，学习肌肉动作不需要记忆。通过对肌肉拉动其附着点以移动身体部位的理解，就可以推断出肌肉的一个或多个动作。

学习肌肉的五步法

- 初次学习肌肉的知识时，建议采用以下五步法：

- 步骤1：查看肌肉的名称，看看是否可以从名称上发现有用信息，从而不必死记硬背肌肉的附着或动作。

- 步骤2：充分了解肌肉的位置，以便能够形象化身体的肌肉。此时，只需了解：

  - 肌肉跨过哪个关节。

  - 肌肉跨过关节的位置。

  - 肌肉是如何跨过关节的（即肌纤维的走行方向）。

- 步骤3：使用关于肌肉位置的常规知识（步骤2）来确定其动作。

- 步骤4：返回并学习（如有必要，记住）肌肉的特定附着点。

- 步骤5：查看该肌肉与身体其他肌肉（和其他软组织结构）的关系。观察以下内容：①这块肌肉位于浅层还是深层；②该肌肉附近还有哪些肌肉（和其他软组织结构）。

理解肌肉的动作（步骤3详细说明）：

- 一旦对肌肉的位置有了大致的了解，便可以开始推理肌肉的动作了。必须注意的重要内容是：

  - 肌纤维相对于其跨过关节的走行方向。

  - 参照走行方向，可以发现：相对于关节的肌肉拉力线。当肌肉收缩时，会产生拉力，这种拉力可以产生运动，即关节运动。注意，肌肉产生的不是推力，而是拉力。

- 拉力线决定肌肉的动作[6]，即肌肉的收缩将如何导致身体部位在该关节处移动。

- 最好的方法是问以下三个问题：

  1.肌肉跨过哪个关节？

  2.肌肉在哪里跨过关节？

  3.肌肉是如何跨过关节的？

问题1：肌肉跨过哪个关节？

- 弄清楚肌肉的动作，第一个要问和回答的问题是它跨过哪个关节。
- 以下规则适用：如果肌肉跨过关节，则它可以对该关节产生作用[5]。当然，此处讨论的关节是健康的，允许运动发生。
  - 例如，如果观察喙肱肌，则知道它跨过了盂肱关节，这告诉我们它一定是在盂肱关节上起作用的。
  - 我们可能还不知道喙肱肌的确切作用是什么，但至少现在知道它在哪个关节处起作用。
  - 要清楚肌肉产生的具体动作是什么，需要看问题2和3。
- 值得指出的是，关于肌肉具有在跨越关节处产生运动（动作）的能力这一说法反过来说也是正确的。即如果肌肉没有跨过某个关节，那么就不会对那个关节产生作用。但是，此规则并非100%准确。有时，即使肌肉没有跨过某个关节，也可以将其力量转移到这个关节[5]。更多有关这方面的内容见13.9。

问题2和问题3：肌肉在哪里跨过关节？肌肉是如何跨过关节的？

- 问题2和3必须同时看待。
- 肌肉跨过关节的位置是指它是从前、后、内侧还是外侧跨过关节的。
- 将肌肉跨过关节的位置分为以下几类很有帮助：通常，从前面跨过关节的肌肉通常会屈曲该关节处的身体部分，从后面跨过关节的肌肉会伸展该关节处的身体部分，从外侧跨过关节的肌肉会外展或侧屈该关节处的身体部分，而从内侧跨过关节的肌肉会内收该关节处的身体部分[6]。
- 注：①屈曲通常是身体某一部位向前的运动，伸展通常是身体部位向后的运动。但是，膝关节及其以下身体部位，屈曲是身体部位向后的运动，而伸展是身体部位向前的运动。②外展发生在四肢骨的关节处；侧屈发生在中轴骨的关节处。

- 肌肉跨过关节的方式是指跨过关节时肌纤维是垂直还是水平的，这也很重要。
  - 我们以胸大肌为例。胸大肌有两个头：锁骨头和胸肋头。胸大肌的这两个头跨过盂肱关节的位置是相同的，它们都从前面跨过盂肱关节。但是，这两个头跨过盂肱关节的方式迥然不同。锁骨头跨过盂肱关节时其纤维主要是垂直走向的。因此，它会在盂肱关节处屈曲手臂（它在矢状面上向上拉手臂）。胸肋头跨过盂肱关节时其纤维呈水平走向。因此，它的作用是在盂肱关节处使手臂内收（它在冠状面将手臂从外侧拉到内侧）[5]。
- 如果肌纤维呈水平走向，在查看该肌肉如何跨过关节时必须考虑其他因素，如肌肉是否附着在其到达的骨骼的第一位置，或者在附着到骨骼之前，肌肉是否缠绕在骨骼周围。水平走向的肌肉在连接到骨之前会缠绕在骨上，当收缩并拉扯附着点时会产生旋转运动[5]。
  - 例如，胸大肌的胸肋头并不附着在其首先到达肱骨的点上。而是继续缠绕肱骨干，附着在肱骨肱二头肌沟的外侧唇上。当胸肋头拉动时，除了其他动作，它会在盂肱关节的中间旋转手臂。
- 从本质上讲，通过五步法步骤3的三个问题（肌肉跨过哪些关节？肌肉在哪里跨过关节？肌肉是如何跨过关节的？），可以初步确定肌纤维相对于关节的方向。确定这一点有助于我们分析肌肉相对于关节的拉力线，从而判断肌肉的动作，免去了死记硬背的苦恼！

13

13.4   弹力带运动

通过视觉和运动觉练习来学习肌肉动作

弹力带运动

- 学习肌肉动作的一种极好的方法是在自己或搭档的身上，将大的彩色弹力带（或大的彩色鞋带或细绳）放在要研究的肌肉的所在位置。

- 把弹力带的一端放在肌肉的一个附着点上并握住，并在肌肉的另一个附着点放置弹力带的另一端并握住。

- 确保弹力带与肌纤维的走行/朝向的方向一致。如果不是非常不舒服，可以将弹力带（或鞋带）缠绕或系在作为肌肉附着的身体部位周围。

- 固定好弹力带后，将弹力带的一端拉向另一端，以查看弹力带/肌肉对该身体部位的作用。完成后，将弹力带的附着点恢复到开始的位置，并在弹力带的另一端重复此练习，以查看弹力带/肌肉对肌肉另一附着点的作用（知识点13-1）。

- 通过将弹力带放在自己或搭档的身上，可以模拟肌纤维跨过关节的走向。

- 通过将弹力带的两端向中心拉，可以模拟肌肉跨过关节的拉力线。发生的最终运动是肌肉将要执行的动作。这是一种非常好的练习，既可以在视觉上看到肌肉的动作，又可以在运动感觉上体验肌肉的动作。

- 此练习可用于学习所有肌肉动作，并且非常有

> **知识点13-1**
>
> 　　进行弹力带运动时，将要拉紧的弹力带的附着点精确地朝另一个附着点的方向拉紧，并且没有其他方向，这一点非常重要。换句话说，拉力应与肌肉的拉力线完全相同（由肌纤维的方向决定）。
>
> 　　在进行弹力带运动时，要拉动的肌肉的附着点是移动端，保持不动的一端是固定端。此外，通过进行两次练习（交换握住的固定附着点和拉动的移动附着点）可以模拟肌肉的标准运动和反向运动。

助于确定可能难以可视化的动作（如旋转）。

- 注：使用大号彩色弹力带要比鞋带或绳子更有帮助，因为当拉伸弹力带并将其放置在肌肉所在的位置时，弹力带的自然弹性会在附着部位产生拉力，可以很好地模拟肌肉在收缩时对其附着点的拉动。

- 如果可以，与搭档一起进行此练习。让搭档握住弹力带的"附着点"之一，同时自己的手握住另一"附着点"。这样，另一只手就可以将其中一个弹力带附着点拉向中心。

- 注：如果使用弹力带，请不要随意松开，以免打伤自己或搭档。在靠近脸部时，最好使用鞋带或细绳代替弹力带。

13.5   肌肉拉力线

- 由于肌肉相对于它跨过的关节的拉力线决定了它所具有的动作，因此全面了解肌肉拉力线[6]（知识点13-2）非常重要。

- 检查有关一块肌肉及其一条或多条拉力线的四种情况很有帮助：

- 情况1：肌肉在基本平面上有一条拉力线。
- 情况2：肌肉在斜平面上有一条拉力线。
- 情况3：一块肌肉具有多条拉力线。
- 情况4：一块肌肉跨越多个关节。

知识点13-2

本部分中有关肌肉拉力线和肌肉所产生动作的每种情况，均没有考虑肌肉的反向运动。从理论上讲，肌肉的每一种标准运动都可能有反向运动，即互补的反向运动始终存在。

情况1：肌肉在基本平面上有一条拉力线

- 如果一块肌肉有一条拉力线而那条拉力线恰好位于基本平面上，那么该肌肉可产生一种运动（以及该动作的反向运动）。

- 例如，肱肌。肱肌从前面跨过肘关节，且肌纤维方向垂直于肘关节，它所有的纤维是相互平行的，并朝向矢状面。因此肱肌只可产生一种运动，即在肘关节处屈曲前臂[5]（以及其反向动作——在肘关节处屈曲上臂）。肱肌拉力线在矢状面，因此，它所产生的动作一定发生在矢状面，这个动作就是屈曲（图13-6）

情况2：肌肉在斜平面上有一条拉力线

- 如果一块肌肉具有一条拉力线，但那条拉力线在斜平面上，则该肌肉可在该斜面上产生运动。但是，命名该运动时，不存在斜平面运动的名称。取而代之的是，使用组成其的基本平面动作的名称。6.28介绍了如何命名斜平面运动。

- 如喙肱肌。喙肱肌在斜面上有一条拉力线。该斜面是矢状面和冠状面的组合。喙肱肌收缩时，它会同时向前和向内方向拉动手臂。但是，这种斜平面运动没有名字。为了说明这种运动，我们将其分解为基本平面动作，即矢状面屈曲和冠状面内收。因此，虽然肌肉实际上仅在斜平面上产生了一个运动，但我们要将其描述为两个基本平面动作[1]（图13-7）。想要了解斜平面肌肉如何只产生基本平面动作之一，请参阅15.4。

- 因此，如果肌肉的一条拉力线位于斜平面，则具有一条拉力线的肌肉可能具有多个基本平面动作。当然，从理论上讲，每个动作都有反向动作。

情况3：一块肌肉具有多条拉力线

- 如果一块肌肉的拉力线不止一条，那么将应用与情况1和情况2中相同的逻辑。

- 基本平面上的每一条拉力线都有一个可能的运动（以及相应的反向运动）。

- 对于每个斜平面拉力线，可以将在该斜平面中发生的运动分解成基本平面运动（及其相应的

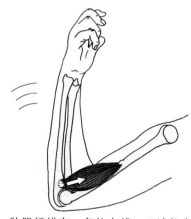

图13-6　肱肌纤维有一条拉力线，且该拉力线位于矢状面内。因此，肱肌可以弯曲肘关节。注意，在肘关节处屈曲前臂是标准运动，在肘关节处屈曲上臂是互补的反向运动（Muscolino JE: The muscular system manual:the skeletal muscles of the human body, ed 4, St Louis, 2017, Mosby.）

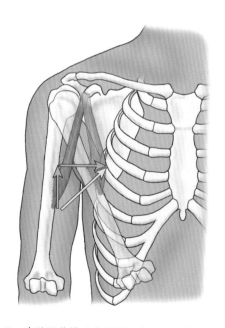

图13-7　喙肱肌收缩（肩胛骨固定，肱骨移动）时引起的运动。在讨论喙肱肌的关节运动时，必须将这一斜平面运动（黄色箭头）分解为两个基本平面运动（绿色箭头）。因此，喙肱肌可以使上臂在矢状面屈曲及在冠状面（均在盂肱关节处）内收

反向运动）。

- 例如，臀中肌。臀中肌包括后部肌束、中部肌束和前部肌束，它们在髋关节处的股骨上具有不同的拉力线。后部肌束的拉力线位于斜平面，该斜平面的运动组成为矢状面伸展、冠状面外展及水平面外旋。前部肌束的拉力线位于斜平面，主要运动组成为矢状面屈曲、冠状面外展及水平面内旋。但是，中部肌束的拉力线位于冠状面，唯一的作用是在冠状面外展[5]。本示例的后部肌束和前部肌束适合情况2（在斜平面上有一条拉力线），中部肌束适合情况1（在基本平面上有一条拉力线）（图13-8）。注意，臀中肌的反向运动是骨盆在髋关节处向大腿的运动。

情况4：一块肌肉跨越多个关节

- 如果一块肌肉仅跨过一个关节，称为单关节肌。如果一块肌肉跨过一个以上的关节，称为多关节肌。
- 如果一块肌肉是多关节肌，那么对于该肌肉的

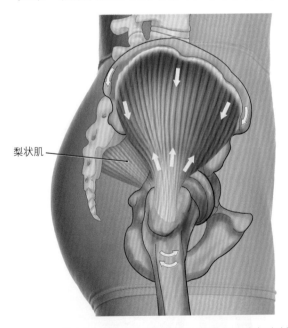

梨状肌

图13-8 臀中肌。臀中肌的后部肌束和前部肌束都在斜平面上，这些纤维在斜平面内的每个基本平面中都有运动。臀中肌的中部肌束直接指向基本平面，因此，在该平面内可产生一个动作。当然，对于肌肉产生的任何运动，理论上总是可能会发生反向运动。对于臀中肌，反向运动是骨盆在髋关节处向大腿移动而不是大腿在髋关节处向骨盆移动（Muscolino JE: The muscular system manual: the skeletal muscles of the human body, ed 4, St Louis, 2017, Mosby.）

每条拉力线应用于一个关节的推理，适用于该肌肉跨过的每一个关节。

- 人体中存在许许多多的关节肌肉。
- 如以下肌肉：
  - 股四头肌群的股直肌跨过膝关节和髋关节的拉力线有一条。因此，其可以在矢状面内使小腿在膝关节处伸展，并可以在矢状面内使大腿在髋关节处屈曲[5]（以及产生相应的反向运动）（图13-9A）。
  - 尺侧腕屈肌跨过肘关节的拉力线有一条且位于基本平面，跨过腕关节的拉力线有一条但位于斜平面。因此，它可以使前臂于肘关节处在矢状面屈曲，并且可以使手分别于腕关节处在矢状面和冠状面屈曲和尺偏[5]（以及产生相应的反向运动）（图13-9B）。

肌肉可以主动选择产生哪些动作吗

- 不可以。肌肉基本上是一种机器，只有当神经系统命令它们收缩时，它们才会收缩（知识点13-3）。如果一块肌肉收缩，无论是哪个运动单位收到命令收缩，其内部的每一根肌纤维都会收缩并试图缩短[8]。更多相关信息见12.10中对全或无定律的讨论。无论这些纤维位于哪条拉力线中，都会产生拉力，该拉力将拉动肌肉的附着点。当一块肌肉只有一条拉力线时，它只能产生那条拉力线会引发的动作。具有不止

知识点13-3

我大部分时间都在阅读、研究、教学和写作与肌肉有关的内容。尽管我喜欢肌肉系统，但我经常告诉我的学生，肌肉是沉默的机器。它们不知道自己在做什么或没有在做什么。它们没有任何打算。当中枢神经系统命令它们收缩时，它们就会收缩。它们做出的运动及这些运动的模式最终取决于神经系统。肌肉收缩、肌肉协调、肌肉模式、肌肉粗化和肌肉记忆均位于神经系统。更多如何进行某些特定动作而不是其他动作的信息见15.4。更多神经系统对肌肉系统控制的信息见第19章。

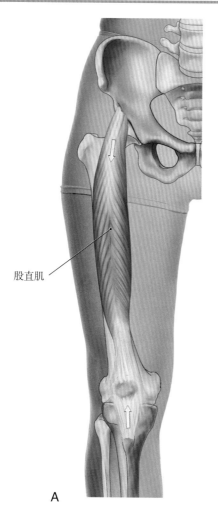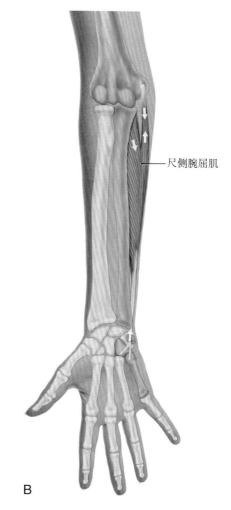

股直肌

尺侧腕屈肌

A B

13

图13-9 当一块肌肉跨过多个关节时（多关节肌），可以在跨过的每一个关节处产生运动。A.股直肌（股四头肌群）跨过髋关节和膝关节。B.尺侧腕屈肌，跨过肘关节和腕关节（Muscolino JE: The muscular system manual: the skeletal muscles of the human body, ed 4, St Louis.）

一条拉力线的肌肉可以单独产生某种动作，而不产生其他其也可以产生的动作。当中枢神经系统仅指令肌肉的一条拉力线收缩（不指令其他拉力线收缩）时就会发生这种情况。例如，斜方肌，其有三个部分：上部肌束、中部肌束和下部肌束。每个部分都有自己的拉力线。中枢神经可以只命令斜方肌上部肌束收缩而不给中下部肌束下达收缩的指令。通过这种方式，一块具有多条拉力线的肌肉可以产生其中

某一种或某几种动作[5]。三角肌和臀中肌也具有多条拉力线。

综上所述，我们得出以下两个规则：

- 具有一条拉力线的肌肉在收缩时会产生一个动作。
- 具有多条拉力线的肌肉在收缩时并不一定会产生其可产生的所有动作。它可能只产生其中一条拉力线的动作，而不产生其他拉力线的动作。

13.6 功能群方法学习肌肉动作

- 学习首次遇到的肌肉的每个动作的最佳方法是使用五步法中步骤3的推理。对于肌纤维走向的学习，可以应用肌肉在何处跨过关节，以及如何跨过关节的方法。这种方法是可靠

的，可引导学生推理出所学的肌肉的所有动作。

- 但是，当将这种方法应用于每一个以同样方式跨过同一关节的肌肉时，可能会经常重复

且耗时。

- 因此，一旦能够熟练应用步骤3的问题来学习肌肉的动作，建议开始利用对肌肉功能的理解学习肌肉动作。

- 与其单独观察每一块肌肉，讨论步骤3的所有问题，不如退一步看看每个关节处的肌肉功能群。

- 如果一块肌肉与某一功能群的其他肌肉具有相同的功能（如关节动作），则该肌肉属于该功能群[5]。本部分提到的功能群是指功能主动肌群，即同组中的所有肌肉在向心收缩时都会产生相同的关节运动。除了按关节运动的主动肌分组，肌肉也可以按其任务分组。更多肌肉任务的内容见第15章。

- 例如，相比于单独使用步骤3的问题先了解肱肌在肘关节处屈曲前臂，然后了解肱二头肌在肘关节处屈曲前臂，随后了解旋前圆肌在肘关节处屈曲前臂，再了解桡侧腕屈肌、掌长肌等，功能群方法是一种更简单、巧妙的方法，可以同时学习所有屈曲肘关节的肌肉。

- 换句话说，全面地学习所有从前面跨过肘关节、可以在肘关节处屈曲前臂的肌肉。以这种方式观察身体，当遇到不同的从前面跨过肘关节的肌肉时，可以将它们都纳入肘关节屈肌中（图13-10）。

- 对于人体的每个关节，应寻找主动肌的功能群。就肘关节而言，因为它是纯粹的屈戍、

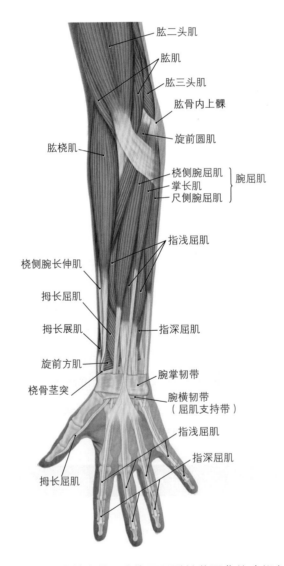

图13-10　肘关节前面观。所有跨过肘关节前方的肌肉均属于肘关节屈曲的功能主动肌群（Muscolino JE: The muscular system manual: the skeletal muscles of the human body, ed 4, St Louis, 2017, Mosby.）

单轴关节，所以非常简单，仅存在两个功能主动肌群：前面的屈肌和后面的伸肌。

- 三轴关节，如肩关节或髋关节，具有更多的功能主动肌群[5]（屈肌、伸肌、外展肌、内收肌、内旋肌和外旋肌），但肌群分类原则始终相同。一旦清楚地认识到这个原则，就可以大大简化和改进对身体肌肉动作的学习。确定肌肉功能群的指南见13.7。

习。确定肌肉功能群的指南见13.7。

关于反向运动的提醒

- 请记住，虽然没有在本书中明确列出，但肌肉是有反向运动的[5]。更多反向运动的信息见6.29。因此，在肘关节处屈曲前臂的每块肌肉也可以在肘关节处屈曲上臂。

13.7　确定功能群

以功能群方法学习肌肉动作是最有效、最巧妙的方法。

- 功能主动群的肌肉归为一组，因为它们都有相同的关节运动。如果它们的关节运动相同，则它们相对于该关节的拉力线必定相同。因此，一个功能群也可以看作是一个结构群，即同一功能群的肌肉位于一起。

- 通常，针对肌肉功能群的位置有一些指导原则。

  - 注：为学习功能主动肌群而提出的一般原则并非一成不变。最好将其视为指导原则，因为这些原则存在某些例外。例如，在踝关节上，冠状面的功能群被命名为外翻肌和内翻肌，而不是外展肌和内收肌。再如，拇指的鞍状关节，屈曲和伸展发生在冠状面，外展和内收发生在矢状面。除了偶有的例外情况，这些一般原则或规则非常有价值。

矢状面

- 在矢状面内跨过关节的所有肌肉都可以产生屈曲或伸展的动作[3]（图13-11）。

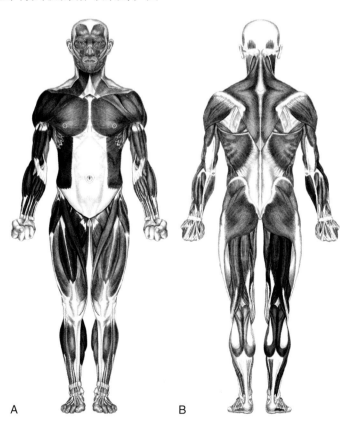

A　　　　　　　　B

图13-11　A.肌肉系统前面观。B.肌肉系统后面观。在身体右侧的屈肌功能主动肌群是红色的。屈肌通常位于关节前部（除了膝关节及更远端的关节）

- 如果肌肉于前方跨过关节，则可产生的动作为屈曲（膝关节及更远端的关节除外）。
- 如果肌肉于后方跨过关节，则可产生的动作为伸展（膝关节及更远端的关节除外）。

冠状面

- 所有在冠状面跨过关节的肌肉都可以进行右侧屈/左侧屈或外展/内收[3]（图13-12）。
  - 如果要移动的身体部位是中轴部位，则肌肉向同一侧进行侧屈，即身体右侧的肌肉进行右侧屈，身体左侧的肌肉进行左侧屈。
  - 如果要移动的身体部位是四肢，从外侧跨过关节的肌肉产生的动作是外展；从内侧跨过关节的肌肉产生的动作是内收。

水平面

- 水平面运动较难确定。水平面功能主动肌群并不一定位于同一个结构群中（矢状面和冠状面功能主动肌群也是如此）。

- 例如，右侧头夹肌和左侧胸锁乳突肌都可在脊柱关节处进行颈部（和头部）的右侧旋转。但是，即使这两块肌肉有相同的关节运动而处于相同的功能群中，但它们并不相连。右侧头夹肌在颈部的右侧，左侧胸锁乳突肌在颈部的左侧。此外，头夹肌位于后方，胸锁乳突肌主要位于前方。
- 水平面的功能群进行旋转[3]：
  - 如果要移动的身体部位是中轴部位，则肌肉执行右旋或左旋。
  - 如果要移动的身体部位是四肢部位，则肌肉执行外旋或内旋。
- 确定肌肉水平面的旋转动作以将其归入相应功能主动肌群的简便方法是查看肌肉环绕其附着的身体部位的方式。另一种方法在技术上更为严格，称为离轴连接法[9]，见13.8。
  - 例如，右侧头夹肌和左侧胸锁乳突肌都具有相同的右旋作用，因为它们都以相同的方式缠绕在颈部区域（图13-13A）。

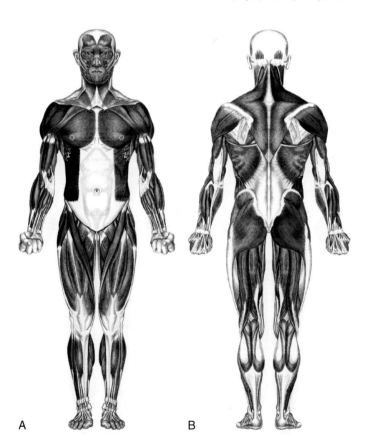

A　　　　　B

图13-12　A.肌肉系统前面观。B.肌肉系统后面观。在身体右侧的侧屈功能主动肌群（轴向关节）的肌肉为红色，身体右侧的外展功能主动肌群（四肢身体关节）为绿色

- 右侧胸大肌和右侧背阔肌在盂肱关节处都具有使右臂内旋的作用，因为它们以相同的方式包裹在肱骨周围（图13-13B）。

- 观察肌肉的缠绕方式时，最好从上方（或近端）观察，如图13-13所示。

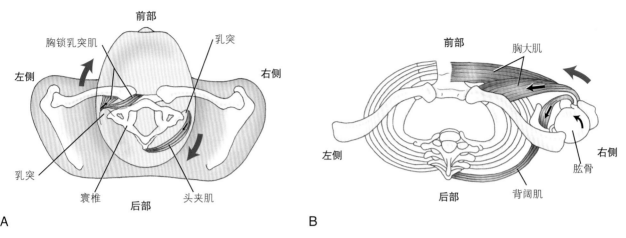

图13-13 右侧头夹肌和左侧胸锁乳突肌俯视图。虽然它们其中一块在右后方，另一块在左前部，但都具有相同的使颈部和头部在脊柱关节处右旋的作用。这是因为它们都沿相同方向缠绕在颈部和头部。B.右侧胸大肌和右侧背阔肌的俯视图。因为它们都沿相同的方向缠绕在肱骨上，所以都能够在盂肱关节处向内旋转手臂。从这两个示例中可以看出，与其他功能主动肌群不同的是，同一功能主动旋转肌群的肌肉通常不在同一结构群位置上

13.8　离轴连接法确定旋转动作

- 观察肌纤维环绕其所附着的骨的方向是一种方便的视觉方法，可以确定肌肉在水平面的旋转动作[9]。

- 也可以使用另一种方法来确定旋转动作。这种方法可能在一开始难以可视化，但是一旦掌握技巧，旋转被可视化并了解，此方法将成为一种更精准、巧妙的方法。此方法称为离轴连接法。

- 图13-14A展示了从一根骨（标记为固定）到另一根骨（标记为移动）的肌肉的侧视图。可以很直观地看出，该肌肉会将移动骨移向固定骨。但是，要确定该肌肉是否可以产生旋转运动，需要准确地看到该肌肉附着在该活动骨上的位置。更具体地说，需要分析肌肉是正轴还是离轴。

- 图13-14B是斜视图，展示了一块假设的肌肉附着在移动骨的正轴上，即直接位于虚线所表示的移动骨的长轴上。当该肌肉收缩并缩短时，即使移动骨向固定骨移动，移动骨也不会发生旋转，因为该肌肉在轴上附着，即它并没有缠绕在轴两侧的骨上。图13-14C是附着在移动骨上的另一块假设的肌肉的斜视图。但是，该肌肉是离轴附着，即它缠绕在骨上，以附着在移动骨长轴的侧面。当该肌肉收缩并缩短时，可以将移动骨移向固定骨，也可以旋转移动骨，如红色箭头所示。图13-14D显示了类似的肌肉离轴连接到移动骨的侧面，并显示了该肌肉在收缩和缩短时产生的旋转。注意，图13-14C和D中的肌肉虽同为离轴连接，但它们连接在长轴的相反两侧；因此，它们产生的旋转动作相反。

- 使用离轴连接法确定肌肉的旋转动作需要想象骨的长轴。如果肌肉正轴连接到骨上（其直接附着在长轴上），则它不可能产生旋转动作。但是，如果它是离轴连接到骨上（偏离长轴）的，则可以产生旋转动作（知识点13-4）。

13

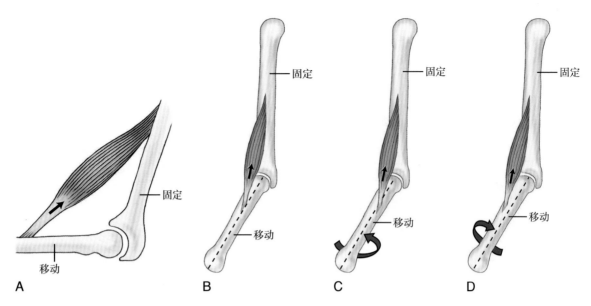

图13-14　A.从一骨附着到另一骨肌肉的侧面观。当该肌肉收缩并缩短时，移动骨将朝向固定骨移动。B~D.从同一固定骨到同一活动骨肌肉的斜视图。注意，在所有图中，虚线均表示活动骨的长轴。B. 肌肉在长轴上附着；因此不会使移动骨产生旋转动作。C和D. 肌肉离轴连接，因此可以使移动骨产生旋转动作。红色箭头表示旋转方向。注意，A~D 中显示的肌肉、骨骼和关节都是假设的；它们并不代表身体的任何特定结构

知识点13-4　　　确定骨的长轴

　　需要通过骨的长轴（也称为纵轴）来确定肌肉的旋转动作。骨的长轴是一条直线，该直线从一端的骨关节面的中心到另一端的骨关节面的中心，即从一个关节的关节中心到另一个关节的关节中心。如图13-14B~D所示，长轴通常穿过骨本身的轴。然而，根据骨的形状，它也有例外。例如，股骨的长轴是一条连接髋关节和膝关节中心的直线，因此，股骨的长轴位于股骨轴的外侧（见右图），这个长轴的位置对确定附着在股骨上的肌肉的旋转动作很重要。

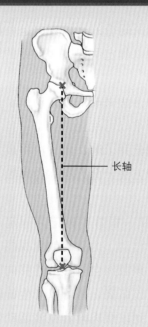

长轴

13.9　肌肉收缩力转移至另一关节

在13.3中，我们陈述了有关肌肉收缩的两个规则：

- 规则1：如果肌肉跨过关节，则可以对该关节产生作用[5]（前提是关节健康且允许沿着肌肉拉力线运动）。

- 规则2：如果肌肉未跨过关节，那么它就不能对该关节产生作用。

- 尽管规则1是准确的，规则2通常是准确的，但有例外。有时，肌肉的收缩力可以传递到肌肉未跨过的关节[5]。

- 例如，上臂在盂肱关节外旋，上肢远端固定（闭链运动）。通常，当上臂的外旋肌收缩时，肱骨在盂肱关节处相对于肩胛骨外旋，前臂和手的骨骼会发生跟随运动，保持彼此的相对位置。注：关于真正的关节运动与跟随运动

的内容见1.6。但是，当上肢的远端固定时，手无法跟随运动；并且由于手是固定的，所以桡骨也是固定不能移动的（关于旋转运动，腕关节不允许旋转）。在这种情况下，当肱骨的外旋肌收缩并缩短时，肱骨外旋。因为肘关节不允许旋转，所以该旋转力传递到尺骨，然后尺骨相对于固定的桡骨横向旋转。这种运动导致尺骨与桡骨交叉。尺骨和桡骨交叉的运动为前臂旋前。尽管前臂的旋前肌可产生前臂旋前的动作，但在这种情况下，前臂旋前的力来自盂肱关节处的肱骨外旋肌（其力已转移至桡尺关节）。因此，即使盂肱关节的外旋肌并未跨过桡尺关节，也产生了桡尺关节运动，它们的收缩力已转移到桡尺关节（图13-15）。注意，此运动可以相反的方式起作用。如果旋前肌（如旋前

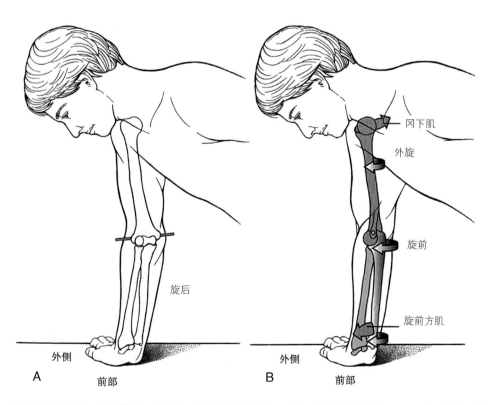

图13-15　A.盂肱关节内旋，前臂旋后。注意，前臂骨彼此平行，并且手固定在桌面上。B.盂肱关节的外旋肌（如冈下肌）收缩。发生这种情况时，肱骨在盂肱关节处相对于肩胛骨外旋。由于肘关节不允许旋转，因此尺骨与肱骨一起移动并相对于固定的桡骨外旋。（由于手是固定的，腕关节又不允许旋转运动，所以桡骨无法旋转。因此，桡骨相对于手固定。）此运动在桡尺关节处产生旋前。在这种情况下，盂肱关节外旋肌的力量已转移至桡尺关节。这里展示了一块肌肉不跨过某个关节但又能够在该关节处产生运动的示例（改自Neumann DA: Kinesiology of the musculoskeletal system: foundations for physical rehabilitation, ed 2, St Louis, 2010, Mosby.）

方肌）收缩，力将通过肘关节传递到肱骨，从而导致盂肱关节处的肱骨外旋。

- 注意，四肢的远端固定的活动为闭链活动。开链活动是指四肢远端可以自由移动的活动[5]。随着前臂的旋前，桡骨可以移动并越过固定的尺骨。当桡骨固定，尺骨移动并越过桡骨时也称为旋前；但是尺骨移动而不是桡骨移动（在桡尺关节处）是一个反向运动的例子。

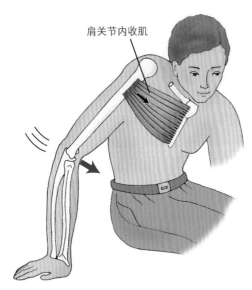

肩关节内收肌

图13-16　肘关节部分屈曲，手固定于桌面。收缩肩关节内收肌。由于手是固定的，前臂远端也是固定的，无法跟随肱骨运动。因此，当肱骨被肩关节内收肌拉动内收时，前臂近端被拉向内侧，而远端保持固定。这导致了肘关节伸展

- 另一个肌肉传递到未跨过的关节的力的例子是，在上肢远端固定的情况下收缩肩关节内收肌。在这种情况下，肱骨的运动跨过肘关节转移，从而在肘关节处产生前臂的伸展（图13-16）。

- 肌肉的收缩力通常会传递到人体的另一个关节。这种力的传递通常发生于四肢远端固定、不允许身体远端自由活动的运动（闭链运动）。因此，当收缩肌肉的远端移动时，会迫使运动发生在另一个关节处，换句话说，它的力会传递到一个未跨过的关节[4]。

- 注意，肌肉收缩力转移到肌肉未跨过的关节与单纯的跟随运动不一样。在跟随运动中，肌肉未跨过的关节通常保持位置不变，唯一改变位置的是肌肉跨过的关节。而肌肉收缩力转移，肌肉未跨过的关节位置发生了改变。为了更好地理解，可以参考图13-15和图13-16。

- 肌肉的收缩力传递到未跨过的关节的例子还有很多。例如，腘绳肌使双脚在地面上固定的站立的人的膝关节伸展。再如，臀大肌的外旋力，如果一个人双脚固定在地面上站立，该力会导致足在距下关节处旋后/内翻。又如，当人站立时踝关节跖屈肌可以使跖趾关节伸展。请自己尝试一下这些情况。

13.10　肌肉动作改变

肌肉动作可以改变吗

- 是的。肌肉动作取决于其跨过关节的拉力线；因此，如果肌肉的拉力线与关节的关系发生变化，则肌肉的动作也会发生变化。如果关节的位置改变，则这种关系可以改变[5]。

- 一些肌动学家使用术语解剖动作来描述身体处于解剖位置时的肌肉动作。这个词隐含的意思是，当身体不在解剖位置时，肌肉对身体的作用可能与身体处于解剖位置时不同。

- 例1：胸大肌锁骨头。
  - 胸大肌锁骨头是盂肱关节处的上臂内收肌，因为其拉力线在盂肱关节的中心下方从内侧走行到外侧。

- 但是，如果手臂外展到约100°或以上时，胸大肌锁骨头相对于盂肱关节的方向将从位于关节中心下方变为位于关节中心上方（图13-17）。像任何位于盂肱关节中心上方的肌肉（三角肌、冈上肌）一样，胸大肌锁骨头可以在盂肱关节外展上臂[10]。

- 有理由认为，如果相对于关节的拉力线发生变化，则肌肉的动作也会发生变化。在解剖位置上，胸大肌锁骨头是上臂在盂肱关节处的内收肌。但是，当手臂外展至100°或以上时，胸大肌锁骨头会变成外展肌。

13

- 具体而言，肌肉动作取决于其跨过关节的运动轴的拉力线。在图13-17中，"×"代表"关节中心"，以及冠状面运动的前后轴。

- 注意，对动作改变的理解非常有用。当冈上肌和三角肌的功能随着手臂的外展而变弱时，胸大肌逐渐成为外展肌，为这种关节活动增加了力量。

- 例2：长收肌。

  - 长收肌是髋关节处的大腿屈肌（除了作为内收肌外），它跨过髋关节前部，肌纤维垂直走行。大腿的所有屈肌在髋关节前均具有拉力线（图13-18B）。但是，当大腿先屈曲至大约60°或更大角度时，长收肌的拉力线位于髋关节的后方，成为大腿在髋关节处的伸肌（图13-18A）。除了通常是髋关节伸肌的大收肌的后侧头，这种动作变化也见于大腿的其他内收肌[3]。注意，大腿内收肌包括耻骨肌、长收肌、股薄肌、短收肌和大收肌。

- 注意：这种动作改变非常有用。跑步时，当处于伸展位置时，内收肌有助于在髋关节处屈曲大腿。但是，当处于屈曲位置时，它又有助于在髋关节处伸展大腿。这种双重用途也可以解

释为什么这些肌肉经常受伤。

- 当肌肉相对于关节的拉力线改变时，其动作通常会发生变化[3]。

- 因此，在学习肌肉动作时需要一定的灵活性。单纯记忆某块肌肉做的某项动作，可能不能全

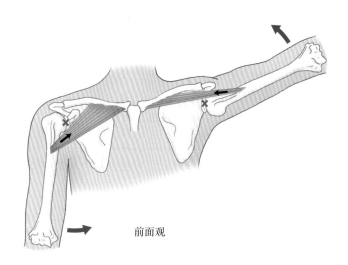

图13-17 当盂肱关节位于两个不同的位置时，胸大肌锁骨头的纤维走向。右臂处于解剖位置时，我们可以看到胸大肌锁骨头位于关节中心下方。在这个位置上，肌纤维的走向使胸大肌锁骨头具有在盂肱关节处内收手臂的能力。左臂在盂肱关节处外展约100°，在这个位置，胸大肌锁骨头位于关节中心上方。肌纤维的走向使胸大肌锁骨头具有在盂肱关节处外展手臂的能力。注意，两侧肩关节的中心用"×"表示

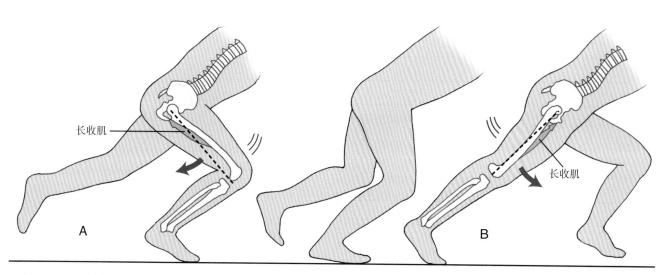

图13-18 正在奔跑的人体。A.右侧大腿处于屈曲位置并正在髋关节处伸展，帮助推动人体向前。长收肌有助于在髋关节处伸展大腿，因为在这个位置，长收肌位于关节的后方。B.右侧大腿处于伸展位置并开始在髋关节处屈曲。在这个位置，长收肌位于关节的前方，因此它能够帮助在髋关节处屈曲大腿。注：在两个图中，虚线均代表大腿在髋关节的运动轴（改自Neumann DA: Kinesiology of the musculoskeletal system: foundations for physical rehabilitation, ed 2, St Louis, 2010, Mosby.）

面认识一块肌肉。这也是不建议记忆肌肉动作的另一个原因。

大脑记忆的需求少，还可以更深入、轻松地理解肌肉的动作，并有助于更好地将此信息用于临床。

- 如果能够根据拉力线推断肌肉的动作，不仅对

复习题

1.当一块肌肉收缩时，它总是能成功地缩短吗？

_____

2.使一块肌肉缩短的收缩方式是什么？

_____

3.一块肌肉收缩并缩短的三个可能的情况是什么？

_____
_____

4.可以移动的肌肉附着点和不动的肌肉附着点分别叫什么？

_____
_____

5.描述并举例说明反向运动。

_____
_____

6.学习肌肉的五步法是什么？

_____
_____
_____
_____

7.五步法的步骤3中必须提出和回答的问题是什么？

_____
_____
_____

8.什么决定肌肉的运动？

_____
_____

9.除了反向运动以外，如果一个肌肉有一条拉力线并且该拉力线位于基本平面，该肌肉会产生多少动作？

_____

10.当肌肉的拉力线位于斜平面时，如何确定其动作？

_____
_____

11.一个多关节肌可以在它跨过的每一个关节产生运动吗？

_____

12.使用功能群方法学习肌肉的重要性是什么？

_____
_____

13.举例说明有多条拉力线的肌肉。

_____

14.属于屈肌功能主动肌群的肌肉通常位于哪个平面？

_____

15.属于外展功能主动肌群的肌肉通常位于哪个平面？

_____

16.属于旋转功能主动肌群的肌肉通常位于哪个平面？

_____

17.如何确定骨的长轴？

_____

18.描述离轴连接法如何用于确定肌肉的旋转动作。

_____
_____

19.举例说明并解释肌肉如何在其未跨过的关节处产生关节运动。

_____

_____

_____

_____

20.举例说明并解释肌肉如何根据关节位置的改变来改变其动作。

_____

_____

_____

_____

_____

_____

参考文献

［1］ Palastanga N, Field D, Soames R: Anatomy and human movement, ed 4, Oxford, 2002, Butterworth-Heinemann.

［2］ Nordin M, Frankel VH: Basic biomechanics of the musculoskeletal system, ed 3, Baltimore, 2001, Lippincott Williams & Wilkins.

［3］ Smith LK, Weiss EL, Lehmkuhl LO: Brunstrom's clinical kinesiology, ed 5, Philadelphia, 1996, FA Davis.

［4］ Thibodeau GA, Patton KT: Anatomy & physiology, ed 5, St Louis, 2003, Mosby.

［5］ Neumann DA: Kinesiology of the musculoskeletal system: Foundations for physical rehabilitation, ed 3, St Louis, 2017, Elsevier.

［6］ Levangie PK, Norkin CC: Joint structure and function: A comprehensive analysis, ed 5, Philadelphia, 2011, FA Davis.

［7］ Hamill J, Knutzen KM: Biomechanical basis of human movement, ed 12, Baltimore, 2003, Lippincott Williams & Wilkins.

［8］ Watkins J: Structure and function of the musculoskeletal system, Champaign, IL, 1999, Human Kinetics.

［9］ Enoka RM: Neuromechanics of human movement, ed 3, Champaign, IL, 2002, Human Kinetics.

［10］ Muscolino JE: The muscular system manual: The skeletal muscles of the human body, ed 4, St Louis, 2017,

13

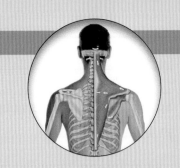

第14章

肌肉收缩类型

章节纲要

14.1　肌肉收缩类型概述

14.2　向心、离心和等长收缩的例子

14.3　肌肉收缩与肌丝滑动学说

14.4　向心收缩详述

14.5　离心收缩详述

14.6　等长收缩详述

14.7　运动与稳定

章节目标

学习完本章，学生能够：

1.掌握本章关键术语的定义。

2.与肌肉收缩类型有关的内容：

- 陈述并举例说明三种类型的肌肉收缩（向心、离心和等长收缩）。
- 描述肌肉收缩力、肌肉收缩阻力与肌肉收缩类型之间的关系。
- 掌握并能举例说明抗阻运动。

3.与肌肉收缩和肌丝滑动学说有关的内容：

- 理解肌丝滑动机制与三种类型的肌肉收缩的关系。
- 理解肌肉结构、神经系统对肌肉的控制和肌丝滑动机制。
- 掌握肌肉收缩、肌紧张和张力的定义。

4.与向心收缩有关的内容：

- 列出并描述发生向心收缩的三种情况。
- 描述重力与向心收缩的关系。
- 掌握重心的定义，并能描述其与向心收缩的

关系。

- 将汽车的马达和刹车类比为向心收缩。

5.与离心收缩有关的内容：

- 列出并描述发生离心收缩的三种情况。
- 描述并举例说明内力和外力。
- 描述重力与离心收缩的关系。
- 说明发生离心收缩的最常见情况。
- 把汽车的马达和刹车类比为离心收缩。

6.与等长收缩有关的内容：

- 列出并描述发生等长收缩的两种情况。
- 描述重力与等长收缩的关系。

7.与运动与稳定有关的内容：

- 列出并描述发生等长收缩的两种情况。
- 描述重力与等长收缩的关系。

概述

大多数有关身体肌肉动作的教科书和课程，教授的是肌肉的向心动作。也就是说，他们教授的是肌肉收缩或缩短时产生的动作。因此，当学生学习特定肌肉的动作时，学习的是该肌肉缩短的向心动作。这种肌肉教学方法本身并没有什么错。事实上，对于初学者来说，这种简单而具体的肌肉收缩和运动方法可能是最好的。然而，必须记住的是，肌肉在收缩时不一定会缩短；事实上，大多数肌肉收缩在人体中的作用并不是缩短。本章讨论的是肌肉的向心收缩及其他类型的肌肉收缩。第15章还会继续研究当肌肉以这些方式收缩时，在运动模式中的各种作用。

关键词

action in question　应答动作
antagonist　拮抗肌
aqua therapy　水疗
concentric contraction　向心收缩
eccentric contraction　离心收缩
external force　外力
fix　固定
fixator　固定肌
gravity　重力
gravity neutral　重力中性
internal force　内力

isometric contraction　等长收缩
mover　主动肌
muscle contraction　肌肉收缩
negative contraction　负收缩
resistance exercises　抗阻运动
resistance force　阻力
stabilize　稳定
stabilizer　稳定肌
tension　张力
tone　肌张力
weight　重量

14

14.1　肌肉收缩类型概述

- 在第13章中，我们简要描述了肌肉的概况。我们学习了当肌肉受神经系统引导收缩时，肌肉向其中心缩短。

- 肌肉向其中心缩短是否成功取决于肌肉拉力的强度与实际移动肌肉附着的一个或两个身体部位所需的力量[1]。

- 移动身体部位所需的力通常是移动该身体部位重量所需的力。例如，当肱肌收缩时，为了肌肉缩短和弯曲肘关节，它必须产生足够的力来移动前臂或上臂。前臂或上臂的重量是抵抗肱肌收缩和肌肉成功缩短的力。如果肌肉收缩的力大于肌肉收缩的阻力，肌肉就会缩短。

- 这种肌肉收缩并缩短称为向心收缩[1]。向心收缩的肌肉产生的力可产生关节运动，使身体某一部分发生移动，因此它被称为主动肌[2]。简单地说，主动肌是产生运动的肌肉。注：正在发生的关节运动通常称为应答动作。

- 与主动肌运动相反的力是阻力。阻力是对抗正在发生的动作的力，产生阻力的是拮抗肌[2]。拮抗肌力的方向与正在发生的动作相反（图14-1，知识点14-1）。

- 如果肌肉收缩的力小于肌肉收缩的阻力（或换句话说，如果拮抗肌的力大于肌肉的力），肌肉就会延长，而不是缩短。

- 该类型收缩称为离心收缩。当肌肉收缩并延长时发生离心收缩[1]（图14-2）。

- 离心收缩时，正在发生的动作是由阻力（身体某部分重量）产生的，此时产生阻力的为主动

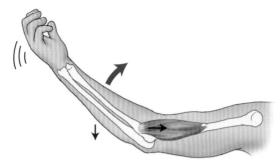

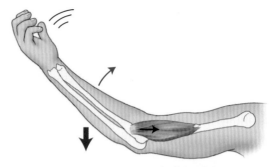

上臂（固定）　　　　　　　　　　　　上臂（固定）

图14-1　肱肌内侧面观。本图上臂固定，前臂存在潜在的相对移动。肱肌上的箭头表示的是肌肉拉力线。为了使肱肌收缩并成功缩短，它的收缩力必须将前臂向上移动靠近上臂。前臂上方的红色弯曲箭头表示的是肱肌作用于前臂的拉力的强度和方向；从前臂垂直向下的棕色箭头表示的是重力作用于前臂的力的强度和方向（前臂的重量），抵抗肱肌的拉力。当肱肌的收缩力大于前臂的重量（阻力）时，肱肌可成功地缩短并使前臂朝向上臂移动。在本图中，肱肌向心收缩，为前臂在肘关节处屈曲的主动肌

图14-2　肱肌内侧面观。在本图中，肱肌收缩的力小于前臂重量带来的阻力。由于前臂的重力大于肱肌收缩的力，前臂随着重力而延伸，导致肱肌拉长。此为肱肌的离心收缩，因为肱肌在收缩的同时延长了。此时，肱肌为拮抗肌

肌，而离心收缩并延长的肌肉称为拮抗肌。

- 如果肌肉收缩的力恰好等于阻力，那么肌肉不会缩短或延长。
- 这种收缩称为等长收缩。等长收缩是肌肉保持长度不变的收缩[3]。
- 等长收缩时，身体没有动作产生，因此也不会

有关节的活动发生（图14-4）。

- 因为没有关节运动产生，等长收缩的肌肉既不是主动肌也不是拮抗肌。更多有关向心、离心、等长收缩的内容见14.4~14.6。有关主动肌及拮抗肌的作用见15.1~15.2。
- 有时需要减少肌肉必须抵抗的阻力。例如，在

知识点 14-1　肌肉收缩的阻力

　　肌肉收缩并缩短时，必须克服的阻力通常是肌肉的一个（或两个）附着部位的重量。然而，当身体某一部分移动时，身体其他部分常常与之一起运动。例如，当肱肌收缩并缩短，使前臂在肘关节处运动时，手也随之运动。因此肱肌的收缩必须足够有力，以一起移动前臂和手。如果肱肌产生反向运动，并在肘关节处移动上臂而不是前臂，那么它的收缩必须更加有力，不仅要能移动上臂，也要能移动整个躯干，因为如果没有躯干的跟随运动，手臂不可

能移动。

　　通常，还有其他因素也会影响肌肉收缩的阻力。举重运动时，肌肉收缩的力必须足够强大，以移动身体的重量和增加的重量。此外，某些运动还包括其他形式的附加阻力，如弹力带、弹力管或大阻力弹力带等。这些运动通常称为抗阻运动，因为它们增大了收缩肌肉需对抗的阻力[12]。无论是利用自身重量，还是使用其他形式的外部阻力，若想肌肉抗阻收缩并成功缩短，肌肉就必须产生更大的收缩力，以克服更大的阻力（图14-3）。

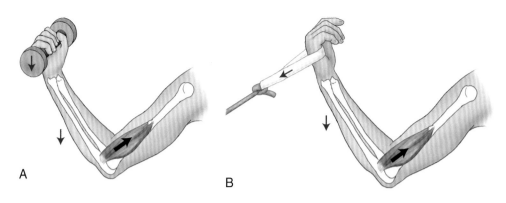

图14-3　抗阻运动的两个例子。A.手持重物可增加肘关节前臂屈曲时的阻力。B.拉伸弹力带可增加肘关节屈曲的阻力

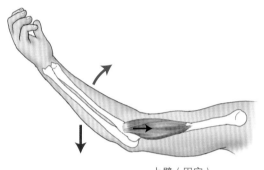

上臂（固定）

图14-4　肱肌内侧面观。在本图中，肱肌的收缩力刚好等于前臂（和手）的重量阻力。因为这两种力完全相同，肱肌不能很好地缩短使前臂屈曲，重力也不能很好地拉长肱肌使前臂伸展。本图说明了肱肌的等长收缩，肱肌收缩并保持相同的长度

水中进行活动，水的浮力可以支撑部分的身体活动，降低肌肉收缩时的阻力[4]。因此，水中运动（水疗）经常被推荐给最近受伤并开始康复计划的患者使用。因为它提供了一种较温和的加强训练方式。

14.2　向心、离心和等长收缩的例子

以下是向心、离心及等长收缩的例子。

- 图14-5显示了一个人先将手臂在盂肱关节处外展，接着在盂肱关节处内收，然后在盂肱关节处保持静止的手臂外展姿势。

图14-5A展示了在盂肱关节处外展手臂。为了完成这个动作，盂肱关节的外展肌群向心缩短了。随着肌群的缩短，手臂在冠状面上举（外展）。

图14-5B展示了在盂肱关节处内收手臂（从较高的外展位置开始）。为了使盂肱关节内收手臂，外展肌群必定被拉长。手臂由于重力的关系而内收，外展肌群随着拉长而收缩，产生使手臂外展向上的力，以减缓由重力引发的内收动作。这种重力减速是必要的，以防止重力使上臂、前臂或手撞击身体的一侧。肌肉组织的外展力必须小于重力，以便手臂的内收持续产生（但速度会变慢）。在这种情形之下，外展肌群在收缩时拉长，因此，它是离心收缩。

在图14-5C中，我们可以看到手臂保持静止的外展姿势。在这种情况下，外展肌群收缩的力与重力向下的力完全相同。因此，手臂既不会向上移动外展，也不会向下内收。由于没有关节活动产生，关节的肌肉组织长度没有改变。此时，外展肌群在收缩时保持相同的长度，因此，它是等长收缩。

14

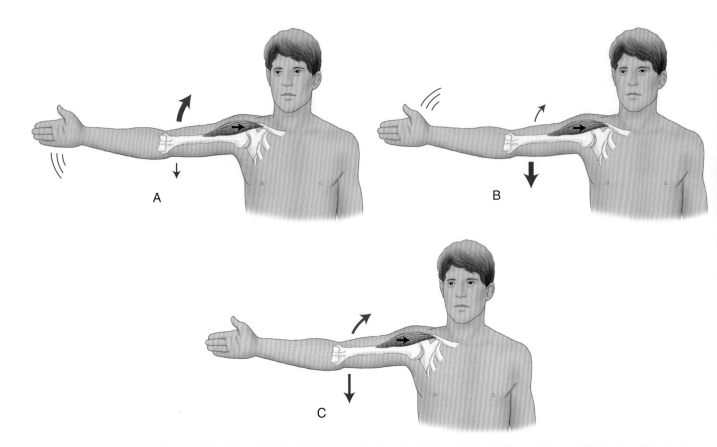

图14-5　A.对抗重力在盂肱关节处外展右臂。这种外展力是由外展肌群的向心收缩产生的。B.在盂肱关节处内收手臂。在这种情况下，重力是产生内收的原动力，但是外展肌群会离心收缩来减缓重力引发的内收动作。C.保持静态的手臂外展位。在这种情况下，外展肌群等长收缩，收缩力与重力相等，所以不产生移动

14

14.3　肌肉收缩与肌丝滑动学说

　　在14.1开始时，假设了当肌肉收缩时，它会试图向中心缩短。为了更全面地理解肌肉收缩，首先必须了解肌肉的结构和肌丝滑动学说。要做到这一点，简要回顾一下肌肉结构、神经系统控制和肌丝滑动学说大有裨益。

肌肉结构的简要回顾

- 肌肉是一种从一块骨连接到另一块骨的器官（通过肌腱附着在骨上），其跨过位于两骨之间的关节[5]。
- 肌肉由数以千计的肌纤维组成，肌纤维通常在肌肉内纵向走行。
- 每一肌纤维由许多在肌纤维内运动的肌原纤维组成。
- 每一肌原纤维由数千并排并首尾相连的肌节组

成。
- 每一肌节由肌动蛋白丝和肌球蛋白丝所组成。
  - 每一肌节都有肌球蛋白丝，其位于中心。
  - 肌动蛋白丝位于肌球蛋白丝的两侧，与Z线相连。Z线是肌节的边界。

简要回顾神经系统对肌肉的控制

- 肌肉由神经系统的运动神经支配[6]。
- 当中枢神经系统向肌肉发送收缩信号时，该信号通过位于周围神经内的神经元（神经细胞）传递。
- 每个携带收缩信息的神经元分支支配大量的肌纤维。
- 一个运动神经元和其所支配的所有肌纤维称为一个运动单位。

- 发送到运动单位的任何一条肌纤维的收缩信息也被发送到该运动单位的每条肌纤维。
- 在肌纤维处，来自神经元的收缩信息被肌纤维内部携带，并传递给肌纤维的每一条肌原纤维的每一个肌节。
- 肌丝滑动学说解释了肌纤维的每个肌节是如何收缩的。

简述肌丝滑动学说

- 肌丝滑动学说解释了肌动蛋白丝和肌球蛋白丝是如何相互滑动的[1]。更多肌丝滑动学说的内容见12.6和12.12。
- 当需要肌肉收缩时，中枢神经系统会向将要收缩的肌肉发送收缩信息。
  - 当收缩信息进入肌纤维内部时，它会导致储存在肌质网中的钙释放到肌纤维的肌质中。
  - 肌质中的钙与肌动蛋白丝结合，导致肌动蛋白丝的结构变化，暴露其结合（活性）位点。
  - 一旦肌动蛋白丝的结合位点暴露，肌球蛋白头就会附着其上，形成横桥。
  - 横桥弯曲，拉动肌动蛋白丝滑向肌节中心。
  - 横桥弯曲会对肌动蛋白丝产生拉力。
  - 由于肌动蛋白丝附着在Z线上，这种拉力被转移到Z线上。
  - 因此，朝向肌节中心的拉力作用于肌节的Z线。
  - 肌球蛋白丝和肌动蛋白丝之间的横桥形成和它们所施加的拉力决定了肌肉收缩。换言之，当横桥形成并产生朝向肌节中心的拉力时，肌肉定义为收缩[7]。
- 这个步骤之后发生的事情决定了将要发生的收缩类型。
- 正如我们所看到的，有三种类型的收缩[7]：向心、离心和等长收缩。

场景1：向心收缩

- 如果肌球蛋白横桥的弯曲力成功地将肌动蛋白丝拉向中心，则Z线被拉向肌节的中心，肌节缩短[7]。

知识点14-2

　　想象一个肌节缩短是颇为简单的。两个肌动蛋白丝带着它们的Z线附着点向中心而去。但一些学生很难想象，如果同一Z线被拉到相反的方向，两个或多个相邻的肌节如何同时缩短。为了描述这一情况，我们应该看看一个肌肉附着点保持固定的典型的肌肉收缩。位于固定附着点旁边的肌节的Z线是固定的，不能移动，因此该肌节的另一个Z线必须向固定的Z线移动。当这个移动Z线移动到固定的附着点，下一个肌节必须作为一个整体移动到固定的附着点。此外，在朝向固定的肌肉附着点移动时，这个肌节也会朝向自己的中心缩短。在现实中，每个肌节固定端的肌球蛋白丝向着该侧的肌动蛋白丝滑动。这就是为什么给此过程取名为肌丝滑动机制，而不是肌动蛋白丝滑动机制。当肌球蛋白丝和肌动蛋白丝之间的横桥弯曲时，任何一条肌丝都可以沿着另一条肌丝滑动。

- 因为这个收缩的信息是给肌纤维的每个肌节的，所以如果一个肌节成功地缩短，每个肌节都会成功地缩短，整条肌纤维都会缩短（知识点14-2）。
- 因为收缩的信息是传递给运动单位的每一条肌纤维的，所以运动单位的每一条肌纤维都会缩短。
- 如果有足够多的肌纤维缩短，整个肌肉就会向其中心缩短。
- 当整个肌肉向其中心收缩时，它会拉动其附着点，使其一个或两个附着点朝向肌肉中心移动。
- 因为肌肉附着在骨上，而骨在身体内，肌肉所在身体部位将相互移动。
- 肌肉成功缩短的这种收缩称为向心收缩。向心收缩就是缩短收缩。
- 正如13.2所解释的，向心收缩的肌肉可以通过将其一个或两个附着点朝向肌肉的中心移动来缩短。图14-5A是向心收缩的例子。
- 注："向心"一词的字面意思是"与中心方向一致"。向心收缩是肌肉将其附着点朝向其中

14

心拉动，从而产生缩短。

- 注：前面的解释是肌肉收缩的常规概念。这种情况只适用于长度缩短的向心收缩，但肌肉收缩不全是会缩短的。

场景2：离心收缩

- 如果抵抗肌肉缩短的力大于肌肉收缩的力，那么肌球蛋白横桥将无法成功弯曲并朝向中心拉动肌动蛋白丝，肌节不缩短[1]。如果肌节不缩短，肌肉就不会缩短。事实上，由于阻力大于肌肉收缩力，阻力会把肌动蛋白丝拉离肌节中心，使每个肌节延长。
- 如果所有的肌节（在运动单位的肌纤维的肌原纤维中）延长，整个肌肉就会延长。
- 肌肉的延长会导致肌肉的附着点彼此距离得更远。
- 因为肌肉附着在骨上，而骨在身体内，肌肉所在身体部位将被拉长。
- 这种肌肉延长的收缩称为离心收缩。离心收缩是延长收缩。图14-5B是离心收缩的例子。

场景3：等长收缩

- 如果肌肉收缩的力恰好等于肌肉收缩受到的阻力，那么肌球蛋白横桥无法弯曲并向肌节中心拉动肌动蛋白；因此肌肉的肌节不会缩短。然而，等长收缩会产生足够的力来对抗任何会延长肌节的力。因此，肌节既不缩短也不延长，而是保持长度不变[3]。
- 如果肌节保持相同的长度，那么肌肉也会保持相同的长度，附属点和身体部位也不会移动。
- 这种肌肉保持长度不变的收缩称为等长收缩。图14-5C是等长收缩的例子。

结论

- 肌肉收缩是指肌球蛋白横桥抓取肌动蛋白丝，

弯曲和试图向肌节中心拉肌动蛋白丝[8]。这会向肌节中心产生张力或拉力。将这一观点延伸到整个肌肉，可以说是朝向肌肉中心的张力或拉力决定了肌肉的收缩。

- 张力为拉伸力；抗拉力也即拉力。因为肌肉只在体内产生拉力（它们不推）。在三种类型的肌肉收缩中，与肌肉收缩定义有关的并不是肌肉的长度变化；当肌肉收缩时，它可能缩短、延长或保持长度不变[2]。肌肉被定义为收缩时，它产生指向其中心的拉力。
- 肌张力经常用来描述肌肉收缩的状态，即肌肉正在产生张力。使用如下：
  - 向心收缩是指肌肉随着肌张力而缩短。
  - 离心收缩是指肌肉随着肌张力而延长。
  - 等长收缩是指肌张力没有给肌肉长度带来变化。
- 因此存在三种类型的肌肉收缩：向心、离心和等长收缩[3]。
  - 向心是指朝向中心；向心收缩是指肌肉朝向中心移动。离心是指远离中心；离心收缩是指肌肉远离中心。等长是指相同的长度；等长收缩是指肌肉保持相同的长度。
- 当肌肉收缩的力大于对抗运动的阻力时，就会产生向心收缩。
  - 向心收缩就是使肌肉缩短的收缩。
- 当肌肉收缩的力小于对抗运动的阻力时，就会发生肌肉延长的离心收缩。
  - 离心收缩是使肌肉延长的收缩。
- 当肌肉收缩的力量等于对抗运动的阻力时，就会发生等长收缩。
  - 等长收缩是指肌肉保持相同长度的收缩。

14.4 向心收缩详述

向心收缩：缩短收缩

- 向心收缩通常是肌动学初学者在学习肌肉运动时学习的收缩类型。因此，学生比较容易理解向心收缩。
- 向心收缩是指缩短收缩[9]，即肌肉收缩并缩短。
- 如果肌肉缩短，那么肌肉的附着点必定更为靠近[10]，即肌肉向其中心缩短，并将附着点拉向彼此。
- 正如13.2所讨论的，任何一个附着点都可以朝向另一个移动，或者两个附着点可以朝向彼此移动。
- 通常是较轻的附着点进行移动，因为其移动的阻力小。

向心收缩是什么时候发生的

- 当需要向心收缩的力来移动身体的某个部分时，我们的身体就会发生向心收缩。由于向心收缩产生运动，发生向心收缩的肌肉称为主动肌[2]。更多关于主动肌的内容见15.1。
- 向心收缩可在以下三种情况下发生。
- 注意，在考虑三种向心收缩时，需要考虑是否有额外的阻力以至超出了身体部分的重量（即超出重力）。无论移动是垂直向上、水平向上还是垂直向下，都可能存在一个额外的阻力[6]。更多关于阻力的内容见14.1的图14-3。以下三种场景是基于重力作为运动的唯一阻力的。

场景1：克服重力（垂直向上）

- 当身体某部分向上提升时（即当运动需要克服重力时）必须向心收缩（图14-6A）。
- 简言之，重力不能使我们的身体部分向上提升（它做不到，因为重力只向下拉），必须由我们身体中的某块肌肉来产生这种向上运动的力。在这种情况下，肌肉的向心收缩对身体部分产生的向上的力，大于重力对身体部分产

知识点14-3 重力

　　根据定义，重力是一种向下拉的力。具体而言，重力是所有物理物质（即物体的质量）相互吸引引起的力。因为世界上最大的物质质量是地球本身，所以我们感觉到地心引力把我们拉向地球（即向下）。引力对物体质量施加的作用力为该物体的重量。

　　当向心收缩产生一种力来使身体某部分对抗重力时，它必须提起正在移动的身体部分的重量；它也必须移动顺带移动的身体其他部分。例如，如果三角肌在肩关节处向上抬起、外展手臂，它就必须充分收缩，才能抬起肩膀、前臂和手，因为它们是一起运动的。

生的向下的力，即身体部分的重量（知识点14-3）。

场景2：重力中性（水平）

- 当身体的某个部分水平移动时（即当运动是重力中性时）必须要向心收缩。在无重力运动中，重力既不阻碍运动，也不会帮助运动（因为身体部分没有被向上提或向下拉）（图14-6B）。
- 此外，如果重力不是产生运动的原因，那么我们向心收缩的肌肉一定是产生运动的原因。在这种情况下，因为重力不对抗我们肌肉运动的身体部分，所以我们的肌肉通常需要较少的向心收缩力即可移动身体部分。
- 重力中性的水平运动通常是旋转运动，因为旋转通常发生在水平面。旋转是指在解剖位置发生的水平面运动。然而，我们并不总是从解剖位置开始关节动作。因此，并非所有的旋转动作都必须与地面水平（即重力中性）。

14

14

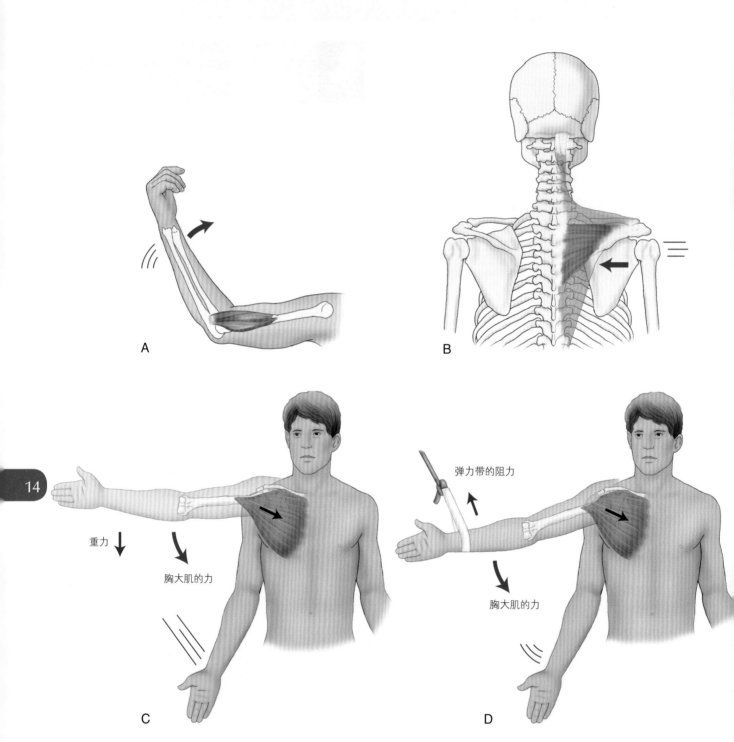

图14-6   向心收缩。A.前臂在肘关节处屈曲。这种运动是垂直向上的，与重力对抗；因此，前臂屈肌必须通过向心收缩来产生运动。在该图中可以看到肱肌的收缩；当然，任何前臂屈肌都可向心收缩产生这种运动。B.肩胛骨回缩。这种运动是水平的，此时重力中性；因此肩胛骨回缩的肌肉必须向心收缩来产生这种运动。在这个图中看到斜方肌（特别是斜方肌中部肌束）收缩；当然，任何肩胛外展肌都可能向心收缩产生这种运动。C.臂在盂肱关节处内收。这种运动是向下的，所以重力作用可以产生移动；因此，肌肉无须向心收缩即可产生运动。但是，如果我们想更快地移动手臂，肩关节内收肌可向心收缩产生运动，加上重力作用，从而提高这一动作的速度。该图中我们可以看到胸大肌收缩；当然，任何肩关节内收肌都可向心收缩产生这种运动。D.与C图的情况相同，但本图中盂肱关节在内收时需要克服弹力带的阻力。因此，虽然这种运动受到重力作用的辅助向下，但由于弹力带的阻力，肩关节内收肌必须向心收缩，以克服阻力，使手臂在盂肱关节处内收

场景3：重力（垂直向下）

- 每当身体某一部分向下移动时，并且我们希望它的移动速度比顺应重力移动的速度更快时，需要向心收缩（图14-6C）。

  - 因为重力不断地提供向下的力，每当我们想向下移动身体某一部分时，我们就可以顺应重力使身体某部分运动。因此，身体向下运动不需要肌肉收缩。但是，如果我们希望身体向下移动的速度更快，我们必须向心收缩肌肉，从而增加重力向下的力量。

  - 对于肌肉向心收缩来帮助身体某部分向下移动，要理解的关键方面是，要意识到我们想要以比重力移动我们的速度更快的速度移动身体。这种需求在体育运动中非常常见。例如，当挥动高尔夫球杆向下击打高尔夫球时，重力本身就能完成这项任务，但这个力不足以使高尔夫球移动得很远。因此，我们利用重力，同时加上肌肉向心收缩产生的力，从而更快地挥动高尔夫球杆。当我们不需要身体快速向下运动时，我们通常会考虑用与重力相反的离心收缩来减慢重力带来的移动速度。

  - 通常在关于垂直向下运动的讨论中（如场景1和场景2），假定重力是唯一存在的外力。然而，如果存在其他力，我们肌肉的收缩可能会改变。例如，如果存在另一个阻力来抵抗身体某部分向下运动（并且这个力大于重力），则需要向心收缩才能将身体向下移动（图14-6D）。

类似驾驶汽车

- 为了便于理解向心收缩发生的原因和时间，一个很好的类比，是将汽车的马达与向心收缩的肌肉进行比较。

- 就像向心收缩的肌肉产生力来移动身体的某个部分一样，汽车的发动机也产生力来移动汽车。我们可以将驱动汽车运动的马达与我们刚刚讨论的，发生向心收缩时的三种情况进行类比。

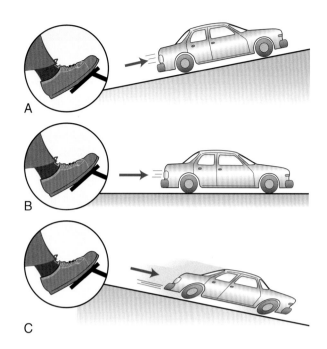

图14-7 展示了汽车发动机为汽车提供动力的三种情况。A.汽车上坡行驶。B.汽车在平地上行驶。C.汽车下坡行驶（比仅依靠重力滑行的速度更快）。在这三种情况下发动机驱动汽车前进可以看作肌肉向心收缩，来移动身体部位，并在三种运动情景下产生关节动作。①逆着重力垂直向上；②在平地上（即重力中性）；③垂直向下，但比仅依靠重力的速度快

- 情景1：在驾驶汽车上坡（即对抗重力）时，我们踩下油门，使汽车的马达为汽车上坡提供动力（图14-7A）。

- 情景2：在平坦的地面上驾驶汽车（即重力中性），我们踩下油门，使马达为汽车提供动力，使汽车前进（图14-7B）。

- 情景3：驾驶汽车下山（即重力为助力），我们想开得比重力带给我们下山的速度更快，我们就踩下油门，让马达驱动汽车，以比仅依靠重力滑行更快的速度下山（图14-7C）。

结论

- 在三种情况下，产生向心收缩来移动身体的某个部位：
- 情景1：垂直向上（即对抗重力）。
- 情景2：水平方向（即重力中性）。
- 情景3：垂直向下（即比仅依靠重力移动的速度更快）。

14.5   离心收缩详述

离心收缩：延长收缩

- 离心收缩是延长收缩[9]，即肌肉收缩并延长。

- 注意，肌肉变长并不代表它在离心收缩。肌肉放松时也可以变长，如拉伸。肌肉也可以在收缩时变长，如当肌球蛋白丝头抓住肌动蛋白丝时。只有收缩时变长才是离心收缩。重要的是要区分这两种情形下的肌肉变长。

- 如果一块肌肉在变长，那么它的附着点就会互相远离[10]。

- 这意味着肌球蛋白头未能成功地将肌动蛋白丝拉向肌节中心，阻力大于收缩力，肌球蛋白头被反向拉动，肌动蛋白丝被拉离肌节中心，肌节变长（图14-8）。

- 肌肉的附着点相互远离的运动通常不是由我们身体内部的肌肉收缩引起的，而是由外部的阻力引起的。外力是一种产生于外部的力，换句话说，是在我们身体之外的力（知识点14-4）。这种外力所产生的身体部位的运动会因为肌肉的离心收缩而减慢。

- 离心收缩的肌肉减缓了由外力引起的身体部位的运动，因为它的动作与外力的动作相反[7]（图14-9）。

- 由于离心收缩的肌肉产生的力与正在发生的关节动作相反，离心收缩的肌肉必定是拮抗肌[7]。

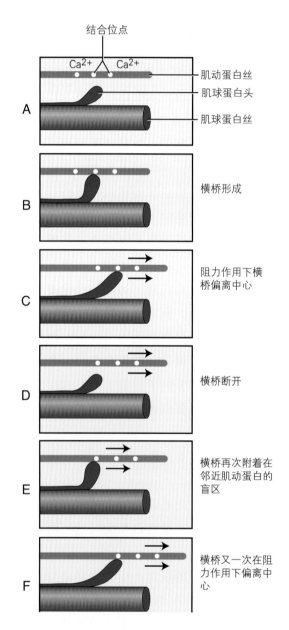

图14-8　在离心收缩过程中，肌球蛋白头没有向肌节中心弯曲，而是被收缩的阻力带动，向另一个方向弯曲。结果，肌动蛋白丝从中心滑离，肌节变长

知识点 14-4　内力和外力

内力是指来源于我们身体内部的力，内力主要由我们的肌肉产生。外力是指来源于我们身体之外的力。重力是最常见的作用于我们身体的外力，但它并不是唯一的外力。由于是外力，它不是我们可以直接控制的力。当我们用肌肉收缩（内力）移动身体时，我们可以通过改变神经系统对肌肉的指令来加快或减慢运动速度。然而，外力对我们的命令没有反应。因此，外力所产生的动作通常需要由我们的肌肉内力来改变或控制。这些肌肉内力通过对抗外力来改变/控制作用在我们身体上的外力——类似刹车控制汽车的运动。进行这种制动的肌肉离心收缩，允许运动通过外力发生，但在必要时使其减速。其他可能作用在人体上的外力有弹簧、弹力带（图14-3B）、在力量训练和康复运动中拉动身体的带子等产生的力。还包括强风、海浪、与他人角力，甚至地铁上的推挤。

更多拮抗肌作用的内容见15.2。

- 离心收缩有时称为负收缩，也许是因为离心收缩力与正在发生的动作的力相反（负向）[2]。

离心收缩是什么时候发生的

- 当需要减缓由重力或其他外力引起的运动时，我们的身体通常会发生离心收缩[3]。
- 离心收缩可以发生于以下三种情况：
  - 注意：在考虑肌肉离心收缩时，要考虑其他外力的存在。肌肉常常需要收缩来对抗其他作用在身体上的外力，无论减慢的运动方向是垂直向上、水平还是垂直向下[6]。在运动时可使用工具，如弹簧、弹力带和拉力带，提供阻力。以下是三种基于重力是唯一的运动阻力的情况。

场景1：减缓重力的垂直向下运动速度

- 当重力使身体某一部分向下运动时，离心收缩的肌肉必须产生与向下的重力相反的（向上的）力，减缓身体某一部分的运动速度。
- 减缓重力引起的运动速度的原因是，重力只产生一种速度；如果不减速，那么身体某部分就会撞上任何阻止它的表面，可能会造成伤害（图14-9）。

场景2：减小水平面运动的动量

- 离心收缩也可以使水平面运动减速。水平面上的运动是不受重力影响的。也就是说，重力既不增加运动也不阻碍运动。在一个身体部位因为之前的肌肉收缩而水平移动的过程中，在运动的肌肉开始放松时，动量还会使这个运动继续，使身体部位移动得比我们想要的远。如果我们想让它慢下来，我们可以离心收缩肌肉，使其做与正在发生的水平运动相反的动作（图14-10A）。

场景3：减小垂直向上的运动动量

- 离心收缩也会使向上移动的运动减速（如对抗重力）。当运动因为之前的肌肉收缩而快速向上运动时，如果运动的肌肉放松了，重力最终

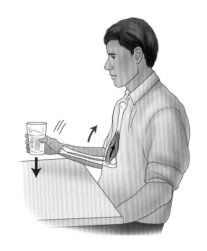

图14-9 图中人正将水杯放到桌面。所发生的关节动作是前臂在肘关节处的伸展，这是由重力引起的（因此在这种情况下，重力是动力）。如果没有肌肉系统的控制，重力会导致玻璃掉到桌子上摔碎。因此，前臂屈肌必须离心收缩和延长（作为拮抗肌），以对抗由重力引起的肘关节伸展的力（图中所示的肱肌是肘关节屈肌）。肱肌离心收缩的力必须小于重力，这样才能在重力作用下成功地把杯子放到桌子上；肱肌对重力起拮抗作用，从而可以缓慢地放下玻璃杯

会使向上的运动减慢。如果我们想让它减慢的速度比重力的速度更快，那么我们可以离心收缩一块肌肉，它收缩产生的运动方向与正在发生的向上运动的方向相反（图14-10B）。

就像开车一样

- 我们用不同的汽车刹车情况来类比，以便理解为什么需要离心收缩。
- 汽车的刹车用来减缓汽车的运动，肌肉离心收缩用来减慢运动速度。对于离心收缩，我们可以把汽车的刹车比作我们刚才讨论的三种情况。
  - 情景1：在我们开车下坡时，因为重力的缘故，我们不希望汽车获得太多的速度，那么我们必须踩刹车来控制汽车的速度（缓慢地向下运动汽车）（图14-11A）。
  - 情景2：在平地上开车（重力中性），当由于汽车的动力产生了较大的速度时，我们可以踩刹车来减慢汽车的速度（图14-11B）。
  - 情景3：开车上山时（对抗重力），重力会使速度减慢，但如果我们想要以更快的方式减

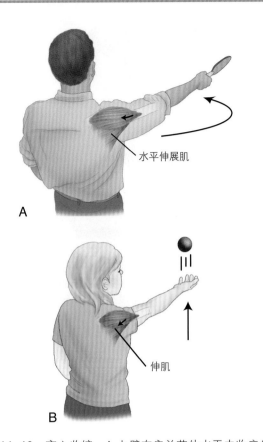

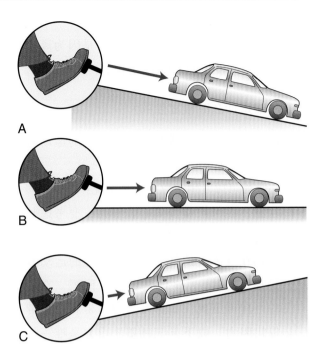

图14-10 离心收缩。A.上臂在肩关节处水平内收产生正手击乒乓球的动作。在用肌肉力量开始水平内收后，水平面内的动量使得上臂继续运动。在划臂的最后，与划臂动作相反的肌肉（即水平伸展肌）离心收缩，以减缓上臂的运动，防止它移动得太远。B.在肩关节处挥动手臂将球抛向空中。这种运动是由肌肉收缩引起的。在球抛出后，由于肩关节另一侧的肌肉（拮抗肌：肩关节伸肌）的离心收缩，上臂向上的运动减慢

图14-11 三种汽车需要刹车来减慢速度的情况。A.汽车下坡减速。B.汽车在平地上行驶并减速。C.汽车上坡并减速（减速的速度比仅仅依靠重力减速的速度要快）。汽车在这三个情景中刹车减慢行驶速度与肌肉离心收缩减缓关节运动的速度类似——关节运动发生在垂直向下、水平面（重力中性）和垂直向上（比仅靠重力放慢关节动作的速度更快）

慢速度需要踩刹车（图14-11C）。

- 情景1：减慢垂直向下运动的速度（即减慢重力给身体带来的向下运动的速度）。

- 情景2：减慢水平运动的速度（即重力中性，但动量必须减慢）。

- 情景3：减慢垂直向上运动的速度（即比重力更快地减慢向上运动的速度）。

- 注意，在肌肉的离心收缩方式中，最常见的例子是减慢由重力引起的身体部分向下运动的速度。

结论

- 以下是三种离心收缩减慢身体部分的运动的情况：

14.6 等长收缩详述

等长收缩：肌肉长度不变的收缩

- 等长收缩是指收缩的肌肉长度保持不变，即肌肉收缩且长度保持不变[9]。

- 如果肌肉收缩且长度保持不变，那么一定有一

个反作用力（阻力）也作用于身体，阻止肌肉缩短[6]。

- 阻力可能是任何外力如重力，也可能是内力——我们身体的其他肌肉产生的力[6]。

- 肌肉收缩力和对抗的力完全相同（也就是说，力相互抵消），因此不会产生关节的运动。
- 例如，拔河比赛中双方僵持是因为双方使用完全相同的力拉绳子，所以绳子不会发生运动（即没有任何一方被拉向对方）。
- 肌肉收缩且长度没有发生改变的等长收缩非常容易识别，因为肌肉附着的骨不动。换言之，任何它所作用的身体部位是静止的（知识点14-5）。

知识点14-5

　　讲一个肌肉等长收缩，但产生了关节运动的有趣例子。双关节肌（即跨过两个关节的肌肉）收缩时，其在一个关节的收缩处变短，那么在另一个关节处会变长，最终的结果是肌肉在整体上保持相同的长度，但在所跨过的两个关节都有运动。例如，股直肌在跨过髋关节处变短，使髋关节相对于大腿屈曲；跨过膝关节处变长，使膝关节屈曲。有趣的是，与此同时，腘绳肌在跨过膝关节处会变短，导致膝关节屈曲；在跨过髋关节处被拉长，导致髋关节屈曲。

- 等长收缩时，身体部位静止不动，不发生关节运动。因为没有关节运动发生，我们不对等长收缩肌使用主动肌或拮抗肌的方式命名，因为这种命名方式适用于在关节处产生运动的肌肉。两个同样强大的力作用在一个身体部位上可以使它保持静止，这些力通常称为固定力[7]（稳定力）。产生固定力的肌肉为固定肌，详见15.5和15.6。

什么时候发生等长收缩

- 等长收缩发生在需要阻止身体部位移动时。当等长收缩使一个身体部位保持在正确的位置时，此时身体部位固定或稳定。更多有关固定或稳定的内容见15.5和15.6。
- 等长收缩可以分为两种情况。

场景1：对抗重力（抬起某一身体部位）

- 等长收缩肌肉对抗重力。当身体某一部位承受重力时就会发生（若肌肉不发生等长收缩，身体部位会因重力而下降）（图14-12A）。

场景2：对抗除重力以外的外力（将身体部位固定在适当位置）

- 等长收缩肌肉对抗任何除了重力以外的力量。这种情况发生在身体的某一部位受到除重力以外的任何外力的作用时（若没有进行等长收缩，身体的某一部位会朝某个方向移动）。这种除重力之外的力可能来自体内作用于身体的某个部位的肌肉的收缩，也可能是外力的结果，如健身器械的弹簧/滑轮，或用于拉伸的拉力带或弹力带的弹性拉力，还可能是作用在我们的身体上的强风、海洋中的波浪或他人（图14-12B）。

结论

- 等长收缩保持静止，即保持或稳定身体的一部分。等长收缩可以分为两种情况：
- 情景1：对抗重力保持身体静止。
- 情景2：对抗除重力以外的力保持身体静止。

14

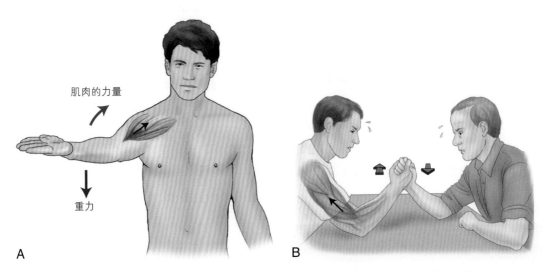

A　　　　　　　　　　　　　　B

图14-12　等长收缩。A.将手臂保持在屈曲位置。为做到这一点，肩关节屈肌须以足够与重力相对抗的力进行等长收缩（重力将手臂向下拉）。B.与人掰手腕。在这种情况下，一方的等长收缩力完全等于另一个人的相反的力；因此，两种力都不能移动对方，两手保持静止。在这两种情况下，人的肌肉组织会收缩但又不会变短（也不会变长），而是保持相同的长度；因此是等长收缩

14.7　运动与稳定

- 随着更深入地了解肌肉收缩，我们发现肌肉收缩不在于它长度的变化而在于它是否产生了拉力（知识点14-6）。

知识点14-6

　　对于肌肉收缩，我们可以确切地说，肌肉朝向自己的中心产生拉力。然而，我们无法说明长度的变化，除非我们看到特殊的场景，知道有外力作用在身体上。一块收缩的肌肉可以变短，可以变长，也可以保持长度不变，这取决于肌肉收缩的力与其他力的相互作用，包括内力和外力。

- 对于肌肉收缩结果，我们总结如下：
  - 向心收缩产生运动。
  - 离心收缩往往会改变另一个力（通常是重力）引起的动作。
  - 等长收缩是通过产生一个作用在身体某部位的平衡的力来停止运动的。
  - 向心和离心收缩都参与产生/改变身体部位在关节处的运动。事实上，等长收缩的目的是让关节完全停止运动。

- 在6.1中，对肌肉骨骼系统部分作用概述如下：
  - 关节：被动参与运动。
  - 韧带：附着于骨，跟关节一起产生运动（限制关节运动范围）。
  - 有收缩的能力并能够产生力的肌肉可以产生运动。

- 虽然概述表述无误，但有些简单且不完整，因为肌肉可以产生一个导致或改变关节运动的力，也可以产生一个停止关节运动的力。

- 无论何时，身体停止移动或保持静止，均称为固定或稳定。肌肉收缩产生力使身体的某一部位保持在静止位置，即为该身体部位固定或稳定[11]。

- 当一块肌肉收缩将身体部位固定（稳定）在一个地方，这块肌肉即可称为固定肌（稳定肌）。更多固定（稳定）肌的内容，见15.5。

- 肌肉等长收缩可保持或稳定身体部位。

- 关节稳定的概念极其重要。通常，作用于身体各部位的力会产生不必要的关节运动。等长收缩可以阻止这些不必要的运动，从而稳定关节[6]。

- 因此提及肌肉收缩的时候，我们应该记住，它们可以使关节产生运动或保持稳定。更多关于肌肉收缩和稳定的内容见15.5和15.6。
- 尽管关节可以产生运动，但也需要足够的稳定以保持健康。关节灵活性与稳定性之间存在着矛盾关系：关节的灵活性越高，稳定性越差；关节越稳定，它的灵活性就越小[10]。更多关节

灵活性与稳定性的内容见7.3。
- 身体每个关节必须找到其灵活性和稳定性的平衡点。
- 肌肉产生力量，可以增加关节的活动性或增强关节的稳定性。

复习题

1.肌肉收缩的三种类型是什么？

_____

_____

2.产生向心收缩的是什么肌肉？

_____

3.当肌肉产生向心收缩时对抗的力叫什么力？

_____

4.哪种类型的肌肉收缩伴有肌肉长度的缩短？

_____

5.哪种类型的肌肉收缩伴有肌肉长度的拉长？

_____

6.哪种类型的肌肉收缩肌肉的长度不变？

_____

7.举例肌肉抗阻运动。

_____

_____

8.写出肌肉收缩的定义。

_____

_____

9.什么类型的力是拉力？

_____

10.肌肉收缩时会产生拉或推的动作吗？

_____

11.什么是重力中性？

_____

_____

12.上臂从解剖姿势到前屈的过程中需要哪种类型的肌肉收缩？

_____

_____

13.一个人将手臂从90°外展（肩关节处）缓慢地放回解剖位时，需要哪种类型的肌肉收缩？

_____

_____

14.处于解剖姿势的人要将颈部在脊柱关节处向右旋转，需要哪种类型的肌肉收缩？

_____

_____

15.为保持左大腿在髋关节处外展30°（或保持在解剖中立位），需要什么类型的肌肉收缩？

_____

_____

16.肌肉离心收缩最常见的情况是什么？

_____

_____

17.为什么人会收缩主动肌来进行一个使身体向下的关节运动？

_____

_____

18.分别写出一个内力和一个外力的例子。

_____

_____

14

19.哪种类型的肌肉收缩会阻止运动的发生？

20.哪种类型的肌肉收缩能够固定（稳定）身体在某一姿势？

21.关节灵活性和关节稳定性之间有什么关系？

_____

_____

_____

_____

参考文献

［1］Lieber RL: Skeletal muscle, structure, function, & plasticity: The physiological basis of rehabilitation, ed 2, Baltimore, 2002, Lippincott Williams & Wilkins.

［2］Levangie PK, Norkin CC: Joint structure and function: A comprehensive analysis, ed 5, Philadelphia, 2011, FA Davis.

［3］Nordin M, Frankel VH: Basic biomechanics of the musculoskeletal system, ed 3, Baltimore, 2001, Lippincott Williams & Wilkins.

［4］McGinnis PM: Biomechanics of sport and exercise, ed 3, Champaign, IL, 2013, Human Kinetics.

［5］MacIntosh BR, Gardiner PF, McComas AJ: Skeletal muscle: Form and function, ed 2, Champaign, 2006, Human Kinetics.

［6］Neumann DA: Kinesiology of the musculoskeletal system: Foundations for physical rehabilitation, ed 3, St Louis, 2017, Elsevier.

［7］Smith LK, Weiss EL, Lehmkuhl LO: Brunstrom's clinical kinesiology, ed 5, Philadelphia, 1996, FA Davis.

［8］Enoka RM: Neuromechanics of human movement, ed 3, Champaign, IL, 2002, Human Kinetics.

［9］Palastanga N, Field D, Soames R: Anatomy and human movement, ed 4, Oxford, 2002, Butterworth-Heinemann.

［10］Oatis CA: Kinesiology: The mechanics and pathomechanics of human movement, Philadelphia, 2004, Lippincott Williams & Wilkins.

［11］Hall SJ: Basic biomechanics, ed 6, New York, 2012, McGraw Hill.

［12］Kenney WL, Wilmore JH, Castill DL: Physiology of sport and exercise, ed 5, Champaign, 2012, Human Kinetics.

14

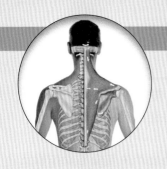

肌肉的角色

章节纲要

15.1　主动肌

15.2　拮抗肌

15.3　确定效应肌

15.4　阻止效应肌的非必要动作

15.5　固定肌/稳定肌

15.6　固定和核心稳定的概念

15.7　中和肌

15.8　确定固定肌和中和肌的步骤

15.9　支持肌

15.10　协同肌

15.11　协调肌肉的角色

15.12　耦合运动

章节目标

学习完本章，学生能够：

1. 掌握本章关键术语的定义。

2. 完成以下关于主动肌的练习：

- 列出并掌握肌肉收缩时六种主要角色的定义。

- 描述肌肉所扮演的角色和应答动作之间的关系。

3. 完成以下关于拮抗肌的练习：

- 对比主动肌和拮抗肌的作用。

- 描述重力和关节动作之间的关系。

- 讨论共同收缩的概念。

- 解释拮抗肌过紧对关节运动的限制。

4. 说明应答动作的效应肌，并讨论重力在应答动作中的作用。

5. 描述固定肌、中和肌和效应肌的关系。

6. 完成以下关于固定肌和中和肌的练习：

- 对比固定肌和中和肌的作用。

- 讨论固定和核心稳定的概念。

- 以特定的关节运动（应答动作）来举例说明固定肌和中和肌。

7. 说明在特定的关节运动（应答动作）中确定固定肌和中和肌的步骤。

8. 描述支持肌的作用。

9. 完成以下有关协同肌的练习：

- 解释协同肌的两种定义。

- 对比某一关节动作中的协同肌和拮抗肌。

10. 完成有关协调肌肉角色的练习：

- 解释与肌肉角色相关的协调概念。

- 描述等长收缩可能产生的临床效果。

- 定义并举例说明二阶固定肌。

- 解释为何很难单独收缩某一肌肉；此外，解释并举例说明肌肉收缩是扩散到全身的。

11. 讨论并举例说明人体活动中的耦合运动。

概述

　　在我们运动时需要不同的肌肉扮演不同的角色（主动肌的向心收缩和拮抗肌的离心收缩的概念在第14章中曾简要提到过）。运动时，占大多数的并不是向心收缩的主动肌和离心收缩的拮抗肌，而是履行其他角色的肌肉。这些肌肉是根据正在发生的关节运动所命名的。我们把正在发生的关节运动称为应答动作。鉴于任何收缩的肌肉都可能被使用、过用和受伤，因此对于手法治疗师、运动治疗师和健身教练而言，了解肌肉收缩角色和受伤的潜在因素至关重要。

　　大多数情况下，我们的多个关节会同时参与完成较大的运动。因此，为简化分析过程，我们将复杂的运动分解为特定的子关节动作，然后确定在子关节动作中肌肉的不同角色。

　　肌肉收缩时有六种主要角色[1]：

　　1.主动肌：主动肌是能完成应答动作的肌肉（或力）。

　　2.拮抗肌：拮抗肌是能产生与应答动作相反动作的肌肉（或力）。

　　3.固定肌（也称为稳定肌）：固定肌是在固定附着点阻止非必要动作的肌肉（或力）。

　　4.中和肌：中和肌是在活动附着端抵消非必要动作的肌肉（或力）。

　　5.支持肌：支持肌是指动作发生时，使身体的另一部分保持在某一位置的肌肉。

　　6.协同肌：协同肌是与主动收缩肌肉共同完成动作的肌肉（或力）。

关键词

action in question　应答动作

agonist　主动肌，原动肌

antagonist　拮抗肌

assistant mover　辅助肌

co-contraction　共同收缩

contralateral muscle　对侧肌

coordination　协调性

core stabilizer　核心稳定肌

coupled action　耦合运动

fixator　固定肌

force-couple　力偶

ischemia　缺血

mobility muscle　活动肌

mover　主动肌，原动肌

muscle role　肌肉角色

muscle that is working　效应肌

mutual neutralizer　相互中和肌

neutralizer　中和肌

phasic muscle　相位肌

Pilates method　普拉提方法

postural stabilization muscle　姿势稳定肌

powerhouse　能量中心

prime antagonist　主拮抗肌

prime mover　主主动肌

prime mover group　主主动肌群

productive antagonism　富有成效的拮抗

scapulohumeral rhythm　肩肱节律

second-order fixator　二阶固定肌

stabilizer　稳定肌

support muscle　支持肌

synergist　协同肌

tonic muscle　张力肌

15

15.1　主动肌

- 主动肌（力）是可以产生应答动作的肌肉（或力）[1]。

- 应答动作是用来描述我们正在检查的关节动作的术语。肌肉在应答动作中承担的角色，如主

- 动肌（以及其他角色），是相对不同动作而言的。

- 根据定义，发生运动时，主动肌会缩短。

- 主动肌因其可以产生应答动作（即它可以移动

身体部位）而得名。主动肌会向心收缩产生运动，从而缩短其长度，引起一侧或两侧肌肉附着点移动[2]。这种附着点的移动就是应答动作。

- 学生有时会问：如果主动肌收缩，但其收缩形式不是向心收缩，会发生什么？非向心收缩的肌肉不是主动肌。只有向心收缩缩短产生了运动的肌肉才定义为主动肌。如果肌肉离心收缩，关节动作就不是由其产生的；不产生运动的肌肉不是主动肌。同样，如果肌肉等长收缩而非向心收缩，则根本不发生关节动作，因为肌肉并未改变其长度。是以，该肌肉并不是主动肌（因为此时并未产生运动）。只有向心收缩的肌肉才是主动肌。有关向心收缩、离心收缩和等长收缩的更多信息见第14章。

- 主动肌的收缩有两种方式：
  1. 它可以向心收缩并缩短，提供力量来产生应答动作。
  2. 它可以放松并缩短，其松弛是因为其附着点随另一主动肌产生的关节运动而被拉近了。

- 人体中几乎所有的关节动作，都可以通过功能主动肌群的收缩产生[3]（知识点15-1）。

- 并不是一组主动肌中的每一块肌肉在每次应答动作发生时都要收缩。当应答动作发生时，主动肌群中的一块或几块肌肉收缩并产生动作，其余肌肉则处于放松状态[4]。

- 如果需要较小的力量来产生应答动作，可募集一块或几块主动肌收缩；如果需要更强大的力量，则需要募集更多的主动肌收缩。

- 在每个功能主动肌群中，通常会有一块肌肉在执行动作时最强有力。这一最强有力的主动肌称为主主动肌。

- 如有许多肌肉在执行应答动作时同样强力，则称之为主主动肌群。

- 除主主动肌以外的任何主动肌（或任何不属于主主动肌群的肌肉）均为辅助肌[5]。

- 主动肌的英文有两种写法"mover"和"agonist"[6]。

- 主动肌是最广为人知的肌肉收缩角色。学生第一次学习肌肉时学习的就是肌肉作为主动肌的向心收缩。当我们学习功能肌群时，除非上下文另有说明，否则通常说的都是功能主动肌群。但肌肉的角色不仅仅是主动肌，还有其他角色。本章探讨肌肉的其他角色。

- 我们通常认为动作的发生是由于肌肉收缩，其实所有的力都有可能导致应答动作发生。因此，主动肌（力）的定义是能产生应答动作的肌肉（或力）。最常见的可以成为主动力的是重力。

- 任何向下的关节动作都有重力的帮助。因此，在任何向下的运动中，重力都是主动力[3]。

  - 当重力是主动力时，我们的肌肉运动通常会非常放松，因为有另一种力在帮助其产生关节动作。

- 图15-1展示了主动肌（力）的三种情况。在这三种情况下，任何产生应答动作的肌肉都是主动肌。但并非所有的主动肌都必须做功（图15-1）。

重点

- 主动肌（力）指的是能产生应答动作的肌肉（或力）。

知识点 15-1　力偶

两块或两块以上的肌肉可以在不同的直线方向上产生相同的轴向关节运动，这些肌肉形成了所谓的肌肉力偶[7]。例如，腹直肌向上牵拉骨盆，股二头肌向下牵拉骨盆；是以这两块肌肉形成了力偶，造成了骨盆向后倾斜。再如，右侧胸锁乳突肌将头颈部的前部拉向左侧，而左侧头夹肌将头颈部的后部拉向右侧，两者形成一个力偶，使脊柱关节处的头颈向左侧旋转。因此，成为力偶的肌肉可能有不同的拉力线，但它们具有协同作用，因为它们是相同的轴向关节运动的主动肌。

15

- 根据定义，在应答动作中，主动肌的肌肉会缩短。

- 根据定义，主动肌发生的是向心收缩。

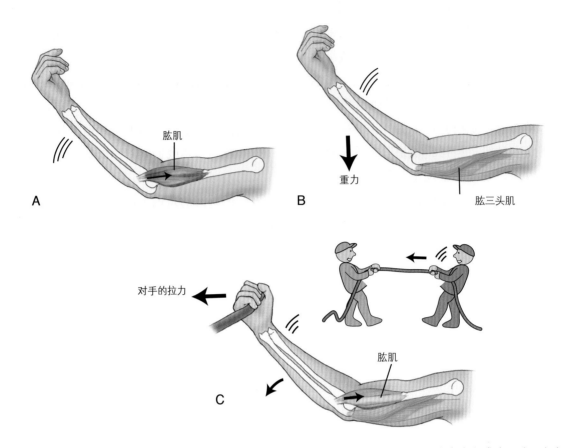

图15-1　主动肌（力）的三个示例。A.前臂在肘关节处屈曲。因为运动向上，肌肉必须产生力来完成该运动。在本图中，肱肌是主动肌。B.前臂在肘关节处伸展。因为这个运动向下，重力能够使前臂向下，因此不需要收缩肌肉。在这种情况下，重力是主动力。C.在拔河比赛时，人的前臂在肘关节处拉伸。在这种情况下，对手的拉力是产生应答动作（前臂在肘关节处伸展）的主动力

15.2　拮抗肌

- 拮抗肌（力）是一种可以完成与应答动作相反的运动的肌肉（或力）[1]。

- 根据定义，产生应答动作时，拮抗肌延长。

- 拮抗肌可以通过两种方式延长：
  - 它可以离心收缩并延长，从而对应答动作产生制动力[7]。更多离心收缩的内容见14.1，14.2和14.5。
  - 它可以放松并延长，使得应答动作发生。

- 拮抗肌之所以会延长是因为正在发生的关节运动（应答动作）导致了拮抗肌的两个附着点相互远离（拮抗肌的一个或两个附着点都可以移动）。如果肌肉附着点远离彼此，产生的关节运动必定与缩短的关节运动相反。因此，拮抗肌可以发挥与应答动作相反的作用（知识点15-2）。

- 例如，如果发生的动作是在肩胛胸壁关节处拉伸肩胛骨，肩胛骨是向前移动的。菱形肌是这一动作的拮抗肌，当肩胛骨伸展时，菱形肌的附着点彼此移得更远（肩胛骨从脊柱移开）。如果菱形肌向心收缩，它们将产生与上述动作相反的作用，即它们将使肩胛胸壁关节处的肩胛骨回缩。

- 由于拮抗肌通常位于关节产生应答动作的主动肌（肌群）的对侧，拮抗肌有时称为对侧肌。

拮抗肌的字面意思是抵抗收缩（即抵抗主动肌），因此许多人认为界定拮抗肌是看其作用是否与主动肌相反（即它是否为反向主动肌）。虽然拮抗肌能对抗由主动肌所产生的应答动作，但主动肌也可能有拮抗肌不能对抗的其他动作。因此，拮抗肌最好的定义是能够产生抵抗应答动作的肌肉。例如，对于肩胛骨在肩胛胸壁关节处的抬高，我们认为斜方肌上部肌束为主动肌（因为它可以上抬肩胛骨），斜方肌下部肌束是拮抗肌，因为它可以在肩胛胸壁关节处抑制肩胛骨上抬（与应答动作相反的动作）。斜方肌下部肌束是斜方肌上部肌束的拮抗肌吗？是的，但只是相对于肩胛骨的抬高动作而言。斜方肌上部肌束可以回缩肩胛骨，斜方肌下部肌束也可以。在肩胛骨回缩的运动中，应该注意的是，斜方肌下部肌束非但不执行相反的动作（牵张），还帮助斜方肌上部肌束回缩。因此，当我们将应答动作看作是肩胛骨的回缩时，斜方肌上部肌束和斜方肌下部肌束是相互协同的（即它们执行相同的动作）。因此，最好避免说某一肌肉是或不是另一肌肉的拮抗肌；而应该说，它是或不是某一关节运动（应答动作）的拮抗肌。

- 通常，每个关节运动都会有拮抗肌群的参与，它们可以产生与应答动作相反的运动。在拮抗肌群的肌肉中，最强有力地对抗应答动作的拮抗肌称为主拮抗肌。
- 虽然我们通常认为拮抗都源自肌肉，但力也可以对抗应答动作。因此，拮抗肌（力）的定义是可以产生相反的动作的肌肉（或力）。最常见的可能成为拮抗力的是重力。
  - 任何向上运动的关节运动都与重力方向相反。因此，对于所有向上的运动，重力都是阻力。
- 当主动肌收缩并变短，产生关节运动时，拮抗肌必然延长。如果这种延长足够，拮抗肌就会被拉伸。就像被拉长的橡皮筋一样，被动弹性

反冲张力会在被拉伸的拮抗肌中产生。如果主动肌放松而拮抗肌收缩，则拮抗肌内部形成的被动张力将增加拮抗肌主动收缩的力，使肌肉产生更强的力。鉴于这种被动张力的好处，这种现象称为富有成效的拮抗[3]。

- 富有成效的拮抗是由物理治疗师Donald A. Neumann博士提出的。关于这个概念的更多信息，请参阅他的教科书*Kinesiology of the Musculoskeletal System*，第二版（2010年，Elsevier）。

确定拮抗肌如何延长

- 关节运动产生时，拮抗肌必然延长，这一点非常重要。
- 如前所述，拮抗肌可以通过两种方式延长：
  1. 它可以离心收缩并延长，使应答动作得以产生，也会在其上产生制动力，即放缓应答动作。
  2. 它可以放松并延长，使应答动作得以产生。
- 为明确拮抗肌是如何延长的，即它是放松的还是离心收缩的，我们需要确定应答动作是否以某种方式被放缓了。
- 一般情况下，当主动力是重力或其他我们不能直接控制的外力时，我们需要放缓关节的动作，以避免我们的身体撞到地面或其他表面。
  - 当重力或其他外力是主动力时，我们的拮抗肌通常离心收缩并延长。
  - 到目前为止，肌肉作为拮抗肌最常见的情况是离心收缩以减缓由重力引起的关节动作，即由重力带动的关节运动。
- 然而，当由肌肉提供动力时，即肌肉产生应答动作，就没有必要使用拮抗肌来减缓动作的速度。如果我们觉得主动肌动作太快，正在运动的身体部位会撞到什么，可以简单地让主动肌减少自身的收缩力，从而放慢关节运动速度。
  - 当动作由主动肌产生时，拮抗肌通常会放松并延长[2]。
- 如果主动肌和拮抗肌同时收缩，称为共同收缩[2]（知识点15-3）。

知识点 15-3   共同收缩

　　许多肌动学初学者会认为，当主动肌向心收缩且变短时，拮抗肌离心收缩且延长。事实并非如此。当主动肌收缩时，拮抗肌放松和延长；否则，拮抗肌就是和主动肌对抗。主动肌和拮抗肌同时收缩，称为共同收缩。通常并不认为共同收缩是正常的。这就好比在开车时同时踩油门和刹车（主动肌是油门，拮抗肌是刹车），会使发动机和刹车磨损，共同收缩也会令人疲劳，最终可能会伤害我们身体的主动肌和拮抗肌，以及它们所作用的关节。

　　这个原理在手法治疗上的应用相当有意思，手法治疗新手在做治疗时往往会因担心伤害到患者而不敢用力。为传递压力，治疗师收缩肘关节的伸肌；但与此同时，治疗师也会下意识地收缩肘关节的屈肌，以防止施加过大的压力。这就造成了治疗师既不能有效地向患者传递压力，又有可能最终伤害到自己。

　　注意事项：

　　1. 需要强调的是，共同收缩是指主动肌和拮抗肌同时收缩。主动肌先开始收缩，经过一系列的肌肉收缩后主动肌放松，拮抗肌收缩来减少运动的动量，这在体内经常发生，但并不是共同收缩。

　　2. 如果主动肌和拮抗肌以同样的力量收缩，那么它们的力量就会达到平衡，不会产生关节动作。如果没有产生关节动作，那么根据定义，这些肌肉就不能被定义为主动肌和拮抗肌。准确地说，它们是对立的等长收缩肌肉。

　　3. 一些肌动学家认为，当我们第一次学习一种新的体育运动或运动技能时，共同收缩会自然而然地产生。随着对这项新技能的改进和完善，我们逐渐学会减少和消除共同收缩的数量。因此，要想运动变得更有效率、更优雅、更协调，就要学会通过减少共同收缩的肌肉来减少我们与自己争斗的次数。

　　4. 虽然共同收缩会使运动效率低下，但在需要稳定身体局部时，共同收缩还是可取的，并时常会用到。更多稳定的内容见15.6。

15

- 图15-2展示了拮抗肌的三个示例。在这三种情况下，任何能起到与应答动作相反作用的都是拮抗肌。
- 像主动肌群那样，并不是拮抗肌群的每一块肌肉都必定在应答动作中做功。

- 动作的肌肉（或力）。
- 根据定义，在应答动作中，拮抗肌延长。
- 根据定义，拮抗肌发生的是离心收缩。
- 通常，当一块肌肉离心收缩以减缓重力引起的关节运动时，该肌肉为拮抗肌。

重点

- 拮抗肌（力）是一种可以产生与应答动作相反

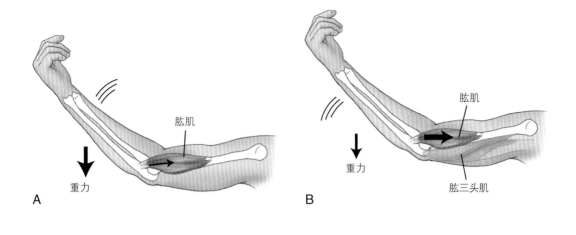

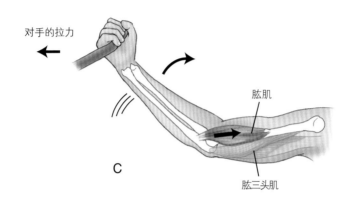

图15-2 拮抗肌的三个示例。A.前臂在肘关节处伸展。因为这个运动向下，重力是前臂向下伸展的主动力。肱肌（肘关节屈肌）呈离心收缩，以减缓前臂的伸展，因此肱肌是拮抗肌。B.前臂由于肱肌（主动肌）收缩而在肘关节处屈曲。这个动作向上，重力是拮抗力，它在肘关节处产生了前臂伸展的力。C.拔河选手的肘关节。肱肌是令前臂在肘关节处屈曲的主动肌。在这种情况下，对手的拉力是拮抗力，因为它与应答动作（肘关节处的前臂屈曲）相反

15.3   确定效应肌

- 正如15.1和15.2所解释的，当一个关节运动发生时，主动肌和拮抗肌通常不会共同收缩（同时收缩）。

  - 主动肌收缩时，拮抗肌通常是放松的。

  - 拮抗肌收缩时，主动肌通常是放松的。

- 通常，一块主动肌或拮抗肌在应答动作中收缩。如果需要更多的力，主动肌群或拮抗肌群会在应答动作中收缩。

- 在应答动作中收缩的肌肉称为效应肌。

- 为了确定哪个肌群（主动肌群或拮抗肌群）在收缩（做功），我们需要看看是什么力产生了应答动作。

重力在应答动作中的作用

- 假设没有其他外力参与，最简单的确定是什么力产生了应答动作的方法是确定重力与应答动作的关系。

- 重力向下拉。

- 因此，简单地看一下应答动作是否涉及身体部位向下、向上或水平运动。

- 以下是三种可能的情况：

  1.向上运动：如果关节运动涉及身体局部向上运动，那么重力产生动作；为此，主动肌必须向心收缩才能产生应答动作。

  - 是以，在这种情况中主动肌向心收缩，而拮抗肌放松。

2.水平运动：如果关节运动既不向上也不向下，而是水平的，那么重力是中立的，并不参与运动，不会导致应答动作发生。因此，主动肌必须向心收缩才能产生应答动作。

- 对于这种情况，主动肌向心收缩，而拮抗肌放松。

3.向下运动：涉及身体部位向下的关节运动是重力引起的，主动肌无须收缩。主动肌可放松并让重力来产生运动——实际上，主动肌搭了顺风车。

- 但为控制重力引起的向下运动，拮抗肌很可能会离心收缩以减缓重力。
- 是以，在这种情况下，拮抗肌离心收缩（做功），而主动肌放松。

重点

- 主动肌和拮抗肌一般规律：
  1. 向上运动时，主动肌收缩，拮抗肌放松。
  2. 水平运动时，主动肌收缩，拮抗肌放松。
  3. 向下运动时，拮抗肌收缩，主动肌放松。
- 图15-3展示了主动肌和拮抗肌收缩时的一般规律。
- 当然，每条规律都有例外：如果我们想要比单一重力产生的速度更快地向下运动，可以通过主动肌的收缩力来弥补重力。我们不想减缓运动的速度时，拮抗肌就不收缩。是以，在这种情况下，我们的主动肌收缩、拮抗肌放松，如高尔夫球员的向下挥杆动作。

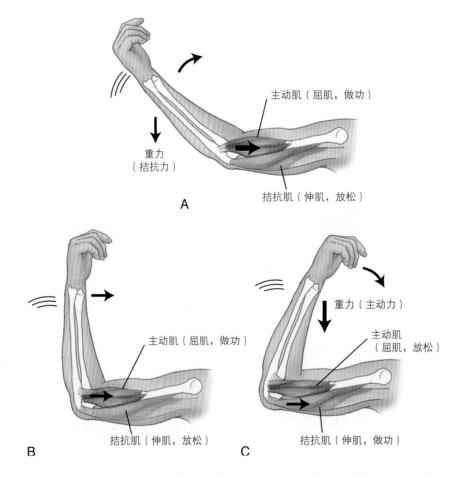

图15-3　前臂在肘关节处屈曲的三个示例。A和B.前臂分别向上和水平移动。在这两种情况下，肘关节屈曲的主动肌必须做功（向心收缩）才能产生动作。这两种情况的拮抗肌均放松，使得动作得以产生。注：在图A中，重力是拮抗力；在图B中，重力中性。C.前臂向下移动。在这种情况下，重力是肘关节屈曲的主动力，因此肘关节屈曲的主动肌是放松的；而肘关节伸肌是拮抗肌，需要做功（离心收缩）以减缓前臂的屈曲速度

15.4　阻止效应肌的非必要动作

- 效应肌是指在产生应答动作时正在收缩的肌肉。
- 在15.3中，我们学习了如何确定是主动肌还是拮抗肌起效。
- 现在我们知道了哪个肌群在做功，我们还必须进一步思考另一个问题——在应答动作期间，效应肌是否还有什么非必要动作需要阻止。

停止非必要动作的示例

- 观察屈曲手指握拳的例子对理解这个概念会有所帮助。注意，示指、中指、环指和小指的掌指关节和指骨间关节屈曲。
- 如果我们的上肢处于手指屈曲向上运动的姿势，重力就无法成为主动力。这意味着我们需要主动肌向心收缩来屈曲手指。因此，主动肌做功（收缩），拮抗肌放松。
- 屈曲手指的有两块主动肌：指浅屈肌和指深屈肌。两者可以任选其一，但这个示例选择指浅屈肌更为适宜。是以我们的应答动作是屈指，效应肌（指浅屈肌）是主动肌。
- 只要指浅屈肌屈曲手指（应答动作），拳头就握好了。这就意味着我们完成动作了，对吗？
- 不，因为如果我们唯一的关节动作是手指屈曲，那就有问题了。因为当指浅屈肌收缩时，它会试图产生它能产生的每一个动作。注意，指浅屈肌只有一条穿过多个关节的拉力线。只有一条拉力线的肌肉不可能只产生一个动作。当只有一条拉力线的肌肉收缩时，它将会沿着拉力线产生每一个它能产生的动作，详见13.5。
- 指浅屈肌也可以在腕关节处屈曲手掌。在腕关节处屈曲手掌是效应肌（主动肌——指浅屈肌）的非必要动作。
- 当效应肌有非必要动作时，此非必要动作就必须被阻止掉。
- 在这种情况下，腕关节伸肌收缩并阻止了手腕的屈曲。握拳时触诊肱骨外上髁附近的指总伸肌腱，可明显感觉到其在手指屈曲握拳时收缩。
- 理论上，任一腕关节处伸肌都可以阻止指浅屈肌

屈曲手腕。但桡侧腕短伸肌是中枢神经系统通常选择来完成此任务的腕关节伸肌[8]。
- 当桡侧腕短伸肌收缩时，它会在腕关节处产生手掌伸展的力，从而阻止指浅屈肌在腕关节处屈曲手掌。注：指浅屈肌也经过肘关节，也可以在肘关节处屈曲前臂。从理论上讲，这是另一个必须要阻止的非必要动作。
- 桡侧腕短伸肌起什么作用？它不能产生应答动作（屈曲手指），是以它不是主动肌。它不能执行与应答动作相反的动作，如伸展手指，是以它也不是拮抗肌。在这种情况下，桡侧腕短伸肌的作用是充当固定肌（稳定肌）（知识点15-4）。

知识点 15-4

对于屈曲手指握拳，桡侧腕短伸肌是固定肌。从这个例子可以引出一个临床常见情况——网球肘。网球肘（也称为肱骨外上髁炎）是对总伸肌肌腹或肌腱的过度使用或错误使用造成的。网球肘大多是腕伸肌作为主动肌过度使用造成的，如打网球反手击球时手在腕关节处伸展。除此之外，另一个造成网球肘的主要原因是每次指屈肌收缩握拳或者握东西时，腕伸肌都会作为固定肌收缩。这就意味着每次我们抓握球拍、门把手、方向盘，或者仅仅是握住一支笔，都会加重网球肘。

- 有两种类型的肌肉可阻止效应肌的非必要动作。一是固定肌，二是中和肌。

固定肌和中和肌

- 固定肌和中和肌的相似之处在于它们都能阻止效应肌的非必要动作[6]。同样，效应肌不是向心收缩的主动肌就是离心收缩的拮抗肌。
- 固定肌和中和肌的不同在于固定肌在效应肌的固定附着点阻止非必要动作，而中和肌则在效

应肌的活动附着点阻止非必要动作[1]。

- 注意，不是每一块收缩肌肉都有固定附着点和活动附着点。肌肉可能会收缩并移动它的两个附着点，在这种情况下，两个附着点都是可活动的，不存在固定的附着点。肌肉也有可能发生等长收缩，两个附着点都保持固定，这种情况则不存在活动附着点。此外，有些肌肉有两个以上的附着点。典型的是肌肉有两个附着点的情况：收缩时，一附着点固定，另一附着点活动。

- 固定肌和中和肌的作用将在15.5~15.8进行更详细的探讨。

效应肌

- 对于屈曲手指握拳，效应肌是向心收缩的主动肌，即指浅屈肌。

- 但正如我们所了解到的那样，主动肌并不总是

收缩的。有时它们是放松的，这时拮抗肌群做功。当拮抗肌是效应肌时，会产生拉力，也会产生非必要动作。这时，就需要阻止拮抗肌的非必要动作。

- 因此，效应肌既可以是向心收缩的主动肌，也可以是离心收缩的拮抗肌。

重点

- 效应肌就是收缩的肌肉。它要么是向心收缩的主动肌，要么是离心收缩的拮抗肌。

- 固定肌和中和肌的相似之处在于，都能阻止效应肌产生非必要的动作。

- 固定肌和中和肌的不同之处在于，固定肌阻止效应肌固定附着点发生的非必要动作；中和肌阻止效应肌活动附着点发生非必要动作。

- 固定肌也称为稳定肌。

15.5　固定肌/稳定肌

- 固定肌（力）是可以在肌肉的固定附着点阻止非必要动作的肌肉（或力）[1]。

- 固定肌也称为稳定肌[1]。

- 我们已经看到，无论是主动肌还是拮抗肌，在应答动作中都可以导致其他关节运动的发生。这些其他关节运动有可能是不必要的，因此需要阻止。固定肌的作用就是在肌肉的固定附着点阻止这些非必要动作的发生。

- 固定肌因其能固定附着点，使其不发生移动而得名。

- 要确定效应肌的哪个附着点是固定的，需要观察正在产生的应答动作。任何移动的身体部位都是可活动的附着点；不移动的身体部位是固定的附着点。

  - 例如，如果右侧肩胛提肌在脊柱关节处收缩并造成颈部右侧屈曲，那么可活动的附着点是颈部（因为它在移动），而固定的附着点是肩胛（因为它不移动）。

- 固定肌通过产生收缩力来固定身体局部，这种

收缩力与效应肌产生的非必要动作的力量相等，但方向相反。附着点同时受效应肌和固定肌拉扯而无法向任一方向移动[1]。注意，在15.4的握拳示例中，腕关节伸肌对手部产生的伸展力与指浅屈肌所产生的手部屈曲力力量相等，但方向相反。

- 因为附着点由固定肌固定，所以附着点不会移动。如果附着点不移动，固定肌也不会改变其长度。因此，当固定肌固定身体局部时，其是等长收缩。图15-4~图15-6为固定肌示例。

- 图15-4为右侧肩胛提肌的后视图。假设肩胛提肌是唯一收缩的肌肉，它对肩胛骨和颈部产生拉力。如果我们只希望颈部活动，则必须消除肩胛骨上右侧肩胛提肌的活动（也就是说，必须固定肩胛骨，使其不发生移动）。图15-4A显示右侧肩胛提肌提升肩胛胸壁关节处的肩胛骨，并移动脊柱关节处的颈部（颈部右侧屈曲并向右旋转）；因此肩胛提肌的两个附着点都是可活动的。图15-4B显示右侧斜方肌下部肌束

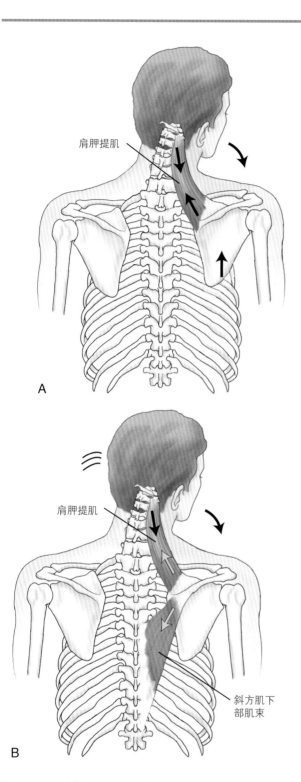

肩胛提肌

A

肩胛提肌

斜方肌下部肌束

B

图15-4　A.右侧肩胛提肌收缩并产生使肩胛和颈部同时运动的拉力。B.右侧斜方肌下部肌束收缩作为肩胛骨的固定肌，通过对肩胛骨产生肩胛胸壁关节处下沉的力，阻止肩胛提肌抬高肩胛骨。因为右侧斜方肌下部肌束阻止了肩胛骨移动（固定肩胛骨），所以右侧斜方肌下部肌束为固定肌

的同步收缩。斜方肌下部肌束对肩胛肋骨关节处的肩胛骨产生下沉的力，阻止了肩胛骨的抬高；因此肩胛骨固定，仅颈部活动。在这种情况下，右侧斜方肌下部肌束为固定肌，可以消除右侧肩胛提肌固定附着点的非必要动作，如上抬右侧肩胛骨。

- 注意，在这种情况下，任何能在肩胛胸壁关节处使右侧肩胛骨下沉的肌肉都可以作为固定肌。图15-4所示的右侧斜方肌下部肌束是用来说明这个概念的。

- 图15-5为手持重物的右上肢侧位图。屈曲肱二头肌（在肘关节处屈曲前臂）来提起重物时，肱二头肌也会对上臂产生拉力，这会导致盂肱关节处的上臂屈曲。如果我们只想移动前臂而不想移动上臂，就需要有肌肉收缩固定上臂。上臂是通过三角肌后部肌束收缩来固定的。在这种情况下，三角肌后部肌束为固定肌，因为它产生的上臂在盂肱关节处伸展的力阻止了肱二头肌在盂肱关节处屈曲。注意，在这种情况下，任何在盂肱关节处伸展右臂的肌肉都可以作为固定肌。图15-5展示的三角肌后部肌束是用来说明这个概念的。

- 如果要放低重物（如在肘关节处伸展前臂），重力是主动力，肱二头肌将成为离心收缩的拮抗力，仍然会在盂肱关节处产生上臂屈曲力。在这种情况下，三角肌后部肌束仍然可以作为固定肌收缩来保持手臂固定。

- 无论效应肌（如肱二头肌）是主动肌还是拮抗肌，固定肌的作用只是消除其在固定附着点的非必要动作。注意，肱二头肌可以产生其他关节运动，也需要进行固定。此处未做考虑，省去以简化示例。肱二头肌也可以使前臂在桡尺骨关节处旋后，使上臂在盂肱关节处外展和内收，以及在肩关节和肩胛肋骨关节处移动肩胛骨（如果前臂和上臂保持固定、肱二头肌向心收缩，那么肩胛骨的运动就是反向运动）。

- 注：当我们谈及效应肌固定附着点的固定肌时，我们使用"附着点"这个词并不精确。真正所指的应是当肌肉收缩时需要固定的身体局

15

部。例如，图15-5中，肱二头肌收缩时就需要固定上臂。但肱二头肌实际上并未附着在肱骨上，它是与肩胛骨和前臂相连的。然而，由于肱二头肌经过肩关节，会引起上臂的运动，所以上臂需要固定。

- 图15-6是阔筋膜张肌的侧视图。当它收缩时，它可移动髋关节两端的大腿和骨盆。如果我们只想让大腿移动，则骨盆必须固定。为了使骨盆固定不动，腹直肌作为固定肌收缩。腹直肌产生了使骨盆后倾的力，从而阻止了阔筋膜张肌前倾骨盆。

- 在这种情况下，任何可以使骨盆后倾的肌肉都可能是固定肌。

- 在这些固定肌的例子中需要强调的是，与多种

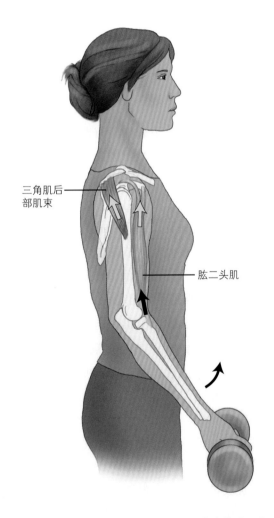

三角肌后部肌束

肱二头肌

图15-5　右侧肱二头肌收缩并产生可以移动前臂和上臂的拉力。右侧三角肌后部肌束作为上臂的固定肌，通过在盂肱关节处产生伸展力，阻止肱二头肌在盂肱关节处屈曲上臂。因此上臂无法移动，被固定住了

可能的关节运动发生时主动肌或拮抗肌可以收缩的观点类似，多种可能的固定肌可以收缩固定效应肌的固定附着点。例如，在图15-5中，我们显示了作为固定肌的三角肌后部肌束。理论上，我们可以选择盂肱关节处的任一上臂伸肌，如背阔肌、大圆肌或肱三头肌长头。然而，在某些情况下，某一固定肌的收缩可能比另一固定肌更有意义。例如，在图15-5中，肱三头肌长头收缩并不是一个有效的固定肌，因为它也是应答动作的拮抗肌（它使前臂在肘关节处伸展，从而阻止了前臂屈曲提举重物）。因此，即使肱三头肌长头能完成固定任务，但它也会对抗我们想要的动作。身体更有可能选择三角肌后部肌束或大圆肌来代替它。

- 正如主动肌（力）和拮抗肌（力）并不总是肌肉一样，固定也并不一定总是需要肌肉。任何外力都可以是固定力。事实上，重力这种外力是极其常见的固定力[3]。

- 例如，当肱肌收缩时，前臂在肘关节处屈曲替代了上臂在肘关节处屈曲的反向动作，前臂倾向于移动来替代上臂的原因是前者更轻（加之如果上臂移动，躯干也需要移动，因为躯干不得不与手臂一起移动）。重量是重力的一个因素。因此，重力起着固定力的作用，固定上臂，使前臂移动。

- 图15-4~图15-6是固定肌做功的三个例子。由于肌肉的反向运动在理论上总是可能的，理论上固定力总是存在于效应肌的每一个收缩实例中；固定力的作用是保持附着点固定，并阻止反向运动的发生。选择图15-4~图15-6这样的例子是因为它们是相对简单的可以帮助学生理解固定肌的方法。在某些关节运动中找到固定肌可能比较有挑战性。

- 术语系统的理念是将较重的近端附着点命名为起点，将较轻的远端附着点命名为止点，主要是因为较重的近端附着点相对较轻的远端附着点移动的可能性较小。换言之，重力作为一种固定力，倾向于阻止较重的近端附着点的肌肉运动。

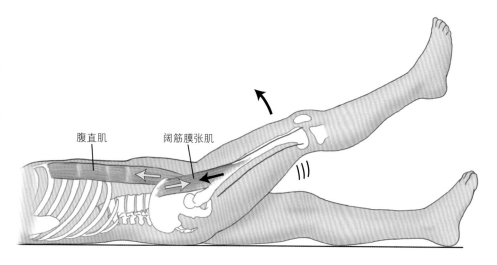

图15-6　右侧阔筋膜张肌收缩并产生可移动大腿和骨盆的拉力。腹直肌通过在骨盆上产生后倾力来阻止阔筋膜张肌的前倾，从而起到了骨盆固定肌的作用。因为骨盆无法移动，也就固定住了（改自Neumann DA: Kinesiology of the musculoskeletal system: foundations for physical rehabilitation, ed 2, St Louis, 2010, Mosby.)

腹直肌　　　阔筋膜张肌

- 起止点术语系统中，固定肌在起点起作用（知识点15-5）。

重点

- 固定肌（力）是可以在肌肉固定附着点阻止非必要动作的肌肉（或力）。
- 固定肌也称为稳定肌。
- 根据定义，固定肌产生的是等长收缩。
- 在起止点系统的术语中，固定肌在肌肉起点处工作。

> **知识点 15-5　反向运动**
>
> 　　反向运动也是基于重力固定力的概念。反向运动描述的是近端附着点（由于重力的固定力不太可能移动）移动而不是远端附着点（由于重力存在的固定力较小，远端附着点更可能移动）。当这种情况发生时，就会发生反向点，肌肉的起止点就发生了转变。也就是说，通常称为起点的现在变成了止点，因为它移动了，而通常称为止点的现在变成了起点，因为它保持固定。如果肌肉的起点严格定义为不移动的附着点（无论是较重的近端还是较轻的远端），那么我们可以说，固定肌总是在肌肉的起点处工作。

15.6　固定和核心稳定的概念

- 人体的肌肉通常分为两大类：
  1. 活动肌。
  2. 姿势稳定肌。

活动肌

- 活动肌往往是较大、较长、更表浅的肌肉[3]。
- 这些肌肉之所以重要，主要是因为它们能够向心收缩并产生较大的关节运动。
- 因此，在任何应答动作中，活动肌往往是关节运动的主动肌。

- 尽管拮抗肌不能产生运动，但它们确实能改变由其他力（如重力）产生的运动。因此，也可以把拮抗肌看作活动肌。
- 活动肌往往是由大比例的白色快肌纤维运动单位组成的。这种肌纤维最适合那些需要产生但又不需要长时间维持的运动[2]。
- 活动肌通常称为相位肌[9]。

15

姿势稳定肌

- **姿势稳定肌**往往是靠近关节的较小、较深层的肌肉[3]。

- 这些肌肉之所以重要，主要是因为它们能够等长收缩，并在活动肌完成动作时保持关节固定的姿势。

- 因此，在应答动作中，姿势稳定肌是固定肌（记住，固定肌是稳定肌的同义词），阻止效应肌固定附着点的非必要动作。

- 姿势稳定肌往往是由大比例的红色慢肌纤维运动单位组成的。这种肌纤维最适合那些需要维持肌肉附着点固定较长时间的耐力收缩[2]。

- 由于大多数远端附着点在移动时近端附着点往往需要保持固定，所以姿势稳定肌通常又称为**核心稳定肌**——核心指的是身体的近端核心（身体中轴和骨盆）。

- 当一些肌肉为某一关节运动而收缩时，这些肌肉的收缩通常是有一定顺序的，有些肌肉的收缩要稍早一些。一般来说，姿势稳定肌收缩的时间往往比活动肌收缩的时间稍早，这样关节在受到强大的肌肉收缩力作用之前就能保持稳定了（知识点15-6）。

- 姿势稳定肌常称为**张力肌**[9]。

- 核心稳定的概念（知识点15-7）对人体的功能和健康至关重要主要有两个原因[10]：

   1. 核心稳定能产生更强大和更有效率的运动。

   2. 核心稳定对脊柱的健康很重要。

知识点 15-6

　　较小、较深层的姿势稳定肌经常被训练者忽视。其中一个原因可能是它们小、位置深，对于身体协调并不能直接显示其作用。此外，由于它们并不直接参与关节运动，因此很容易被低估。然而，这些被低估的肌肉对身体的健康和效率可能比较大、较明显的活动肌更为重要。锻炼时，锻炼较小的、较深层的核心稳定肌与锻炼较大的、较表浅的活动肌同样重要。

知识点 15-7

　　普拉提方法（由Joseph Pilates发明）身体调理的主要原则之一是增强身体的能量中心。本质上，能量中心等同于身体的核心。普拉提的主要目的是均衡地锻炼核心能量中心，并使这些姿势稳定能量中心与活动肌有效协调，从而打造更强壮、更健康、更有效率的身体。

核心稳定是如何使得我们的身体运动更强、更有效率的

- 当肌肉向心收缩时，它会向中心牵拉，并对它的两个附着点施加拉力。如果我们希望其中一个附着点有力又有效地移动，另外一个附着点就必须保持固定，因为任何拉动原本作为固定附着点的肌肉的拉力都会使我们要移动的活动附着点的拉力变小，这会降低关节运动的力量和效率。因为我们经常需要相对于身体轴向移动四肢，所以我们必须要稳定我们的身体中轴，这样，肌肉收缩的所有力量才能全部用于移动上肢和/或下肢，而不会损失在我们核心的非必要动作中。

- 例如，我们在运动时收缩髋关节屈肌使大腿在髋关节处屈曲。一般，骨盆前倾也是由髋关节屈肌引起的（髋关节屈肌也是骨盆前倾肌），这样就会减少大腿屈曲的力量。此时，强健的腹肌有助于保持骨盆姿势的稳定（固定），这样大腿就可以移动得更有力、更有效。在这种情况下，腹肌就充当了姿势稳定肌（图15-7）。

为何核心稳定有利于脊柱健康

- 除了力量和效率的概念，核心稳定可以帮助脊柱保持健康，减少不必要的过多的脊柱运动。长期过多地使用关节会导致过度使用、误用和滥用，最终会导致退行性脊柱炎[3]。

- 例如，屈曲或外展手臂，这两者都需要肩胛骨在肩胛胸壁关节处上旋的耦合运动，斜方肌上部肌束（肩胛骨在肩胛胸壁关节处的上旋肌）收缩会对脊柱施加拉力。更多上臂和上肢带骨

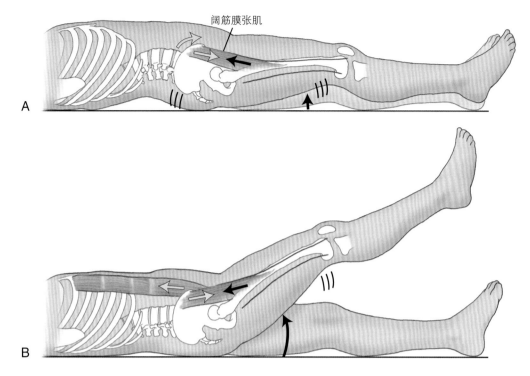

图15-7 A.阔筋膜张肌收缩并使大腿在髋关节处屈曲、骨盆在髋关节处前倾。B.骨盆由腹直肌固定。在图A中，阔筋膜张肌收缩的一部分拉力用来移动骨盆了，而在图B中，所有的拉力都用来移动大腿了，因此大腿屈曲的角度更大（改自Neumann DA: Kinesiology of the musculoskeletal system: foundations for physical rehabilitation, ed 2, St Louis, 2010, Mosby.）

耦合运动的内容见10.6。如果脊柱椎体上较小、较深层的姿势稳定肌不能收缩保持椎体的位置固定，椎体将随着手臂的运动而移动。日常生活活动中手臂会非常频繁地向前和/或向一侧抬起（屈曲或外展），有些体育运动项目更是如此。如果没有姿势稳定肌，这些重复运动施加在脊柱上的应力累积最终会导致退行性骨关节炎。因此较小、较深层的脊柱肌肉，如多裂肌、回旋肌、棘间肌和横突间肌，对核心（像这种情况下的脊柱）姿势稳定（固定）至关重要（图15-8）。

- 检查身体肌肉的活动肌和姿势稳定肌的作用是有帮助的，重要的是要记住，这两种肌群必须始终一起工作。这两种肌群协调工作对于有效运动和身体稳定是必不可少的。

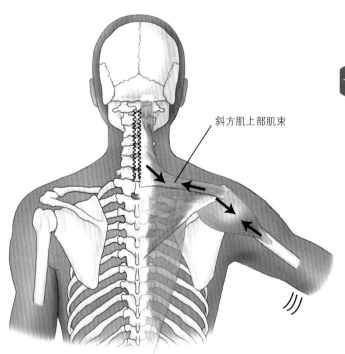

图15-8 抬举右臂，使其在盂肱关节处外展。这个动作需要肩胛肋骨关节处肩胛骨上旋的耦合活动；可以看到右侧斜方肌上部肌束收缩产生这种耦合运动。我们还可以看到，斜方肌上部肌束在脊柱附着点产生了拉力。如果椎骨没有被很好地固定（稳定），每次上臂外展时椎骨都会随之移动。久而久之，这些重复的动作会导致脊柱退行性骨关节炎

15.7　中和肌

- 中和肌（力）是能阻止效应肌活动附着点产生非必要动作的肌肉（或力）[1]。

- 我们期望的应答动作中无论是主动肌还是拮抗肌的收缩，都难免会引起其他关节的联动。这些不必要的关节联动必须要阻止。

- 中和肌的作用是在效应肌活动附着点阻止这些非必要动作[1]。

- 根据肌肉收缩动作可确定其移动端。对于具体动作，身体活动部位即是移动端。

  - 例如，右侧肩胛提肌收缩使颈椎右侧屈。因为颈椎在移动，所以颈椎是移动端（肩胛骨保持稳定不动，所以是固定端）。

- 效应肌收缩使移动端产生的预期动作发生在三个基本平面其中之一，同时主动肌也会使移动端在其他平面中产生非必要动作，中和肌刚好可以抵消这些非必要动作。

- 三个基本平面是矢状面、冠状面和水平面。当预期动作发生在这三个基本平面之一，就会有一个或多个中和肌阻止其他一个或两个平面中的非必要动作。

- 中和肌通过产生与效应肌非必要动作强度相等、方向相反的收缩力[1]来阻止活动附着点在该平面的非必要动作。

- 因为活动附着点在该平面内不产生位移，是以中和肌并不改变其长度，因此一些资料指出中和肌进行的是等长收缩。但中和肌也可能在另一个平面内改变其长度，这说明它并非必定保持相同的长度，因此其进行的不一定就是等长收缩。

- 如果中和肌中和主动肌的非必要动作，即使中和肌在阻止的作用平面内不改变其长度，也可能在主动肌活动附着点的动作平面内变短。此时，中和肌可向心收缩而缩短。如果中和肌中和了拮抗肌的非必要动作（记住，效应肌也可以是拮抗肌），也适用相同的推理，不同的是现在中和肌可能会离心收缩而增长。

- 图15-9A为右侧肩胛提肌的后视图。图中右侧肩胛提肌收缩，颈部右侧屈、伸展并向右旋转（注意，如果没有固定肌稳定，肩胛骨也会移动，见15.5中的图15-4）。如果要控制颈部只进行右侧屈，必须阻止右侧肩胛提肌的其余两个动作。图15-9B中，可见右侧胸锁乳突肌作为中和肌收缩，阻止了右侧肩胛提肌这两个不需要的动作。右侧胸锁乳突肌产生的颈部屈曲中和了右侧肩胛提肌的伸展；右侧胸锁乳突肌产生的颈部左旋中和了右侧肩胛提肌的右旋。因此，保证了颈部只在脊柱关节处右侧屈曲。此时，右侧胸锁乳突肌是中和肌，它中和了右侧肩胛提肌收缩过程中活动附着点的非必要动作（注：右侧斜方肌下部肌束是固定肌）。

- 注意，作为中和肌，需要阻止主动肌收缩产生的非必要动作。如图15-9所示，主动肌的活动附着点恰好有两个非必要动作，而右侧胸锁乳突肌恰好中和了这两个动作。我们也可以选择两块独立的中和肌，分别对应这两个动作。此例中，任何能在脊柱关节产生颈部屈曲或左旋的肌肉都可成为中和肌。

- 图15-10为右侧肱二头肌的前内侧视图。图中，右侧肱二头肌在肘关节处只产生了前臂屈曲（注意，上臂稳定可见15.5中的图15-5）。如果没有其他肌肉中和肱二头肌在前臂（桡尺关节）的旋后动作，肱二头肌屈肘时就会产生前臂旋后。任何旋前肌都能中和旋后动作，图15-10中显示的是旋前圆肌作为中和肌的作用。其在桡尺关节产生的前臂旋前的力量刚好阻止了肱二头肌在桡尺关节的前臂旋后作用，因此旋前圆肌是中和肌。

- 图15-11中，右侧斜方肌上部肌束和左侧斜方肌上部肌束同时收缩，可在脊柱关节（矢状面）伸展颈部和头部。因为左、右侧斜方肌上部肌束相互中和了各自在冠状面和水平面产生的非必要动作。在冠状面上，右侧斜方肌上部肌束的右侧屈动作被左侧斜方肌上部肌束的左侧屈中和；左侧斜方肌上部肌束的左侧屈动作

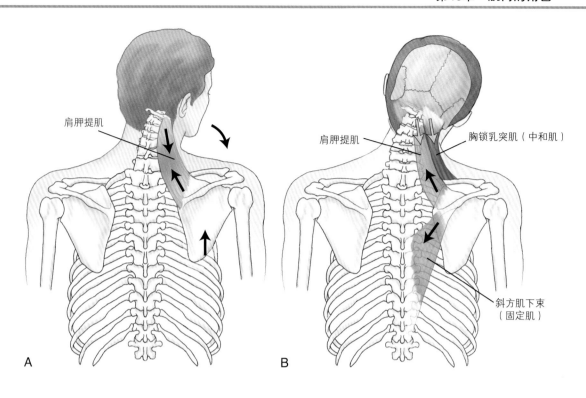

图15-9 A.右侧肩胛提肌收缩使颈部向右侧屈、伸展和右旋。B.右侧胸锁乳突肌同时收缩。右侧胸锁乳突肌是颈部的中和肌，它产生的颈部屈曲阻止了右侧肩胛提肌的颈部伸展，它产生的颈部左旋力正好阻止了右侧肩胛提肌的颈部右旋。注：图B中，右侧斜方肌下部肌束是固定肌

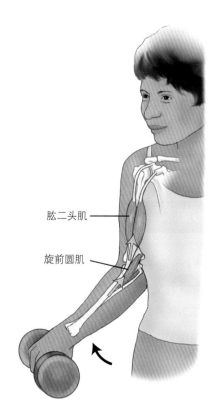

图15-10 肱二头肌是前臂屈肘运动的主动肌，前臂是活动附着点。肱二头肌也可在桡尺关节处使前臂旋后。在本图中，旋前圆肌是中和肌，它在桡尺关节处产生的前臂旋前阻止了肱二头肌的前臂旋后作用

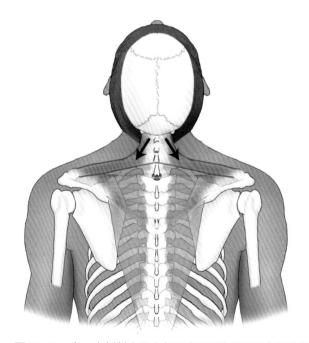

图15-11 左、右侧斜方肌上部肌束同时收缩引起有关动作（即在脊柱关节产生头和颈的伸展），因此它们都是主动肌。它们又同时是中和肌，中和了头和颈在脊柱关节冠状面和水平面的动作（侧屈和旋转）

被右侧斜方肌上部肌束的右侧屈中和。在水平面上，右侧斜方肌上部肌束的左旋被左侧斜方肌上部肌束的右旋中和；左侧斜方肌上部肌束的右旋被右侧斜方肌上部肌束的左旋中和。因此，这两个主动肌充当了彼此的中和肌，仅在脊柱关节产生单纯的头部和颈部伸展。

- 在这些中和肌的示例中需要强调的是，与许多主动肌、拮抗肌或稳定肌在关节动作发生时收缩一样，可能也会有许多中和肌收缩。图15–10中，旋前圆肌是中和肌。理论上，在桡尺关节处也能选择其他旋前肌作为中和肌，如旋前方肌。

- 此外，并非每次关节活动都需要中和肌。若肌肉活动附着点处未产生非必要动作，就不需要中和肌。例如，单轴关节处的效应肌动作一般不会出现非必要动作。

- 如主动肌、拮抗肌和固定肌可由外力产生一样，中和作用并非都由肌肉收缩产生。任何力，如重力，都能起到中和作用。

- 例如，当人体处于解剖位，三角肌前部肌束收缩使肩关节内旋，而不发生外展和/或前屈（其他两个动作），其中部分原因就是肩关节外展和/或屈曲需要对抗重力。此时，如果三角肌前部肌束收缩较弱，重力正好可阻止（中和）肩关节外展和屈曲的向上运动。当然，如果三角肌前部肌束收缩力较强，则可使手臂上移产生肩关节外展和/或屈曲；为限制强力收缩的三角肌前部肌束，就需要募集中和肌以完全阻止这些非必要动作。

- 如果将止点严格定义为执行移动的肌肉附着点，我们可以说中和肌一般都在肌肉止点起作用。

相互中和肌

- 应答动作的主动肌（或拮抗肌）和中和肌的非必要动作彼此相互中和，称为相互中和肌。相互中和肌很常见。每一对（左、右侧）位于身体中轴的肌肉（如左、右侧斜方肌，左、右侧胸锁乳突肌）在收缩时均扮演着相互中和的角色。它们相互间抵消了彼此在冠状面和/或水平面的运动，仅产生矢状面的运动（屈曲或伸展取决于肌肉）（图15–11）。虽然中和肌成对出现最为常见，但也可见于不成对的肌肉。例如，阔筋膜张肌和缝匠肌。虽然它们均可在矢状面外旋髋关节，但在水平面上却互相中和彼此的运动（阔筋膜张肌是大腿在髋关节处的内旋肌，缝匠肌是大腿在髋关节处的外旋肌）。

重点

- 中和肌（力）是能在效应肌活动附着点阻止其非必要动作的肌肉（或力）。

- 就肌肉起点和止点而言，中和肌在止点发挥作用。

15.8　确定固定肌和中和肌的步骤

- 只要掌握固定肌和中和肌的工作原理，就可以从动作中找出它们；而且，我们只有不断增加认识的深度和清晰度，才有可能更全面地掌握该知识点。对于学生来说，如何确定固定肌和中和肌需要时间来练习。为此，我们列出以下原则，以循序渐进的方法来确定各种动作下的固定肌和中和肌。

- 以下示例有助于理解这些步骤：右侧肩胛提肌收缩，但仅在脊柱关节产生颈部右侧屈（图15–12，知识点15–8）。

- 首先，我们确定右侧斜方肌下部肌束是固定肌，右侧胸锁乳突肌是中和（分别参见15.5中图15–4和15.7中图15–9）。需要说明的是，也可以选择其他的固定肌和中和肌。此外，右侧胸锁乳突肌恰好作为主动肌移动端不需要动作的中和肌（也可选择两块不同的中和肌，只要它们能中和移动端的多余动作即可）。身体所选择的固定肌和中和肌会因个人而异，也会因固定肌和中和肌收缩的强度而异。

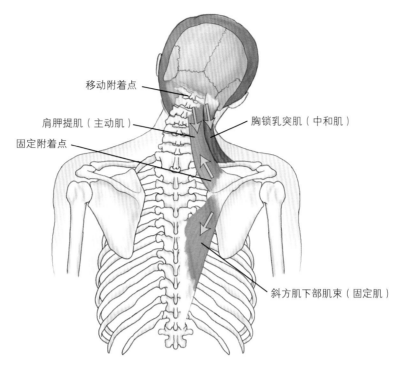

移动附着点

肩胛提肌（主动肌）

固定附着点

胸锁乳突肌（中和肌）

斜方肌下部肌束（固定肌）

图15-12 右侧肩胛提肌收缩，在脊柱关节产生颈部右侧屈。此时，右侧斜方肌下部肌束是固定肌，阻止了右侧肩胛提肌在肩胛肋骨关节处抬高右肩胛骨；而右侧胸锁乳突肌是中和肌，阻止了右侧肩胛提肌伸展和右旋颈部

知识点 15-8	确定固定肌和中和肌的步骤（以图15-12为例）

步骤1：确定应答动作——颈部在脊柱关节处右侧屈。

步骤2：确定效应肌及其作用——右侧肩胛提肌为主动肌。

步骤3：确定固定端和移动端（应答动作中的任何移动部位都是移动端）。

• 固定端：肩胛骨。

• 移动端：颈部。

步骤4：列出效应肌（右侧肩胛提肌）的所有动作，确定哪些动作是预期动作，哪些是非必要动作；此外，说明非必要动作发生在固定端还是移动端，哪些肌肉可阻止非必要动作。

• 脊柱关节处颈部右侧屈：预期动作，无须阻止。

• 右侧肩胛骨在肩胛肋骨关节处上抬（移动端的非必要动作——由固定肌阻止）。

• 颈部在脊柱关节处伸展（移动端的非必要动作——由中和肌阻止）。

• 颈部在脊柱关节处右旋（移动端的非必要动作——由中和肌阻止）。

步骤5：确定固定端（肩胛骨）每块固定肌的动作，它也可能是固定端非必要动作的反向动作。

• 右侧肩胛骨在肩胛肋骨关节处下沉。

步骤6：选择一块能固定每个动作的肌肉。

• 右侧斜方肌下部肌束（任何可使右侧肩胛骨下沉的肌肉都是固定肌）。

步骤7：确定每块中和肌在活动端（颈部）的作用。它也可能是活动端非必要动作的反向动作。

• 在脊柱关节处屈曲颈部。

• 在脊柱关节处左旋颈部。

步骤8：选择一块能中和每个动作的肌肉。

• 右侧胸锁乳突肌（任何可使颈部伸展的肌肉都是中和肌）。

• 右侧胸锁乳突肌（任何可使颈部左旋的肌肉都是中和肌）。

15

15.9　支持肌

- 支持肌（力）是关节运动时帮助稳定身体的肌肉（或力）[10]。

- 不同于主动肌、拮抗肌、固定肌和中和肌，支持肌并不直接作用于运动部位。

- 当关节动作发生时，支持肌稳定身体。因此，支持肌一般远离运动关节。

- 支持肌通常是对抗重力的，换言之，它们防止身体局部坠落[10]。

- 支持肌可产生大小相等且方向相反的力对抗作用于该身体局部的重力作用。因此，身体不会被重力拉向下（支持肌也不会收缩过强以致身体向上移动）。

- 支持肌一般保持身体局部原位不动。如果身体局部不动，支持肌的长度也不改变。因此，支持肌通过等长收缩来维持身体局部在合适的位置。图15-13和图15-14为支持肌示例。

- 在图15-13中，一人右手持一重物。肱二头肌收缩时，右前臂在肘关节处屈曲。但是，考虑到其右侧的重物，若无椎旁肌的等长收缩，躯干会被拉向右侧，并在脊柱关节出现右侧屈。左侧椎旁肌产生左侧屈力，对抗右侧躯干的重力作用。左侧椎旁肌在应答动作（右前臂屈曲）发生时支撑并保持躯干的姿势，因此在这种情景下左侧椎旁肌是支持肌。

- 图15-14显示了一个人用键盘打字。所讨论的是手指敲击按键时的运动。在这个姿势下，其上臂在盂肱关节处远离躯干外展。这需要上臂外展肌进行等长收缩保持外展以避免上臂下坠内收。这些上臂外展肌是支持肌，因为它们在应答动作（发生在手指）发生时支撑上臂于适当的位置。注：该示例展示的是人体工程学姿势不良的例子，此时他的上臂肌肉在盂肱关节处外展。如果上臂放松并置于身侧休息，他的姿势和健康将获得改善。

- 需要注意的是，在支持肌的例子中，只有主动肌或拮抗肌收缩产生关节动作，支持肌才会收缩以保持身体的位置。例如，图15-13中，左侧椎旁肌是支撑肌。理论上，我们还可以选择脊

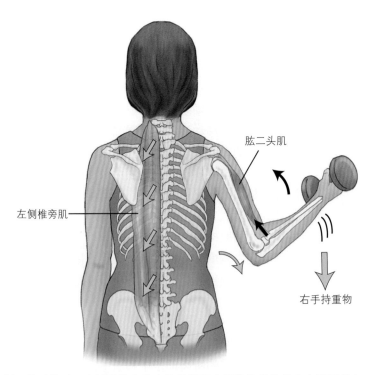

肱二头肌

左侧椎旁肌

右手持重物

图15-13　当一个人在身体右侧手持重物时，右侧重物会产生将其躯干在脊柱关节处拉向右侧屈的力。躯干的左侧屈肌（左侧椎旁肌）作为支持肌等长收缩，以稳定躯干的姿势，使其不发生右侧屈

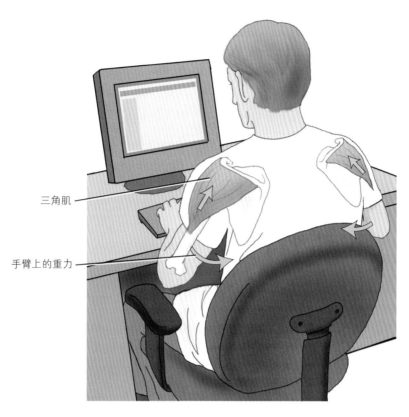

三角肌

手臂上的重力

图15-14　上臂外展姿势下敲击键盘打字。此时，盂肱关节外展肌是支持肌，因为应答动作发生（键盘上的手指活动）时，它们等长收缩来支撑并保持外展的上臂对抗重力

柱关节处的其他左侧屈肌作为支持肌。

- 因为不在运动的中心，支持肌经常会被忽略。因此，患者往往意识不到支持肌的过度劳损和激惹（知识点15-9）。

 知识点 15-9

　　临床上，治疗师/训练师很容易忽视过度使用/滥用支持肌。当我们询问患者导致疼痛的活动时，除非我们要求患者亲自示范或解释完成活动的全身体位变化，否则我们可能会忽略活动部位远端的支持肌。临床上，支持肌阻止身体局部因重力而下落。也就是说，需要仔细观察身体姿势与重力的关系，由于重力的作用，任何不平衡的身体局部都会有下坠的可能，想要实现不下坠，需要肌肉活动来支持。应对该支持肌进行评估。姿势调节可参见20.1~20.7。

- 如主动肌、拮抗肌和固定肌可由外力产生一样，支持力也并非都是由肌肉收缩产生的。任何有助于维持身体局部姿势的外力都可以是支撑力。
- 例如，在舞蹈表演中抱着芭蕾舞女演员的芭蕾舞男演员就是支持力。物体也可产生支持力。例如，汽车的头枕，当司机把头后倾靠在头枕上时，支撑司机头部的汽车头枕就是支持力。

重点

- 支持肌（力）是发生应答动作时帮助维持另一身体局部在合适姿势的肌肉（或力）。
- 支持肌通常不直接作用于发生应答动作的关节，而在另一身体局部的远端关节起作用。
- 支持肌通常对抗身体局部的重力作用。
- 根据定义，支持肌以等长形式收缩。

15

15.10　协同肌

- 协同肌（力）是指与收缩的肌肉一起起作用的肌肉（或力）[10]。
- Synergist（协同肌）意思是共事，"syn"是在一起，"erg"是起作用。
- "协同肌"的定义有广义和狭义之分[1]。

  1. 从广义上讲，协同肌是指除主主动肌（或主拮抗肌）之外，任何能帮助该关节发生应答动作的肌肉。

  - 根据定义，协同肌可以是其他任何能帮助运动的主动肌或拮抗肌，也可以是固定肌、中和肌或支持肌。

  2. 从狭义上讲，协同肌是指除主主动肌之外的主动肌，或除主拮抗肌之外的拮抗肌。

  - 例如，髂腰肌是髋关节屈曲大腿的主主动肌。髋关节屈曲时，任何其他帮助屈髋的肌肉（如阔筋膜张肌、股直肌）都是协同肌。

- 判断一块肌肉是否为协同肌，需要牢记定义，同时要结合特定的关节动作（应答动作）思考。
- 将一块肌肉描述为另一块肌肉的协同肌（协同作用）常会出现混淆。更确切的描述应该是，对于特定的关节动作，这两块肌肉是协同工作的。
- 同样的概念混淆也见于拮抗肌。拮抗肌是对特定关节动作具有拮抗作用，而不是对其他肌肉具有拮抗作用。以下两个示例说明了这一点。

示例1：协同肌/拮抗肌

肱二头肌和旋前圆肌

- 肱二头肌和旋前圆肌是协同肌还是拮抗肌（图15–15A）？
- 肱二头肌和旋前圆肌均可在肘关节矢状面上屈曲前臂，因而它们是协同肌。但是，肱二头肌在桡尺关节上使前臂旋后，而旋前圆肌则使前臂旋前，是以它们互为拮抗肌。

- 因此，除非我们明确关节运动的具体方向，否则无法确定两块肌肉是协同肌还是拮抗肌。两块肌肉在某一平面上可能是协同肌，但在另一平面上可能是拮抗肌。

示例2：协同肌/拮抗肌

右侧腹外斜肌和左侧腹内斜肌

- 右侧腹外斜肌与左侧腹内斜肌是协同肌还是拮抗肌（图15–15B）？
- 在矢状面上，右侧腹外斜肌和左侧腹内斜肌均使躯干在脊柱关节处屈曲。因此，在矢状面运动中，二者是协同肌。
- 在冠状面上，右侧腹外斜肌使躯干右侧屈，而左侧腹内斜肌使躯干左侧屈。因此，在冠状面运动中，二者互为拮抗肌。
- 在水平面上，右侧腹外斜肌作为对侧旋转肌使躯干左旋，左侧腹内斜肌作为同侧旋转肌使躯干左旋。因而，在水平面上，这两块肌彼此协同。
- 如我们所见，右侧腹外斜肌和左侧腹内斜肌本质上既不协同也不拮抗。相反，它们只在特定平面内的特定关节动作上才彼此协同或拮抗。
- 与肌肉的所有作用一样，协同肌和拮抗肌的作用仅与应答动作有关。

重点

- 协同肌（力）是与收缩的肌肉一起起作用的肌（或力）。
- 从广义上讲，协同肌是指除主主动肌（或主拮抗肌）外任何能帮助该关节收缩的肌。
- 从狭义上讲，协同肌是指除主主动肌外收缩的主动肌，或除主拮抗肌外收缩的拮抗肌。

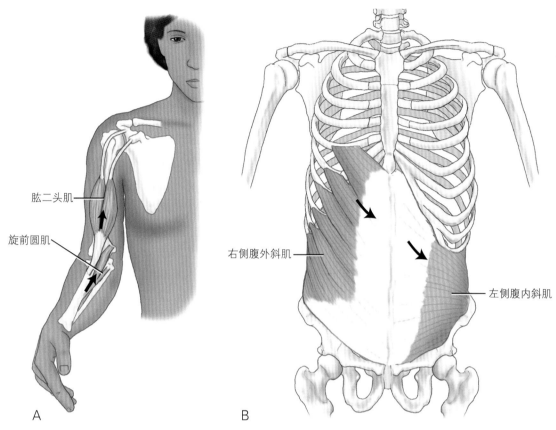

图15-15 两块肌肉既非天生的协同肌，也不是天生的拮抗肌。协同或拮抗取决于特定的运动平面。A.肱二头肌和旋前圆肌。这两块肌肉在肘关节矢状面上屈曲前臂，彼此互为协同肌。然而，这两块肌肉在桡尺关节水平面上产生相互拮抗运动，因为肱二头肌旋后，而旋前圆肌旋前。B.右侧腹外斜肌和左侧腹内斜肌。这两块肌肉在脊柱关节的矢状面和水平面彼此协同作用，因为它们都屈曲并左旋躯干。但是，对于脊柱关节的冠状面运动，这两块肌肉是相互拮抗的，因为右侧腹外斜肌使躯干右侧屈，而左侧腹内斜肌使躯干左侧屈

15

15.11 协调肌肉的角色

- 肌动学的初学者经常会以"是哪块肌肉完成了这个动作？"来分析动作。这个问题的前提是某一块特定的肌肉负责身体的某一特定的关节动作。然而，肌肉很少单独活动。

- 首先，在功能主动肌群中，许多肌肉为需要的关节动作收缩。根据所需的力量可能是一块或多块肌肉收缩。

- 当重力或其他外力产生应答动作时，主动肌一般不收缩，由功能肌群中对应的拮抗肌群来减缓并控制动作。根据所需拮抗力的大小，可能是一块或多块拮抗肌收缩。

- 无论是主动肌还是拮抗肌功能群，每一块运动肌肉的一个附着点都需要固定，以防止发生任何非必要动作。这就需要固定肌群的一部分肌肉参与收缩。

- 此外，对于每一块效应肌活动端的非必要动作，中和肌群中的一部分肌肉不得不收缩以中和非必要动作。

- 此外，支持肌群中的一部分肌肉可能还在身体的其他部位起作用，以保持身体局部抵抗重力的姿势。

- 因此，肌肉收缩可能存在五种主要角色[10]：主动肌、拮抗肌、固定肌、中和肌、支持肌。

- 请记住，肌肉角色是指肌肉在应答动作中所起的作用[10]。

- 描述肌肉角色的第六个术语是协同肌（可参见15.10的介绍）。

- 所有这些肌肉角色都是一个简单的关节动作所

就肌肉收缩对血液供应的影响而言，固定肌和支持肌的等长收缩较主动肌、拮抗肌和中和肌的向心和离心收缩更具重要的临床价值。心脏收缩产生动脉血液循环，从而把营养物质带到全身的组织。然而，心脏无法将含新陈代谢废物的静脉血从组织泵回心脏。而静脉则可依靠肌肉收缩来推动血液回流到心脏。为此，静脉有薄薄的可折叠的管壁和单向瓣膜，当肌肉收缩挤压血管时，瓣膜有助于推动血液流向心脏。因此，随着向心收缩和离心收缩而自然交替的收缩和放松，对于静脉循环消除组织代谢废物是必要的且有价值的。等长收缩可持续地挤压静脉，但是长时间封闭整个收缩范围内

的静脉，易产生静脉血循环的中断。这会导致组织中有毒废物的堆积。这些物质的存在刺激该区域的神经，通过疼痛-痉挛-疼痛的恶性循环，导致该区域的肌肉进一步收紧（见19.10）。此外，如果等长收缩的强度非常大，甚至可以封闭动脉供应，导致营养的缺失，进一步刺激了由这些动脉提供营养的身体组织（动脉血供的缺失称为缺血）。因此，基于代谢废物对肌肉等局部组织的刺激，以及可能的缺血，持续等长收缩的临床影响往往比向心收缩和离心收缩的临床影响更重要。这也是为什么我们要看到肌肉不仅有主动肌和拮抗肌的收缩，还有其他收缩的又一个原因。

必需的。当需要同时进行耦合运动或更复杂的运动时，所有密切配合肌肉的协同排序的复杂性将成倍增加。

- 正是这种肌肉协同排序的复杂性造就了身体的协调性。协调是指为产生平稳和高效的运动，身体内不同角色的肌肉的协同排序[4]。

- 这也是为什么人体要花费数年甚至数十年的时间才变得协调起来。此外，对于更高层面的运动表现，如舞蹈和体育运动表现，我们可能需要花费一生的时间来学习掌握所涉及肌肉的最高效的协调。

- 肌动学是一门科学，本章提供了一些用来帮助确定哪些肌肉可能在收缩，以及收缩的时机和原因的知识和方法。然而，我们不应该忽视这样一个事实，即肌动学也具有艺术性的一面。对于任何特定的关节动作或复杂的运动模式，肌肉的具体协同排序均因人而异。正是这种多样性解释了我们走路、说话、跳舞、跑步、打网球或产生其他所有存在的运动模式的不同方式。虽然某些协调模式可能比其他模式更有效，但没有哪一种肌肉协调模式是完全正确或

错误的。每个人的协调模式都是独一无二的。

- 在临床工作中，我们必须记住，我们第一次学习肌肉动作时，那些执行动作的肌肉（向心收缩的主动肌）并不是我们身体中唯一工作的肌肉。不幸的是，初学者只知道以向心收缩的方式来分析肌肉运动，往往形成肌肉只在运动中缩短的僵化观念。事实上，身体活动时，除了主动肌，还有许多其他肌肉在起作用。任何起作用的肌肉，不论它在运动中的角色如何，都是一块收缩并被使用的肌肉。此外，如果同一块肌肉过度使用，可能会变得不健康并会受伤。只有当我们有能力看到并意识到肌肉除主动肌之外还可以在运动模式中扮演许多其他角色，我们才能够将理论知识批判性地应用于患者的临床康复中（知识点15-10）。图15-16和15-17举例说明了在一个关节动作中不同肌肉角色之间的协调。

- 图15-16展示了本章中一直使用的肱二头肌屈曲右肘关节的例子。在这个例子中，我们所讨论的动作是右前臂在肘关节处的屈曲，我们可以看到与这个关节动作相关的五种不同肌肉角色。

- 主动肌：肱二头肌作为主动肌收缩，使前臂

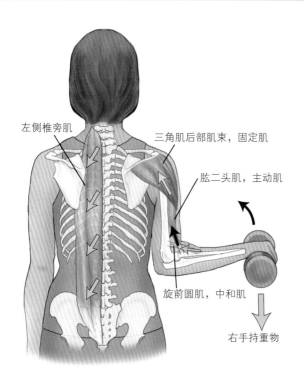

左侧椎旁肌

三角肌后部肌束，固定肌

肱二头肌，主动肌

旋前圆肌，中和肌

右手持重物

图15-16 肱二头肌在肘关节处屈曲前臂。肱二头肌为前臂在肘关节处屈曲的主动肌（如果重物放低，肱二头肌就变为拮抗肌）。三角肌后部肌束在盂肱关节处充当上臂的固定肌。旋前圆肌为前臂在桡尺关节处的中和肌。左侧椎旁肌为支持肌，将躯干稳定在适当位置

在肘关节处屈曲。

- 拮抗肌：如果重物正在放低（即前臂在肘关节处伸展），那么重力为主动力，肱二头肌作为拮抗肌离心收缩。
- 固定肌：三角肌后部肌束为固定肌，在盂肱关节处产生上臂的伸展力，以阻止肱二头肌在盂肱关节处屈曲上臂（知识点15-11）。
- 中和肌：旋前圆肌作为中和肌使前臂在桡尺关节处旋前，以阻止肱二头肌旋后前臂。
- 支持肌：左侧椎旁肌为支持肌，在脊柱关节处产生躯干左侧屈力，以防止躯干因为右手负重而变成右侧屈。
- 图15-17展示了右脚踢足球的动作。本例的应答动作为右侧大腿在髋关节处屈曲。
  - 主动肌：股直肌作为主动肌收缩，使大腿在髋关节处屈曲。

- 固定肌：腹直肌为固定肌，产生骨盆后倾的力来阻止股直肌产生的骨盆前倾。
- 中和肌：如果股直肌为收缩的主动肌，则没有中和肌，因为股直肌对髋关节处的大腿没有其他作用。注意：如果是不同的主动肌，如右髂腰肌或右侧大腿内收肌收缩，那么大腿在髋关节处有需要中和的非必要动作。
- 支持肌：左侧股四头肌为支持肌，产生左膝关节伸展的力，防止左膝关节屈曲导致跌倒。
- 从这些例子可以看出，肌肉收缩就像石头扔进池塘产生的涟漪一样传遍全身。当然，当收缩与向心收缩的主动肌或离心收缩的拮抗肌的初始收缩越来越远时，强度就会减弱。但它们确实会发生，而且对伤者的健康而言可能影响重大。为了充分探究所有可能发生的收缩，我们必须检查每一块正在收缩的肌肉在每一个平面上的每一条力线。
- 必须要强调的是，一组特定肌肉在任何特定运动模式中的收缩会因人而异、因情形而异。
- 每个人都有自己的运动协调模式，这是每个人后天习得的。在一个关节运动中，即使只有一块主动肌改变也会产生连锁反应——固定肌和中和肌会随之改变；依此类推，二阶固定肌也会随之改变等。
- 此外，收缩所需的力量和关节运动时的身体姿势也会改变肌肉收缩模式。
- 某一特定关节动作所需收缩力的大小，决定了多少主动肌（或拮抗肌）参与收缩，而且影响固定肌和中和肌的协调模式。例如，举起5 kg的重物和2 kg的重物可能会触发完全不同的肌肉协调模式。
- 此外，产生关节动作时，如果身体处于不同的姿势，重力作用可能会改变，从而触发不同的肌肉协调模式。

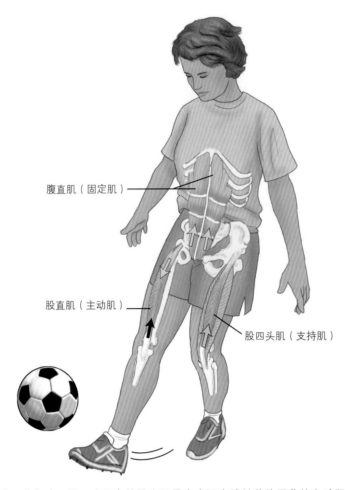

腹直肌（固定肌）

股直肌（主动肌）

股四头肌（支持肌）

图15-17   右大腿在髋关节处屈曲颠球。股四头肌中的股直肌是右大腿在髋关节处屈曲的主动肌。腹直肌是骨盆的固定肌。因为大腿在髋关节处没有股直肌的非必要动作，所以没有中和肌。左侧股四头肌作为支持肌，保持左膝关节对抗重力的伸展，以防屈曲而跌倒

| 知识点 15-11 | 二阶固定肌 |

尽管固定肌可阻止主动肌和拮抗肌（无论哪个起作用）固定端的非必要动作，但在关节运动过程中需要二阶固定肌收缩固定固定肌或中和肌端。

图15-16展示了肌肉在应答动作中扮演的五种不同角色。但现实中会有更多的肌肉参与收缩，远比图15-16展示的复杂。例如，右侧三角肌后部肌束作为固定肌可以阻止上臂不必要的屈曲，而右侧三角肌后部肌束对肩胛骨的拉力会使其在肩胛肋骨关节处下旋。我们不希望这种情况发生，因此肩胛骨必须由上旋肌固定。由于上旋肌是固定固定肌的肌肉，因此称为二阶固定肌。以此类推，如果身体选择收缩上旋的二阶固定肌为右侧斜方肌上部肌束，那么它在头部和颈部的其他附着端需要其他二阶固定肌固定以防伸展、右侧屈和左旋（或可把这些

肌肉称为三阶固定肌）。如果不是斜方肌上部肌束，而是前锯肌收缩上旋为二阶固定肌，那么，它对肩胛骨的拉伸可能不得不被另一个在本例中回缩肩胛骨的二阶固定肌所阻止。此外，右侧三角肌后部肌束收缩也会对盂肱关节处的上臂产生外展和外旋的力量；二阶固定肌（可完成上臂内收和/或内旋）可能不得不收缩以阻止手臂进行这些动作。

要自己体验这种运动感觉，可用右手握持一个重物，慢慢触摸图15-16中提到的每一块肌肉，以及本知识点提到的每一块肌肉，你可能会感觉到它们的收缩。身体肌肉收缩的多米诺骨牌效应真的很奇妙！这让我们意识到，健身和运动训练领域的人所说的单一肌肉训练是不科学的。

15.12 耦合运动

- 较复杂的运动常由多个关节动作组成，有时存在两个关节动作必须同时发生的情况。例如，除非第二个关节动作同时发生，否则第一个关节动作就不会发生。

- 必须由两个独立的关节同时协调完成的动作称为耦合运动，因为它们是成对出现的（知识点15-12）。

- 我们不会直接意识到耦合的第二个动作，当我们命令第一个关节动作发生时，我们的神经系统就会下意识地自动发出指令。

- 耦合运动与肌肉在一个关节的多种动作不同，与多关节肌肉的多关节动作也不同。

- 耦合运动是由独立的主动肌引起的独立的动作。

- 人体中耦合运动的最佳例子是上臂和上肢带骨的耦合运动。两个动作同时进行，因为要发生肱骨的充分偏移，就需要上肢带骨参与运动。肱骨和上肢带骨之间的耦合运动称为肩肱节律，因为上臂和肩胛骨之间的运动存在一定规律（关于肩肱节律更详细的内容见10.6）。大腿

和下肢带骨之间也存在耦合运动。正如上肢带骨必须移动以使肱骨更充分地运动一样，下肢带骨也必须移动以使股骨更充分地运动。这种耦合运动常称为股骨–骨盆节律。股骨–骨盆节律详见9.11。

- 研究最广泛的耦合运动经典范例是上臂外展耦合上肢带骨的动作。

- 图15-18A所示为上臂相对于躯干外展180°。通常，我们认为上臂于盂肱关节处相对于肩胛骨外展。然而，在图15-18A中我们所看到的上臂外展180°中，肱骨在盂肱关节处相对于肩胛骨的外展仅有120°，余下的60°是肩胛骨在肩胛肋骨关节处相对于胸廓的上旋（知识点15-12）。除非肩胛骨动作与肱骨外展动作耦合，否则肱骨头会撞到肩胛骨的肩峰，既限制了肱骨的整体活动范围，又会导致肩袖肌腱和肩峰下滑囊的撞击。图15-18B展示了在这种情况下起作用的主动肌：三角肌是上臂在盂肱关节处外展的主动肌，斜方肌上部肌束和斜方肌下部肌束是肩胛骨在肩胛肋骨关节处上旋的主动肌。在这

知识点 15-12　运动模式

　　耦合运动的概念引出了肌肉系统是如何工作的详细介绍。当大脑指挥肌肉活动时，它并不会指挥特定的关节动作的发生，甚至也不会指挥特定的肌肉收缩。相反，大脑通过运动模式来实现身体的预期姿势。例如，如果我们想拿一本放在高架子上的书，大脑并不会思考该如何在盂肱关节外展上臂或任何其他关节动作。相反，它的唯一目标是什么样的协调运动模式才能确保手能够到达高处，以及哪些必要的肌肉收缩来使运动协调。因此，盂肱关节处上臂外展肌将与上旋肩胛骨和锁骨的肌肉一起收缩，以进一步提升手到达高处的能力。此外，肘、腕和指关节的肌肉也要配合收缩。除

了主动活动侧上肢，对侧上肢、下肢和躯干的肌肉也需要募集以使手抬得更高。命令每一肌肉的收缩都不是有意识地想到的，它们都是把手举得更高这一目标的运动模式的一部分，是自然而然发生的。此外，如果某一身体局部因某种原因（可能为损伤）不能配合整体运动，另一身体局部将自动被大脑募集来弥补这一损失。例如，如果手臂不能外展，上提肩胛骨和锁骨的肌肉将被引导进行收缩，以把手抬得更高。简而言之，肌肉系统神经调控的本质是，大脑并不直接指挥肌肉，而是在整体运动模式下调控全身多肌肉运动单位，来实现所期望的运动模式。

15

种情形下，我们不会刻意去收缩斜方肌，但在神经系统调控下，它会自动耦合三角肌在盂肱关节处的外展动作。注：图中仅显示上臂外展和肩胛骨上旋的主动肌，此协调模式下需要收缩的各种不同的固定肌和中和肌，以及其他可能的主动肌均未显示。

- 注意，与肱骨外展耦合的肩胛骨上旋包括锁骨上抬与上旋的耦合运动。总之，上臂外展，必然在盂肱关节、肩胛肋骨关节、胸锁关节及肩锁关节处发生肱骨、肩胛骨和锁骨的耦合运动。有关上臂与上肢带骨的耦合运动见10.6。

重点

- 必须同时发生的两个独立关节动作称为耦合运动。
- 耦合运动是由独立的主动肌引起的独立的关节运动。

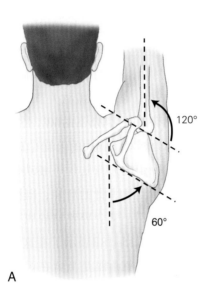

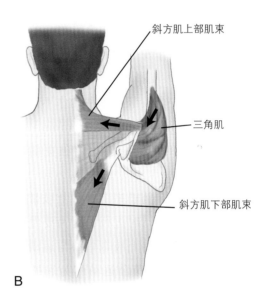

图15-18   耦合运动。A.上臂相对于躯干外展180°，实际上由两个独立的关节动作组成：①肱骨在盂肱关节处的活动；②肩胛骨在肩胛肋骨关节处的活动。B.两块独立的主动肌独立收缩产生两个耦合运动：①三角肌为上臂在盂肱关节处外展的主动肌；②斜方肌上部肌束和斜方肌下部肌束为肩胛骨在肩胛肋骨关节处上旋的主动肌

复习题

1.肌肉在关节动作中的六个主要角色是什么？

_____

_____

_____

_____

2.主动肌的定义是什么？

_____

_____

3.当关节动作发生时，主动肌的长度如何变化？

_____

4.当关节动作发生时，主动肌一直保持收缩吗？

_____

5.拮抗肌的定义是什么？

_____

_____

6.当关节动作发生时，拮抗肌的长度如何变化？

_____

7.当关节动作发生时，拮抗肌一直保持收缩吗？

_____

8.主动力或拮抗力的最常见外力是什么？

_____

9.写出共同收缩的定义。

_____

_____

_____

_____

10.固定肌的定义是什么？

_____

_____

11.中和肌的定义是什么？

_____

_____

12.固定肌和中和肌的异同点是什么？

_____

_____

_____

13.核心稳定的重要性是什么？它对我们的健康有什么影响？

_____

_____

_____

_____

14.姿势稳定肌和活动肌有什么区别？

_____

_____

_____

15.支持肌的定义是什么？

_____

_____

_____

16.协同肌的两种定义各是什么？

_____

_____

_____

_____

17.写出协调肌的定义，并描述其在肌肉角色中的作用。

_____

_____

_____

18.解释为何等长收缩更容易使静脉回心血液减少并导致组织缺血。

_____

_____

_____

19.常规固定肌（一阶固定肌）和二阶固定肌的区别是什么？

_____

_____

_____

20.举例说明人体中的耦合运动。

_____

_____

_____

21.陈述一个具体的关节运动（以及完成这个运动时身体所处的姿势），并列出该运动的主动肌、拮抗肌、固定肌、中和肌和支持肌；进一步说明这种情况下是主动肌群还是拮抗肌群在起作用。

_____

_____

_____

15

参考文献

［1］McGinnis PM: Biomechanics of sport and exercise, ed 2, Champaign, IL, 2005, Human Kinetics.

［2］Levangie PK, Norkin CC: Joint structure and function: A comprehensive analysis, ed 5, Philadelphia, 2011, FA Davis.

［3］Neumann DA: Kinesiology of the musculoskeletal system: Foundations for physical rehabilitation, ed 3, St Louis, 2017, Elsevier.

［4］Enoka RM: Neuromechanics of human movement, ed 3, Champaign, IL, 2002, Human Kinetics.

［5］Watkins J: Fundamental biomechanics of sport and exercise, Abingdon, 2014, Routledge.

［6］Smith LK, Weiss EL, Lehmkuhl LO: Brunstrom's clinical kinesiology, ed 5, Philadelphia, 1996, FA Davis.

［7］Hall SJ: Basic biomechanics, ed 6, New York, 2012, McGraw Hill.

［8］Muscolino JE: The muscular system manual: The skeletal muscles of the human body, ed 4, St Louis, 2017, Elsevier.

［9］Page P, Frank CC, Lardner R: Assessment and treatment of muscle imbalance: The Janda approach, Champaign, IL, 2010, Human Kinetics.

［10］Hamilton N, Weimar W, Luttgens K: Kinesiology: Scientific basis of human motion, ed 12, New York, 2012, McGraw Hill.

［11］Oatis CA: Kinesiology: The mechanics and pathomechanics of human movement, Philadelphia, 2004, Lippincott Williams & Wilkins.

15

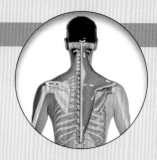

第16章

关节运动类型与肌肉骨骼评估

章节纲要

16.1　主动运动和被动运动

16.2　抗阻运动/徒手抗阻运动

16.3　肌肉骨骼系统评估：肌肉或关节

16.4　肌肉触诊

16.5　处理主动肌还是处理拮抗肌

16.6　处理体征还是处理症状

16.7　临床研究解读

章节目标

学习完本章，学生能够：

1. 掌握本章关键术语的定义。

2. 完成以下与主动运动和被动运动相关的内容：
   - 掌握主动运动和被动运动的定义并能举例讨论。
   - 掌握关节内运动和关节调整的定义。
   - 掌握冲击运动的定义，并解释为什么人体内可产生冲击运动。
   - 掌握终末感觉的定义。

3. 掌握抗阻运动的定义，并能举例讨论人体中的抗阻运动。

4. 掌握将主动运动、被动运动、徒手抗阻运动作为工具来评估肌肉骨骼软组织疾病的方法。

5. 掌握肌肉触诊五项原则，理解每个原则的重要性，并将其应用于肌肉触诊。

6. 理解关节运动中对过紧的拮抗肌的评估和治疗的重要性。

7. 完成以下与体征和症状相关的内容：
   - 掌握体征与症状的定义。
   - 了解体征和症状在评估及治疗患者过程中的重要性。
   - 能将体征和症状与一杯溢出的水做类比。

8. 列出并详细描述一篇研究性文章的六大组成部分。

概述

前几章探讨了肌肉收缩的各种形式，以及当关节动作发生时肌肉所扮演的各种角色。接下来，我们开始探讨关节可能发生的不同类型的运动（如主动运动或被动运动）。我们将借由对这些运动类型和抗阻等长收缩的理解，来学习如何评估肌肉骨骼软组织损伤。学习完评估技术之后，学习肌肉触诊方法。文中还会涉及手法治疗师与运动治疗师最关注的关于治疗干预的问题的讨论。最后，本章对研究的重要性及研究性论文的结构进行了剖析。

关键词

abstract　摘要

active range of motion　主动活动范围

antagonist soft tissue　拮抗软组织

assessment　评估

ballistic motion　冲击运动

blind　盲法

bone-to-bone end-feel　骨性终末感觉

control group　对照组

criterion（pl.criteria）　标准

diagnosis　诊断

discussion section　讨论部分

double blind　双盲

empty end-feel　空感

end-feel　终末感觉

evidence-based　循证，以证据为基础

exclusion criteria　排除标准

false-negative result　假阴性结果

false-positive result　假阳性结果

firm end-feel　稳固的终末感觉

grade Ⅳ joint mobilization　Ⅳ级关节松动术

grade Ⅴ joint mobilization　Ⅴ级关节松动术

hypothesis　假说

inclusion criteria　纳入标准

introduction section　简介部分

joint mouse　关节鼠

joint play　关节内运动

manual resistance　徒手抗阻运动

mean　均值

median　中位数

metastudy　荟萃分析

methods section　方法部分

muscle-bound　肌肉僵硬

muscle spasm end-feel　肌痉挛终末感觉

myo-fascio-skeletal system　肌筋膜骨骼系统

neuro-myo-fascio-skeletal system　神经肌肉
　筋膜骨骼系统

orthopedic test procedure　骨科检查程序

parameter　参数

passive range of motion　被动活动范围

placebo　安慰剂

population　总体

random sample　随机样本

references section　参考文献部分

resisted motion　抗阻运动

results section　结果部分

sign　体征

soft end-feel　柔软的终末感觉

soft tissue approximation end-feel　软组织抵抗
　终末感觉

soft tissue stretch end-feel　软组织拉伸终末感
　觉

sprain　扭伤

springy-block end-feel　弹性阻挡的终末感觉

standard deviation　标准差

strain　拉伤

symptom　症状

target muscle　靶肌肉

tendinitis　肌腱炎

test procedure　测试程序

treatment group　治疗组

16.1　主动运动和被动运动

- 一个关节可发生两种类型的关节运动（图16-1）[1]。

  1. **主动运动**是指由该关节主动肌产生的关节运动。

  2. **被动运动**是指由该关节主动肌以外的力产生的关节运动。

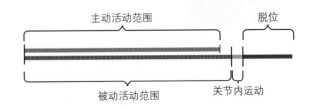

图16-1　典型的健康关节的活动范围关系示意

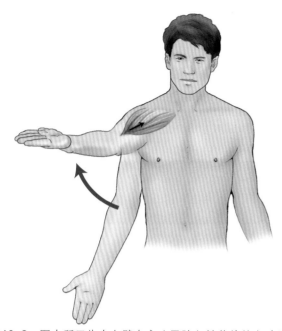

图16-2　图中所示为右上臂在肩（盂肱）关节处的主动屈曲运动。把该运动定义为主动运动是因为该关节的主动肌（如右上臂在盂肱关节处的屈肌）产生了运动

- 患者进行主动运动时治疗师不参与。
- 由于主动运动是由患者效应关节的主动肌所产生的，所以其必然是由患者完成的。图16-2展示了关节的主动运动。
- 被动运动范围通常会略超过主动关节运动[2]。

- 被动运动之余还有少量的非轴向滑动，称为关节内运动。关节内运动是一种被动运动，原因是它并不能由关节的主动肌产生（知识点16-1）[2]。
- 治疗师可以参与患者关节的被动运动。
  - 因为移动关节的主动肌群并不产生被动运动，那么就必须由其他力来完成，而这个使关节产生被动运动的力可以由治疗师来提供。
  - 我们必须意识到患者关节的被动运动并不是必须由治疗师或训练师来辅助产生的，患者也可以自己完成被动运动。例如，患者可以通过身体局部肌群的主动运动在身体的另一关节处产生被动运动。此时被移动关节的主动肌是放松且被动的，因此该关节运动为被动运动。图16-3展示了两种被动运动：一种是由治疗师来完成的患者关节的被动运动，另一种是由患者独自完成的被动运动。
- 主动运动和被动运动的知识可能有助于评估和治疗患者。更多使用主动运动和被动运动来评估患者的内容见16.3。
- 超出关节内运动的范围就会出现脱位。

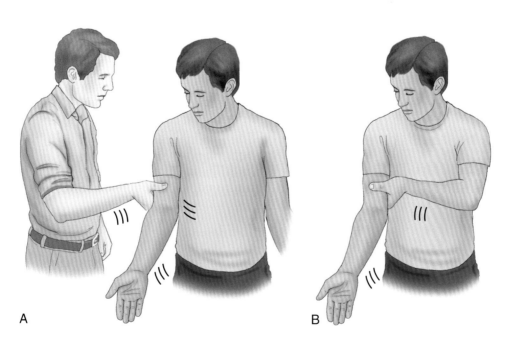

图16-3　两种被动关节运动。A.治疗师在盂肱关节处前屈患者的上臂。B.患者用左上肢在盂肱关节处前屈右上臂。这两个例子展示的均为被动运动，因为右上臂在盂肱关节处屈曲的主动肌是放松的状态，运动由其他力产生

冲击运动

- 由患者主动开始但之后由动量来完成的关节运动，称为冲击运动[3]。

- 冲击运动非常高效，多数的人体运动都是冲击运动。冲击运动可让肌肉主动收缩诱发关节运动，但由动量完成运动时肌肉放松。行走过程

中上、下肢的自然摆动就是很好的冲击运动。如果这些运动不以冲击运动的方式进行，那么在整个运动过程中，上、下肢肌肉都需要主动收缩（正步走就是以此方式进行的）。网球挥拍或高尔夫球挥杆动作也是典型的冲击运动。运动开始时需要关节肌肉强烈的主动收缩，然

知识点 16-1　关节内运动

关节除了主动运动和被动运动，还有一种运动，称为关节内运动。关节内运动是指关节被动活动范围终末允许的少量运动。在关节内运动的范围内，可以进行两种手法操作。一种是低速的关节牵伸，称为Ⅳ级关节松动术（见左图）[11]；另一种是高速的手法操作，称为Ⅴ级关节松动术或关节整复[11]，通常由整脊师或骨科医生进行操作。Ⅳ级和Ⅴ级关节松动术通常用于增加关节处的非轴向运动，也可用于增加关节处的轴向运动。但根据执业范围，手法治疗师可以使用Ⅳ级关节松动术，而Ⅴ级关节松动术通常只有医生才能操作（见右图）。

整脊或正骨治疗时，经常会发出爆裂声。在调整过程中，关节骨骼并非通常认为的那样"撞裂"在一起。治疗时，骨与骨之间的间隙增大，关节囊内空间增加，造成了关节内压的降低。这导致溶解在滑液中的气体析出并变

成气态。关节液中气体状态的这种变化会引起正骨相关的特征性爆裂声。以开香槟发出的声音为例，当香槟软木塞第一次拔开时，会发出"砰"的声音；如果立即塞回软木塞再拔开，则不会发出"砰"的声音。如果我们将软木塞塞回瓶子，静置20 min再打开，香槟又会发出"砰"的一声，这是因为气体有了足够的时间重新溶回液体里。同理，如果快速地做两次关节整复，则第二次就不会发出爆裂声，此时关节内的气体就像香槟瓶中的气体一样，没有足够的时间溶到液体里。注意，进行关节整复的目的并不是发出爆裂声，而是通过牵拉关节囊或韧带增加关节活动度。发出的爆裂声往往只是完成整复目标的一个小提示而已。

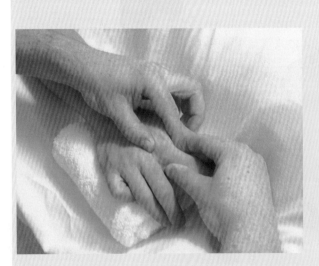

（引自Dixon M: Joint play the right way for the peripheral skeleton: the training manual, ed 2, Port Moody, British Columbia, 2003, Arthrokinetic Publishing.）

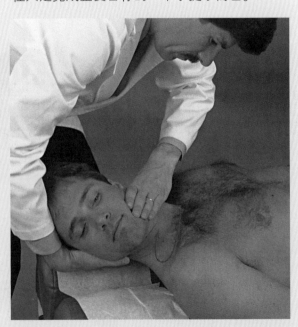

（引自Bergmann TF, Peterson DH: Chiropractic technique: principles and procedures, ed 3, St Louis, 2010, Mosby.）

16

后再由自然被动的动量完成摆动，肌肉放松。

终末感觉

- 评估关节运动时，关节被动运动终末的感觉和运动质量评估非常重要，此即终末感觉[4]。终末感觉可提示治疗师或训练师关节是正常的、健康的还是患有疾病的。

- 终末感觉主要有六种，分别为软组织拉伸、软组织抵抗、骨性阻挡、肌肉痉挛、弹性阻挡和空感。

  - 当关节软组织的伸展性限制其进一步运动时发生的感觉称为软组织拉伸终末感觉。由于肌肉组织具有很好的弹性，故当限制关节运动的软组织为肌肉时的终末感觉常称为柔软的终末感觉。如果限制关节运动的软组织为韧带，由于韧带组织的弹性较肌肉组织弱而塑性较肌肉组织强，故常称为稳固的终末感觉。尽管较为坚实，但韧带稳固的终末感觉还是具有轻微的弹性的。上臂在肩关节处的外旋（受限于内旋肌）为柔软的终末感觉。伸膝（受限于交叉韧带）为稳固的终末感觉示例。软组织拉伸终末感觉通常表示这是一个健康的关节。

  - 关节处移动的两身体部位之间的浅表软组织受压而限制其运动时，发生的终末感觉称为软组织抵抗终末感觉。典型的例子有肘关节屈曲的终末感觉。软组织抵抗感并不意味着关节出现病理性改变。如果这种终末感觉出现在一个并不经常有软组织抵抗感的关节，

可能是患者摄入过多脂肪而导致的脂肪堆积。当然，也可能是患者通过力量锻炼增加了肌肉量，这种情况下产生的终末感觉称为肌肉僵硬。

- 关节运动终末组成关节的两骨触碰而发生的终末感觉称为骨性终末感觉。典型例子有桡尺关节的伸展。如果在一个不该有骨性终末感觉的关节出现了这种感觉，则提示该关节可能出现了病理性退行性（骨性关节炎）改变。

- 关节运动结束是由肌肉痉挛所致而发生的终末感觉称为肌肉痉挛终末感觉，通常这种终末感觉是非常意外且突然的。肌肉痉挛终末感觉总是病理性的。

- 关节运动终末段受限，但由于组成关节的两骨之间存在组织游离体导致关节回弹而发生的感觉称为弹性阻挡的终末感觉。例如，膝关节处股骨和胫骨之间的半月板撕裂；有一小块骨从关节的某一骨上剥脱下来（这块骨碎片通常称为关节鼠）。弹性阻挡的终末感觉通常也提示关节出现了病理性改变。

- 空感得名于因为关节运动并无机械性障碍，但由于患者因为疼痛或担心如果继续运动会发生疼痛而停止运动。存在实际疼痛的空感通常提示关节有病理性改变。如果是因为患者害怕疼痛而提前停止运动，很有可能也存在病理状况。空感也常常出现在曾经患有病理性疼痛的患者身上，他们由于担心病情仍然存在或会复发而模式化中止运动。

16.2 抗阻运动/徒手抗阻运动

- 当阻力阻止了关节肌肉收缩，使其无法在该关节处产生运动时，就会发生抗阻运动。

- 抗阻运动导致关节肌肉处于等长收缩状态，而没有实际的关节运动发生。

- 这种阻止运动发生的阻力可以由治疗师或训练师、物体，甚至患者自己提供。图16-4展示了抗阻运动的例子。

- 抗阻运动通常称为徒手抗阻运动[5]。

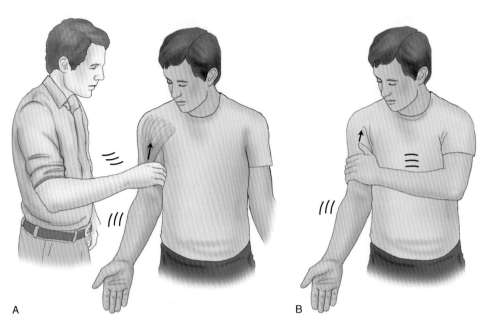

图16-4 两个抗阻运动的例子。在这两个例子中，右上臂在盂肱关节处的屈曲运动均被另一作用力所阻止。A.抗阻和中止运动的力来自治疗师；B.患者用左上肢提供运动阻力

16.3　肌肉骨骼系统评估：肌肉或关节

- 大多数肌肉骨骼疾病与关节的肌肉组织（及其相关肌腱）或关节的韧带、关节囊复合体损伤有关（知识点16-2）

知识点 16-2

　　肌肉受伤撕裂为拉伤[4]；如果损伤的肌腱发生炎症，为肌腱炎[4]（译者注：原文括号内英文为tendinosis，直译为肌腱炎，但该词应译为肌腱变性，与tendinitis有一定的差异）；如果韧带或关节囊受伤撕裂，则为扭伤[4]。肌肉骨骼损伤通常也分为肌源性损伤（如肌肉拉伤、肌腱炎）和关节源性损伤（如韧带或关节囊源性损伤）。

知识点 16-3

　　诊断和评估之间有条明确的界限。诊断是指由合格的专业医疗人员对一组症状和/或体征赋予名称或标签；而评估是指一种收集患者资料以便对治疗做出明智决定的系统方法[4]。本部分提供的信息是为了帮助手法及运动治疗师、训练师和其他健身者评估其客户的肌肉骨骼状况，而非做出诊断。Whitney Lowe所著，David Scott出版的*Orthopedic Assessment in Massage Therapy*（2006年）是一本为按摩和健身领域从业者撰写的关于肌肉骨骼疾病评估的优秀教科书。

- 主动运动、被动运动和抗阻运动（徒手抗阻运动）知识对评估肌肉骨骼疾病极具价值（知识点16-3）。
- 评估需要拥有批判性思维，而批判性思维要求对肌肉骨骼系统的各部分是如何发挥功能的有基本的理解。
- 评估测试程序的基础是对结构施压[4]。如果该

结构是健康的，施压不能使其产生症状（如疼痛），则测试结果为阴性。但如果结构在某种程度上受伤了，很可能会出现症状（如疼痛），则测试结果为阳性。受伤的肌肉收缩（或拉伸）时通常会引起疼痛，受伤的韧带或关节囊以某种方式拉伸或挤压时也会引起疼痛。

- 主动运动、被动运动和徒手抗阻运动是很有用

的肌肉骨骼软组织疾病评估测试程序。

- 评估肌肉骨骼软组织损伤时，将人体软组织分为主动肌和韧带/关节囊复合体两大类。我们可以通过主动运动、被动运动和抗阻运动来观察施加在这些软组织上的应力。

- 对肌肉骨骼疼痛患者进行评估测试，通常可以确定疼痛的根源。

- 注意，还有另外两种不可忽视的重要的肌肉骨骼评估，分别为拮抗肌评估和骨/软骨关节面评估（知识点16-4）。

主动运动

- 进行主动运动时，主动肌和韧带/关节囊复合体都会产生应力。

- 主动肌产生应力，是因为需要通过向心收缩来产生关节运动。如果主动肌和/或其肌腱在某种程度上受伤，很有可能出现疼痛。

- 韧带/关节囊复合体产生应力，是因为关节的移动使关节囊和韧带的各个部位受到拉伸或挤压。如果这些结构受损，也可能会导致疼痛。

- 在几乎所有的主动肌或韧带/关节囊组织类型的肌肉骨骼损伤中，主动运动必定会引发疼痛。因此，主动运动可作为一种确定是否存在软组织损伤或功能障碍的非常有用的初筛检查[4]。

被动运动

- 进行被动运动时，只有韧带或关节囊复合体产生应力。
  - 韧带或关节囊复合体产生应力，是因为关节的移动使关节囊和韧带的各个部位受到了拉伸或挤压。如果这些结构受损，有可能会导致疼痛。

- 主动肌没有产生应力是因为它们是被动的（由另一力产生关节动作，主动肌放松）。

徒手抗阻运动

- 当进行徒手抗阻运动时，只有主动肌产生应力。
  - 主动肌会产生应力是因为肌群在试图产生关节运动时进行等长收缩。由于阻力阻止了肌肉缩短和实际移动关节，因此运动实际上并未发生，但此时主动肌依然以等长收缩的方式起作用。因此，如果肌腱以某种方式受损了，疼痛仍有可能发生。

- 韧带和关节囊不会承受任何压力，因为关节并没有产生运动。此时，没有任何外力施加在韧带和关节囊上，它们既没有被拉伸也没有受到挤压。

- 注意，每个测试程序都具有一定程度的灵敏度和准确性。有时会出现假阴性结果，即患者实际患有肌肉骨骼疾病，但在完成测试时患者结果为阴性。例如，患者并未报告疼痛或者不表现任何对该测试程序具有指示性的体征或症状[6]。此时的阴性结果是不正确的（换言之，是错误的）。假阳性结果是指患者虽然事实上不存在肌肉骨骼疾病，但在测试过程中患者报告疼痛或表现为被该测试激发出了体征或症状。此时的阳性结果是不正确的（换言之，是错误的）[6]。这些与肌肉骨骼系统有关的物理治疗检查通常称为骨科检查。切记，诸如此类的测试并非百分之百准确。

评估顺序

- 以下是评估患者肌肉骨骼软组织疼痛时应遵循的步骤[4]：

  1. 首先进行主动运动。如果患者在主动运动中出现疼痛，考虑主动肌和/或韧带或关节囊复合体损伤。

  2. 其次进行被动运动。如果患者在被动运动中出现疼痛，考虑韧带或关节囊复合体损伤。

  3. 再次进行抗阻运动。如果患者在抗阻运动中出现疼痛，考虑为主动肌损伤。

- 重要的是要记住，患者可能有不止一种类型的组织损伤（如主动肌和韧带/关节囊复合体损伤）。发现一种类型的组织损伤后应继续评估其他组织。

- 事实上，基于代偿理论，当身体的某一组织存在功能障碍后，其他组织会试图弥补功能上的不足。因此，通常身体存在某种状况时，迟早

16

知识点 16-4　骨科检查评估拮抗肌和关节表面组织

主动活动、被动活动和徒手抗阻测试通常从其对主动肌和被动韧带组织的影响的角度来观察。但是，也可以使用这些评估测试内容来评估其他两种组织/结构——关节处的拮抗肌及关节表面组织（关节软骨和软骨下骨）。

拮抗肌

拮抗肌如果受损或痉挛，主动运动和被动运动可能会引起疼痛。

- 如果拮抗肌受损或过紧，主动运动和被动运动均有可能引发疼痛，因为关节的任何运动都需要拮抗肌拉长或牵伸，而受损或过紧的拮抗肌将会对抗拉伸，最有可能导致疼痛。

- 徒手抗阻测试并不会引发拮抗肌的疼痛，此时主动肌进行等长收缩，试图缩短肌肉长度。（事实上，主动肌和拮抗肌并不适用该情况，因为此时并没有产生关节运动，而主动肌和拮抗肌是通过其对于关节运动的作用来命名的。）由于此时并无关节运动产生，关节另一处的肌肉（如拮抗肌）并未被拉长或牵伸，因此没有受到压力。

了解这一点之后，我们意识到被动运动疼痛的确提示肌肉损伤，但仅是关节另一侧的拮抗肌损伤。如果患者经常将疼痛定位于关节的另一侧，治疗师应意识到产生疼痛的为拮抗肌。为证实这一点，可对这些肌肉进行徒手抗阻测试。如果的确为这些肌肉受损，那么通过抗阻进行等长收缩应该会诱发疼痛。

关节表面组织

- 主动关节运动、被动运动和徒手抗阻测试均适用于评估关节表面组织的健康程度。因为向一侧运动，无论是主动的还是被动的，都会对运动发生另一侧的关节表面造成压迫，关节软骨和/或软骨下骨损伤的患者在这些运动中可能会感到疼痛。与韧带、关节囊组织和拮抗肌所感受到的拉伸张力不同，这种疼痛发生在运动发生的一侧，而不是被拉伸的一侧。疼痛也可能是由关节囊和/或韧带内固有筋膜组织粘连导致的关节活动受限所致。关节适当的运动学运动模式受阻会降低关节面的适当滑动，从而导致关节面承受过度的压力。

- 与主动运动和被动运动不同，徒手抗阻测试时因为没有运动发生，运动致压力施加于关节处骨面一侧，是以关节表面病理所致的疼痛通常不会发生。然而，如果突然进行徒手抗阻测试，由于主动肌收缩力的稳定状态指向关节，肌肉过强的等长收缩会导致关节表面受压。进行差异评估测试时应考虑到这一点。

也会出现其他状况（知识点16-5）。

- 图16-5展示了肌肉骨骼检查评估步骤的流程。

知识点 16-5

我们常将患者的状况进行归类，将其分为肌肉组织的拉伤和韧带、关节囊组织的扭伤。事实上，有过某种创伤性意外的患者很少会出现纯粹的拉伤或扭伤，因为任何对其中某一组织造成损害的创伤性损伤往往也会对其他组织造成损害。当然，各组织受损程度不一。尽管拉伤和扭伤可能同时存在，但两者的相对比例可能有所不同。可以通过相同的主动活动、被动活动和徒手抗阻测试程序来确定不同损伤的比例，但这通常需要有丰富的经验和见识来做出精准的区分。因为不仅要注意到患者是否出现疼痛，而且要注意到测试过程中患者疼痛是从什么时候开始的，以及疼痛的程度。尽管手法和运动治疗师、训练师和其他健身工作人员可以通过关节活动检查和其他检查来确定韧带或关节囊问题，但肌肉问题通常是首要问题。因此，应特别注意损伤的肌肉。

16

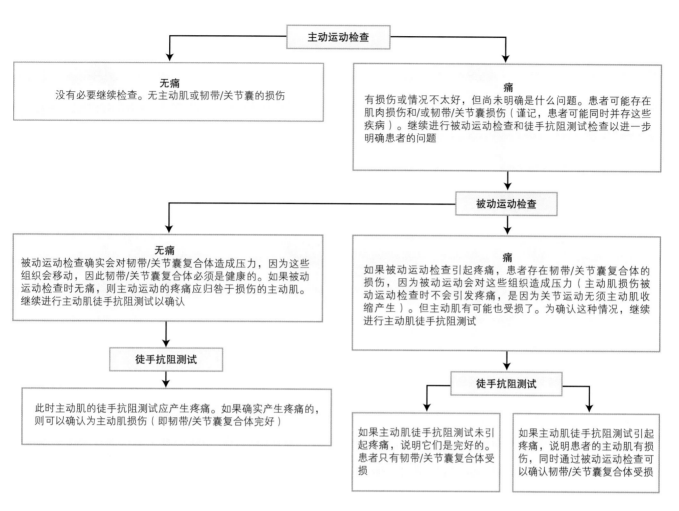

图16-5 流程图展示了评估肌肉骨骼软组织损伤的主动运动、被动运动和徒手抗阻测试等骨科检查应遵循的顺序

16.4 肌肉触诊

- 对于肌肉骨骼系统评估，可能没有比肌肉静息态肌张力触诊更重要的技术了。因此，对于手法治疗师而言，拥有良好的肌肉骨骼触诊技术非常重要。

- 大多数教科书都会具体展示每一块人体骨骼肌的触诊方法。虽然触诊指示会对学习有所帮助，但是学生并不需要死记硬背这些指示。只要知道这些肌肉的附着点和动作，就能完成触诊。要更好地完成触诊，最好的方法就是花更多的时间去触诊。除此之外，如果学生有额外的时间，这些时间应该花在加强了解肌肉附着点和动作上，而不是花在死记硬背那些触诊指示上。

- 是以学生根本不需要背诵肌肉动作，只要记住

肌肉附着点就可以了。以肌肉触诊五项原则来触诊13.3中的肌肉，知道肌肉附着点，也就知道了肌肉之于关节的作用力线。认识到这一点，就能理解肌肉所产生的关节运动。这样，记忆更少、理解更多，可以减轻学生的压力，使其有更好的批判性思维和临床应用。

肌肉触诊五项原则

- 以下是靶肌肉（即想要触诊的肌肉）触诊的五项基本原则（图16-6）。

1. 了解靶肌肉的附着部位，确认触诊时手指应该放置的位置。

2. 了解靶肌肉动作，以便要求患者收缩肌肉。收

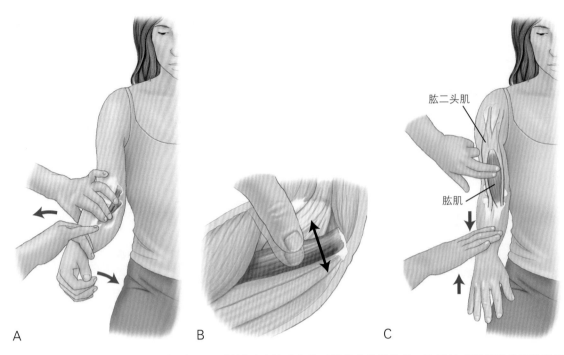

图16-6 肌肉触诊五项原则。A.触诊旋前圆肌：被触诊者前臂在桡尺关节处抗阻旋前。B.触诊者手指垂直于旋前圆肌肌纤维方向横捻肌肉的特写。C.通过神经反射、交互抑制放松肱二头肌，进而触诊肱肌。患者屈曲前臂（治疗师略微施加阻力）可以使肱肌显现出来，使触诊更容易一些

缩的肌肉会更硬实，更易被感知并易与邻近的软组织相辨别（知识点16-6）。实际上，靶肌肉收缩就变成了一片柔软组织中的坚硬组织。因此，当要求患者收缩靶肌肉时，鉴于大多数靶肌肉都能做许多关节动作，找到其最适合触诊的关节动作就尤为重要。最适合的关节动作通常是与该区域邻近肌肉的关节动作最为不同的动作。这样，我们要尽可能使靶肌肉单独收缩，从而使得邻近的其他肌肉保持放松和柔软。

3.增加阻力。当靶肌肉较深并且较难以与邻近肌肉相区分时，靶肌肉抗阻运动可以辅助辨别。增加阻力会使患者的靶肌肉产生有力的等长收缩，使其更易被感知并易与邻近肌肉相辨别。

增加阻力时，重要的是不要将施加阻力的手放在靶肌肉收缩活动关节以外的其他关节。否则，其他肌肉也可能会收缩，从而影响辨别靶肌肉的能力。例如，阻止患者在桡尺关节处的前臂旋前，就不可触及其远端腕关节（图16-6A）。

4.横捻肌肉。一旦肌肉收缩、绷紧，横捻能非常方便地感觉到它。无论肌纤维走行如何，肌肉触诊（如捻）应垂直于该方向（图16-6B）。

5.交互抑制。靶肌肉收缩是为了使其能从邻近肌肉中突显出来。因此，我们要求患者做一个由靶肌肉完成但又与邻近肌肉不相干的动作。然而，有些靶肌肉动作与邻近肌肉动作相同。在这种情况下，如果我们要求患者执行靶肌肉动作，则邻近肌肉也会收缩，靶肌肉就很难被辨别和感知了。尤其是当靶肌肉位于邻近肌肉的深层时，后者的收缩会完全阻碍对前者的触诊。在这种情况下，基于神经学的交互抑制原理就极具价值（交互抑制相关内容见19.3）。交互抑制可以要求患者做一个动作来拮抗我们想要放松的邻近肌肉的另一个动作。这样做会使邻近肌肉放松[1]，以便我们可以更好地触

　　想要放松会影响我们触诊靶肌肉的邻近或浅表的肌肉时，交互抑制非常有用。虽然交互抑制可以放松这些肌肉，但若患者过度用力收缩靶肌肉，神经系统将影响交互抑制的神经反射，使我们希望放松的肌肉收缩。在这种情况下，由于神经系统认为同时收缩所有肌肉（包括那些试图通过交互抑制来放松的肌肉）增强患者肌力来完成指定的关节运动更为重要，交互抑制就被抑制了。因此，无论何时使用交互抑制原则，都不应要求患者过分用力收缩靶肌肉。换言之，靶肌肉收缩仅可施加轻微阻力。

诊靶肌肉。例如，经肱二头肌触诊肱肌时，应让患者保持前臂旋前位。因为肱二头肌为旋后肌，受到交互抑制（放松），可使肱肌更易触诊（图16-6C，知识点16-7）。

- 以下是其他触诊原则，可能会更实用：

  1. 在最便于触诊的体位触诊。靶肌肉一旦被触及，即使它位于深层，继续触诊往往也会较容易。因此，必须先在最容易定位的位置找

寻并触及靶肌肉，然后沿着靶肌肉找到它的附着处。

2. 由于指腹最为敏感，最好以指腹触诊。

3. 施加适当的压力。触诊压力宁少勿多。压力过大会令患者感到不适，也会降低触诊的敏感度[7]。但也有许多治疗师给的压力过轻，反而无法感受更深层次的结构。理想的触诊压力应当是轻柔且稳定的，并会根据靶肌肉的深度进行调整。

4. 当要求患者主动收缩肌肉以便触诊时（无论是否对抗收缩），都应避免让患者长时间保持等长收缩，因为这样会使患者感到疲劳或导致损伤。

5. 让患者交替收缩和放松靶肌肉通常会很有帮助。这样，可以更好地感受到肌肉收缩和放松时组织结构的变化。

6. 如果患者怕痒，让患者把手放在触诊的手上。这样可以减轻或消除痒的感觉。怕痒是一种感觉自己的空间受侵犯的过于敏感的感觉（自己挠自己不会觉得痒）。让患者的手放在你的手上，这种侵入感就会消除或减弱。

16.5 处理主动肌还是处理拮抗肌

- 当谈到肌肉骨骼治疗时，肌肉的治疗通常是大多数手法治疗师和运动治疗师、训练师和其他健身工作人员的工作重点。但有个问题，我们要治疗哪些肌肉？

- 我们已经知道肌肉有多种角色，可以是主动肌、拮抗肌、固定肌（稳定肌）、中和肌和支持肌[8]。

- 当患者来到诊室，主诉头部向右旋转（在脊椎关节处头颈向右旋转）时有紧绷感或疼痛，有哪些肌肉需要评估治疗呢？

  - 当问到肌动学初学者这个问题时，80%～90%的答案是左侧斜方肌上部肌束、左侧胸锁乳突肌、右侧头夹肌或颈夹肌等。换言之，大多数学生立即将注意力放在头部右旋主动肌上了。鉴于主动肌动作是我们肌肉教学的基

础，这种反应在意料之中。然而，深入思考一下，为什么我们要评估治疗动作的主动肌呢？是主动肌损伤了，无法在不痛的情况下完成运动吗？或许事实就是这样，但当运动受限和/或疼痛时，最有可能的罪魁祸首应是拮抗肌。

- 导致患者活动受限的最常见的问题是过紧的肌肉。哪些肌肉若是过紧就会使得头右旋时产生疼痛？右旋肌群？不，头向右旋时左旋肌群就会拉长并受到牵伸，如果它们过紧会产生疼痛。换言之，如果患者关节运动时有受限或感到疼痛，通常是由于过紧的拮抗肌所导致的。

- 这并不意味着我们不会遇到由主动肌动作或肌肉作为固定肌、中和肌和支持肌导致疼痛问题

的患者。肌群中的任何肌肉都可能与疼痛和功能障碍有关。关节活动受限仅仅意味着更多的时候，关节另一侧过紧的拮抗肌在关节运动中被拉长并受到牵伸会导致疼痛。主动肌强烈抗阻收缩时通常也会产生疼痛。

- 过紧的肌肉并非唯一限制运动的组织。活动关

节另一侧的软组织都必须拉长，关节才能运动。因此，拮抗肌应拓展为拮抗软组织。这一概念包括所有的筋膜组织：韧带、关节囊及其他组织的筋膜（甚至可以延伸为皮肤组织和浅筋膜组织）。由此看来，肌肉骨骼系统应视作肌筋膜骨骼系统（知识点16-8）。

知识点 16-8

尽管肌肉骨骼系统维持健康要涉及许多因素，但其中有三个因素最为重要，分别是软组织柔韧性、肌肉力量和良好的神经控制。正如本章所讨论的，软组织柔韧性对于全范围的关节运动非常重要。肌肉力量对于产生关节运动及在运动过程中稳定关节非常重要。良好的神经控制（运动控制）对于协调肌肉组织的时间和空间顺序以形成健康的姿势和运动模式也非常重要。鉴于囊括了神经系统控制，或许术语肌筋膜骨骼系统应扩展为更广泛的神经肌肉筋膜骨骼系统。只有对以上因素进行评估和治疗，患者的肌肉骨骼健康才能得以改善。

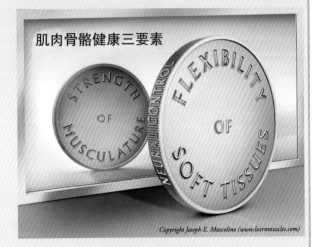

肌肉骨骼健康三要素

Copyright Joseph E. Muscolino (www.learnmuscles.com)

（Giovanni Rimasti提供）

16.6   处理体征还是处理症状

- 在评估患者的肌肉骨骼系统状况时，体征和症状的区分十分重要。

- 体征是客观的，即可以由患者以外的人观察或测量[6]，如体温。患者不需要告诉我们他发热了，我们可以通过触诊来感觉并可以用体温计来测量。再如，患者的肌张力或张力水平，我们不需要患者来告诉我们他的肌肉过紧，肌肉过紧是治疗师可以客观感受到的。

- 症状是主观的，即只有患者可以陈述[6]。例如，患者感到发热。感到发热是一种感觉，是一个只有患者可以陈述的主观感觉。再如，患者因肌肉过紧所致的疼痛，除了患者本人没有人能告诉我们具体的疼痛程度（知识点16-9）。

- 患者主诉的主观症状和治疗师评估的客观体征

知识点 16-9

对疼痛的最佳定义可能来自私立医院的护士Margo McCaffery。她对疼痛的定义是："一个人说感到痛，这就是痛；他说痛仍在，痛就仍在"*。这个定义的亮点在于她清楚地认识到疼痛是一种必须由患者来定义的主观感受，而非由治疗师或者医生来界定的。治疗师和医生界定的是体征，而非症状。症状必须由患者自己陈述。

*Porth CM: Pathophysiology, concepts of altered health states, ed 3, Philadelphia, 1990, JB Lippincott.

都是我们需要考虑的至关重要的因素。如果一个治疗师将所有的治疗都建立在患者对疼痛的

主观陈述上，那么准确评估和有效治疗患者病痛原因的能力就会大大降低。

- 此外，仅仅依靠患者的主观疼痛来判断治疗是否合适和必要，对于患者的健康反而是有害的。主观症状的体验通常远远滞后于客观体征的出现。

- 患者通常不会感受到肌肉的轻度或中度过紧；在患者因肌肉过紧发生疼痛之前，肌肉通常已明显紧绷。但不幸的是，到那时问题已较为严重，患者的身体已出现慢性疼痛模式，也较难治疗改善。

- 为帮助患者能够更好地理解这个理念，经常会用到的一个类比是，在牙痛出现之前蛀牙早已存在了。等到肌肉疼痛出现后再进行软组织手法治疗、其他健身锻炼或开始程序性牵伸或力量训练，就类似于等到出现牙痛后再决定刷牙（知识点16-10）。

- 鼓励患者主动关注自己的健康方是关注患者的最大利益。作为治疗师和训练师，我们的工作是教育患者了解其肌肉骨骼健康状况并治疗其体征，而非仅处理其症状（知识点16-11）。

- 在向只关注自己的疼痛水平或其他症状的患者解释手法治疗和运动治疗、体能训练及其他健身方法的价值时，所用的另一类比是将患者的状况和症状比作一杯水（图16-7）。在这个类比中，杯中水代表了患者健康状况不佳的累积（这是问题客观程度的一种衡量标准）。杯中的水越多，患者就越不健康。但只要水还在杯中，患者就不会因为疾病而出现任何症状。但一旦玻璃杯装不下了，且有一些水溢到了外边，患者就会感觉到疼痛。在这个类比中，桌面上溢出的水量相当于患者所反映的主观疼痛程度。但杯中水和溢出水的总和，则更能准确、客观地反映患者的真实病情。如果我们只

💡 **知识点16-10**

　　在评估患者的体征和症状时，重要的是不能仅依靠疼痛等主观症状。作为有批判性思维的治疗师，我们不能仅考虑患者的疼痛，因为患者潜在的损伤机制或潜在的持续性因素等往往可能隐藏在身体的某处，而且有可能并无症状。因此，彻底评估患者以确定所有潜在机制和持续因素是很重要的。话虽如此，也要记住，客观病理学和主观症状之间往往有着相当大的差距。人体有一定的冗余度，在患者出现疼痛或其他症状前体内可以有许多结构性异常。例如，随附的X线片显示一位中年白领患者的脊柱侧弯相当严重。乍一看，这个患者应该有许多症状，其中主要是疼痛。然而这名患者的腰部、背部或颈部完全没有慢性疼痛（可能是因为她每天早上都会做20 min的牵伸和力量训练）。这可能是一种较为极端的情况，但大多数脊柱侧弯后期患者可能会经历一些疼痛或者至少是不适感，这说明我们并不需要过于关注患者的每一个结构异常。每个病理发现都应该视为个体整体结构和功能健康状况全景中的某一局部，必须与其他部分如体格检查、患者的临床病史和当前的主诉等一起考虑。

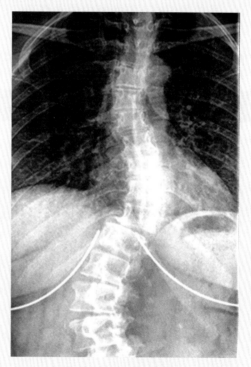

（Joseph E. Muscolino提供）

16

知识点16-11

　　在患者尚未出现疼痛或其他症状前就进行手法治疗和运动治疗，接受其他身体锻炼，或开始牵伸及力量等体能锻炼可以让患者的利益最大化。因此，在为患者制订治疗计划时，我们必须始终把患者的最大利益放在心上。向患者推荐我们明知道是不必要的或者不合适的治疗是非常不道德的。此外，强迫患者接受他们不想要的医疗服务也是不道德的，哪怕我们认为这些治疗是为了患者的最佳利益。我们的职责是教育和鼓励患者了解其肌肉骨骼健康状况，并提供照护选择；接受或拒绝这些建议则由患者自己决定。

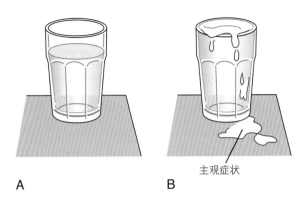

图16-7　用一杯水与患者的客观及主观的不健康/功能障碍类比。A.玻璃杯中的水量代表患者的客观的不健康程度。但只要水还在杯子里，就不会有主观症状，即患者自我感觉良好。B.功能障碍的程度增加直至水从杯中溢出（B），溢出的水就代表了患者的主观症状，即患者现在感觉到问题并知道它的存在

针对溢出的水做处理，那么即使患者现在感觉很好，但是杯中水还是满的，此时只要系统有任何的额外压力都会使水再度溢出，患者会再次疼痛。可能这也是未行健康教育的患者都会觉得按摩、体能训练和其他身体锻炼效果还不错，但并不能持久的原因。这种治疗并不能帮助患者改善健康状况，也无法体现我们的工作价值。虽然我们并不能把杯中的水倒光，让患者恢复到童年或者青少年时期的健康状态，但我们至少应该努力去做些什么，而不是仅防止

杯中的水溢出。相反，我们应该试着去降低杯子的水位。这样，患者就会有一定的回旋余地来应对压力，而不是每每有小小的压力都会再现疼痛。这样的合理的方法才能为患者带来最大利益。

- 治疗症状类似只是擦干洒在桌面上的水。治疗体征相当于治疗患者，减少玻璃杯中的水量，改善患者现在和将来的状况。那么现在再思考这个问题，我们应该治疗什么呢？是症状还是体征呢？

16 　16.7　临床研究解读

研究的重要性

- 随着手法治疗与运动疗法在整合或补充替代医学的专业领域中占据一席之地，其研究必要性也愈发明确。我们或许知道这些疗法和训练可以运用到我们的患者身上，但其他人却并不知道，而且我们的话语尚不足以令人信服。开展研究可以向全世界表明这些疗法有益的影响是多方面的，而且是可重复的。可重复性意味着它不仅对我们的患者有效，它也适用于其他人的患者。这就是循证治疗的基础。为此，手法治疗和运动疗法正步入正轨，并且研究也越来越多。

- 研究素养形成的第一步是可以熟练且从容地阅读研究文章并进行批判性思考。然而对那些尚未熟悉阅读和理解这些文章的人而言，要求他们阅读几篇文献，可能就是一项艰巨的任务。好消息是，多数的研究文章都是以相似的方式组织的，只要我们熟悉了它的结构，就可以轻松地阅读、理解和浏览了。为促进对研究文章结构的熟悉，将典型的研究文章分解成基本要素非常有用。对研究文章中每个部分的主要目的及一些关键术语的定义也都要能够陈述。

- 尽管研究和以循证为基础的治疗很重要，但我们也应当认识其局限性。
  - 并非所有的研究都是规范的，高质量研究有许多固有的因素。

- 有时候，根据研究的框架和结果，研究报告的作者会得出可能不成立的结论。
- 更广泛的局限性在于：研究的本质是孤立某一参数并衡量其效果的。然而，身体机能的健康永远不会只依赖于某一单一因素。由于人体解剖和生理的复杂性，要有效地研究人体健康的任一方面或任一种临床治疗方式的效果可能都极具挑战、困难或是不可能的。
- 手法治疗在研究上面临着一个特殊挑战，那就是如何让治疗组（接受治疗）和对照组（不接受治疗或假治疗）的受试者不知道自己到底是否做了治疗。对于治疗组和对照组受试者，都给予一颗白色小药片时很容易，一组可以给予有效的药片，另一组可以给予一颗"糖丸"代替。但对于手法治疗而言，让双方不知道自己到底是否接受了真正的手法治疗是极具挑战性的。解决这一难题的方法是将手法治疗与另一种已经有既定结果记录的疗法进行比较。例如，按摩/软组织手法治疗与针刺疗法相比较。
- 最后，并非所有的研究都有结果。事实上，所有的研究都可能不会有结果。在手法治疗领域，基于循证的研究差异极大。尽管这个差距在不断缩小，但我们现在就需要用其处理我们现有的患者。

因此，面对所有的这些挑战时，如果可能的话，我们会尝试通过可靠的研究，和/或对某一主题的研究的综述即荟萃分析[9]来证明我们的治疗是正确的。但是当研究尚不到位，无法进行可靠的循证工作时，我们应对患者病情机制进行批判性思考，并根据治疗潜在病症的机制选择最为有效的治疗方案。通过批判性思维，我们可以获得创造性治疗的力量。

研究文章的构成

- 研究文章通常分为六个部分，标题如下[9]：
  1. 摘要。
  2. 简介。
  3. 方法。
  4. 结果。
  5. 讨论。
  6. 参考文献。
- 有时，这些标题可有少许不同。例如，方法可能为材料与方法或方法学；结果的英文也可写作findings。在目前的情况下，这些备用名通常非常接近列出的名称，因此读者不会混淆。

每个部分的目的

- 摘要：摘要的主要目的是总结整篇研究文章。摘要的价值在于，进行文献检索并试图查找涉及特定主题的所有文章时，阅读它有助于迅速决定这篇文章是否有用。换言之，摘要可以使我们免于为了排除无关的文章而去整篇阅读[9]。
- 简介：简介介绍文章研究的主题。通常会列出过去相关主题所做研究的历史，并说明这些研究发现了什么。然后进一步解释为什么这项特定的研究是有价值的或需要进行。它通常还会说明这项研究的具体目标是什么[9]。
- 方法：方法解释研究的具体细节和基本要素。进一步阐述不同的试验组里各有多少受试者，是如何筛选的，以及对照组和治疗组的确切程序等。因此方法部分可视作试验应遵循的工作程序[9]。
- 结果：结果是指研究的结果。这个部分应避免对结果的意义做任何主观结论，它只是客观陈述研究的结果[9]。
- 讨论：讨论是对结果的讨论。主要是对结果的含义进行解释，并进行讨论。包括对未来的展望，同时也包括对当前试验的局限性的反思。它通常还会说明研究方法的意义，即对手法治疗师练习推拿（如果研究涉及推拿），或者对治疗师或训练师在进行牵伸或力量练习时（如果研究涉及这些疗法）的影响是什么，以及对今后涉及这一主题的研究有何启示[9]。
- 参考文献：参考文献的价值有两个。它能告诉读者，在作者选择研究之前，该研究当时的进展如何。同时，它还为读者提供了同一主题的其他文章列表。就文献检索而言，非常有价值，因为它表明了其他可能有价值的研究文章[9]。

一些关键术语的定义

- 研究文章中经常会用到某些术语。以下是可能会遇到的一些比较常见的专业术语的定义。

- 假设：假设是研究试图证明或者反对的前提/想法[9]。实际上，它就是研究的主题或者目的。例如，"按摩疗法可以减轻腰痛患者的疼痛程度"。然后设计研究来寻找答案，来证明这个假设是成立的或者证明它是不成立的。

- 总体：总体描述的是可以参与研究的对象总体[9]。例如，进行特定研究的对象总体可能是25~60岁的成年腰痛患者。注：总体是由纳入标准和排除标准来界定的，请参阅下一段。

- 标准/参数：标准或参数是某事项的某一方面、特征或标准。例如，受试者的身高、体重或年龄，是否患有某种疾病，或者是否接受的治疗都是标准/参数的示例。通常需要治疗组和对照组只有一个参数不同，其他参数都相同。这样，这些组之间发现的任何结果差异都可以归结为这个不同的参数。这个不同的单一参数通常是正在研究的治疗，在上边的例子中是腰部按摩。

- 纳入标准：纳入标准是指将受试者纳入研究的必须标准或参数[9]。例如，按照前段所提及的例子，标准之一就是受试者必须患有腰痛。另一个标准就是年龄必须在25~60岁。

- 排除标准：排除标准是指受试者不得参与研究的标准或参数[9]。继续看我们之前的例子，排除标准之一就是受试者不能小于25岁或者大于60岁。排除标准通常也会更加具体，如另一排除标准就是受试者不能有腰椎间盘突出症。

- 随机样本：对整个人群进行研究并不可行，因为范围通常太大了。在我们的例子中，25~60岁患腰痛者可能数以千万计，对这么多人进行研究实在太难，也太昂贵了。因此，要做这项研究，就必须对这些人进行抽样。因此，样本就是所研究的整个群体的一个较小的亚组。"随机"是指样本是从总体中随意抽取的。换言之，即

在选择参加研究的受试者时并无偏倚，这也意味着研究总体中的每个个体都有平等的机会成为研究的受试者。随机样本增加了样本组代表更大人群的可能性，因此也更为合理[9]。这意味着样本组获得的任何研究结论都适用于整个研究总体。

- 治疗组和对照组：将参加研究的人群（总体）随机样本分为治疗组和对照组两组。治疗组是接受治疗的受试者组；在上边的例子中，他们接受腰部按摩治疗。对照组是未接受治疗的受试者[9]，即他们并未接受腰部按摩治疗。思路就是治疗组和对照组之间仅有一个不同参数，该参数就是研究想要确定功效/价值的治疗方法（腰部按摩）。注：正如样本组是从总体中随机抽样而成的那样，治疗组和对照组也应该从样本组中随机选择。

- 安慰剂：安慰剂是指不影响研究结果的假治疗。对照组受试者给予安慰剂治疗，其目的是使对照组受试者不知道其不在治疗组中[9]。例如，当研究测试一种药物的功效时，给予对照组的安慰剂通常是一种看起来与真正的药物相同的糖丸。安慰剂假治疗让受试者对他们在哪个组保持盲态。换言之，他们并不知道自己在哪个组。

- 双盲：双盲是指受试者和检查者（即研究人员）都不知道受试者在哪个组。事实上，受试者和检查者都不知情[9]。双盲研究被视为研究的金标准。注：按摩界的一个问题是，用按摩治疗进行双盲研究几乎是不可能的，因为很难有安慰剂假治疗。治疗组和对照组的受试者都非常清楚他们是否接受了按摩治疗。

一些统计学术语

- 标准差：在进行研究时，标准差测量的是治疗组个体测量特定值（如疼痛或活动度）的结果与整个治疗组的平均结果的偏离程度[9]。

　　根据定义，±1倍标准差涵盖了治疗组所有受试者的68%[10]。要理解这一点，让我们看一个例子，我们以0~10分疼痛量表（其中0分表

示完全没有疼痛，10分是可以想象的最严重的疼痛）来衡量患者的疼痛程度。在示例中，治疗组受试者的腰痛均值从7分降到了3分，是以疼痛改善平均减轻4（7–3=4）分。

假设±1倍标准差涵盖了治疗组68%的受试者。如果治疗组的标准差为1，则该标准差将涵盖研究结束时较平均疼痛程度改善在1分以内的所有个体。鉴于平均疼痛程度为3分，在这种情况下，本示例1倍标准差将涵盖所有疼痛程度介于2~4分的患者。这表明68%的受试者疼痛改善为2~4分。本示例中标准差值为±1，说明该组的改善非常一致，即结果非常接近平均数。

相反，如果治疗组的标准差为3，则将涵盖所有研究结束时改善不超过平均疼痛水平3分的患者。假设平均疼痛水平为3分，则1倍标准差将涵盖所有疼痛水平介于0~6分的患者。在这种情况下，68%的受试者改善0~6分，跨度更大且更多样化。较大的标准差值表明该组的改善不太一致，即结果不是很接近平均数。

注：根据定义，±1倍标准差为68%的患者；±2倍标准差为95%的患者；±3倍标准差为99.7%的患者[10]。

- 均值：均值（mean）与术语平均数（average）同义[9]。
- 中位数：中位数与均值/平均数不同。一组数字的中位数就是中值[9]。例1，这组数字有五个：2、4、6、8和10。这些数字之和为30。这组数字的均值计算为30÷5=6；中位数是五个数的中值，也就是6。在这个例子中，均值和中位数恰好相同。例2，同样也是五个数字之和为30：1、1、1、12、15。现在，均值仍然是30÷5=6。但是，现在中位数是1，与均值6相差很大。在解释结果时，通常用均值或中位数来描述。当数值非常相似（即同质）时，通常用均值，因为它能够很好地代表该组结果。当数值很不相同（即异质）时，通常用中位数，因为它能更好地代表该组结果。

复习题

1.主动运动和被动运动的区别是什么？

2.举例说明主动运动和被动运动。

3.被动运动终末可以进行哪种关节运动？

4.关节内运动和正骨的区别是什么？

5.举一个冲击运动的例子。

6.六种关节终末感觉分别是什么？

7.抗阻运动会导致哪种类型的肌肉收缩？

8.写出骨科检查程序。

9.描述如何通过主动运动、被动运动及抗阻运动评估肌肉骨骼软组织损伤。

16

10.扭伤和拉伤有什么区别？

_____

_____

11.评估和诊断有什么区别？

_____

_____

12.肌肉触诊五项主要原则是什么？

_____

_____

_____

_____

_____

13.描述并举例说明肌肉触诊时的交互抑制。

_____

_____

14.解释为何过紧/受伤的拮抗肌比过紧/受伤的主动肌更容易引起问题。

_____

_____

_____

15.如果患者到达诊室时，右侧髋关节屈曲活动度减少，哪块肌肉最有可能需要治疗（即应首先评估和治疗哪块肌肉）？

_____

_____

16.体征和症状有什么区别？

_____

_____

17.描述在评估患者的状况时应如何使用体征和症状。

_____

_____

18.研究文章的六个主要部分是什么？

_____

_____

_____

_____

_____

参考文献

［1］Hamill J, Knutzen KM: Biomechanical basis of human movement, ed 12, Baltimore, 2003, Lippincott Williams & Wilkins.

［2］Magee DJ: Orthopedic physical assessment, ed 5, St Louis, 2008, Saunders.

［3］Hamilton N, Weimar W, Luttgens K: Kinesiology: Scientific basis of human motion, ed 12, New York, 2012, McGraw Hill.

［4］Lowe W: Orthopedic assessment in massage therapy, Sisters, OR, 2006, Daviau-Scott.

［5］Neumann DA: Kinesiology of the musculoskeletal system: Foundations for physical rehabilitation, ed 3, St Louis, 2017, Elsevier.

［6］Stedman's medical dictionary, ed 27, Baltimore, 2000, Lippincott Williams & Wilkins.

［7］Chaitow L, Delaney JW: Clinical application of neuromuscular techniques: Volume 1: The upper body, Edinburgh, 2000, Churchill Livingstone.

［8］Hall SJ: Basic biomechanics, ed 6, New York, 2012, McGraw Hill.

［9］Baumgartner TA, Hensley LD: Conducting & reading research in health & human performance, ed 4, New York, 2006, McGraw Hill.

［10］Kazmier LJ: Schaum's outline of business statistics, ed 4, New York, 2004, McGraw Hill.

［11］Slater H, de las Penas CF: Joint mobilization and manipulation of the elbow. In de las Penas CF, Cleland JA, Dommerholt J, editors: Manual therapy for musculoskeletal pain syndromes: An evidence- and clinical-informed approach, Oxford, 2015, Elsevier, pp 458–466.

16

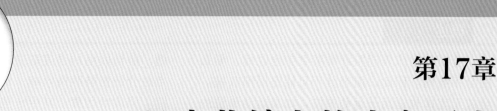

第17章
肌肉收缩力的决定要素

章节纲要

17.1 肌肉部分收缩

17.2 肌纤维结构

17.3 主动肌张力和被动肌张力

17.4 主动不足

17.5 长度–张力和力–速度关系曲线

17.6 肌肉的杠杆作用

17.7 杠杆作用详述

17.8 杠杆的分类

17.9 阻力的杠杆作用

章节目标

学习完本章，学生能够：

1.掌握本章主要术语的定义。

2.与肌肉的部分收缩有关的内容：

- 描述肌肉是如何部分收缩的。
- 解释Henneman大小原则的含义。
- 解释肌肉的内部力量和外部力量的区别。

3.描述不同类型的肌纤维结构，并解释纵向肌和羽状肌的优点和缺点。

4.描述肌肉的主动肌张力和被动肌张力。

5.与主动不足有关的内容：

- 解释肌丝滑动学说与缩短型主动运动不足、延长型主动运动不足之间的关系。
- 举例说明缩短型主动运动不足和延长型主动运动不足。

6.与长度–张力、力–速度关系曲线有关的内容：

- 解释长度–张力关系曲线的主动张力曲线、被动张力曲线和总张力曲线的含义。

- 描述肌丝滑动学说、主动运动长度–张力关系曲线和主动运动不足之间的关系。

7.解释杠杆作用和肌肉外部力量之间的关系。

8.与杠杆作用有关的内容：

- 描述具有较大杠杆作用的肌肉的优点和缺点。
- 掌握肌肉内力和外力的定义，并能分别举例说明。
- 解释为什么一个附着点的肌肉在低于最佳拉力角的情况下会失去外部力量。
- 如何确定肌肉的杠杆臂。

9.列出杠杆作用的三种类型，并能举例说明。

10.与杠杆阻力有关的内容：

- 掌握肌肉收缩阻力的定义，并能写出两个例子。
- 描绘身体肌肉收缩的区域，并标出表示肌肉收缩力和肌肉收缩阻力的箭头。

概述

全或无定律表明肌纤维要么完全收缩，要么完全不收缩。因此，肌纤维不可能有局部收缩。全或无定律也适用于运动单位，如果运动单位的任一肌纤维被命令收缩，那么该运动单位的每一块肌肉都会收缩。因此，运动单位也不可能有局部收缩。但是，全或无定律并不适用于整块肌肉，因为肌肉是由许多运动单位组成的器官，其中一些运动单位可能被命令收缩，而另一些则可能没有收到收缩的命令。因此，肌肉会有部分收缩。肌肉收缩的强度取决于许多因素。本章的重点是介绍影响肌肉收缩（包括部分收缩和完全收缩）强度的因素。其中一些是肌肉内部的因素，如肌肉的主动肌张力和被动肌张力。还有许多因素是肌肉的外部因素，如肌肉拉力的杠杆作用，包括肌肉对其附着骨的拉力角度。在评估肌肉收缩产生身体运动的能力时，也必须考虑重力。本章会探讨决定肌肉收缩拉力的内部和外部因素。

关键词

active insufficiency　主动不足

active tension　主动肌张力

axis of motion　运动轴

bipennate muscle　双羽肌

effort arm　力臂

external force　外力

extrinsic strength　外部力量

fan-shaped muscle　扇形肌

first-class lever　一类杠杆

force-velocity relationship curve　力-速度关系曲线

fusiform-shaped muscle　梭形肌

Henneman size principle　Henneman大小原则（运动单位募集原则）

internal force　内力

intrinsic strength　内部力量

lengthened active insufficiency　延长型主动不足

length-tension relationship curve　长度-张力关系曲线

lever　杠杆

lever arm　杠杆臂

leverage　杠杆作用

longitudinal muscle　纵向肌

mechanical advantage　机械效益

mechanical disadvantage　力学劣势

moment arm　矩臂

multipennate muscle　多羽肌

muscle fiber architecture　肌纤维结构

optimal angle of pull　最佳拉力角

passive tension　被动肌张力

pennate muscle　羽状肌

pennation angle　羽状角

rectangular-shaped muscle　方形肌

resistance to movement　运动阻力

rhomboidal-shaped muscle　菱形肌

second-class lever　二类杠杆

shortened active insufficiency　缩短型主动不足

sphincter muscle　括约肌

spindle-shaped muscle　纺锤肌

spiral muscle　螺旋状肌

squat bend　下蹲弯腰

stoop bend　俯身弯腰

strap muscle　带状肌

third-class lever　三类杠杆

triangular-shaped muscle　三角形肌

unipennate muscle　单羽肌

17

17.1　肌肉部分收缩

- 肌肉是由许多肌纤维组成的器官，这些纤维被分成运动单位。根据全或无定律，肌纤维要么完全收缩，要么完全不收缩。因为对一条肌纤维的指令即是对一个运动单位的所有肌纤维的指令，所以全或无定律也适用于一个运动单位（换言之，一个运动单位的所有肌纤维要么都收缩，要么都不收缩）。更多关于运动单位和全或无定律的内容见12.9和12.10。

- 研究肌肉功能的生理学家常说，在命令身体肌肉组织收缩时，大脑是以运动单位而不是肌肉来控制的。这可能是一种强有力的说法，一种现实存在的真相。神经元本身并不控制肌肉，它们控制运动单位的收缩。从这个意义上说，是身体运动单位的协调，而不是肌肉，产生了身体的运动模式。

- 观察一个运动单位的收缩我们会发现，运动单位募集存在一定的层级[1]。

  - 一般来说，当肌肉需要一次微弱收缩时，就会募集一个较小的运动单位来收缩。

  - 如果肌肉需要较强的收缩，除已经在收缩的较小的运动单位之外，肌肉还会募集较大的运动单位。

  - 肌肉收缩是一个平稳过渡的过程，先从小的运动单位开始，然后逐渐增加越来越大的运动单位，增加收缩的强度。

  - 这种运动单位逐级收缩的过程称为Henneman大小原则（运动单位募集原则）。

  - 运动神经元的大小、运动单位的大小和运动单位内的肌纤维类型之间存在一定的关系。一般来说，较小的运动单位包含红色慢肌纤维，由较小的运动神经元支配，适合维持关节的稳定；而较大的运动单位包含白色快肌纤维，由较大的运动神经元支配，适合促进关节的运动。因此，当中枢神经系统命令一个关节运动时，最初收缩的较小的运动单位主要作用是稳定关节，然后再由较大的运动单位来驱使该关节进行运动。更多关于关节稳定的内容见15.5和15.6。

- 肌纤维和运动单位遵守全或无定律，肌肉可以有部分收缩。

- 在检查肌肉收缩的内在强度时，需要考虑许多因素。对于肌肉收缩的强度或程度，最为显著的因素是神经系统可以募集多少运动单位产生收缩。

- 如果肌肉的每个运动单位都收缩，那么肌肉将以其100%的强度收缩（也就是说，肌肉将完全收缩）。

- 如果只有一些运动单位被募集收缩，那么肌肉产生的是部分收缩。

- 这种部分收缩的程度不仅由收缩的运动单位数量决定，还由这些运动单位中的肌纤维数量决定。

- 假设一块肌肉共有1000条肌纤维，其中的三个运动单位产生收缩。这三个运动单位分别控制50条、100条和250条肌纤维，最后的结果为：1000条肌纤维中共有400条肌纤维收缩；产生的部分肌肉收缩比例即为40%。

- 同理，假设一块肌肉共有1000条肌纤维，其中的三个运动单位产生收缩，这三个运动单位又分别各有100条、200条和300条肌纤维，最后的结果为：1000条肌纤维中共有600条肌纤维收缩；产生的部分肌肉收缩比例即为60%。

- 以上两种情况下，三个运动单位的收缩强度是由收缩的肌纤维的数量决定的，而不是由运动单位的数量决定的。因此，更好地测定肌肉收缩强度的方法是计算肌肉收缩时的肌纤维数量（知识点17-1）。

- 并不是所有的肌纤维都是一样的。对于进行肌力训练并增强肌肉来说，肌纤维的数量不会改变；改变的是每根纤维的大小。随着训练，肌节和收缩蛋白（肌动蛋白、肌球蛋白）的数量增加，一些肌纤维会变得更大更强。因此，决定肌肉收缩强度的因素之一是肌球蛋白和肌动蛋白之间形成的横桥数量。肌肉其实就是一大堆有横桥的肌节，它们一起作用能产生拉力。注意，肌球蛋白与肌动蛋白横桥数量的总和，并不是最终肌肉力量的决定因素。还必须考虑另一个因素，即相对于肌肉本身的拉力线——横桥的拉力方向。横桥拉力的方向由肌纤维的拉力方向决定（即肌纤维相对于肌肉的结构）。更多关于肌纤维结构的内容见17.2。

17

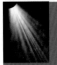

知识点 17-1　肌肉的内部力量和外部力量

　　肌肉的力量可以通过它对骨骼附着的拉力来判断。肌肉的整体力量是肌肉内部力量和肌肉外部力量的结合[5]。肌肉的 内部力量 是指肌肉自身产生的力量（即内生的力量）。它是肌肉内力作用的结果，是由肌丝滑动机制（主动肌张力）和肌肉组织的弹性反冲特性（被动肌张力）决定的。肌肉的内部力量独立于外部环境。同时，肌肉的内部力量并不是肌肉在收缩和发力拉拽物体时所表现出的力量的总和。为了描绘出这组动作，肌肉的 外部力量 也必须考虑在内。肌肉的外部力量需要考虑除肌肉本身之外的所有因素。这些因素包括肌肉对其附着部位的杠杆作用，以及肌肉相对于运动发生处关节的牵引力角度。只有同时考虑内部和外部因素，才能理解肌肉（力量）对附着体总的影响。影响肌肉内部力量的因素见17.1至17.5；影响肌肉外部力量的因素见17.6至17.9。

17.2　肌纤维结构

- 肌肉中肌纤维的排列方向叫作 肌纤维结构。
- 肌纤维的排列有纵向和羽状两种类型[2]。

纵向肌

- 纵向肌的肌纤维是纵向（即沿着肌肉的长轴）排列的。大部分纵向肌的肌纤维沿着肌肉的长轴从一端延伸到另一端。更多关于肌纤维排列的内容见12.3。
- 因此，肌纤维的收缩力与肌肉的长轴方向相同。
- 根据形状不同，纵向肌可有不同的分型。以下是最常见的纵向肌[3]（图17-1）。
  - 纺锤肌（又名梭形肌）。
  - 带状肌。
  - 方形肌。
  - 菱形肌。
  - 三角形肌（又名扇形肌）。
- 注：其他类型的肌肉，如括约肌（环形肌如眼轮匝肌）和螺旋状肌（带扭转的肌肉，如背阔肌）也可归为纵向肌。

羽状肌

- 羽状肌的肌纤维呈羽毛状排列。
- 在英语中，羽状（pennate）这个词的意思是像羽毛一样的结构；钢笔（pen）这个词也有相同的起源，因为钢笔最初是由鹅毛（羽毛）制成的。

- 像羽毛一样，肌纤维并不是完全沿着肌肉的长轴排列，肌肉的长轴有一条中央纤维肌腱（以下简称中央腱），羽状肌的肌纤维沿着这条中央腱，按一定斜率（成一定的角度）排列[3]。
- 因此，羽状肌的肌纤维收缩力与肌肉的长轴方向不同[2]。
- 羽状肌可分为单羽肌、双羽肌和多羽肌三种[3]（图17-2）。
  - 单羽肌 在肌肉内部有一个中央腱，肌纤维沿中央腱的一侧按一定角度斜向排列。股四头肌群的股外侧肌是典型的单羽肌[4]。
  - 双羽肌在肌肉内部也有一个中央腱，肌纤维沿中央腱的两侧斜向排列。股四头肌群的股直肌是典型的双羽肌[4]。
  - 多羽肌有不止一个中央腱，其肌纤维斜向一侧和/或两侧排列。多羽肌同时兼有单羽肌和双羽肌的排列组合。三角肌是典型的多羽肌[4]。

纵向肌和羽状肌的对比

- 纵向肌的肌纤维较长，羽状肌的肌纤维较短。相比之下，羽状肌比纵向肌的肌纤维多。
- 此外，纵向肌的肌纤维基本沿肌肉的长轴方向平行排列，而羽状肌的肌纤维则与肌肉的长轴呈斜角排列。如果纵向肌和羽状肌的体积相同，它们的肌肉组织量也相同。因此，它们所

17

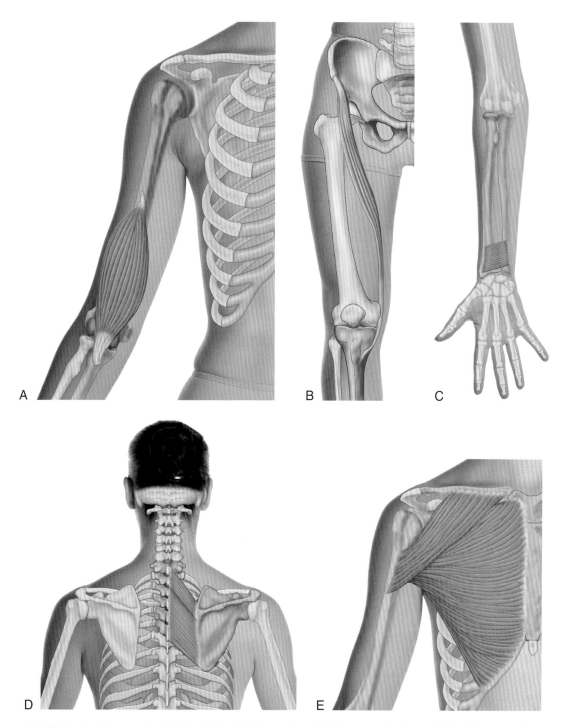

图17-1 各种类型的纵向肌。A.肱二头肌是典型的梭形肌（也称为纺锤肌）；B.缝匠肌是典型的带状肌；C.旋前方肌是典型的方形肌；D.背部的菱形肌是典型的菱形肌；E.胸大肌是典型的三角形肌（也称为扇形肌）

含有的肌节、肌球蛋白与肌动蛋白间横桥的数量也相同。

- 当肌纤维最大限度收缩时，它大约可以缩短到其静止时长度的1/2，所以肌纤维较长的纵向肌，肌肉收缩幅度要大于肌纤维较短的羽状肌。因此，纵向肌最适合附着于关节处帮助产生大范围的身体运动。

- 羽状肌的肌纤维较短，但相比纵向肌却有更多的肌纤维。鉴于羽状肌与纵向肌具有相同数量的肌节，在产生的力量相同的情况下，羽状肌的收缩幅度相对较小（因为羽状肌的肌纤维较短，并与肌肉的方向呈斜角排列）（知识点17-2）。因此，在幅度变化较小的运动范围内，羽状肌会显示出较大的肌肉力量。

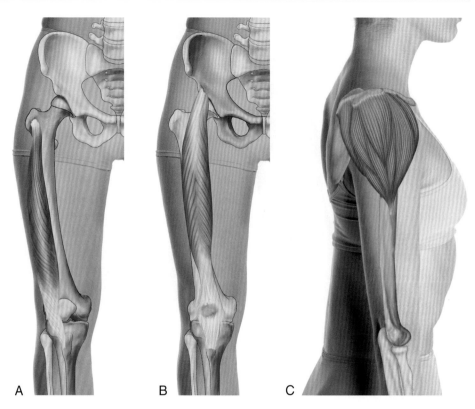

图17-2 三种不同类型的羽状肌。羽状肌有一个或多个沿肌肉长轴走行的中央腱，肌纤维按一定斜角沿中央腱排列。A.股外侧肌是典型的单羽肌（注：正前方视图看不到中央腱）；B.股直肌是典型的双羽肌；C.三角肌是典型的多羽肌

知识点 17-2　羽状肌纤维的排列角度

　　分析肌肉特别是羽状肌力量时，还需要考虑羽状角。羽状角是肌纤维相对于羽状肌中央腱的角度。如果肌纤维平行于其肌腱（如纵向肌，肌纤维沿着肌肉长轴排列），那么它的羽状角是0°，所产生的拉力沿肌腱长轴拉动，把肌肉的附着点拉向肌肉中心。当肌纤维的角度变得倾斜时（如羽状肌），随着收缩角度的增加，肌纤维对肌腱的拉力会降低，对附着点的拉力也会减小。由于这个原因，虽然羽状肌是为了在相对较小的运动范围内产生较大的力，但由于羽状角过大，部分羽状肌产生的力会丧失（详见图示）。

　　换言之，在较小的运动范围内，在相同质量下，羽状角越大，纤维越多，相对强度越大；然而，肌纤维的一些固有力量会丧失，因为它们没有沿着肌肉的长度拉伸。三角法是用来决定肌肉力量的。三角公式可用于确定沿肌肉长度产生的拉力占羽状纤维收缩的百分比，因为正是这种力有效地将肌肉附着点拉向肌肉中心。例如，羽状角为30°的纤维贡献其86%的力将附着点拉向中心，羽状角为60°的纤维

贡献其50%的力将附着点拉向中心[6]。

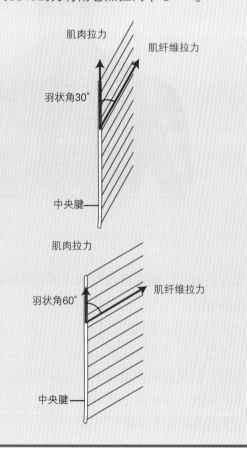

17.3　主动肌张力与被动肌张力

- 当我们谈论肌肉产生收缩力时，重要的是要记住肌肉可以产生主动力和被动力两种力。
- 张力描述的是肌肉产生的拉力。
- 有趣的是，"张力"描述拉力时指的是肌肉收缩的程度（也就是拉力），实际上是拉伸力。也许使用"张力"描述拉力源自当某一样东西被一个力拉开时，就被拉伸了。肌肉可以主动或被动地拉动它的附着点。

主动肌张力

- 肌肉的主动肌张力是由肌丝滑动机制（即肌肉收缩）产生的。这种张力被称为主动肌张力是因为肌肉主动地产生了这种力，即肌肉以三磷酸腺苷的形式消耗能量，通过肌球蛋白的横桥将肌动蛋白拉向肌节中心，从而产生收缩[6]。

被动肌张力

- 肌肉也可以产生被动肌张力，这种张力可以增加肌肉的拉力。
- 这种被动的力主要是由肌纤维本身产生的。
- 当肌肉被拉伸超过其静止长度时，肌纤维会被拉伸得更长。因为肌纤维在本质上是有弹性的，它们会试图弹性地回复到它们的静止长度，从而产生了朝向中心的拉力。
- 很多人认为肌肉的弹性是由肌筋膜引起的。但是，这在很大程度上是不正确的。肌筋膜本质上具有很强的抗拉强度，即抗拉伸性；组织要具有弹性，首先必须能承受更长时间的拉伸并复位。事实上，肌肉的肌腱（或腱膜），换句话说，肌筋膜的主要作用其实是将肌肉收缩产生的牵引力传递给附着在骨上的肌肉。如果肌腱是有弹性的，那么当肌腹收缩时，肌腱部位就会拉伸，而不是将肌肉的收缩力传递给附着点。人们发现肌肉组织的弹性主要存在于肌纤维本身。具体地说，它是由在肌纤维中大型肌动蛋白的弹性所决定的[6]。更多有关肌动蛋白的内容见12.11。

- 我们可以把它比作橡皮筋。当一根橡皮筋被拉伸时，它本身固有的弹性会产生一个回复的拉力，这个拉力会将橡皮筋维持在一个处于被拉伸的位置。同样，所有的软组织，包括肌肉组织，都是有弹性的。因此，被拉伸的肌肉还会产生一种弹性拉力，将肌肉的附着点拉向肌肉中心。
- 这种拉力会增加肌肉在其附着点上所产生的张力[6]（知识点17-3）。
- 这种弹性张力称为被动肌张力，因为肌肉并不主动产生这种张力。也就是说，肌肉不消耗能量来产生这种张力；它是组织固有的自然弹性。

知识点17-3

　　大多数球类运动在实际击球前都有一个后摆，如打网球、高尔夫球或棒球时的后摆动作。后摆的一个原理是，它先拉伸肌肉，再进行击球。这样就可以把被动的弹性反冲力增加到肌肉的主动收缩力中，帮助肌肉产生更强大的作用力。

肌张力总和

- 肌肉的主动肌张力是由其可收缩的肌动蛋白和肌球蛋白所产生的，而被动肌张力是由其本身的弹性所产生的。
- 因此，要确定肌肉收缩力，必须测量肌肉的肌张力（包括主动肌张力和被动肌张力）总和。

17

17.4　主动不足

- 主动肌张力描述的是肌肉通过肌丝滑动机制主动产生的张力或收缩力。

- 我们之前已经表述过，肌肉收缩的活跃强度与存在于肌球蛋白和肌动蛋白之间横桥的数量有关。

- 因此，如果横桥的数量减少，肌肉收缩的强度也会下降[6]。

- 肌肉力量不足是指肌肉的收缩强度下降。

- 因此，主动不足是指肌肉通过肌丝滑动机制不能产生足够的肌力。

- 主动不足是指肌丝滑动过程中，由于肌球蛋白与肌动蛋白的交联桥数量减少，导致肌肉虚弱无力的状态。

- 主动不足存在两种情况：①延长型主动不足；②缩短型主动不足。

缩短型主动不足

- 缩短型主动不足是指肌肉的长度比其静止状态更短，并且由于肌球蛋白与肌动蛋白横桥数量的减少而变得肌力不足的一种状态。

- 为进一步了解这种情况发生的原因，我们比较了静止状态的肌节和缩短型主动不足状态的肌节（图17-3）。

- 图17-3B展示的是静止状态的肌节。静止状态下，我们可以看到每个肌球蛋白头都能通过与相邻肌动蛋白纤维结合形成横桥。有了最大数量横桥的形成，静止的肌节就能产生最大的拉

力，因此肌节很强壮。

- 图17-3A展示的是缩短型肌节。缩短型肌节的肌动蛋白纤维相互重叠，其中一条肌动蛋白纤维上的结合位点被另一条肌动蛋白纤维阻断，而另一条肌动蛋白纤维上的结合位点离中心位置太近，导致肌球蛋白头无法接触到。肌球蛋白头是通过附着在结合位点上形成横桥的，但现在因为结合位点要么被阻断，要么离中心太近而无法形成横桥，这样就会导致横桥减少。肌节的横桥减少导致不能产生足够的拉力，肌肉强度下降。缩短型肌肉是由缩短的肌节组成的，缩短的肌肉表现为缩短型主动不足、肌力变弱，主要是因为肌球蛋白与肌动蛋白形成的横桥数量减少了。

延长型主动不足

- 延长型主动不足是指肌肉的长度比其静止状态更长，并且由于肌球蛋白与肌动蛋白横桥的减少而变得肌力不足的一种状态。

- 为进一步了解这种情况发生的原因，我们比较了静止状态的肌节和延长型主动不足状态的肌节（图17-3）。

- 图17-3B展示的是静止的肌节，其中每个肌球蛋白头都能够通过与相邻的肌动蛋白丝结合形成横桥。有了最大数量的横桥形成，静止的肌节就能产生最大的拉力，因此肌节就很强壮。

- 在图17-3C中，我们看到的是延长型肌节。延长

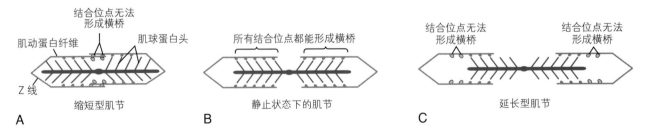

图17-3　三种不同长度的肌节。A.缩短型肌节；B.静止状态下肌节的长度；C.延长型肌节。注：静息状态下的肌节可以产生最多数量的肌球蛋白与肌动蛋白横桥，因此可以产生最强的收缩力。当肌节缩短或延长时，可能形成的横桥会较少，导致肌肉无力，称为主动不足，如图A代表缩短型主动不足，图C代表延长型主动不足

型肌节的肌动蛋白丝被牵拉，距离肌节中心很远，以致许多肌球蛋白头不能到达肌动蛋白纤维处形成横桥。原来能正常形成横桥的肌球蛋白反而无法形成横桥，这就导致了横桥减少。这种只能形成较少横桥的肌节无法产生足够的拉力，其强度也会减弱。延长型肌肉是由延长的肌节组成的，肌肉表现为延长型主动不足、肌力变弱，是因为肌球蛋白与肌动蛋白形成的横桥数量减少了。

- 图17-4很好地展示了缩短型主动不足和延长型主动不足的例子。当一个人握拳时，握拳的肌肉是五个手指的屈肌，负责这个动作的特殊肌肉主要是附着在上臂/前臂近端的非固有屈肌（指浅屈肌、指深屈肌、拇长屈肌)。这些非固

有屈肌向前穿过腕关节进入手部；然后穿过掌指关节和指骨间关节进入手指。

- 如果腕关节如图17-4A所示屈曲，这些跨过腕关节的非固有肌会缩短，由于缩短型主动不足，无法产生足够的力来移动手指，所以无法有力地握拳（知识点17-4）。

- 相反地，如果伸展腕关节（图17-4C），这些肌肉就会在腕关节上伸展得更长，由于延长型主动不足，无法产生足够的力来移动手指，所以无法有力地握拳。可以比较一下自己腕关节弯曲或伸展时握拳的能力，以及腕关节处于中立位时握拳的能力（图17-4B）。

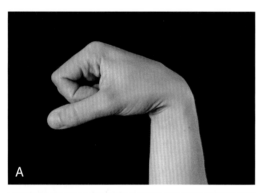

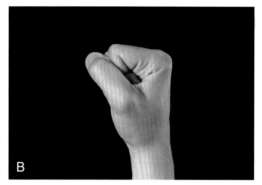

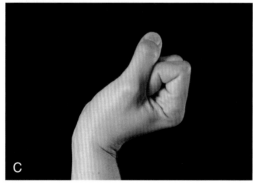

图17-4 上臂/前臂近端的非固有指屈肌主动不足的例子。A.当手部肌肉收缩握拳，手在腕关节处屈曲时，非固有指屈肌变短，出现主动不足，从而导致握拳无力；B.当握紧拳头，手在腕关节处处于中立位，握拳的力量是最佳的；C.当手部肌肉收缩握拳，手在腕关节处伸展时，非固有指屈肌会变长，出现主动不足，从而导致握拳无力（Joseph E. Muscolino）

知识点17-4

　　卷腹运动（仰卧起坐）也是缩短型主动不足的典型例子。很多年以前，大家做仰卧起坐的时候，髋关节和膝关节是伸直的。这样做仰卧起坐需要用很大的力，髂腰肌的负荷会过重，反而对体态和脊柱会造成影响和损伤。所以现在练习卷腹的时候，会屈曲膝关节和髋关节。髋关节弯曲可以缩短髂腰肌，这样的话，髂腰肌各连接点部位就可以靠得更近（大腿在

髋关节处屈曲，可以使股骨小转子更靠近骨盆和脊柱）。这样做卷腹时，髂腰肌就会呈现缩短型主动不足，就不会那么容易被募集，也就不会有太大的负荷。值得注意的是，通常建议卷腹角度不要超过30°，否则，尽管髂腰肌处于主动不足的状态，但仍非常有可能会被募集发力。

17.5　长度-张力和力-速度关系曲线

- 根据被动张力、延长型和缩短型主动不足的概念，很明显，肌肉长度对其所能产生的力（如它产生的拉力的力量）会产生影响[5]。

- 正如本章前面所解释的那样，肌肉的长度和肌肉可产生的主动张力之间的关系与肌节的长度和肌节可产生的张力有关。这种关系可以用一个叫作长度-张力关系曲线的图表来描述[8]（图17-5）。

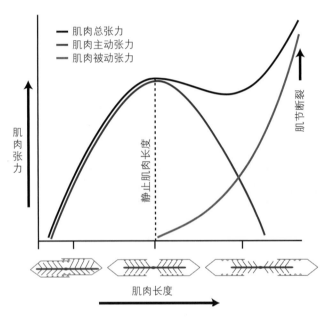

图17-5　三种肌节的长度-张力关系曲线。这些曲线描述了肌节的长度和它在该长度处产生的张力（即它的拉力）之间的关系。红线表示肌节通过肌丝滑动机制收缩时产生的主动张力。棕线表示肌节被拉伸时产生的被动张力。黑线表示主动张力曲线和被动张力曲线之和；因此它代表了肌节的总拉力

- 长度-张力关系曲线是一个比较肌节长度和肌节所能产生的最大收缩百分比的图表。因为肌肉实际上是由许多肌节组成的，所以肌节的长度和张力之间的关系可以推断为整块肌肉的长度和张力之间的关系。图17-5所示的长度-张力关系曲线是通过连续测量物体等长收缩的收缩力而描绘出来的，一些研究人员同时也提醒，所得的数值不能100%准确地代表向心收缩和离心收缩力。

- 对于推算出肌肉的这一系列值，我们应注意：

- 图17-5中的红线只考虑了肌肉长度变化时的主动张力。这是一个钟形曲线，其中最大的张力是肌肉处于休息时的。当肌肉的长度发生任何改变时（即变长或变短），肌肉所能产生的主动张力就会降低。

- 当肌肉收缩时，主动张力减弱称为缩短型主动不足。

- 当肌肉拉长时，主动张力减弱称为延长型主动不足。

- 图17-5中的棕线只考虑了肌肉长度变化时的被动张力。我们看到，当肌肉缩短时，肌肉的被动张力是不存在的。然而，当肌肉的长度超过静止长度时，肌肉的被动张力就会增加。这种因为肌肉被拉长而产生的张力称为被动张力，被动张力是由组织的自然弹性造成的。

- 图17-5中的黑线同时考虑了肌肉长度变化时的主动张力和被动张力。

- 我们看到肌肉从缩短的长度到静止长度，整体的张力（即肌肉的拉力）是增加的。在肌肉长度范围内的张力是由不断增加的主动张力引起的。

- 超过静止长度后，在相当长的一段时间内，拉力仍会保持在一个相当高的水平。这时肌肉长度变化范围内大部分张力来自被动张力的增加。

- 重要的是要注意（如图所示），尽管总张力和肌肉的长度成正比，肌肉越长拉力越大，但是，肌肉在逐渐延长的状态下是非常危险的，因为在这个曲线的极端是肌肉组织被撕裂/破坏。

- 长度-张力关系曲线表示的是肌肉相对于其长度的张力。在肌肉的每个长度上，它所产生的张力都可以定位在曲线上。然而，从技术上讲，这种关系只适用于等长收缩的肌肉。也就是说，曲线上的每一个点都显示了静止长度下肌肉的等长收缩时的肌力。还有另一种曲线用来表示肌肉的张力，能在肌肉

运动时更好地表达肌肉的张力[6]。

- 这条曲线称为力–速度关系曲线（图17–6）。对于向心收缩（如曲线右侧所示），力–速度关系曲线表明，肌肉缓慢收缩时，肌肉的张力大。随着肌肉收缩速度的增加，它的张力会减少。换句话说，肌肉收缩得越快，它的收缩力越弱；肌肉收缩得越慢，它的收缩

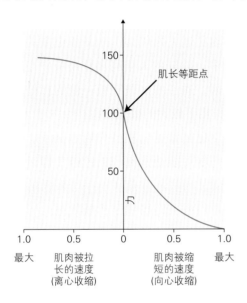

图17–6 力–速度关系曲线。这条曲线将肌肉所能产生的张力与其收缩速度相关联。右侧为向心收缩；左侧为离心收缩。对于向心收缩方面，肌肉收缩越慢，收缩力越强；肌肉收缩越快，收缩力越弱

力越强[6]。

- 这种向心收缩所反映的力–速度关系，可以用肌丝滑动学说中横桥的形成来解释。随着肌肉收缩速度的增加，形成横桥的时间就会减少。随着横桥数量的减少，肌肉收缩的力量也会随之减少[4]。

- 曲线左侧显示了离心收缩中力与速度的关系，离心收缩对肌肉收缩速度的依赖性较小，并保持相对恒定。离心收缩的力也可以看成始终是很高的。大部分这类力都是由于肌筋膜组织抵抗拉伸而产生的被动张力（知识点17–5）。

知识点17–5

肌肉通过收缩得到增强。力–速度关系曲线表明，肌肉在离心收缩和缓慢向心收缩时产生的力最大。因此，当肌肉在运动时，离心收缩阶段和缓慢向心收缩阶段，肌肉会得到最有力的强化。当客户的目标是加强他们的肌肉组织时，可以让他们慢慢地做动作，并确保他们正确地向心收缩，这一点很重要。

17.6 肌肉的杠杆作用

- 到目前为止，我们一直在讨论影响肌肉内部力量的因素。然而，外在因素也会影响肌肉移动身体某个部位的力量。

- 主要的外在因素是肌肉的杠杆作用[6]。
  - 杠杆作用会影响身体某一部分运动时局部一块肌肉所产生的力的大小。
  - 杠杆作用是描述力在移动物体时所具有的力学优势的术语。
  - 注意，当我们研究身体运动时，有一点很重要，那就是任何运动都是由作用在某一个身体部位的所有力的总和产生的。因此，在常规情况下，身体能感受到起作用的每一种作用力是很重要的。作用力可以分为内力和

外力两类。内力产生于身体内部，是由肌肉产生的力。外力产生于外部，是身体之外的力。重力是最常见的外力，不深入了解重力对人体运动作用的肌动学是不完整的。除了重力，还有许多其他外力，如锻炼使用的弹簧垫、拉力器和弹力带。此外，其他人对我们的作用力也是一种外力，甚至风和海浪都是外力。

杠杆

- 为了理解杠杆作用的力学优势，我们应该先了解杠杆的概念。

- 杠杆是一种可移动的、刚度很高的杆（图17–7）。

- 杠杆的运动发生在可以称为运动轴的一点上。
- 这类运动的发生是因为杠杆上有一个作用力。
- 从运动轴到施加力点的距离称为杠杆臂。注：从技术上定义，仅当施加力垂直于杠杆时，杠杆臂是从运动轴到施加力的那个点的距离。当力的作用不垂直时，杠杆臂的定义略有不同。更多内容见17.7。
- 杠杆臂也称为矩臂或力臂。

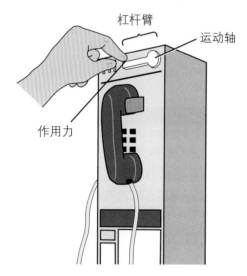

图17-7 一个简单的杠杆（投币电话）。杠杆是一根刚度很高的杆，按一下它就可以把硬币推回来；有人按压杠杆时，杠杆就会移动。从杠杆的运动轴到按压杠杆的地方，这两者之间的距离叫作杠杆臂

杠杆作用

- 杠杆臂越长，移动杠杆所需要用的力就越少。这种能节省力气的长杠杆运动叫作杠杆作用。因此，杠杆臂越长，杠杆作用越大。
- 利用杠杆作用可以用来移动重物。当我们想要移动一个太重而无法移动的重物时，或者当我们想用较少的力来移动重物时，我们可以使用杠杆。事实上，机械效益这个术语就是用来描述能够用较少的力来移动较重的物体的。
- 然而，没有什么是免费的；长杠杆臂所带来的机械效益也是有代价的。虽然一个较长的杠杆臂可以更容易地移动物体，但缺点是杠杆臂必须移动一个很长的距离，才能使物体移动一个很短的距离。实际上，不节省任何工作或努

力。杠杆作用只是将较大的作用力在较长的距离上分散成较多较小的作用力。

- 跷跷板就是杠杆的机械效益的一个例子。跷跷板是一种杠杆。在跷跷板上，一个人坐得离运动轴越远，由于杠杆作用的增加，这个人对跷跷板施加的力就越大。如果有两个人坐在跷跷板的两边，其中一个人的体重是另一个人体重的一半，较轻的那个人可以通过坐得离跷跷板运动轴更远（两倍远）来平衡更重的人。在图17-8中，较轻的人坐得离跷跷板中心（即运动轴）远，通过增加跷跷板一侧的杠杆臂来获得杠杆作用下较大的机械效益。
- 门把手也是常见的杠杆作用的例子。门把手几乎总是尽可能地远离门的铰链（即运动轴）。这种增加的杠杆作用（有一个较长的杠杆臂）也为开门或关门提供了机械效益。同理，当肌肉附着在骨上的位置离关节较远时，往往会获得杠杆作用的机械效益，因为杠杆臂较长。

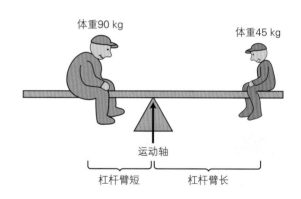

图17-8 杠杆的机械效益。两个人分别坐在跷跷板的两边。坐得离跷跷板的中心点越远，杠杆作用就越大，所以右边较轻的人就能产生平衡左边较重人的力

人体杠杆作用

- 对于肌肉骨骼系统的生物力学，杠杆作用是一个非常重要的概念。
- 在人体中，骨骼就是杠杆，肌肉产生推动杠杆运动的力，运动轴位于关节处[5]。
- 当肌肉附于骨的位置离关节较远时，其机械效益或杠杆作用就会增加[8]。
- 例如，两块大小相同的肌肉，它们的内部力量

相同。这两块肌肉附着在同一块骨上，在同一个关节处活动。如果肌肉B附着在关节处的距离是肌肉A的两倍，那么肌肉B在附着处产生的运动力就会是肌肉A的两倍，尽管两块肌肉的内部力量相同。

- 因此，肌肉附着的位置，虽然不会改变肌肉的内部力量，但会改变肌肉运动时在附着点上施加的力（肌肉的力量）（图17-9）。杠

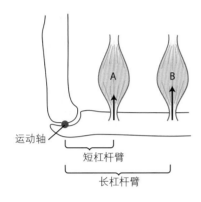

图17-9 肌肉附着在骨上的位置离关节较远时，其所产生的力会增加。两块大小相同、内部力量也相同的肌肉附着在同一块骨上并作用于同一个关节。肌肉B附着在骨上的距离是肌肉A的两倍，因此肌肉B有更大的杠杆作用，可以产生更大的力来移动关节处的骨。运动轴位于关节处

杆作用是影响肌肉对附着点施加的力的外部因素之一。

- 更大杠杆作用的肌肉B的缺点是，肌肉B必须收缩更大的距离才能移动骨，而肌肉A收缩较短的距离就可以移动骨。因此，尽管肌肉B距离关节的杠杆臂是肌肉A的两倍，使它的机械效益加倍，但肌肉B必须收缩两倍的距离才能像肌肉A一样移动骨。必须收缩更远的距离的结果是，被移动的身体部位很难有较快的运动速度，因为肌肉必须通过大量收缩来换取少量的移动[6]（知识点17-6）。

> **知识点 17-6　杠杆作用的优势和劣势**
>
> 　　肌肉杠杆作用的优势和劣势有以下两条原则：
> 　　1.杠杆作用大的肌肉比杠杆作用小的肌肉能产生更大的外部收缩力。
> 　　2.杠杆作用小的肌肉比杠杆作用大的肌肉能产生更大的运动速度。

17.7　杠杆作用详述

- 在基于杠杆作用评估肌肉强度时，必须考虑另一个因素——肌肉在其骨附着点的拉力角。
- 从技术上讲，杠杆臂是垂直于杠杆的，是使杠杆移动的力的作用线与旋转轴之间的最短（垂直）距离（也就是说，肌肉的拉力线垂直于它附着的骨才为杠杆作用）。然而，肌肉对骨骼的拉力很少是完全垂直的。因此，为了评估肌肉的杠杆作用，我们必须考虑肌肉对骨骼牵引力的角度。

肌肉拉力角

- 肌肉相对于它附着的骨的拉力角是非常重要的。肌肉在关节处能移动身体某个部位的有效强度是基于它移动骨的能力和该运动的方向的。如果拉力角与运动方向一致，肌肉收缩的

所有力都会有助于骨向运动方向移动[5]。
- 最佳拉力角描述的是肌肉在骨上的最佳拉力的角度。通常，最佳拉力角是与骨的长轴成直角[10]（图17-10）。
- 相反，如果肌肉的拉力线与骨成斜角，就不是所有的肌肉拉力都能用于使骨骼完全沿着运动的方向移动。注意，这类似三角肌的羽状肌纤维收缩角，可以考虑17.2的内容。肌肉附着点的斜度越大，肌肉收缩对关节运动的贡献就越小（图17-10中的肌肉B）。用简单的三角函数可以计算出肌肉的拉力对正在发生的运动到底有多大的贡献。
- 一般来说，最理想的拉力角是肌肉垂直于关节处的骨，并能将其最有效移动的角度。肌肉牵拉角度有任何一点倾斜，都会导致肌肉收缩时

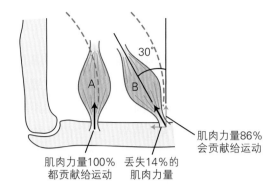

图17-10　肌肉拉力角对骨性附着点的影响。当肌肉的牵拉力线垂直于骨时，牵拉的效能是最好的。拉力角出现任何变化，都会导致施加在骨上的力变弱。肌肉A具有最佳的拉力角：90°，即直角。因此，它的收缩力100%都用于移动附着骨。肌肉B以30°的斜角附着在骨上。利用三角函数计算其收缩力对关节运动的贡献百分比为86%；因此，在产生运动时，会损失14%的收缩力

运动效率的降低。当然，不是直角（拉力角拉力线倾斜）的好处是肌肉收缩时可以有较多的力量用来稳定关节。

关节稳定性

- 如前所述，增加肌肉拉力线的倾斜度会降低肌肉移动关节的能力，但会增加关节的稳定性。这是因为任何偏离垂直角度的肌纤维排列，都会改变肌肉沿骨骼长轴朝向关节的拉力角。这就导致了一部分肌肉收缩力会将骨拉向关节。将骨拉向关节的这种压缩力增加了关节的稳定性。对于关节运动，最佳拉力角是指有利于关节运动的角，而不是有利于关节稳定的角。具有最佳拉力角的肌肉往往是将其100%的拉力都贡献给了关节运动，但对关节稳定却没有贡献。但是，关节的稳定对于保护关节免受伤害非常重要。肌肉的作用不仅在于移动关节处的骨，而且还要有助于保护关节的稳定性（图17-11）。

杠杆臂的定义

- 17.6中指出，杠杆臂是沿着杠杆从杠杆的运动轴线到杠杆上作用力点的距离。对于肌肉骨骼系统，杠杆臂为距关节中心点（运动轴）到肌肉在骨的附着点（即力的施加点）的距离。但

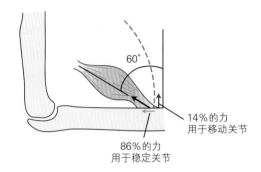

图17-11　沿肌肉拉力线方向的力若不会促进关节的运动，就是通过沿骨骼的长轴将骨骼拉入关节来提升关节的稳定性。在此图中，86%的拉力虽然没有用于运动，但是其增加了关节的稳定性，保护了关节免受伤害

是，这个杠杆臂定义并未考虑肌肉拉力角。要考虑当肌肉的拉力线不垂直于骨时，杠杆的作用力会有变化，所以杠杆臂的定义必须再做修正。

- 肌肉骨骼杠杆臂更准确的定义是从关节中心开始并与肌肉拉力线垂直的直线。

- 图17-12A展示了杠杆臂的准确定义。我们看到这条线是从关节中心到肌肉拉力线的最短距离。请注意，此时杠杆臂的距离小于从关节中心点到肌肉附着点的距离。因此，使用肌肉拉力线作为杠杆标准定义的距离，会影响杠杆力

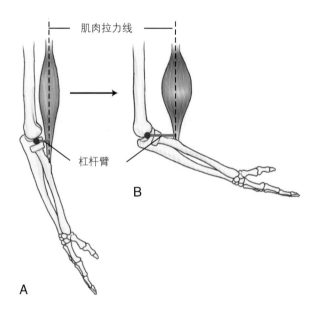

图17-12　肌肉骨骼杠杆臂的准确定义是：从关节中心（即运动轴）到肌肉拉力线的最短距离。图A和图B分别表示当关节处于两个不同位置时同一肌肉的杠杆臂。注：图B中的杠杆臂大于图A中的杠杆臂

的确定。如果要修正这种方式对杠杆臂定义的不足，就需要考虑肌肉与骨的附着角度（并且可以避免使用三角函数）。

- 图17-12B展示了相同肌肉在关节处于不同位置时的状态。请注意，此时杠杆臂发生了改变。因此，肌肉的杠杆作用能改变一个关节的位置和姿势。必须注意并强调的是，当骨在关节的整个运动范围内移动时，尽管肌肉的附着力会保持恒定，但肌肉相对于骨骼的拉力角却在不断变化。这意味着杠杆臂也会随之改变，同时也改变了肌肉的杠杆作用力。

- 因此，肌肉收缩的有效外力会随着肌肉收缩过程中关节位置的变化而不断变化。

17.8 杠杆的分类

- 杠杆分为一类杠杆、二类杠杆和三类杠杆三类。这三类杠杆的不同之处在于引起运动的力（F）、运动轴（A）和运动阻力（R）的相对位置（图17-13）。

- 将此与肌肉骨骼系统联系起来，可以说这三类杠杆之间的区别在于肌肉的拉力线（F）与关节中心（A）的重量（R）之间的关系。

  - 运动阻力就是会阻碍运动发生的力。在肌肉骨骼系统中，首先要考虑的运动阻力是自身的重量（必须移动的身体部分的重量）。例如，对于一块附着在手上并在腕关节处移动手的肌肉，运动阻力是手的重量。对于一块附着在前臂并在肘关节处移动前臂的肌肉，运动阻力是前臂和手的重量，因为手会随着前臂一起移动。

- 我们通常认为的运动阻力是身体某一部位移动时必须要克服的自身重量。同时，还存在一些其他会影响运动的阻力。例如，肌肉收缩并移动上肢时，如果手拿着重物，运动阻力就会增加。运动时，可使用弹簧或弹力带来增加运动的阻力。

一类、二类和三类杠杆

- 一类杠杆是指引起运动的力和阻碍运动的力分别位于运动轴的两侧[11]。

- 二类杠杆是指引起运动的力和阻碍运动的力均位于运动轴的同一侧，引起运动的力比阻碍运动的力距离运动轴更远一些[11]。

- 所以，二类杠杆有更大的杠杆作用，会加强拉

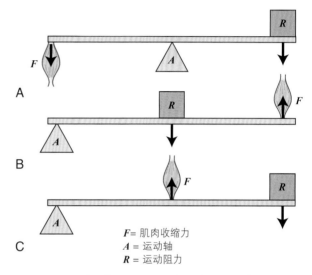

图17-13 三种杠杆的图示。杠杆是基于沿杠杆施加的力的相对位置、运动阻力和运动轴分类的。A.一类杠杆；B.二类杠杆；C.三类杠杆

力的效果。

- 三类杠杆是指引起运动的力和阻碍运动的力均在运动轴的同一侧，引起运动的力比阻碍运动的力距离运动轴更近一些[11]。所以，三类杠杆的杠杆作用较小，拉力的效果会减弱。

一类杠杆

- 一类杠杆的典型例子是跷跷板（图17-14A）。

- 跷跷板的运动轴位于运动施加的力和运动阻力之间。

- 人体肌肉系统一类杠杆的典型例子是连接头部和背部的伸肌肌肉系统（图17-14B）。

- 注意，一类杠杆的动力和阻力位于运动轴的两侧。距离运动轴越远的力杠杆作用越大，机械效益明显（二类和三类杠杆主要的机械效益是

17

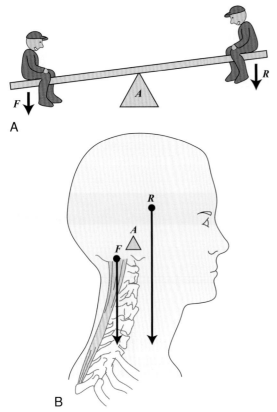

图17-14 一类杠杆的两个例子。一类杠杆是施加在杠杆上的力（*F*）和运动阻力（*R*）在杠杆运动轴（*A*）两侧的杠杆。A.跷跷板；B.作用于头部的伸肌组织

由动力和阻力值来决定的）。因此，知道一块肌肉属于一类杠杆并不能表明杠杆力和阻力相对关系（也就是说，它不能告诉我们肌肉是否具有相对杠杆优势或杠杆劣势）。一类杠杆的每一块肌肉都必须单独观察，以确定其相对杠杆优势或劣势。17.9会讨论运动阻力的杠杆作用。

二类杠杆

- 独轮手推车是典型的二类杠杆（图17-15A）。
- 引起手推车运动的力和阻碍运动的力在运动轴的同侧，其中使手推车运动的力（推车人发力的部位）比手推车的阻力（手推车的重量）离运动轴更远。因为引起运动的力比阻力离运动轴远，所以推车的力有较大的杠杆作用，使我们能够相对轻松地举起和移动重物。
- 人体下肢的跖屈肌就是二类杠杆，它与跟骨相连。站立位，当跖屈肌收缩时，它就可以以足部跖趾关节为中心，用脚趾将整个身体提起[6]

（图17-15B）。

- 脚趾部收缩部位离运动轴比运动阻力的位置（身体重心的位置）远，为跖屈肌提供了大量杠杆作用力来提起整个身体的重量。
- 注意：这类肌肉（以及每一个二类杠杆肌肉）的缺点是，向心收缩的距离必须很大，但是运动范围不大；因此它们快速移动身体的能力比较弱。

三类杠杆

- 镊子是典型的三类杠杆（图17-16A）。
- 使用镊子时，引起运动的力和阻碍运动的力都在运动轴的同侧，阻碍运动的力（即镊子的阻力）比引起运动的力（即挤压镊子的力）离运动轴更远。
- 人体中肱肌属于三类杠杆，它与前臂近端相连（图17-16B）。
- 在前臂的近端附着并不能给肱肌收缩力很大的杠杆作用，所有的三类杠杆肌肉都是一样的，这就意味着少量的肱肌收缩能带动前臂进行大范围的运动。肱肌在举起重物时失去了杠杆的机械效益，但获得了前臂的运动速度。

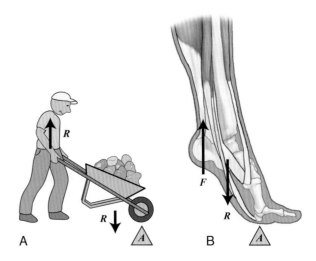

图17-15 二类杠杆的两个例子。二类杠杆是指施加在杠杆上的力（*F*）和杠杆的运动阻力（*R*）都在杠杆运动轴（*A*）的同一侧；但是，引起运动的力（*F*）距离轴比阻力（*R*）更远。A.独轮手推车。注：独轮手推车的力学优势在于其是一种二级杠杆，让我们能够举起和移动对我们来说较重的物体。B.下肢跖屈肌作用于足部。它的杠杆力学优势是使它能够使脚趾在跖趾关节处提起整个身体（一个很重的重量）

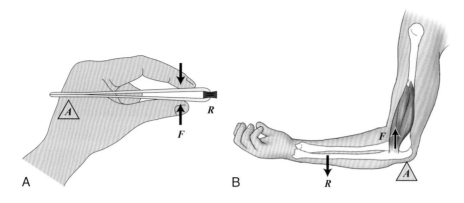

图17-16　三类杠杆的两个例子。三类杠杆是指施加在杠杆上的力（F）和杠杆运动的阻力（R）都在杠杆运动轴（A）的同一侧。A.使用一把镊子。B.上肢肱肌内侧视图。作为三级杠杆，肱肌失去了收缩力的杠杆作用，但能获得通过提高其运动范围而快速移动前臂的能力

17.9　阻力的杠杆作用

- 到目前为止，我们只是从肌肉产生力移动或稳定身体的角度讨论杠杆作用。我们必须注意，抵抗肌肉运动的力可能比我们的肌肉本身有更大的杠杆作用。当这种情况发生时，无论我们肌肉的作用是对抗阻力移动身体部位，还是对抗阻力来保持身体部位的稳定，我们的肌肉在对抗更大的杠杆作用时，往往处于力学劣势的状态[12]。基于以上原因，了解肌肉对抗的阻力杠杆和了解肌肉本身的力量杠杆同等重要。实际上，肌肉的力学劣势（或优势）就是这两种杠杆力之间的差值。

- 三类杠杆就存在力学劣势，因为三类杠杆的运动阻力比引起运动的力离运动轴更远一些。当一类杠杆的阻力位于离关节较远的位置时，也会发生这种情况。当肌肉的作用是进行等长收缩来稳定关节时（防止运动），肌肉需要产生足够的收缩力，以满足运动阻力的需要；处于力学劣势的肌肉收缩力产生得越多，越会增加肌肉拉伤的风险。

- 图17-17A描绘的是前臂肘关节处的肌肉。当前臂处于屈曲90°的位置时，阻力（即前臂和手的重量）臂较长，会增加阻力的杠杆作用，前臂屈肌必须产生更大的收缩力来克服阻力，才能移动前臂。图17-17B描述了肌肉将肘关节处

的前臂屈曲到最大位置，这个姿势中，由前臂和手的重量组成的阻力杠杆作用会大大减小。杠杆臂的减小意味着前臂和手的重量所产生的阻力也会相应减少，因此，前臂屈肌不需要非常有力地收缩来进一步使前臂弯曲。同时，值得注意的是，与图17-17A的位置相比，图17-

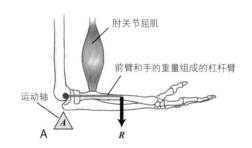

图17-17　当肘关节角度改变时，由前臂和手的重量所形成的杠杆作用的变化过程。A.前臂和手的重量产生了肘关节屈肌的阻力（R）。B.阻力的杠杆作用比图A小，因为肘关节处于更大的屈曲位置时，杠杆臂的距离会缩短

17B中肌肉的杠杆臂（杠杆作用）也减小了。

- 当临床评估维持姿势和运动中肌肉组织所承受的物理压力时，理解肌肉组织的力学优势和劣势是至关重要的（知识点17-7和知识点17-8）。

知识点 17-7　持物杠杆作用

　　如果一个人手里拿着重物，而重物在身体的前面，那么身体前面多余的重量会使躯干前倾（在脊柱关节处）。重物离身体越远，杠杆臂越长，对我们身体产生的杠杆作用就会增加。为了防止躯干过度前倾屈曲成角，背伸肌就必须收缩，使其与物体重量对身体产生的作用力对等。因为重物离身体的距离越远，施加在身体上的杠杆作用越大，所以背伸肌必须收缩得更多才能与其对抗。例如，在身体前方一个手臂的距离抬举一个约4.5 kg重的物体，它的杠杆作用力会放大约7倍，达到约31.5 kg。

　　因此，在远离身体的地方抬举重物会对背部肌肉造成极大的压力。为了感受这一点，可用一只手捧着一本书靠近身体，用另一只手触摸竖脊肌组织。然后开始移动这本书，使其逐渐远离身体。这个过程中，你可以很明显感觉到竖脊肌在不停地增加收缩力。了解了这一原则，我们就能更好地理解并检查患者的生活和工作习惯，并能更好地给他们建议：如何以更少压力和更健康的方式来提起和搬运重物。在进行负重训练时，将这一原则应用在评估患者的躯干承压能力中也是非常重要的。

知识点 17-8　杠杆作用和弯腰动作的注意要点

　　患者经常会主诉弯腰捡东西时背部出现不适症状、使不上劲。通常导致这些情况的原因是背部的伸肌组织处于紧张或痉挛状态。患者一般不能理解为什么会发生这种情况，因为无论拿起多重的物体，都会出现同样的不适症状。很多时候，患者并没有搬起重物，也许只是弯腰系鞋带也会出现这些症状。人们常常没有意识到，弯腰本身就是一种压力，因为弯腰时背伸肌必须离心收缩，以对抗躯干屈曲所产生的下降力。待弯腰后再站起来，背伸肌又必须向心收缩，将上半身（躯干、颈、头和双上肢）的重量抬起，使之恢复伸展状态。

　　当患者做这些动作时，背部的肌肉实际上是举起了相当重的重量。所以即使手里什么也没拿，背部肌肉也要扛起身体的重量。图1描述的是典型的俯身弯腰（脊柱前倾）；图2描述了背部挺直的下蹲弯腰，且背部保持直线。我们可以注意到：俯身弯腰时重量中心在人的上半身，会有一个较大的杠杆臂，因此背伸肌必须很有力地收缩才能对抗这种力。毫无疑问，对于俯身弯腰，无论是否搬起重物，在弯腰时都

会拉伤背部。下蹲弯腰时，上半身重量所形成的杠杆臂相较于俯身弯腰会缩短。所以，下蹲弯腰是一种较安全的弯腰方式，此时膝关节和臀部都是弯曲的（见注1）。如果手里拿的是一个较重的物体，就更能凸显出这一理论的重要性。

　　还应该注意的是，虽然很多人都知道，更安全的弯腰方式是屈曲膝关节和臀部，并保持背部挺直，但是他们并没有意识到不仅要保持后背笔直，而且要尽可能地保持背部垂直于地面，这也是很重要的。如图2所示，虽然背部是直的，但向前倾斜（即骨盆于髋关节处向前倾斜），上半身重量所形成的杠杆臂仍然会增加。虽然图2这种背部稍倾斜的下蹲弯腰比起俯身弯腰会更健康、科学，但不如图3所示的背部垂直的下蹲弯腰抬举重物的方式健康、科学（见注2）。

　　注1：脊柱关节伸展的下蹲弯腰方式（即背部挺直）比脊柱关节弯曲的下蹲弯腰方式（即背部向前弓起）更健康、更科学。原因有两个。

　　A.下蹲弯曲方式通过保持躯干更垂直，可以减少身体重量的杠杆作用。如果体重的杠杆作用较轻，那么背伸肌就不需要很有力地收缩，所以

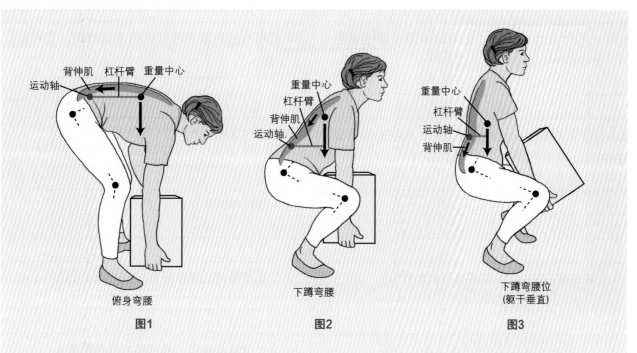

图1：俯身弯腰　运动轴　背伸肌　杠杆臂　重量中心

图2：下蹲弯腰　重量中心　杠杆臂　背伸肌　运动轴

图3：下蹲弯腰位（躯干垂直）　重量中心　杠杆臂　运动轴　背伸肌

出现相应肌肉拉伤的可能性也会相对降低。

B.在下蹲弯腰时，脊柱关节得到伸展，会处于更稳定的固定姿势。因此，下蹲弯腰时脊柱关节扭伤的可能性也相对较小。

注2：尽管所有的忠告都是为了指导人们能理解什么是更健康的弯腰方式，建议大家保持后背垂直、下蹲弯腰来举起重物，但令人惊讶的是，很少有人能将这种方式作为常规动作。

A.下蹲弯腰会给膝关节带来更多的压力。

B.下蹲弯腰蹲下时，实际上要比俯身弯腰消耗更多的能量。因此，为了节省几卡路里的能量，许多人经常俯身弯腰，增加了背部肌肉损伤的风险。

复习题

1.肌肉是如何发生部分收缩的？

_____

_____

2.Henneman大小原则（运动单位募集原则）是什么？

_____

_____

_____

3.决定肌肉收缩内部力量的因素有哪些？

_____

_____

4.决定肌肉收缩外部力量的因素有哪些？

_____

_____

5.试列出纵向肌的两种纤维结构和羽状肌的三种纤维结构。

_____

_____

_____

_____

_____

6.什么是羽状角？

_____

7.肌肉的主动肌张力和被动肌张力有什么区别？

_____

_____

17

8.可以用什么术语描述"肌肉拉伸超过静止长度时，其收缩力会减弱"这个现象？

_____

_____

9.为什么肌肉缩短小于静止长度时，其收缩强度会减弱？

_____

_____

_____

10.三条长度–张力关系曲线分别代表什么？

_____

_____

11.什么是杠杆？什么是杠杆臂？

_____

_____

12.杠杆作用的定义是什么？

_____

_____

13.肌肉在拥有较大的杠杆作用状态下，能获得什么优势？

14.肌肉在拥有较大的杠杆作用状态下，会存在什么劣势？

_____

_____

15.肌肉的最佳拉力角是什么？

_____

16.一类杠杆的定义是什么？

_____

_____

17.二类杠杆和三类杠杆有什么相同之处？

_____

_____

18.请举例说明可以代表三类杠杆的肌肉。

_____

_____

19.阻力对运动的重要性是什么？

_____

_____

20.髋关节前部肌肉组织收缩使大腿在髋关节处屈曲，会受到哪些阻力影响？

_____

_____

17

参考文献

［1］ Enoka RM: Neuromechanics of human movement, ed 3, Champaign, IL, 2002, Human Kinetics.

［2］ Lieber RL: Skeletal muscle, structure, function, & plasticity: The physiological basis of rehabilitation, ed 2, Baltimore, 2002, Lippincott Williams & Wilkins.

［3］ Watkins J: Structure and function of the musculoskeletal system, Champaign, IL, 1999, Human Kinetics.

［4］ Hamilton N, Weimar W, Luttgens K: Kinesiology: Scientific basis of human motion, ed 12, New York, 2012, McGraw Hill.

［5］ Hall SJ: Basic biomechanics, ed 6, New York, 2012, McGraw Hill.

［6］ Neumann DA: Kinesiology of the musculoskeletal system: Foundations for physical rehabilitation, ed 3, St Louis, 2017, Elsevier.

［7］ Nordin M, Frankel VH: Basic biomechanics of the musculoskeletal system, ed 3, Baltimore, 2001, Lippincott Williams & Wilkins.

［8］ Oatis CA: Kinesiology: The mechanics and pathomechanics of human movement, Philadelphia, 2004, Lippincott Williams & Wilkins.

［9］ Levangie PK, Norkin CC: Joint structure and function: A comprehensive analysis, ed 5, Philadelphia, 2011, FA Davis.

［10］ Patton KT, Thibodeau GA: Anatomy & physiology, ed 9, St Louis, 2015, Elsevier.

［11］ Smith LK, Weiss EL, Lehmkuhl LO: Brunstrom's clinical kinesiology, ed 5, Philadelphia, 1996, FA Davis.

［12］ McLester J, St. Pierre P: Applied biomechanics: Concepts and connections, Belmont, 2008, Thomson Wadsworth.

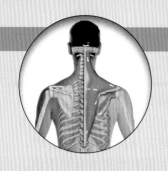

第18章

生物力学

章节纲要

18.1 生物力学概述

18.2 力的简介

18.3 力学的基本原理

18.4 描述人体的运动——运动学分析

18.5 描述人体运动的力——动理学分析

章节目标

学习完本章，学生能够：

1.掌握本章关键术语的定义。

2.讨论生物力学的基础，包括生物力学为何重要，以及它的两个主要目标。

3.完成关于力的如下内容：
- 讨论力可以影响身体的两种方式。
- 举例说明人体是如何适应力的，包括牵拉力、压缩力、剪切力、扭力和弯曲力。
- 讨论应力/应变关系曲线。

4.完成关于机械力基本法则的以下内容：
- 讨论力学的三个基本单位。
- 讨论标量和矢量之间的不同。
- 描述综合矢量。

5.完成关于人体动作描述和运动学分析的以下内容：
- 描述人体在三维空间的位置和方向。

- 描述如何将运动划分为线运动或角运动。
- 描述线运动（距离与位移）。
- 描述角运动（角距与角位移）。
- 解释速率与速度的不同，以及角速率与角速度的不同。
- 比较线加速度和角加速度。

6.完成与人体动作的力学描述和动理学分析相关的如下内容：
- 描述质量、惯性和动量的概念。
- 讨论牛顿三大运动定律。
- 掌握静力学和动力学的概念。
- 讨论地面反作用力的垂直和水平分量。
- 解释力矩的组成及其对分析人体动作的重要性。
- 通过建立基本的受力图来对人体进行分析。

概述

生物力学是研究力是如何影响生命系统的科学。为了达到本书的目的，我们将重点聚焦于人体肌肉骨骼生物力学。换句话说，我们将研究身体（主要是肌肉）如何产生力来引发（或阻碍）动作。我们还将研究在身体上的外力（如由重力引起的外力）是如何影响身体的。本章的主要目标是使学生拥有丰富的知识，能够批判性地使用生物力学和生理学的原理来分析一个人的需求，以优化其动作，从而最大限度地提高运动表现，减少损伤。

关键词

acceleration　加速度

active force　主动力

angular acceleration　角加速度

angular displacement　角位移

angular distance　角距

angular speed　角速率

angular velocity　角速度

anthropometry　人体测量学

balance　平衡

bending　弯曲

biomechanics　生物力学

center of gravity　重心

center of mass　质心

compression　压力

degrees　度

displacement　位移

distance　距离

distraction　分离力

dynamics　动力学

elastic region　弹性区域

equilibrium　力学平衡

eustress　良性应力

external force　外力

force　力

free-body diagram　受力图

gravity　重力

ground reaction force（GRF）　地面反作用力

inertia　惯性

internal force　内力

kinematics　运动学

kinetics　动理学

linear motion　线性运动

mass　质量

mechanical strain　机械应变

mechanical stress　机械应力

momentum　动量

Newton's first law of motion: law of inertia　牛顿第一运动定律：惯性定律

Newton's second law of motion: law of acceleration　牛顿第二运动定律：加速度定律

Newton's third law of motion: law of action-reaction　牛顿第三运动定律：作用力-反作用力定律

passive force　被动力

plastic region　塑性区域

qualitative analysis　定性分析

quantitative analysis　定量分析

radian　弧度

resultant vector　综合矢量

rotary motion　旋转运动

scalar　标量

shear　剪切力

SI　国际单位

speed　速率

statics　静力学

torque　扭矩

traction　牵引力

twist　扭力

ultimate strength　极限强度

vector　矢量

velocity　速度

weight　重量

yield strength　屈服强度

表18-1	本章使用的量的名称、符号、国际单位名称及国际单位符号		
量的名称	符号	国际单位名称	国际单位符号
时间	t	秒	s
质量	m	千克	kg
直线位移/位置	x	米	m
角位移/位置	θ	弧度	rad
速度	v	米/秒	m/s
角速度	ω	弧度/秒	rad/s
线加速度	a	米/二次方秒	m/s^2
角加速度	α	弧度/二次方秒	rad/s^2
动量	p	千克米每秒	kg·m/s
力	F	牛（顿）	$1\ N = 1\ kg \cdot m/s^2$
扭矩	T	牛（顿）米	N·m
应力/压力	P	帕（斯卡）	$1\ Pa = 1\ N/m^2$

18.1 生物力学概述

什么是生物力学，它为什么重要

- 生物力学是一个极其广阔的专业领域。为了更好地了解生物力学，我们最好先从它的英语词根进行了解。生物力学的英语为biomechanics。
  - Bio指生命。
  - Mechanics是物理学的分支，是分析作用于物体上的力及其影响的学科。
  - 因此生物力学（biomechanics）是评估生命有机体的运动，并分析作用在它上面的力及其影响的科学[9]。
- 由于本书是研究肌动学的，因此本章的重点是研究力及力是如何影响人体肌肉骨骼运动的。对手法治疗和运动专业人员来说，对生物力学有基本的了解至关重要，因为力不仅能让人产生动作，而且可刺激人体所有组织发生各种适应性改变。这些适应性变化可能会对一个人的表现和生活质量产生积极或消极的影响。如果

将生物力学运用恰当可实现非凡的运动表现。同理，如果对人体组织不恰当施力则可造成诸多的肌肉和骨骼损伤[3, 13]。

解剖学、生理学和肌动学——生物力学适合哪一门学科

- 由于肌动学是研究人体运动的学科，因此生物力学通常被视为肌动学的一个子学科，其专门运用力学原理来分析和解决与人体结构（解剖学）和功能（生理学）有关的问题[7]。
- 从另一个角度而言，生物力学与生理学类似，同样是分析机体"功能"的一门学科（从力学角度分析）。在理想情况下，优化"功能"（力学和生理学）将优化个人的表现[6]。
- 注：本章中"表现"一词不单指运动表现，还指身体在力学方面的表现，如一个人的动作是不是合适。请记住，生命就是一种表现（图18-1）。

18

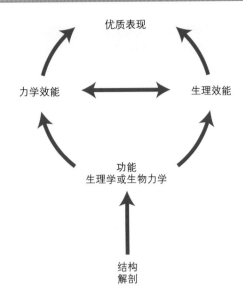

图18-1　结构、功能和表现之间的关系（©Scott Gaines, 2016）

结构（解剖）与功能（生物力学和生理学），灵活与稳定之间的关系

- 肌肉骨骼的解剖也与其生物力学功能直接相关，尤其在关节结构中表现得更为突出。正如Levangie和Norkin（1992）曾指出的：

  - 关节的构造取决于它的功能及其组件的特性。
  - 一旦构成为关节，关节的结构将决定它的功能。
  - 功能多的关节比功能单一的关节构造复杂。

- 这样的话，人体就类似自然中其他力学结构中的关节和杠杆结构。我们来想象一个大型家庭聚会的情况。为了容纳大量的家庭成员，我们需要使用两张桌子，一个宴会大餐桌和一个便携式折叠桌。折叠桌的腿以其合页为支点可以折叠起来，因此可以轻松移动。虽然这张桌子移动灵活，但却不如木制大餐桌稳定。然而，宴会大餐桌非常稳定，但却很难移动。注意，在力学上，灵活性和稳定性成反比。此外，假设宴会大餐桌也有像便携式桌子一样的合页，当人们试图用足够大的力气折叠大餐桌的时候，桌腿容易折断。因为它的结构不允许这种功能，那么折断/损伤就发生了（图18-2）。

- 人体也会发生同样的情况。灵活性很强的关节，如盂肱关节（肩关节），它具有三个自由度，不如只有一个自由度的肘关节那样稳定（图18-3）[5, 10, 11]。

- 这里要讲的是，结构和功能是直接相关的。因此，为了安全且有效，手法治疗和运动疗法的专业人员必须了解人体结构（解剖学）和功能（生理学和生物力学），这点至关重要。

生物力学的两个主要目标

- 人体肌肉骨骼生物力学研究有两个重点：

  1. 运动表现/动作增强。

     - 主要通过生物力学分析来改善动作、技

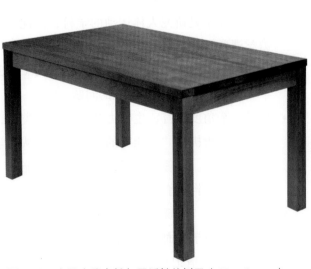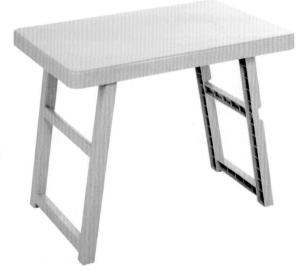

图18-2　自然中稳定性与灵活性的例子（©istock.com）

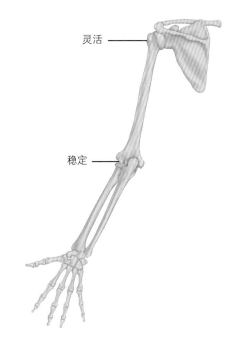

图18-3 人体中稳定性与灵活性的例子

术、设备或训练。

　　2.损伤预防与康复。

- 通过生物力学分析来提高技术，改进新设备的设计，从而减少损伤[9]。

- 生物力学使我们能够回答如下问题："在＿＿＿＿（如姿势模式/动作模式/训练/运动/操练）中发生了什么，我们怎样能让它更好？"例如，举手深蹲评估（图18-4）。

通过生物力学定性分析优化人体姿势和动作

- 如上所述，本章主要目标是让读者掌握合理使用生物力学和生理学原理的知识，来分析个人的生物力学需求。这对优化姿势和动作十分必要，最终目的是使运动表现最优化、损伤最小化[9]。本章将教读者如何进行基本的分析，本文接下来的内容将为读者展示优化个人姿势和动作所需的知识。由此先引出一个问题："我们如何分析人体姿势和运动？"答案是可以通过定量（使用数据进行定量分析）或定性（使用非数据性描述进行定性分析）分析来完成[4, 7, 9]。为了理解不同概念之间的关系，我们需要回顾力学中的一些数学公式。本章将重点介绍生物力学分析中的定性方法。

- 步骤1：分析姿势/运动（运动学是对运动的研究，不考虑引起运动的力）。

- 步骤2：分析力（动理学是对作用在身体上的力的研究）。

- 步骤3：与人的"理想状态"进行比较[6, 7, 9]。

- 本章接下来的内容重点讨论步骤1和步骤2，在此之前，我们先通过图18-5了解一下一个人的"理想"姿势和动作。

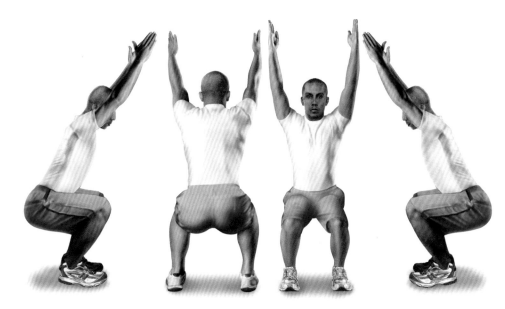

图18-4 举手深蹲评估

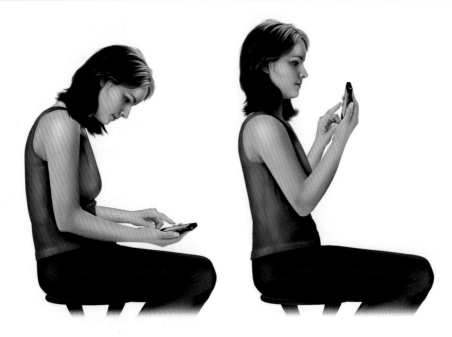

图18-5　从事手法治疗和运动治疗的专业人员对人的姿势和动作进行生物力学分析至关重要（Muscolino JE: Body mechanics: The price of smart phones, Massage Therapy Journal, Springer, 2015. 图片由Giovanni Rimasti提供）

18.2　力的简介

什么是力

- 本章后面将详细给出力的定义。首先，可以把力简单理解为一个物体对另一个物体推或拉[2, 3, 7, 9]。
  - 大多数情况下，力是两个物体接触产生推或拉。但是，也有例外。体重就是没有接触而产生力的最重要的例子。重量是由重力作用在物体上的力，它总是把物体向下拉（朝着地球中心的方向）。重力产生的力并没有通过两个物体之间直接接触，因此重力是上述规则的一个例外。
- 力可以通过两种方式影响身体：
  1. 力可以使身体在空间内移动。
  2. 力可以使身体变形，即引起形状的变化，详见下文[11]。
- 为了研究人体的肌肉骨骼生物力学，我们将力分为两类：外力和内力。
  - 外力：外力来源于身体外部。最常见的外力是重力。手中的哑铃是外力，自己的体重也是外力（始终作用于我们身体的重要的力）。其他外力还包括阻力、摩擦力、弹簧及其他具有弹性的结构（如弹性管或弹力带）产生的力。
  - 内力：来源于身体内部。内力可进一步分为主动力或被动力。
    - 主动力：由骨骼肌产生。
    - 被动力：由结缔组织（如筋膜、韧带、肌腱等）产生。其通过限制不必要的运动，来协助肌肉产生运动，同时保护关节的完整性。注：在某些情况下，筋膜可以起力的传递作用，从而产生主动力（见4.3）[10]。
- 为了使关节产生正常的运动（关节运动学），必须通过神经系统对肌肉骨骼系统的激活，从而产生内力（前提是不存在妨碍正常运动的结构异常）[10]。但是，如果骨骼肌激活不正常，则可能引起关节运动不正常，最终导致关节磨损或撕裂。
- 以生活中很容易见到的开车为例。想象正在驾驶的汽车轮胎位置不正（这就好比关节力线不对引起关节运动异常一样）。试想，如果轮胎位置一直不正会发生什么样的情况？

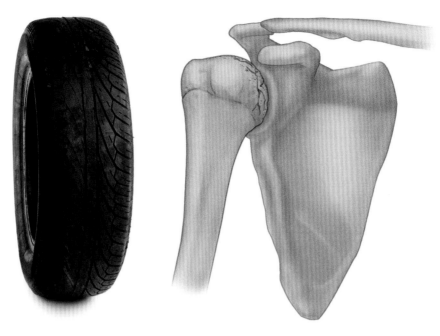

图18-6 力会使固体材料产生形变，如轮胎的磨损或肩关节炎（左图来自 ©istock.com）

一侧轮胎可能会很快磨损。关节也会发生同样的情况。

- 同理，如果作用于身体的外力未遵循身体的结构，则可能造成损伤（图18-6，图18-7和表18-2）。

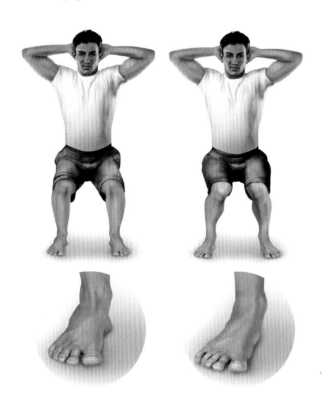

图18-7 足的过度旋前可能最终损伤膝关节

身体如何适应机械应力（牵引力、压缩力、剪切力、扭力和弯曲力）

- "应力"一词用于心理反应时具有负面的含义，如"我压力很大"。但是，本文讨论的不是心理压力，是作用于身体的压力，它通常可分为有益的良性应力或无益的不利应力。机械应力特指身体的内力，机械应力可由身体内力除以力所作用的面积计算得出（应力=F/A）。这些身体内力会对身体组织产生影响。一个特定的机械应力可能引起组织受损（损伤），而另外一些机械应力可能刺激其他组织肥大（引起生长）。应力缺失可导致组织萎缩（失用）[13]。

  - 使身体移动和稳定的力同样也可能使身体发生形变和损伤[10]。

- 常见作用于身体组织的力（图18-8）：

  - 牵引力（分离力、牵伸）：使结构远离其接触平面的力。

  - 压缩力（挤压）：使接触平面靠近的力。

  - 剪切力（摩擦）：平行于接触平面的力。存在两个力，它们方向相反。思考一下摩擦力或起摩擦作用的力。

  - 扭力（扭转）：围绕身体的纵轴以相反方向旋转的力。

18

表18-2

	正向（"好的"）力	负向（"不好的"）力
内力	正常地激活肌肉（肌肉以适当的顺序、适当的强度，并在适当的时间被激活）以使关节正常运动	肌肉激活不正常导致关节运动不正常
外力	根据身体结构，将身体置于可以恰当地接受外力的位置（如重力、摩擦力、阻力）	未根据身体的结构和功能接受外力
结果	内力输入的功可以有效地转换为输出功（如推进力） 正性的结构适应（增长） 速度提升	效率低下 结缔组织损伤风险高（负性的结构适应） 速度下降

- 弯曲力：以相同方向共同作用的力，使身体一侧被压缩，而另一侧被牵引。

应力/应变关系曲线

- 当力（机械应力）作用在固体上时，会使物体产生物理变化。机械应变等于物体长度的变化（即形变）除以其原始长度。换句话说，机械应变=ΔL/L，其中"Δ"为delta，表示变化。因此，$\Delta L = L - L_0$（其中"L"指最终长度，"L_0"指初始长度）。根据物体的性质，如果应力较小，当被移除时，物体可恢复其原始长度（即

形状）。这时的应力水平则被称作弹性区域。屈服强度是指力一旦被移除，物体无法恢复其原始尺寸的那个点。物体这时的应力水平被称作塑性区域。如果施加更多的应力，最终将达到组织/结构的极限强度；超过这一强度，则会发生断裂。描绘这些点的图可得出应力/应变关系曲线（图18-9）。请注意，每种固体的应力/应变曲线都不同（如橡皮筋的弹性区域较大，而铅笔的弹性区域相对较小）[10, 13]。

- 速览："应力"可以是"好的"或"坏的"；这取决于身体各个部位受到的应力大小，以及这些部位（如关节）在生物力学上是否能够接受那些应力[6]。

  - 例如，骨始终承受着力。事实上，正常的骨骼生长离不开力（请参阅第3章沃尔夫定律）。但是，如果力超出了组织的生理范围，则会发生断裂（图18-10，知识点18-1）。

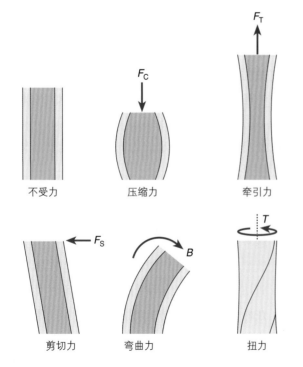

图18-8 常见作用于身体组织的力（改自Adams M, Bogduk N, Burton K, and Dolan P: Biomechanics of Back Pain, ed 3, London, 2013, Churchill Livingstone.）

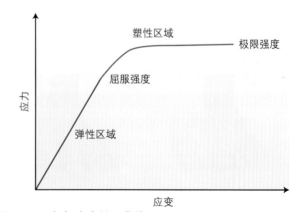

图18-9 应力/应变关系曲线

知识点18-1 请思考……

Whiting和Zernicke（2008）描述了一种肌肉骨骼损伤机制的方式，称为"超负荷"（负荷为外力）变化。尽管身体始终处于各种负荷下（许多负荷是正常人体功能所必需的），但只有当负荷超过生理范围时，才会增加损伤可能性。换言之，负荷超过了组织的最大耐受能力，才会导致损伤[13]。

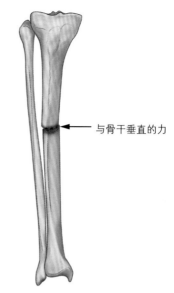

与骨干垂直的力

图18-10 骨承受的应力超出其塑性区域

18.3 力学的基本原理

力学的三个基本单位（测量空间、时间和物体）

- 由于力学是研究物体是如何对力做出反应的，以及是如何随着时间运动的，因此我们必须掌握测量这些变量的方法。SI（SI来源于法语，Système International d'Unités，公制单位）是国际通用的[6, 9]。力学的三个基本元素如下：
  1. 物体（如质量）=千克（kg）。
  2. 空间（如距离）=米（m）。
  3. 时间=秒（s）。
- 注意，经典力学中的所有公式都可以简化为这三个单位。

标量和矢量

- 由于力学可用来定量描述我们周围的世界，它通过标量和矢量两种量化形式来表示诸如质量、时间和距离这些概念[1]。
  - 标量：描述距离、速率或质量的术语，它有大小，但无方向。换句话说，它是一个可完全通过大小（即数字）来描述的量[1, 2, 7, 9]。
  - 例如，质量（m）是测量构成一个物体的物质多少的标量。图18-11中所示哑铃的质量，在月球上和在地球上是一样的（但其重量差别很大）（图18-11）。

18

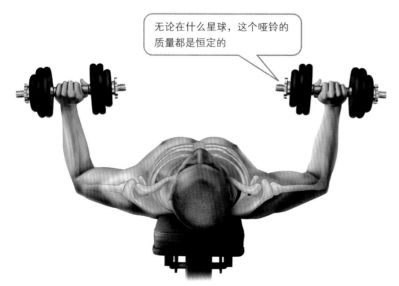

无论在什么星球，这个哑铃的质量都是恒定的

图18-11 哑铃的质量是恒定不变的

- 矢量：描述既有大小又有方向的事物（如位移、速度、力）的术语。图形上，矢量用箭头表示。箭头的方向和长度表示力的当量，以及力作用在物体上的方式（见6.30）。当以数学符号表示时，矢量用粗体字或名称上方加向右的小箭头表示（如v或$\vec{v}$）[1, 2, 7, 9]。

- 例如，力和速度。重量是由重力引起的矢量（$w=mg$）。由于重力作用在哑铃的标量——质量上，因而产生了重量，哑铃的重量则以矢量来表示（图18-12）。

矢量具有几个特点

- 作用点。
- 方向。
- 大小。

综合矢量

- 力作为力学的基石，是矢量，因此要把所有的力用箭头表示，这点非常重要。将箭头的起点（头）放在要施加力的位置（即施力点，如果是重力，则放在物体的几何中心——质心）。箭头的方向与推力或拉力的方向一致。最后，箭头的长度表示力的大小[7, 14]。

- 当多个力作用在一个物体上时，可以通过"综合矢量"来得到作用在该物体上的净力，换言之，即找到该物体中所有矢量的合力。合力就是两个或多个矢量的总和（我们将所有矢量力相加，可以求出净矢量力）。可通过以下方法以图形方式得出综合矢量。

- 头尾相接法：
  - 将第一个矢量（A）的起点（头）放在第二个矢量（B）的尾端，然后从A的尾端画向B的起点，即为综合矢量（图18-13）。

- 平行四边形法：
  - 连接要合成的矢量的尾端，而后画一个平行四边形（图18-14，图18-15）。

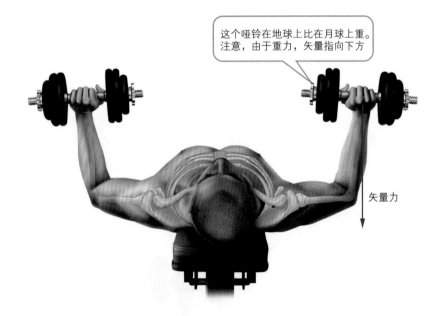

这个哑铃在地球上比在月球上重。注意，由于重力，矢量指向下方

矢量力

图18-12　哑铃的重量以矢量来表示

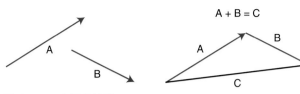

图18-13 头尾相接法

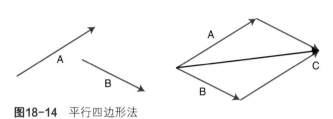

图18-14 平行四边形法

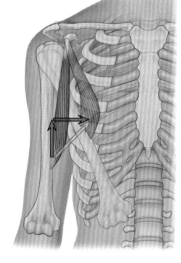

图18-15 喙肱肌收缩产生的内力矢量。注意，综合矢量用黄色箭头表示，该作用平面的组成矢量用绿色箭头表示

18.4 描述人体的运动——运动学分析

- 分析人体运动的第一步是分析一个人的运动学。运动学是在不考虑运动受力原因的前提下来研究运动[9, 14]。运动学考虑物体的以下方面：

  1. 在空间中位置。

  2. 移动了多远（如果有移动的话）。

  3. 移动的速度。

  4. 动作改变的速度。

  请注意，当我们使用运动学描述物体的运动时，我们不会考虑物体本身的性质（如物体的质量）。我们只检查运动（被移动物体的性质将在18.5中讲述）。

  注意，在思考"运动学"时，请思考"动作"。

描述三维空间中的位置和方向

- 我们必须通过一种方法来描述物体在我们生活的三维空间中的位置。在力学中，我们使用笛卡儿坐标来描述（图18-16）[7, 9, 14]。

- 在笛卡儿坐标中，沿着X、Y和Z平面绘制点，就好像在人体运动学中沿着矢状面、冠状面和水平面绘制点。为了进行生物力学定性分析，我们利用第2章中讨论的运动平面和运动轴来描述

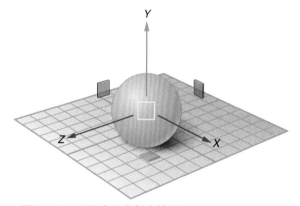

图18-16 用笛卡儿坐标来绘制点

人体运动（图18-17）。

描述运动

- 运动可分为线性运动或旋转运动。

  - 线性运动（即非轴向的滑动、滑行或平移运动）是指物体的所有组成部分作为一个单位一起运动。

    - 直线运动是指物体沿着一条直线运动（图18-18A）。

    - 曲线运动是指物体沿着一条曲线运动的状态（图18-18B）。

18

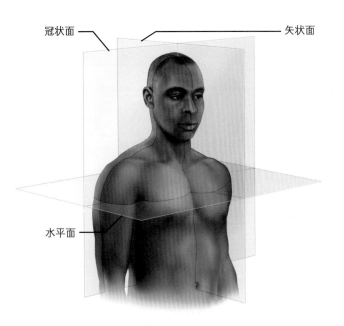

图18-17　矢状面、冠状面和水平面

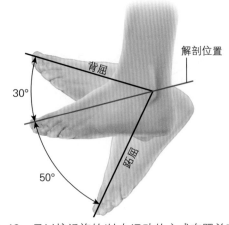

图18-19　足以接近旋转/轴向运动的方式在踝关节（铰链关节）处旋转

- 旋转运动（即轴向的、成角的、弧形的运动）是指物体或某一节段围绕固定轴以屈曲的路径转动。物体/结构上的每个点在同一时间以相同的角度运动。例如，门以合页为轴，绕轴转动。人体中几乎没有可围绕一个确切固定的轴运动的关节。但是，为简单起见，关节运动常被描述为角/轴向运动（图18-19）。

- 一般的平面运动是曲线运动的一种特殊情况，其中物体分段自由移动，而不是刚性或固定的。在这种情况下，物体绕轴旋转，而轴本身在空间中可通过相邻节段的运动而发生平移。从某种意义上讲，它是转动和平移的复合运动。由于身体是由多个关节连接而成的，因此这在人体中非常常见。例如，如果一个人要将杯子移到嘴边，需要同时屈曲肩关节和肘关节，手的路径则是在一个平面内的曲线运动（一般平面运动）（图18-20）[7, 9, 14]。

描述线性运动——线性运动学（距离与位移）

- 可以使用标量（距离）或矢量（位移）来测量线性运动。虽然在日常交流中这两个术语经常互换使用，但事实上它们是截然不同的。

  a.距离：

- 是一个标量，是指在任何方向上所产生的运动总和。

  b.位移：

- 是一个矢量，用以描述位置的变化，通过连

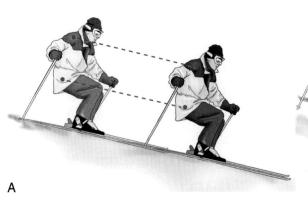

A

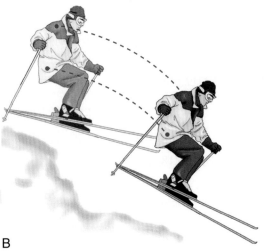

B

图18-18　线性运动：A.直线运动；B.曲线运动

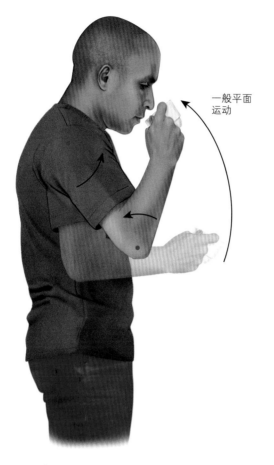

图18-20 一般平面运动的例子

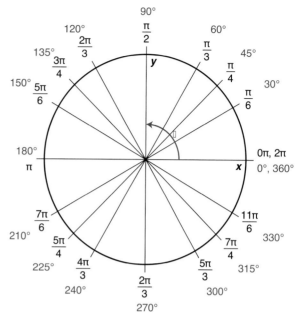

图18-21 用度和弧度表示圆的角度

接运动起点和终点的直线来进行测量。

- 理解二者区别的最好的方法可能莫过于举例了。假设要参加Kona铁人三项比赛，比赛的最后一站是跑步。跑步的起点和终点设在同一位置。从跑步起点到终点之间的距离约为42 km（相当于一场马拉松的距离）。但是，从跑步起点到终点的位移则为零——因为在同一位置。

- 在这种情况下，位移似乎不怎么有用。而实际上，在生物力学定量分析中，位移是更有用的。因为位移是矢量，所以它不仅可给出量的大小，而且告诉我们量的方向（距离可被视为位移这个矢量的大小）。最后，因为位移矢量的方向指引着运动模式中肌肉的活动，因此它对确定引起运动的净力方向起非常关键的作用[1, 3, 7, 9]。

描述旋转运动——角运动学（角距与角位移）

- 旋转/角运动以度或弧度为单位进行测量。

- 度：一圈为360°。

- 弧度：转动的距离/半径。简言之，弧度是圆的半径与其圆周之间的关系。如果我们取任一圆的半径，并将其置于这个圆的圆周上，则其对应的弧度为1弧度（1弧度=57.3°）。此外，精确的圆周率（π=3.141 59…）弧度为半个圆（π = 180°）。

- 通常，对于大多数生物力学定量计算而言，弧度更好用。角不在三角函数内的情况下使用方程式时，这一点至关重要。但是，对于定性分析，度往往更好用，这点前面提到过，这是本章的重点（图18-21）[9]。

- 角距（φ）是指当一个转动着的物体从一个位置转至另一位置时，角路径的长度。

- 角位移（θ）与线位移类似，其大小等于该物体初始位置与最终位置之间的角度[7, 9]。

- 注意，角距和角位移之间的差异在概念上类似前面讨论的距离和位移之间的差异。

- 例如，如果一个人将髋关节屈曲至120°，则其角位移和角距均为120°。但是，当大腿通过伸展髋关节返回起始位置时，大腿总共经过了240°的角距，而角位移却为0°（图18-22）。

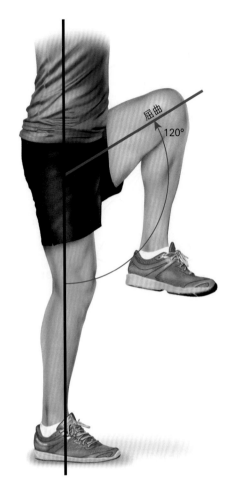

图18-22　角距与角位移

描述物体运动的速度——线性运动学（速率与速度）

- 现在，我们研究物体位置随时间的变化率。同样，我们既有标量又有矢量，来表示这一变化率。速率是一个标量，描述物体运动的快慢。速度是一个矢量，它既描述物体运动的快慢，也描述物体运动的方向（可以将物体的速率视为速度矢量的值）[4, 7, 9, 14]。

- 速率（v）=距离的变化除以时间的变化。

- 速度（v或$\vec{v}$）=位移的变化除以时间的变化。

$$\vec{v} = \frac{\mathrm{d}x}{\mathrm{d}t}$$

- 注："d"表示"变化"，dx=距离的变化，dt=时间的变化。

- 让我们以200 m跑的田径运动员为例。如果她在22.5 s内跑完全程，那么她的平均速率为

200 m ÷ 22.5 s ≈ 8.89 m/s。但是，由于与速度有关的是位移，即起点到终点的直线距离（尽管这是一条弯曲的跑道）（图18-23），所以她的平均速度为123.8 m ÷ 22.5 s ≈ 5.50 m/s。在这种情况下，速率似乎是更有用的数据。但是，对于瞬时速度，速度矢量就变得非常重要。

- 平均速度与瞬时速度：
  - 让我们来看另一名短跑选手。目前我们的短跑运动员可以在10 s内跑完100 m（图18-24）。

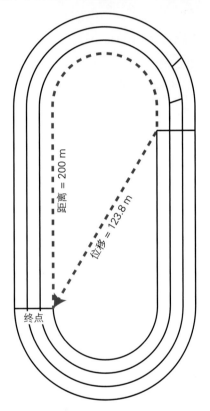

图18-23　赛道上距离与位移的关系

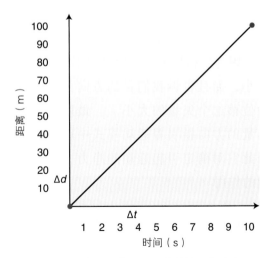

图18-24　短跑运动员完成100 m冲刺的平均速度

他想提高自己的技术。如果我们知道他完成100 m的时间是10 s，并且我们知道他想比这个速度更快，但我们不知道其他信息，他需要在哪里改进呢？[3]

- 现在，让我们想象一下，我们可以收集赛程中每一秒运动员的位置数据。那么，现在我们不仅可以确定整个赛程中该运动员的平均速度，而且还可以确定他每一秒的平均速度。通过图18-25我们可以确定该运动员从比赛第3秒到第4秒的速度。

- 如果我们能够获得更精确的数据，我们则可以确定瞬时速度（图18-26）。

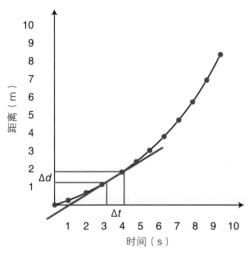

图18-25 短跑运动员从比赛第3秒到第4秒的平均速度（©Scott Gaines，2016）

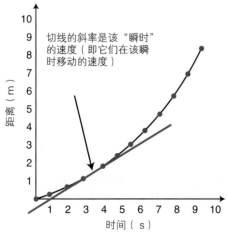

图18-26 短跑运动员在比赛第3秒到第4秒之间某个时刻的瞬时速度

描述物体绕轴运动的速度——角运动学（角速率与角速度）

- 同样地，与线性速率和速度对应，我们也可看到旋转分量。重要的是，手法治疗和运动疗法专业人员要理解并明白运动的旋转成分，因为身体趋于像一系列杠杆（如长骨）一样工作，这些杠杆围绕特定的轴（即关节）旋转[7, 9, 14]。

- 角速率（σ = sigma）= 角距离 / 时间的变化：

$$\sigma = \frac{\mathrm{d}\varphi}{\mathrm{d}t}$$

- 角速度（ω = omega）= 角位移 / 时间的变化（图18-27）：

$$\omega = \frac{\mathrm{d}\theta}{\mathrm{d}t}$$

- 因为角速度是矢量，所以它不仅有大小，而且有方向。由于它是旋转运动，逆时针被认为是正（+），而顺时针被认为是负（−）。

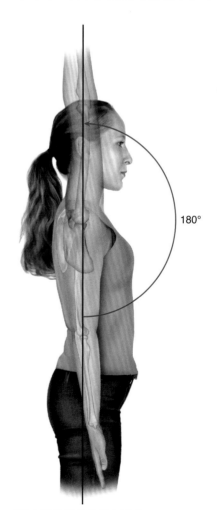

图18-27 手臂在盂肱关节处的角速度

例如，如果一个人在1 s内将手臂从盂肱关节的解剖位置运动至完全屈曲（180°），则角速度为$\omega=\dfrac{\pi rad}{dt}$或者$\dfrac{180°}{s}$（图18-27）。

描述物体速率变化的快慢——线加速度和角加速度

- 加速度是一个矢量，表示物体速度的变化率（速度的变化／时间的变化）。换句话说，就是事物加速或减速的快慢程度[7, 9]。
- $a=$速度的变化（dv）除以时间的变化（dt）：

$$a=\frac{dv}{dt}$$

- 注意，减速度实际上是负加速度。

- 角加速度（a）=角速度（dω）除以时间的变化（dt）：

$$a=\frac{d\omega}{dt}$$

加速度：运动学和动理学之间的关联

- 如前所述，运动学是对运动的研究，而与引起运动的力无关。动理学是对作用在身体上的力的研究。那么，加速度适用于哪一种研究呢？这正是我们接下来要讨论的内容，力可以改变物体的速度。换言之，力是物体加速的原因（表18-3）[6]。

表 18-3	运动学总结	
	线性运动	**角运动**
位置	使用笛卡儿坐标在三维空间中以米为单位进行测量	以度或弧度为单位进行测量
位置的变化	标量 = 距离	标量 = 角距
	矢量 = 位移	矢量 = 角位移
位置的变化率	标量 = 速率	标量 = 角速率
	矢量 = 速度	矢量 = 角速度
位置变化率的变化率	加速度	角加速度

18.5　描述人体运动的力——动理学分析

关于质量

- 在讨论动理学时，要注意考虑物体的性质。换句话说，我们要考虑物体的质量（m）。注意，到目前为止，在分析运动学时，我们从未考虑过质量。质量是指组成物体的物质的量[1, 4, 7, 9]。
  - 质量等于密度（物质的浓度）和体积（质量所占的空间大小）的乘积。

$$质量=密度（\rho）\times 体积（V）$$

$$m=\rho V$$

  - 因此，如果一个物体相对于另一个物体具有更大的浓度，它就会具有更高的密度（如骨骼比肌肉更致密，而肌肉比脂肪更致密）。
  - 惯性是物体抵抗其当前运动状态（可能为零运动）的特性。换句话说，惯性抵抗速度的

变化[4, 7, 9]。

注意，物体的惯性大小与其质量成正比。

- 换句话说，物体的质量越大，惯性就越大，改变其运动状态就越困难。

动量

- 如果我们想具体定义一个特定物体的运动（即动量），我们不仅需要考虑物体的速度，还需要考虑物体的质量。

$$动量（p）=质量\times 速度$$

$$p=mv$$

注意，我们用"p"表示动量，因为m已经被用于表示质量了[7, 9]。

- 例如，想象你面前有两个球，一个保龄球和一个足球。两个球的直径相等，但是，保龄球的

质量要比足球大很多。因此，保龄球具有更大的惯性，并且很难使其运动。但是，当我们让这两个球以相同的速度滚动时，保龄球具有更大的动量，使其停下来更难。

牛顿的三大运动定律

- 牛顿是17至18世纪英国物理学家和数学家，他提出了描述物体的静力学和动力学的三大运动定律。静力学研究物体处于静止或匀速运动时物体的力，而动力学研究力是如何影响物体运动的[7, 9]。

牛顿第一运动定律：惯性定律

- 除非受到改变物体状态的外力作用，否则物体将保持静止或匀速直线运动状态。
  如果 $\vec{F}_{NET} = 0$，那么 $\vec{v}$ =常数 或 0。
  - 这意味着：
    - 静止的物体会保持静止，沿某个方向匀速运动的物体将保持它的运动状态，直到有外力作用在该物体上，才能使其改变状态。惯性则是物体抵抗其位置或运动变化的能力。要使一个物体由静到动或改变其运动方向，与保持恒定方向匀速运动相比，需要更多的能量。
    - 例如，抛球。一旦球被抛出去，它将以相同的速度（速率和方向）持续前进，除非有其他的力来改变球的轨迹（路径）。在地球上，有空气摩擦力影响球的运动。重力改变球的运动方向，让球落向地面。最后，当球落到地面上时，球停止了运动。因此，空气摩擦力、重力和地面阻力都是作用在球上的力。
    - 其次，体型大、体重大的个体，其身体抵抗变化的能力就越大。一个身材魁梧、重达136 kg的足球前锋要比重79 kg的接球员付出更大的肌肉力量才能改变其运动。

牛顿第二运动定律：加速度定律

- 物体的加速度与作用在物体上的净力成正比，与物体的质量成反比。加速度的方向就是施加

净力的方向。注意，这就是我们得出力的定义的地方！

$$力 = 质量 \times 加速度$$
$$F = ma$$

- 这意味着：
  - 物体的加速度与作用在它上面的力直接相关。物体沿着作用在它上面的力的方向运动。
  - 如果你推一辆自行车，它将沿着你推的方向加速。如果用力推（更大的力），它会加速得更快。
  - 为了了解事情是如何发生的，发生了什么，以及为什么发生，加速度定律在技术分析中非常重要。
  - 还可以理解加速度定律：当力作用在物体上时，它会改变该物体的运动（即动量）。
  - 因此，力是可改变物体当前运动状态的推力或拉力（如可使物体开始运动、停止运动、加速或减速）。

牛顿第三运动定律：作用力-反作用力定律

- 只要一个物体对另一个物体施加作用力，那么另一个物体必会对这个物体施加大小相等且方向相反的力。
  - 例如，跑步足触地这个动作、会产生地面反作用力（生物力学领域中的基本力）。足对地球产生的力与地球产生的反作用力大小相等。区别在于，与地球相比，人体的质量微不足道。因此，身体要克服重力向上运动，而不是地球远离身体运动。
  - 第二个例子，让我们思考当手法治疗师给患者的身体做软组织手法治疗（如按摩）时，施加在治疗师身上的力。当治疗师向患者身体按压时，患者的身体则以大小相等的力压向治疗师的身体。这种对治疗师的身体大小相等且方向相反的力可能非常明显，尤其当治疗师施加深部压力并使用较小的接触面积（如拇指）时更加明显[7, 9]。

修订版的静力学与动力学

- 如上所述，静力学是对恒定运动（包括零运

动）系统的研究。换句话说，所讨论的身体处于永恒不变的动量状态。为了使这成为现实，物体上不能有任何净力（注意，这并不意味着没有力，只是物体上的力相互抵消了）。因此，桌子上的书是静止的，因为它具有恒定的运动（在这种情况下为零运动）。但是，有力作用在这本书上。具体而言，有因重力（其重量）产生的力，以及桌子对书本大小相等、方向相反的作用力[9]。

- 另一个静力学的例子。想象自己垂直站立，完全静止。当然，仍然有一些运动（呼吸、心脏跳动、血液流动等）；但是，让我们专注于肌肉骨骼的运动。在这个例子中，没有明显的肌肉骨骼运动；但是，为了保持身体直立，维持姿势的肌肉必须收缩以产生力来保持关节的位置。力是系统内部发生的，但没有净力，因此我们保持了一个静止的姿势。

- 动力学是对存在加速度的系统的研究。加速度意味着有净力作用在物体上，并改变其动量（运动）。只要一个正运动的物体改变了速度或方向，力就不是恒定不变的，就会产生净加速度[9]。

- 现在想象一下从静态的站立位转换到坐姿。重力会将身体向下拉，主要将躯干、髋和膝拉向屈曲状态，将踝拉向背屈状态。躯干、髋和膝的伸肌，以及踝的跖屈肌会离心收缩以控制/约束重力的作用。力还和以前一样，但是现在存在加速度（即它是动态的）。

注意，虽然比较理想的是对运动进行生物力学的动力学分析，但进行静力学分析较简单，而且通常已经足够了。

作用于人体的常见力

- 质心/重心。
- 每个物体的质量都围绕一个点均匀分布，该点即质心。对于重力，重力作用的点为物体的重心。物体的运动可以看作是整个物体在运动，也可以看作是物体的质心在运动。质心和重心

可以互换使用[7]。

- 对于解剖位站立的普通人而言，身体的重心位于第2骶椎的前方（图18-28）。
- 可以把人体看作是一系列由关节连接而成的部分。每个部分都有自己的重量、自己的重心，它们共同形成人体的总体重（图18-29）[7]。
  - 如果身体不在解剖位置，则重心会发生变化。重心也可位于身体的外部（图18-30）。

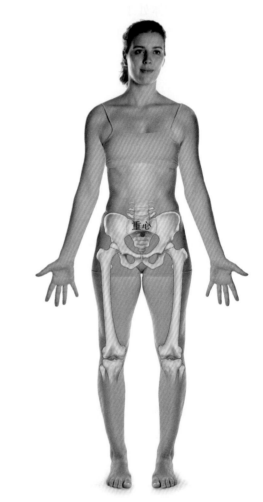

图18-28　解剖位置，红点表示重心

地面反作用力

- 力矢量（记住，当提到矢量时，要想到箭头）可被分解为x、y和z分量。为了理解地面反作用力，我们来研究下基本的跑步步态。我们一起看一下当足触地时构成地面反作用力的两个分量——垂直方向的分力（F_y）和水平方向的分力（F_x）（图18-31）。

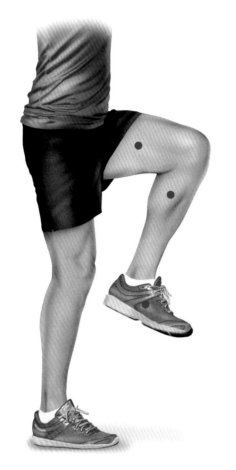

图18-29 左下肢的每个部分（大腿、小腿和足）都有自己的重心，以红点表示

垂直分力——F_y

- 为了提高表现及研究跑步相关损伤，对每次足触地时地面反作用力进行了非常广泛的研究。根据跑步方式，跑步过程中地面反作用力的垂直分力可达体重的2~3倍。根据足部最先接触地面的部位，通常可将跑者分为后足、中足或前足触地模式（图18-32）[3]。

- 图18-32示后足触地和中足触地模式跑者的地面反作用力垂直分力。注意：后足触地跑者可见一个更大的冲击峰值（点a），而后略微下降（点b），接着有一个推进峰值（点c）。

水平分力——F_x

- 跑者通常会随着跑步速度的增加而增加步幅。步幅越大，往往地面反作用力的水平"制动"分量也越大。这就是较大步幅（过大步幅）会适得其反的原因之一。研究表明，制动水平分力为体重的6%时，可使跑步代谢耗能增加高达30%。这是力的浪费（图18-33）[3]。

- 图18-33中的曲线图表示在一次跨步中随时间变化的水平方向地面反作用力（F_x）。注意，在时间的起始阶段水平力（或冲量）向前压向地面，因此地面反作用力（F_x）的方向向后。这是一个制动力，会降低跑步表现。在支撑相后期（步态时相内容将在第20章介绍）力才会改变方向。身体对地面产生一个向后的力，地面反作用力则会产生一个推进力使跑者向前加速（记住牛顿第三定律：每一个动作，都存在大小相等且方向相反的作用力）。为了提高跑步效率，必须降低制动力并增加推进力[3]。

18

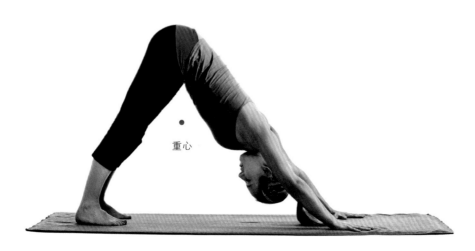

图18-30 当不在解剖位置时，人体的重心可位于人体外部（©istock.com）

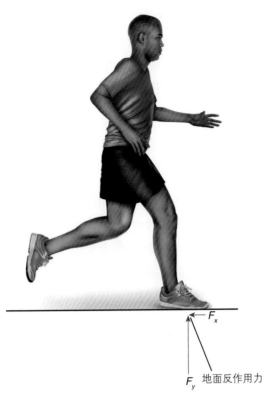

图18-31　足触地期间来自地面反作用力的合力矢量

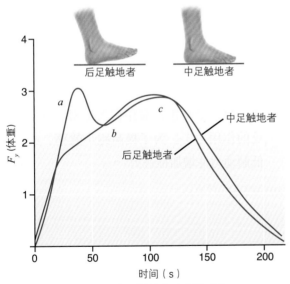

图18-32　后足触地和中足触地的垂直地反力

力的旋转类比——扭矩（引起旋转的力）的重要性

- 何为扭矩（力矩）？
  - 扭矩是旋转力，用希腊字母tau（τ）表示。

$$扭矩 = \tau = Fr\sin\theta$$

  - 注意：它包含三个组成部分：
    1. F = 施加在杠杆上的力。

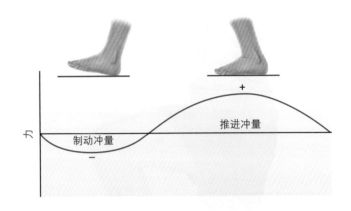

图18-33　一名后足触地跑者地面反作用力的水平分力

2. r = 施加的力与转动轴之间的距离（杠杆臂）。

3. $\sin\theta$ = 力的作用角度（力角）。

- 它也可写为

$$\tau = F(MA)$$

- MA = 力臂。
  - MA是转动轴与力线之间的最短距离（始终是垂直的）。
  - MA就是力角（$\sin\theta$）× 杠杆臂（r）。
- 为什么扭矩如此重要？
  - 当肌肉共同作用产生线性合力时，为了使关节动起来，线性合力将使骨围绕其旋转轴（关节）运动[5,9]。

为了使关节发生典型的轴向运动，肌肉产生的力必定围绕关节形成扭矩。

扭矩与杠杆

- 正如前面在角运动部分所提到的，可把人体看作是一系列绕轴运动的杠杆（骨骼）。施加在杠杆上的力（作用力）通过克服在其他点上与之方向相反的力，产生扭矩，使旋转发生。该方向相反的力称为阻力（如某个肌肉对骨骼/身体部位的向心收缩力克服作用在其上面的阻力——重力）。
- 杠杆系统允许作用力进行以下两项任务之一：
  - 作用力通过一个更长的杠杆臂，能够产生更大的扭矩，大于它的阻力产生的扭矩（在这种情况下，该作用力具有"力学优势"）。

例如，用撬棍举起一个重物。

- 注意：杠杆的力学优势是指它的输出力与输入力之比。
- 当作用力能够对抗阻力使身体部位移动得比作用力杠杆移动得更远或更快时，阻力较小，作用力具有力学优势，如投掷棒球或划船。
- 在绝大多数情况下，我们的肌肉是在力学劣势情况下做功的，必须产生较大力才能克服较小的阻力。这使我们的身体拥有更大的速度和运动范围[12]。
- 注意，杠杆和杠杆系统在第17章已做过更详细介绍。

力学平衡、稳定、平衡与支持面

- 力学平衡常常等同于平衡的概念。
- 平衡或许可以定义为个人控制力学平衡的能力。
- 力学平衡有两种类型：静态平衡和动态平衡。
  - 静态平衡是一种静止状态，即没有净力或力矩作用于人体（请再次注意，这并不意味着没有力或扭矩，只是存在的力和力矩相互抵消了）。例如，当一个人完全静止站立时。
  - 类似地，动态平衡描述的是身体处于运动状态的平衡。在这种情况下，作用在身体上的力和扭矩将克服方向相反的惯性（运动的力）做功。
- 稳定是指抵抗变化或抵抗破坏平衡的能力（即抵抗使身体产生运动的线加速度和角加速度）。影响稳定的因素包括：
  - 物体的质量。质量越大，惯性就越大，抵抗运动的能力就越大；因此稳定性更高。
  - 身体和与其接触的表面之间的摩擦力大小。摩擦力越大，运动所需的力就越大，稳定性也就越大。
  - 物体支持面的大小（物体或人下方的面积，由身体和其支持面之间最外缘的接触区域界定）。支持面越大，物体越稳定。
  - 物体重心的高度。重心越低，稳定性越好。

通过受力图来分析人体

- 18.1讲述了通过三个步骤来定性分析人体的姿势。
  - 步骤1：分析姿势/运动（运动学是对运动的研究，不用考虑引起运动的力）。
  - 步骤2：分析力（动理学是对作用在身体上的力的研究）。
  - 步骤3：与人的"理想状态"进行比较[9]。
- 既然我们已经学习了基础力学，我们就可以使用受力图将上述这些步骤付诸实践。受力图是进行运动分析的重要工具。在受力图中，某时刻作用在物体上的所有力均可用相应大小和方向的箭头来表示。对于手法和运动治疗专业人员而言，为了使分析姿势的过程更加容易，可以做如下特定的假设。
- 无组织形变。
- 系统内无摩擦力。
- 肌肉中所有肌纤维的作用可被总结为一个合力矢量。
- 不存在加速度（静态系统）[11]。
- 第一步：分析运动学。
- 绘制相关身体或身体部位的基本图像。
- 特别标注关节与解剖位置的关系
  - 人体测量学是测量人体比例的科学。由于每个人都是独特的，因此手法和运动治疗专业人员必须能够在分析中考虑人体测量学的差异（如肢体长度的差异）。
- 第二步：分析动理学。
- 绘制所有外力矢量。
  - 整个身体的重心。
  - 身体各部位的重心（如果必要的话）。
  - 施加于身体中的任何外在负荷/力。
  - 确定平衡所需的内力方向。
  - 根据平衡为所有内力绘制具有代表性的力矢量。
- 第三步：与其"理想状态"进行比较。
  - 使用本文提到的知识，应该能够确定哪里可能存在生物力学缺陷，以及如何更好地解决它[9]。

复习题

1.什么是生物力学？

_____

_____

2.生物力学与生理学有何相似之处？

_____

_____

3.灵活与稳定在力学上具有怎样的关系？

_____

_____

4.生物力学研究中的两个重点是什么？

_____

_____

5.生物力学分析的两种形式是什么？

_____

_____

6.重量和力如何相关？

_____

_____

7.体重是内力还是外力？

_____

_____

8.体内的主动力主要由谁产生？

_____

_____

9.当力作用在一个固体物体上，使其材料发生了变化且不能恢复其原始形状时，此时的应力水平被称为_____

10.标量和矢量有什么不同？

_____

_____

11.什么是运动学？

_____

_____

12.直线运动和曲线运动有什么不同？

_____

_____

13.线性距离和线性位移有什么不同？

_____

_____

14.速率和速度具有怎样的联系？

_____

_____

15.是什么引起物体加速的？

_____

_____

16.动量=_____

17.根据牛顿第二运动定律，力 = _____

18.一个人的重心总是在相同的位置吗？

_____

_____

19.扭矩也称为_____

20.在肌肉向心收缩中，作用力是谁产生的？

_____

_____

21.影响稳定性的四个因素是什么？

_____

_____

22.在分析—优化—最大化—最小化过程中，首先分析什么？其次分析什么？

_____

_____

18

参考文献

［1］ Abernethy B: The biophysical foundations of human movement, Champaign, IL, 2005, Human Kinetics.

［2］ Ackland TR: Applied anatomy and biomechanics in sport, Champaign, IL, 2009, Human Kinetics.

［3］ Blazevich AJ: Sports biomechanics, The basics: Optimising human performance, ed 2, London: 2012, A&C Black Publishers.

［4］ Burkett BA: Sport mechanics for coaches, Champaign, IL, 2010, Human Kinetics.

［5］ Floyd RT: Manual of structural kinesiology, New York, NY, 2011, McGraw-Hill.

［6］ Gaines SE: NESTA personal fitness trainer manual, Rancho Santa Margarita, CA, NESTA.

［7］ Hall SJ: Basic biomechanics, ed 6, New York, NY, 2011, McGraw-Hill.

［8］ Levangie P: Joint structure and function: A comprehensive analysis, ed 4, Philadelphia, PA, 2005, F.A. Davis.

［9］ McGinnis PM: Biomechanics of sport and exercise, Champaign, IL, 2005, Human Kinetics.

［10］ Neumann DA: Kinesiology of the musculoskeletal system: Foundations for physical rehabilitation, ed 3, St. Louis, MO, 2017, Elsevier.

［11］ Oatis CA: Kinesiology: The mechanics and pathomechanics of human movement, Philadelphia, PA, 2004, Lippincott Williams & Wilkins.

［12］ Saladin K: Anatomy & physiology: The unity of form and function, ed 7, New York, NY, 2014, McGraw-Hill.

［13］ Whiting WC: Biomechanics of musculoskeletal injury, ed 2, Champaign, IL, 2008, Human Kinetics.

［14］ Zatsiorsky VM: Kinematics of human motion, Champaign, IL, 1998, Human Kinetics.

18

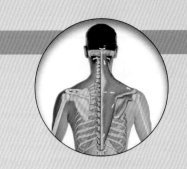

第19章

神经肌肉系统

章节纲要

19.1　神经系统概述

19.2　随意运动与反射运动

19.3　交互抑制

19.4　本体感觉概述

19.5　筋膜/关节本体感受器

19.6　肌梭

19.7　高尔基腱器

19.8　内耳本体感受器

19.9　其他肌肉骨骼反射

19.10　疼痛-痉挛-疼痛循环

19.11　闸门学说

章节目标

学习完本章，学生能够：

1. 掌握本章关键术语的定义。

2. 区分感觉、整合和运动神经元。

3. 描述神经系统的结构和功能分类。

4. 完成与随意运动和反射运动有关的以下内容：

   - 比较和对比启动随意运动和脊髓反射的神经通路。

   - 描述真实反射行为与习得性/模式化行为之间的区别。

   - 描述神经易化与静息肌张力之间的关系。

5. 描述交互抑制的神经通路及目的，以及交互抑制如何用于帮助肌肉触诊和肌肉牵伸。

6. 完成与本体感觉有关的以下内容：

   - 掌握本体感觉的定义。

   - 列出三大本体感受器，以及每一大类中的特定本体感受器。

   - 比较和对比帕奇尼小体和鲁菲尼末梢的功能。

7. 完成与肌梭和高尔基腱器有关的以下内容：

- 比较和对比肌梭和高尔基腱器的功能及其神经通路机制。

- 讨论肌梭、高尔基腱器和肌肉牵伸之间的关系。

- 讨论肌肉易化和肌肉抑制的概念。

- 讨论肌肉触发点与肌肉整体紧张之间的差异（包括对治疗的意义）。

8. 完成与内耳本体感受器有关的以下内容：

   - 描述内耳本体感受器的机制和功能。

   - 比较和对比动态和静态本体感觉。

   - 描述内耳本体感受器与颈部本体感受器之间的关系，以及对身体工作和/或运动的意义。

9. 描述屈肌逃避反射、交叉伸展反射、强直性颈部反射、颈眼反射、翻正反射和皮肤反射的机制和目的。

10. 完成与疼痛-痉挛-疼痛循环有关的以下内容：

   - 讨论手法治疗和运动疗法对疼痛-痉挛-疼痛循环的作用机制和重要性。

   - 描述肌肉固定和身体盔甲的功能。

11.描述闸门学说的机制，包括对手法治疗和运动治疗的意义。

概述

我们已经学习了骨骼系统的骨和关节，以及肌肉系统的肌肉。骨提供刚性杠杆的作用，并参与形成身体的关节；肌肉附着在骨上，并在关节处产生运动。以这种方式，骨、关节和肌肉作为肌肉骨骼系统一起发挥作用。但是，这个系统本身不能以和谐的方式运作。事实上，其组成部分好比没有指挥的交响乐团成员，需要指挥家来指挥和协调。肌肉骨骼系统的指挥家是神经系统。本章的目的是介绍神经系统在指挥身体运动中所起的作用。事实上，不清楚神经系统的整合作用，就不可能对人体的生物力学功能具有深刻的认识。简言之，本章旨在探讨神经肌肉骨骼系统的功能。

关键词

active isolated stretching　主动独立牵伸
agonist contract stretching　主动收缩牵伸
afferent neuron　传入神经元
alpha motor neuron　α运动神经元
ampulla　壶腹
ascending pathway　上行传导通路
body armoring　身体盔甲
central nervous system　中枢神经系统
cerebral motor cortex　大脑运动皮质
cervico-ocular reflex　颈眼反射
co-contraction　共同收缩
contract relax stretching　收缩放松牵伸
counter irritant theory　反刺激理论
crista ampullaris　壶腹嵴
crossed extensor reflex　交叉伸展反射
cutaneous reflex　皮肤反射
descending pathway　下行传导通路
dermatome　皮节
dizziness　头晕，目眩
efferent neuron　传出神经元
electrical muscle stimulation　肌肉电刺激
endogenous morphine　内源性吗啡
endorphin　内啡肽
equilibrium　平衡
extrafusal fiber　梭外肌纤维
fascial/joint proprioceptor　筋膜/关节本体感受器
Feldenkrais technique　Feldenkrais技术
flexor withdrawal reflex　屈肌逃避反射
free nerve ending　游离神经末梢
gamma motor neuron　γ运动神经元

gamma motor system　γ运动系统
gate theory　闸门学说
global tightening　全身紧张
Golgi end organ　高尔基末端器
Golgi tendon reflex　高尔基腱反射
Golgi tendon organ　高尔基腱器
homunculus　矮人图
hypnic jerk　入睡抽动
inner ear proprioceptor　内耳本体感受器
integrative neuron　中间神经元
interstitial myofascial receptor　间质肌筋膜感受器
intrafusal fiber　梭内肌纤维
inverse stretch reflex　反牵张反射
joint proprioceptor　关节本体感受器
Krause's end bulb　克劳泽终球
labyrinthine proprioceptor　迷路本体感受器
labyrinthine righting reflex　迷路翻正反射
learned behavior　习得性行为
learned reflex　习得性反射
locked long　锁定拉长
locked short　锁定缩短
lower crossed syndrome　下交叉综合征
lower motor neuron　下运动神经元
macula　斑
mechanoreceptor　机械感受器
Meissner's corpuscles　迈斯纳小体
Merkel's disc　梅克尔盘
motor homunculus　运动矮人图
motor neuron　运动神经元

19

muscle facilitation 肌肉易化

muscle inhibition 肌肉抑制

muscle memory 肌肉记忆

muscle proprioceptors 肌肉本体感受器

muscle spindle reflex 肌梭反射

muscle spindle 肌梭

muscle splinting 肌肉固定

myotatic reflex 肌牵张反射

nerve impulse 神经冲动

neural facilitation 神经易化

neuron 神经元

otolith 耳石

Pacinian corpuscle 帕奇尼小体

pain–spasm–pain cycle 疼痛–痉挛–疼痛循环

patterned behavior 模式化行为

peripheral nervous system 周围神经系统

plyometric training 超等长训练

post–isometric relaxation stretching 等长收缩后放松牵伸

primary motor cortex 初级运动皮质

primary sensory cortex 初级感觉皮质

proprioception 本体感觉

proprioceptive neuromuscular facilitation 本体促进技术，本体感神经肌肉促进技术

reciprocal inhibition 交互抑制

reflex arc 反射弧

resting tone 静息张力

righting reflex 翻正反射

Ruffini ending 鲁菲尼末梢

semicircular canal 半规管

sensory homunculus 感觉矮人图

sensory neuron 感觉神经元

stretch reflex 牵张反射

target muscle 靶肌肉

tendon reflex 腱反射

tonic neck reflex 紧张性颈反射

trigger point 触发点

upper crossed syndrome 上交叉综合征

upper motor neuron 上运动神经元

vestibule 前庭

19.1 神经系统概述

- 以下并不是全面的神经系统的概述，只是概述了与肌肉收缩有关的神经系统。

- 神经系统由神经细胞组成，神经细胞也称为神经元（图19-1）。

- 神经元专门用于传导称为神经冲动的电信号[1]。

- 典型的神经元由树突、细胞体和轴突组成。

19

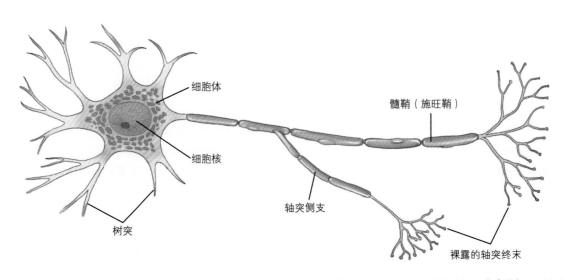

图19-1 神经细胞（也称为神经元）。神经元是一类细胞，专门用于传导神经冲动。典型的神经元包括树突和轴突，前者向细胞体传导神经冲动，后者将神经冲动传出细胞体

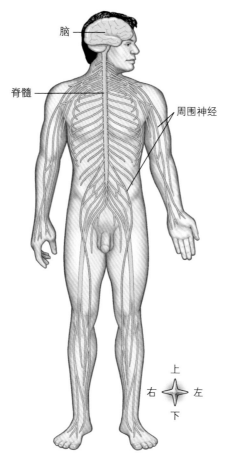

脑

脊髓

周围神经

上

右 左

下

图19-2 神经系统可分为中枢神经系统和周围神经系统。中枢神经系统位于身体中心，由脑和脊髓组成。周围神经系统位于中枢神经系统周围，由31对脊神经和12对脑神经组成（脑神经未显示）(引自Patton KT, Thibodeau GA: Anatomy and physiology, ed 7, St Louis, 2010, Mosby.)

- 树突将神经冲动传向细胞体；轴突将神经冲动传出细胞体[1]。
- 按功能划分，神经元可以分为感觉、中间或运动神经元[2]。
- 感觉神经元传导感觉刺激。
  - 感觉神经元又称为传入神经元。
- 整合神经元整合/处理从感觉神经元接收到的感觉刺激。
- 运动神经元传导引起肌肉收缩的信息。
  - 运动神经元又称为传出神经元。
- 神经系统可在结构上分为中枢神经系统和周围神经系统（图19-2）。

中枢神经系统结构

- 中枢神经系统位于身体的中心（因此而得名），由脑和脊髓组成。
- 脑和脊髓包含感觉、中间和运动神经元[3]。

脑

- 脑由大脑、脑干和小脑组成[4]。
- 大脑是脑最大的部分。大脑的表层为皮质，由灰质组成。大脑的内部主要由白质组成，有一些孤立的灰质簇称为核或神经节。
- 因为髓鞘的存在，神经系统的白质是白色的。髓鞘包裹在神经元轴突周围，使其绝缘并有助于加快神经冲动的传导（图19-1）。灰质由神经元的树突、细胞体和无髓轴突组成。神经元之间的联系和处理在灰质区域内发生。这些灰质区域做出决定，然后通过白色有髓神经元传至身体远端。可以把灰质区域比作思考和回答问题的智囊团；而白质传导束就好比将答案传送到其他位置的高速公路。

脊髓

- 脊髓由位于外部的白质和位于内部的灰质组成[4]。

19

- 灰质是神经元之间发生联系的地方。
- 脊髓外层的白质区由白质束组成。
  - 这些白质束由上行和下行信号传导通路组成。上行传导通路感觉信息。下行传导通路运输信息。
  - 上行白质束将来自脊髓较低水平的感觉信息向更高水平脊髓和/或脑传导。下行白质束将运动信息从脑向脊髓传导，或从较高水平脊髓向较低水平脊髓传导。

周围神经系统结构

- 周围神经系统位于外周，由外周脊髓和脑神经组成[5]。
  - 有31对脊神经和12对脑神经进出中枢神经系统[6]。
  - 注：周围神经系统的神经在技术上是一个器官，它包含两种不同的组织，这两种组织的目的都是通过神经冲动传递信息。它在组织上类似肌肉。肌肉由肌细胞束组成，由结缔组织被膜分隔和包绕，这些结缔组织被膜包绕每个单独的肌细胞（如肌内膜）、每个肌细胞束（如肌束膜）和整个肌肉（如肌外膜）。神经由神经纤维束（即多个神经细胞的长突起）组成，并被结缔组织被膜分隔和包裹；每条神经元由神经内膜包裹；每条神经纤维束由神经束膜包裹；且整个神经由神经外膜包裹。
  - 周围神经系统包含感觉神经元和运动神经元[7]。
  - 包含所有感觉神经元的周围神经称为感觉神经，包含所有运动神经元的周围神经称为运动神经。既包含感觉神经元又包含运动神经

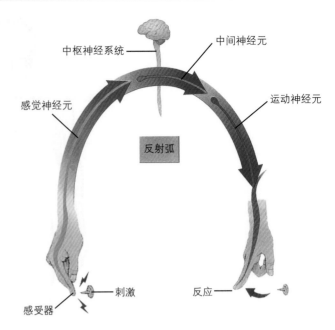

图19-3 神经系统内信息传导图示（引自Patton KT, Thibodeau GA: Anatomy and physiology, ed 7, St Louis, 2010, Mosby.）

元的周围神经称为混合神经。

神经系统的功能

　　一般来说，神经系统内的信息按以下顺序传递（图19-3）。

- 位于周围神经内的感觉神经元将感觉信息（即刺激）从身体外周向中枢神经系统传导（知识点19-1）。
- 然后，中枢神经系统通过其整合神经元处理感觉输入。
- 来自中枢神经系统的运动反应通过周围神经的运动神经元传至身体外周。这种运动反应直接引起肌肉收缩。
  - 中枢神经系统的整合程度差别很大，与所引起的运动是随意运动还是反射运动有关[7]。

19

知识点
19-1　皮节

　　来自皮肤的触觉感受可用皮节图表示。皮节的英语dermatome的字面意思是"切皮"，"derm"的意思是"skin（皮肤）"，而"tome"的意思是"切"，皮肤可看作被感觉神经根划分或切分开来。所以每个皮节即为由一个外周的神经根支配的皮肤区域。这些感觉神经根除两个特殊情况外，其余均来自脊髓（第1~8颈神经、第1~12胸神经、第1~5腰神经和第1~5骶神经）。首先，第1颈神经没有

感觉成分，因此没有皮节。其次，面部接收脑神经的感觉支配，而非脊神经。具体来说，其接收第5对脑神经的支配（三叉神经，因其有三个分支而得名），因此面部存在三个皮节，分别为V1、V2和V3。

　　皮节的临床意义：如果患者出现感觉异常，如麻木、刺痛或疼痛，知道感觉异常的皮节则可分析出神经可能受压的平面（通常是凸起或突出的椎间盘，也可能是骨刺引起的）。例如，拇指的刺痛可能追溯到C6神经根被突出的椎间盘压迫；足底疼痛可能是由压在L5感觉神经根上的骨刺引起的。

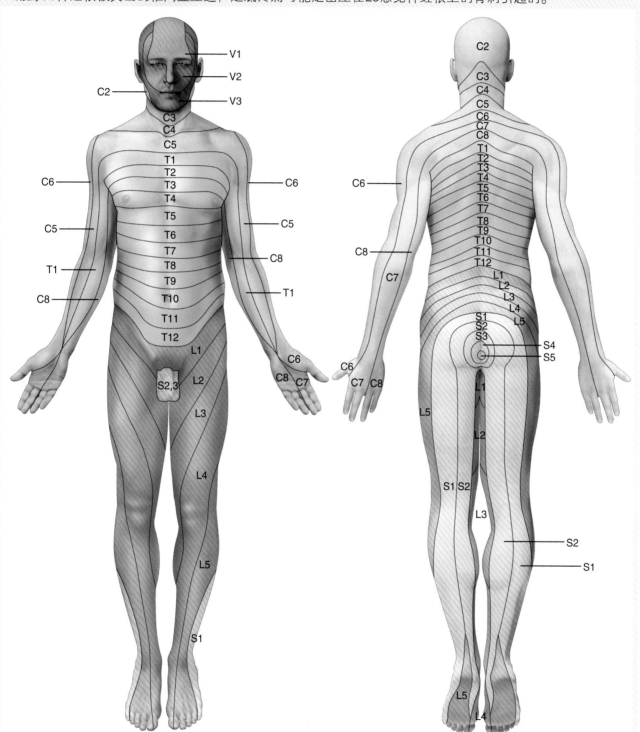

V1= 三叉神经眼支；V2= 三叉神经上颌支；V3=三叉神经下颌支；C1= 第1颈神经；C2= 第2颈神经；C3= 第3颈神经；C4= 第4颈神经；C5= 第5颈神经；C6= 第6颈神经；C7= 第7颈神经；C8= 第8颈神经；T1= 第1胸神经；T2= 第2胸神经；T3= 第3胸神经；T4= 第4胸神经；T5= 第5胸神经；T6= 第6胸神经；T7= 第7胸神经；T8= 第8胸神经；T9= 第9胸神经；T10= 第10胸神经；T11= 第11胸神经；T12= 第12胸神经；L1= 第1腰神经；L2= 第2腰神经；L3= 第3腰神经；L4= 第4腰神经；L5= 第5腰神经；S1= 第1骶神经；S2= 第2骶神经；S3= 第3骶神经；S4= 第4骶神经；S5= 第5骶神经

19.2　随意运动与反射运动

- 神经系统可引发两种运动：随意运动和反射运动。

随意运动的开启

- 所有随意运动的运动控制均起源于大脑外层，被称为大脑皮质的部分[7]（图19-4A）。
- 当脑内感觉刺激的整合和处理导致关节运动确定要发生时，这个决定被传递到大脑运动皮质。然后大脑运动皮质沿着脊髓的下行白质束发送下行指令（知识点19-2）[7]。

- 大多数（不是所有的）随意运动都是由脑通过脊髓传导到外周脊神经引发的。一些运动指令直接离开脑，通过周围脑神经来启动[8]。
- 下行白质传导束内的神经元是运动神经元。更具体地说，在下行白质传导束中向下走行的运动神经元称为上运动神经元[9]。

知识点19-2

　　脑有两个区域主要负责处理躯体触觉和随意运动。躯体触觉是由躯体感觉皮质接收和加工的，又称为初级感觉皮质，位于顶叶中央后回（直接位于分隔额叶和顶叶的中央沟后方）。随意运动是由运动皮质加工和指导的，这些运动皮质也称为初级运动皮质，其位于额叶中央前回（中央沟的正前方）。我们的身体代表区用矮人图表示，矮人图有两个——一个感觉矮人图和一个运动矮人图。注意，每个矮人图的身体部位比例与这些身体部位的实际大小不成正比，而是与脑中这些身体部位的感觉或运动代表区成正比。

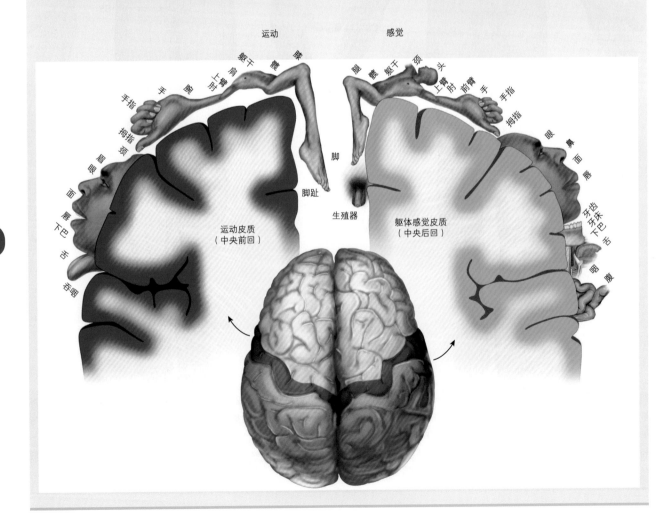

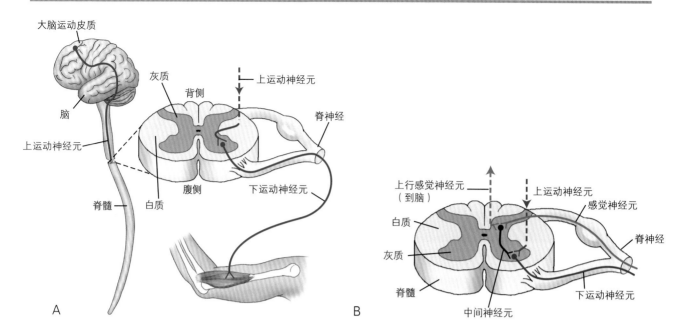

图19-4　A.产生随意运动的神经系统通路。上运动神经元起源于大脑运动皮质，并通过脊髓的下行白质纤维束向下传递，进入脊髓的灰质与下运动神经元突触连接。然后下运动神经元离开脊髓，并在外周脊神经内传导，以与肌肉相连接。B.由感觉神经元、中间神经元和下运动神经元组成的简单反射弧。对反射的感知通过连接到达脑，提醒脑刚刚发生的事情。脑可以通过上运动神经元影响脊髓反射，上运动神经元通过脊髓的下行白质束向下传导

- 大脑的下部，如基底节和小脑，也会进入这些通路，并影响身体动作的产生。
- 上运动神经元止于脊髓灰质。
- 在脊髓灰质内，上运动神经元与下运动神经元产生突触连接[5]。
- 下运动神经元从脊髓灰质中传出，走行在周围神经中。
- 这些下运动神经元止于肌肉的神经肌肉接头处，并在此引起肌纤维收缩。神经肌肉接头的细节，以及下运动神经元如何使它所附着的肌纤维产生收缩，请见12.8。

反射运动的开启

- 反射运动比随意运动更简单（图19-4B）[10]。
- 感觉刺激通过感觉神经元进入脊髓。
- 感觉神经元或者直接与脊髓内的下运动神经元形成突触连接，或者先经短的中间神经元进行突触连接，而后与脊髓内的下运动神经元进行突触连接。
- 这里的下运动神经元与随意运动下运动神经元（前面已提到）相同。

- 然后，下运动神经元从脊髓传出，止于肌纤维的神经肌肉接头，并在此引起肌纤维收缩。
- 由于感觉神经元传入脊髓与运动神经元传出脊髓形成弧形环路，所以反射通路常称为反射弧。
- 反射是身体中的"硬件"，换句话说，它们是先天具有的（天生的）（知识点19-3）。
- 这些反射本质上是具保护性的。在儿童从经验中知道哪些情况是安全的，哪些情况是不安全的之前，反射会给出自动反应，以保护儿童免受可能的危险。例如，惊吓反射使儿童转向高噪声声源方向。这引起对潜在危险刺激的注意。
- 反射的有意感知不是反射弧本身的一部分[11]。但我们确实能意识到我们进行了一次反射。这种知识的产生是因为反射弧和大脑之间的联系，它们通过脊髓的上行白质束向上传导至大脑；大脑内的连接将信息带到大脑皮质。这些联系使我们意识到刚刚发生的反射。注：同样地，这些连接在技术上不是反射弧本身的一部分。
- 此外，通过上运动神经元从大脑到反射弧的下

19

行连接也存在。这些连接具有修正反射行为的能力。这种修正可能增加反射反应，也可能抑制反射反应。如果抑制足够强烈，反射则可能被完全消除。

- 使用前面提到的引起高噪声惊吓反射的例子。随着我们长大，我们可能发现某些高噪声并不

是威胁。因此，经验教会我们，当处于安全情况时，可通过大脑的抑制作用来消除惊吓反射。随着我们进一步长大，为了决定我们的行为，我们越来越依赖这种抑制作用，而不是单纯的反射性行为。

知识点 19-3   习得行为和神经易化

有时会使用术语"习得性反射"。严格地讲，该术语是错误的，因为反射不是学习得来的；所有的反射都是先天的。应该使用的正确术语是习得性行为/模式化行为。习得性/模式化行为描述的活动是经过学习，且被很好地模式化的行为，以至于看起来是以"反射"的方式进行的。但是，这种习得性/模式化行为不涉及反射弧。习得性行为的模式最初与大脑内某种刺激和某种反应之间关联。经过许多次重复，这种关联变得非常模式化，以至于我们的反应变得自动化而无须有意识地思考。习得性行为的经典例子是"巴甫洛夫的狗"。狗在听到铃铛声后就流涎，因为它学会了将铃铛的声音与被喂食联系起来。我们的许多日常活动（即便不是大多数）都是习得性行为模式。我们要走过房间、系鞋带、说话或沿着我们以前走过很多次的路线开车时，很少会考虑我们需要收缩的肌肉。实际上，我们很可能在驾车回家途中没有思考自己在哪里转弯；被问到时，我们甚至可能不知道我们走在哪条路上；身体正在执行一系列习得性行为，就像在自动驾驶仪上操作一样，几乎没有意识。

神经关联是如何形成的？为什么习得性行为如此扎根于我们的神经系统？答案是这是神经易化的过程。从功能上讲，通过强度或重复性刺激，使某种刺激和某种反应之间的关联增强，从而使该刺激和该反应之间建立神经易化模式也变得越来越容易[20]。从结构上说，神经元通过降低其阈值，形成某种连接模式（见下页图），使神经元通路发生确实的物理变化，进而导致神经易化的发生。最终结果为习得思维方式和行为方式。这种方式越被加

强，这种习得模式就越牢固。

习得性行为（即神经易化）在健康领域中至关重要。可以应用于手法治疗、运动疗法及健身训练领域。正如学习某些特定的任务和动作方式并变得模式化一样，我们肌肉组织的静息张力也可通过学习而变得模式化。正常情况下，我们所有肌肉组织的静息张力应该是放松的。但是，由于多种原因，当某些压力情况发生时，肌肉静息张力可能增加。如果不解决这种肌肉紧张的关系，则由于某些刺激（如心理压力）可导致这种肌肉紧张模式变得固化。结果是每当心理上有压力时，就会触发刺激，使肌肉更容易紧张。随着时间的流逝，刺激/紧张的肌肉反应可变成一种习得性行为，在我们根本没有意识到两者之间的联系时便可发生。当治疗师在处理肌肉骨骼系统问题时，改变这种肌肉紧张的模式不仅涉及对肌肉本身的处理，还涉及许多其他方面；涉及与神经系统一起对刺激反应进行再训练。实际上，我们必须帮助患者的神经系统不再学习某种特定的反应模式，而是重新学习一种新的更健康的反应模式。

在运动训练中使用神经易化也很重要。肌肉共同有序收缩模式（即协调）也是一种习得性/模式化行为。当遇到训练技术表现较差的患者时，这种较差的技术模式很可能已经通过神经易化而固化。若要更正这种错误的技术模式，必须创建一种健康且适当的新模式来取代不健康的旧模式。在这方面，重复对于创建健康的神经易化新模式至关重要。

习得性行为/神经易化的概念也可应用于运动方式和运动疗法中。通常，我们的动作是习得的模式，在无意识情况下已经根深蒂固。我们这

些习得性动作可能是效率低下、不健康且功能受限的不良运动模式。重要的是要意识到这些模式存在于神经系统，而不是肌肉骨骼系统。因此，通过直接处理神经系统可能对纠正这些错误模式最有效。Feldenkrais技术是一种运动疗法，旨在

使患者对其运动（包括错误的运动模式）产生意识。一旦患者意识到，且渴望改变自己的运动方式，则可能学习到更健康且功能上更自由的新方式。

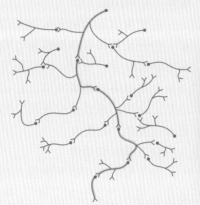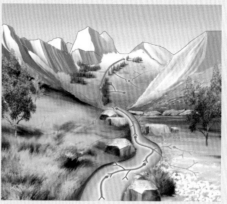

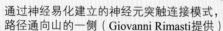

通过神经易化建立的神经元突触连接模式，类似水通过一段时间的流动形成一个越来越深的路径通向山的一侧（Giovanni Rimasti提供）

19.3　交互抑制

- 交互抑制是指当引起关节运动的主动肌收缩时，关节运动的拮抗肌会松弛的神经反射[9]。
- 位于关节两侧相对的肌肉在该关节有相反的作用，即它们的作用是相互拮抗的。
- 收缩使关节运动的肌肉为主动肌；主动肌对侧的肌肉为拮抗肌。更多关于主动肌和拮抗肌的内容见15.1和15.2。
- 如果主动肌收缩且变短，那么位于关节另一侧的拮抗肌必定放松和延长，以允许关节发生运动；否则，主动肌无法有效地移动该关节。
- 当主动肌和拮抗肌同时收缩时，称为共同收缩。
- 如果要发生关节运动，共同收缩是不应发生的，因为一旦发生共同收缩，拮抗肌将对抗主动肌，会减少或停止关节发生运动。
- 因此，每当神经系统希望发生关节运动时，它不仅向下运动神经元发送促进性冲动来控制关

节运动的主动肌，而且向下运动神经元发送抑制性冲动来控制关节运动的拮抗肌。

- 注意，一般来说，所有的神经冲动都可以被分为促进性的或抑制性的。促进性冲动促进肌肉收缩的发生（即它们向肌肉发出信号，要求肌肉收缩）；抑制性冲动抑制肌肉收缩的发生（即它们发出信号，放松肌肉，使其不收缩）。
- 抑制性冲动使关节活动的拮抗肌放松，使它们不能收缩和对抗主动肌。
- 这种向拮抗肌发出抑制性冲动的神经反射称为交互抑制。
- 因此，交互抑制有助于产生强有力和有效的关节运动（知识点19-4）。图19-5为交互抑制的例子。

19

知识点 19-4　交互抑制

交互抑制和肌肉触诊

交互抑制的神经反射对于肌肉触诊非常有用。当尝试触诊和定位目标肌肉（即想要触诊的特定肌肉）时，使目标肌肉收缩以使其突出并易于与相邻肌肉区分开来是很有帮助的。为此，我们需要让患者进行目标肌肉的关节运动，而相邻肌肉则不进行运动。但是，有时不可能找到仅由目标肌肉进行的关节运动，与目标肌肉相邻的肌肉往往会参与执行相同的关节运动，在目标肌肉收缩时也收缩。这使得很难识别目标肌肉。在这种情况下，可以使用交互抑制来阻止相邻的肌肉收缩，从而仅使目标肌肉收缩。这样可以更容易地识别和触诊目标肌肉。

例如，如果我们想触诊肱肌，我们请患者在肘关节处屈曲前臂，以使肱肌收缩，容易触诊。但是，肘关节前臂屈曲也会导致肱二头肌收缩。由于肱二头肌比肱肌的大部分区域更表浅，因此其收缩会阻碍我们触及大部分肱肌。在这种情况下，我们需要肱肌收缩，但肱二头肌保持放松。这可通过使用交互抑制来实现。嘱患者肘关节屈曲，同时前臂桡尺关节完全旋前。肱二头肌是前臂的旋后肌；患者前臂旋前时，所有的旋后肌交互抑制，包括肱二头肌。

这不仅使我们能够更好地通过表浅的肱二头肌辨别肱肌的外侧和内侧，还可以通过肱二头肌触诊肱肌（图16-6C）。

在使用交互抑制来帮助肌肉触诊时要牢记一点：任何反射都可以被覆盖，包括交互抑制。如果患者过度用力收缩，则该关节运动的大多数或所有主动肌将被募集收缩，包括被交互抑制的主动肌。通常，在使用交互抑制的原则时，请勿让患者过度用力收缩。

交互抑制和牵伸

交互抑制也可以用来提高牵伸的效果。牵伸通常以被动方式进行。即，被牵伸的关节沿一个方向被动地运动，从而导致关节另一侧的肌肉（即拮抗肌）牵伸。但是，可以使用交互抑制来提高牵伸效果。让客户在牵伸动作期间主动收缩主动肌，取代让客户被动地牵伸。主动收缩的主动肌对关节另一侧的拮抗肌（即我们正在尝试牵伸的肌肉）反射性地产生交互抑制作用，从而使它们放松，因此可提高牵伸效果。这种牵伸方式有时称为主动肌收缩牵伸，是Aaron Mattes主动分离牵伸[21]方法的基础。更多有关使用交互抑制和牵伸的内容见22.4）。注意，主动肌收缩牵伸有时也称为本体促进技术（全称为本体感觉神经肌肉促进技术）。

19

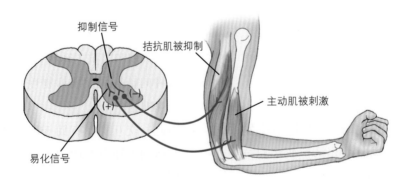

图19-5　交互抑制的神经反射。当控制主动肌的下运动神经元被促进使主动肌收缩时，控制该关节运动拮抗肌的下运动神经元则被抑制，不会向拮抗肌发送收缩冲动。结果是拮抗肌被抑制，不能收缩并因此放松。这种放松允许拮抗肌延长和牵伸，从而使主动肌无阻碍地产生关节运动

19.4　本体感觉概述

- 本体感觉这个词字面意思是身体对自身的感觉。
- 本体感觉是神经系统对身体在空间中的位置和运动的感知能力[4]。
- 当我们年轻时，我们通常被教导感觉有五种：视觉、听觉、味觉、嗅觉和触觉。除了这五种感觉，还有一种感觉叫作本体感觉。本体感觉很重要。
- 本体感觉使我们意识到身体在空间中的位置和身体通过空间的运动。
- 本体感受器是一种对刺激敏感的受体细胞。当刺激发生时，本体感受器受到刺激，引起通过感觉神经元传至其所附着部位的冲动。然后感觉神经元将冲动带入中枢神经系统[4]。
  - 注意，身体的每个感觉受体细胞对某一特定类型的刺激敏感。例如，眼睛视网膜上的视觉受体（即视杆和视锥细胞）对光敏感；舌头上的味蕾受体对唾液中溶解的化学物质敏感。大多数本体感受器称为机械感受器，因为它们对机械压力刺激敏感。
- 人体有许多类型的本体感受器（知识点19–5）。一般可分为三大类[10]：
  1. 筋膜/关节本体感受器。
  2. 肌肉本体感受器。
  3. 内耳本体感受器。
- 筋膜/关节本体感受器位于关节囊内及其周围，提供有关关节静态位置及其动态运动的信息。这些信息被用来使我们意识到身体各部位的位置和运动。
  - 它们也位于身体所有其他类型的深筋膜纤维中。
  - 筋膜/关节本体感受器的两种主要类型是帕奇尼小体和鲁菲尼末梢[10]。
- 肌肉本体感受器位于身体的肌肉内，不仅提供对身体位置和运动的本体感知觉，而且还能产生本体感觉反射功能，以保护肌肉和肌腱免受损伤。
  - 肌肉本体感受器存在两种主要类型：肌梭和高尔基腱器[10]。
- 内耳本体感受器提供有关头部静态位置和动态运动的信息[10]。
  - 来自内耳的本体感觉（包括静态和动态）通常被称为平衡觉。
  - 感受头部位置的内耳静态本体感受器位于内耳前庭[5]。
  - 感受运动的内耳动态本体感受器位于内耳的半规管内[5]。

知识点 19-5　其他本体感受器

　　尽管普遍的看法是本体感受器是文中的三类本体感受器，但是任何有助于了解人体位置和运动的受体本质上都可以视为本体感受器，即使其主要功能是为我们提供另一种感觉。例如，视觉、痛觉和触觉，这些受体也具有本体感受功能。

　　视觉虽然对我们了解周围物体至关重要，但对于使我们知晓自己的身体在空间中的方向也很重要。如果怀疑某人酒后驾驶，警察通常会进行清醒测试，要求该人进行从手指到鼻子的触摸。要做到这一点，就需要对手指和鼻子的位置有本体感觉的意识，以及对手指朝鼻子移动时的上肢运动有本体感觉的意识。因为酒精会特别损害大脑的本体感觉中枢，所以这对于确定是否清醒是一项有价值的测试。但是进行这项测试时，会指示被测试人闭上眼睛，否则视力会帮助手指导向鼻子，从而破坏测试的准确性。尽管从某些角度上严格来说，视觉并不是本体感觉，但

19

视觉肯定有助于我们感知本体感觉。

痛觉也可以帮助我们感知身体的位置和/或运动。再次以清醒测试为例。尝试通过两种方式对自己进行清醒测试：①按先前所述进行测试；②用力挤压鼻子使其感到疼痛后再进行测试。来自鼻子的疼痛冲动的存在将帮助被测人用手指找到鼻子。尽管疼痛的主要功能是提醒我们的神经系统身体可能的组织损害，但身体部位的疼痛也会增强我们对身体部位的知觉，这不足为奇。

触觉感受器本质上也可能是本体感受器。尽管通常认为触觉对于提醒我们靠近身体存在的物体很重要，但是身体部位感知到的触觉（与痛觉类似）也会增强神经系统对该身体部位的知觉。有趣的是，位于皮肤深层的两大机械感受器帕奇尼小体和鲁菲尼末梢同位于关节囊内并被视为关节本体感受器的受体相同（请参见19.5）。其他触觉机械感受器位于皮肤更表浅位置，包括迈斯纳小体[3]、梅克尔盘[3]、克劳泽终球[22]和游离神经末梢[3]。

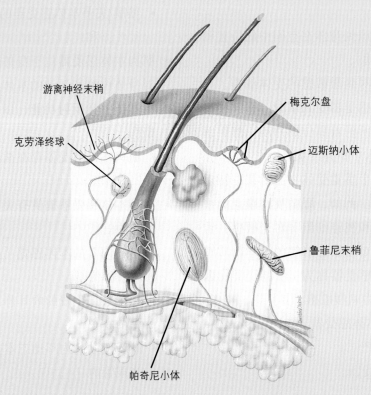

游离神经末梢

梅克尔盘

克劳泽终球

迈斯纳小体

鲁菲尼末梢

帕奇尼小体

（引自Patton KT, Thibodeau GA: Anatomy and physiology, ed 7, St Louis, 2010, Mosby.）

19.5　筋膜/关节本体感受器

- 筋膜/关节本体感受器位于身体深层的致密筋膜内，包括关节囊内及其周围，以及肌肉深层筋膜内。它们通常被简单地称为关节本体感受器。

关节本体感受器

- 关节本体感受器是位于关节囊内及其周围的机械感受器。

- 当关节的位置发生变化时，关节一侧的软组织被压缩，而另一侧被牵伸。

- 当这种压缩和牵伸发生时，会对关节本体感受器产生机械力，使其形变。由于它们是机械感受器，所以它们对这种机械形变很敏感，这种刺激会导致关节本体感受器活化，并发送信号到中枢神经系统（图19-6）。

- 根据关节哪一侧的本体感受器受到刺激，以及刺激发生在什么模式下，中枢神经系统能够确定关节所在的位置。

- 例如，如果髋关节屈曲（无论是大腿向骨盆屈曲还是骨盆向大腿前倾），位于髋关节前后侧的关节本体感受器会变形和受到刺激，导致信号被发送到中枢神经系统。中枢神经系统知道这是前、后侧本体感受器活化了，并知道该活化的模式是如何发生的，从而中枢神经系统知道该关节是屈曲的。如果关节活动改为伸展，前侧和后侧受体的活化模式则不同，中枢神经系统将解读该位置为伸展。同理，来自外侧和内侧本体感受器的冲动也会发出外展/内收运动的信号。内旋和外旋通过它们产生的压缩模式特征来表示。身体所有关节对位置和运动的感知都是通过这种模式进行的。

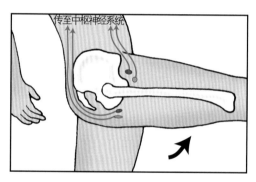

图19-6 髋关节屈曲，使位于关节周围的本体感受器（帕奇尼小体、鲁菲尼末梢）形变，即压缩位于关节前面的感受器和牵伸位于关节后面的感受器。本体感受器的变形刺激它们，引起神经冲动并向中枢神经系统传导。发送到中枢神经系统的本体感觉信号的模式由大脑解读，并告知我们髋关节的位置和运动

- 关节本体感受器有两种[10]：帕奇尼小体和鲁菲尼末梢（见知识点19-5中的图）。
  - 帕奇尼小体以意大利解剖学家菲利普·帕奇尼（Filippo Pacini）（1812—1883）的名字命名。
  - 鲁菲尼末梢以意大利解剖学家安杰洛·鲁菲尼（Angelo Ruffini）（1864—1929）的名字命名。
- 注意，第三类机械感受器（如本体感受器）存在于关节囊中；它们被称为间质肌筋膜感受器，间质肌筋膜感受器实际上是数量最多的受体，发现于深层致密筋膜内。它们是小型受

体，被认为参与疼痛的感受和本体感觉。有些是快适应受体，有些是慢适应受体[12]。

- 如前所述，帕奇尼小体和鲁菲尼末梢都对机械力敏感。二者的区别在于它们对机械力的应用适应有多快。

- 帕奇尼小体可对机械力迅速适应。这意味着，当它们变形时，它们会向中枢神经系统发送冲动，将引起变形的运动通知中枢神经系统。然而，一旦运动停止，帕奇尼小体会很快适应这种新的变形水平，并停止向中枢神经系统发送冲动。因此，帕奇尼小体仅受位置变化的刺激，并对位置的变化（即运动）敏感[10]。

- 鲁菲尼末梢是慢适应的。这意味着，当它们变形时，它们会向中枢神经系统发送冲动，将引起变形的运动通知中枢神经系统。然而，当运动停止、变形的变化停止时，鲁菲尼末梢会继续向中枢神经系统发送冲动。因此，鲁菲尼末梢可受位置变化（即运动）和关节静态位置的变化的刺激，并对这些刺激敏感[10]（知识点19-6）。

19

基本要素

- 帕奇尼小体只为我们提供关于关节运动的本体感觉信息。

- 鲁菲尼末梢为我们提供关于关节运动和关节静态位置的本体感觉信息[10]。

其他筋膜本体感受器的位置

- 关节囊内所有类型的本体感受器，除了位于关节囊内，也位于其他类型的深纤维筋膜（如韧带、肌筋膜、肌腱、腱鞘和肌间隔）中。

- 对这些筋膜/关节本体感受器施加压力将产生直接的反射作用，导致该局部区域的血液循环增加，肌肉张力下降，交感神经系统传出下降。在进行手法治疗和运动治疗，以及训练时，这种压力反射也会发生。

19.6　肌梭

- 肌梭是一种肌肉本体感受器，位于肌肉内，对牵伸（即肌肉的延长）敏感[4]。

- 肌梭细胞位于肌腹，且与肌纤维平行。

- 肌肉所包含的肌梭数量因肌肉的不同而不同。肌梭比例最大的肌肉是颈部枕下肌群。其他肌梭比例非常高的肌肉有脊柱的横突间肌和回旋肌。一些资料指出，这些小的深层肌肉含有如此多的肌梭，因此它们的主要作用是充当本体感觉器官，而不是收缩和移动或收缩和稳定身体部位[13]。

- 肌梭细胞中含有的纤维，称为梭内肌纤维。通常的肌纤维称为梭外肌纤维[2]。

- 肌梭的梭内肌纤维和梭外肌纤维一样，具有收缩性（即它能够收缩和缩短）。

- 肌梭对其所在肌肉的牵伸（即延长）敏感。更具体地说，它对牵伸的两个方面很敏感[2]：
  1. 肌肉牵伸的量。
  2. 肌肉牵伸的比率（如速率）。

- 当肌肉被充分牵伸时，肌梭也会被牵伸并受到刺激，在传入脊髓的感觉神经元中产生冲动，以提醒中枢神经系统肌肉刚刚被牵伸了。

- 由于牵伸的肌肉可能被过度牵伸和撕裂，脊髓中的冲动会引起肌肉反射性收缩（图19-7）。通过收缩和缩短，肌肉停止任何可能撕裂肌肉的过度牵伸（知识点19-7）。

- 这种反射称为肌梭反射或牵张反射[11]。

  - 肌梭反射又称肌牵张反射。

- 因此，肌梭及其牵张反射本身是具有保护性的。它们防止肌肉过度牵伸和撕裂（知识点19-8）。

- 因为肌肉在放松时不太可能被撕裂，在紧绷时较可能被撕裂，所以肌梭需要能够适应这些不同的情况。因此，重要的是调节肌梭对肌肉牵伸的敏感性。

知识点19-7

　　由于肌梭牵张反射的存在，牵伸必须以相当温和的方式缓慢进行，不能强迫进行。暴力的和／或过快的牵伸将导致所涉及的肌肉紧张。此外，虽然快速弹跳时牵伸已经做了很多年，但现在知道，这是不健康的。原因是快速弹跳会迅速延长被牵伸的肌肉。不幸的是，肌肉的快速延长会激活肌梭反射，从而导致肌肉收缩和紧张。虽然弹跳牵伸的目的是放松和延长肌肉，而如果肌肉最终变得更紧了，就与该目的背道弛了。

　　有证据表明，在温和地控制弹跳下加以牵伸可能是有益的，因为研究发现，这样能刺激被牵伸的筋膜组织。已知肌梭活动是由γ运动系统控制的，所以可以训练用于接合的肌梭反射阈值。关键是要在较长一段时间内，弹跳时缓慢地增加牵伸成分，也许是数周、数月或者更长的时间。

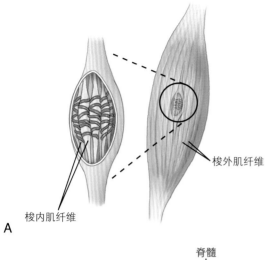

知识点19-8

虽然肌梭牵张反射本身是具有保护性的，但它们也有另一个目的（即在肌肉快速牵伸后立即增加肌肉收缩的力量）。观察任何涉及投掷、踢或摆动的运动，你会发现运动员在实际投掷、踢或摆动之前会先向后摆动。例如，网球运动员在发球前，会快速把球拍带回。这种为了实际击中球，在向前挥杆之前立即快速后摆的目的就是触发牵张反射，通过牵张反射的反射性收缩，使向前挥杆的力量增强。超等长训练使用了这个理念，在进行训练时快速牵伸一块肌肉，然后立即进行该肌肉的收缩运动[23]。注：在后摆过程中，通过肌肉牵伸，可增加肌肉弹性收缩的被动力，这是后摆后推进击球的又一个益处。这种现象称为获得性对抗。

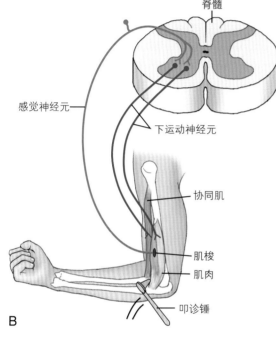

图19-7　A.肌梭位于肌腹，与梭外肌纤维平行走行。B.肌梭反射。当叩诊锤敲击肌腱时，肌腱拉长并在肌腹产生拉力。这反过来会牵拉位于肌腹内的肌梭，触发牵张反射。当来自肌梭的感觉神经元将神经冲动传入脊髓，在脊髓中与下运动神经元建立突触连接。后者返回肌肉并使其收缩（协同肌也收缩，如图所示），这样牵张反射就发生了。肌肉的任何强烈或快速牵伸都可能导致牵张反射，引起肌肉收缩

- 肌梭的敏感性由 γ 运动系统设定[3]。
  - γ 运动系统有上运动神经元和下运动神经元。γ 上运动神经元从脑下行到脊髓，在脊髓灰质中与 γ 下运动神经元建立突触连接。然后 γ 下运动神经元从脊髓穿出，再到肌梭[3]。
- 直接与控制肌肉收缩有关的运动神经元称为 α 运动神经元，这种命名可将它们与 γ 运动系统

的 γ 运动神经元区分开来。机体存在 α 上运动神经元和 α 下运动神经元，以及 γ 上运动神经元和 γ 下运动神经元。α 系统通过引导肌肉中的梭外肌纤维收缩，使肌肉收缩。γ 运动系统通过收缩肌梭的梭内肌纤维使肌梭收缩。

- γ 下运动神经元负责直接设定肌梭的敏感性（图19-8）。它通过收缩和变短肌梭的梭内肌纤维，使其更紧张，来实现这一设定。肌梭越短越紧张，对肌肉的牵伸则越敏感[3]。
  - 肌梭呈梭形或纺锤形。肌梭的两端具有收缩性，当受到 γ 下运动神经元刺激时，它们可收缩和变短。其中央部分是容纳肌梭敏感性受体的部分，不具有收缩性。肌梭对牵伸的敏感性由 γ 下运动神经元引起，它可使肌梭细胞的两端收缩。来自两端的收缩会牵拉不具有收缩性的中央部分，使其更紧张、更敏感，因此肌肉牵伸更可能使肌梭触发其牵张反射[14]。
- 然而，γ 下运动神经元最终由 γ 运动系统的上运动神经元控制，而 γ 上运动神经元位于大脑，因此上运动神经元对下运动神经元的敏感程度是基于大脑中的潜意识处理的。影响潜意识的因素包

19

括肌肉所在部位以前和现在受到的身体创伤，部位稳定性的需求，以及总体的情绪和身体压力水平（知识点19-9）。

- 主要影响和控制 γ 上运动神经元的大脑区域是脑干核团、下丘脑、杏仁核（边缘系统结构）和小脑。

知识点 19-9　肌梭和肌肉易化

对于手法治疗和运动治疗师，以及教练来说，一个主要的担心（可能也是其他身体工作者主要的担心）是在患者紧张的肌肉上做治疗。当要求肌肉收缩来移动身体时，肌肉是紧张的，这不是问题。我们担心的是当患者的肌肉应该放松时（如休息时）时，这些肌肉仍然紧张。换句话说，我们担心肌肉的静息张力过高。休息时，肌肉很少完全放松，通常存在一定程度的收缩，以保持身体关节的适当姿势。我们肌肉的这种静息张力是由位于脑干中的 γ 运动系统设定的，并且在我们无意识控制的情况下起作用。然而，或许是由于局部的损伤，长期不良的姿势，或任何其他原因，使大脑的 γ 上运动神经元命令 γ 下运动神经元拉紧肌肉内的肌梭，最终导致肌肉的静息张力往往会变得过高。肌梭越紧张，越容易触发牵张反射，导致 α 下运动神经元引导肌纤维紧张。因此，实际上是 γ 运动系统对肌梭的控制决定了肌肉的静息张力（通过设置肌梭对牵张反射的敏感性间接影响肌肉的静息张力）。不管 γ 运动系统如何为肌梭设置张力，这很快就会成为肌肉本身的张力。以这种方式，γ 运动系统可能产生肌肉易化或肌肉抑制。如果肌梭张力（因此也是肌肉本身张力）设置得高，我们称之为肌肉易化。如果肌梭张力（因此也是肌肉本身张力）设置得低，我们称之为肌肉抑制。

当肌肉被易化时，它准备好对任何刺激做出反应，并且比没被易化时能更快地收缩。肌肉易化的缺点是肌肉可能更容易紧张；手法治疗和运动治疗师对患者的这种情况非常敏感。肌肉易化的好处是肌肉对周围环境的反应更强，可以更快、更有效地做出反应。这在体育赛事和一般运动中极为重要；教练对其客户肌张力这一方面非常敏感。另一方面，当肌梭松

弛，被设置为不那么敏感时，我们称之为肌肉抑制。被抑制的肌肉最有可能是比较放松（即不紧张）的；当需要时，它对刺激的反应和快速有效拉紧的能力也较弱。肌肉易化和抑制之间的平衡很重要。在一个健康的个体中，这种平衡的相对比例应该是灵活的，并且能随着情况的变化和需求的增加，在更大或更小的易化，或者更大或更

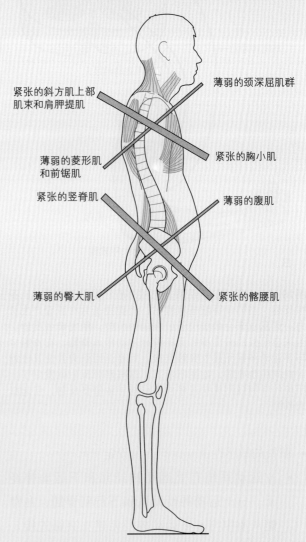

紧张的斜方肌上部肌束和肩胛提肌

薄弱的颈深屈肌群

薄弱的菱形肌和前锯肌

紧张的胸小肌

紧张的竖脊肌

薄弱的腹肌

薄弱的臀大肌

紧张的髂腰肌

（引自Chaitow L, DeLany JW: Clinical application of neuromuscular techniques, Vol 2: The lower body, Edinburgh, 2002, Churchill Livingstone.）

小的抑制之间进行转换。

　　有趣的是，似乎在人体内存在某些模式的静息张力功能障碍。有资料将身体的大部分肌肉分成两类：一类倾向于变得易化/紧张，而另一类倾向于变得抑制/减弱。虽然这种划分不应被视为绝对的，但这些模式总体上似乎是正确的。倾向于过度易化的肌肉有颈部伸肌、胸大肌和胸小肌、肩胛下肌、腰竖脊肌、髋屈肌、内收肌、腘绳肌和足跖屈肌。倾向于过度抑制的肌肉有头长肌、颈长肌（颈深屈肌）、斜方肌下部肌束、菱形肌、冈下肌、小圆肌、胸竖脊肌、腹直肌、臀大肌、股外侧肌、股内侧肌和足背屈肌。作为一般原则，屈肌和内旋肌似乎倾向于过度易化，而伸肌和外旋肌倾向于过度抑制，以实现胚胎期胎方位的需要。这种易化/抑制模式不对称性的一个应用是，它使人体倾向于形成两种众所周知的姿势扭曲模式，即上交叉综合征和下交叉综合征[24]（见上页图）。在这两个交叉综合征中，易化肌肉的缩短和紧张通常被描述为锁定缩短。被抑制的肌肉被锁定缩短的肌肉拉长，结果使它们也变得紧张，此为锁定拉长。因此，这两个肌群最终都被锁定——换句话说，都是紧张的。

　　对于手法与运动疗法治疗师来说，重要的是区分可能遇到的两种一般类型的肌肉紧张：①局部小区域的肌张力过高（即触发点）；②整块肌肉的整体紧张。虽然触发点是在局部产生的且需要一种特定的局部方法去治疗，但是整体紧张的肌肉不是真正意义上的局部问题。真正的原因是大脑γ运动系统敏感性的设定（即肌肉过度易化）。因此，即使我们可以通过治疗肌肉本身解决这个局部问题，但我们必须意识到根本原因在于中枢神经系统。无论采取何种措施来促进神经系统的γ运动系统使其活动放松（即肌肉的易化作用），都可能是治疗中最有价值的一方面。当着眼于γ运动系统易化时，我们必须考虑患者健康的许多参数，同时需注意不要超越我们职责范围。这些参数包括身体与情感/心理因素。潜意识感知到的肌肉所在区域的脆弱性尤为重要。同样重要的是患者身体对各种类型压力源做出的反应，或者更简单地说，患者倾向于"承受压力"部位的神经易化模式的长期性。

- 注意，"肌肉记忆"一词常被用于描述肌肉系统的姿势张力。通常认为肌肉记忆存在于肌肉系统本身；然而，如前所述，除了触发点之外，肌肉的收缩力是由γ运动神经系统控制的肌梭反射所调控的。因此肌肉记忆存在于神经系统中，而不是肌肉系统中。

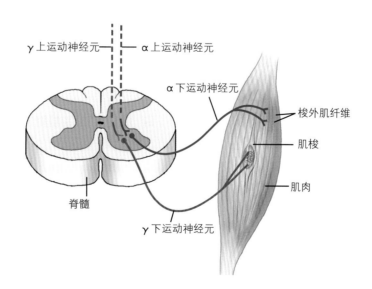

图19-8　γ运动系统对肌梭的神经支配。γ下运动神经元从脊髓发出，与梭内肌纤维形成突触。γ下运动神经元能收缩肌梭使之更加紧张从而对牵拉更加敏感。肌梭越敏感，当它受到牵拉时越容易触发牵张反射。注：α下运动神经元由脊髓发出并与肌肉的梭外肌形成突触，这一点与γ下运动神经元不同。正如α下运动神经元由α上运动神经元控制，γ下运动神经元由γ上运动神经元控制

19.7　高尔基腱器

- 高尔基腱器是一种肌肉本体感受器，位于肌腱并对肌腱所受的拉力敏感[10]。

- 肌腱受到的拉力主要是发生于肌腹的收缩，因此高尔基腱器对肌腹的收缩敏感。

- 高尔基腱器位于肌肉肌腱结合处附近的肌腱内[10]。

- 高尔基受体同样位于肌肉的关节囊和韧带内，称为高尔基末端器。

- 高尔基腱器串联（端对端）在许多肌纤维上。当这些肌纤维收缩并缩短时对高尔基腱器产生拉力。而高尔基腱器对所附着肌纤维的牵拉敏感[10]。

- 当肌肉充分收缩并缩短时，高尔基腱器会被牵拉并受到刺激，在传入脊髓的感觉神经元中产生神经冲动，使中枢神经系统意识到肌肉的收缩与缩短牵动了肌腱。

- 由于对肌腱的拉力可能会撕裂肌腱，脊髓中的这种神经冲动会让肌肉产生反射性放松（图19-9）。通过放松肌肉，肌肉不再产生可能撕裂肌腱的拉力。[10]

- 这种反射称为高尔基腱反射，简称为腱反射[11]。

  - 由于高尔基腱反射与肌梭的牵张反射有相反的作用，因此也称为反牵张反射。

- 肌肉的放松是通过高尔基腱器传入脊髓的感觉神经元与抑制α下运动神经元信号传入肌肉的中间神经元形成突触实现的。如果肌肉的α运动神经元被抑制传导冲动，肌肉将被抑制收缩，从而放松[14]。

- 因此高尔基腱器及腱反射在本质上是保护性的。它们可以防止肌腱因肌肉过度收缩而被过度牵拉，甚至撕裂（知识点19-10）。

💡 知识点19-10

　　高尔基腱反射经常用于物理治疗，肌肉电刺激就是一个例子。肌肉电刺激机器将与下运动神经元相似的电流输入患者的肌肉，可引起肌肉收缩。这种治疗持续5~10 min，使肌肉保持持续的等长收缩。作为对这种收缩的反应，高尔基腱反射被触发，造成肌肉的放松。

基本要素

- 肌梭和高尔基腱器的相似之处在于本质上都是保护性的。

- 它们各自保护的结构和反射的结果不同。

- 肌梭反射引起肌肉收缩，防止肌肉被过度牵拉，甚至撕裂。

- 高尔基腱反射造成肌肉放松，防止肌腱被过度拉伸，甚至撕裂（由过度收缩的肌肉引起）（知识点19-11）。

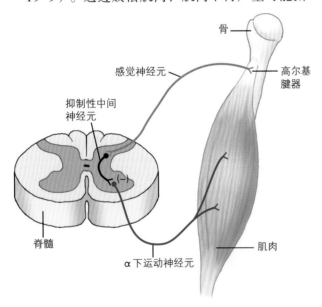

图19-9　高尔基腱反射的神经通路。高尔基腱器位于肌肉的肌腱内并对作用于肌腱的牵拉敏感。当高尔基腱器受到所在肌肉肌腱上的牵拉刺激时，就会产生肌肉放松，从而消除肌腱上的过度拉伸。该反射是由高尔基腱器感觉神经元与中间神经元连接并刺激中间神经元完成的，中间神经元反过来抑制控制肌纤维的α下运动神经元。抑制肌肉的α下运动神经元会造成肌肉的放松

知识点 19-11　高尔基腱反射和牵伸

在治疗中使用高尔基腱反射可有效提高患者的牵伸效果。以此方式牵伸时，指导患者抵抗你给予的阻力，主动等长收缩你想牵伸的肌肉。等长收缩后，要求患者放松肌肉。由于高尔基腱反射对肌肉反射的抑制，肌肉将更进一步地被牵伸。

这种牵伸称为CR牵伸或PIR牵伸。CR牵伸指收缩放松牵伸，因为患者先进行收缩然后放

松；PIR牵伸指等长收缩后放松牵伸，因为患者先进行等长收缩再放松。这种牵伸也常称为PNF牵伸；PNF指本体感神经肌肉促进技术，因为本体感觉神经肌肉反射（高尔基腱反射）被用于促进牵伸。注：对于高尔基腱反射在CR牵伸中的作用存在争议。

虽然这类牵伸的确切实施方式因治疗师而异，但在进行放松、牵伸之前，通常会让患者进行3～4次，每次5～8 s的等长收缩。CR牵伸非常有效，可用于身体的任何肌肉，最常用于腘绳肌（如左图所示）。

关于CR牵伸有趣的补充是，当在身体的一侧进行牵伸时，它可以帮助身体对侧的相同肌肉放松，即使对侧肌肉没有被直接接触和牵伸。再次以腘绳肌为例，评估患者双侧腘绳肌的最大被动运动范围。然后仅在身体的单侧进行3～4次CR牵伸。完成该侧牵伸后，检查未牵伸一侧的运动范围，可发现其被动运动范围增加。对此的解释是牵伸身体一侧的效果会影响大脑中γ运动系统的敏感性。γ运动系统的上运动神经元放松两侧该肌肉的肌梭（即身体两侧腘绳肌的肌梭敏感性降低，从而使两侧的被动运动范围均增加）。

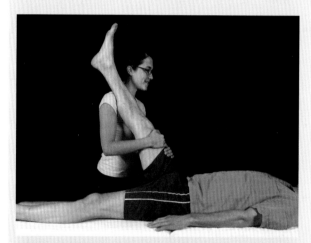

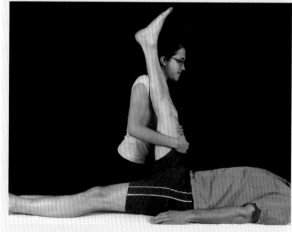

这两张照片展示了收缩放松牵伸。第一张照片展示了CR牵伸的第一步，治疗师要求患者深呼吸，在腘绳肌等长收缩抵抗阻力5～8 s时，呼气或屏气。第二张照片展示了第二步，治疗师轻柔地牵伸患者的腘绳肌，同时患者放松并呼气。这两个步骤重复3～4次。患者可以逐次增加等长收缩的力量，治疗师应该逐次轻柔地增加牵伸的范围（Joseph E. Muscolino提供）

19.8　内耳本体感受器

- 内耳本体感受器可提供头部静态位置和动态运动的信息。
- 内耳本体感觉常称为平衡觉。
- 注：平衡是指我们在静态保持位置和动态运动期间保持平衡的能力。虽然通常认为内耳能给我们提供感官信息，使我们拥有这种能力，但所有的本体感受器都参与维持平衡[5]。
- 内耳有两种本体感觉器官（图19-10）。

1. 椭圆囊斑和球囊斑，提供静态本体感觉，告知大脑头部的静态位置[5]（图19-11）。

2. 壶腹嵴提供动态本体感觉，告知大脑头部的运动[5]（图19-12）。

- 注：内耳通常称为迷路。因此，内耳本体感受器常称为迷路本体感受器。来自内耳迷路本体感受器的信息，以及来自内耳耳蜗的听觉信息，通过第8对脑神经（前庭耳蜗神经）传递。

静态本体感觉

- 两个囊斑位于内耳前庭内。

- 囊斑主要由大量胶状物质组成。在胶状物质中有附着于感觉神经元的毛细胞及被称为耳石的晶体。耳石的作用是增加凝胶状物质的重量，使其对位置的变化反应更灵敏（图19-11A）。

- 当发生变化时，如头向前倾，耳石随重力下落，拖拽凝胶状物质。凝胶状物质的运动导致毛细胞弯曲，从而产生神经冲动并通过感觉神经元传至大脑（图19-11B）。

- 根据毛细胞弯曲的区域及方式（即根据从囊斑接收的神经冲动模式），大脑可以判断头部相对于重力的位置。

- 需要强调的是，囊斑只能感知头部本身的静态位置，而不能感知躯干或其他身体部位的位置。

动态本体感受

- 壶腹嵴位于内耳的半规管（每个半规管内有一个壶腹嵴）（图19-12A）[5]

- 三个半规管分别位于三个平面：矢状面、冠状面和水平面。

- 半规管呈半圆形，里面有液体填充。它有一个膨胀的末端叫作壶腹，壶腹嵴位于壶腹内。

- 壶腹嵴是一种有毛细胞的结构，有感觉神经元附着于毛细胞（图19-12B）。

- 头移动时，根据移动的方向，半规管内的液体会产生一个或多个半规管内运动（图19-12C）。

- 例如，如果头向前或向后运动（即在矢状面内运动），半规管内处于矢状面的液体会随之产生运动，来自半规管感觉神经元的神经冲动被传送到大脑。

- 如果是头部侧屈（发生在冠状面），对应平面内半规管的毛细胞会产生神经冲动传送到大脑。

- 头旋转的运动（发生在水平面），对应平面内半规管的毛细胞会产生神经冲动传送到大脑。

- 斜平面的运动会使至少2~3个半规管内液体运动，从而大脑可以反应出是斜平面的运动。

- 需要注意的是，半规管的壶腹嵴只能感知头部的运动，它们无法感知躯干或其他部位的运动。

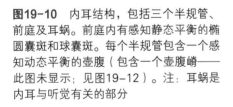

图19-10　内耳结构，包括三个半规管、前庭及耳蜗。前庭内有感知静态平衡的椭圆囊斑和球囊斑。每个半规管包含一个感知动态平衡的壶腹（包含一个壶腹嵴——此图未显示；见图19-12）。注：耳蜗是内耳与听觉有关的部分

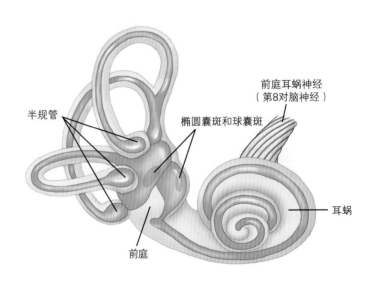

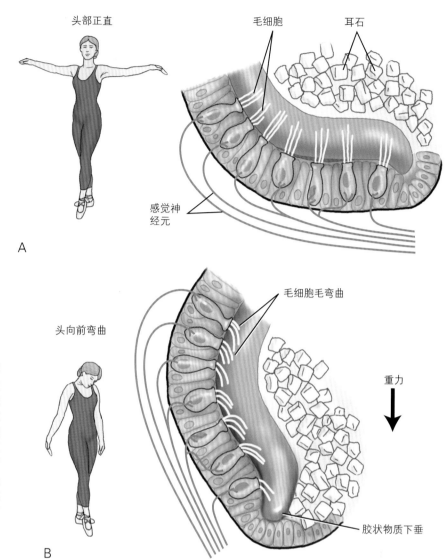

图19-11　内耳椭圆囊斑。椭圆囊斑由一种胶状物质组成，其内嵌有称为耳石的晶体。在胶状物质内还有与感觉神经元相连的毛细胞。A.头部正直时的椭圆囊斑。B.当头部向前弯曲时，由于耳石受到重力的牵引，胶状物质会下垂。这将使毛细胞弯曲，引发神经冲动传到大脑，使大脑意识到头部位置的变化。通过这种方式，椭圆囊斑可以感知头部的静态位置

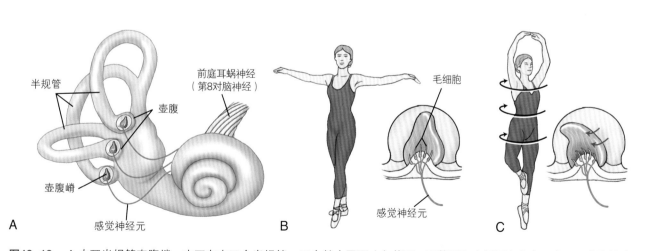

图19-12　A.内耳半规管壶腹嵴。内耳存在三个半规管，三个基本平面（矢状面、冠状面和水平面）各有一个。B.壶腹嵴由毛细胞组成并位于半规管壶腹内。C.当人体在一个基本平面内移动头部时，位于该平面内的管内液体开始运动，导致壶腹嵴的毛细胞弯曲（此图中，芭蕾舞演员在水平面上旋转）。这将触发附着在毛细胞上的神经元并将这一信息传至大脑，使大脑意识到头部的运动

19

基本要素

- 内耳的椭圆囊斑和球囊斑为大脑提供头部静态位置的本体感觉。
- 内耳的壶腹嵴为大脑提供头部动态运动的本体感觉。

翻正反射

- 来自内耳和眼睛的适当本体感觉信息对于本体感觉（即解释位置和运动）至关重要。当头部处于水平位时，该本体感觉输入的信息是最容易理解的。（注：为证明这一点，试着保持头部侧屈，并拉伸一段时间。这个位置很快就会有很不舒服的感觉。）因此，翻正反射可用于保持头部的水平[5]。更多关于翻正反射的内容见19.9。

- 当头部变得不水平时，翻正反射就会激活身体的相关肌肉，改变关节的位置，使头部恢复水平位置。翻正反射非常重要。例如，塌陷的足弓引起的翻正反射。一侧足弓塌陷会造成一侧下肢比另一侧短，其结果是身体向一侧倾斜，导致头部不水平。在此情况下，翻正反射将使脊柱侧弯，使头部保持水平（见图20-5）。

平衡与眩晕

- 正如我们所见，本体感觉是身体的位置觉及身体的运动觉。这些信息来源于许多身体信息。每当身体的各种本体感受器感知的头部位置和/或运动之间存在分歧，大脑就会经历本体感觉的混乱。我们将这种本体感觉混乱描述为眩晕（知识点19-12）。

知识点 19-12   内耳与颈部本体感受器

内耳本体感受器位于头部内。因此，它们只能向大脑传送头部的位置和运动。它们无法感知躯干（或其他身体部位）的运动和位置。然而，大脑必须知道躯干的位置和运动，因为躯干是体重占比最大的部分，躯干保持适当的静态和动态姿势很重要，这样我们才不会跌倒。大脑怎样才能了解躯干姿势呢？了解躯干姿势的关键环节是由颈部的关节和肌肉本体感受器提供的。这些本体感受器报告颈部的姿势（是直立的还是弯曲的）。如果大脑通过内耳感受器知道头部的位置，它就可以知道颈部是直的还是弯曲的（如果是弯曲的，是什么样的姿势下弯曲的），然后大脑就能确定躯干的位置。

例如，如果内耳本体感受器报告头部是向前倾的，大脑需要知道躯干是否也向前倾了。如果颈部本体感受器报告颈部是直的，那么大脑一定就会知道躯干也是向前倾的。因此，大脑必须控制背伸肌收缩以防止躯干弯曲从而向下跌落。如果颈部本体感受器报告颈部是固定的，大脑能断定躯干是垂直的而不会激活控制姿势的肌肉来防止躯干跌落。

颈部本体感受器的这个作用至关重要，对于手法治疗与运动疗法的临床应用也很重要。如果颈部受伤（如颈部挥鞭伤、颈部肌肉不对称痉挛），不正确的本体感受信号可能会从颈部本体感受器传至大脑。因为这些不正确的本体感受信号会与其他本体感受信号相矛盾（如来自眼睛的信号），本体感觉混乱最有可能发生。因为本体感觉的混乱表现为眩晕，患者可能会感到头晕。换句话说，并不是所有的眩晕都是内耳感染（比较常见的引起眩晕的原因）造成的。当头晕的来源确实是颈部不健康的肌肉骨骼系统，手法和运动治疗师通过对颈部进行治疗可能会缓解患者正在经历的眩晕。

19

19.9 其他肌肉骨骼反射

- 除了交互抑制、肌梭反射和高尔基腱反射外，人体中还存在许多其他肌肉骨骼反射。以下反射同样适用于肌动学的研究。

屈肌逃避反射

- 屈肌逃避反射是指当身体的某一部位感到疼痛时的动作。像大多数反射性行为一样，屈肌逃避反射由脊髓调控。任何有意识的反应，即我们对疼痛做出反应而弯曲和收回身体部位，都发生在屈肌逃避反射之后（信息通过脊髓上行白质束传至大脑）。图19-13阐释了屈肌逃避反射。

- 屈肌逃避反射是一种保护性反射，可把身体从可能造成损伤的部位移开，防止对身体造成伤害。

- 注意，交互抑制是屈肌反射必要的组成部分。当屈肌被命令收缩时，身体同侧的伸肌受到抑制（即伸肌放松），否则从引起疼痛的物体离开的反射将不可能有效地进行。注：图19-13没有显示屈肌逃避反射中的交互抑制。

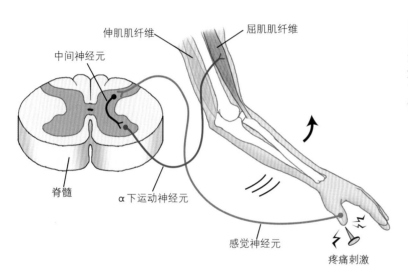

图19-13 屈肌逃避反射是由脊髓介导的反射。当疼痛刺激发生后，它通过感觉神经元进入脊髓，在那里它与中间神经元接触。然后与α下运动神经元形成突触。α下运动神经元引导该区域的屈肌收缩，使该身体部位屈曲，最终远离疼痛刺激

交叉伸展反射

- 交叉伸展反射是一种与屈肌逃避反射共同作用的反射[3]。当身体经历屈肌逃避反射时，对侧的伸肌会产生收缩来使对侧肢体产生伸展的作用（图19-14）。

- 交叉伸展反射之所以如此命名是因为这个屈肌逃避反射在脊髓交叉到脊髓的另一侧，造成了对侧伸肌的收缩。

- 交叉伸展反射的目的是形成保持身体平衡的姿势。例如，如果一侧下肢产生屈肌逃避反射屈曲和后退时，对侧下肢必须产生伸肌的收缩以支撑身体不至于跌倒。如果一侧上肢产生屈肌反射出现屈曲和回缩，对侧上肢的伸肌需要产生收缩从而帮助形成平衡的姿势。

- 注意，交互抑制是交叉伸展反射的一部分。当一侧的伸肌被命令收缩时，身体同侧的屈肌被抑制收缩（即有序地放松）；否则，伸展侧肢体不能有效进行伸展。注：交叉伸展反射的交互抑制部分未在图19-14中显示。

颈紧张反射

- 根据颈部位置的变化，颈紧张反射控制手臂肌肉收缩。例如，如果颈部向右旋转，则右臂的伸肌被控制收缩，左臂的屈肌被控制收缩（当然，交互抑制抑制了右侧的屈肌和左侧的伸

图内标注： 伸肌肌纤维、屈肌肌纤维、中间神经元、脊髓、α下运动神经元、感觉神经元、疼痛刺激

19

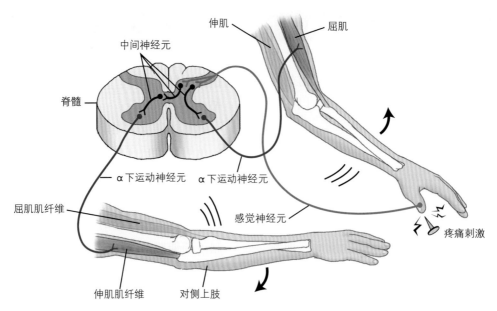

图19-14　交叉伸展反射和屈肌逃避反射。由疼痛刺激使得一侧的肢体发生屈肌逃避反射的信息传至脊髓，该信息也会交叉传至另一侧脊髓并与α下运动神经元形成突触，指导对侧肢体的伸肌收缩。这个额外穿过脊髓的另一侧并致使伸肌收缩的反射叫作交叉伸展反射

肌）。图19-15展示了颈紧张反射。

- 颈紧张反射的目的是帮助身体朝向前方（即我们面对与注视的方向）。

颈眼反射

- 颈眼反射的作用是协调眼球运动和颈脊髓运动[15]。例如，如果我们的眼睛向右看，中枢神经系统将解读为我们的头颈部转向右边，这个动作通过促进右旋肌群和抑制左旋肌群来进行（知识点19-13）。

翻正反射

- 翻正反射是为了使我们保持直立的平衡状态。如果内耳感觉到我们的姿势处于可能会跌倒的

图19-15　颈紧张反射。当颈部移动时，四肢肌肉收缩。在此图中，当颈部向右旋转时，右上肢的伸肌被调控收缩（通过交互抑制，同侧屈肌被抑制并放松）。同样左上肢的屈肌也会被调控收缩（通过交互抑制，左上肢的伸肌会被抑制并放松）。注：此图未显示颈紧张反射的左上肢表现

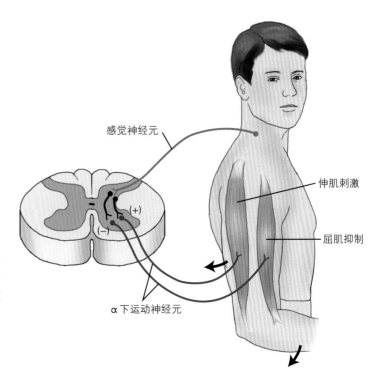

知识点19-13

　　对于颈椎活动受限的患者，手法和运动治疗师、教练可以利用颈眼反射对他们进行治疗。首先，让患者的眼睛看向运动受限的一侧几次，之后可能重复3～5次。然后让患者主动，或者治疗师被动地将患者脖子移向该侧。在重新评估时，可能会发现受限一侧的活动范围增加。

状态，那么这些信息就会被传递到大脑，然后通过脊髓向下向多个层级传递信号，命令肌肉收缩，使身体保持直立[16]。例如，当试图向后跳水进入泳池时。一旦头部向后倾，躯干与手臂屈肌的逃避反射就会发生，使人回到直立的姿势（图19-16，知识点19-14）。这种反射会导致失败的跳水动作。最终结果很可能是入水的时候发生疼痛。这就是为什么对初学者来说必须克服这种反射，因为这种反射使向后跳水变得困难。

- 翻正反射也称为迷路翻正反射。

皮肤反射

- 在软组织松解和/或热敷等物理治疗后皮肤反射会导致肌肉放松（图19-17）。

 知识点19-14

　　许多人在入睡时都有过突然而强烈肌肉抽搐的经历。这就是所谓的入睡抽动。虽然原因还不确定，但一般认为当我们准备入睡时，肌肉的放松将导致关节位置微小而突然的变化。这将被本体感受器感知并传递到中枢神经系统，并被解读为似乎我们失去了平衡将要跌倒。作为回应，中枢神经系统调控肌肉收缩来阻止感觉上的跌倒。

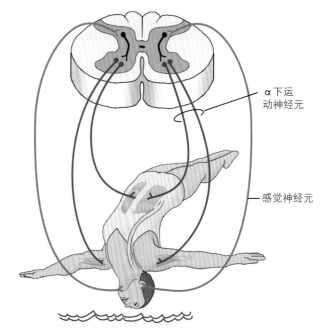

图19-16　翻正反射

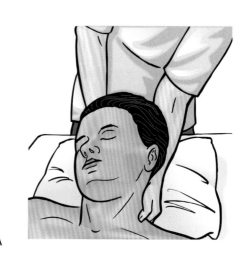

A

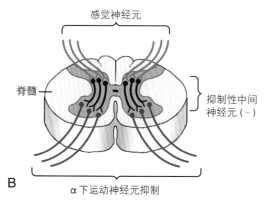

B

图19-17　皮肤反射：触摸和/或热敷应用于皮肤导致皮肤肌肉的放松。触觉刺激经感觉神经元传入脊髓。在脊髓内，这些感觉神经元与抑制性中间神经元形成突触，同时抑制α下运动神经元携带神经冲动。当α下运动神经元被抑制时，它们所控制的肌肉组织就会放松（图A来自Fritz S: Mosby's fundamentals of therapeutic massage, ed 4, St Louis, 2009, Mosby.）

19.10   疼痛-痉挛-疼痛循环

- 疼痛-痉挛-疼痛循环描述了疼痛引起肌肉痉挛的恶性循环，该循环会引起进一步的疼痛，导致进一步的痉挛，以此类推。

疼痛导致痉挛

- 从进化的角度看，身体的疼痛往往是由身体创伤引起的，如骨折和/或出血的伤口。若这样的身体受损部位发生运动，骨折和出血的伤口将永远没有机会愈合。因此，肌肉固定常发生在损伤的区域。肌肉固定由神经系统引导该区域的肌肉收缩（即痉挛）引起。实际上，通过使周围的肌肉痉挛，受伤部位被固定不能移动，可使受伤部位有机会治愈[17]（知识点19-15）。

知识点19-15

身体盔甲描述的是一个人由于情绪或心理原因通过肌肉固定/痉挛武装身体的情况。一个经常给出的例子是，如果一个人非常伤心，他可能会收紧胸肌区域的肌肉，如同给心脏穿上"盔甲"。无论肌肉固定/痉挛的根本原因是身体的还是情感的/心理的，一旦肌肉产生长期等长收缩，很可能导致疼痛-痉挛-疼痛循环的发生。

痉挛不会消失

- 肌肉痉挛（由疼痛引起）的出现使受损的身体部分有机会愈合。人们在现代文明社会之前通常拥有的身体生活方式及身体的一些特征是生存所必需的。也许水必须从溪流或井中取得，食物必须从树林中收集或从花园中采摘。虽然痉挛的肌肉似乎在告诉我们不要使用该身体部位，但我们根本不可能停止所有的身体活动。由于不得不逐渐以物理特性的方式使用身体，最初产生的肌肉痉挛将受伤的身体部分固定，

给它机会愈合，慢慢地逐渐放松。然而，在我们现代的非生理性的生活方式中，身体活动往往不需要我们参与，因此，这些肌肉痉挛一旦开始，往往会持续下去。

持续痉挛会引起进一步的疼痛

- 随着肌肉痉挛持续，疼痛会因以下两个因素影响而增加：
  1. 痉挛的肌肉本身。由于其自身收缩的强烈拉力，痉挛的肌肉通过拉动肌肉起点引起疼痛。此外，大多数牵伸痉挛肌肉的运动都会造成进一步的疼痛，因为痉挛肌肉对牵伸有抵抗力。
  2. 血流受阻。持续的肌肉痉挛闭合了静脉血回流到心脏的通道。当静脉回流被阻断时，代谢废物在远离痉挛部位的组织中累积。这些代谢废物含有酸性物质，刺激该区域的神经，引起疼痛。如果痉挛非常强烈，甚至动脉供应也会被关闭，导致局部缺血，剥夺身体细胞所需的营养，并进一步刺激神经。所有这些对神经的进一步刺激都会造成进一步的疼痛。因此，疼痛-痉挛-疼痛循环是完整的，并将继续恶性循环并恶化[13]（知识点19-16）。
- 随着疼痛-痉挛-疼痛循环，疼痛和痉挛是相互延续的根本原因。
- 对于这种情况的病例，手法和运动治疗师及教练的作用是试图打破这个循环。直接或间接地解决其中任何一个因素（即疼痛或痉挛）都有助于实现这一目标。通过作用于这些因素，徒手和运动治疗师及教练可以成为患者经历疼痛-痉挛-疼痛循环治愈过程的一个强有力的部分。
  - 教练指导患者通过运动，逐渐伸展和放松肌肉，促使静脉回流。此外，运动已经被证明可以增加内啡肽的释放，缓解疼痛[18]。
  - 内啡肽一词来自内源性吗啡，这实际上是指在体内产生的吗啡（内生的即在体内合成的）。吗啡是一种强大的止痛物质，由植物产生，来自身体外部；因此，它是外生的（外生的

19

字面意思即在体外形成）。当科学家发现人体内存在这种来自植物的外源性吗啡受体时，他们推断，肯定有一种化学物质，即受体的存在。基于此，他们寻找体内产生的一种物质，这种物质会与这些受体结合，像吗啡一样能够减轻疼痛。当他们发现这种物质时，他们将其命名为内源性吗啡，简称内啡肽。

- 手法或运动治疗师可以直接使用软组织技术，如软组织手法治疗和牵伸来放松痉挛的肌肉。手法或运动治疗师也可以使用有利于增加静脉循环的软组织手法治疗和关节活动技术来放松痉挛的肌肉。

知识点 19-16　等长肌肉痉挛和静脉循环

心脏产生足够的血压，将血液从动脉推到毛细血管。为使血液在静脉系统内返回心脏，具有单向瓣膜和薄壁的静脉依赖骨骼肌的收缩压缩静脉壁，将血液推向心脏的方向。每次肌肉收缩都会使静脉壁收缩并推动静脉中的血液；肌肉随后的每一次放松，允许静脉再次充满含有代谢废物的细胞间组织液。下一次收缩会使静脉再次收缩，同时将血液推向心脏。因此，静脉系统依赖于相邻骨骼肌的交替收缩和放松。然而，长期的（等长）肌肉痉挛会导致静脉塌陷和阻塞，在肌肉痉挛期间损害或完全停止局部静脉循环。因此，代谢废物被堆积。其中许多废物是酸性的，会刺激局部组织，导致进一步的疼痛，延长疼痛-痉挛-疼痛循环。

19.11　闸门学说

- 闸门学说假设在神经系统中存在"闸门机制"，即当更快的动作或压力信号在同一时刻传导时，感知疼痛的信号会被阻断[13]。
  - 注：神经不会以同一速度传导不同类型的冲动。大的、有髓鞘的神经元传导速度比小的、无髓鞘的神经元快。
- 闸门学说存在于脊髓中[13]。
- 这个机制的命名以及它是如何运作的可用赛马来解释，即比赛时只会允许赢家（即最快的马）通过闸门，一旦最快的马进去后，这扇门就会关闭，阻止其他马进入。
- 和这个比喻相似，人们相信类似的闸门学说也存在于脊髓中。当许多感觉信号从周围同时进入脊髓时，闸门只会允许传导速度最快的神经元通过，而阻挡其他传导速度慢的神经元的信号。正因为疼痛是由传导速度慢的神经元传导的，所以疼痛的信号会被传导动作或压力信号的快神经元阻断。实际上，对压力或运动的感知可以将闸门关上，阻挡疼痛信号的传

播[19]（图19-18，知识点19-17）。闸门学说的例子有很多，以下是两个例子（知识点19-18）。

知识点 19-17

从进化的角度看，闸门学说所描述的效应本质上是非常有价值和保护性的。几百/几千年前，身体上的遭遇往往涉及战斗或逃离危险的、可能危及生命的情况（如与野生动物或其他人的战斗）。在实际中，我们必须高效地战斗或逃跑（交感神经系统介导的反应），否则我们就会死亡；被伤口引起的疼痛分散注意力只会阻碍我们在这种情况下战斗或逃跑。战斗或逃跑完成后，我们不再处于潜在的危险环境中，我们可以安全地体验感受疼痛，"舔舐我们的伤口"。现在，我们很少处在实际危及生命的处境中，而这种处境也恰恰是闸门学说发挥作用拯救我们生命必需的方法。然而，闸门学说所描述的影响仍然在我们的身体内部发挥作用，并有助于在更原始的神经系统察觉到危险的情况下保护我们。

19

- 例1：如果一个人烧伤或割伤手指，感到疼痛，通常能看到这个人摇动受伤的手或者在靠近伤口处挤压手指。两个动作中的任何一种都会阻断痛感，因为摇手会导致动作信号进入脊髓，挤压会导致压力信号进入脊髓。又因为运动与压力信号都比疼痛信号传导得快，任何一个都能通过闸门学说帮助阻断疼痛的感觉。

- 例2：当一个人活动得比平时多，如工作或锻炼，在实际过程中通常不会感到任何疼痛。从某种程度上来说，这可以用闸门学说来解释。在工作或锻炼过程中，运动和压力感觉信号不断输入，阻断了疼痛信号。只有晚些时候，也许当天傍晚或者第二天早上才会意识到过度活动而感到疼痛。

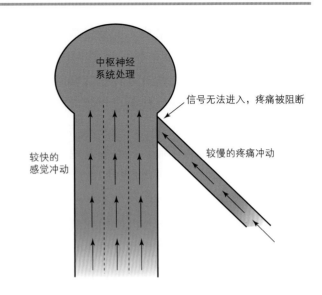

图19-18　通过道路的例子说明闸门学说。由于高速公路上有较快的车道，从较小的道路上进入高速公路的快车道时，要等到较快车道上的车驶过路口才可并入。在这个类比中，高速公路承载着较快的压力和/或运动感觉，而辅路承载着较慢的疼痛感觉。因此，疼痛感觉受压力和/或运动感觉的阻碍，被阻止传递到大脑（引自Fritz S: Mosby's essential sciences for therapeutic massage: anatomy, physiology, biomechanics, and pathology, ed 3, St Louis, 2009, Mosby.）

知识点19-18

　　闸门学说在身体锻炼和训练上另一个有趣的临床应用是使用含有薄荷醇、水杨酸甲酯、桉树油等物质的镇痛软膏。几乎所有的镇痛软膏都是按照闸门学说的机制治疗的。它们刺激皮肤，分散身体对疼痛的注意力。反刺激理论通常被用于描述镇痛软膏缓解疼痛的机制。镇痛软膏通过反刺激理论间接地缓解疼痛，实际上，它们都具有相同的内在价值（除了配方不同，它们引起的刺激强度不同）。因此，可选择患者感觉有效的软膏。

19

- 通过对闸门学说的理解，我们得出了两个非常重要的临床应用：
  1. 临床应用1：有一个古老的格言说，在这个世界上，健康不可取代，我们应该倾听身体。然而，通过对闸门学说的学习，我们意识到我们并不总是能够感知身体中发生的一切。当我们

的身体非常活跃时，我们可能不能及时意识到对身体造成的伤害，因为我们的疼痛信号正像闸门学说所描述的那样被阻断。所以，在我们向患者提供他们如何安全地进行体育锻炼的建议时，重要的是要提醒他们，他们可能不知道自己的身体活动过量了。

  2. 临床应用2：我们去学校和继续教育研讨会学习如何最好地应用治疗技术，我们知道适当应用技术比不适当应用技术有益。然而，无论我们应用于患者的是触觉还是运动治疗（只要没有伤害），患者的疼痛都会像闸门学说所描述的那样被阻断。此外，任何疼痛的阻断都可能有助于打破疼痛-痉挛-疼痛循环。

复习题

1.感觉神经元的功能是什么，运动神经元的功能是什么?

_____

_____

_____

_____

2.列出参与脊髓反射的神经元。

_____

_____

_____

3.列出参与自主启动的神经元。

_____

_____

_____

4.模式化行为和真正的反射性行为有什么区别?

_____

_____

_____

_____

5.给出一个手法和运动治疗和/或教练应用神经易化的例子。

_____

_____

_____

_____

6.交互抑制的定义是什么?

_____

_____

7.如何利用交互抑制来帮助肌肉进行牵伸?

_____

_____

_____

8.本体感觉的定义是什么?

_____

_____

_____

9.写出三个主要的本体感受器。

_____

_____

_____

10.哪个筋膜/关节本体感受器可以感知静态关节位置?

_____

11.什么是肌梭反射作用?

_____

12.什么是高尔基腱反射效应?

_____

13.牵伸会激活哪个本体感受器?

_____

14.收缩放松牵伸使用的是哪种本体反射?

_____

15.哪一类内耳本体感受器可感知头部的运动?

_____

16.哪种本体感受器（连同内耳本体感受器）对于确定躯干姿势特别重要?

_____

17.哪一个反射是负责调控当左足迈向陷阱时及时避开的?

_____

18.对于问题17，哪一个反射是负责激活右侧股四头肌的?

_____

19.为什么疼痛–痉挛–疼痛循环会自己延续?

_____

_____

_____

20.根据闸门学说，哪些感觉会帮助阻滞疼痛?

_____

_____

19

复习题

参考文献

［1］ Watkins J: Structure and function of the musculoskeletal system, Champaign, IL, 1999, Human Kinetics.

［2］ Leonard CT: The neuroscience of human movement, St. Louis, 1998, Mosby.

［3］ Enoka RM: Neuromechanics of human movement, ed 3, Champaign, IL, 2002, Human Kinetics.

［4］ Magill RA: Motor learning and control: Concepts and applications, ed 9, New York, 2007, McGraw Hill.

［5］ Thibodeau GA, Paton KT: Anatomy & physiology, ed 5, St Louis, 2003, Mosby.

［6］ Palastanga N, Field D, Soames R: Anatomy and human movement, ed 4, Oxford, 2002, Butterworth-Heinemann.

［7］ Shumway-Cook A, Woolacott MH: Motor control: Translating research into clinical practice, ed 4, Baltimore, 2012, Lippincott Williams & Wilkins.

［8］ Kandel ER, Schwartz JH, Hessell TM: Principles of neural science, ed 4, New York, 2000, McGraw Hill.

［9］ Neumann DA: Kinesiology of the musculoskeletal system: Foundations for physical rehabilitation, ed 3, St Louis, 2017, Elsevier.

［10］ Hamilton N, Weimar W, Luttgens K: Kinesiology: Scientific basis of human motion, ed 12, New York, 2012, McGraw Hill.

［11］ Smith LK, Weiss EL, Lehmkuhl LO: Brunstrom's clinical kinesiology, ed 5, Philadelphia, 1996, FA Davis.

［12］ Archer P, Nelson LA: Applied anatomy & physiology for manual therapists, Philadelphia, 2012, Lippincott Williams & Wilkins.

［13］ Chaitow L, Delaney JW: Clinical application of neuromuscular techniques: Volume 1: The upper body, Edinburgh, 2000, Churchill Livingstone.

［14］ MacIntosh BR, Gardiner PF, McComas AJ: Skeletal muscle: Form and function, ed 2, Champaign, IL, 2006, Human Kinetics.

［15］ Baloh RW, Honrubia V: Clinical neurophysiology of the vestibular system, ed 3, Oxford, 2001, Oxford University Press.

［16］ McGinnis PM: Biomechanics of sport and exercise, ed 3, Champaign, IL, 2013, Human Kinetics.

［17］ Scrivani SJ, Mehta NR, Keith DA, et al: Facial pain. In Fishman SM, Ballantyne JC, Rathmell JP, editors: Bonica's management of pain, ed 4, Baltimore, 2010, Lippincott Williams & Wilkins.

［18］ Kenney WL, Wilmore JH, Castill DL: Physiology of sport and exercise, ed 5, Champaign, IL, 2012, Human Kinetics.

［19］ Marcus DA: Chronic pain: A primary care guide to practical management, ed 2, New York, 2009, Humana Press.

［20］ Hamill J, Knutzen KM: Biomechanical basis of human movement, ed 12, Baltimore, 2003, Lippincott Williams & Wilkins.

［21］ Mattes AL: Active isolated stretching: The Mattes method, Sarasota, 2000, Aaron Mattes.

［22］ Stedman's medical dictionary, ed 27, Baltimore, 2000, Lippincott Williams & Wilkins.

［23］ Potach DH, Chu DA: Plyometric training. In Baechle TR, Earle RE, editors: Essentials of strength training and conditioning, ed 3, Champaign, IL, 2008, Human Kinetics.

［24］ Page P, Frank CC, Lardner R: Assessment and treatment of muscle imbalance: The Janda approach, Champaign, IL, 2010, Human Kinetics.

［25］ Jeffreys I: Warm-up and stretching. In Baechle TR, Earle RE, editors: Essentials of strength training and conditioning, ed 3, Champaign, IL, 2008, Human Kinetics.

19

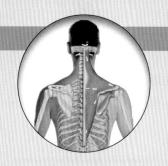

第20章

姿势与步态周期

章节纲要

20.1 良好姿势的重要性

20.2 理想的铅垂线站立位

20.3 利用铅垂线法分析姿势异常

20.4 继发性姿势异常与姿势异常模式

20.5 姿势代偿的一般性原则

20.6 铅垂线法评估站姿的局限性

20.7 步态周期

20.8 步态周期中的肌肉活动

章节目标

学习完本章，学生能够：

1. 掌握本章关键术语的定义。

2. 与姿势相关内容：

- 描述良好姿势与不良姿势，并举例说明不良姿势的影响。

- 掌握应力的定义，并讨论应力对人体的积极影响与消极影响。

3. 探讨铅垂线法姿势评估的重要性，并列出后面观与侧面观铅垂线评估的标志点。

4. 与铅垂线法评估姿势异常有关的内容：

- 逐一举例并讨论三个基本平面内（矢状面、冠状面与水平面）的姿势异常。

- 解释重心的概念，并讨论其在姿势分析中的应用。

5. 关于继发性姿势异常与异常模式的内容：

- 解释原发性姿势异常、继发性姿势异常与姿势异常模式之间的关系。

- 对比并比较结果性继发性姿势异常与代偿性继发性姿势异常。

- 分别举例说明结果性继发性姿势异常、代偿性继发性姿势异常与姿势异常模式。

6. 讨论并举例说明姿势代偿的三个一般性原则。

7. 讨论铅垂线法评估姿势的限制因素。

8. 关于步态周期的内容：

- 描述步态周期的主要时相与标志。

- 描述足的相对刚性/灵活度，以及其与步态周期的关系。

9. 阐述步态周期中下肢各主要肌肉收缩的时期（即肌肉收缩时期与步态周期的关系）。

概述

本章涵盖姿势与步态两个主题。姿势即位置。由于人体可被置于无限种可能的位置，因此人体可产生无限种可能的姿势。当我们评估人体姿势时，要关注它的平衡和效率。基于姿势的平衡和效率，我们经常描述患者的姿势为良好姿势或不良姿势。人体常见的不良姿势（即姿势异常模式）将在第21章介绍。

除了评估静态姿势，评估人体在运动中的平

衡与效率也十分重要。"Posture"一词描述的是人体的静态位置，与之相对应的"acture"一词有时被用于表述人体在运动中的平衡与效率。此外，

本章还会讨论被称为步态周期的步行运动模式及下肢主要肌肉参与步行的时期。

关键词

acture　动态姿势

anterior shin splint　胫前疼痛

bad posture　不良姿势

center of weight　重心

compensatory secondary postural distortion　代偿性继发性姿势异常

consequential secondary postural distortion　结果性继发性姿势异常

counterbalance　对重平衡

double-limb support　双腿支撑

dynamic posture　动态姿势

early swing　摆动早期

electromyography　肌电图

foot-flat　足底放平

foot slap　足拍地

gait　步态

gait cycle　步态周期

good posture　良好姿势

heel-off　足跟离地

heel-strike　足跟着地

late swing　摆动后期

midstance　站立中期

midswing　摆动中期

planting and cutting　运动中急停和变向

plumb line　铅垂线

posterior shin splint　胫后疼痛

postural distortion pattern　姿势异常模式

posture　姿势

primary postural distortion　原发性姿势异常

protracted head　头前伸

secondary postural distortion　继发性姿势异常

shin splint　胫骨疼痛

stance phase　支撑相

step　单步

step angulation　足偏角

step length　步长

step width　步宽

stress　应力

stressor　应力源

stride　跨步

swing phase　摆动相

toe-off　足尖离地

20.1　良好姿势的重要性

20

- 姿势即位置。
- 人体所处的位置之所以重要是因为保持人体静止的姿势会对人体组织产生应力[1]。
  - 肌肉可能不得不收缩，而导致肌肉紧张。
  - 人体韧带、关节囊和其他软组织可能受到牵拉力的作用，而对这些组织造成应力。
  - 骨关节面会被挤压而受到应力。
- 完全消除肌肉收缩做功、软组织被牵拉及存于体内的挤压力是不可能的。但值得注意的是，当这些应力过度时，可能会对人体组织造成损

伤（知识点20-1）。

- 当评估患者姿势是否"良好"或"不良"时，我们应观察患者姿势可能会如何对人体组织施加应力。
- 良好的姿势之所以健康是因为它是平衡且高效的，因此它不会对人体组织造成过度的应力[2]。
- 反之，不良的姿势之所以不健康是因为它是不平衡和低效的，会对人体组织造成过度的应力[2]。
  - 不良的、不健康的姿势会对人体组织造成过度的应力，最常受累的有肌肉、韧带和/或骨骼。

应力一词经常被误用和误解。应力由应力源造成。应力源可简单地定义为需要人体做出改变的任何事物。应力源可以是躯体上或心理/情绪上的。但任何变化都有潜在的危险,因此应力源被人体视作一种警报,一般由自主神经系统的交感神经分支处理。应力过度对人体是有害的,因为人体会为可能存在的危险而持续紧张。然而,毫无应力不仅同样不健康,而且基本上不可能。生存意味着改变和生长,而正是应力源的存在促使我们改变和生长。失去所有应力意味着缺失所有生长,适度的应力能给予我们生长所需要的挑战。简而言之,我们应该避免的不是应力,而是过度的应力。

20.2 理想的铅垂线站立位

- 对姿势进行分析时,最常用的检查体位为站立位。

- 尽管站立位确实可以反映一些重要的信息,但是它的意义仍然有限。只有分析患者常用姿势才有意义。因此,如果患者一天中长时间坐在桌前或电脑前,评估这种姿势的健康程度才更有价值。此外,大多数人每晚睡眠时长为6~8小时,相当于占据了我们寿命的1/4~1/3。如果睡姿不当,也会对健康造成极大影响,而且很可能比站姿造成的影响更大。虽然本书并未对站姿以外的姿势进行讲述,但评估站姿的基本原则可以用于大多数姿势。总之,对于每一种姿势,都要注意可能会对人体组织造成的应力。

- 站立位分析一般是通过铅垂线这一完美垂直线来对比人体的对称性[3]。

- 铅垂线中的"铅锤"一词来源于拉丁语中的"铅"。铅垂线是一头绑系小重物(最初由铅制成)的细绳。重物将细绳向下牵拉从而形成一条能用于分析站立位人体对称性的垂直线。虽然我们能购买到为姿势分析特制的铅垂线设备,但从五金店购得廉价细绳和重物,并将其固定在天花板上,也能成为用于姿势评估的完美铅垂线。

- 当以铅垂线观察人体的后面和侧面时,我们关注的是人体各部分的对称性和平衡性(图20-1)。

- 注:关于水平面姿势异常的内容见20.6。

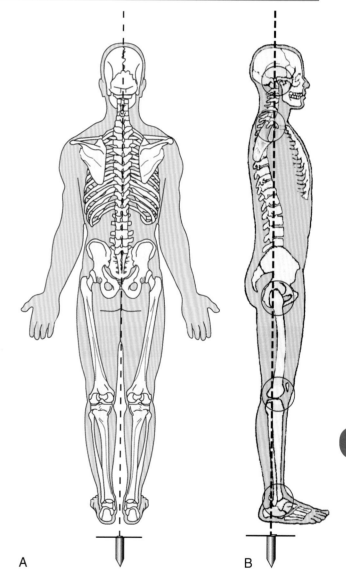

图20-1 铅垂线法姿势评估。A.后面观。B.侧面观。从理想姿势的后面观来看,铅垂线应将人体等分为左、右两部分。从理想姿势的侧面观来看,铅垂线应沿耳(外耳道)、肩胛骨肩峰、股骨大转子、膝关节与外踝向下走行

20

冠状面姿势检查（后置铅垂线）

- 从后面观察姿势能检查存在于冠状面上的姿势异常（图20-1A）。

- 当使用铅垂线从后面观察姿势时，应观察人体冠状面的左侧与右侧是否对称且平衡。理想姿势的后面观是铅垂线向下穿过人体中心，将人体等分为左、右两部分。观察左、右两侧的位置是否对等。

- 从后面观察姿势时，以下是基本的检查事项[4]：
  - 两侧肩部是否等高，是否一侧高于另一侧？
  - 两侧髂嵴是否等高，是否一侧高于另一侧？
  - 膝关节是否伸直，是否存在膝外翻或膝内翻？注：膝外翻与膝内翻见9.15。
  - 受检者是否因一侧或双侧足弓塌陷（足部的距下关节过度旋前），导致一侧髂嵴低于另一侧？

矢状面姿势检查（侧面置铅垂线）

- 从侧面观察姿势能检查存在于矢状面上的姿势异常（图20-1B）。

- 当使用铅垂线从侧面观察姿势时，应观察人体矢状面的前侧与后侧是否平衡。

- 理想姿势的侧面观是铅垂线向下穿过耳（外耳道）、肩胛骨肩峰、股骨大转子、膝关节与外

踝[4]。

- 观察人体上下各部分是否平衡相连。关节是否过屈或过伸？脊柱曲度是否正常？

- 从侧面观察姿势时，以下是基本的检查事项[4]：
  - 脊柱曲度是否增大或减小？
  - 头部位置相对于躯干是否平衡，或是前伸？
  - 躯干位置相对于骨盆是否平衡？
  - 骨盆是否过度前倾或后倾？
  - 膝关节或髋关节是否过伸？

水平面姿势检查

- 存在于水平面的姿势异常属于旋转畸变，对于其的观察与评估可能是最具挑战性的。注：这是因为水平面是横切的，无法使用垂直的铅垂线评估水平面异常。水平面姿势旋转异常包括脊柱侧弯、盂肱关节的手臂内旋、髋关节的大腿内旋或外旋。

- 理想情况下，观察水平面姿势异常的最佳视角是上面观。从上方观察，任何存在于水平面的旋转畸变将表现为不对称。然而，我们不便于通过梯子从患者上方向下观察，而且这也是困难的。因此，从前面、后面或者侧面观察有无水平面旋转畸变时，必须特别留意。

20.3 利用铅垂线法分析姿势异常

- 我们已经谈及当我们用铅垂线从后面与侧面评估人体姿势时，关注的是人体各部分的对称性与平衡性。

- 人体姿势不对称与不平衡时，至少存在一个或多个姿势异常。如前所述，每一处姿势异常都会对人体组织施加过度的应力，并可能导致损伤。

- 分析姿势时，应确定以下两点[5]：
  - 患者的姿势异常将对人体组织产生什么样的应力性影响？了解应力的影响能使我们将患者的姿势与所出现的症状关联起来。

- 是什么导致了姿势异常（患者的哪项活动和习惯方式导致了姿势异常）？了解患者的活动与习惯方式能使我们理解这种姿势异常最初是如何发生的。我们可以据此给出关于姿势的生活方式建议，有助于避免这些姿势异常复发或加重。

姿势评估

- 当评估一位患者姿势问题的原因时，很容易会把问题归咎于单个因素。虽然有时姿势异常是由单个因素造成的，但大多数姿势异常都

是多因素造成的，即许多因素共同导致了姿势异常。当找到一个原因时，应继续寻找其他因素。为了患者的利益，必须彻底地分析问题，才能对如何改变所有导致姿势问题的相关习惯方式提出更完善的建议，这有利于患者保持健康。通常来说，"压倒骆驼的是许多根稻草"，所有的指责不应只加在已发现的一根"稻草"上，应找出所有或至少大部分导致问题的"稻草"。

冠状面与矢状面姿势异常

- 从后面观察，任何与理想姿势的偏移都意味着患者在冠状面内存在姿势异常。
- 从侧面观察，任何与理想姿势的偏移都意味着患者在矢状面内存在姿势异常。

姿势异常举例

　　图20-2与20-3展示了两种常见的姿势异常，前者位于冠状面，后者位于矢状面。

- 图20-2：从后面观察，患者右肩高于左肩。我们通常从观察该姿势对人体组织施加的应力开始。为了维持右肩高位，右侧上肢带骨提肌

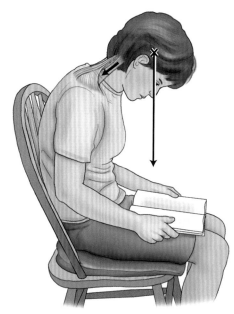

图20-3　矢状面姿势异常。头部处于前伸状态，造成了位于躯干上方的头部重心不平衡。长期将书放于大腿上阅读导致了头/颈部后伸肌长期紧张。注："X"指落在躯干前方的头部重心

（右肩胛肋骨关节的肩胛提肌）的静息肌张力必须高于左侧。右侧上肢带骨提肌（如斜方肌上部肌束与肩胛提肌）的长期等长收缩会形成触发点和肌肉疼痛。为了理解为什么患者会出现这种姿势异常，彻底了解患者病史以寻找可能导致姿势异常的活动与习惯方式十分重要。可能是因为患者习惯性地用右肩背包。在这种

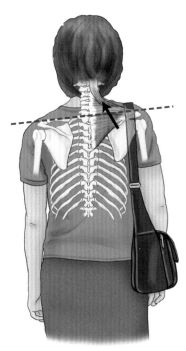

图20-2　冠状面姿势异常。右侧上肢带骨高于左侧。患者长期用右肩背包，为防止背包滑落，右侧上肢带骨提肌长期过度紧张

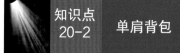

知识点 20-2　单肩背包

　　单肩背包是一种极为常见导致姿势异常的习惯。虽然包的重量很重要（因为包的重量会通过背带施压在上肢带骨的肌肉组织上），但重量不是导致姿势异常最重要的因素。因为肩膀的自然倾斜度就会使得背包滑落，所以即使背着空包也会产生为抬高上肢带骨而痉挛的肌肉姿势异常。为避免背包滑落，抬高上肢带骨的肌肉组织必须进行等长收缩。无论背包的轻重（尽管更大的重量意味着肌肉必须更有力地收缩），长期的等长收缩终将导致慢性姿势问题。用对侧肩部斜挎背包有利于姿势健康，因为这种背包方式不需要通过肌肉等长收缩来改变肩部的倾斜度。

20

情况下，多年持续地抬高右肩以防止背包从肩上滑落，导致了该冠状面的姿势异常（知识点20-2）。

• 图20-3：从侧面观察，患者头前伸。我们同样从观察该姿势对人体组织施加的应力开始。头前伸意味着头部重心不再位于躯干上方，而是悬在空中。头颈部会因重力影响下垂而屈曲，使得下巴与胸部相抵。未发生这种情况的唯一原因是颈后部肌肉组织（后伸头颈部）为了抵抗重力，进行等长收缩以防止头颈部下垂而屈曲。颈后部的肌肉（如斜方肌上部肌束与头半棘肌）长时间持续收缩也会产生触发点和肌肉疼痛。为了理解患者出现这种姿势异常的原因，要彻底了解患者的病史，以寻找可能导致姿势异常的活动与习惯方式。可能是因为患者习惯将书放于大腿上阅读而导致的——多年经常低头阅读导致了该矢状面的姿势异常（知识点20-3，知识点20-4）。

知识点 20-3　重心

重心对于姿势平衡至关重要。物体的重心可认为是集中该物体所有重量的假想点。如果一个物体的重心位于下方物体的上方，那么该物体将保持平衡。反之，如果物体的重心不位于下方物体的上方，那么该物体将因失去平衡而掉落，除非有外力固定其位置（见右图）。这一规律适用于人体的主要部位。如头部重心应位于躯干上方而保持平衡，躯干重心应位于骨盆上方而保持平衡，以此类推。如果头部重心不在躯干上方（如头前伸，重心位于躯干前侧），头后伸肌为了固定头部（及颈部）的位置，必须持续地等长收缩以防止头下垂而屈曲。

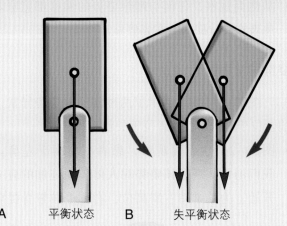

A　平衡状态　　B　失平衡状态

（改自Fritz S: Mosby's fundamentals of therapeutic massage, ed 5, St Louis, 2013, Mosby.）

知识点 20-4　头前伸

20

头前伸是常见姿势异常。我们参与的几乎每一项活动都需要我们面朝前下方。从孩童时期拿到蜡笔和彩色画册的那天，到小学、初中、高中与大学坐于桌前读写，我们往往会向前伸头去阅读、写作和学习。而且，诸如伏案工作、在膝上做针线活、父母照顾怀抱中的孩子、烹饪时准备食材，手持智能手机或其他电子设备及电脑办公时显示器位置过低，都容易使头部处于前伸姿势。所以有如此多的人产生头前伸姿势及颈后肌群紧张不足为奇。采用像建筑师和工程师使用的书架或倾斜的桌子是预防该问题的简便方法。更多关于头前伸的内容见21.3。

20.4　继发性姿势异常与姿势异常模式

- 原发性姿势异常是指由人体某一部位问题引起的该部位姿势异常[6]。

- 继发性姿势异常是指由人体其他部位问题引起的该部位姿势异常，即姿势异常是继发于人体其他部位的问题[6]。

- 姿势异常模式是人体内的一系列相互关联的姿势异常，包括原发性姿势异常与继发性姿势异常。

- 不是每一种姿势异常都是原发性的。有时候一种姿势异常模式的形成是继发于另一个已经存在的姿势异常。

- 对于手法治疗师与运动治疗师，了解一种姿势异常是原发性的还是继发性的十分重要。针对继发性姿势异常的按摩、手法治疗或肌肉锻炼，无论患者感觉多么良好，也无法消除问题。这是因为问题的根源在别处。

- 继发性姿势异常可以作为原发性姿势异常的结果存在，这种情况称作结果性继发性姿势异常；也可能是身体为代偿原发性姿势异常而产生的畸变，这种情况称作代偿性继发性姿势异常。

结果性继发性姿势异常

- 图20-4所示的是右肩过高的人体后面观，类似于图20-2的肩部问题。但是，这个案例中的右肩过高并不是由右侧上肢带骨紧张的肌肉组织造成的原发性姿势异常；而是由左侧足弓塌陷，导致左侧躯干整体降低而造成的。因为身体左侧降低，所以右肩表面上看起来高于左肩。该情况下，右侧肩胛骨的肌肉组织不是右侧上肢带骨过高的根源。即使患者对这些肌肉的手法治疗感觉良好，右肩过高的姿势异常也无法改善。此处的右肩过高是结果性继发性姿势异常，换言之，它仅仅是另一处原发性姿势异常（左侧足弓塌陷）未被代偿的结果。因此，为矫正右肩过高，必须处理该患者的左侧足弓塌陷。

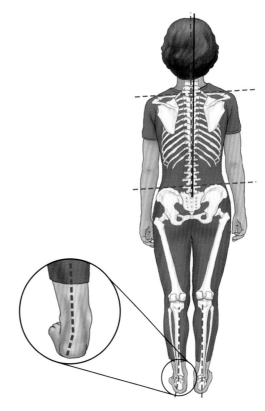

图20-4　冠状面姿势异常，与图20-2相似（即右肩高于左肩）。左侧足弓塌陷引起左侧躯干整体降低，从而导致右侧上肢带骨高于左侧。其左肩降低是一种结果性继发性姿势异常

- 如图20-4所示，有时继发性姿势异常仅仅是另一处原发性姿势异常的结果。但是，有时继发性姿势异常却是人体特意形成的，作为原发性姿势异常的代偿。

代偿性继发性姿势异常

- 人体有时会形成继发性姿势异常，以代偿另一处原发性姿势异常。这些代偿性继发性姿势异常是为了纠正或预防可能发生的结果性继发性姿势异常[7]。

- 图20-5所示的是左侧足弓塌陷（原发性姿势异常）的病例。如图20-4所示，未被代偿的左侧足弓塌陷会导致身体左侧整体降低，从而造成左侧上肢带骨降低和右侧上肢带骨相对抬高。但是在图20-5中，患者形成了脊柱侧弯，代偿了身体左侧的降低。通过侧屈脊柱，两侧肩部

20

高度恢复到了同一水平。因此, 此处的脊柱侧弯是为了代偿左侧足弓塌陷而形成的代偿性继发性姿势异常。虽然针对脊柱侧弯的治疗可能会感觉良好, 但因为问题的根源不在于脊柱, 所以脊柱侧弯无法被矫正。为解决这个问题, 必须处理左侧足弓塌陷。

- 在姿势分析中, 相比某一水平的原发性姿势异常下行并在低位引起继发性姿势异常, 低位的原发性姿势异常引起身体较高部位的继发性姿势异常更为常见。类似建筑结构, 地基不牢固的建筑更可能出现第三层楼的墙体裂缝, 而不是三楼的问题引起了建筑的地基问题。一般来说, 当采集患者不同线索进行姿势分析时, 最佳方式是从下往上分析。

姿势异常模式

- 对于继发性姿势异常, 无论其是未代偿的原发性姿势异常的结果 (图20-4), 还是其是原发性姿势异常的代偿 (图20-5), 一旦人体出现原发性姿势异常, 就很可能会形成继发性姿势异常。即局部的原发性姿势异常往往会形成影响全身的姿势异常模式[5]。

- 这些更大范围的整体姿势异常模式意味着患者在姿势分析时会暴露许多局部的异常。通过对人体肌肉骨骼结构和功能的基本理解与批判性思考, 检查者通常能判断哪处是造成整体异常的原发性姿势异常。虽然对包括继发性异常在内的所有异常进行治疗会感觉良好, 但只有通过治疗原发性姿势异常才能矫正患者的整体姿势异常模式。

- 虽然继发性姿势异常确实是由原发性姿势异常引起的, 而且继发性姿势异常在原发性异常被处理之前无法被矫正。但不幸的是, 不是每一

处继发性姿势异常在原发性姿势异常被处理后都会自动消除。如果一处继发性姿势异常存在已久, 人体软组织很可能会发生结构性改变以适应这种异常。为了矫正这些结构性改变, 可能有必要直接对它们进行治疗。实际上, 长期功能性改变的继发性姿势异常已成了自身结构的原发性姿势异常。这也是患者越拖延, 越难成功治疗的原因之一。

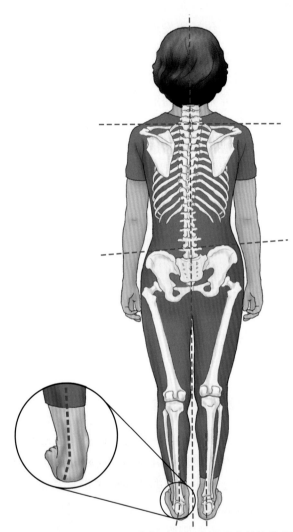

图20-5 与图20-4有相同左侧足弓塌陷 (原发性姿势异常)。唯一的区别在于该病例的脊柱已通过脊柱侧弯 (左凸胸腰椎) 代偿了塌陷的足弓。将两侧肩部高度恢复到了同一水平的脊柱侧弯是一种代偿性继发性姿势异常

20.5 姿势代偿的一般性原则

- 理解并能够在全身范围应用姿势代偿原则, 对任何治疗师与训练师都是一项重要的技能。以

下是人体发生姿势代偿的一般性原则。

人体部位对重平衡

- 当身体一部分向一侧偏斜，其上方的部位通常会偏向对侧，以平衡身体的重量。
  - 以体重过大且腹部肥胖的人为例，腹部的重量会使身体下部的重心前倾。身体上部通常向后倾斜以代偿前倾的身体下部。如此，整个身体的重心是居中且平衡的。

关节活动性不足/活动性过度

- 当人体一个关节活动性不足（即活动受限）时，其他关节往往会以过度活动来代偿[8]（知识点20-5）。
- 以活动性降低（即活动性不足）的脊柱关节为例，局部脊柱节段为了达到全范围活动，相邻脊柱关节必须以增大本身的活动度（即活动性过度）来代偿。
- 以一侧肩关节疼痛且无法活动（即活动性不足）为例，另一侧肩关节将更多地被使用，最

知识点20-5

补充有趣的一点：关节过度活动是对关节活动不足的代偿。随着时间推移，过度运动和关节活动度过大往往会引起劳损和疼痛，可能会造成肌肉痉挛，从而阻止疼痛性运动。因此，肌肉痉挛会减少该关节的活动而造成又一活动性不足的关节。如此将存在两个活动性不足的关节，这又将引发下一个关节过度活动，通过相同的过程，很可能会形成第三个活动性不足的关节。如同多米诺骨牌倒下，一旦一个活动性不足的关节存在，它就会在运动中形成一个影响全身的代偿模式。

终可能将出现活动性过度。

拮抗肌紧张

- 关节两侧相对的肌肉通常需要平衡它们对骨骼的牵拉力。实际上，人体各部位正确的姿势取决于这些肌肉牵拉力的平衡。如果其中一块肌肉的肌张力改变，通常会造成该关节对侧肌肉的肌张力代偿性改变。例如，如果关节一侧的肌肉因紧张而短缩，该关节对侧的肌肉往往也会变得紧张以平衡其共同附着点上的牵拉力。否则，附着点将会被不平衡地往一个方向牵拉，从而造成姿势异常。
- 附着于关节两侧的相对肌肉一般为一对主动肌/拮抗肌。一对主动肌/拮抗肌的肌张力通常应该保持平衡[9]。如果主动肌变得过度短缩且紧张（即易化），拮抗肌可能会有以下两种改变。
  1. 拮抗肌被动拉长且肌力减弱（即抑制），从而使紧张的主动肌过度地牵拉共同附着点，造成人体相关部位的姿势异常[1]。
  2. 拮抗肌紧缩作为代偿，平衡主动肌的牵拉力，以防止姿势异常[7]；这将导致关节两侧的肌肉均变得紧张。两侧肌肉组织长度可能相同，骨性姿势保持对称。或者一侧肌肉组织可能更长或更短，骨性姿势不对称（两组肌肉组织分别为"关节短缩锁定"与"关节过伸锁定"）。
- 一个常见的相对肌肉代偿的例子是颈部肌肉紧张。例如，如果颈部左侧的肌肉组织变得紧张，颈部右侧肌肉组织往往也会变得紧张以阻止头颈部被拉向左侧。

20

20.6　铅垂线法评估站姿的局限性

- 虽然铅垂线在对患者进行姿势分析中很有帮助，但其也有一定的局限性。

水平面姿势异常

- 如20.2所讲述的，铅垂线法姿势分析为我们提供

了确定冠状面与矢状面姿势异常的方法。因为铅垂线、矢状面与冠状面都是竖直向下的，所以铅垂线在这些情况下是有效的。但是水平面是水平方向的，垂直的铅垂线无法有效检查发生于水平面的旋转畸变。因此，水平面的旋转

畸变容易在铅垂线姿势分析中被遗漏。相对于寻找冠状面及矢状面异常，我们应该更仔细地去检查水平面异常。

- 从上面观察是检查人体各部位旋转的最佳角度（图20-6A），但从患者上方观察是困难的。因此，通常必须通过前面、后面和/或侧面观察和评估水平面姿势异常，但铅垂线在此过程中没有太大帮助（图20-6B）。

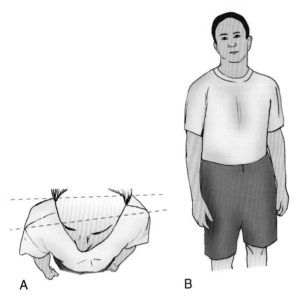

图20-6 轻度/中度脊柱侧弯患者。脊柱侧弯会出现水平面的旋转畸变。观察任何水平面旋转畸变的最佳角度是从上面观察。A.上面观。患者躯干姿势的不对称清晰可见。B. 前面观。前面观是我们评估水平面姿势异常较常用的角度。虽然该视角不太理想，但我们仍能得到潜在的视觉信息。首先可看到躯干的旋转，它并不是完全朝向前方的。其次，可看到身体两侧手臂的不对称，右手比左手距离身体更远

仅限于站立姿势

- 铅垂线法姿势评估通常仅用于评估患者的站立姿势。如果患者日常生活中并没有久站的习惯或需求，分析站姿可能很大程度上与患者健康状况无关。因此在实际工作中，分析患者的常用姿势更有效[1]。

静态姿势分析的重要性存疑

- 静态姿势分析只是评估患者健康状况的一小部分，还有其他许多部分需要进行评估。静态姿势分析是一种人体结构分析。虽然结构确实在一定程度上会影响功能，但两者之间的关系并不总是直接且即显的。人体有强大能力可处理偏离理想的姿势，而且偏离理想的姿势不一定会出现体征和症状。不良姿势确实会对人体组织形成应力，使身体产生问题；但是，这些问题可能在很长时间内不会显现，或者永远也不会显现。应注意，不要过分强调每一个微小的姿势异常与患者现存问题之间的关系。也应记住理想的姿势只是一种理想状态。不是每一个人必须有完全一致的理想姿势；人体有许多体态，重要的是不要试图强迫每个人符合一个标准化的理想姿势。
- 更重要的可能不是静态姿势，而是动态姿势[10]。动态姿势是用于描述个体运动模式流畅性的术语。有些人的静态站姿可能会不太理想，但当运动时，他们的动作可能是简洁、高效、优美和健康的。从这方面来说，即便动态姿势不比静态姿势更重要，至少与其同样重要。

20.7 步态周期

- 步态是指行走的方式[12]。
- 步态周期是指步行时人体肌肉和关节参与的循环模式[1]。
- 步行需要非常复杂的肌肉协调收缩。虽然大多数成年人认为具有步行的能力是理所当然的，但是孩子们需要通过多年的练习来学习如何协调地走路。随着年龄的增长，人们常常会再次面临步行需求的挑战。
- 据估计，一个人要到7岁左右才掌握成熟的步态模式[11]。
- 鉴于步态会对肌肉骨骼的健康造成影响，无论我们的患者是孩童、成年人或老年人，运动员

或普通人，理解步态的要求对于治疗师与训练师来说都极其重要。

步态周期特征

- 步行时，我们的步态处于重复或循环的模式。先以右脚向前，再是左脚，以此类推。无论我们走50 m还是50 km，循环模式均保持不变。步态周期是用于描述这种步态循环模式的术语。

- 步态周期（图20-7）以一侧足跟着地开始至该侧足跟再次着地结束。

- 跨步指步态周期中的一个周期。
  - 一个跨步由两个单步构成：左侧单步与右侧单步。
  - 严格来说，一侧足的单步始于对侧足跟着地，结束于该侧足跟着地。每一侧单步占一个步态周期（或跨步）的50%。换言之，一个跨步包括两个单步（知识点20-6）。

步态周期时相与标志

- 步态周期有两类主要时相（图20-7）：支撑相与摆动相。这些时相与步态周期的主要标志相关联。

- 支撑相以足跟着地开始，以足尖离地结束。

- 摆动相以足尖离地开始，以足跟着地结束。

支撑相

- 支撑相包括下列五个步态周期标志（知识点20-7）[1]。

  1. 足跟着地指足跟接触地面的瞬间。足跟着地是支撑相开始的标志，也是摆动相结束的标志。

 知识点 20-6　描述步态周期中单步的术语

以下是用于描述步态周期中单步的术语：

- 步长是指两次连续足跟着地之间的距离（即单步的距离）。成年人的平均单步长为72 cm。

- 步宽是指两次连续足跟着地中心之间的宽度（即侧向距离）。成年人平均步宽为7.6 cm。

- 足偏角是人体移动方向与足长轴之间形成的夹角。正常的足偏角应为7°~10°。

此外，正常的步行速度大约是100步/min（约4 km/h），平均一天每一侧足跟着地2000~10 000次。

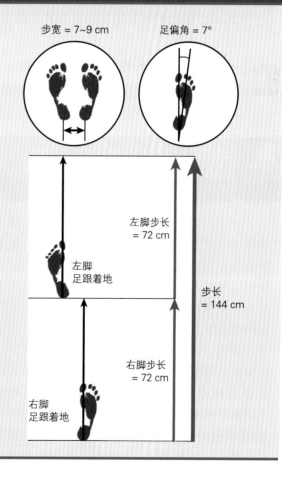

20

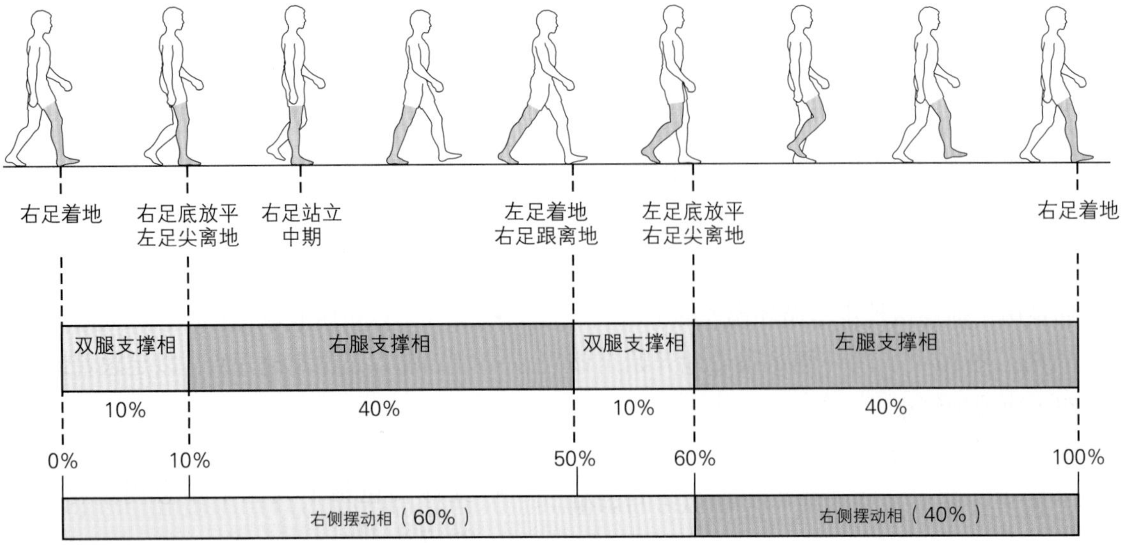

图20-7   步态周期。步态周期以一侧足跟着地开始，并以该侧足跟再次着地结束。一个步态周期由一个跨步构成，一个跨步又由两个单步构成。步态周期可分为两个主要时相：支撑相与摆动相。支撑相指足与地面接触时的时相，占每侧脚步态周期的60%；摆动相指足在空中摆动时的时相，占每侧脚步态周期的40%。双脚着地的双腿支撑相应该被注意；双腿支撑相是区分步行与跑步的标志。支撑相的主要标志是足跟着地、足底放平、站立中期、足跟离地与足尖离地。摆动相常被分为摆动早期、摆动中期和摆动后期

2. 足底放平指全足底放平于地面的瞬间。

3. 站立中期是支撑相中点且人体重量直接落在下肢上。站立中期发生于股骨大转子位于足中部正上方时。

4. 足跟离地指足跟离开地面的瞬间。

5. 足尖离地指脚趾蹬离地面的瞬间。足尖离地是支撑相结束的标志，也是摆动相开始的标志。

• 注：虽然步态周期中支撑相的标志顺序通常被认为是足跟着地、足底放平、站立中期、足跟离地与足尖离地，但并不是所有的人都以此顺序走路。有些人可能是以先足尖着地，后足跟着地的顺序进入支撑相。

知识点 20-7   步态周期中足的功能

行走时为适应不平整的地面，足在支撑相早期必须柔韧且灵活。这要求足必须位于关节松弛位，即足旋前位（主要由外翻组成）。足旋前位使足弓结构塌陷，从而使足适应地形。然而，支撑相后期足趾蹬离地面时，足必须保持刚性且稳定，以推动身体向前。这要求足位于闭锁位，即足旋后位（主要由内翻组成）。足旋后位使足弓抬高并形成更有刚性、稳定的足部来推进。足从柔韧（旋前）到具有刚性（旋后）的能力在很大程度上是足底筋膜的松弛/紧张形成的。当足底筋膜紧张时，足弓结构被支撑，足部变得相对有刚性；当足底筋膜松弛时，足弓结构活动性较大，足部变得相对柔韧。足底筋膜从松弛到紧张的能力是由足底筋膜绞盘机制形成的（见9.17）。支撑相前期足位于解剖位时，足底筋膜松弛，从而保持柔韧。支撑相后期跖趾关节伸展时，由于足底筋膜绞盘机制，这些关节周围的足底筋膜被拉紧。由此产生的足底筋膜张力被转移到足弓结构上，从而使足弓抬高，为向前推进形成了相对有刚性的足部。因此，足在支撑相早期保持柔韧和灵活以适应地面，而在支撑相后期保持稳定与刚性以向前推进[7]。

摆动相

- 摆动相以足尖离地开始，以足跟着地结束[1]。

- 摆动相常被细分为三个大致相等的时期：摆动早期、摆动中期、摆动后期。

- 步态分析时，我们第一个假设可能是支撑相与摆动相各占50%的步态周期；然而，事实并非如此。每侧脚的支撑相实际上占步态周期的60%，而同侧脚的摆动相占剩下的40%。这是由双腿支撑相的存在造成的，即双脚均与地面接触[1]（图20-7；知识点20-8）。

- 对治疗师与训练师来说，步态周期的相关知识十分重要，因为它能让我们理解步行对下肢肌肉组织、关节与其他软组织的要求。

- 步态周期中，下肢肌肉通常有以下三种收缩：①肌肉向心收缩以形成步态周期中需要的运动；②肌肉离心收缩以降低步态周期中的惯性运动；③肌肉等长收缩以维持稳定及制动人体各部位[12]。

- 在支撑相的早期到中期，下肢肌肉主要进行离心收缩以减小身体运动的动量。而且在此期间，足部关节必须足够柔韧以适应不平整的地面和吸收足撞击地面时的应力。

- 在支撑相的中期到后期，下肢肌肉主要进行向心收缩以形成身体向前运动的推进力。而且在此期间，足部关节必须有足够的刚性，使足可以作为身体向前推进的稳定杠杆。

知识点 20-8　步行与跑步

　　步行与跑步的区别不在于运动速度，而是有无双腿支撑相存在。从定义上来说，步行有双腿支撑相，而跑步没有。有趣的是，随着人步行速度的加快，双腿支撑相的时间越来越短。从定义上来说，双腿支撑相消失的瞬间是我们跑步开始的瞬间。

20.8　步态周期中的肌肉活动

- 步态周期中的肌肉协调模式是十分复杂的。步态周期涉及全身运动，我们在此处只讨论下肢的功能性肌群。

- 治疗存在下肢问题的患者时，理解步态周期的概念十分重要，因为步态周期中不当的力学机制常会导致影响全身的功能性问题。理解与评估这些不当力学机制的最佳方式是对步态中正确的生物力学机制有清晰的认识。做到正确的评估，自然能给予患者恰当的治疗。

　　下列是步态周期中下肢肌肉组织三个主要功能：

　1.肌肉向心收缩形成下肢运动（即加速）。

　2.肌肉离心收缩减缓下肢运动（即减速）。

　3.肌肉等长收缩以稳定人体各部位（即制动）。

　　下列是关于步态周期中各功能性肌群主要功能的调查研究。步态周期中下肢各主要肌肉的收缩功能由肌电图测量确定（知识点20-9）。功能性肌群请参照图20-8。

髋关节屈肌

- 髋关节屈肌在步态周期中有两个功能[7]：

　1.髋关节屈肌的主要功能是在摆动相早期进行向心收缩，以形成下肢向前摆动（即大腿在髋关节处前屈）。有趣的是，髋关节屈肌收缩仅在摆动相前半部分是必要的。这是由于摆动相后半部分将由惯性完成——也就是说，摆动相是一种弹道式运动。

　2.髋关节屈肌进行离心收缩，以减缓髋关节在站立中期与足尖离地之间的伸髋运动。

- 主要的髋关节屈肌是髂腰肌、缝匠肌与股直肌。

20

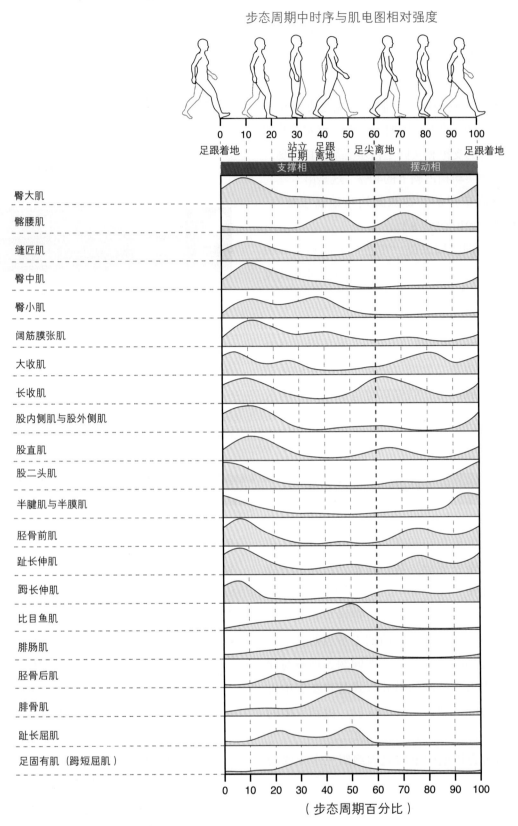

图20-8 下肢主要肌肉收缩强度与步态周期时相和标志的关系（肌电图测量）。注：均以右侧为参考

知识点20-9

　　肌电图是用于判断肌肉收缩的评估工具。因为肌肉收缩会使肌细胞膜去极化，所以当肌肉收缩时会产生电流。这些电流可以通过肌电图来测量。肌电图测量有两种方法：一是在皮肤上放置表面电极，测量其下方肌肉产生的电信号；这种方法对于浅表肌肉很有效。然而对于深层肌肉，必须将电极针插入肌肉组织以准确测量结果。无论采用哪种方法，进行肌电图测量时都需先将电极放置到位，再要求患者进行特定的运动模式。根据肌电图的测量结果，我们不仅能确定在运动模式中哪些肌肉收缩，而且能准确判断每一块肌肉在何时、以何种强度收缩。尽管根据对肌肉所通过关节的拉力线的理解，可以对肌肉的潜在动作进行分析，但它并不能确切地展现在特定的运动模式中，神经系统将募集哪一块具有特定关节动作的肌肉进行收缩。而肌电图测量可以提供这些信息。因此，肌电图是确定运动模式中肌肉功能最准确的方法。

髋关节伸肌

- 髋关节伸肌在步态周期中有两个功能[7]：
  1. 髋关节伸肌进行离心收缩以减缓摆动相后期下肢的前摆运动——髋关节伸肌在髋关节处对大腿的后伸作用力减缓了发生于摆动相的屈髋运动。
  2. 髋关节伸肌在足跟着地时进行强有力的等长收缩以防止骨盆前倾（髋关节伸肌对骨盆有后倾作用）。在足跟着地下肢运动被制动时，该等长收缩对于避免骨盆和上半身因惯性而前倾是必要的。
- 主要的髋关节伸肌是腘绳肌（股二头肌、半腱肌与半膜肌）和臀大肌。

髋关节外展肌

- 髋关节外展肌在步态周期中的作用对于骨盆是非常重要的，而不是大腿[7]。
- 髋关节外展肌收缩的主要功能是在支撑相时对同侧骨盆形成向下的拉力。髋关节外展肌在支撑相前半阶段（足跟着地至站立中期）尤其活跃。通过在站立肢体侧（即支撑侧）对骨盆施加向下的拉力，髋关节外展肌能稳定骨盆（及上半身），防止其倒向对侧（即摆动侧）。骨盆失去这种稳定力将会向摆动侧倾斜，因为当人体单脚支撑时，身体重心不在支撑腿上方，而是悬空且倾向摆动侧的。

- 主要的髋关节外展肌是臀中肌与臀小肌。阔筋膜张肌、缝匠肌与臀大肌上部纤维也作为髋关节外展肌收缩。

- 骨盆在髋关节处下降是髋外展的反向运动。换言之，所有的髋关节外展肌既能外展大腿，也能使同侧骨盆在髋关节处下降。这一例子说明了理解反向运动概念的重要性。步态周期中，支撑相（即肌肉附着点远端固定的闭链运动）占60%的时间。因此，下肢反向运动实际上比我们认为的下肢标准运动发生得更频繁。更多关于反向运动的内容见6.29。

- 作为骨盆稳定肌（固定肌），髋关节外展肌通常进行等长收缩。实际上，骨盆可以轻度地向摆动侧倾斜；因此髋关节外展肌的收缩伴有轻度的离心控制。

髋关节内收肌

- 步态周期中髋关节内收肌有两个功能[7]：
  1. 髋关节内收肌在足跟着地时收缩。当撞击地面而产生的冲击力沿着下肢向上传递时，该收缩有助于髋关节伸肌稳定髋关节。
  2. 髋关节内收肌在足尖离地后再次收缩。该收缩很可能有助于大腿在髋关节处屈曲。

- 注：一般来说，髋关节内收肌在髋关节屈曲时有伸髋功能，在髋关节伸展时有屈髋功能。当关节位置改变时，许多肌肉相对于关节的拉力线会发生改变，肌肉功能也随之改变。这个例子说明了为什么不应该刻板地记忆肌肉的解剖学运动（详见13.10）。一块肌肉的运动应该被理解为它的拉力线相对于它所穿过的关节的作用；如果关节位置改变，肌肉的运动也随之改变（详见13.10）。

- 主要的髋关节内收肌是长收肌、短收肌、大收肌，以及耻骨肌与股薄肌。

髋关节内旋肌

- 步态支撑相时，髋关节内旋肌收缩活跃[7]。
- 在支撑相中，大腿相对固定（因为足部固定于地面），而骨盆是活动的。因此髋关节内旋肌进行反向运动使骨盆在髋关节处同侧旋转，将骨盆向前牵拉。注：关于髋关节内旋肌与髋关节同侧旋转肌之间的关系见9.7。骨盆同侧旋转有助于摆动侧向前。
- 主要的髋关节内旋肌是阔筋膜张肌、臀中肌与臀小肌的前部纤维。

髋关节外旋肌

- 髋关节外旋肌主要活跃于步态的支撑相。
- 髋关节外旋肌对控制髋关节内旋肌对骨盆的运动有重要作用（即髋关节外旋肌对骨盆的对侧旋转控制了内旋肌对骨盆的同侧旋转）。
- 外旋肌的另一个功能是防止大腿在髋关节处过度内旋。这可能会发生于患者的一侧距下关节过度旋前的情况下。在支撑相过度旋前时，由于跟骨在一定程度上是固定的，所以需要距骨内旋完成。因为踝关节与伸直的膝关节不允许旋转，所以距骨连带小腿和大腿与之一起内旋，从而将内旋力一直传递到髋关节。
- 髋关节外旋肌反向运动时，骨盆在髋关节处对侧旋转，这是支撑相的重要关节运动（知识点20-10）。
- 主要的髋关节外旋肌是臀大肌、臀中肌和臀小肌的后部纤维，以及大腿的深层外旋肌（梨状肌、上孖肌、下孖肌、闭孔内肌、闭孔外肌与股方肌）。

知识点20-10

　　髋关节外旋肌反向运动时，骨盆在髋关节处对侧旋转（见9.7）。在运动中急停与变向时，骨盆的对侧旋转是极其重要的。急停与变向是指用一只脚置于地面制动再转向（即通过将身体转向另一侧以改变跑步的方向）。例如，你用右脚制动然后转向左侧（见下图）。

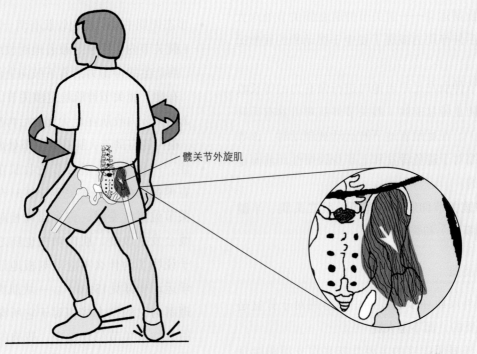

髋关节外旋肌

（改自Neumann DA: Kinesiology of the musculoskeletal system: foundations for physical rehabilitation, ed 2, St Louis, 2010, Mosby.）

膝关节伸肌

- 膝关节伸肌在步态周期中有两个功能[7]：
  1. 膝关节伸肌在摆动相末期向心收缩以伸展小腿并迈出，为足跟着地做准备。
  2. 膝关节伸肌在支撑相前半部分（足跟着地至站立中期）进行更有力的收缩，先是离心收缩以减缓支撑相早期足跟着地之后的膝关节屈曲（体重在被固定的足上仍向前移动）；接近站立中期时，膝关节伸肌向心收缩使膝关节伸展。
- 主要的膝关节伸肌是股四头肌（股外侧肌、股内侧肌、股中间肌与股直肌，它们同时也是髋关节屈肌）。

膝关节屈肌

- 膝关节屈肌在步态周期中有三个功能[7]：
  1. 膝关节屈肌离心收缩以减缓足跟着地前的伸膝动作。
  2. 膝关节屈肌在足跟着地后收缩，在支撑相早期稳定膝关节。
  3. 膝关节屈肌在摆动相收缩以避免脚在下肢向前摆动时拖拽。
- 主要的膝关节屈肌是腘绳肌（股二头肌、半腱肌与半膜肌）和腓肠肌。
- 注：在步态周期中解释膝关节屈肌的功能是困难的，因为腘绳肌同样也是髋关节伸肌。

踝关节背屈肌

- 踝关节背屈肌在步态周期中的两个功能[7]：
  1. 踝关节背屈肌在支撑相早期（足跟着地至足底放平）离心收缩，以减缓踝关节的跖屈。当体重转移至支撑腿时，这能使足以一种可控的、优雅的方式落地（知识点20-11）。
  2. 踝关节背屈肌在摆动相向心收缩，这对形成足背屈以避免足趾在下肢向前摆动时刮擦地面是必要的。
- 主要的踝关节背屈肌是小腿前室的肌肉，即胫骨前肌、趾长伸肌、蹈长伸肌、第三腓骨肌。

知识点20-11

　　如果足在支撑相早期不是以一种可控且优雅的方式落地，称作足拍地，这是根据足拍击地面时发出的特有拍击声而命名的。足拍地通常是由支配小腿前群肌肉运动（即踝关节足背屈肌）的腓深神经（坐骨神经分支）被卡压而引起的[7]。

踝关节跖屈肌

- 踝关节跖屈肌在步态周期中有两个功能[7]：
  1. 踝关节跖屈肌在大部分支撑相内进行离心收缩，以减缓踝关节的背屈。由于足固定于地面，该跖屈力对减缓小腿向前移动的反向运动（即小腿在踝关节处背屈或伸展）是必要的。失去该跖屈力，小腿将会在踝关节处倒向前侧。
  2. 踝关节跖屈肌在支撑相后期足跟离地时进行更有力的向心收缩，以促进足部蹬离地面。
- 主要的踝关节跖屈肌是腓肠肌与比目鱼肌。

距下关节旋后肌

- 距下关节旋后肌在步态周期中有两个功能[7]：
  1. 距下关节旋后肌在支撑相（足跟着地至足底放平）时离心收缩，以减缓距下关节的旋前动作。注：在此期间，距下关节处足旋前是由体重转移至足弓造成的被动过程，并且对于使足弓塌陷以适应不平整的地形是必要的。
  2. 距下关节旋后肌在足底放平与足尖离地期间向心收缩，以旋后距下关节。
- 主要的距下关节旋后肌是胫骨后肌、胫骨前肌、趾长屈肌、蹈长屈肌及足固有肌（知识点20-12）。
- 注：作为一个整体，足固有肌主要用于支撑足弓结构。过度旋前涉及足内侧纵弓塌陷，足固有肌是旋后肌且在防止足过度旋前时活跃。然而，整日穿鞋削弱了足固有肌收缩的大部分需求，足固有肌常常变得无力。足固有肌的无力可能会增加形成足弓塌陷的姿势异常倾向，即过度旋前。

20

知识点20-12

　　有足过度旋前的人常会过度收缩足旋后肌，以对抗负重时过度旋前的倾向。因此，旋后肌可能会疼痛，特别是胫骨后肌和/或胫骨前肌。这种情况常称作胫骨疼痛。胫前疼痛常用于描述胫骨前肌疼痛，胫后疼痛则常用于描述胫骨后肌疼痛[13]。

距下关节旋前肌

- 距下关节旋前肌在步态周期支撑相后期（足底放平至足尖离地）活跃[7]。距下关节旋前肌与旋后肌协同收缩以稳定足部，并使其更有刚性，为蹬离地面向前推进做准备。

- 主要的距下关节旋前肌是腓骨长肌与腓骨短肌。

复习题

1.什么是良好姿势，什么是不良姿势？

_____

_____

2.写出应力源的定义。

_____

_____

3.利用铅垂线从后面进行姿势分析最适用于评估哪个平面的姿势异常？

_____

_____

4.列出利用铅垂线从侧面评估姿势的骨性标志。

_____

_____

5.举例说明冠状面异常和矢状面异常。

_____

_____

6.解释重心对姿势的重要性。

_____

_____

7.解释继发性姿势异常，并举例说明。

_____

_____

8.写出患者出现右肩高的两个例子。

_____

_____

9.列出姿势代偿的三个一般性原则。

_____

_____

10.写出一对主动肌/拮抗肌并举例说明。

_____

_____

11.解释脊柱可能会如何代偿一侧髂嵴过低。

_____

_____

12.为什么铅垂线对于评估水平面姿势异常无效？

_____

_____

13.写出步态周期的两个主要时相。

_____

_____

14.写出步态周期的五个主要标志。

_____

_____

_____

15.描述双腿支撑相。

_____

_____

_____

20

16.写出步态周期中足着地时足旋前的作用。

_____

_____

17.髋关节外旋肌是如何参与运动中急停与变向的?

_____

18.写出步态周期中髋关节外展肌的主要功能。

_____

_____

参考文献

［1］ Oatis CA: Kinesiology: The mechanics and pathomechanics of human movement, Philadelphia, 2004, Lippincott Williams & Wilkins.

［2］ Spirduso WW, Francis KL, MacRae PG: Physical dimensions of aging, ed 3, Champaign, IL, 2005, Human Kinetics.

［3］ Loudon JK, Manske RC, Reiman MP: Clinical mechanics and kinesiology, Champaign, IL, 2013, Human Kinetics.

［4］ Shultz SJ, Houglum PA, Perrin DH: Examination of musculoskeletal injuries, ed 4, Champaign, IL, 2015, Human Kinetics.

［5］ Page P, Frank CC, Lardner R: Assessment and treatment of muscle imbalance: The Janda approach, Champaign, IL, 2010, Human Kinetics.

［6］ Simancek J: Deep tissue massage treatment, ed 2, St Louis, 2013, Elsevier.

［7］ Neumann DA: Kinesiology of the musculoskeletal system: Foundations for physical rehabilitation, ed 3, St Louis, 2017, Elsevier.

［8］ King MA: Static postural assessment. In Clark MA, Lucette SC, editors: NASM essentials of corrective exercise training, Baltimore, 2011, Lippincott Williams & Wilkins, pp 92–104.

［9］ Baechle TR, Earle RW, Wathen D: Resistance training. In Baechle TR, Earle RE, editors: Essentials of strength training and conditioning, ed 3, Champaign, IL, 2008, Human Kinetics.

［10］ Hamilton N, Weimar W, Luttgens K: Kinesiology: Scientific basis of human motion, ed 12, New York, 2012, McGraw Hill.

［11］ Froehle AW, Nahhas RW, Sherwood RH, et al: Age-related changes in spatiotemporal characteristics of gait accompanying ongoing lower limb linear growth in late childhood and early adolescence. Gait Posture 38 (1) :14–19, 2012.

［12］ Shumway-Cook A, Woolacott MH: Motor control: Translating research into clinical practice, ed 4, Baltimore, 2012, Lippincott Williams & Wilkins.

［13］ Werner R: A massage therapist's guide to pathology, ed 4, Philadelphia, 2004, Lippincott Williams & Wilkins.

20

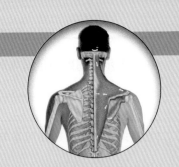

第21章

常见姿势异常模式

章节纲要

21.1　下交叉综合征

21.2　圆背/圆骨盆

21.3　上交叉综合征

21.4　平背

21.5　骨盆上提/下沉

21.6　脊柱侧弯

21.7　上肢带骨抬高

21.8　骨盆/脊柱旋转姿势异常

21.9　过度旋前

21.10　僵硬性高弓足

21.11　踇外翻

21.12　锤状趾

21.13　莫顿足

21.14　膝外翻/膝内翻

21.15　膝反张

21.16　鸽趾/内八字

21.17　肘外翻

章节目标

学习完本章，学生能够：

1.掌握本章关键术语的定义。

2.阐述下交叉综合征的定义、病因、影响和治疗方法。

3.阐述圆背/圆骨盆的定义、病因、影响和治疗方法。

4.阐述上交叉综合征的定义、病因、影响和治疗方法。

5.阐述平背的定义、病因、影响和治疗方法。

6.阐述骨盆上提/下沉的定义、病因、影响和治疗方法。

7.阐述脊柱侧弯的定义、病因、影响和治疗方法。

8.阐述上肢带骨抬高的定义、病因、影响和治疗方法。

9.阐述骨盆/脊柱旋转姿势异常的定义、病因、影响和治疗方法。

10.阐述过度旋前的定义、病因、影响和治疗方法。

11.阐述僵硬性高弓足、踇外翻、锤状趾、莫顿足、膝外翻/膝内翻、膝反张、鸽趾/内八字、肘外翻的定义、病因、影响及治疗方法。

概述

第20章阐述了姿势异常模式的概念，包括身体中的姿势代偿模式。本章涵盖了人体更为常见的姿势异常模式。我们从骨盆和脊柱的主要功能失调模式开始，然后集中讨论下肢，最后讨论上肢。对于每种情况的定义、病因（或诱因）、影响和手法/运动治疗的方法都进行了阐述。

对每一种姿势异常模式都单独进行了阐述。重要的是要记住，每一种功能失调模式都会在整个身体中产生近期和远期影响。事实上，一种功能障碍模式往往会使身体容易产生或直接导致其他功能障碍的异常模式。因此，了解这些模式之间的相互关系极其重要。

关键词

adaptive shortening　适应性短缩

bowleg　膝内翻

bunion　囊肿

C curve　C（侧弯）曲线

carrying angle　提携角

clubfoot　马蹄内翻足

collapsed arch　足弓塌陷

costoclavicular syndrome　肋锁综合征

cubitus valgus　肘外翻

cubitus varum　肘内翻

depressed pelvis　骨盆下沉

double S curve　双S曲线

dropped arch　足弓下降

elevated pelvis　骨盆上提

elevated shoulder girdle　上肢带骨抬高

excessive anterior tilt of the pelvis　骨盆过度前倾

femoral torsion　股骨扭转

flat back　平背

flat foot　扁平足

forefoot varus　前足内翻

forward head carriage　头前伸

genu recurvatum　膝反张

genu valgum　膝外翻

genu valgus　X形腿

genu varum　膝内翻

genu varus　O形腿

Greek foot　希腊脚

hallux valgus　跗外翻

hammer toe　锤状趾

high arch　高弓足

hiking of the hip　髋关节上提

hyperkyphotic thoracic spine　胸椎过度后凸

hyperlordotic lumbar spine　腰椎过度前凸

hyperlordotic upper cervical spine　颈椎上段过度前凸

hypolordotic cervical spine　颈椎前凸不足

hypolordotic lower cervical spine　颈椎下段前凸不足

hypolordotic lumbar spine　腰椎前凸不足

hypokyphotic thoracic spine　胸椎后凸不足

idiopathic scoliosis　特发性脊柱侧弯

interdigital neuroma　趾间神经瘤

knock-knee　膝外翻

kyphotic lumbar spine　腰椎后凸

lower crossed syndrome　下交叉综合征

metatarsus adductus　跖骨内翻

metatarsus varus　足内翻

military neck　颈部生理曲度变直

Morton's foot　莫顿足

Morton's toe　莫顿趾

Morton's metatarsalgia　莫顿跖骨痛

Morton's neuroma　莫顿神经瘤

overpronation　过度旋前

oversupination　过度旋后

pelvic/spinal rotational distortion　骨盆/脊柱旋转姿势异常

pes cavus　高弓足

pes planus　扁平足

pigeon-toe　鸽趾（内收足）

posteriorly tilted pelvis　骨盆后倾

protracted head　头前伸

protracted shoulder girdle　上肢带骨前伸

rib hump　肋骨隆起

rigid flat foot　僵硬性扁平足

rigid high arch　僵硬性高弓足

21

rounded low back/pelvis   圆背/圆骨盆
rounded shoulders   圆肩
S curve   S 曲线
scoliosis   脊柱侧弯，脊柱侧凸
short leg   短腿

supple flat foot   柔性扁平足
swayback   驼背
tibial torsion   胫骨扭转
toe-in   内八字
upper crossed syndrome   上交叉综合征

21.1   下交叉综合征

定义

- 下交叉综合征是一种腰盆区典型的矢状面姿势功能障碍，患者表现为骨盆过度前倾和腰椎过度前凸[1]。这一术语得名于受人尊敬的捷克神经学家和康复治疗师Vladimir Janda。下交叉综合征患者的躯干下部（腰椎和骨盆）可以用一个"X"（或者一个十字架）来描述。"X"的一臂表示令骨盆前倾的两个过度激活（紧张）的肌群（髋关节屈肌和腰部伸肌），另一臂表示令骨盆后倾的两个过度抑制（松弛）的肌群（髋关节伸肌和躯干屈肌）（图21-1）。令骨盆前/后倾的肌肉失衡导致了姿势功能失调，骨盆过度前倾，继而导致代偿性的腰椎过度前凸。注意，骨盆过度前倾伴腰椎过度前凸有时会被描述为驼背[2]。但是，这样的描述会造成误导，因为驼背有时也用来描述圆背/圆骨盆（骨盆过度后倾伴腰椎后凸）。

病因

- 造成下交叉综合征的主要原因是矢状面上骨盆前倾和后倾肌的失衡，骨盆前倾肌更紧，产生比使骨盆后倾的肌肉更大的基线拉力。前倾肌被描述为过度激活的短锁定肌[3]。但即使是被拉长的、较弱的后倾肌，也可能收紧以试图对抗短锁定肌。因为这个原因，它们可能被描述为长锁定肌。这些拉力的净结果是骨盆过度前倾。造成骨盆前倾的肌肉主要有两组：髋关节屈肌和腰部伸肌；造成骨盆后倾的肌肉主要有两组：髋关节伸肌和腹前壁肌[2]（知识点21-1）。应该指出的是，无论是短锁定肌还是长锁定肌，

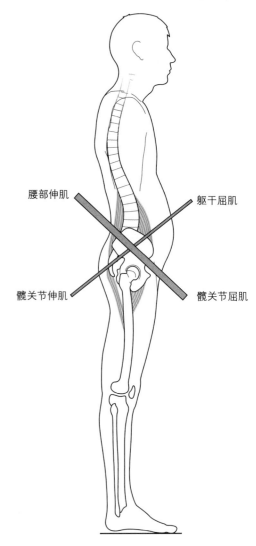

腰部伸肌

躯干屈肌

髋关节伸肌

髋关节屈肌

图21-1   下交叉综合征是一种骨盆和腰椎在矢状面上的姿势异常模式，常常同时影响上半身（改自Chaitow L：Muscle energy techniques，ed 4，Edinburgh，2013，Elsevier，Ltd.）

它们最终都是过度紧绷，收缩力减弱的。

- 髋关节屈肌往往会因为久坐而变得紧张。坐姿会缩短和松弛髋关节屈肌，使它们适应性短缩，成为短锁定肌（知识点21-2）。当髋关

21

知识点 21-1	令骨盆在矢状面倾斜的肌肉[4]
前倾肌群（过度激活/短锁定肌群）	**后倾肌群（过度抑制/长锁定肌群）**
髋关节屈肌：	髋关节伸肌：
臀小肌（前部肌束）	臀大肌
臀中肌（前部肌束）	臀中肌（后部肌束）
阔筋膜张肌	臀小肌（后部肌束）
股直肌	半腱肌
缝匠肌	半膜肌
髂肌	股二头肌（长头）
腰大肌	大收肌（后头）
耻骨肌	
长收肌	
股薄肌	
短收肌	
大收肌（前头）	
腰部（躯干）伸肌：	腹前壁肌（躯干屈肌群）：
腰方肌	腹直肌
髂肋肌	腹外斜肌
最长肌	腹内斜肌
多裂肌	

知识点 21-2　适应性短缩

　　适应性短缩是指当软组织长时间保持在短缩位上，它就会通过增加紧张度/张力来适应短缩位[5]。这一概念用于肌肉，表示如果肌肉较长时间保持在缩短状态，即使在这种缩短状态下放松和松弛，它的基线收缩紧张度（张力）也会增加，变得不那么灵活。这种张力的变化是中枢神经系统导致的，肌肉会对神经系统的收缩指令产生反应。这是很重要的，因为如果肌肉松弛，那么当神经系统命令它收缩时，它必须先将松弛的自身拉紧，然后收缩才会产生对肌肉附着点的拉力，使得身体发生运动。这种情况导致的行动延迟，在人身受到威胁的情况下可能意味着生死存亡的区别。由于这个原因，缩短的松弛肌肉将转变为缩短且收紧的肌肉，换言之，成为短锁定肌。人体中非常常见的例子是髋关节屈肌；久坐使髋关节处于屈曲位，往往会导致髋关节屈肌适应性短缩。如果肌肉或任何软组织被长时间缩短，筋膜粘连也会增加，从而导致进一步的适应性短缩。

节屈肌变紧时，它不会导致大腿在髋关节处屈曲。相反，它的张力作用于骨盆，把骨盆拉向前倾位。同样地，腰部伸肌会出现紧张，因为每当我们弯曲躯干，它们就必须离心收缩，当我们保持向前屈曲的姿势时等长收缩，当从向前屈曲的姿势返回中立位时向心收缩。腰部伸肌过度使用会牵拉腰椎过伸并令骨盆前倾。

- 这与髋关节伸肌形成了对比。髋关节伸肌主要由臀大肌和通常也是较薄弱的腹前壁组成。过紧的前倾肌和薄弱的后倾肌共同造成骨盆的过度前倾。注：理想的中立位骨盆通常骶骨基角为30°；过度前倾骨盆的骶骨基角大于30°[2]，见9.8。

- 由于骨盆是脊柱的底座，如果骨盆过度前倾，腰椎必须要增加它伸展的前凸弧度来代偿，使得上半身回复水平；这对于眼睛和内耳的本体感觉保持水平是很重要的。

- 其他导致下交叉综合征的原因有：①腹部过度负重[7]（如妊娠或腹部脂肪增加），这会使腰椎前凸曲线向前下方改变，膝关节过伸（膝过伸时，股骨头被向前推，从而前推骨盆，使骨盆向前倾斜）；②穿高跟鞋时的姿势代偿[3]（知识点21-3）。

影响

- 下交叉综合征的影响是多方面的。骨盆过度前倾的姿势使髋关节屈肌和腰部伸肌持续处于短锁定状态，髋关节伸肌和腹前壁的躯干屈肌持续处于长锁定状态。锁定状态的肌肉，特别是短锁定肌，常会感到疼痛。如果腰大肌变得紧绷和疼痛，它本身也会增加对腰椎关节的压迫。锁定状态的肌肉，无论是短锁定肌还是长锁定肌，通常会变弱[1]（长度-张力关系曲线见17.5）。变弱的肌肉往往不能有效地对它们收到的信号做出反应。因此，它们可能会过度劳累和紧张，常发展为肌筋膜触发点。

- 值得注意的是，不仅膝关节过伸（一种称为膝反张的骨性异常模式，见21.15）会造成骨盆过

21

知识点21-3   穿高跟鞋

- 穿高跟鞋会造成许多矢状面上的异常，并且可能是最坏的不良姿势之一，因为高跟鞋在身体的基底部分产生影响，其不良影响会发生在身体的各个部位。

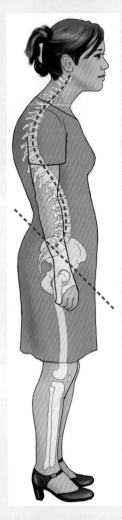

- 高跟鞋将足固定于跖屈位，此位置上踝关节和距下关节不稳定，增加了扭伤的机会[8]。

- 随着高跟鞋鞋跟的升高，更多比例的体重会转移到前足。足横弓吸收负重的能力受限，足弓削弱并被压平，导致前足变宽。如果鞋过紧，它会挤压蹬趾近节趾骨，导致蹬外翻。

- 足横弓的受损通常伴随足两个纵弓的受损。这会导致足底筋膜张力增加，增加足底筋膜炎和跟骨骨刺的发生率。

- 此外，由于足处于跖屈位，跖屈肌缩短并拉紧，背屈肌拉长并被削弱。这常导致腓肠肌和比目鱼肌痉挛。具有讽刺意味的是，由于跖屈肌的缩短，穿高跟鞋的女性在穿平底鞋时经常产生疼痛，这是因为跖屈肌太紧了，穿平底鞋时，它们不能充分地伸展。结果许多人继续穿高跟鞋，错误地认为高跟鞋比平底鞋更适合身体，因为平底鞋会立即引起疼痛！补救办法是让患者逐步从穿高跟鞋改为穿较低跟的高跟鞋，最终在几个月内（有时是一年或更长时间）改穿平底鞋。

- 当穿高跟鞋时身体上移，身体重心会前倾，因为穿高跟鞋实际上就像是站在一个陡峭的斜面上。因此，如果体重在下肢不能够通过代偿得到平衡，躯干就会进入屈曲状态。这种代偿通常是通过增加骨盆前倾来实现的，这导致腰部的前凸曲度增加（下交叉综合征），以及由此产生的代偿模式（通常是上交叉综合征及其造成的影响）。因此，穿高跟鞋往往会导致足部问题、下交叉综合征和上交叉综合征。

- 注意，如果患者认为必须穿着高跟鞋，那么一种更健康的代偿高跟鞋的方法是通过骨盆后倾使重心向后倾斜，这可避免腰椎过度前凸和随之而来的所有不良影响。然而，根据高跟鞋的高度，这可能会导致不健康的骨盆后倾并产生不良影响（圆背）。无论怎样，穿高跟鞋对下肢的所有不良影响仍然存在。

度前倾，骨盆过度前倾也会使膝关节过伸。在闭链运动中，骨盆前倾时通过向后推股骨头后推股骨，从而将膝关节推入过伸位。此外，加强腹前壁肌的训练有助于稳定腰椎[8]。如果腹前壁肌功能减弱，将不能稳定脊柱，可能导致慢性腰部损伤或功能障碍。下交叉综合征过度前凸的腰椎曲线特征也会将脊柱的负重后移到小平面关节上。这可能导致过度压迫腰椎小平面关节，导致小平面关节综合征，还可能导致退行性骨关节病变提早出现[2]。当然，如果负重转移到小平面关节，椎间盘关节的负重会相应地减少；这可以被认为是腰椎过度前凸的某种积极作用。腰椎伸展度的增加使得椎间孔减小，这可导致脊神经受压。最后，当腰椎过度前凸时，胸椎开始过度后弯，使胸椎曲线过度后凸，使上部躯干的重心回到中立位。胸椎过度后凸往往导致颈椎下段前凸不足，颈椎上段过度前凸，使头部（长期）前伸，伴随这些情况会出现一系列后遗症（见21.3）。

治疗方法

• 下交叉综合征的手法治疗和运动疗法主要是伸展和放松骨盆前倾肌，加强骨盆后倾肌[1]。

21.2　圆背/圆骨盆

定义

• 圆背/圆骨盆指的是骨盆后倾伴腰椎后凸[2]（图21-2）。了解这种姿势功能障碍非常重要，因为近年来它的发生越来越多。注意，圆背/圆骨盆有时会被描述为"驼背"。但是，这种用法可能会导致误解，因为驼背有时也用来描述腰椎前凸且骨盆过度前倾的姿势（换言之，此种姿势属于下交叉综合征）。

病因

• 脊柱后凸最常见的原因是在自己前下方的平面上工作时，腰部和骨盆弯曲呈圆形的前屈位。近年来，由于笔记本电脑、平板电脑和智能手机等数字设备的使用增加，这种情况变得非常普遍（图21-2）。圆背/圆骨盆也可能是由腘绳肌过度紧绷引起的[6]。腘绳肌是骨盆的后倾肌肉。如果它们紧张，可以将骨盆拉至后倾位，然后导致腰椎后凸，因此腰部曲度变圆。

影响

• 圆背/圆骨盆使腰椎负重前移，这增加了对椎间盘的压迫[2]，会使髓核后移，进入后方的环状纤维，因为它们被牵拉并受到因屈曲位而增加的张力。这些因素增加了椎间盘病理性改变的可能性，导致椎间盘膨出和/或突出。当然，如果重心向前移动，重心就会离开小平面关节，从而导致小平面关节的负重减轻。这可以被认为是一种积极的影响。但这种姿势使小平面关节处于屈曲位，这是一个关节开放的不稳定位置[2]。稳定性降低可能会导致这些关节的异常活动增加，从而导致骨关节退行性病变。另一种作用是，腰椎屈曲使得腰椎椎间孔增

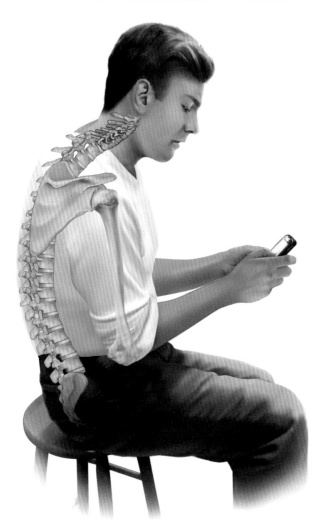

图21-2　圆背/圆骨盆是一种胸腰椎在矢状面上的姿势异常，包括腰椎后凸和胸椎过度后凸[9]（插图作者为Giovanni Rimasti）

21

大，这可能有助于减少椎间孔对神经的压力。

治疗方法

- 对圆背/圆骨盆的治疗应采用手法和运动治疗双管齐下。第一，必须建议患者改变他们的姿势模式，使他们不再维持功能失调的姿势[8]。使用腰椎支撑枕及避免使用置于身体前方的数字设备是关键。第二，强化腰部的伸肌以防止腰椎维持屈曲位和骨盆后倾很重要；必要的话，重点牵伸/放松腘绳肌[2]。

21.3　上交叉综合征

定义

- 上交叉综合征与下交叉综合征一样，是一种由捷克神经学家和康复治疗师Vladimir Janda命名的姿势异常模式。上交叉综合征包含胸椎过度后凸（在脊柱关节）且上肢带骨前伸（肩胛骨和锁骨在肩胛肋骨关节被拉伸；也称为圆肩）及手臂内旋[1]（肱骨在盂肱关节处内旋）。由于胸椎过度后凸，上交叉综合征也涉及颈椎下段前凸不足伴颈椎上段过度前凸及头前伸[1]。上交叉综合征也可以用一个"X"来描述。"X"的一臂代表两组过度激活（紧张）的躯干屈肌/上肢带骨伸肌/盂肱关节内旋肌和颈颅伸肌；另一臂代表两组过度抑制（松弛）的躯干伸肌/上肢带骨缩肌/盂肱关节外旋肌和颈深屈肌（图21-3）。"X"两臂的肌肉失衡导致了上交叉综合征。上交叉综合征是一种非常普遍的情况，随着智能手机等手持数字设备的使用增加，上交叉综合征只会变得越来越普遍。

病因

- 类似于圆背，上交叉综合征主要是由不良姿势引起的，特别是伏案工作的姿势——无论是阅读、写作、使用计算机等数字设备，还是任何涉及类似姿势的工作。上交叉综合征也可以由下交叉综合征及圆背/圆骨盆这两种姿势异常模式导致[1]。

- 一旦胸椎开始向前弯曲，呈过度后凸，上肢带骨和手臂就会向前和内侧塌陷，重力会进一步加剧这一问题（知识点21-4）。假设该姿势保持了较长时间，胸前部的肌肉组织会变得过度激活并呈短锁定状态，上背部和肩胛部的肌肉组织会变得过度抑制，并呈长锁定状态（知识点21-5）。

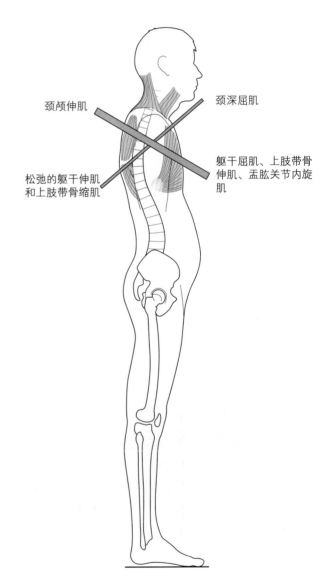

颈颅伸肌

颈深屈肌

松弛的躯干伸肌和上肢带骨缩肌

躯干屈肌、上肢带骨伸肌、盂肱关节内旋肌

图21-3　上交叉综合征是一个在矢状面上的姿势异常模式，涉及躯干上部、上肢带骨和手臂。它还会影响颈部和头部的姿势（改自Chaitow L：Muscle energy techniques, ed 4，Edinburgh，2013，Elsevier，Ltd.）

应注意，大多数的姿势异常都是导致身体某些部分随重力下降的诱因。就像一场战争，身体一直在岁月的长河中对抗重力，防止下降。但是问题是重力永远不会改变，而我们的身体会随年龄增长而退化。从老年人的姿势可以看出，大多数人的姿势是身体的一部分或身体的许多部分屈服于重力并向前倾。赢得这场与重力的战争的关键是保持抗重力肌肉的强壮和健康。当然，保持这些拮抗肌的放松也很重要，这样，拮抗肌就不会帮助重力把我们拉下去。

知识点21-5　与上交叉综合征有关的肌肉

过度激活（短锁定）	过度抑制（长锁定）
胸小肌	胸椎旁肌
胸大肌	菱形肌
胸锁乳突肌	斜方肌中、下部肌束
肩胛下肌	冈下肌
	小圆肌
	颈长肌

影响

- 上交叉综合征的影响很多。短锁定和长锁定的肌肉基线张力增加，并可能由于过度收缩造成的内部张力而产生症状。过度后凸的胸椎对椎间盘和椎体的前部造成过度压迫，增加了椎间盘病变和椎体退行性骨关节病变的可能性[2]。

- 由于C7的方向与T1的底部相垂直，颈椎下段的姿势投射于身体前方。这导致了颈椎下段前凸不足，然后由颈椎上段过度前凸的头前伸姿势来代偿[2]。除了颈椎下段前部的压力增加及颈椎上段后部的压力增加外，这种颈颅姿势还会导致头部的重心保持在躯干前方。这种前向的不平衡可导致颈部屈曲，这是颈后部肌肉持续等长收缩导致的[10]。这往往会导致颈部疼痛和紧张性头痛。前屈姿势也会长期牵伸颈后韧带复合体，拉长并削弱这些结构。当颈后韧带

筋膜组织被削弱时，它们不能帮助颈后部肌肉防止颈部屈曲。因此，后颈部肌肉会承受更大的压力。随着颈部肌肉的长期紧绷，关节活动度降低，导致颈椎活动度减小。此外，由于颈椎曲度消失，颈椎的减震功能减弱，增加了产生退行性骨关节病变的可能性。颈部的姿势甚至可能对前舌骨肌产生持续的牵拉，从而将其张力传递到下颌骨，可能导致颞下颌关节综合征[11]。而斜角肌的短锁定会导致前斜角肌综合征，这是胸廓出口综合征的一种，臂丛神经和锁骨下动脉会在前、中斜角肌之间形成卡压[12]。除此之外，由于胸椎变得屈曲锁定/僵硬，对邻近的颈椎和腰椎区域有更大的移动度需求（特别是伸肌），导致这些区域的使用/过度使用，增加了这些区域的压力和病理改变风险。

- 上肢带骨的姿势维持会导致锁骨和第1肋之间的锁骨间隙缩小，和/或胸小肌对位于其下的肋骨的压迫。这些姿势的改变会压迫臂丛和/或锁骨下动脉和静脉。这些神经血管结构在锁骨和第1肋之间的受压称为肋锁综合征，也是第二种胸廓出口综合征。胸小肌和肋骨之间这些神经血管结构的压迫称为胸小肌综合征，也是第三种胸廓出口综合征[13]。此外，胸肌的过度控制往往导致肩胛骨的张开（侧倾/内旋），这会产生一个不稳定的基础，因为上肢肌肉收缩必须在这个基础上起作用，从而导致上肢肌肉的过度紧张和削弱。此外，当肱骨被锁定在内旋位时，肱骨大结节与肩胛骨的肩峰对齐，从而减小了手臂在冠状面被抬起时冈上肌腱远端和肩峰下囊的间隙[2]，结果表现为冈上肌腱和肩峰下囊的肩关节撞击综合征。斜方肌的功能障碍也可能导致斜方肌（上部和下部肌束）无法充分稳定肩胛骨，使肩胛骨在手臂上举至外展或屈曲位时不能向下旋转，这可能进一步导致肩关节撞击综合征。肩胛骨的伸展姿势，肱骨内旋靠近胸部，使胸部难以扩张，从而难以深呼吸。因此，上交叉综合征甚至可以抑制机体细胞的氧合能力。

21

治疗方法

- 与圆背/圆骨盆情况一样，对上交叉综合征的纠正需要双管齐下，既要纠正患者的不良姿势，又要强化和牵伸适当的肌肉。虽然强化和牵伸并手法治疗所有锁定肌（包括前面和后面的肌肉）是有价值的，但重点应该放在加强躯干后伸肌/上肢带骨缩肌/手臂外旋肌，以及手法治疗和牵伸胸前部（胸小肌和胸大肌）及手臂内旋肌上。

21.4   平背

定义

- 平背是指脊柱的曲度减少。包括腰椎前凸、胸椎后凸和颈椎前凸曲度的减少[14]（颈椎前凸减少通常描述为颈椎生理曲度变直）。因此，平背患者腰椎前凸不足、胸椎后凸不足，并且颈椎前凸不足（图21-4）。

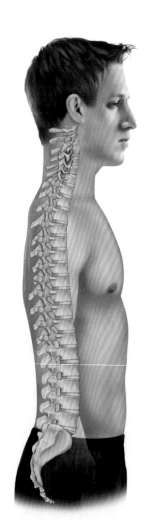

图21-4   平背是一种矢状面上的姿势异常，此异常下脊柱的所有曲度都减少了

病因

- 平背通常是骨盆的矢状面姿势所导致的。例如，骨盆前倾减少，骶骨底变得更为水平，导致腰椎扁平（过度前凸），同时胸椎和颈椎扁平（知识点21-6）。

影响

- 平背姿势的一个影响是，颈椎和腰椎将其重量前移（因为伸展曲度减少），从而将其重量（从小平面关节）转移到椎间盘上；胸椎曲度将其重量后移（因为屈曲的脊柱后凸曲线减少），从而将其重量从椎间盘转移到小平面关节上[2]。平背的另一个影响是使得脊柱的减震作用减弱。生理曲度可以让脊柱吸收体重压缩力及（行走或跑步时）沿脊柱向上的地面反作用力。减震功能减弱会给脊柱关节带来更大的物理压力，这会增加早年发生脊柱退行性骨关节病变的概率。

治疗方法

- 强化、牵伸和手法治疗通常对所有肌肉都是有益的，针对平背的治疗方法是通过专注纠正骨盆的姿势，加强骨盆前倾和伸展，并对后倾进行手法治疗（如腘绳肌）。根据姿势的慢性程度，关节松动术可能是必要的，以放松受限的筋膜。

21

知识点21-6

　　骨盆的矢状面倾斜是决定脊柱矢状面弯曲程度的主要因素。骨盆和脊柱之间的关系是，当骨盆的矢状面倾斜改变时，骶骨底（即脊柱的基座）的角度会随之改变。通常所说的理想的中立位骨盆是骶底角约为30°的骨盆（图A）。换言之，中立位骨盆向前倾斜30°[2]。由于这种倾斜，腰椎的姿势从骶骨底开始，其方向垂直向前。因此，为了使身体的重心在骨盆上保持平衡，腰椎必须通过其脊柱前凸曲线来补偿，即一条背伸的曲线，以使重心向后回到骨盆上。骨盆前倾越大，骶骨底越垂直，需要腰椎前凸的幅度就越大。这是下交叉综合征的姿势（图B）。如果骨盆前倾减小，骶骨底垂直就减小，即更为水平，因此需要腰椎的代偿减少，腰椎曲线也相应减小，成为前凸减少的曲线。如果骶底角为0°，骶骨底完全水平，将完全不需要脊柱前凸曲线的背伸使身体的重量向后。图C展示的正是前面描述的平背。如果骨盆前倾不仅仅减小，并转为后倾，那么骶骨底会在一定程度上垂直后倾，并且需要腰椎后凸补偿，以使身体在骨盆上的重心向前，这种姿势

称为圆背（图D）。

　　与骨盆倾斜对腰椎的影响类似，腰椎曲度也会影响胸椎曲度。胸椎弯曲从L1的上表面开始。因此，L1椎体的方向形成了胸椎弯曲开始的基座。所以当腰椎曲度改变时，胸椎曲度也会受到影响。腰椎过度前凸通常会导致胸椎过度后凸；而腰椎前凸减小通常导致胸椎后凸减小。因此，骨盆曲度越大，腰椎和胸椎的曲度也越大；骨盆曲度越小，腰椎和胸椎的曲度也越小。讽刺的是，腰椎后凸（圆背）通常也会导致胸椎过度后凸，因为这是不完全的俯身姿势，会让整个身体向前，在自己前方工作。

　　当然，颈椎的曲度是从T1的上表面开始，因此由胸椎的曲度决定。胸椎的姿势对颈椎的影响很有趣。当胸椎过度后凸时，颈椎下段会向前突但通常前凸曲度减小，而此时颈椎上段必须过度前凸来补偿，以便眼和内耳在本体感觉上保持水平。这导致了常见的典型头前伸姿势。如果胸椎后凸曲度减小，那么整个颈椎通常前凸曲度减小，头部的姿势通常是重心落在躯干上。

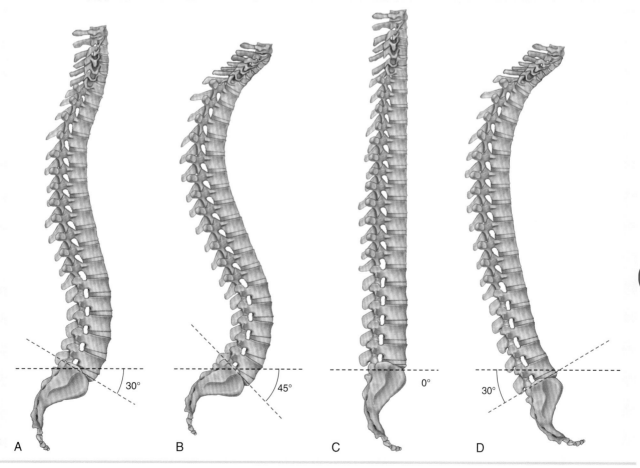

A　　　　　　B　　　　　　C　　　　　　D

21

21.5   骨盆上提/下沉

定义

- 骨盆上提或骨盆下沉是一种骨盆在冠状面上的姿势异常，表现为一侧骨盆升高，另一侧骨盆下降；换言之，髂嵴的高度不水平。骨盆提升的一侧经常被描述为髋关节上提。

病因

- 骨盆上提经常由过度激活（紧张）的跨越腰骶连结附着在骨盆上的躯干同侧侧屈肌导致，最常见的是腰方肌[15]。内收肌过紧也会导致骨盆同侧上提。骨盆下沉可能是由于一侧髋关节外展肌紧张，如臀中肌；当然，一侧骨盆下沉也会导致另一侧骨盆上提（反之亦然），因此一侧臀中肌过紧也会导致另一侧骨盆上提（图21-5）。当患者骨盆在冠状面出现不水平时，确定造成这种情况的责任肌是一种挑战。注意，虽然过紧的肌组织常被视为诱因，但骨盆上提/下沉本质上是不对称的拉力导致的骨盆在冠状面上的高度变化。因此，肌肉无力也有可能是造成这种冠状面上姿势异常的原因或部分原因[15]。

- 另一个导致骨盆上提/下沉的原因是一侧"肢体短缩"。这可能是由于股骨或胫骨造成的结构性肢体短缩，正如字面所指，一侧比另一侧短。也可能是功能性肢体短缩，这是由于软组织不对称，如一侧足弓下降会降低该侧肢体的高度[15]。膝外翻（见21.14）等情况也可能导致肢体短缩。膝外翻是一种结构畸形，但它通常始于软组织力量的不平衡，因此它也可以被认为是一种功能性的姿势异常模式。

影响

- 骨盆上提/下沉的第一个影响是，一些肌肉成为短锁定肌，其他肌肉成为长锁定肌，并会产生肌肉紧张的所有症状。骨盆不水平的另一个影响是为使眼睛和内耳恢复水平的本体感觉，脊柱可能会代偿性侧弯[2]。

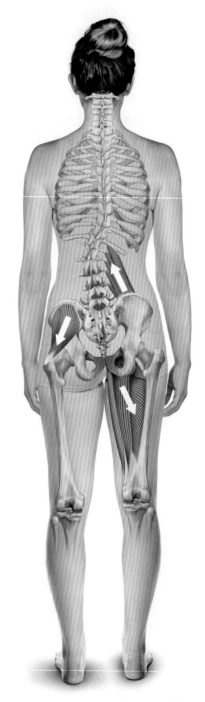

图21-5   骨盆上提/下沉是一种冠状面上的姿势异常

治疗方法

- 在进行手法和运动疗法治疗骨盆上提/下沉之前先确定导致冠状面高度不对称的原因。如果确定为肌源性因素，那么过度激活/紧张的肌肉应该被牵伸，并对其进行手法治疗。被削弱的拮

21

抗肌应当加强。任何功能障碍或低下的关节都应该被动员。如果原因在于下肢，那么需要进行进一步的评估和治疗。

21.6 脊柱侧弯

定义

- 脊柱侧弯是脊柱在冠状面上的姿势异常，脊柱从前向后看（或从后向前看）呈S形曲线[8]。由于侧屈和旋转相结合，脊柱侧弯也有水平面的畸形。一般情况下，腰椎的脊柱侧弯合并侧屈对侧旋转。例如，向左侧屈合并向右旋转；这导致棘突曲线变为下凹，使脊柱侧弯的程度看起来似乎小于侧凸的真实程度。颈椎的脊柱侧弯合并侧屈同侧旋转。例如，左侧侧屈合并向左旋转。胸椎下段通常遵循腰椎的模式，胸椎上段通常遵循颈椎的模式。脊柱侧弯可以分为"C曲线""S曲线"或"双S曲线"[5]；每个脊柱侧弯曲线都以其凸面来命名（图21-6）[2]。脊柱侧弯角度是侧弯曲线最高和最低椎骨的上缘所画的相交线所形成的角度[2]（图21-6C）。和大部分身体的姿势异常一样，脊柱侧弯既可能是原发性的，又可能是继发性的。

病因

- 特发性脊柱侧弯是一种原因尚不明的脊柱侧弯，可能相当严重，常见于青少年女性[12]。也有继发于单纯姿势肌肉不对称的轻度和中度脊

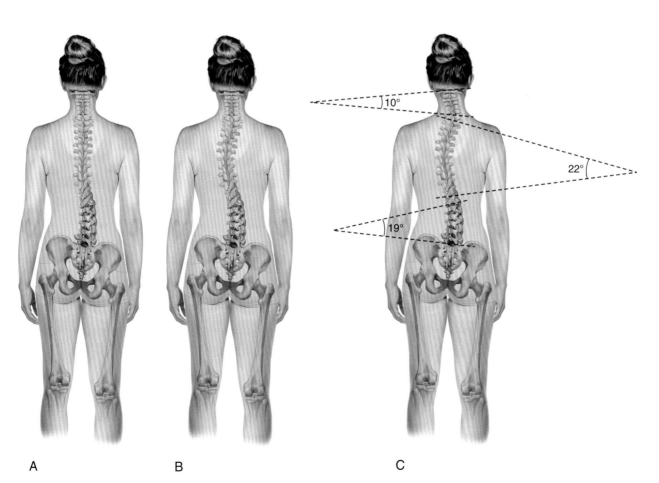

A B C

图21-6 脊柱侧弯。A.腰椎向右的"C形脊柱侧弯"，注意和侧屈伴随的脊柱旋转。B.腰椎向右，胸椎向左的"S形脊柱侧弯"。C.腰椎向右，胸椎下段向左，颈胸椎向右的"双S形脊柱侧弯"。图C标出了每个脊柱侧弯的角度

21

柱侧弯。例如，一侧腰方肌过紧，它会将腰椎拉向一侧呈侧屈位（和/或将骨盆一侧拉高，这也会导致腰椎向一侧侧屈）。在姿势方面，任何造成一侧短下肢（通常被称为短腿）的情况（如骨盆冠状面上不对称的肌肉拉力或过度旋前/足弓下降）都会导致髂嵴不水平[15]，为了使眼睛和内耳的本体感觉回到水平，会产生代偿性脊柱侧弯[2]。脊柱侧弯甚至可能继发于不对称的姿势习惯，在这种习惯中，患者会偏向一侧侧屈，这也许是坐在桌椅上并向一侧倾斜的习惯。

影响

- 无论是原发性还是继发性脊柱侧弯，都会导致曲线凹侧的肌肉短锁定和曲线凸侧的肌肉长锁定。由于脊柱侧弯曲线的性质，椎骨本身受力不对称。椎体上的压缩力在凹侧增加，张力在凸侧增加。这些力可以增加韧带/关节囊及关节表面的应力，可能导致退行性骨关节病变。此外，脊柱侧弯常导致在与脊柱侧弯曲线相反的

方向上的活动度减退。例如，腰椎向右的脊柱侧弯可能会表现为向右屈曲活动度减少和向左旋转活动度减少。胸椎的脊柱侧弯也会导致肋骨发生姿势异常，这种异常称为肋骨隆起[10]，当侧弯足够严重时，肋骨隆起通常可见。胸椎的脊柱侧弯对肋骨相关软组织也常有类似的影响。虽然很罕见，但如果脊柱侧弯比较严重，可能会影响心脏的跳动能力和肺的通气能力[16]。

治疗方法

- 一般来说，治疗脊柱侧弯的方法是手法治疗和牵伸凹侧的肌肉组织[17]，并强化凸侧的肌肉组织。手法治疗对所有功能失调的软组织都是有益的，无论它们是短锁定的还是长锁定的[12]。

- 如果脊柱侧弯是继发于某种导致下肢短缩的情况，则必须解决和减轻这种情况，否则脊柱侧弯将持续存在[12]。

- 注意，青春期女孩的特发性脊柱侧弯可能会很严重，应转介到脊柱或骨科医生处。

21.7　上肢带骨抬高

定义

- 上肢带骨是一种冠状面上的姿势异常，正如它的名称所示，上肢肩带保持上抬的姿势（图21-7）。它可能是因为局部肌肉紧张造成的原发问题，也可能继发于另一种姿势异常模式。

病因

- 对于原发性上肢带骨抬高，有许多可能的诱因：单肩背包（不管包的重量如何），用肩膀和头夹着电话，以及不合适的办公桌高度（导致肩部在工作和打字时被抬高）[17]。上肢带骨上部区域也是人们承受心理压力的常见区域[17]。当上肢带骨抬高继发于另一种姿势异常时，它通常继发于脊柱侧弯或一侧失代偿的髂嵴抬高[2]。

影响

- 原发性上肢带骨抬高主要为肌源性问题，主要的影响是局部肌肉紧张。因为这些肌肉在颈部有附着点，疼痛通常会扩散到颈部。如果颈部肌肉长时间保持紧张，还可能导致颈椎关节功能障碍和头痛[17]。对于继发于另一种姿势异常的上肢带骨抬高，肩部的肌肉可能不紧张。然而，只要姿势异常的时间足够长，最终会逐渐导致肌肉的适应性短缩（并因此紧张）。

治疗方法

- 手法和运动疗法治疗上肢带骨抬高的方式取决于造成疾病的诱因。如果是原发性上肢带骨抬高，询问患者有无使这种问题持续存在的姿势习惯是很重要的，并需手法治疗和牵伸相关的

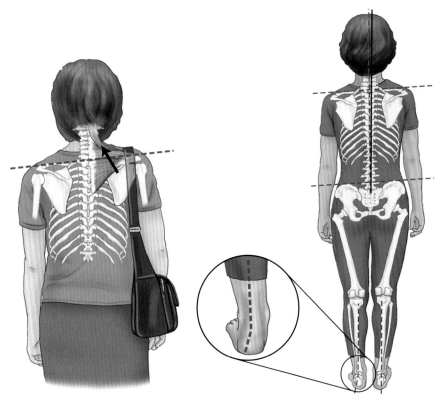

图21-7 右侧上肢带骨抬高。A.右肩背包使抬高右侧肩胛骨的肌肉紧张，造成了右侧上肢带骨抬高。B.由失代偿的右髂嵴抬高（由左足足弓过度旋前所致）导致的右侧上肢带骨抬高

肌肉[17]。如果是继发性上肢带骨抬高，有必要寻找和治疗其成因。对于慢性上肢带骨抬高，

除了寻找和关注主要成因外，手法治疗和牵伸抬高上肢带骨的肌肉也可能是必要的。

21.8 骨盆/脊柱旋转姿势异常

定义

- 最常见的骨盆/脊柱旋转姿势异常模式是骨盆向一侧旋转，脊柱通过向另一侧旋转来代偿它（图21-8）。

病因

- 脊柱侧弯是脊柱和/或骨盆旋转的一个成因。虽然脊柱侧弯的定义是冠状面的侧屈畸形，但冠状面的侧屈会合并水平面的旋转，因此脊柱侧弯也涉及旋转[2]。

- 更多的情况下，骨盆和脊柱的旋转是由使髋关节在水平面旋转的肌肉失衡造成的。例如，如果外旋肌过于激活/紧张，它不会将大腿拉入外旋位，而可能会将骨盆拉向身体的另一侧（对

侧旋转）。同样，内旋肌过紧可以将骨盆拉向身体的同侧（同侧旋转）。一旦骨盆向右或向左旋转，脊柱通常会向相反的方向旋转以代偿骨盆的旋转，使面部回到正前方[2]。

影响

- 骨盆/脊柱旋转异常的影响是双重的。首先，它常会使骨盆与髋关节和脊柱连接的肌肉紧张，产生短锁定和长锁定，身体会出现所有肌肉紧张的症状和体征。其次，由于关节的旋转错位，关节面产生了更大的物理应力，这可导致压迫和可能的炎症及疼痛。在腰椎尤其如此，因为一个节段的腰椎关节在每个方向只有一个旋转度[2]。任何更大的旋转都倾向于接近小平

21

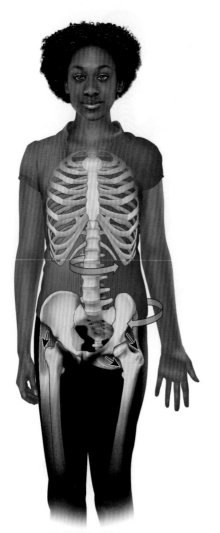

面关节，使它们卡住，增加了患脊柱小平面关节综合征的风险。旋转也增加了椎间盘环状纤维的应力，会削弱椎间盘关节，因此可能导致椎间盘膨出和突出。

治疗方法

- 手法和运动治疗的方法取决于造成这一异常的成因。最常见的是由髋关节水平面上的肌肉基础张力不平衡造成的。因此，应该评估这些肌肉组织，并予以适当的手法治疗、牵伸和强化。这些治疗方法也应该应用于脊柱的任何肌筋膜失衡。对于慢性病例，关节松动对于增加受累关节的活动度是非常有用的。

图21-8　骨盆右旋且脊柱左旋的骨盆/脊柱旋转姿势异常

21.9　过度旋前

定义

- 过度旋前是足在冠状面上的姿势异常，即足弓过度塌陷。足弓塌陷/下降称作扁平足。有些人为足弓从不出现的僵硬性扁平足（图21-9A）。有些人为仅在负重时足弓消失的柔性扁平足（图21-9B，C）。柔性扁平足是一种较为常见的扁平足。扁平足也称为平足[2]。

病因

- 僵硬性扁平足通常是由足部骨骼的结构造成的。柔性扁平足长期纤维粘连也可能逐渐转化为僵硬性扁平足。柔性扁平足通常是由松弛

（薄弱）的韧带和薄弱的肌肉共同引起的。如果减弱，可导致过度旋前的主要韧带有跟舟足底韧带（跳跃韧带）、足底长韧带、足底短韧带及跖腱膜。因为许多肌肉有助于维持足弓结构，所以有许多肌肉在减弱时可以促使足过度旋前[2]（知识点21-7）。

- 这些肌肉可分为以下几组：支持距下关节的肌肉（加上作为"马蹬肌"的腓骨肌），足底固有肌及髋关节外旋肌/外展肌。

- 旋后肌会拮抗旋前肌。所以如果旋后肌减弱，也可能出现过度旋前。因为足的内翻是旋后的主要成分，所以所有的内翻肌都是旋后肌。腓骨长肌也倾向于增加足弓，它与胫骨前肌一起

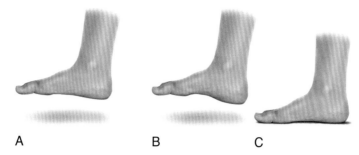

A　　　　　　B　　　C

图21-9　过度旋前/扁平足。A.僵硬性扁平足。B.柔性扁平足，不承重状态。C.柔性扁平足，承重状态

知识点21-7　足过度旋前需要加强的肌肉

距下关节： 胫骨后肌、趾长屈肌、跚长屈肌、胫骨前肌、长伸肌、腓肠肌、比目鱼肌、腓骨肌（马蹬肌）。

足底固有肌： 跚外展肌、小趾展肌、趾短屈肌。

髋关节肌： 臀大肌、深层外旋肌、臀中肌、臀小肌。

形成一个支撑足弓的"马蹬"。

- 第一层足底固有肌与足底筋膜相连[4]。因此，这些肌肉有助于保持足底筋膜的张力，使足底筋膜能够更好地支撑足弓。不幸的是，由于穿鞋，足趾的运动在我们行走和站立时基本上没什么作用。由于这一原因，足底内在肌未被充分使用，因此会减弱，进而导致足底筋膜的减弱，从而导致足弓塌陷（知识点21-8）。

- 对于过度旋前造成的整个下肢内旋，髋关节外旋肌有助于防止下肢内旋，因此有助于防止足的过度旋前（知识点21-9）。由于下肢内旋（特别是大腿）往往与内收耦合运动，所以伴随大腿内旋而过度内翻的脚通常也会内收。因此，如果髋关节外展肌薄弱，会促使过度旋前。

- 当然，如果上述肌肉薄弱会导致过度旋前的话，那么它们的拮抗肌（距下关节外旋肌和髋关节内收/内旋肌）如果过紧，也可能导致或促进过度旋前。

- 还有其他因素可能导致或加重足的过度旋前。超重增加了足过度内旋的可能。当我们站立时，足弓承受我们的体重。如果体重增加，对

知识点21-8　赤脚和极简主义鞋子

有一种观点认为，鞋子消除了我们对支持足弓的肌肉组织的需要，从而导致这些肌肉减弱，进而导致足弓的塌陷，这是赤脚或穿"极简主义鞋"变得如此流行的原因。这种观点是有道理的。在我们甚至还不能站立或行走时就把脚放在鞋子里，这似乎很愚蠢。而且鞋子越硬，我们的下肢肌肉就越不需要参与脚的支撑。然而，应该指出的是，如果一个人一直都穿着鞋子，然后突然决定把它们扔掉，要么光着脚，要么改穿极简主义鞋子，那么被削弱的肌肉组织很可能不能承受突然增加的需求。这可能导致足弓塌陷更加严重，将给足部韧带、筋膜组织带来更大的负荷，可能会过度拉伸它们而造成它们的永久削弱，并会增加防止过度旋前的肌肉的负荷。这种更大的需求也可能耗竭和损害足部和下肢的韧带和其他软组织。对肌肉和身体其他软组织的任何需求的转变始终必须逐步、谨慎地进行。转为穿极简主义鞋子的决定可能是明智的，但应该用数月或更长时间来过渡。

维持足弓的软组织的需求就会增加，这很可能会压垮它们，从而导致足弓塌陷。在坚硬的表面（如沥青和混凝土道路、人行道、大理石和硬木地板）上行走也增加了传递到我们的脚和下肢的力，增加了对支撑足弓的软组织的需求。另一个因素是髋关节在水平面上的姿势。在基线张力下，过紧的髋关节外旋肌会导致大腿过度外旋，从而导致足外旋。其结果是当步行时，体重冲击不是通过脚从脚跟传递到脚趾结束，而是直接通过内侧纵弓，使其易于塌陷。

21

知识点21-9　旋前和髋关节旋转

　　旋前的水平面开链运动是跟骨相对于距骨在距下关节的外侧旋转（外展）。但是，足着地的旋前水平面闭链运动是由距骨内旋完成的[2]。可是，踝关节不能旋转，所以当距骨内旋时，胫骨必须随之内旋。而由于膝关节伸展时不能旋转，所以当胫骨内旋时，股骨必须随之内旋。其结果是旋前导致整个下肢内旋。髋关节是第一个可以旋转的关节，因此可以出现对这种内旋的对抗。这是髋关节外旋肌如此强大的原因之一：防止足弓塌陷导致的下肢内旋。因此，强化髋关节的外旋肌有助于维持足弓结构稳定。这很容易看到并显现出来——在站立位收缩臀肌（把两侧臀部夹紧），可以观察到足弓的上升。由于伸展的膝关节不能旋转，大腿外旋导致胫骨随之外旋；而由于踝关节不能旋转，胫骨外旋导致距骨随之外旋；距骨的外旋导致距骨在距下关节处旋后。因此，髋关节肌肉引起的外旋力量在远端转移到距下关节，使其旋后，从而抬高足弓。

影响

- 过度旋前的影响有很多。当足过度旋前时，足底筋膜会被拉紧/过度牵伸[13]；根据沃尔夫定律，足底筋膜的慢性重复过度伸展往往会导致足底筋膜附着的跟骨底部足跟骨刺的形成（钙沉积）。过度旋前的病例有足弓结构的缺失。当足横弓过度塌陷时，相邻的跖骨相互挤压，增加了它们之间的趾足底固有神经受压的可能性。这种情况称为莫顿神经瘤，也称为莫顿跖痛症或趾间神经瘤（尽管严格来说它并不是神经瘤）。趾足底固有神经在第3和第4跖骨或第2和第3跖骨之间受压是最常见的[13]。过度旋前也会使患者出现蹈外翻[13]（见21.11）。

- 在步态周期中，旋后到旋前为流畅过渡的运动模式，此种模式的丧失会对减震造成重要影响。过度旋前会增加身体所有承重关节的物理应力。过度旋前还会导致整个下肢内旋，对髋关节外旋肌的需求增加，往往会导致疼痛和功能障碍。下肢内旋增加也常伴随大腿在髋关节处的内收，患者可表现为膝外翻，膝关节内侧（张力）和外侧（压缩）的应力增加。而下肢内旋增加往往伴随着骨盆在该侧的过度前倾，导致骶髂关节的压力增加，以及腰椎的前凸增加。

- 此外，如果只有一只脚过度旋前，其足弓的下降会导致该侧下肢长度缩短，高度降低，造成骨盆不水平。为了使头部恢复水平，往往会出现代偿性脊柱侧弯[2]。因此，可能发生整个身体的肌肉和关节失衡。

治疗方法

- 使用手法和运动疗法治疗的目的是确定和解决患者过度旋前的病因。僵硬性扁平足主要通过手法治疗、牵伸和关节松动来治疗，以增加组织的弹性，从而使足弓得以恢复。柔性扁平足可以通过加强支撑足弓的肌肉和/或佩戴支撑足弓的矫形器来治疗。任何加重扁平足的因素都肯定需要减少或去除。

21.10　僵硬性高弓足

定义

- 一个健康的、有功能的足弓应该能够升高（旋后）和下降（旋前）。僵硬性高弓足是指足弓不能在必要时充分下降/旋前，而是固定在旋后位。僵硬性高弓足也称为高弓足、足弓过高或过度旋后[13]。

病因

- 僵硬性高弓足的常见病因是足的韧带和筋膜组织天生过紧[13]。因此，足的骨不能下降到旋前位（图21-10）。注：僵硬性高弓足其他更严重

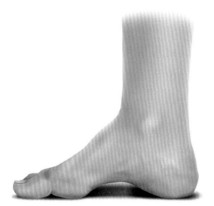

图21-10 僵硬性高弓足

的原因包括脑瘫和脊髓灰质炎[2]。

影响

- 僵硬性高弓足的主要影响是足部失去吸收冲击的能力，尤其是在步行或跑步时。因此，脚及

身体的其他承重关节需承受更大的压力。由于高弓足导致足与地面接触的面积减少，脚的物理应力在足与地面接触的区域——跟骨和跖骨头处被放大。因此，僵硬性高弓足的人常发生足部疼痛，下肢和脊柱其他关节的关节疼痛也很常见。而且，由于足的旋前往往会增加膝外翻的力量，僵硬性高弓足患者可能有出现膝内翻的风险[2]。

治疗方法

- 僵硬性高弓足的手法和运动治疗方法是湿热疗、手法治疗、牵伸和关节松动，目的是松解紧绷的软组织。矫形器也经常被推荐用来对高弓足进行支撑和缓冲[2]。

21.11　踇外翻

定义

- 踇外翻是指踇趾近节趾骨在跖趾关节处侧偏（朝向第2趾内收），踇趾跖骨向内侧偏斜的情况[2]（图21-11）。因为踇趾在足的内侧有特征性的隆起，踇外翻常被非专业地称为踇囊。应该强调的是，踇囊和踇外翻并不是同义词；踇囊是踇外翻的常见伴随症状[13]。

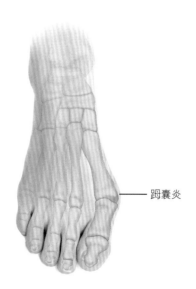

图21-11 踇外翻。踇趾近节趾骨偏向外侧，跖骨偏向内侧

病因

- 踇外翻的主要原因是穿鞋不当[2]。最容易造成此问题的是鞋在足趾处太窄，特别是尖头鞋[13]。这会对踇趾的近节趾骨施加压力，横向推动跖趾关节。高跟鞋也会诱发踇外翻，因为它们增加了跖趾关节的承重，增加了关节偏移和不稳定性。过度旋前似乎也是一个加重因素，因为它涉及足在距下关节的外旋（外展），使其向外突出；这导致身体的重心落在踇趾跖趾关节的内侧，进一步推动它横向移位，增加外翻畸形[13]。此外，韧带/筋膜组织较为柔软的人更容易出现这种情况，因为他们的韧带不太能抵抗踇趾的偏移。关于是否存在遗传因素尚有争议，但似乎某些个体确实存在踇外翻的遗传倾向[13]。

- 一旦踇趾的近节趾骨开始横向偏移，压力也被转移到踇趾跖趾关节的跖骨上，将其向内侧/偏离第2跖骨侧推开。向内偏移的跖骨头形成特征性的骨性隆起/踇囊，这是踇外翻的可见标志[2]。

踇囊炎

21

影响

- 蹬外翻最明显的影响是第1跖骨头在足内侧的突起。鞋对跖骨头的挤压导致对跖骨头骨组织的刺激和炎症，造成炎症和增生（钙沉积/骨关节炎）[2]。相关的软组织也会受到刺激并发炎，产生疼痛。由于第1跖骨不仅向内侧偏移，还有些背离地面偏移，所以其他足趾的跖骨头承受的压力会增大，以满足足与地面的接触和承重，这会导致刺激/炎症，常使皮肤增厚（角化）和疼痛。向远离蹬趾处转移负重是因为患者希望避免受累的关节承重而出现疼痛，从而进一步转移/增加对其他足趾的负重而导致的[2]。应该注意的是，蹬趾近节趾骨不仅向外侧偏移，而且外翻（围绕其长轴旋转以使得足底向外侧翻转）。这改变了蹬外展肌的拉力线，使它通过跖趾关节的足底而不是内侧。这导致该肌肉失去了使蹬趾外展的能力，使内收肌失去拮抗，会进一步加重蹬外翻/内收偏移[2]。

- 此外，由于蹬趾横向偏向第2趾，这两个足趾相互挤压的地方往往会产生压疮。最后，由于在负重时，特别是在步行时常发生疼痛，异常步态（改变步态模式以避免疼痛）通常会导致整个足部、下肢的其他部分，甚至脊柱的应力不对称，这可能导致整个身体的功能障碍和疼痛。

治疗方法

- 手动和运动疗法治疗蹬外翻的方式取决于病情的严重程度。第一种方法应该是保守治疗，包括建议患者更换鞋子。此外，由于蹬趾近节趾骨的外侧偏移是近节趾骨在跖趾关节的内收导致的，因此增加蹬外展肌的力量（假设它仍然有一些拉力来产生外展），以及手法治疗和牵伸来放松内收肌将是有益的[13]。蹬趾跖骨和近节趾骨在跖趾关节进行关节松动（特别是跖骨的旋转、轴向外展与近节趾骨向内的非轴向滑动牵引）也是有益的。还应处理任何其他加重损伤的因素。如果保守治疗不成功，通常可以进行手术治疗[2]，手术通常刮除蹬囊并对跖骨和近节趾骨进行调整。

21.12   锤状趾

定义

- 锤状趾是一种累及足第2~4趾的姿势异常。典型的锤状趾是跖趾关节伸展，近端趾骨间关节屈曲，以及远端趾骨间关节伸展[13]（图21–12）。这种跖趾关节、近端趾骨间及远端趾骨间关节的畸变形状使足看起来像一个锤子，锤状趾因此而得名。

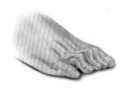

图21–12   第2~4趾的锤状趾。跖趾关节伸展，近端趾骨间关节屈曲，远端趾骨间关节伸展

病因

- 锤状趾的病因是穿不合适的鞋子，具体而言是穿过短的鞋子。它导致足通过伸展跖趾关节、屈曲近端趾骨间关节和伸展远端趾骨间关节而缩短长度。高跟鞋会加重这种情况，因为重心向前移动，会进一步卡压使足短缩（知识点21–10）[13]。此外，足趾的缩短导致穿过关节的软组织明显缩短。筋膜韧带和关节囊在关节的一侧缩短，在另一侧延长。同样，关节处的肌肉和肌腱也会缩短/延长（知识点21–11）。随着时间的推移，由于筋膜粘连的积累，这些改变由于适应性短缩而变得僵硬。在非常慢性的情况下，甚至可能发生骨性改变。

知识点21-10 锤状趾

通过观察锤状趾的机制来阐明这种姿势异常模式是如何发生的。为了适应较短的鞋，足趾的整体长度必须减少。它通过向相反方向弯曲来实现这一点，即在一个关节处伸展，在下一个关节处屈曲，然后在最后一个关节处伸展。每个关节的特征模式发生的确切原因如下：近节趾骨不能在跖趾关节处弯曲，因为地面阻碍了这种运动发生，因此跖趾关节必须伸展。跖趾关节的伸展需要在一个趾骨间关节的代偿性屈曲。这不能发生在远端趾骨间关节，因为远端趾骨间关节屈曲需要近节和中节趾骨伸展/伸直，这将导致足趾过度向上伸展，而鞋的上表面不允许这种情况发生。此外，如果足趾如此向上伸展，单独远端趾骨间关节的屈曲将不足以使足趾的远端回到地面，以稳定和负重。因此，代偿性屈曲发生在近端趾骨间关节。为了使足趾触地以维持平衡，远节趾骨必须接触地面；这需要远端趾骨间关节伸展。因此，锤状趾通过在跖趾关节伸展，在近节趾骨间关节屈曲，在远端趾骨间关节伸展，从而缩短足趾，适应较短的鞋子。

治疗方法

- 对于锤状趾患者而言，首选的手法和运动治疗

知识点21-11

人们常说锤状趾会导致肌肉失衡。研究受累关节对不同肌肉的影响是很有趣的。趾长伸肌在跖趾关节和远端趾骨间关节处会被缩短，但在近端趾骨间关节处被拉长；净效应是这一肌肉的缩短。趾短伸肌也同样被缩短。趾长屈肌在近端趾骨间关节处会被缩短，但在跖趾关节和远端趾骨间关节处被拉长；净效应可能会延长这一肌肉。趾短屈肌在跖趾关节处伸展，但在近端趾骨间关节处被拉长，因此这一肌肉的长度可能不会有很大的变化。

方法是建议他们健康地穿鞋。手法治疗的目的是松动已经短锁定或长锁定的组织。这可以通过手法治疗（软组织操作）及牵伸来完成。关节松动也是非常有益的[13]。考虑到这种情况通常是慢性的，当患者就诊时，还必须指导患者如何自行手法治疗和足趾牵伸，指导患者在温水中浸泡足部后进行这些家庭练习。足趾强化锻炼也可能有帮助，如用足趾捡弹珠和/或用足趾捏放在地板上的毛巾等。

21.13 莫顿足

定义

- 莫顿足是一种先天性疾病，表现为第1跖骨短于第2跖骨。这是一个相当常见的结构变异，发病率大约为10%。由于第2跖骨比第1跖骨长，第2趾通常比第1趾长，向前突出（图21-13）。但是，由第2趾趾骨较长而出现的第2趾比踇趾长，从学术上讲，这不是莫顿足。莫顿足是由第1和第2跖骨的相对长度定义的，而不是前两个足趾的总长度。莫顿足也称为莫顿趾或希腊脚[13]（古希腊和古罗马理想化的艺术形象第2趾较长）。

病因

- 莫顿足是遗传性的[13]。

影响

- 莫顿足的主要影响是在步态周期中改变了脚的正常生物力学[13]。在步态周期中，足尖离地时，体重应该从踇趾处推离（主要在跖趾关节）。然而，有莫顿足的人由于第2跖骨更长，跖骨头向前突出，推进足尖离地的位置转移到了突出的跖骨头。然而，第2趾没那么大，因此不太适合处理这种增加的压力，会产生很多胼胝，以及第2趾疼痛。此外，在步态周期中，在足尖离地

21

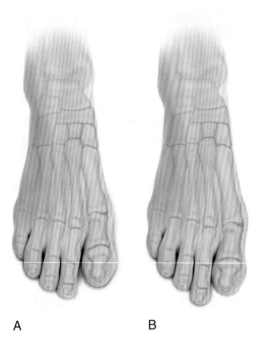

图21-13   莫顿足。A.真性莫顿足：第1跖骨短于第2跖骨。B.由第2趾趾骨较长引起的第2趾长，这不是莫顿足

末期，支点位于第2跖趾关节，足经常内翻到第1跖趾关节，导致足的旋前增加。因此，莫顿足会使脚过度旋前。

治疗方法

- 假设莫顿足与生物力学改变和/或疼痛有关，治疗通常旨在通过第1跖骨头下衬垫或矫形器来改变步态周期中的足部力学。偶尔也会手术治疗。手法和运动治疗应针对莫顿足可能改变的生物力学影响[13]。

21.14   膝外翻/膝内翻

定义

- 膝外翻和膝内翻是指冠状面股骨轴和胫骨轴之间的角度。膝外翻（也称为X形腿）指胫骨的外翻，实际上是腿部在膝关节处的外展；膝内翻（也称为O形腿）指胫骨内翻，实际上是腿在膝关节的内收。在理想的健康姿势中，应该有5°~10°的膝外翻角，因为股骨向内侧倾斜，而胫骨是垂直的[5]。膝外翻角大于10°的姿势异常称为膝外翻（图21-14A）。如果胫骨向膝关节内侧偏离，称为膝内翻，偏离角为膝内翻角（图21-14B）。

- 由于女性的骨盆比男性宽，她们的股骨往往有更大的内倾角，因此，女性的膝外翻发病率远高于男性。

- 有趣的是，在西方文化中，膝外翻的发病率高于膝内翻；但东方文化中膝内翻发病率高于膝外翻。有几个因素可以解释这一点。在东方文化中，婴儿经常以抱着母亲身体的姿势被抱着，婴儿的髋关节外展和外旋，从而倾向于膝内翻姿势。此外，许多东方人的习惯姿势——

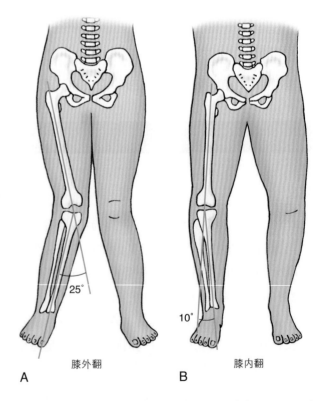

图21-14   膝关节冠状面姿势异常。A.角度为25°的膝外翻。B.角度为10°的膝内翻

蹲位也倾向于增加髋关节的外旋和外展。

病因

- 膝外翻的病因是膝关节内、外侧软组织力量不平衡。内侧的固定组织，主要是内侧副韧带、鹅足肌和股四头肌的内侧支持纤维，可以抵抗膝外翻。外侧结构，主要是外侧副韧带、股二头肌、髂胫束和外侧支持带纤维，会促使膝外翻。如果内侧结构比外侧结构弱，膝关节就会产生膝外翻。

- 其他会促使膝外翻的姿势异常模式：过度旋前使下肢内侧下降，造成膝外翻的扭转力。在髋关节，薄弱的外展肌和/或紧张的内收肌会增加大腿在髋关节处的内收程度[1]。这增加了股骨的内倾，从而增加膝外翻。另一个可以增加膝外翻的因素是股四头肌对于膝关节的拉力，它被称为Q角（见9.15）。Q角倾向于向外拉动髌骨。Q角随着膝外翻角的增加而增加。它使得外侧支持带缩短并收紧，从而增加膝关节的外侧张力。同样，Q角增加会伸展和削弱股内侧肌，从而削弱它跨越膝关节内侧的韧带纤维[13]。

影响

- 在膝关节，增加的膝外翻角度增加了内侧的张力，并增加了外侧压缩力。因此，内侧副韧带常过度伸展并损伤，导致疼痛及膝外翻无力加重。由于内侧副韧带有筋膜附着于内侧半月板，内侧半月板也可能受损。外侧的压缩力可能会损害外侧半月板和/或导致骨压缩，造成退行性骨关节炎。膝内翻增加外侧的张力和内侧的压缩力。这会对关节的外侧副韧带及半月板造成损伤。

治疗方法

- 膝外翻的手法和运动治疗方法是加强膝关节的内侧组织，主要是鹅足肌，并松弛穿过膝关节外侧的组织，主要是外侧副韧带、外侧支持带纤维，以及髂胫束。也要消除任何可能会加剧膝外翻的因素，如足过度旋前，它会导致髋关节内收和内旋[6]。换句话说，强化足部旋后肌和髋关节外展、外旋肌；松解足部旋前和髋关节内收和内旋肌。

- 膝内翻的治疗方法是加强膝关节外侧组织[6]，主要是腘绳肌中的股二头肌，松解膝关节内侧组织，主要是内侧副韧带、内侧支持带纤维，以及鹅足肌。还要消除任何可能加剧膝内翻的因素，如僵硬性高弓足、髋关节外展和外旋。内收肌要加强，髋关节外展肌和外旋肌应松解。

21.15　膝反张

定义

- 膝反张是膝关节的矢状面畸形，膝关节位于过伸位。膝关节伸展的角度可以通过两条线相交形成的角来测量：一条是穿过股骨中心轴的线，另一条是穿过胫骨中心轴的线（图21-15）。通常情况下，膝关节完全伸展会产生比中立姿势超出5°~10°的角度[5]。这有两个原因：①胫骨平台略向后倾斜；②站立时，重心略向膝关节前下降，倾向于推动膝关节伸展。膝关节伸展角度大于10°为膝反张[5]。

病因

- 膝反张的原因是膝关节矢状面软组织张力不平衡。鉴于后方的软组织是膝关节屈肌，它们抵抗膝关节伸展。因此，膝关节后方软组织松弛/薄弱可使膝关节过伸[13]。这些组织主要是腘绳肌（以及腘肌和腓肠肌），以及后关节囊和韧带。关节前方的软组织造成膝关节伸展。因此，前方股四头肌的过度紧张会增加膝反张的可能性。向前倾斜的骨盆也可通过向前推动股骨头使得膝关节反张，此时股骨由近端到远端向后倾斜[13]。

21

影响

- 随着膝反张，重心越来越多地向关节中心前方移动，从而使导致膝反张的力量进一步增加。这一作用使关节后方的软组织逐渐被拉伸和削弱，使其更难以抑制膝反张[18]。这可能导致这些组织压力过大和紧张，可能导致功能障碍和疼痛。在关节前方，股四头肌会变为短锁定肌，同样会导致功能失调和疼痛。膝关节过伸位也会导致股骨和胫骨前缘的压力增加，增加对前侧半月板的压迫和发生膝关节骨关节炎的可能性[2]。膝过伸也会迫使髌骨向后靠近股骨，增加髌股关节面的压力，可能导致功能障碍和骨关节变性（髌股综合征）。

- 膝反张对骨盆和脊柱的影响可能有多种。膝反张的姿势是胫骨近端向后倾斜，股骨近端向前倾斜（图21-15B）。现在身体向前倾斜（就像比萨斜塔一样），必须把重量向后收，以平衡其重心。那么这种后移发生在哪里，是如何发生的呢？如果髋关节屈肌和髋关节囊前部纤维松弛，骨盆可以后倾，使体重后移。这会使腰椎变平和/或导致脊柱后凸呈圆背。然而，如果髋关节屈肌和髋关节囊前部纤维过紧/松弛，则骨盆必须随着股骨过度前倾；在腰椎，必须通过增加腰椎前凸曲度/后伸来代偿（从而增加了

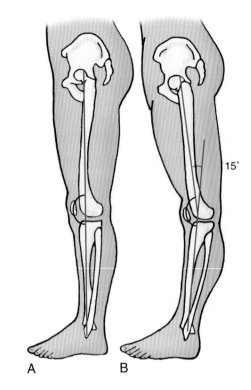

图21-15   膝反张。A.跨膝关节的外展角度为0°。B.角度为15°的膝反张

患骨盆前倾和下交叉综合征的可能性）。

治疗方法

- 手法和运动治疗的目的是改善膝关节矢状面的软组织平衡，可通过加强腘绳肌和松弛/放松股四头肌来实现[13]。

21.16   鸽趾/内八字

定义

- 鸽趾（内收足）是指任何导致足尖向内（内八字）——朝向身体中线的姿势（图21-16）。造成这种姿势异常的原因很多。注意，内八字在3岁以下的幼儿中很常见[19]。

- 以下是五种可能造成鸽趾、内八字的姿势异常：

    1. 胫骨扭转。胫骨扭转是胫骨的异常，可导致内八字[6]。这种情况通常是在儿童生长发育期间产生的。

    2. 前足内翻。前足内翻也称为距骨内翻或足内翻，是前足过度内收（内翻/旋后）引起的。前足内翻可以简单地作为足过度旋后的一部分。具有讽刺意味的是，它可以出现后足外翻，换句话说，后足旋前，这对于代偿而言是必要的，使脚得以平放在地面。前足内翻应该是在童年发育时期就出现的[19]。

    3. 股骨扭转。股骨扭转角度（也称为前倾角，见9.10）用于测量股骨头/颈部与股骨轴之间的角度。前倾角越大，就越需要通过内旋股骨/大腿对髋关节进行代偿。幼儿的前倾角较大，随着孩子的成长，前倾角应该减小[20]。

21

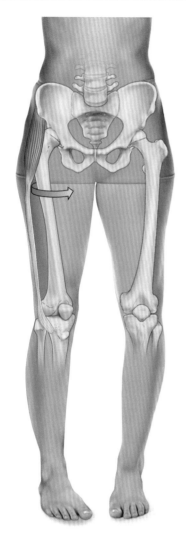

图21-16　大腿在髋关节处内旋引起的鸽趾

4. 马蹄内翻足。较严重的内八字。它通常包含一个需要一出生就立即治疗的畸形结构[21]。
5. 髋关节水平面软组织失衡。在成人中，内八字最简单和最直接的原因可能是单纯髋关节内旋和外旋软组织不平衡。这是将在这里讨论的内八字姿态模式。

病因

- 内旋与外旋软组织的失衡可能是肌肉或筋膜/关节囊复合体的不平衡所致。肌肉的基线张力不

平衡可能是由于髋关节内旋肌比外旋肌更紧。当坐股后韧带纤维过紧时，常发生韧带/包膜组织的基线张力/拉紧程度不平衡。

- 这些软组织失衡的原因有很多。一个原因是，当足趾内旋成为一种姿势模式，它可能是从童年遗留下来的。此时，神经可塑性（肌肉记忆）张力已经根深蒂固并且/或者已经形成筋膜粘连。软组织失衡的另一个原因是成人的姿势和/或运动模式使得内收肌（也是内旋肌）或阔筋膜张肌的基线张力过度激活/紧张，或外旋肌过度抑制/削弱外旋肌，特别是深层外旋肌。过度旋前的患者往往下肢也过度内旋；特别是大腿在髋关节过度内旋[13]（见21.9）。而内旋肌的张力增加也可能是由于习惯性激活此肌肉，或许是由于某种减痛步态。例如，内侧半月板损伤患者可以使大腿在髋关节内旋，以避免行走时内侧半月板承重的疼痛。

影响

- 内八字是跨越髋关节的软组织张力在水平面不平衡导致的肌肉短锁定（内旋）和长锁定（外旋），这些情况往往伴随功能障碍和疼痛：全身肌张力增加、无力、肌筋膜触发点及疼痛。大腿在髋关节处内旋也可以在膝关节、髋关节、骶髂关节和脊柱关节产生不对称的力，其功能障碍、结构损伤和疼痛可能与相关的肌肉、筋膜韧带/关节囊组织和关节面有关。

治疗方法

- 如果内八字仅仅是因为简单的水平面上的软组织失衡，那么手法和运动治疗可放松和松弛导致足内旋的软组织，并强化导致足外旋的软组织。

21.17　肘外翻

定义

- 前臂的尺骨和肱骨在冠状面上向外侧偏移，肘

外翻（外翻是指外侧偏移）是用来描述这种偏移程度的术语（图21-17）。肘外翻角也称为提

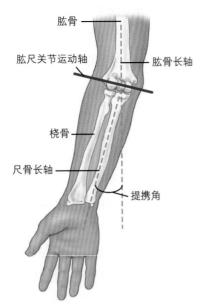

肱骨

肱尺关节运动轴

肱骨长轴

桡骨

尺骨长轴

提携角

图21-17　肘外翻（提携）角

携角，因为它使得手中携带的物体在远离身体的冠状面中。通常，男性肘外翻角为5°~10°；女性为10°~15°[22]。女性肘外翻角通常大于男性，是因为女性的骨盆更宽[5]。有趣的是，研究发现，无论男女，优势臂的肘外翻角略大，这可能与肘关节的使用和压力增加有关[5]。大于或等于20°的肘外翻角为肘外翻[2]。如果前臂实际上向肘关节内侧偏离，则称为肘内翻[2]。

病因

- 肘外翻可能是遗传性的，也可能是肱骨远端生长期骨骺的损伤（如骨折）造成的。肘外翻也可能因施加在前臂内侧的朝向外侧的力在冠状面推动前臂而加重。这些力可能是由于宏观的创伤而发生的，如跌倒时伸手撑地；也可能是由于反复的微观创伤而产生的，如用手用力向外推物体，肘部过度朝向身体中线。如果肘关节内侧的软组织［内侧韧带/纤维囊和总屈肌肌

知识点21-12　　**总屈肌肌腹/肌腱**

旋前圆肌
桡侧腕屈肌
掌长肌
尺侧腕屈肌
指浅屈肌

腹/肌腱（知识点21-12）］薄弱/松弛，和/或肘关节外侧软组织（外侧韧带/纤维囊和总伸肌肌腹/肌腱）过紧/松弛，这些力量可能增加肘外翻的角度。

影响

- 肘外翻会导致张力应力穿过肘关节内侧软组织，从而导致功能障碍、结构损伤，以及疼痛。这些组织包括内侧副韧带、肘关节囊内侧纤维、尺神经和总屈肌肌腹/肌腱的肌筋膜组织。肘外翻的进展也可能造成肘关节不稳定，并在肱骨和尺骨的关节表面增加应力。由于肱骨和尺骨在肘关节处具有稳定的互锁形状，肘外翻不稳定性增加的情况相对罕见，但这种姿势异常可能会发生。

治疗方法

- 手法和运动治疗的重点是对患者进行健康宣教，以避免加重这种情况的姿势，并提供加强总屈肌肌腹/肌腱的锻炼。松解穿过肘关节的所有紧张的外侧组织也可能使患者获益。手法治疗和牵伸导致该区域功能失调的任何软组织，最有可能是总屈肌肌腹/肌腱的肌筋膜组织[13]。

复习题

1.对比下交叉综合征和上交叉综合征。

_____

_____

_____

2.脊柱侧弯的定义是什么？

_____

_____

_____

3.圆背/圆骨盆的主要诱因是什么？

_____

_____

4.骨盆倾斜和脊柱曲线之间有何关系？

_____

_____

5.阐述足过度旋前。

_____

_____

6.对于膝外翻患者，应该加强什么肌群？

_____

_____

7.什么原因会导致锤状趾？

_____

_____

8.在颈部的肌肉组织中，哪些会影响头前伸？

_____

_____

9.阐释脊柱是如何对髂嵴高度不足进行代偿的。

_____

_____

10.阐述适应性短缩的定义，并举例说明。

_____

_____

_____

参考文献

［1］ Page P, Frank CC, Lardner R: Assessment and treatment of muscle imbalance: The Janda approach, Champaign, IL, 2010, Human Kinetics.

［2］ Neumann DA: Kinesiology of the musculoskeletal system: Foundations for physical rehabilitation, ed 3, St Louis, 2017, Elsevier.

［3］ Myers TW: Anatomy trains: Myofascial meridians for manual & movement therapists, ed 3, Italy, 2014, Churchill Livingstone Elsevier.

［4］ Muscolino JE: The muscular system manual: The skeletal muscles of the human body, ed 4, St Louis, 2017, Elsevier.

［5］ Levangie PK, Norkin CC: Joint structure and function: A comprehensive analysis, ed 5, Philadelphia, 2001, FA Davis.

［6］ Sahrmann SA: Diagnosis and treatment of movement impairment syndromes, St Louis, 2002, Mosby.

［7］ Bompa T, Buzzichelli C: Periodization training for sports, ed 3, Champaign, IL, 2015, Human Kinetics.

［8］ Hamilton N, Weimar W, Luttgens K: Kinesiology: Scientific basis of human motion, ed 12, New York, 2012, McGraw Hill.

［9］ Muscolino JE: The price of smart phones. Massage Therapy Journal, 54（2）:17–24, 2015.

［10］ Oatis CA: Kinesiology: The mechanics and pathomechanics of human movement, Philadelphia, 2004, Lippincott Williams & Wilkins.

［11］ Chaitow L: Cranial manipulation theory and practice: Osseus and soft tissue approaches, ed 2, Edinburgh, 2005, Elsevier Churchill Livingstone.

［12］ Werner R: A massage therapist's guide to pathology, ed 4, Philadelphia, 2004, Lippincott Williams & Wilkins.

［13］ Lowe W: Orthopedic assessment in massage therapy, Sisters, 2006, Daviau Scott.

［14］ Solberg G: Postural disorders and musculoskeletal dysfunction: Diagnosis, prevention, and treatment, Edinburgh, 2007, Churchill Livingstone.

［15］ Kendall FP, McCreary EK, Provance PG, et al: Muscles: Testing and function, ed 5, Baltimore, 2005, Lippincott Williams & Wilkins.

［16］ Cramer GD, Darby SA: Basic and clinical anatomy of the spine, spinal cord, and ANS, St Louis, 1995, Mosby.

［17］ Lowe W: Functional assessment in massage therapy, ed 3, Bend, 1997, OMERI.

［18］ Palastanga N, Field D, Soames R: Anatomy and human movement, ed 4, Oxford, 2002, Butterworth-Heinemann.

［19］ Staheli LT: Fundamentals of pediatric orthopedics, ed 4, Philadelphia, 2008, Lippincott Williams & Wilkins.

［20］ Hamill J, Knutzen KM: Biomechanical basis of human movement, ed 12, Baltimore, 2003, Lippincott Williams & Wilkins.

［21］ Jenkins DB: Hollinshead's functional anatomy of the limbs and back, ed 8, Philadelphia, 2002, WB Saunders Company.

［22］ Smith LK, Weiss EL, Lehmkuhl LO: Brunstrom's clinical kinesiology, ed 5, Philadelphia, 1996, FA Davis.

21

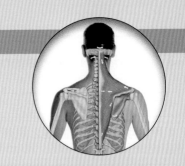

第22章

牵伸

章节纲要

22.1 概述

22.2 基本牵伸技术：静态牵伸与动态牵伸

22.3 高级牵伸技术：固定牵伸技术

22.4 高级牵伸技术：收缩放松和主动收缩牵伸技术

章节目标

学习完本章，学生能够：

1.掌握本章关键术语的定义。

2.完成以下与牵伸有关的问题：

- 描述张力和牵伸之间的关系。

- 讨论牵伸的目的和好处并描述为什么要进行牵伸。

- 解释如何推理出牵伸的方法，而不是通过死记硬背。

- 描述疼痛－痉挛－疼痛循环的关系和肌梭反射在牵伸过程中施加的力。

- 讨论何时应该做牵伸运动，尤其是日常锻炼时。

3.比较静态牵伸和动态牵伸。

4.讨论如何和为什么进行固定牵伸。

5.完成以下与收缩放松和主动收缩牵伸技术相关的问题：

- 描述如何完成收缩放松，主动收缩和收缩放松－主动收缩牵伸技术。

- 讨论收缩放松牵伸技术和主动收缩牵伸技术的相似和不同点。

概述

本章讨论的是治疗性牵伸手段。首先解释治疗师和教练在哪些情况下可以给患者进行牵伸。然后提出并回答与牵伸有关的基本问题，以便治疗师和教练能够更好地理解如何将牵伸纳入治疗训练中。接着描述和对比了静态牵伸和动态牵伸这两种基本牵伸技术，并解释了每种技术的最佳应用时间。本章最后讨论了高级牵伸技术：固定牵伸、收缩放松牵伸（通常称为PNF牵伸）和主动收缩牵伸。并对收缩放松－主动收缩牵伸技术进行了简短的描述。

关键词

active tension　主动张力

agonist contract stretching　主动收缩牵伸

antagonist contract stretching　拮抗收缩牵伸

contract relax agonist contract　stretching　收缩放松–主动收缩牵伸

contract relax stretching　收缩放松牵伸

dynamic stretching　动态牵伸

good pain　有益的疼痛

line of tension　拉力线

mobilization　关节松动

multiplane stretching　多平面牵伸

muscle spindle reflex　肌梭反射

myofibroblast　肌成纤维细胞

neural inhibition stretching　神经抑制牵伸

passive tension　被动张力

pin and stretch　固定牵伸

post–isometric relaxation stretching　后等长放松牵伸

proprioceptive neuromuscular facilitation stretching　本体感神经肌肉促进牵伸

reciprocal inhibition　交互抑制

static stretching　静态牵伸

stretching　牵伸

target muscle　目标肌肉

target tissue　目标组织

tension　张力

22.1　概述

- 牵伸训练是一种强大的治疗方法，手法治疗师和体育教练均可用以改善他们客户的健康。很少有人不同意牵伸的好处；多项研究表明，有规律的牵伸可以有效地延长和放松紧绷的肌筋膜组织[1]。然而，对于如何进行牵伸存在很大的分歧。有许多可选择的方法。例如，可以进行静态或动态牵伸。可以重复3次，每次保持10~20 s，或者可以重复10次，每次保持2~3 s。可以使用一种称为固定牵伸的技术，也可以使用神经反射来促进牵伸的方法，如收缩放松和主动收缩牵伸。关于何时进行牵伸最佳运动还有其他选择：牵伸可以在力量训练之前或之后进行。

- 为了更好地理解牵伸，并将其应用于临床，使我们的患者达到最佳的健康状态，让我们首先通过提出和回答以下问题来了解牵伸的基本知识：什么是牵伸？为什么要进行牵伸？我们怎么知道如何牵伸肌肉？牵伸的力度应该有多大？应该什么时候进行牵伸？然后我们可以学习患者和治疗师/教练可用的牵伸技术类型。

1.什么是牵伸

- 简单地说，牵伸是一种延长和伸展软组织的物理治疗方法。这些软组织可以是肌肉及肌腱（统称为肌筋膜单位）、韧带、关节囊和/或其他层面的筋膜。在对患者进行牵伸时，我们使用目标组织来描述我们想要牵伸的软组织或者目标肌肉，当我们特别想要牵伸一块肌肉或一组肌群时，为了产生牵伸，我们会让患者的身体呈现一个特定的姿势，该姿势会产生一条拉力线，该拉力线会拉住目标组织，对它们进行牵伸（图22-1）。如果牵伸有效，组织将会被拉长。

2.为什么要进行牵伸

- 之所以进行牵伸，是因为软组织可能因张力增加而缩短和挛缩。缩短和挛缩的软组织延长受限，从而限制了关节的活动，它们相互影响[2]。

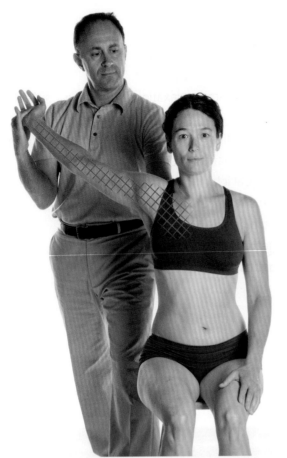

图22-1　牵伸患者的右上肢。由这种牵伸所产生的拉力线可从患者的前臂延伸到胸肌区域。牵伸可以作用于牵伸拉力线上的所有组织

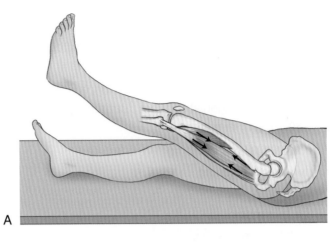

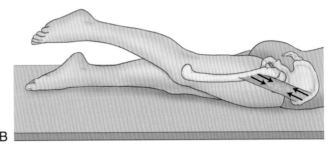

图22-2　A.紧张的髋关节伸肌（此处所示为腘绳肌）限制了髋关节处大腿的屈曲。B.紧张的髋关节屈肌（此处所示为阔筋膜张肌）限制了大腿在髋关节处的伸展

组织的张力可以描述为它对牵伸的抵抗力。受限制的特定关节运动是指与受限组织位置相反方向的身体某个部位（在关节处）的运动。例如，如果受限组织位于关节的后侧，则该关节的向前运动会受到限制；如果受限组织位于关节的前侧，则该关节的向后运动会受到限制。图22-2A显示了由于髋关节后侧组织紧张、腘绳肌紧张，髋关节处大腿屈曲程度减小。同样，紧张的腘绳肌也会限制髋关节骨盆的前倾，因为骨盆前倾是大腿在髋关节处屈曲的反向作用。如果受限的是髋关节前侧组织，特别是髋关节屈肌，如图22-2B所示的阔筋膜张肌，则髋关节大腿伸展的运动范围会减小。同样，髋关节前侧紧张的软组织也限制了髋关节的骨盆后倾（骨盆后倾是大腿在髋关节处伸展的反向作用）。

- 如上所述，缩短和挛缩的组织可以具有更大的

张力。组织的张力有两种类型，被动张力和主动张力。所有的软组织都表现出被动张力的增加。被动张力源于组织的自然弹性。在肌肉组织中，被动张力是由肌节内的肌动蛋白引起的[3]（更多有关肌动蛋白的内容见12.11）。被动张力也可以增加，因为筋膜粘连会随着时间推移在软组织中累积。

- 此外，肌肉可能表现出主动张力的增加。当肌肉的收缩元素（肌动蛋白和肌球蛋白）通过滑动的收缩机制收缩，产生向肌肉中心的拉力时，就会产生主动张力。无论是软组织的被动张力还是主动张力增加，都会使组织对延长更有抵抗力。牵伸是为了延长这些组织，希望能恢复全身的运动和活动能力[3]。

- 肌肉一直被认为是唯一能表现出主动张力的组织。然而，最近的研究表明，纤维结缔组织由纤维细胞演变而来的肌成纤维细胞含有可主动收缩的收缩蛋白。尽管结缔组织肌成纤维细胞

的数量与肌肉组织中的数量不同，但也足够产生具有生物力学意义的作用，在评估结缔组织的活动张力时必须考虑这一点[4]（更多有关肌成纤维细胞的内容见4.3）。

3. 我们怎么知道如何牵伸肌肉

- 如果我们要牵伸的目标组织是一块肌肉，那么问题是：我们如何确定患者的体位才能有效地牵伸目标肌肉或肌群？当然，有很多很好的书可以用来学习特定的肌肉牵伸。然而，比起依靠一本书或其他权威给我们提供必须记住的牵伸动作，更好的是能够找出患者需要的牵伸动作。

- 明白一块肌肉的牵伸其实很容易。我们的目标是牵伸肌肉。要做到这一点，只需回忆一下从目标肌肉中学到的关节动作，然后做一个或多个相反方向的动作。因为肌肉的活动是肌肉在收缩时所做的动作，那么伸展和拉长肌肉就可以通过让患者做与肌肉收缩动作相反的动作来实现。本质上，如果一块肌肉连接一个关节，那么这个关节的伸展动作就会牵伸它；如果这块肌肉外展一个关节，那么这个关节的内收就会牵伸它；如果肌肉使关节内旋，那么关节外旋就会牵伸它。如果一块肌肉可产生不止一个动作，那么最佳的牵伸应该考虑它所有的动作[2]。

- 例如，如果被牵伸的目标肌肉是右侧斜方肌上部肌束，假定其动作是脊柱关节处的颈部和头部伸展、右侧屈和左旋，那么牵伸右侧斜方肌上部肌束需要进行脊柱关节处的头部和颈部屈曲、左侧屈和/或右旋。

- 当一块肌肉有很多个动作时，并不总是需要做所有动作的反向动作；但是，有时可能是需要的。如果右侧斜方肌上部肌束很紧，简单地在矢状面上做牵伸运动可能就足够了。如果需要进一步牵伸，可以增加冠状面的左侧屈和/或水平面的右旋（图22-3）。

- 即使不是每一个平面上的动作都用于牵伸，但意识到所有肌肉的动作还是很重要的，否则牵伸过程中可能会出现错误。例如，如果右侧斜

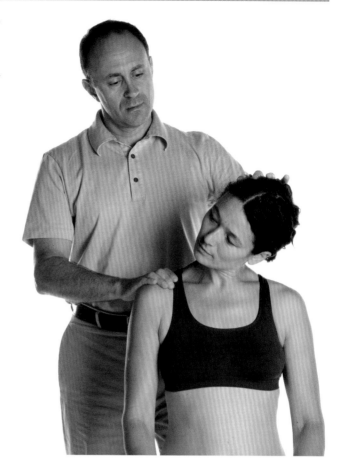

图22-3　右侧斜方肌上部肌束在三个平面上都是牵伸状态。目标肌肉牵伸的动作总是与该肌肉的关节活动动作相反。右侧斜方肌上部肌束在矢状面上是伸肌，在冠状面上是右侧屈肌，在脊柱关节处使头颈部在水平面上向左旋转。因此，为了牵伸右侧斜方肌上部肌束，患者的头颈部在矢状面上向前屈曲，在冠状面上向左侧屈，在水平面上向右旋转

方肌上部肌束通过屈曲和左侧弯患者的头部和颈部而被牵伸，重要的是不要让患者的头部和颈部向左旋转，因为这会使右侧斜方肌上部肌束松弛，会失去牵伸的张力。此外，考虑到右侧斜方肌上部肌束也在肩锁关节处抬高右侧肩胛骨，因此必须确保右侧肩胛骨在牵伸过程中处于下沉状态或至少不抬起，否则牵伸的张力也会丢失。

- 进行一次牵伸，只单独牵伸一个目标肌肉是非常困难的。在进行牵伸运动时，通常会同时牵伸整个功能肌群（知识点22-1）。

- 例如，如果对患者的大腿进行矢状面内髋关节处牵伸，则整个矢状面髋关节屈肌功能群都将被牵伸（髋关节屈肌功能群包括阔筋膜张肌、

22

知识点22-1

> 每当一次牵伸影响到一组肌肉（许多肌肉），牵伸拉力线内最紧的肌肉通常是限制牵伸力度的因素。这样产生的问题是，如果治疗师/教练的目标肌肉是另一块肌肉，那么它将无法成功牵伸，因为牵伸受到更紧的肌肉的限制。

臀中肌和臀小肌前部纤维、缝匠肌、股直肌、髂腰肌、耻骨肌、长收肌、股薄肌和短收肌）。为了牵伸其中一个髋关节屈肌，通常需要微调牵伸以达到预期的效果。如果牵伸在矢状面延伸，在冠状面内收，那么所有也是冠状面内收肌的髋关节屈肌将由于内收而松弛，但是也是外展肌的髋关节屈肌（如阔筋膜张肌、缝匠肌、臀中肌，以及臀小肌前部纤维）上的牵伸将增加。

- 如果大腿在水平面髋关节处的内旋也加入牵伸，使大腿在矢状面上伸展，在冠状面上内收，在水平面上内旋；那么，所有既是髋关节屈肌和外展肌，也是水平面内旋肌的肌肉都会因为向内侧旋转而松弛，但在髋关节使得大腿屈曲、外展和外旋的肌肉的牵伸将增加。在这种情况下，缝匠肌是要牵伸的主要目标肌肉，因为它是唯一的既是髋关节屈肌和外展肌，也是水平面髋关节外旋的肌肉（髂腰肌也会被牵伸，因为它是髋关节屈肌和外旋肌，一些资料显示它也可以外展[5]）。当然，考虑到缝匠肌也是膝关节屈肌，在牵伸过程中，膝关节必须伸直，否则缝匠肌会因膝关节屈曲而松弛，使缝匠肌的牵伸效果丧失。

- 如果大腿在髋关节处增加外旋而不是内旋作为第三水平面的动作，那么作为外旋肌的缝匠肌将被放松，而作为内旋肌的阔筋膜张肌，以及臀中肌和臀小肌前部纤维将被优先牵伸。因此单独牵伸阔筋膜张肌或臀中肌或臀小肌前部纤维是困难的，不太可能完成。因为这些肌肉在所有三个平面上都具有相同的作用，所以会被相同的关节位置牵伸。

- 在一个以上的基本平面上牵伸肌肉称为多平面牵伸。

- 每当患者的身体部位向一个方向，即在一个平面牵伸时，位于关节另一侧的整个肌群都会被牵伸。要调整和分离该功能群的一个或几个肌肉进行牵伸，需要在牵伸中加入其他成分。这些其他组成部分可能包括增加其他平面的牵伸；如果目标肌肉穿过多个关节（是多关节肌肉），可能需要增加另一个关节的牵伸。

- 要想准确地确定如何调整牵伸动作以分离目标肌肉，需要对相关肌肉的动作有一个坚实的知识基础。一旦掌握了这些知识，运用这些知识就不需要记住成百上千的牵伸动作了。取代记忆的是一种批判性推理的能力，通过必要的步骤，找出适当的牵伸方法，以治疗我们的患者。

- 注意，即使要牵伸的目标组织不是肌肉，而是韧带、关节囊或其他平面的筋膜组织，仍然可以推断出来牵伸方法，而不是凭借记忆。一种方法是把这个筋膜组织想象成肌肉，想象一下，如果它是一块肌肉，它会产生什么动作，然后以相反的动作牵伸。更简单的方法是，将患者的关节向远离目标组织所在关节一侧的方向移动。例如，如果目标组织是位于髋关节前方的韧带，那么只需在髋关节处向后移动患者的大腿（或在髋关节处向后倾斜骨盆）来牵伸它。这样做对位于髋关节最前面的筋膜组织有效，对水平面上水平排列的那些组织无效。为了牵伸水平面上水平排列的组织，需要做水平面旋转运动。

4.我们应该牵伸到什么程度

- 牵伸应该不会造成伤害。如果牵伸引起疼痛，很可能目标肌肉或目标组织附近的肌肉会通过疼痛-痉挛-疼痛循环对疼痛做出反应而紧绷（更多关于疼痛-痉挛-疼痛循环的内容见19.10）。此外，如果目标肌肉被牵伸过快或用力过大，肌肉肌梭反射会被激活，从而导致目标肌肉紧张[3]。鉴于牵伸应该使组织得到放松

22

和延长，导致肌肉组织紧绷的牵伸违背了牵伸的目的。

- 出于这个原因，牵伸运动永远不能做得太快；牵伸应该总是缓慢而有节奏地进行[2]。如果要增加弹性，应该温和地增加弹性，应该在几周或几个月的过程中在牵伸方案中加入。此外，治疗师/教练应该谨慎小心地对待患者的承受能力。牵伸永远不会引起疼痛；理论上，牵伸可以尽可能用力，但总保持没有疼痛。当有疑问时，最好对牵伸的速度和力度谨慎些。比较明智的做法是，在多次治疗后，缓慢轻柔地牵伸患者，以安全地达到放松目标组织的目的。这可能需要较多的疗程，但积极的结果基本上是有保证的。不谨慎的牵伸不仅会阻碍患者治疗进展，还会造成难以逆转的损伤（知识点22-2）。

知识点22-2

　　患者经常形容牵伸是痛苦的，但说疼痛感觉很好。出于这个原因，应该区分患者经常描述为"好的疼痛"和"真正的疼痛"（或者可能被称为坏的疼痛）。好的疼痛通常是患者描述牵伸感觉的方式；因此，因牵伸而引起剧烈疼痛是不可能的。然而，如果牵伸导致真正的疼痛，换句话说，患者畏缩、抗拒或对抗牵伸，那么牵伸的强度必须降低。否则，不仅牵伸无效，患者也可能受伤。牵伸永远不应该被强迫。

5.牵伸应该在什么时候完成

- 牵伸应该在目标组织最容易接受牵伸的时候进行。当目标组织已经被预热时，它们最容易接受[7]。
- 热身/加热身体软组织通过两种方式帮助牵伸：①热是一种中枢神经抑制剂，有助于肌肉组织放松；②热身时肌筋膜组织更容易牵伸[8]。
- 寒冷的组织不仅会抵抗牵伸，产生的益处很少，而且在牵伸时更容易受伤[9]。因此，如果牵伸与体育锻炼结合在一起，牵伸应在锻炼后组织变暖时进行，而不是在锻炼前，组织还是冷的时候进行。如果牵伸的类型是经典的静态牵伸，这个原则一般是正确的。如果为动态牵伸，在组织寒冷时，锻炼之前进行牵伸是安全和合适的，因为动态牵伸除牵伸组织之外还可加热组织。有关静态牵伸和动态牵伸的更多内容见22.2。
- 如果患者想牵伸，但没有机会先进行身体锻炼来暖和目标组织，可以通过湿热法来给它们热身。例如，洗热水澡，使用按摩浴缸沐浴，在目标组织上放置一个湿的加热垫或水袋，都是在牵伸目标组织之前加热它们的有效方法。在所有这些选择中，也许最有效的是洗热水澡，因为它不仅能温暖组织，而且水撞击皮肤的压力也能在身体上产生按摩的效果，帮助放松目标肌肉。

22.2　基本牵伸技术：静态牵伸与动态牵伸

- 一般来说，静态牵伸是指达到牵伸的位置，然后静态保持一段时间（图22-4）。传统上，静态牵伸的建议时长为10~30 s，通常建议重复3次[2]。然而，这种"经典"牵伸技术最近受到了质疑[2]（知识点22-3）。尽管存在争议，但基于软组织的蠕变特性（见4.6），静态牵伸必定有效。蠕变是指施加在软组织上的持续力会使其逐渐变形（即改变其形状）[3]。"变形"

一词通常具有否定含义，但在这种情况下，其为肯定含义。形式从紧而短变为长而松，换句话说，被牵伸了。

- 除了静态牵伸，还有动态牵伸，动态牵伸也称为活动牵伸。动态牵伸是通过一系列的运动来活动身体的关节，而不是将身体保持在一个静态的牵伸位置。这个方法是，当一个关节向某个方向活动时，关节另一侧的组织就会被延长

22

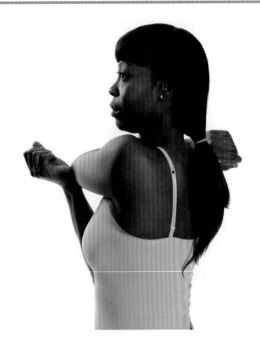

图22-4　患者正在进行左臂和肩胛区的静态牵伸。静态牵伸是通过将身体的部位摆放到一个牵伸的位置，然后静止地保持这个位置一段时间来完成的（引自Muscolino　JE: Stretch your way to better health，Massage Ther J 45:167，2006. 插图作者为 Yanik Chauvin）

知识点22-3

　　一些资料表明，在力量训练前做静态牵伸是有害的。他们的理由是，当肌肉被牵伸时，它们在神经上受到抑制，因此在需要保护关节免受剧烈运动中可能出现的扭伤或拉伤时，它们迅速收缩的能力就会减弱。在进行任何形式的力量训练之前，最重要的是热身。

和牵伸[2]。如图22-2所示，如果髋关节屈曲（无论是通过惯常的大腿在髋关节处的屈曲还是髋关节处骨盆前倾的反向作用），则髋关节另一侧的组织、髋关节伸肌和其他后部软组织都会被牵伸。同样，如果髋关节伸展（无论是在髋关节处大腿后伸还是在髋关节处骨盆向后倾斜），

髋关节屈肌和其他前部组织都会被牵伸。

- 根据这个理念，身体的任何关节运动都会牵伸关节的一些组织。当然，在进行动态牵伸时，关节运动要小心谨慎，分级进行，逐渐增加运动强度，这一点很重要。因此，动态牵伸开始于小范围的运动，几乎没有阻力。然后逐渐增至全范围的运动。如果在体育锻炼之前进行动态牵伸，那么所进行的运动范围应该与体育锻炼期间要求身体的运动范围相同[10]。如果运动需要某种形式的附加阻力，那么在完成关节的全范围运动后，运动的附加阻力应逐渐增加到动态牵伸中。

- 例如，在打网球之前，一个人会先在没有网球拍的情况下进行正手和反手的发球和击球动作，从小幅度挥拍开始，逐渐发展到全范围的动作摆动。接着重复同样的动作顺序，但这一次增加了手握网球拍的阻力（但不是真正击球），先是小幅度的摆动，然后逐渐发展到全范围的动作摆动。最后，这个人在球场上打网球时增加了击打网球的全部阻力，同样，从轻柔的短打开始，逐渐发展到全范围的运动和有力的挥拍（图22-5）。

- 动态牵伸的优势在于，它不仅是一种牵伸运动，也是一种有效的热身运动。动脉、静脉和淋巴循环增加，滑液流动增加，关节的活动范围和神经通路都可在锻炼中被运用[10]。虽然动态牵伸是进行体育锻炼前最理想的热身方法，但也可以在任何时候进行。

- 考虑到动态牵伸的好处，经典的静态牵伸是否还有一席之地？对，如前所述，如果组织已经被加热，静态牵伸是有益的。这意味着静态牵伸在常规锻炼结束后（或者软组织在用湿热法热身后）会非常有效。

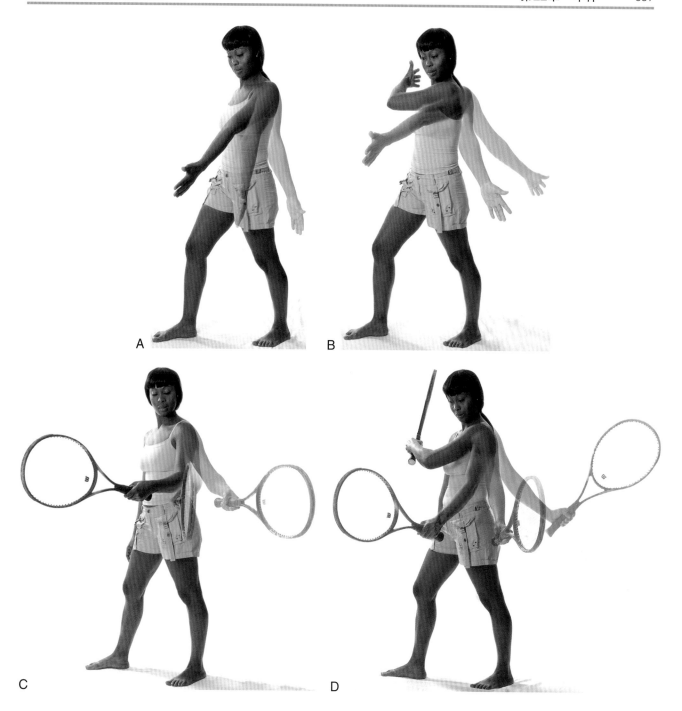

图22-5 网球正手击球的动态牵伸的开始阶段。A.不持球拍小幅度正手挥拍。B.不持球拍完整的挥拍动作。C.手持球拍（提供阻力），小幅度挥拍。D.手持球拍全范围挥拍。经过这些动态牵伸，她的身体已经为抗阻打球做好了准备。注意，在动态牵伸中，当手臂向后伸展进行后挥拍时，肩关节前面的肌肉会被牵伸；当向前挥拍时，肩关节后面的肌肉会被牵伸（引自 Muscolino JE: Stretch your way to better health， Massage Ther J 45:167， 2006.插图作者为 Yanik Chauvin）

22

22.3 高级牵伸技术：固定牵伸技术

- 除了静态或动态牵伸之外，还有更高级的牵伸方式。其中一个高级方式是固定牵伸技术。固定牵伸技术是一种延展技术，治疗师/教练固定（稳定）患者身体的一部分，然后将组织朝向固定点方向牵伸。

- 固定牵伸的目的是直接牵伸患者身体的具体区

域。如前所述，当身体的一个部分被移动以产生牵伸时，就产生了一条拉力线。沿着拉力线的所有软组织都会被牵伸。如果我们只是想沿着拉力线牵伸某一特定区域的软组织，我们可以通过使用固定牵伸技术将牵伸定向到该区域[11]。

• 举个例子，如图22-6A所示，对患者进行侧卧牵伸，从放在患者大腿远端的治疗师/教练右手到

放在患者大腿上部的治疗师/教练左手，患者身体的整个侧面都会被牵伸。允许牵伸的拉力线分布在患者身体较大区域的问题是，牵伸强度会在较大的范围内被稀释，并且如果患者的该区域的身体软组织非常紧张，可能会阻碍我们针对该区域的牵伸，而拉力线的另一个区域会感觉到牵伸。

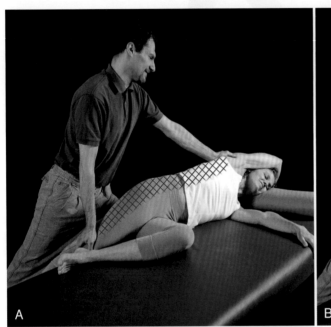

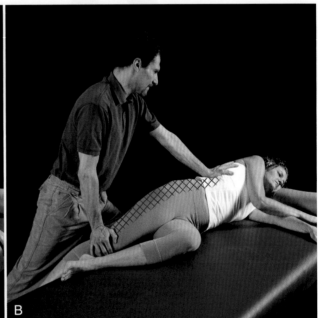

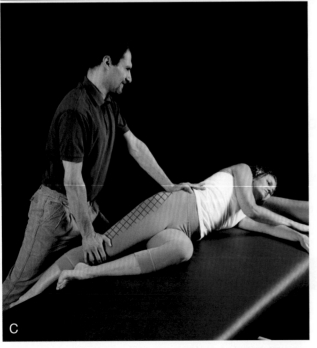

图22-6　A.显示患者侧卧位的牵伸。当以这种方式进行牵伸时，牵伸的拉力线非常长（从患者大腿远端的治疗师/教练的右手到患者躯干上部分的治疗师/教练的左手）。B和C.演示了固定牵伸技术在缩小牵伸焦点上的应用。当治疗师/教练如图B所示固定在患者下胸廓时，牵伸的重点将缩小到患者的大腿外侧、骨盆和腰椎。如果治疗师/教练如图C中所示的那样固定在患者的髂嵴，牵伸就会进一步缩小，仅局限于大腿外侧和骨盆。注意，网格线标记表示牵伸的区域（改自Muscolino JE: Stretching the hip, Massage Ther J 46:167, 2007. 插图作者为 Yanik Chauvin）

22.4　高级牵伸技术：收缩放松和主动收缩牵伸技术

- 另外两种非常有效的高级牵伸技术是收缩放松牵伸技术和主动收缩牵伸技术。这两种高级的牵伸技术相似，因为它们使用神经反射来抑制（或者说放松）目标肌肉收缩，从而促进牵伸。因此，这些技术也称为神经抑制牵伸。收缩放松技术被经典地描述为利用被称为高尔基腱反射的神经反射（尽管对此有一些争议）的技术。主动收缩牵伸技术利用的是交互抑制的神经反射。

收缩放松牵伸

- 收缩放松牵伸更为大家熟知的名字也许是本体感神经肌肉促进牵伸，也称为后等长放松牵伸。

- 使用收缩放松这个名字是因为目标肌肉首先收缩，然后放松。之所以使用本体感神经肌肉促进这个名字，是因为本体感神经肌肉促进技术被用来促进目标肌肉的牵伸。之所以使用后等长放松这个名字，是因为在等长收缩后，目标肌肉被放松（因为高尔基腱反射）。无论哪种名字，都描述了牵伸是如何完成的。

- 收缩放松牵伸首先让患者用轻度到中度的力对抗治疗师/教练提供的阻力来等长收缩目标肌肉，然后治疗师/教练立即牵伸目标肌肉。等长收缩通常保持5~10 s（一些资料建议保持等长收缩长达30 s）[10]，重复3~4次[7]。

- 习惯上，收缩放松牵伸每次重复从上一次结束的位置开始。然而，在开始下一次重复之前，有时可能（为了患者舒适）让患者在一定程度上停止牵伸。鉴于收缩放松牵伸的机制是高尔基腱反射，最重要的是患者能够产生足够强的收缩来刺激这种反射。有时，患者不可能在目标肌肉牵伸过长时收缩。

- 尽管收缩放松牵伸的收缩通常是等长的，但也可以是向心的。换句话说，当患者对抗治疗师/教练的阻力收缩时，可以允许患者稍微缩短肌肉并移动关节。无论收缩是等长的还是向心的，重要的是肌腹产生张力牵伸肌腱，启动高尔基腱反射以增强牵伸的效果。

- 可以采用许多不同的呼吸方案。可以要求患者呼气时进行等长抗阻收缩，然后在治疗师进行牵伸时放松并呼气。也可以让患者在等长抗阻收缩时呼气，然后在放松时吸气，接着保持放松，在治疗师进行牵伸时再次呼气。还可以要求患者在等长抗阻收缩时屏住呼吸，然后在牵伸目标肌肉时放松呼气（知识点22-4）。在收缩放松牵伸过程中，实际上是在任何牵伸过程中，最重要的是患者在治疗师/教练进行牵伸时放松和呼气[7]。

知识点22-4

　　如果将收缩放松牵伸与主动收缩牵伸结合进行收缩放松–主动收缩牵伸，那么患者通常需要在对目标肌肉进行等长收缩时屏住呼吸。

- 通常用来演示收缩放松牵伸的肌肉是腘绳肌；当然，这种牵伸方法可以用于身体的任何肌肉（图22-7）。

- 收缩放松牵伸的基础是高尔基腱反射。如果目标肌肉强力收缩，高尔基腱反射可被激活，并导致目标肌肉受到抑制（即停止收缩）。这是一种保护性反射，防止强直收缩撕裂肌肉和/或肌腱[3]。作为治疗师/教练，我们可以利用这种保护性反射来促进患者肌肉组织的牵伸，因为神经受到抑制的肌肉更容易牵伸（更多有关高尔基腱反射的内容见19.7）。

主动收缩牵伸

- 像收缩放松牵伸一样，主动收缩牵伸也使用神经反射来抑制/放松目标肌肉并"促进"其牵伸；不同的是，主动收缩牵伸利用的不是高尔基腱反射，而是交互抑制（知识点22-5）。

知识点22-5

使用交互抑制的主动收缩牵伸是Aaron Mattes主动单独牵伸技术的基础。

- 有时，会使用术语本体感神经肌肉促进牵伸描述收缩放松牵伸和主动收缩牵伸。

- 交互抑制是一种神经反射，它通过阻止两块具有拮抗作用的肌肉同时收缩来产生更有效的关节活动。当肌肉收缩时，对收缩的肌肉有拮抗作用的肌肉会被抑制收缩并放松，这样它们就可以被拉长，即可以被牵伸。例如，如果肱二头肌收缩使前臂在肘关节处屈曲，交互抑制会抑制肱三头肌收缩产生肘关节伸展力，如果允许产生这样的力的话，这将与肱二头肌屈肘的作用相反（更多有关交互抑制的内容见19.3）。

- 主动收缩牵伸技术之所以如此命名是因为关节运动的主动肌（原动肌）收缩，导致关节另一侧的拮抗肌（要牵伸的目标肌肉）松弛（通过交互抑制）。一些资料将这种技术描述为拮抗收缩牵伸，因为他们是从患者收缩需要牵伸的目标肌肉的拮抗肌的角度来看待这种技术的[11]。

- 在牵伸患者时使用交互抑制，让患者执行与目标肌肉的关节活动相反的关节运动。这将抑制目标肌肉，从而在主动运动结束时进行更大的牵伸（图22-8）。牵伸的位置一般只保持1～3 s，重复10次[12]。

- 关于呼吸方案，通常要求患者在运动前吸气，在向心收缩运动时呼气，然后放松并呼气，同时治疗师/教练增加牵伸。另一种方法是加入一个呼吸周期：让患者在向心收缩运动时呼气，在治疗师/教练增加牵伸时吸气，然后呼气。

收缩放松和主动收缩牵伸对比和结合

- 收缩放松和主动收缩牵伸两种方法可以有力地增加治疗师的牵伸技巧，并可能使患者受益匪浅。

- 为了简化收缩放松和主动收缩牵伸之间的区别，请考虑以下几点：对于收缩放松牵伸，患者主动等长收缩目标肌肉，然后治疗师/教练立

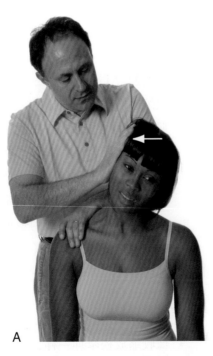
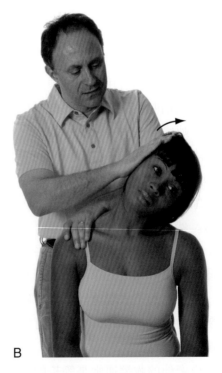

A   B

图22-7 颈部和头部的右侧屈肌的收缩放松牵伸。A.患者正等长收缩右外侧屈肌，以抵抗治疗师/教练提供的阻力。B.治疗师/教练正通过将患者的颈部和头部向左侧屈曲来牵伸右侧屈肌。此过程通常重复3～4次（引自Muscolino JE: Stretch your way to better health，Massage Ther J 45:167，2006. 插图作者为 Yanik Chauvin）

22

即将其牵伸。对于主动收缩牵伸，患者主动活动身体，达到目标肌肉的牵伸，然后治疗师/教练会在之后立即增强/进一步牵伸目标肌肉。

- 也就是说，在收缩放松牵伸中，患者收缩目标肌肉，刺激高尔基腱反射，使之放松；而在主动收缩牵伸中，患者活动身体时，目标肌肉是动作的拮抗肌，通过交互抑制达到放松的状态。

- 收缩放松和主动收缩牵伸可以在患者身上组合并按顺序执行，首先是收缩放松牵伸，之后是主动收缩牵伸；该方案称为收缩放松–主动收缩牵伸（图22-9）。收缩放松–主动收缩牵伸开始时，患者屏住呼吸，对抗治疗师/教练的阻力等长收缩目标肌肉5~8 s（图22-9A）；这是牵伸的收缩放松方面。接着，患者呼气时，通过向目标肌肉的牵伸方向移动关节来主动收缩目标肌肉的拮抗肌（图22-9B）；这是牵伸的主动收缩方面。然后，患者放松，治疗师/教练对患者

进一步牵伸目标肌肉，同时患者继续呼气（图22-9C）。收缩放松牵伸和主动收缩牵伸结合可以更大程度地牵伸患者的目标肌肉[10]。

总结

- 牵伸是一种非常有效的治疗方法，牵伸也有很多可供选择的技术。基本的牵伸技术包括静态牵伸和动态牵伸。目前的研究似乎倾向于在进行身体活动之前首选动态牵伸；而静态牵伸，最好是在运动后进行[1]。当然，也可以将这两种方法结合起来，执行一种混合的牵伸方案：也许是30~40 s的动态重复牵伸，然后再进行一次20 s的长时静态牵伸。最佳选择可能取决于每个患者的独特情况。除静态牵伸和动态牵伸外，还有高级牵伸技术，如固定牵伸、收缩放松牵伸、主动收缩牵伸和收缩放松–主动收缩牵伸，这些都是临床工作中非常有效的治疗手段。

图22-8　颈部右外侧屈肌的主动收缩牵伸。A.患者积极地进行左侧颈部屈曲，这既机械地牵伸了颈部的右侧屈肌，也导致了右侧屈肌的交互抑制。B.在左侧屈肌活动范围的末端，治疗师/教练进一步左侧屈曲患者的颈部，从而进一步牵伸颈部的右侧屈肌。这个过程通常要重复8~10次（改自Muscolino JE: Stretch your way to better health, Massage Ther J 45:167, 2006. 插图作者为Yanik Chauvin）

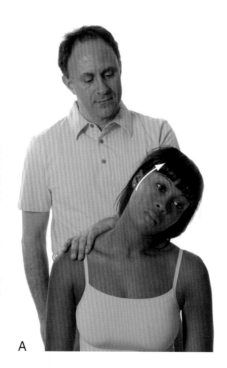
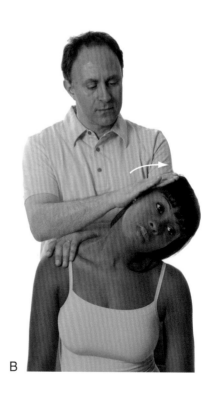

A

B

22

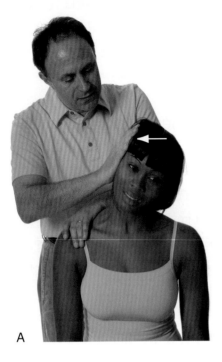 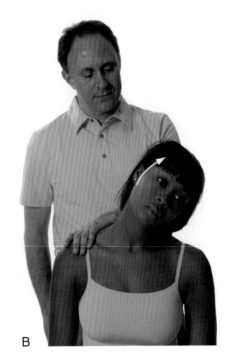 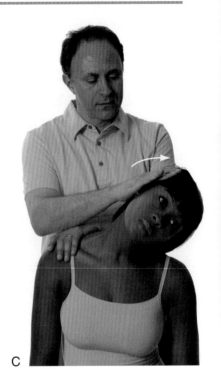

A　　　　　　　　　　B　　　　　　　　　　C

图22-9　颈部右侧屈的收缩放松–主动收缩牵伸。图A展示了收缩放松牵伸技术，在治疗师/教练的对抗下，患者颈部右侧侧屈肌进行等长收缩。在等长收缩结束时，如图B所示，患者主动将颈部移动到左侧侧屈位。这种主动运动是主动收缩牵伸技术的一部分。在图C中，治疗师/教练进一步左侧侧屈患者的颈部，进行牵伸（改自Muscolino JE: Stretch your way to better health，Massage Ther J 45:167，2006. 插图作者为 Yanik Chauvin）

复习题

1.什么是牵伸？

_____

_____

_____

2.治疗师/教练打算牵伸的肌肉或软组织叫作什么？

_____

3.为什么要进行牵伸？

_____

4.什么是被动张力？

_____

5.什么是主动张力？

_____

_____

6.什么是肌成纤维细胞，它们的重要性是什么？

_____

7.如何理解肌肉牵伸而不是死记硬背？

_____

_____

8.如果肌肉牵伸程度过大或过快，会触发什么反射？反射的结果是什么？

_____

_____

9.什么样的关节动作最能牵伸右侧斜方肌上部肌束？

_____

_____

22

10.在多个基本平面牵伸目标肌肉称为什么？

_____

_____

11.牵伸应该在什么时候进行？

_____

_____

12.比较静态牵伸和动态牵伸。

_____

_____

_____

13.描述固定牵伸技术。

_____

_____

_____

14.收缩放松牵伸的神经学基础是什么？

_____

15.主动收缩牵伸的神经学基础是什么？

_____

16.写出收缩放松牵伸的另外两个名字。

_____

17.主动单独牵伸技术的神经学基础是什么？

_____

18.收缩放松牵伸时收缩的是什么肌肉？主动收缩牵伸时收缩的是什么肌肉？

_____

19.收缩放松牵伸和主动收缩牵伸应该做多少次？

_____

20.当收缩放松牵伸和主动收缩牵伸结合时，通常先做哪一个？

_____

参考文献

［1］Ylinen J: Stretching therapy for sport and manual therapies, China, 2008, Churchill Livingstone.

［2］Armiger P, Martyn MA: Stretching for functional flexibility, Baltimore, 2010, Lippincott Williams & Wilkins.

［3］Neumann DA: Kinesiology of the musculoskeletal system: Foundations for physical rehabilitation, ed 3, St Louis, 2017, Elsevier.

［4］Myers TW: Anatomy trains: Myofascial meridians for manual & movement therapists, ed 3, Edinburgh, 2014, Churchill Livingstone.

［5］Kendall FP, McCreary EK, Provance PG: Muscles: Testing and function, ed 4, Baltimore, 1993, Williams & Wilkins.

［6］Scrivani SJ, Mehta NR, Keith DA, et al: Facial pain. In Fishman SM, Ballantyne JC, Rathmell JP, editors: Bonica's management of pain, ed 4, Baltimore, 2010, Lippincott Williams & Wilkins.

［7］McAtee RE, Charland J: Facilitated stretching, ed 2, Champaign, IL, 1999, Human Kinetics.

［8］Fritz S: Mosby's essential sciences for therapeutic massage: Anatomy, physiology, biomechanics, and pathology, ed 4, St. Louis, 2014, Elsevier.

［9］McArdle WD, Katch FI, Katch VL: Essentials of exercise physiology, Media, 1994, Williams & Wilkins.

［10］Jeffreys I: Warm-up and stretching. In Baechle TR, Earle RE, editors: Essentials of strength training and conditioning, ed 3, Champaign, IL, 2008, Human Kinetics.

［11］Fritz S: Sports & exercise massage, ed 2, St Louis, 2013, Elsevier.

［12］Mattes AL: Active isolated stretching: The Mattes method, Sarasota, FL, 2000, Aaron Mattes.

22

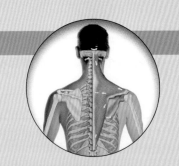

第23章

力量训练

章节纲要

23.1　运动简介

23.2　运动类型

23.3　阻力的类型

23.4　运动的执行

23.5　训练的技术要领

23.6　训练计划的设计

章节目标

学习完本章，学生能够：

1.掌握本章关键术语的定义。

2.掌握什么是运动，清楚每一位客户在开始运动计划的不同动机。

3.完成下列与运动类型相关的内容：

- 区分分离运动与复合运动。

- 清楚什么是功能力量训练，并将其应用于客户。

- 理解稳定肌与主动肌之间的关系，并知道如何在健身房应用这些知识。

- 辨别每个训练动作是开链运动还是闭链运动。

4.完成下列与阻力类型相关的内容：

- 讨论自重训练的相关事项，包括增强式训练、速度训练、敏捷性训练、平衡性训练及单侧训练。

- 讨论外力抗阻训练的相关事项，包括自由负重。

- 比较不同类型的外周阻力，包括静态的、可变的、渐进的、非渐进的、线性的和非线性的。

- 解释水疗法的优点。

- 描述什么是弯曲滑轮训练器，以及它与常规滑轮的区别。

- 讨论史密斯机的优点和危险之处，列举与史密斯机功能相似的其他器械。

5.完成下列与训练的执行有关的内容：

- 清楚什么是量、组数与重复次数。

- 讨论训练中的重复次数，包括比较肌原纤维肥大与肌质肥大。

- 比较有氧运动和无氧运动。

- 掌握肌肉激活时间的定义，描述训练节律是如何影响整个训练流程的。

- 解释为什么确定客户的最大重复次数很重要。

- 讨论训练休息间隔及训练负荷。

- 识别影响客户训练之间休息时间的因素。

6.完成下列与运动技术相关的内容：

- 列举可以将一次训练分成几部分进行的不同方法，然后解释每一个方法的优点与缺点。

- 解释为什么改变关节相对于抗阻训练曲线的角度能改变训练的结果。

- 讨论实际应用到训练中的关节活动度，以及如何用其帮助客户达到目标。

- 讨论运动形式的重要性，以及影响适当形式的各种因素。

- 掌握SAID原则及它是怎样应用到全身训练中的。

7.完成下列与训练计划设计有关的内容：

- 列举在本章中被讨论的专项训练计划，并明确客户如何从参与该训练计划中获益。

- 掌握本章讨论的特殊仪器设备，明白它们的使用目的是什么。

概述

本章讲述的是与力量训练有关的内容，可以帮助治疗师/教练更好地在健身房环境中服务客户。通过将训练过程分为几个板块，治疗师可以做出能够安全、有效地帮助客户实现目标的训练方案。尽管力量训练是一个复杂的课题，但却很容易理解：其通过肌肉收缩对抗某些种类的阻力来将身体各肌肉组织置于物理压力状态之下。组织受压进而出现故障时，我们的身体便会经历一个生理上的损伤修复过程，这直接导致了肌筋膜力量的增长、神经协调性提高，以及心血管系统的改善。本章讨论了多样化的抗阻训练，可以帮助治疗师/教练了解各种类型的训练器械所能够带来的有益作用。训练动机会影响客户对训练结果的预期，治疗师/教练应根据客户的预期结果设计训练方案。使用合适的器械进行合适的训练可以最大化利用客户花在健身房的时间，并可以减少损伤风险。要和客户分别讨论训练技巧和训练方案，这样才能做出正确的决定。本章最后列出了专项训练计划和特殊健身房器械，可以帮助治疗师/教练熟悉现在常用的设备和技术。

关键词

1 rep max 最大可重复次数为1

active recovery 主动恢复

activity of daily living 日常生活运动

aerobic exercise 有氧运动

agility drill 敏捷性训练

ammonia/smelling salt 氨/嗅盐

anaerobic exercise 无氧运动

anaerobic glycolysis 无氧糖酵解

aqua therapy 水疗

assistance lift 辅助提起

bench shirt/squat suit 长凳衬衫/深蹲外套

cable machine 绳索训练器

cambered pulley 弯曲滑轮训练器

chalk 镁粉，防滑粉

cheating 作弊

closed kinetic chain exercise 闭链运动

compensation 代偿

compound exercise 复合运动

compressive force 压力负荷

constant resistance 恒定阻力

critical point acceleration 临界点加速度

crossfit 混合健身运动

cross-education 交叉教育

delayed onset muscle soreness 延迟性肌肉酸痛

dip belt 腰带

drop set 递减组训练

dynamic balance 动态平衡

endurance training 耐力训练

exercise 运动

external resistance 外周阻力抗阻训练

form 形式

functional exercise 功能锻炼

glove 手套/硬拉手套

hybrid fiber 混合纤维

isolation exercise 分离运动

isometric exercise 等长训练

Karvonen formula Karvonen公式

kettlebell 壶铃

kickboxing 跆拳道

knee wrap 膝关节绑带

Krebs cycle 克雷布斯循环

leverage machine 杠杆器械

mind-body connection 身心连接

mind-to-muscle connection 神经肌肉连接

mobility muscle 运动肌

muscle activation technique 肌肉激活技术

multijoint muscle 多关节肌

myofibrillar hyperplasia　肌原纤维增生

myofibrillar hypertrophy　肌原纤维肥大

open kinetic chain exercise　开链运动

partial rep　部分重复

phosphate system　磷酸盐系统

Pilates　普拉提

plyometric exercise　增强式训练

postural muscle　姿势肌

power　爆发力

pre-exhaust　提前力竭

progressive resistance　渐进抗阻

range of motion　关节活动度

regressive resistance　递减阻力

repetition　重复次数

repetition（rep）max　最大重复次数

rest interval　休息间隔/间歇

rest/pause　休息/暂停

resting metabolic rate（RMR）　静息代谢率

Rippetoe's starting strength　Rippetoe起始力量

SAID principle　SAID原则

sarcoplasmic hypertrophy　肌质肥大

set　组

shearing force　剪切力

shoe　鞋子

single-joint muscle　单关节肌

speed training　速度训练

stabilization exercise　稳定性训练

static balance　静态平衡

static resistance　静态抗阻

strength endurance　耐力增强训练

strengthening exercise　力量训练

stretch-shorten cycle　伸长-缩短周期

stretching exercise　牵伸训练

superset　超级组

tempo　节奏

time under tension　肌肉激活时间

unilateral training　单侧训练

variable resistance　变阻训练

vibration training　振动训练

volume　体积

weightlifting belt　硬拉腰带

westside barbell　西部杠铃

workload　训练负荷，训练量

wrist strap　护腕

yoga　瑜伽

23.1　运动简介

- 运动是指通过进行主动或被动活动达到维持或增强身体健康目的的一种手段[1]。目前存在两大类运动：力量训练和牵伸训练。
  - 力量训练的目的是增加肌肉的收缩力。
  - 牵伸训练的目的是增加身体软组织的拉长/牵伸能力。
- 为了尽可能地保证肌肉与骨骼的健康，平衡力量训练与牵伸训练的分配比重十分重要。通过增强身体肌肉的力量，可以提升运动能力及关节稳定性，减少受伤的风险。通过牵伸肌肉（和其他软组织）可以改善身体的柔韧性使关节做出更大幅度的运动，因此也能够预防损伤[2]（知识点23-1）。

知识点23-1

　　关节的稳定性与灵活性呈反比关系，关节越灵活，就越不稳定。一个不稳定的关节会比一个稳定的关节更易发生关节半脱位（或全脱位）。另一方面，关节越稳定，同时也就越不灵活，肌肉及韧带越容易扭伤或拉伤。

- 一位客户可能会希望通过运动实现一个或几个与健康相关的目标。评估一位客户进行一项运动计划的动机对于帮助他迅速实现目标是非常重要的，同时也能让客户对训练感兴趣。

23

运动的原因

- 下面是一些常见个人开始运动计划的原因。
  - 健康和整体状态：最常见的原因之一是增强个体在一整天内的良好健康状态。这可以包括减少压力、增强能量水平、预防损伤和/或增强日常活动能力。
  - 运动带来的益处包括降低许多疾病的发生风险，包括心血管疾病、糖尿病、高血压、中风、骨质疏松症、关节炎、肥胖症、抑郁症，甚至某些类型的癌症[1]。幸运的是，那些为了变得健康以外的原因去选择健身的人也将会享受这些疾病发病率降低的福利。
- 康复：无论身体遭受何种形式的创伤，都必须采取治疗来留存受伤区域的功能。若创伤发生在起连接作用的组织如韧带或肌腱，与创伤发生在骨或软骨一样，都可以通过整合多种形式的牵伸与力量训练来得到更好的恢复。康复治疗也常见于外科手术后，可用来加快术后的恢复进程。专科物理治疗师可帮助有特定功能恢复目标的患者进行针对性的康复治疗[3]。
- 提升运动表现或活动能力：许多客户（业余的或是职业的运动员）可能是想通过运动来增强一项具体的运动项目的表现能力。通过分析客户的强项和弱项以及他们在这项运动项目中的专项重复性动作，可得出提升他们运动表现的计划[4]。
- 增长力量：渴望在某些任务或活动中变得更强壮对客户来说是非常具有吸引力的。力量有许多定义和应用，而在客户渴望增长力量的背后可能也存在各种各样的原因和动机。例如，增长力量可以帮助建立自信心以及增强身心健康。对于从事体力劳动的人，他们也会从力量增长中获得好处。从竞技的层面上说，力量举重运动员、奥运会举重运动员和大力士都要依靠自己的相对实力。因为比赛以体重分组，所以在不增长体重的情况下增强力量就显得尤为重要[5]。
- 提升外貌形象：许多客户都有增长肌肉量或是降低身体脂肪的目标。事实上，这些目标会伴随运动实现。健美运动在很大程度上就使用了这个观念，最终清楚地呈现为低体脂与大肌肉。尽管大多数的客户都不会去参加健美比赛，但他们也可能会有微小的、适度地改变外貌形象的意愿，以达到自身满意的目标（知识点23-2）。

> **知识点23-2**
>
> 客户在描述健身目标时常用的词是"强健（tone）"。但是在运动领域，tone（强健）常指可以清晰地看到位于身体表层的肌肉。不要与肌动学中的专业术语肌"张力（tone）"混淆。在肌动学中，tone指的是肌肉收缩/牵拉的状态。这个词可能存在很多令人困惑的地方，而这些困惑在很大程度上是由媒体造成的。许多运动被描述为瘦身运动（toning exercise），这意味着这些运动可以减少身体脂肪并增加特定区域肌肉组织。只把某些运动归类为健美运动是不正确且不公平的。所有的力量训练都会使热量燃烧，进而使体脂率下降，同时也可以使肌纤维肥大。从这个角度来说，每一种力量训练都是瘦身运动。

- 我们的身体会持续不断地消耗能量，即在任何时候都会有一定量的热量正在被燃烧。这个过程被称为静息代谢率。静息代谢占我们全天总热量消耗的60%~75%（其余的25%~40%的热量消耗来自体力活动和食物的消化）[6]。现已证明肌肉增大会使静息代谢率增加，从而使静息状态下有更多的热量被燃烧[6]，这可大大帮助减肥。但因为计算和衡量这个增加量时存在的变量十分复杂，所以静息代谢率会增加多少仍然是一个有争议的课题。研究表明，0.5 kg的肌肉平均每天可以燃烧0.02~0.006 kJ的热量[7]。这听上去不是很多，但是骨骼肌占据了我们身体40%的重量，因此肌肉增大导致的热量燃烧增加可以显著地增加静息代谢率。事实上，每增大0.5 kg肌肉就会减少大约1.8 kg的脂肪去平衡热量的消耗。这并不是在说营养、心血管运

23

动及健康生活的选择可以被忽视，但这确实表明静息代谢率是可以被改变的，同时也说明，这绝不是简单的基因能够决定的问题。

23.2　运动类型

- 在开始力量训练计划之前，我们需要知道有哪些因素会影响训练效果，也就是我们希望通过训练达到什么样的目标。前边我们提到了一些人们选择运动的原因。我将在这一部分探讨教练或者治疗师应该如何去合理构建训练计划。

分离运动与复合运动

- 力量训练可以分为分离运动和复合运动。
  - 分离运动是指单关节抗阻运动，目的是刺激某一块肌肉或者某个肌群[5]。目标关节周围的关节也可能被刺激到，但不会参与运动，以稳定身体，保证目标关节运动。例如，在做肱二头肌弯举的时候，虽然只有肘关节在动，但是肩关节、脊柱和髋关节肌肉都会收缩，以保持身体在整个练习时的稳定。
  - 复合运动是指一个以上关节的运动，同时刺激的多个肌肉或肌群。这样类型的运动有时被归类为动作模式，它们的动作模仿日常的身体动作[5]。与分离运动相比，多个肌群共同参与的复合运动，可以产生相对更有力量的运动。例如，在做火箭推动作的时候，练习者需要同步进行深蹲和肩推。因为这个动作是多关节参与的，会比普通的肩推动作使用更大的力量。
- 学界普遍认为分离运动比复合运动更能刺激目标肌肉或者肌群。虽然某些情况下这个观点是对的，但不一定是绝对的真理。一个很好的例子是，做自由重量的杠铃平板卧推和用固定器械完成坐姿飞鸟（单关节分离运动）。胸大肌和三角肌前部肌束是主要发力的肌群。在做两个不同的动作时，对肌肉的刺激其实是一样的。有一个相反的看法是，做分离运动时，对胸大肌和三角肌前部肌束的刺激更大。所以，在选择分离运动还是复合运动的时候，需要基于训练的目的。训练方式多样化可以获得最好的效果。

功能锻炼

- 可以改善某个活动或者某个运动专项表现的训练被称为功能锻炼。如果客户的运动目标包括功能锻炼，应评估客户的日常生活、工作及运动的行为模式[8]。
- 例如，在为一名搬运公司的员工设计功能锻炼时，要知道他很可能是需要增强下背部和下肢力量来更好地进行搬运工作。所以运动模式就得模仿他的职业行为。
- 运动员运用相应运动模式的功能锻炼增强运动专项表现。有的健身房有针对运动专项训练的器械，如炮台推举机（图23-1），可以模仿用于英式橄榄球中的蹲和推举的运动模式。

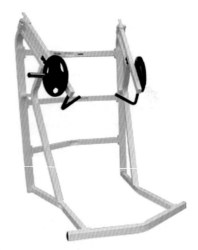

图23-1　炮台推举机就是一个很好的例子，训练设备能提升运动员在专项运动中的运动表现的例子。通过模拟与推举和扭转相似的运动轨迹，这台设备就能够从功能上将这些效能转换到增强运动员在专项领域中的运动表现上（©Maxim Strength Fitness Equipment Pty Ltd.）

23

稳定性训练

- 虽然一个或多个关节参与运动是较为普遍的，但并不意味着只有产生了关节的运动才能实现有效的锻炼。在任何时候，肌肉都要负责以下三种情况：①做出动作；②停止动作；③防止动作的产生。防止产生动作的训练也叫作稳定性训练。

  - 稳定性训练是指肌肉在抵抗负荷的时候并没有产生任何身体和关节的动作，目的是让身体组织保持不变形，让被锻炼的部位更加强壮[9]。稳定性训练也称为等长训练。

  - 被称作稳定肌，或通常被叫作姿势肌的肌肉经常在训练中被忽视或者没有得到足够的锻炼。相比浅层肌肉（或者叫作运动肌），姿势的位置更深，肌肉组织短、厚[10]。下背部的横突棘肌就是姿势肌，其作用是平衡和控制身体的稳定。尽管它们有运动和反向运动的能力，但通常以很少或完全不动的方式训练它们。相反，竖脊肌是运动肌，在其他躯干肌不动的时候，它们是负责拉动脊柱进行伸展的肌肉。

  - 有个重要的概念必须清楚，身体里所有的肌肉都有运动、减速或者停止行动、防止运动产生的功能。要基于客户的训练目的选择动作。肌肉的作用并没有统一的规则，但在特定的情况下肯定有许多常见的动作。基于这个原因，描述肌肉附着点的术语"起点"和"终点"正在逐步被淘汰，因为它们暗示"起点"通常是移动端。

开链运动和闭链运动

- 对分离运动和复合运动进行选择后，就可以进一步选择它的运动类型了——选择开链或闭链运动。

- 开链运动是指身体远端（通常是手和脚）可以自由活动的运动。训练器械靠近身体近端时给予的阻力会大于对身体远端的阻力[3]。杠铃平板卧推是一种复合开链运动。客户先把杠铃举起至胸大肌的正上方，然后缓缓下落至胸前，然后用力地推起杠铃远离躯干。如图23-2A所示，整个过程躯干保持不动，而远端肢体在运动，此为开链运动。

- 闭链运动是指身体远端固定，身体必须对抗阻力才能移动的运动[3]。俯卧撑就是闭链运动。虽然俯卧撑看起来和杠铃平板卧推相似，但练习俯卧撑时手脚必须固定在地板上，用力对抗阻力，躯干移动（图23-2B）。根据定义，闭链运动是肌肉近端附着点移动。

- 开链运动通常有肘关节和膝关节的参与，并

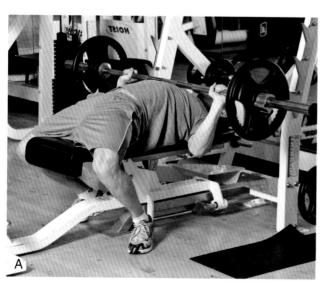

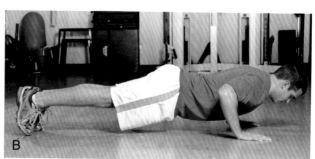

图23-2 A.在杠铃卧推的过程中，将杠铃朝上推举时身体核心保持稳定，上肢远端前臂进行移动。杠铃推举是开链运动。B.相反，在俯卧撑中，手部固定于地面并保持稳定，因此身体核心向上移动。俯卧撑是闭链运动

23

会产生剪切力。剪切力可使一个关节里的两块骨头之间产生滑动。虽然开链运动经常发生的是剪切力，但也会产生挤压力。挤压力就是作用于关节表面，使其挤压在一起的力。与开链运动相反，闭链通常产生一个或多个关节的挤压力，但也可产生剪切力。最简单的分辨运动类型的方法是观察躯干和骨盆是否在运动。

- 例如，在做坐姿下拉的时候，身体保持不动的同时，手臂会把重量下拉。如果重量太重，身体便会被反向拉起，变成做引体向上（图23-3）。

- 如上所述，在做闭链运动的时候，往往都是躯干的肌肉产生移动，而不是肢体产生移动，这是反向运动。在图23-3B所示为反向运动，因为躯干朝向上肢移动而不是上肢移向躯干（知识点23-3）。

知识点23-3

开链运动和闭链运动也可能同时发生在一个动作中。例如，走路。在步态周期中，支撑脚是固定在地面上的，所以是闭链运动。而对于摆动脚，因其可以自由地移动，所以为开链运动。所以走路是开链运动和闭链运动同时发生的动作。或者说，是部分闭链运动的动作。再如，骑自行车。当阻力很小的时候，骑行的动作是开链运动，因为脚踏板可以自由地移动。然而，当阻力变大的时候（如骑车上坡），骑行这个动作就包括开链运动和闭链运动。因为当骑手蹬地下压的时候，下肢是移动的（开链部分）。而与此同时，身体也被推动向上移动，所以这个骑行的动作也是闭链的。

事实上，像拳击手出拳这样简单的动作，在1 s内结合了开链运动和闭链运动，同时也体现了稳定性和灵活性。

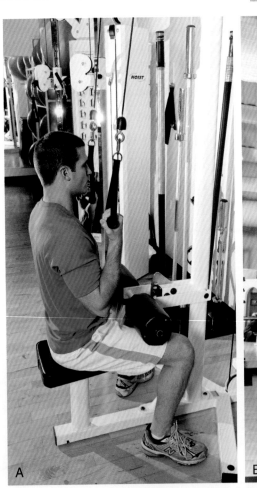

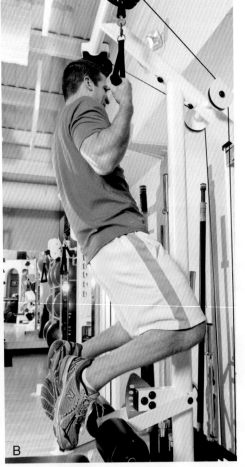

图23-3   A.客户正在演示坐姿下拉，这是开链运动。B.如果在做相同的动作时增加了太多的重量，客户就不能够将远端前臂朝近端上臂拉；相反，近端上臂会被朝向机器的方向拉起，这是闭链运动

23.3　阻力的类型

- 在选择运动时，就必须做好运用哪种训练方式作用于身体的决定。抗阻训练的形式和方式多种多样，每一个抗阻训练都有其自身的独到之处。抗阻训练可以分为两大类：自重训练和外周阻力抗阻训练。

自重训练

- 顾名思义，自重训练就是利用自身重量的抗阻训练，无任何器械的参与，客户仅需要利用自身的重量进行抗阻训练，作用于目标肌肉或者肌群。例如，深蹲。在向心收缩的过程中，深蹲者需要对抗地心引力对其身体所产生的力以从蹲姿到站姿。整个过程中，肌肉的做功不仅要对抗重力，还需要控制躯干的稳定性。身体的总重量决定了肌肉需要对抗的阻力的量（知识点23-4）。

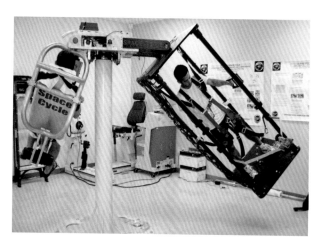

图23-4　为了创造人工重力，在空间循环仓为宇航员设计的仪器，通过用脚踩自行车踏板（在上肢的锻炼中同样有用手驱动踏板来产生运动的仪器）绕着中央垂直轴来进行周期性的旋转（像一个旋转木马），以此达到产生离心力的目的。宇航员旋转得越快，人工重力就产生得越多，据记载，甚至可能有高达7倍地球重力的情况。仪器在运作时，循环仓里的人通过创造离心力可以有各种各样的抗阻训练形式（VJ Caiozzo，University of California, Irvine提供照片）

知识点23-4

可以在体重秤上做俯卧撑，看看双手对抗了多大的阻力。然后，把腿抬高，放在椅子上，看看阻力是如何因身体角度的变化而增加的。当然，倒立时，需要用双手对抗整个体重所带来的阻力。同样，相较于普通身体平行地面的俯卧撑，倒立推举身体需要尽最大的努力去稳定身体以完成动作。

- 须知，因为地心引力，身体每时每刻都在对抗自身体重产生的阻力。比如举起双臂这个简单的动作，也是需要肌肉对抗地心引力所产生的阻力（大概是自身全部重量的5%）。这也是为什么宇航员在太空中的时候，需要做一些特殊的力量训练，因为在没有地心引力的情况下，他们的肌肉会由于没有对抗阻力而弱化和变小（图23-4）。
- 自重训练普遍用于运动员，以及那些需要加强日常功能力量的人群。当练习者对某项训练方

式如蹲已经熟练时，这一训练方式就不足以对身体给予抗阻刺激，此时可改变训练方式。自重训练方式很多，包括增强式训练、速度训练、耐力训练、敏捷性训练、平衡训练、单侧训练。

增强式训练

- 增强式训练是单块肌肉或者肌群的快速拉长又立刻快速收缩的过程，伴随着最大化的向心发力，表现形式通常是脚或者手离开地面。整个运动过程中，肌肉或者肌群不停快速地拉长和收缩，运动具有弹性且具有最大的输出功率（增强式训练与肌梭反射的关系见19.6）[12]。这种练习技巧也可以称为肌肉伸长-缩短周期。
- 蹲跳练习是增强式训练（图23-5）。在这个练习中，练习者快速蹲至一定的角度，然后迅速地用最大的肌肉向心收缩力把自己向空中推出，即尽力向上跳。因为肌肉对地面产生一个很大的、对抗地心引力的施压力，练习者会在

23

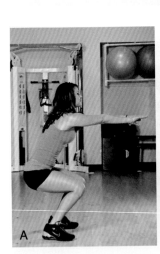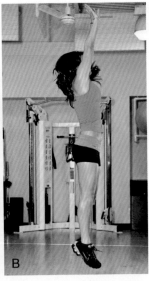

图23-5   蹲跳是最常见的增强式训练之一。许多运动都涉及一些形式的跳跃，故这个训练可以用来训练身体在涉及跳跃的运动中达到最理想的模式，其着地撞击阶段也可加强肌肉力量和结缔组织韧性

短暂的跳起后，身体平稳地沿着原本的运动轨迹落地，利用腿部的力量去吸收因身体被重力拉回地面产生的冲击力（俗称落地要轻）。

- 外周阻力，如来自弹力带或者自身重量的阻力，都可以当作是额外的进阶训练来添加到增强式训练中。这些动作往往是闭链运动，也有一些是开链运动。例如，药球一般用于上肢锻炼（图23-6）。由于药球可用于不同的体格、体重及环境下，因此它可以帮助客户发展爆发力、协调性及有氧能力。许多运动员就是因为这些益处从而将这种类型的训练纳入了他们的训练计划中。

速度训练

- 速度训练可增加需要爆发力的运动员的最大速度，如田径、棒球、橄榄球（足球）运动员。冲刺跑需要肌肉具有快速、有力、协调的收缩能力。值得一提的是，冲刺跑可以使用专用的训练工具，如阻力伞，其可提供更多的阻力（图23-7，知识点23-5）。

耐力训练

- 耐力训练是一种用于增强身体有氧能力的训练，以使身体可以进行长时间的重复运动。它

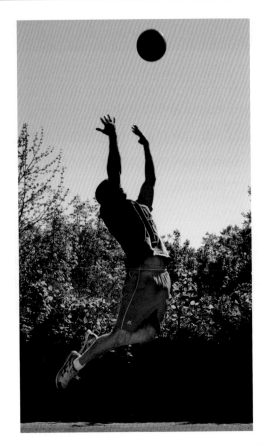

图23-6   全身增强式训练。该客户蹲下的同时，双手持药球放置在腰间。然后用力向上跳的同时，全力把药球举高过头，扔向后方。像这样的练习，如果资源条件和空间允许的话，也可以换一个好玩有趣的练习方法

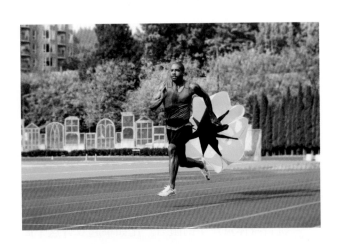

图23-7   一名运动员正在携带阻力伞进行冲刺跑。在这个练习中，阻力伞会在跑动时张开，产生空气阻力，这种有拉动的阻力会让运动员付出更多的力去达到一定的速度。这类训练的好处是运动员的肌肉会适应较重的拉力。在不使用阻力伞的正常状态下，运动员会跑得更快。但是，一直以来使用这类训练来提高加速能力的程度在训练领域有争论（©istock.com）

通常作为某些运动项目的训练，如长距离的赛跑或者一些休闲性体育活动。某些专项运动，如马

知识点23-5

　　人们通常认为冲刺加速是下肢主导的。但是，体重最大的部分对加速有更多的影响。也就是说，我们的躯干和头部对加速的影响更大，占比大约为50%。相较之下，下肢的占比仅为17%，手臂占比5%。所以说，控制姿势的良好技巧是增加和维持速度的关键之一。

　　拉松、铁人三项、公路自行车赛，这些比赛的设计极为考验耐力。竞技运动如足球和网球，也可能需要结合耐力训练，因这些项目中均对运动员能否长时间运动有要求[14]。

敏捷性训练

- 敏捷性训练用于增强运动员和普通人的协调能力、本体感觉和动态平衡能力。这是一种全身在高速且不同方向中进行的训练。受训者要在训练的过程中，同时完成思考和快速反应。这项训练可用于环境复杂的体育项目或者日常活动中[15]（图23-8）。

平衡训练

- 动态平衡是指在移动中的平衡。例如，在敏捷性训练中，客户单腿着地并转移力量以改变运动方向，此时需要身体重心与身体保持在一条线上。动态平衡训练往往在增强式训练里频繁出现。例如，弓箭步跳的前腿发力腾空，然后在空中换腿。

- 静态平衡是在没有移动的情况下保持的平衡。静态平衡训练有很多种方法，最简单的例子就是单腿站，并保持平衡。有很多工具都是用来挑战静态平衡的，23.6对此进行了讨论。

单侧训练

- 如果想要更进一步挑战自重训练，单侧训练是很好的方式。例如，单腿深蹲（图23-9）。练习时一条腿悬空，另一条腿完成深蹲。整个训练过程中，支撑腿需要承受更大的力，同时对身体控制平衡的能力要求也更高（知识点23-6）。

 知识点23-6

　　你是否知道针对单侧的练习可以增强另一侧身体的力量？这个现象称为交叉教育。这个理论被用于很多康复训练中。单侧受伤的患者可以通过训练另一侧的身体发力去加强受伤部位的力量，从而达到受伤侧不用训练也可以增强力量的效果。通常受伤侧所获得的交叉教育的力量等于训练侧获得的力量的60%[19]。

外周阻力抗阻训练

- 当自重训练已经无法满足客户的需求时，就需要加入外周阻力了。
- 外周阻力是指来自身体外部并施加在身体上的

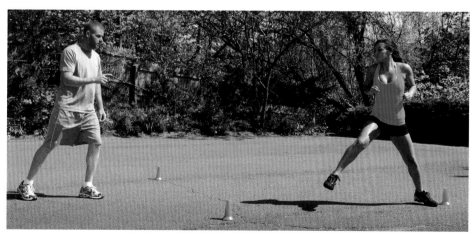

图23-8　可以使用标志筒进行敏捷性训练。图示客户根据训练师的指令，以既定顺序跑到不同标志筒处，或根据训练师口头说出的随机顺序进行跑动。如同这样的训练，可以在多种不同的表面，并用不限定的方法去进行

23

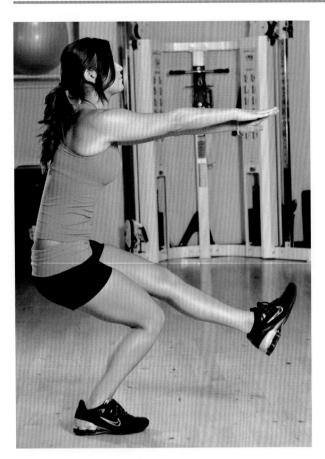

图23-9　单腿深蹲是更高级的自重深蹲练习。这个练习对平衡性、灵活性、稳定性、力量都有较高的要求。如果客户想进行单腿深蹲的练习，但又没能力去做，有几个辅助步骤可以帮助他们，包括双手扶绳子（绳子放于客户前方，以辅助他们保持平衡），缩短深蹲范围，和/或把板凳放置在客户深蹲最低的位置

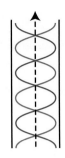 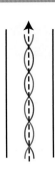

图23-10　黑色虚线箭头表示期望的移动方向，黑色线条是边界，为了继续前进，重量必须平衡。左图中的红线和蓝线显示的是被用来稳定重量而消耗的能量，因此向上运动时失去了控制；右图的红线和蓝线显示的也是用来稳定重量而消耗的能量，显然其比左图可用于向上推举的力更多

> 💡 **知识点23-7**
>
> 　　哑铃练习不总是需要双侧同时进行。例如，为了增加哑铃卧推中的稳定性，客户可以进行交替的单侧动作，即一次推举一侧手臂。也可以使用一个哑铃进行单臂推举练习，但同时需要躯干在阻力施加在单侧身体的情况下保持稳定。

力。外力可以和重力一起产生更大的力[17]。

自由负重——哑铃和杠铃

- 哑铃和杠铃是最常见的器械训练。两种器械都是一根杆，两头带有重量。杠铃是有一根杆子的器械，通常都是双手握持的训练器械。而哑铃通常是单手持。这两种器械因为可以在一定空间里自由移动，所以称为自由负重训练。
  - 哑铃需要控制的幅度和角度比较大，在整个动作过程中，需要360°的稳定。在哑铃卧推的整个练习过程中，双手各持一个哑铃（通常两个哑铃的重量相同），同时尽量以相同的力量，沿相同的轨迹，朝向相同的方向推举。如果可以用较小的力对哑铃进行控制，就可以用较大的力去推动哑铃（图23-10，知识点23-7）。

- 杠铃相较于哑铃需要的控制力要小一些。因为是双手控制单个物体，且双手推动的幅度也是一致的。所以相较哑铃，杠铃的好处是不需要那么高的中枢神经系统的神经控制和协调去进行运动轨迹的稳定，可以用更多的力进行练习。而这两种器械都有自身的独到之处，所能收获的益处取决于训练时间。哑铃需要更多的神经控制，大脑需要对每一个新的动作花费时间进行熟悉；杠铃也需要先学习运动模式，才能获得益处。

- 如果稳定性不能达到理想的练习度，训练可以使用稳定器械取代自由重量。例如，固定杠铃杆只能上下稳定移动的史密斯机。就拿哑铃卧推来说，运动模式就很相似，只不过是不需要身体进行稳定而已（图23-11）。这样不训练肌肉稳定能力的训练方式，所带来的坏处是这样的练习可能会导致肌肉的不平衡，甚至导致关节损伤[10]。

23

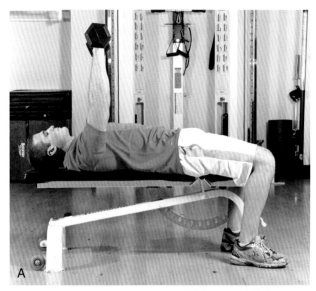

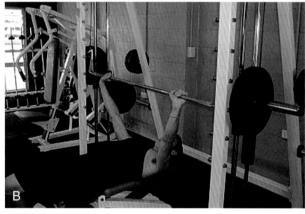

图23-11　这里是两个运动模式类似却不一样的训练方式。A.平板哑铃卧推。B.平板史密斯机杠铃卧推。平板哑铃卧推对稳定性的要求比史密斯机的平板杠铃卧推要高得多，因为史密斯机将阻力固定在了垂直方向

恒定阻力与变阻训练

- 自由重量器械依靠重力给身体提供阻力。9 kg就是9 kg，这个概念就是我们所说的恒定阻力。恒定阻力练习的好处是简单，拉力线向下。很多训练都结合了自重训练和自由重量训练，不需要特殊器械，客户容易理解。恒定阻力的替代方案就是变阻训练。

- 变阻训练在练习的过程中，所产生的负荷会产生变化。这个负荷的改变可以是线性的也可以是非线性的。负荷可以是增加也可以是减少的，这些变化取决于架构训练的方式[18]。虽然减少负荷也有益处，但最常见的还是增加负荷的变阻训练，也称为渐进抗阻。

渐进抗阻——弹力带、橡皮管、链子

- 渐进抗阻是指在训练中，可以持续增加负荷的练习。弹力带和橡皮管可作为渐进抗阻的用具。

- 弹力带很容易买得到。而且可以简单组建练习方式，且没有长度和角度的限制。典型的弹力带由橡胶制作，它们也叫作训练橡皮管或者阻力带。它们也有长度和厚度的不同，根据不同的练习方式选择合适的样式。它们通常使用不同的颜色代表不同的阻力值（图23-12）。

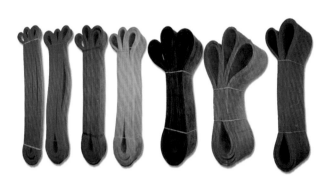

图23-12　用于锻炼的弹力带有不同的长度、厚度及款式。使用适合的弹力带进行训练是非常重要的，否则可能导致一些动作错误。在多变的训练情况下，预备多条不同的弹力带是明智之举（Iron Woody Fitness Bands）

- 弹力带对任何训练计划都是有用的，现在在物理治疗中尤为流行。研究表明，这种渐进性的张力对强化薄弱的肌肉有积极作用。在向心收缩开始阶段，肌肉收缩力没有中间阶段或者结尾段那么大。弹力带被拉得越长，张力越大，产生的负荷也越大，肌肉就越需要用力去完成动作。通过简单地靠近或远离弹力带的起点，客户可以改变张力以适应自己的力量水平。有时可能会用到一个技巧：从有挑战的距离开始练习，在疲劳时，朝向力带的起始端走几小步。这可以保证练习者有良好的姿势和运动模式，并且重复更多的次数（图23-13）。

- 弹力带也可与自由重量组合使用，组成恒定阻力或变阻训练。例如，在竞技举重运动中，很多运动员会改造卧推练习的器械，他们把一条或者多条弹力带套在杠铃杆上，带子固定在地板上或者绕过凳子的下方来作为固定（图23-14）。当杠杆从胸口推开时，在手臂伸直的过程中，弹

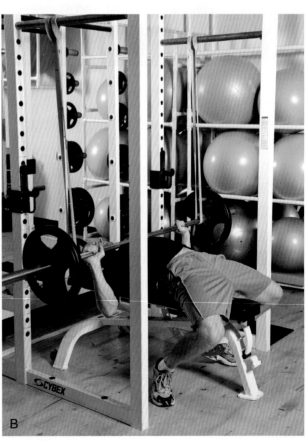

图23-13 这名客户在进行对抗橡皮管阻力的单臂外旋训练。根据橡皮管的阻力大小，客户可调整自己的位置至合适的练习点，以便产生恰当的力量曲线

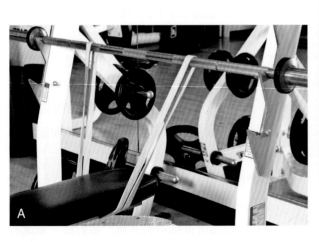

图23-14 A.给杠铃卧推增加阻力的方法。弹力带绑在杠铃杆两侧对称的平衡点上，并穿过凳子的下方。当杠杆被推到远离身体的地方时，弹力带张力增加。B.一种相反形式的张力——递减张力。弹力带固定在杠铃杆的两个对称点的正上方，然后分别穿过杠铃的平衡点。当杠铃向下朝向胸口运动时，弹力带被拉长而整体的阻力减小。而当把杠铃往上推离胸口的时候，弹力带缩短，客户会支撑起比实际杠铃负荷更重的负荷

力带的张力会增加卧推的阻力。与这个训练模式相反的是叫作反向挂带的训练方式，也是很多竞技举重运动员所使用的训练方式。这是一种对竞技举重运动员具有保护性的方式，杠铃不会压住运动员。这种挂弹力带提供了一个负荷持续减量的训练方式，杠铃放得越低负荷越小。这样的训练方式是典型的递减阻力训练（图23-14）。

- 变阻训练的负荷可以是线性的，如竞技举重运动员常使用链子进行线性变阻训练。可以把链子挂在杠铃杆上或挂在哑铃上，也可以独立使用（可提供更大的挑战性）。例如，在杠铃卧推时，把链子挂在杠铃杆两端对称的位置上，链子从两端垂在地上（图23-15）。当运动员把杠铃推离胸口时，落在地上的链子也会离开地面。推举过程中，杠铃的整体重量和不稳定性会随链子离开地面的部分越来越多而增加。可以根据训练的目的选择不同规格的链子。

渐进抗阻——固定器械

- 弹簧加压器械与弹力带作用相似。弹簧和弹力带一样，在整个运动轨迹过程中，提供变化的、渐进的、非线性的阻力。这种弹簧阻力方式常见于普拉提核心床（图23-16）。核心床训练是在弹簧变化阻力情况下的闭链运动。核心床的滑动底座由弹簧拉动，练习者可根据需要增加或者减少弹簧的数量。

- 其他渐进抗阻形式包括拉杆张力、液压张力、电机张力。

- 拉杆张力就是使用可弯曲的杆产生阻力，杆通过绳子和下拉器械来控制。这种机器一般不会在商业健身房出现，更多见于家庭健身房，形似弓形（图23-17）。

- 液压和/或气动张力使用压缩液体或空气提供阻力，这种器械非常昂贵而且很少在市面上出现。使用者通过遥控调节压力或者阻力系数（图23-18）。

- 电机张力是通过电脑来调节阻力的，可由客户自行调节。物理治疗中应用较为普遍（图23-19）。

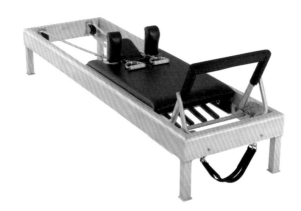

图23-16 经典普拉提核心床〔Gratz Industries〕

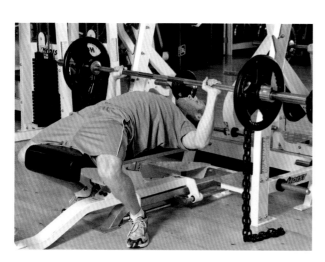

图23-15 用链子进行杠铃卧推。根据链条的粗度和环绕杠铃杆的圈数不同，阻力也会不同。使用弹力带和链子给予的阻力不同，链子提供的是线性阻力曲线。因为每一节从地板上拉离开的链子重量都是一样的（假设整条链子的链节都是一样的尺寸）。但是弹力带给予的阻力是随着弹力带的拉长而增大的

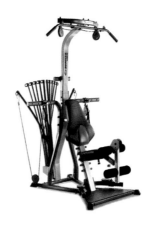

图23-17 博飞器械因为其简洁、轻便的设计而非常流行，经常能在家庭健身房中看到它。通过将不同的拉杆连接到绳索上，它就可以产生不同的阻力来提供不同的训练挑战。拉杆弯曲时，张力会增加；这与弹力带所产生的可变张力很相似〔Nautilus（Bowflex），Inc.〕

23

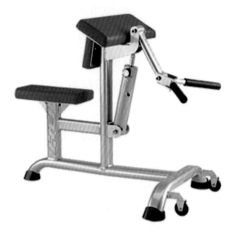

图23-18　本图是利用液压张力来提供渐进抗阻的器械。我们可以通过徒手操作来调整每平方厘米的阻力数。这个器械是用来进行牧师椅肱二头肌弯举的（BH North America Corporation，2010供图）

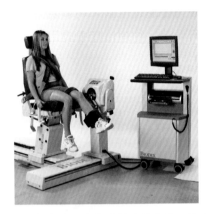

图23-19　这名客户正在使用等速肌力仪。这台器械通过电脑设定辅助阻力，用于左膝的伸展练习。这个设备可使关节以恒定的速度运动，客户能够在关节活动范围内进行最大肌肉收缩的练习。通过电脑控制，可实现外力与客户所发出的力相匹配（Biodex Medical Systems,Inc.）

- 另一种利用电机张力的训练形式是振动训练。振动训练现在在物理治疗领域很流行。多个研究表明，在力量训练中加入振动，与常规训练相比，可获得更多的基础力量和爆发力[19]。虽然这样的设备已经面向大众市场了，但还是推荐在专业人员的陪同下使用，这样收益才能最大化（图23-20）。

水疗

- 水疗是一种通过在水中进行锻炼，利用水的阻力进行治疗的独特方法。水的阻力是渐进性的和非线性的，因为阻力的增加与动作速度具有关联性。由于水提供了一个能够十分轻松地使关节与起连接作用的组织恢复的低冲击力

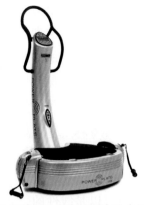

图23-20　振动训练器。客户可以在这台设定好频率和幅度的机器上进行不同的训练动作（Power Plate,Irvine,CA.）

环境，故水疗经常用于康复治疗领域。在运动层面上，水中运动对于增强运动员的力量也很有效。在水中进行的增强式训练需要强而有力的向心收缩，以及在每个方向上都能对抗阻力的能力。这一训练方法可对身体提供独特的刺激，同时还能够减少因离心收缩带来的延迟性肌肉酸痛[20]（图23-21）。

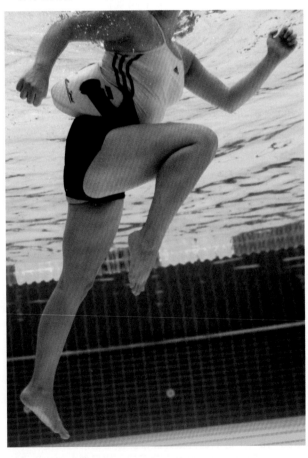

图23-21　水疗：在游泳池中练习冲刺跑。水面位于脖子的高度。这样会给予一个较高程度的辅助支撑。如果水位低至腰部，对相同动作的辅助支撑会明显小于水面位于脖子的高度（©Nigel Farrow,Loughborough University.）

23

绳索训练器和杠杆器械

- 在每一个健身房中，训练器械都是最常见的设施。每个健身房中都有通过不同的制作工艺所制造出来的不同种类的仪器。其中最常见的两种器械为绳索训练器及杠杆器械。

- 绳索训练器由一系列与堆叠的重量相连接的绳索和拉力器构成，使用者通过使用可替换的连接设备来进行多种多样的训练。其中绳索由厚重的绳子或带子制成，拉力器通常是典型的圆形设计，上有数字编号。绳索训练器的阻力是线性的和非渐进的，堆叠的重量通过重力来提供稳定的阻力。

- 相比自由重量，绳索训练器的好处是客户可以变换角度，用不同的方式操纵绳索，从而进行不同的锻炼[21]。通过分析哑铃飞鸟的动作模式，我们可以看到客户仰卧在一张长凳上，双手各拿一个哑铃，上臂横架于长凳的两侧（图23-22）。当上臂水平地朝向身体中线屈曲内收时，阻力臂减小，重力阻力减小（当上臂到达弧形结构的顶端时）。这个阻力减小的效应减弱了对目标肌群的训练效果，同时也意味着在这个阶段的动作范围中并不能得到最佳的锻炼。相应地，当阻力臂最大时（上臂离长凳边缘最远），对于目标肌群的刺激可达到最优；不幸的是，此时肌肉处于牵伸并变长变弱的阶段。因此，对于健康个体，想要增强肌肉的同时又要保护肩关节，是较难实现的。而通过使用可以任意变换角度的绳索来进行这一动作，我们可以在整个动作范围中维持肌肉张力，同时通过垂直地拉动拉力器远离仪器边缘，我们还可以减轻作用在肩关节与肘关节上的压力。

- 也可以通过弯曲滑轮训练器来进行变阻训练（图23-23）。弧形滑轮机较为经典的设计是呈圆形。如果一个弧形滑轮机并不是圆的，那它便是弯曲滑轮训练器。因为它不对称的形状，杠杆力会发生变化，在训练过程中，可以通过较大或较小的角度实现力的改变。弯曲滑轮训练器可提供较大的力臂，因此在肌肉收缩力达到最大时阻力也比较大；抑或是提供一个较小

的力臂，在肌肉收缩力最小时阻力也变小。这允许客户在其最强壮的关节活动范围内努力做功，同时也可在较弱的范围内获得一个助力杠杆。

- 杠杆器械是指任何能够在杠杆末端添加重量的设备，它绕旋转轴的中心移动。因为杠杆的改变取决于它与重力的关系，所以这种形式的抗阻运动具有多变性的特点。正如17.8中讨论的，有三种类型的杠杆：一类杠杆、二类杠杆和三类杠杆。这样多种类的结构可以在健身房中不同的设备上找到（图23-24）。

- 杠杆抗阻训练并不总是需要一个庞大的、贵重的设备。一个被称作地雷架的简单设备（图

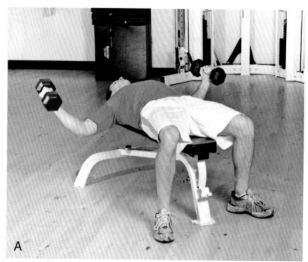

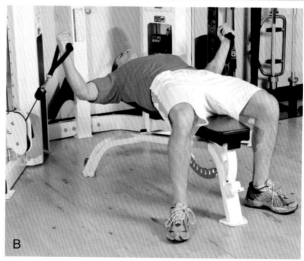

图23-22　哑铃飞鸟和拉力器飞鸟，两个运动轨迹相似的动作。A.哑铃；B.拉力器。哑铃飞鸟的运动轨迹和重力方向不匹配。当使用拉力器时，我们可以看到客户能够遵照更好的运动轨迹来完成练习，因为拉力器的绳索提供的拉力与运动轨迹重合度更高

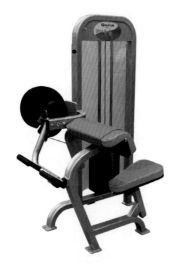

图23-23　弯曲滑轮训练器。滑轮机可以在设计上有所不同，但必须是不对称的，以便有不同的拉力线。这类器械普遍用于单关节的练习，如闭链的肱二头肌弯举和坐姿伸膝（Quantum Fitness）

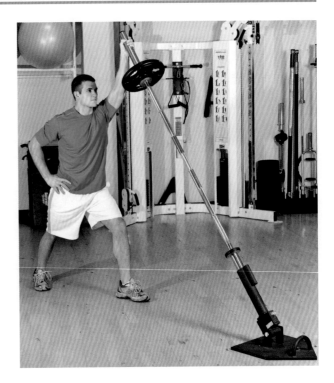

图23-25　利用地雷架进行训练。杠铃杆插进固定片的管子里。阻力来源于放置在杠铃末端的杠铃片。客户站直，使用手和躯干控制杠铃杆进行左右转动。这仅是使用该训练设备可进行的诸多练习中的一项

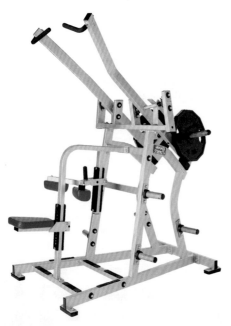

图23-24　这个杠杆器械使用的是一级杠杆。客户需坐在坐垫上，然后双腿卡在两个垫子下。双手握住两个把手，用力下拉，将把手另一端的重量抬起。这非常像跷跷板，客户提供的阻力应该足以超过重物阻力才可产生移动（Life Fitness, Schiller Park, IL.）

23-25）可以给客户提供许多训练选择，同时它安装简单。使用这种器械训练，上肢的划船和推的动作可与核心稳定性结合以实现有挑战的全身性练习。

注意事项

- 对于器械辅助训练，身体并不会总是对人为创造的环境做出积极的反应。随着时间的推移，通过关节被迫在一个设定好的运动范围进行运动，稳定肌可能会相对于运动肌变得无力，会显得不发达[22]。

- 在前面关于史密斯机的案例中（图23-11B），我们可以看到杆子固定在一条垂直轨道上。当做一个动作如仰卧推举时，杆子只能上下移动。而如果使用自由重量的杠铃进行训练，杠铃的轨迹并不在固定轨迹上起伏。事实上，没有一种杠铃仰卧推举是完全相同的。大脑会稍微改变杠铃的路径以便分配负荷的不同应力。

- 此外，有些器械的调整设置是有限的，客户可能会发现他坐着不舒服。基于这些原因，选择一台器械进行一些练习可能不是最佳选择。

23

23.4　运动的执行

- 在健身领域，有专门用于确定运动计划不同变量的词语。本部分将介绍这些变量，并解释为什么要通过它们来帮助客户实现目标。这些变量包括训练量、重复范围、有氧运动与无氧运动、肌肉激活的时间与节奏、最大重复次数、休息时间、训练负荷与恢复。

训练量

- 训练量是指所训练的总量。总训练量是由训练的组数和重复次数决定的。
  - 一组是在一次练习中进行某个练习的次数。
  - 重复是指在一组动作中不休息地连续做动作的次数。
- 组合起来后，特定的训练组数与重复次数决定了总体训练量。例如，3组，每组重复10次就等于重复30次的训练总量；3次10组与10组3次的训练总量一样。从数学的角度出发，结果是相等的，但从生理的角度出发，这两个例子会产生不同的结果。对于个人来说，要确定最佳的练习组数与重复次数，首先应该熟知客户的目标。

重复范围

- 一般来说，增强肌力的训练与试图举起相对较重的重量有关。这种训练通常与低重复频率相关（通常为1~5次）[5]。在举重、力量比赛或需要大力量爆发力的运动项目中，运动员会在日常训练中使用这些小次数的重复。因为这项运动需要短暂的爆发力，在肌肉膨大开始之前，肌肉不会承受大量的刺激。最大力量在很大程度上依赖大脑向相关肌群尽可能多地募集运动神经元发送信号的能力，这样大脑就可以根据指令支配尽可能多的肌纤维。当然，一旦大脑被训练为最大化地募集这些运动单位，那么，肌肉就必须变大才能承受更重的负荷。快速收缩纤维比例高的肌肉对这种训练的反应最好[23]。一旦肌肉开始膨大，可以通过三种方式实现爆发力。

- 肌原纤维肥大：是收缩蛋白（肌动蛋白和肌球蛋白）增加而使肌肉（横截面）增大的生理过程[23]。肌肉的肌纤维肥厚在8~14次的重复范围内往往发生得最好，但在5~20次重复的任何一次都可以看到[5]。请记住，节奏和刺激肌肉的能力会对重复的效果产生影响。

- 肌质肥大：是一种生理过程，在这个过程中，肌质体积增加，在不增加力量的情况下产生更大的肌肉[24]。肌肉的肌质肥大往往发生在较高的重复范围（通常为10~20次）。肌原纤维肥大和肌浆肥大同时发生，但其发生的程度取决于重复范围和总体积。

- 肌原纤维膜增生：肌肉内肌纤维数量的增加就是适应的结果[23]。虽然还没有完全了解，但这种现象被认为是生长激素如IGF-1和人类生长激素作用的结果[23]。拉伸和炎症也会引起类似的效果。在某些情况下，增生的原因是未知的。

- 如果客户的目标是增加力量耐力，就应该采取不同的策略。力量耐力是指肌肉或肌群在长时间内重复某个动作的能力，无论是1 min还是几小时。重复次数从15次到身体能承受的次数不等[4]。例如，跑步需要身体许多肌肉的力量耐力，尽管它被称为心血管运动，只与心脏和肺有关。由高比例的慢收缩肌纤维组成的肌肉对这种训练的反应最好[25]。通过教会大脑只发送完成每一步所需的最小运动单位的信号，我们让其他运动单位恢复，以便肌肉可以继续提供恒定的能量（知识点23-8）。

- 值得注意的是，虽然有普遍接受的重复范围，但是在制订计划时必须考虑一个很大的灰色区域，也就是说，很难将抗阻训练的一个期望结果与另一个分离开来。提高肌肉最大强度的训练也可以提高其耐力。类似地，训练增加肌肉的耐力也可能导致其最大力量的增加。肌肉的膨大可通过几组动作和重复动作的组合方式来

23

知识点23-8

　　有力的证据表明，在某种程度上，肌纤维类型可以通过体育运动改变。在快收缩纤维和慢收缩纤维的类别中，有一类中间纤维表现出其中一种或两种纤维类型的特征。慢收缩的中间纤维，有相对大量的毛细血管向肌肉供应氧气，当适当运动时，可以过度增长，导致肌纤维的直径更大。如果肌纤维本身膨大，其毛细血管供应量没有增加，那么它的肌肉质量与毛细血管的相对比例就会增加，并且它的行为会变得更像一个快收缩纤维。相比之下，快速收缩的中间纤维毛细血管比例相对较低。如果运动导致毛细血管供应增加，而肌纤维质量没有增加，那么它的比例就会向相反的方向改变，它的表现更像一种慢收缩纤维。换句话说，它们根据运动的类型选择优先增加肌纤维的大小（无氧运动）或毛细血管供应（有氧运动）[31]。这些纤维有时被称为混合纤维，因为它们具有过渡性质。

训练，最终由运动后产生的激素和营养因素来决定。结合组数、重复次数与训练形式是保持身体健康的最佳选择，同时也是防止对单一训练方法产生疲劳的选择。

有氧运动与无氧运动

- 通过改变重复范围，有可能控制我们的身体为我们的大脑提供能量来源。在讨论能量系统时，运动可分为有氧运动和无氧运动（更多内容见12.7）。
  - 有氧运动是一种持续一段时间的运动。当身体耗尽它的资源——游离三磷酸腺苷（ATP）、磷酸肌酸（CP）和糖原来供应肌肉后，它必须使用氧气将葡萄糖和脂肪、蛋白质和其他碳水化合物生成的葡萄糖衍生物转化为可用的ATP。这种运动称为有氧运动，因为肌肉对氧气有依赖性[4]。
  - 无氧运动是一种短时间的运动。肌肉由游离的ATP、CP或糖原提供能量。这种运动之所

以称为无氧运动，是因为肌肉在没有氧气的情况下也能正常工作[4]。

- 我们的肌肉有ATP的即时供应，可以在任何时刻被利用。储存的ATP负责供应最初的2~3 s的肌肉收缩[26]。因为肌肉中储存的ATP供应有限，身体必须通过迅速再生ATP来维持运动。ATP再生有三种方式。第一种方式需要磷酸盐系统的参与，是通过储存的CP分子的能量转移发生的。这个过程大约30 s[26]。第二种方式是分解肌浆中的葡萄糖（一种单糖碳水化合物），称为无氧糖酵解。它可以为肌肉提供30~120 s的能量[26]。第三种方式为三羧酸循环（又称为克雷布斯循环），线粒体在氧气存在的情况下将葡萄糖分解成ATP。这是有氧运动中人体普遍采用的供能方法。这是将糖氧化成能量的过程，产生大量的ATP分子，主要负责为肌肉提供超过2 min的能量[26]（图23-26，知识点23-9）。

肌肉激活时间与节奏

- 当在一组特定的训练中进行一定数量的重复时，所涉及的肌肉在一定时间内处于紧张状态。这通常称为肌肉激活时间。肌肉收缩的能力依赖于它在肌动蛋白上产生结合位点，使肌球蛋白头附着在肌动蛋白上，形成横桥的能力。当肌肉不能再产生这些横桥时，就会变得疲劳，伤害感受器开始向大脑发送疼痛信号[27]。这对预防损伤至关重要，由于这属于肌纤维暂时受损的迹象，肌纤维只需要短暂的休息就能恢复正常功能。通过适当的训练、休息和营养，患者可以在完全疲劳之前，增加肌肉的拉伸时间。肌肉的拉伸时间取决于重复动作的次数和重复动作的节奏。希望通过训练增加肌肉大小的人往往注重训练的变量，但没有研究能够给出一个最佳的肌肉激活时间。
- 节奏是进行训练的速度。它通常分为三个独立的部分：离心速度、等长速度和向心速度。大多数运动节奏按离心、等长和向心的顺序列出。例如，3-2-1表示3 s离心计数、2 s等长计数和1 s向心计数。用这种3-2-1的节奏重复10次，

23

知识点23-9

通过在运动中使用心率监测器，可以在一定程度上跟踪人体正在工作的能量系统。由M. Karvonen博士开发的Karvonen公式提供了一种半精确的方法来确定最大心率的百分比。通过了解这些数字，就有可能监控训练的强度及在训练中使用的能量来源。公式如下：

最大心率（次/min）= 220-年龄

用最大心率减静息心率得到了心率储备值。现在，为了获得训练的最大心率的80%，将心率储备值乘0.80，然后再加上静息心率。这个数字通常被认为是一个人安全的最高运动水平的心率。一些资料提出了不同的百分比——65%~85%，而不是严格的80%。运动员的自身水平可能会影响训练心率。一般来说，优秀运动员的训练心率会更高，他们的最大心率比没受过训练的人要高。下面是一个计算客户训练心率的例子。

Brian，26岁，静息心率为72次/min。Brian训练心率的公式如下：

220-26=194次/min（最大心率）

194-72=122次/min（心率储备）

122×0.80≈98，98+72=170（训练最大心率的80%）

因此，170大约是Brian训练最大心率的80%。值得注意的是，这个公式是一般的指导方针，应该谨慎对待。对于成绩优异的运动员、服用某些处方药的人，以及儿童和老人等特殊人群，这个公式可能无法产生准确的参数。

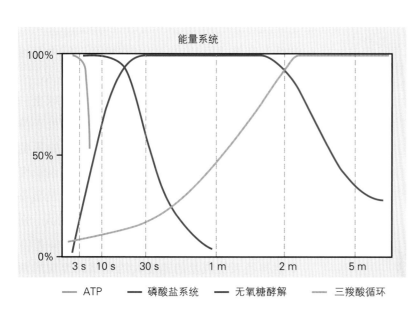

图23-26 ATP是储存在肌细胞中的能量源，是可为肌肉提供即刻能源的物质，因为我们只能储存有限的能量，我们的身体必须能够再生。ATP的再生可以通过磷酸盐系统、无氧糖酵解和氧化能系统（三羧酸循环）来完成

肌肉激活的总时间为60 s。如果节奏改变为2-1-1，那么肌肉激活的总时间只有40 s，重复次数需要增加到15次才能与前面的示例相匹配。

- 节奏是一些健身专家争论的话题。虽然一项训练可使用不同的节奏并可产生良好的训练效果，一般的共识是，在运动的向心部分，客户应该尽可能快地收缩肌肉，以获得最大的刺激。这可能会产生快速的运动，重要的是控制速度，以保持稳定，以及防止关节过度伸展。离心收缩的速度是很重要的，因为如果肌肉没有减缓速度回到原来的位置，它们就不会受到很好的刺激。在肱二头肌弯举中，利用重力使哑铃放下，与利用肌肉收缩缓慢放下的效果是不一样的。

- 奥运会举重运动员在训练中很少使用离心收缩，因为他们比赛的两个举重项目——抓举和

23

挺举依靠的是向心运动。运动员所处的钢板上覆盖有橡胶涂层，举重者可将杠铃扔在平台上或将杠铃置于支架上（图23-27）。对于举重运动员，把能量花在缓慢放置杠铃上属于浪费能量，他们需要把爆发性向心收缩最好地用在举重上。这有助于运动员处理更大的运动量，并在较长时间内保存细胞能量。

- 等长的节奏很重要，因为它控制着所谓的临界点加速度。

- 临界点加速度是肌肉拉伸到其安全极限并转变回缩短状态的过渡点。这包括肌筋膜组织的牵张反射和弹性势能（回弹）[17]。运动员在训练时，就利用这一点，将力量从肌肉的拉伸状态转移到集中收缩状态，如网球、高尔夫球或棒球的后挥杆。重要的是立即从后拉转向向心收缩，以从牵张反射中获益。有研究表明，如果肌肉在缩短之前主动拉伸，它可以收缩得更有力。如果在肌肉的拉伸和它的向心收缩之间增加停顿，牵张反射的优势就丧失了。如果没有这个优势，将不得不增加对肌肉的刺激，以产生相同的力。

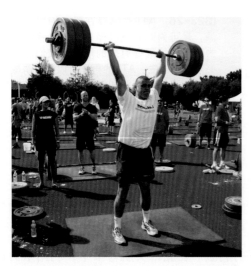

图23-27 这张图片展示的是一位完成比赛的举重运动员，他举起杠铃，准备将杠铃扔回平台。由于举重是分等级的，当杠铃被稳定地举过头顶后，没有运动员愿意在有控制地放回杠铃动作上消耗能量（Leif Edmundson, CrossFit Journal）

最大重复次数

- 原则上，施加在肌肉上的负荷越重，肌肉激活时间就越短。当计算出一个给定的运动要使用多少重量时，确定最大重复次数是很重要的。

- 最大重复次数（RM）是指在总疲劳开始之前，一项运动可以连续进行的最大次数。如果一名强壮的运动员正在做把一块重石头从地板上抬起来的训练，而他能举起的最重的石头是90 kg，那么这个运动员的最大重复次数（1RM）是90 kg。如果运动员能连续5次将68 kg重的石头抬离地面，那么5 RM就是68 kg。确定RM很重要，它有助于确定在特定的运动中应该使用多少重量。许多运动员在训练中使用他们1 RM的百分比来训练一个特定的动作。这是一种用于测量性能和防止伤害，为安全举起设定恰当重量的方法（知识点23-10）。

休息时间

- 训练与训练之间的休息时间在整个训练中起着重要作用。要依据个人的目标决定休息多久。

- 如前所述，当肌肉疲劳时，就不能在肌球蛋白丝和肌动蛋白丝之间形成结合。当肌肉处于静止状态时，血液将氧气和营养物质（如葡萄糖）带回肌细胞，并清除堆积和损坏的组织废物。这种恢复的程度取决于施加在肌肉上的负荷和个人恢复的能力。越会设计训练计划的人，恢复得越快。通常肌细胞恢复时间为60~90 s[5]。中枢神经系统恢复的速度大约是肌肉组织的两倍，可能需要5 min才能恢复到正常水平。身体在整个训练过程中持续承受压力，恢复速度会变慢，恢复水平会变低。重要的是要意识到什么时候运动表现会受到一定程度的影响，以至于无法再取得进展。许多教练对运动员的表现标准设定了可测量的限制，以判断何时该完成训练。例如，一名优秀的短跑运动员可在一定时间内进行一系列的短跑。当运动员在一定的时间内（由运动员最佳成绩的百分比决定）不能再跑时，训练需要改变或完全终止。

知识点23-10

应该注意的是，不要总试图去尝试1 RM，有许多可用的计算公式（可在网上找到许多）来帮助确定这个数字可能是多少。虽然这些计算公式可能不是100％准确的，但在客户建立起完成最大提升力所需的强度之前，它们可对新客户提供初步指导。根据客户的目标，了解一个真实的1 RM可能有用，也可能没有必要。

实例应用

Brent和Claudio的体重和身高一样。Brent可做113 kg，1 RM的卧推和45 kg，20 RM的卧推；Claudio可做102 kg，1 RM的和54 kg，20 RM的卧推，谁更强壮？答案可能取决于我们如何定义力量。

- Brent比Claudio更强壮是因为他可以卧推更多的绝对重量吗？
- Claudio能通过改变他的计划来训练他的1 RM比Brent的更强壮吗？
- Brent能够训练45 kg，30 RM的卧推而不影响他113 kg，1 RM的训练吗？
- 如果Brent将他的1 RM增加到136 kg，会对他的20 RM有间接的影响吗？

能够分析诸如此类的问题对教练来说是很重要的，这样才能很好地理解各种训练是如何以不同的方式影响客户的。

训练负荷

- 在确定练习的组数和重复次数后，必须确定包含在训练中的运动量。所有练习的运动量通称为训练负荷。
  - 训练负荷取决于许多个人因素。客户的训练经验、能够安全完成的训练量和恢复能力，这些都是需要花费大量时间才能计算出来的变量，而且这些变量每周都会发生变化。饮食、睡眠、压力和其他生活方式也会影响一天的训练负荷。制订一个可以使身体状态达到较高的水平并允许有足够时间适当恢复的计划是一个微妙的平衡，教练和客户都需要有高度的意识和责任。

- 练习的顺序也非常重要，同样依赖于几个单独的因素。通常，需要高度集中和协调的举重动作应该在训练的早期进行（知识点23-11）。这些举重运动往往是复合动作，如杠铃蹲举，或爆发性技术性动作，如高翻[5]。当然，许多项目都是以一般的热身开始的，包括动员和稳定练习，选择这些练习的方式应该根据个人的喜好。随着训练的进行和身体开始疲劳，高水平表现的能力会减弱。在使用相似运动模式的练习中这种表现下降的影响最为明显，但即使使用不同的肌群练习也可能导致精疲力竭的迹象。例如，如果一位客户做了一系列的极限引体向上和俯卧撑，当他想尝试一个1 RM深蹲时，由于中枢神经系统的疲劳，深蹲的重量就会降低。重要的是我们要意识到并遵循脑与肌肉之间的关系。

- 有一种技术称为提前力竭，其在健美运动员中很流行，用于描述在复合运动中再次使用某一肌肉之前进行独立运动以使其疲劳[5]。这种方法就好比是在进行仰卧推举之前，先使用坐式胸部飞鸟练习器来刺激胸大肌和三角肌前部肌束。该训练理念的逻辑是这两块肌肉经过更多的激活后，会在复合运动中得到更好的加强，因为它们已经在独立运动中进行了训练。而事实并非如此，实际上，使用这种技术进行训练是很危险的。当一个肌肉链中的某些肌肉不能像其他肌肉一样发挥作用时，运动模式就会改变，并且/或协同肌将不得不弥补力量的不足。

知识点23-11

你有没有想过为什么铁人三项以游泳开始，以跑步结束？这样做是出于安全考虑。先游泳发生溺水的概率要比运动员骑自行车和跑步之后再游泳小。骑自行车排在第二位，因为有摔倒和/或连环车祸的危险。当然，跑步也是有危险的，但把它放在最后，是因为相对于其他两个项目，它是安全的。

23

这可能导致肌肉拉伤，更糟的是，可能会造成身体伤害[10]。由于这些原因，最好在考虑这些可变因素后为客户安排训练的优先顺序。

恢复

- 完成一项训练后，身体必须经过一段时间的休息和恢复，才能准备进行另一项训练。休息可以使身体从运动所承受的压力中恢复和自我修复。因此，休息是日常训练中不可或缺的重要组成部分，应与训练同等对待[14]。
- 以下是决定了身体恢复到再次表现良好的因素。
  - 激素：在任何特定的时刻，我们的身体要么处于激素衰弱状态，要么处于恢复状态。在一天中，我们的身体会释放肾上腺素和皮质醇等化学物质，这些物质称为应激激素。在睡眠中，我们分泌生长激素和恢复类激素（repair hormone），如褪黑素和人类生长激素（HGH）[4]。
  - 营养：适当摄入维生素和矿物质，以及从大量营养素（碳水化合物、脂肪和蛋白质）中获得足够的热量，适当的水合作用会影响身体修复受损组织的能力[28]。
  - 补充剂和药物：有证据表明，有些补充剂可以加快身体的恢复。此外，非处方药和处方药可能会干扰人体的某些生理过程。

- 免疫系统：我们的身体抵抗病原和保持体温的能力将保持我们的新陈代谢健康，从而使营养素得到适当的吸收。
- 遗传因素：超出个人控制范围的遗传因素对我们身体恢复的效率起着作用。
- 训练负荷：运动时对组织施加压力的大小决定了恢复所需的时间[14]。
- 适应：当身体习惯于某些运动时，它会恢复得更快，因为它已经适应了完成任务所需的压力需求[14]。
- 拉伸和主动恢复：有证据表明，运动后的拉伸可以增强肌肉的修复能力。另一种被称为主动恢复的技术是进行轻微的心血管运动，以增加受损组织的血流量。
- 酸痛：虽然运动后不一定会有不适的感觉，但局部酸痛可以很好地表明肌肉经历了肌筋膜组织的微撕裂，这是肌肉进行膨大过程所必需的。注意这种疼痛是很重要的，因为它是一个警告，它在告知我们的身体处于恢复状态，可能无法发挥其全部潜力[29]。就像受伤关节周围发生的肿胀，有助于我们减小其活动范围，防止过度使用和进一步的组织损伤，肌肉酸痛提醒我们，我们的身体正处于愈合过程中，继续使用是不明智的。延迟性肌肉酸痛是指训练一段时间后感觉到的肌肉酸痛。延迟性肌肉酸痛可以持续几天[2]。

23.5　训练的技术要领

- 训练的多样性有助于保持训练的乐趣和兴趣，同时教会身体新的运动模式和运动技能，以刺激生长和防止受伤。虽然有很多参考资料给出了具体的训练方式，并对如何进行训练给出了非常具体的指导，但重要的是要意识到，当涉及身体训练时，有无数多的可能性。任何可以想象到的运动都可以在增加外部阻力的情况下，通过精心设计成为练习方式（知识点23-12）。
- 本部分主要从关节角度和重力、关节活动度、

知识点23-12

　　值得注意的是，某些事情可以做，但并不意味着应该去做。很多运动会给我们的关节和软组织带来很大的压力，增加这些运动的阻力会增加受伤的风险。教练应尽量了解客户已有的伤病、肌肉失衡和/或危险倾向。在与客户合作时，运用你的知识和解决问题的技巧来克服这些障碍是至关重要的。

23

运动形式、运动训练等几个方面进行论述。

关节角度与重力

- 所有的练习都一样吗？当观察一项运动的执行情况时，注意关注身体运动时关节的位置，并确定是否会对运动的效果产生一些影响是非常重要的。例如，客户坐在斜凳上做肱二头肌弯举与客户在站立位下将上臂紧贴在倾斜的长凳上做牧师椅肱二头肌弯举，就有不同的训练效果（图23-28）。

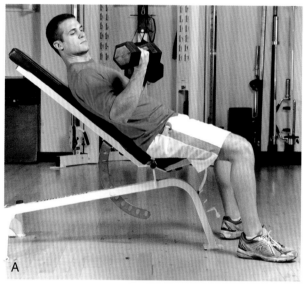

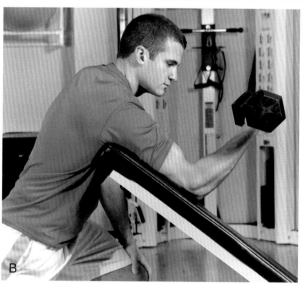

图23-28 在两种不同的模式下进行的肱二头肌弯举。A.肩关节处于轻微伸展的位置，这会改变肱二头肌两个头的长度–张力关系，从而使其处于拉伸状态。B.牧师椅肱二头肌弯举，我们可以看到肩关节处于屈曲位置，肱二头肌的两个头处于缩短状态

- 肱二头肌弯举可看作一个单关节、独立的运动姿势。利用肘关节屈肌的作用将重物抬举至肩关节水平位置，而肩关节伸肌和腕关节屈肌分别用于稳定肩关节和腕关节。图23-28A中，坐在斜凳上做肱二头肌弯举，肩关节处于轻微伸展的位置，这会使肩关节前方的肌肉拉长，包括肱二头肌的两个头。由于使用的是自由重物，因此在运动范围内，阻力的力臂会因举起重物时的重力而变化。这是以独特的方式刺激肌肉。相比之下，在图23-28B中，客户做的是牧师椅肱二头肌弯举，使用放置垫令肩关节处于屈曲位置，从而改变了力臂。这种在训练前控制肌肉长度的方法只适用于跨过多个关节的肌肉（多关节肌）。例如，肱二头肌有两个头，长头起于肩胛骨盂上粗隆，短头起于肩胛骨喙突。其跨过了肩关节、肘关节和桡尺关节。仅跨越一个关节的肌肉称为单关节肌。例如，肱肌，它的功能类似肱二头肌，但仅跨越了肘关节。

- 这仅仅是如何通过改变身体姿势来控制运动的一个例子。还有无数的可能性可去探索，其中许多选择被证明可能有助于找到解决受伤的方法或可以转化为训练肌肉特定功能或活动的方法。例如，肩关节损伤会限制患者使用上肢进行某些运动的角度。客户的反馈对教练来说非常有用，可以帮助教练找到既能达到目标又不会对受伤部位造成进一步伤害的练习。

关节活动度

关节活动度是指此关节的运动范围。在学习新的训练方法或向客户讲授新的训练方法时，重要的是要意识到与该运动有关的关节的活动性。通过没有外部阻力的新运动评估关节活动度是最佳方法（知识点23-13）。

- 通常，训练的负荷越重，运动的关节活动度就越小。其背后的原因是将重量保持在关节活动度的最强范围内，请参阅17.5中的长度–张力

23

知识点23-13

　　一个关节看似在运动，但实际上并没有，通常称为代偿。当关节因被限制或神经抑制而无法移动时，就会发生代偿，因而会通过其他关节的运动来完成动作。例如，向一侧弯曲脊柱可能是另一侧肩关节处外展手臂并将手举过头顶的代偿动作。教练应该意识到这种问题，并提示客户消除或减少代偿。

关系曲线。这有助于预防结缔组织的损伤。例如，一个客户可以做90 kg的杠铃卧推，可以把杠铃一直放到胸部，然后再回到开始的位置。这是我们在做全关节活动度的运动。同一位客户可以将113 kg的重量降低到胸部以上7.6 cm的位置，但不能进行全范围的运动。这通常称为部分重复。部分重复的好处是，肌肉可以在较重的负荷下受到刺激，而不会对受累关节的结缔组织施加额外的压力[18]。将部分重复纳入康复计划中可以通过轻轻刺激肌肉，同时随着时间的推移缓慢增加关节活动度，直到恢复和加强全范围的运动（知识点23-14）。缺点是，只进行部分重复的训练，肌肉不能在全关节活动范围内受到刺激，这会导致力量不平衡。

知识点23-14

　　关于康复技术，物理治疗师在训练损伤的肌肉使其恢复时，通常使用三个连续的步骤。第一步是通过各种技术缓慢增加关节的活动范围。第二步是在不施加外部阻力的情况下提高关节运动的速度。第三步是在运动时增加外部阻力。通过结合这些步骤，可以逐步恢复肌肉功能，直到其得到充分改善。

适当的形式

23

- 形式为训练的特定方式。适当的形式是旨在帮助新客户安全有效地执行训练的术语。现在获取信息的渠道繁多，信息量庞杂，这可能会给确定什么是正确的形式带来一些困惑。一

且确定了客户的目标，就必须提出和回答两个问题：哪种运动最能达到预期效果？最安全的运动方式是什么？通过观察肌肉动作和个人能力，可以通过简单的逻辑及反复试验来确定适当的形式。

- 训练中的细微变化会影响训练的效果。例如，在哑铃卧推的向心动作（图23-29）中，通过肩关节的内旋，使手掌背向头部方向，这个运动模式用到了胸大肌的另一种收缩方式。通过分析每块肌肉的动作，人们可以推断出哪些动作可能更适合预期的目标。

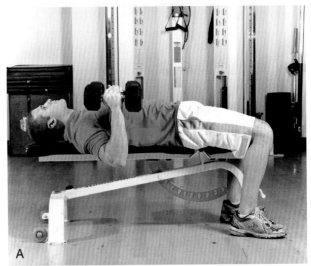

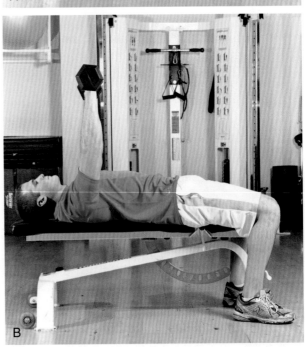

图23-29　通过分析肌肉的功能，可以确定以最佳方式刺激肌肉的运动。在图A和图B中，举起重物主要依靠胸大肌的力量。但是，在图B中，手臂也向内旋转，会进一步刺激胸大肌

违反规则

- 有一个术语因其名称而被赋予了不应有的坏名声，那就是作弊。

- 作弊可以被定义为一种补偿形式，通过使用协同肌来帮助完成训练，从而减轻目标肌肉的压力。这种技术通常是通过爆发形式来实现其他肌肉的收缩，创造有助于移动体重的身体动量。这个词有贬义，因为它暗示一个人在欺骗自己，使自己不能很好地训练。虽然这可能是真的，但也不一定就是真的。

- 如果客户的目的是通过哑铃肱二头肌弯举来刺激肘关节屈肌，应全神贯注地控制身体其他关节肌肉不参与运动。如果客户开始摇晃身体并结合了腿部、臀部、下背部和肩关节的运动，则哑铃的负荷将从肘关节屈肌转移开，从而减轻刺激。许多人认为这是作弊，因此是次等的训练方法。但是，作弊也可能是有益的，因为这些协同肌被刺激并因此得到增强。以这种方式，各种肌群被协调在一起，身体被训练为一个聚合单元。因此，如果训练的目的是仅参与和训练目标肌群，则不建议作弊。如果目标是训练许多肌群，和/或简单地实现移动重物，则可以作弊。

- 一种在运动员中很流行的方法是采用作弊的方法来进行广泛的身体运动。例如，高翻。进行此练习时，目标是将举起的杠铃从地板上抬起并将其抬到肩部。要达到这个目的，不仅要用爆发力举起杠铃，还要用肩膀前侧接住杠铃。作弊的概念在这里得到了充分的应用，因为人们越能学会利用重力和动量将重量带到高处（除了能够在运动时将身体降低到杆下的技术方面），可以举起的重量越重。奥运会举重运动员主要是通过这种方法进行训练的，在比赛中给他们打分的评委们肯定不认为这种运动方式是"作弊"（知识点23-15）。

- 有一种理论认为，客户在开始一套形式严格的练习时，可能会发现作弊是有益的。这样做的理由是，客户可以使用更重的重量，这样就可训练到更多的离心动作（记住，离心部分的动

知识点23-15

奥运会举重被认为是力量训练。力量是肌肉在最大化收缩速度的同时产生力的能力。研究表明，客户使用约为1/3 RM的负荷是提高最大力量的最佳选择。有趣的是，举重运动包括深蹲、卧推和无障碍举重，所需的能量不到奥运会举重、抓举和挺举所需能量的一半。

作可以承受最重的负荷）。

进阶技术

- 如果客户希望进一步挑战自己时，可以使用一些其他的技术（知识点23-16）。

  - 休息/暂停是一种做一组训练至不能再以适当的形式做完时，休息几秒，然后再次开始训练，再重复几次，直到肌肉力竭的技术。这项技术可以帮助增加力量耐力及重建肌肉组织[18]。

  - 递减组训练是一种技术，在这种技术中，客户进行一个具有相对较大重量的练习。在完成一组练习后，立刻减少重量，然后客户进

知识点23-16

当采用进阶技术时，客户通常会描述训练过程中肌肉有烧灼感（不要与训练后出现的延迟性肌肉酸痛混淆）。这很有可能是因为紧张状态下总时间的增加超过了基本的设定值，并延长到了疲劳和/或肌肉变弱的程度。虽然多年来一直认为这种烧灼感（也称为酸中毒）是由肌肉中乳酸的积累引起的，但最近确定这不是真的。事实上，乳酸甚至不参与酸中毒过程。在血液中发现的乳酸盐与术语乳酸可互换使用（也不正确）。乳酸不是一种酸，事实上，目前认为它释放到肌肉中可以中和正在发生的酸中毒效应。烧灼感的真正罪魁祸首是ATP分子的分裂，它释放一个带正电荷的氢离子。当这种积累超过了身体将它从血液中清除的能力时，肌肉失去收缩能力，并会出现烧灼感。

23

行下一组相同的练习。通常，根据客户的目标，下一组练习去除20%~50%的重量。也可以连续进行几组递减，这会导致高度的肌肉疲劳。通过这种训练技术可实现增强力量耐力和增加肌肉质量的目的[18]。

- **超级组训练**是一种客户连续进行两种不同的训练的技术，目的是训练相同的肌肉群。例如，进行一组杠铃卧推，然后立即进行一组俯卧撑。超等长训练也可以利用这种技术，如进行一系列杠铃深蹲，然后进行一系列深蹲跳跃。注意，有些人将超级组训练定义为连续进行两种涉及完全不同肌群的运动[5]。

- **辅助提起**训练旨在帮助其他的训练。奥运会举重运动员和竞技举重运动员会频繁应用此项技术。这种技术是将一个动作分解成不同的部分。例如，举重的挺举，把它分解成几个动作，专注于模仿或增强每个分解动作上。这种训练应该能让运动员在身体较弱的特定部位获得力量[5]。

专项训练

- 基于SAID原则，在为客户设定专项训练目标时，重要的是要让客户朝着正确的方向进行，这样他所进行的训练和运动就能直接或间接地达成这个目标。

- SAID的英文全称为specific adaptation to the imposed demand（对不确定的需求的具体适应）。它指身体适应各种压力并克服它们的能力[5]。这与教练有着难以置信的相关性，因为它决定了接受训练的客户的计划结构。例如，如果客户的目标是提高长距离跑的能力，那么应该实现一个针对跑步的计划。SAID原则是一个看起来很明显，可以非常详细地为最高级客户的许多专项目标制订计划，但又是经常被忽视的概念。

  - 23.4中所涉及的能量系统，对于分析这一原理很重要。通过观察一项运动或活动的持续时间，人们可以用类似的能量系统进行训练，从而对客户产生积极的影响。例如，美式足球这项运动需要短时间（从几秒到数秒不等）的能量爆发，然后是短暂的休息。这项运动的训练方式与踢足球有很大不同，例如，踢足球需要不同的能量系统来维持耐力。

肌肉塑形

- 将SAID原则应用于肌肉塑形对于健美运动员和那些希望通过训练改变身体外观的人来说是一件非常流行的事情。一般的共识是，肌肉的形状是由其附着部位决定的，而且肌肉只有变大或变小的能力。通常认为肌肉的肥厚（变大）是沿整个肌肉长度均匀发生的，而不能局部改变。通过分析肌肉的拉力线和动作的拉力线，可以推测肥厚可能发生在哪里。请记住，如17.2所述，有些肌肉肌纤维有不同的走向，因此此类肌肉也有不同的拉力线。

- 已经证明，一段时间的控制肌肉静息长度之后，通过增加或减少一系列的肌节可改变肌肉的长度。例如，当女性怀孕时，腹直肌（及其他肌肉）会在整个怀孕过程中伸展和延长，从而为子宫内的胎儿留出空间。分娩后，腹直肌和其他腹壁肌肉会试图恢复到原来的大小，因为它们在延长的形式下不再具有功能（因为长度–张力关系的改变）。注意，肌肉与肌腱相连的部位不能通过任何形式的训练而改变；因此，肌肉伸展的潜力是有限的。

- 通过肌肉中某些肌纤维的拉力线锻炼，可以使那些纤维在一定程度上得到最多的刺激。出于这个原因，健美运动员使用各种拉力线锻炼，这样他们的肌肉看起来更平衡、更美观（图23–30）。

- 基于运动神经元的支配，可以把肌肉分为不同的隔室组（运动单位），这种拉力线锻炼可以调用不同的隔室/运动单位来实现肌肉的不同功能。例如，肱二头肌，它由肌皮神经的3~6个主要分支支配。由于肱二头肌具有肘关节屈曲和桡尺关节前臂旋后的功能，进行单纯屈曲和屈曲加旋转会激活不同部分的肌肉（知识点

23

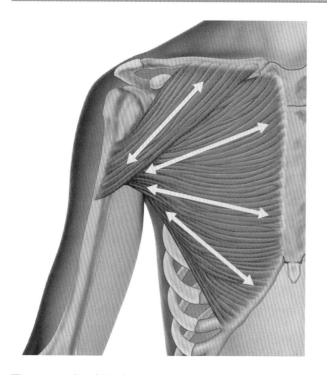

图23-30　当分析胸大肌这样的肌肉形状时，我们看到它的形状像一个扇子，这使得在肩关节处移动手臂时有不同的拉力线（改自Muscolino JE: The muscular system manual: the skeletal muscles of the human body, ed 4, St Louis, 2017, Mosby.）

23-17）。

知识点23-17

　　请记住，对于某个特定的关节动作，通常很多肌肉都可以完成。根据关节活动的范围、关节角度和其他关节的角度（如果是多关节肌肉），神经系统会选择激活哪一块肌肉，或某个肌肉的一个头或一部分。这种选择通常是基于肌肉在特定情况下收缩的效果进行的。例如，当股二头肌使膝关节屈曲时，是长头还是短头优先激活取决于髋关节的角度。

23.6　训练计划的设计

- 本部分讨论如何为客户制订合适的训练计划、平衡训练量和恢复，为新客户提供一般的技巧、具体的训练计划及训练时使用的特殊工具或辅助工具。

制订计划

- 在制订训练计划时，必须思考如何把所有的训练计划组合在一起，这样才能安全地完成个人目标。一个计划可以有无数种组合方式。以下是一些最常见的方法。
- **全身训练**：全身训练侧重于在一次训练中训练全身，结合尝试针对每块肌肉的平衡训练。通常，这些训练包括许多复合运动，重点是多种运动模式，而不是单一运动。运动训练或功能性力量训练可能在这种方式中取得巨大的效果。全身训练可被看作是模仿一项运动的常见活动，其可用于所有的常规训练[30]（知识点

23-18）。

知识点23-18

　　功能性力量训练可能是一个具有欺骗性的词语。所有的力量都是有作用的，它能使我们的肌筋膜组织更强劲，增强我们完成某项任务的能力。媒体创造了"功能性力量训练"这个词来形容帮助我们完成日常活动的运动，这些日常生活活动包括举东西、爬楼梯或与孩子玩耍。虽然确实有一些训练对于这种情况是有帮助的，但说一种练习比另一种更具有功能性可能是不公平的。它完全取决于要达到的功能是什么。

- **专项运动训练**：是一种帮助运动员提高运动水平的特定的训练。它优先考虑运动员的弱点，使运动员变得更强、更快，或使运动员在其参加的运动中更协调。例如，奥运会举重运动员只参加抓

23

举和挺举两个项目。他们在体育馆里所做的一切都是为了帮助他们进行举重。相比之下，参加铁饼比赛的运动员会集中精力进行加强、动员和力量训练，以帮助他们更好地参加铁饼比赛（知识点23-19）。

> **知识点23-19**
>
> 许多人选择打网球或篮球等运动，而不是在健身房训练。这些活动对增加有氧能力、敏捷性、平衡性和力量非常有益。但是，某些运动，如打高尔夫球，由于其不对称性，可能导致不平衡，并可能导致受伤或姿势问题。如果选择参加体育运动来代替在健身房运动，明智的做法是要意识到这些不平衡现象，并设法解决这些不平衡问题，以便身体保持适当的健康。

- **身体部位的划分**：身体部位的划分侧重于把身体分成特定的肌肉或肌群，并分开训练它们。与全身训练相比，这种训练的优点是任何一种训练都可以将更多的训练量用于所选择的肌肉。缺点是这些肌肉需要更长的时间来恢复，而且不能被经常训练。通常使用某种类型的旋转练习，以便某些肌群可以在其他肌群运动时恢复。

- 常见的身体部位划分包括上肢/下肢，推、拉及腿部训练，以及更具体的健美运动员划分。

  - **上肢/下肢**是一种将身体上肢和下肢分开练习的训练计划。所有专门针对腰部以上肌肉的动作在一天进行训练，而专注于下肢的动作在另一天进行训练[5]。一些训练，如杠铃硬拉或高翻，应根据个人喜好有选择地进行训练。对于这一点，可能需要一些开放性的讨论。

  - **推、拉及腿部训练**是一种常规训练，分为三个部分进行，包括一天的上肢推的训练，一天的上肢拉的训练，以及一天的下肢单独训练[5]。这种方法在举重运动员中很流行，因为它可以让他们在比赛中特别注意三种举重。

- **健美运动员划分**在竞技健身者中很常见，在希望增加肌肉大小并变得更强壮的普通健身者中也很流行。此训练的重点是按照所需的方式将身体的肌肉训练划分为不同的几天。单独训练很常见，这样每一块肌肉都可以被刺激到精疲力竭的程度。对于这种划分，有许多方法可以选择，但也有许多争论。

负荷与恢复平衡

- 无论选择哪种计划，都必须考虑休息时间的分配，以便身体可以从承受的压力中恢复过来。如23.4所述，营养、睡眠、经历、激素生成和免疫系统等独立因素决定了身体从训练中恢复的速度。需要注意的是，一个训练项目的训练量和再次训练前所需的恢复时间之间有直接的关系。例如，专注于胸部、肩膀和手臂的肌肉训练会对该区域造成很大的压力，身体需要一天或几天的时间才能恢复。相比之下，全身训练可以在连续几天内重复进行，因为训练量在全身的分布比较均匀。设定可测量的目标和运动表现标准值可帮助客户确定自己是否投入了足够的努力，以及训练之间有足够的休息。因此，没有通用的公式可以确定某个客户应该训练多长时间或应该休息多长时间。

新用户的常规须知

- 尽管确实没有一种标准的训练方法，但是考虑到训练计划的多数独立变量，训练团体普遍接受了一些想法。新客户应该被视为体能非常虚弱的人，直到建立起一种关系，让教练有信心把他带到课程中不同的困难阶段。以下是一些通用技巧，这些技巧在为新客户制订计划时可能会有所帮助。

- 在客户进行抗阻训练前，应做一些热身运动。通过对目标肌肉进行核心温度升高的轻度训练，可以使结缔组织暂时的结合（也称为筋膜粘连）断裂，从而增强了人体生物力学性能，并减少了受伤的可能[29]。需要注意的是，为热身而设计的运动与为增加灵活性而设计的运动

（伸展运动）并不一定相同。热身的指导原则包括轻微地模仿主要运动，和/或各种形式的有氧运动，这些运动持续5~10 min，可增加心率至身体略微出汗的状态。动态拉伸也可产生相同的效果。在放松15 min后，热身效应就会消失，因此，为了获得这一技术的好处，时间是很重要的。

- 直到客户的基本动作非常熟练后，才能选择性加入一些核心稳定、平衡类的训练。图23-31所示的器械可用来挑战一个人的核心稳定平衡性。由于这些器械的表面不稳定，当客户在其上站立时，会刺激平衡身体的肌肉。客户可以双脚站立并保持平衡，如图A所示，进行两侧的训练，也可以仅单脚站立，进行单侧的训练，

以增加挑战性。除了具有挑战性之外，单独进行这些训练可能对某些运动较有益处。如果训练只是简单地静止不动保持平衡，称为静态平衡训练。如果在此基础上，增加核心和/或上肢的运动，则变成了动态平衡训练。根据客户的目标，可能需要也可能没有必要进行平衡训练。

- 通常应在客户证明自己具有双侧运动能力之后进行单侧的训练。这是因为单侧运动需要较高的核心稳定性，以防止脊柱过度扭转。在客户具有静态平衡能力之前，不应进行涉及动态平衡的运动。

- 当为新客户选择重复范围时，最安全的是使用重量/阻力相对较小的高重复率方案[5]。如果客

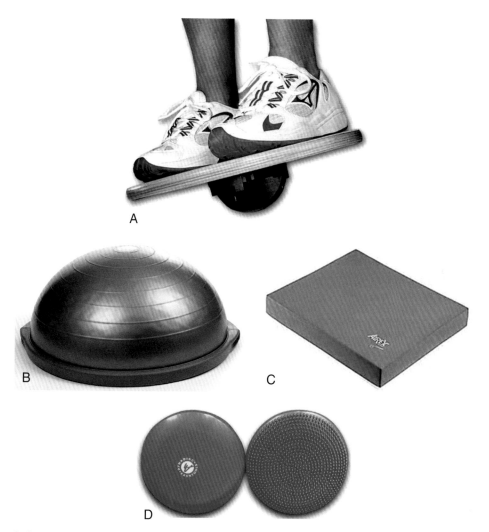

图23-31 在运动过程中创建不稳定环境以增加核心稳定性的设备。平衡训练是一个被广泛讨论的话题，它的好处是与生活中的实际情况相关。A.平衡板。B.波速球。C.平衡垫。D.平衡盘（图A由Fitter First提供；图B由 Bosu Fitness, LLC 提供；图C由Airex AG, Switzerland 提供；图D由 Exertools提供）

23

户的目标是建立最大的力量，逐渐降低重复范围和增加重量/阻力有助于客户的身体适应较大的负荷量，同时应逐渐稳固关节和结缔组织，改善神经控制。

- 在与客户一起选择训练方式时，可能会想从一台使用起来相对简单且不需要很多稳定力的坐式器械开始。尽管学习使用这些器械确实很容易，但这并不意味着它对于客户来说是最佳选择。请记住，客户与你一起训练是希望你可以利用专业的眼光安全地指导他们进行更多的高级动作。使用健身房的高端器械进行训练，并不一定比传统运动更好。在某些情况下，它们甚至可能弊大于利。不要犹豫，先教一个新客户自由重量或自重训练。但要注意一个事实，即客户需要适当的提醒，直到他可以安全地自己进行训练。

  - 当指导客户独立进行某项练习时，无论是伸展运动还是强化训练，有必要提醒客户，这个运动必须与自身建立重要的关系才能获得理想的效果。教练通常用神经肌肉连接来描述这一现象。在手法治疗和运动疗法的领域中，经常称之为身心连接。这是客户在运动中主动感受肌肉运动的能力，以及控制身体位置的能力。固有感知意识和对动作的不断重复可以增强客户对运动的控制力，从而提高训练的效果。

  - 前面在23.3中提到过"9 kg就是9 kg"，指的是阻力与重力的关系保持不变。虽然这是真的，但不能保证所有的客户都能从这种阻力中得到相同的肌肉刺激。从9 kg的阻力中获得最大效果的能力取决于客户必须拥有相应的神经肌肉连接，以及在各个方面控制重量的能力。这是控制的艺术，需要很长时间才能掌握，但值得去做，因为它会将个人的时间与效率最大化，并可预防损伤，允许个人在训练期间与自己的身体保持协调（知识点23-20）。

知识点23-20

客户提出的最常见的问题之一是：要重复进行几次训练？尽管在训练开始时多次训练是一件好事，但有时可能会影响训练的质量。要记住质量始终优先于数量。如果客户有良好的身体意识和运动控制能力，其能够以更有效的方式进行训练。让客户专注于正在进行的训练，并适当地提示客户并表达他的感受，有助于客户从练习中获得最大的收益。记住，不是做多少，而是如何做。

特殊训练计划

- 为了达到确定的目标，有时教练、团队或个人会采用特殊训练计划。对于这些训练计划，每个人都可以根据自己的需要进行调整。有些需要专业人员的协助，可能需要特殊类型的认证。以下是一些比较常见的特殊计划。

  - 混合健身运动：混合健身运动最初是由前体操运动员Gary Glassman在1980年开发的，在过去的10年里变得非常受欢迎，现在世界各地有数百家健身房致力于这种类型的训练。混合健身运动是一种力量、协调和耐力训练，旨在提高力量耐力、肌肉力量和有氧能力。它将几种不同的训练方式结合起来，形成一种独特的、旨在帮助所有人的养生类全身健身运动。这种训练通常是快节奏的，包括壶铃、健身球、健美操和奥运会举重等。

  - Rippetoe起始力量：这个项目是由Mark Rippetoe，一位著名的力量和体能教练开发的，是一种旨在帮助举重新手发展力量和增厚肌肉的训练。通常适用于那些希望增加肌肉质量的人群，这种训练包含两种训练方式，两种训练方式轮换进行。每周训练3天。例如，第一周的安排是训练A、训练B、训练A；第二周的安排是训练B、训练A、训练B。主要的训练有下蹲、杠铃卧推、引体向上、俯身杠铃划船和杠铃过头推举。

  - 西部杠铃：西部杠铃是由Louie Simmons开发的，其是一家专门训练竞技举重运动员的培

23

训机构。该机构的总部设在俄亥俄州，其影响力已遍及全球，其训练主要围绕力量举重比赛中的三个主要动作（下蹲、卧推和硬拉）来增强力量。各种训练辅助工具，如绳索、链子和不同类型的杠铃，都被用来以各种各样的方式挑战运动员的极限，不断刺激举重运动员三种动作的力量增长。该训练还包括特殊训练，以助力运动员克服每次举重时某些关节部位的活动力量不足。根据西部杠铃的最初训练理念衍生出了许多不同的子方案，为这项运动的参与者提供了多种选择。

- 壶铃：壶铃训练已经流行了几十年，最近在美国越来越受到关注。壶铃是一个圆形砝码，顶部有一个手柄。尽管它非常类似哑铃，但它也确实具有自己的优势，使其与普通哑铃不同。由于配重块的独特形状，可以利用重物的动量来发挥自己的优势，壶铃训练适合某些运动，如奥运会举重和辅助提起（请参阅23.5）。壶铃训练通常是快节奏的爆发性动作，主要目的是增强力量和有氧运动能力。

- 普拉提：普拉提是由Joseph Pilates历时50年开发的运动，是一项全面的身心训练，涉及500多个强化和伸展运动。Joseph Pilates将他的身体调理方法称为"控制学"。然而，在他1967年去世后，他的"控制学"被称为普拉提。多年来，除了在舞蹈界，大众对普拉提相对未知。近年来，普拉提的受欢迎程度激增，并且已成为调理身体和心理的最著名方法之一。普拉提的一个关键要素是核心稳定性，在普拉提中称为核心。普拉提运动可分为两类：普拉提垫上运动和普拉提器械运动。普拉提器械使用弹簧提供阻力。核心床和凯迪拉克床是普拉提的两种主要器械。在两种器械上练习普拉提需要在经过认证的教练的指导下进行。普拉提的优点包括姿势调整、身心意识、适当的呼吸，以及改善注意力、关节的活动度和稳定性。

- 瑜伽：瑜伽是一种古老的精神操练，是通过冥想、呼吸、身体姿势和道德行为达到觉悟境界的一种手段。如今，瑜伽因其体式而闻名。从一个姿势过渡到另一个姿势，体式可以是静态的，并保持一定的呼吸频率；也可以是动态的。众所周知，瑜伽能提高柔韧性，但许多人还神奇地发现它还能增强力量并改善协调能力。姿势不平衡可以通过调整身体意识来纠正。现代瑜伽绝大多数仍包括冥想和呼吸技巧。两者都有助于减轻压力、放松肌肉及判断紧张的模式。现今有很多瑜伽方式——从纯粹的冥想到严谨的训练，范围广泛，因此，重要的是要找到适合自己需求的瑜伽方式风格。

- 肌肉活化技术（MAT）：MAT是一种相对较新的手法治疗，专注于在身体的较弱区域加强力量，以纠正肌肉失衡。它着重于识别弱链和不活跃的肌群，以便使其得到强化，并试图纠正各种代偿的运动模式。一系列等长强化训练和触诊技术可用于激活已识别出的弱化肌肉。目标是让肌肉发挥最佳功能，以便人们发挥最大潜能，降低受伤的风险。

- 跆拳道：跆拳道是一项竞技运动，但是很多人发现，像跆拳道这样实际上却没有击打的训练有很多好处（没有头痛是其中之一）。那些希望发泄一些攻击力同时又要训练的人可以参加各种课程。好处包括增强有氧运动能力、敏捷性、力量和本体感觉。有些课程还包括力量训练。

特殊辅助工具

- 健身房经常使用特殊辅助工具来帮助客户进行某些训练。以下是健身房常见的用具。
  - 注意：训练时，使用外部支撑如背带和腰带等常可以增加承受负荷的能力。若不用这些方式来支撑并不习惯吸收增加的负荷时，可能会增加其他关节与组织受伤的风险。
  - 硬拉腰带：硬拉腰带常与背部损伤相关，但它不同于物理治疗师或医师推荐的康复背带。硬拉腰带的工作原理是，当使用者将腹部肌肉推到腰带表面时，增加腹内压力。增加压力可以增加脊柱的稳定性，在对脊柱施加压力的运动中，如下蹲杠铃或硬举杠铃尤为重要。硬拉腰带是举重和奥运会举重运动员常佩戴的，通常只在重量接近1 RM时佩戴。研究表明，正确使用腰带可以增加某些运动的重量（图23-32）。

- 膝关节绑带/护膝：膝关节绑带由弹性布制成，可在涉及膝关节延伸的运动（如下蹲）中为膝关节提供支撑（图23-33）。力量举重者会使用这种用具是因为深蹲时的弹性特性可以帮助他们举起更多的重量。由于绑带是在腿部伸展时缠绕在腿上的，因此当膝关节弯曲时，绑带会产生弹力，从而使膝关节恢复伸展状态。膝关节局部疼痛的患者可以通过使用绑带而带来益处。绑带也可用于包裹肘关节、腕关节和踝关节。

- 长凳衬衫/深蹲外套：某些举重比赛如卧推和硬拉可利用特殊设备来帮助运动员下蹲。这些服

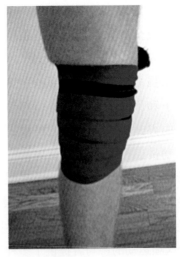

图23-33　膝关节绑带/护膝的经典应用。先从膝关节下方开始包裹，在膝关节上方靠近大腿处完成包裹。与硬拉腰带一样，重要的是要足够紧地包裹膝关节，以使其发挥作用，但又不能过紧，以免阻断腿部的血液循环，这在做尝试性训练中可能非常危险

装由多种材料（聚酯、牛仔布和帆布是最普遍的材料）制成，其设计旨在紧紧贴合运动员，以支持关节运动（图23-34）。例如，长凳衬衫的功能是使运动员的手臂处于伸展和内旋的状态。当杆降低到身体下时，这种材料会被拉长并带来弹性的效果，这可能会使运动员在特定赛事中举起更大的重量。这样的设计理念也适用于蹲举。这些用具的设计差别很大，不同的举重联盟对用具有不同的规则和标准。

- 镁粉/防滑粉：镁粉的作用是提高一个人握住一个或多个重物的能力。当不溶于水的碳酸镁涂

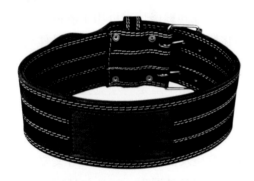

图23-32　硬拉腰带。客户可以根据喜好购买不同长度和厚度的腰带。重要的是佩戴时要足够紧以发挥其功能，但也不能过紧，以免影响呼吸（©shutterstock.com.）

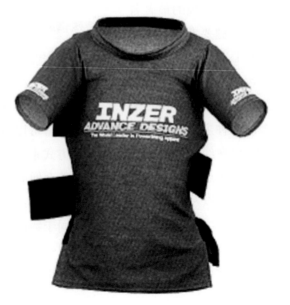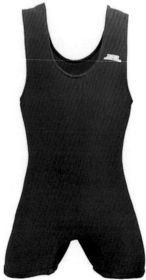

图23-34　长凳衬衫（左）和深蹲外套（右）。有几家公司提供此服装，并且有多种款式供选择，具体取决于运动员的需求和他参加比赛的联盟的规定。重要的是要确保服装合身。因此，通常需要定制（Inzernet）

在手上时，会使皮肤干燥，从而为各种训练带来坚实、防滑的抓握力。它在体操、攀岩、奥运会举重和力量举重中很常用（图23-35）。

- 氨/嗅盐：氨用于力量举重、奥运会举重、拳击、足球和其他各种运动中，氨可刺激中枢神经系统，为闻到氨的人提供短暂或暂时的爆发力（图23-36）。其也常在医学上用于使患者脱离半昏迷状态。警告：氨是有毒物质，如果仅用于运动目的，应少量使用。

- 护腕：护腕也是一种可以在某些运动中提高抓握力的方法。通过在手腕上缠绕一块布，然后将自由端缠绕在一根杆或手柄上，运动员基本上就可以固定在重物上，并且可以保持更长的抓握时间（图23-37）。健美运动员通常使用护腕的原因之一为可以进行更长时间的训练，因为它不受训练者抓地力的限制。缺点是运动员忽略了许多重要的前臂肌肉，而且护腕对腕关节施加了很大的压力。

- 硬拉手套：硬拉手套可以防止手出现老茧和皮肤脱落。硬拉手套还有助于增加抓握器械或杠铃/哑铃的安全性。某些类型的手套也可提供腕部支撑（图23-38）。

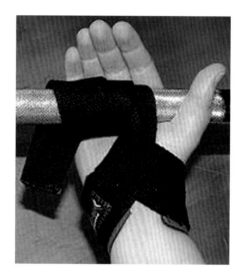

图23-37 将护腕缠在杠铃上。我们看到，手握住腕带以将其固定住。在握住杠铃时，一定要使用一定的握力，以免将所有压力都施加到腕关节上（http://commons.wikimedia.org/wiki/commons:GNU_Free_Documentation_License.）

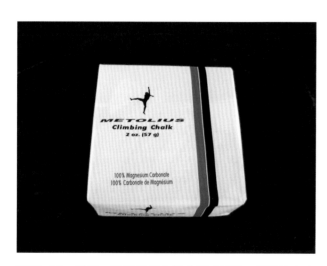

图23-35 镁粉。这种粉很容易分解成细粉，用于涂在身体上不需要水分的部位

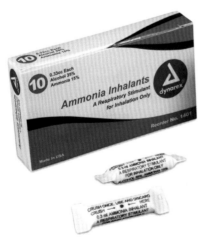

图23-36 氨通常以结晶形式或胶囊出售。当通过鼻子吸入时，它会刺激鼻腔和肺的膜壁，因此应谨慎使用（Dynarex Corporation）

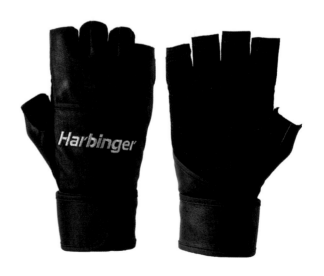

图23-38 硬拉手套。该硬拉手套具有开放式手指，可以改善气流和感觉。它还有助于支撑/稳定手腕（Harbinger，2010.）

23

- 负重腰带：负重腰带系在腰间，并有一条从前垂下的链子，用以固定重物。这种腰带可用于增加某些自重训练（如双杠臂屈伸和引体向上）的阻力（图23-39）。

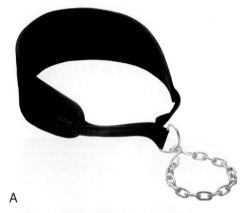

A

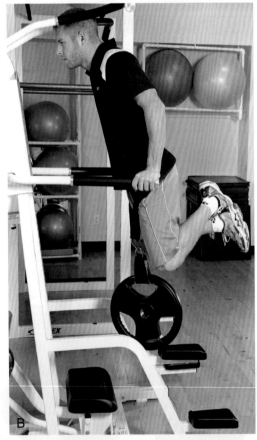

B

图23-39　A.负重腰带，可用于增加自重训练的阻力。B.双杠臂屈伸运动。稳定性要求也增加了，因为在进行训练时需要保持下挂重物不摆动，所以对稳定性的需求增加了。只有在客户对初始训练足够熟练之后，才可以增加自重训练的阻力

- 深蹲鞋：根据参加的训练类型选择合适的深蹲鞋。例如，在进行深蹲举重时不应该穿着专用跑鞋，因为跑鞋的设计柔软且易于吸收冲击力，当试图保持稳定姿势将重物推离地面时，这种设计适得其反。由于网球需要更多的横向运动，因此在进行像网球这样的运动时穿着跑鞋也有风险。跑鞋主要设计用于矢状面的向前运动。大多数运动都有针对其设计的鞋子，如短跑、长跑、交叉训练、力量举重、奥运会举重、网球和高尔夫球（图23-40）。找到合适的鞋子很重要，因为它可以提高运动表现并能减少受伤的风险。

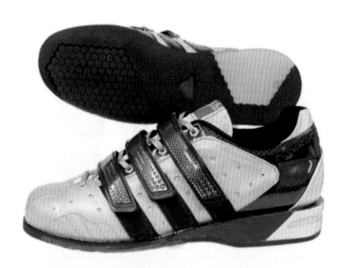

图23-40　专为奥运会举重而设计的深蹲鞋，其是后跟采用坚固的实心复合材料制成的高跟鞋。高跟鞋的设计符合进行抓举、高翻和挺举的人体力学（Adidas）

23

复习题

1.客户开始训练的动机有哪些?

_____

_____

2.举例说明姿势肌和运动肌,并描述它们的主要功能。

_____

_____

3.举一个闭链运动和一个开链运动的例子。解释它们的不同之处。

_____

_____

4.解释为什么在物理治疗期间经常选择可变阻力,以及为什么将这种训练与恒定阻力训练相结合可以使客户受益。

_____

5.解释训练量、组数和重复次数。

_____

_____

6.弯曲滑轮训练器与普通滑轮训练器有何不同?

_____

_____

7.肌原纤维增生与肌原纤维肥大有何不同?

_____

_____

8.简要描述为肌细胞提供能量的三种主要方式。

_____

_____

9.与运动有关的3-2-1节奏是什么?

_____

_____

10.在训练期间提前力竭有什么好处?

_____

11.列出并简要描述影响训练后恢复时间的五个因素。

_____

_____

12.列出多关节肌和单关节肌,并描述它们之间的差异。

_____

_____

13.作弊与运动有关,作弊的优点和缺点各是什么?

_____

_____

14.递减组训练与超级组训练有何区别?

_____

15.解释SAID原则并简要描述它与运动的关系。

_____

_____

16.训练前进行热身和动态拉伸有什么好处?

_____

17.列出三种训练工具,并简要说明它们可能对客户的益处。

_____

_____

23

参考文献

［1］ Spirduso WW, Francis KL, MacRae PG: Physical dimensions of aging, ed 3, Champaign, IL, 2005, Human Kinetics.

［2］ Smith LK, Weiss EL, Lehmkuhl LO: Brunstrom's clinical kinesiology, ed 5, Philadelphia, 1996, FA Davis.

［3］ Potach DH, Grindstaff TL: Rehabilitation and reconditioning. In Baechle TR, Earle RE, editors: Essentials of strength training and conditioning, ed 3, Champaign, IL, 2008, Human Kinetics, pp 523–539.

［4］ Kenney WL, Wilmore JH, Castill DL: Physiology of sport and exercise, ed 5, Champaign, IL, 2012, Human Kinetics.

［5］ Baechle ER, Earle RW, Wathen D: Resistance training. In Baechle TR, Earle RE, editors: Essentials of strength training and conditioning, ed 3, Champaign, IL, 2008, Human Kinetics, pp 381–412.

［6］ McArdle WD, Katch FI, Katch VL: Exercise physiology: Nutrition, energy, and human performance, ed 8, Baltimore, 2014, Lippincott Williams & Wilkins.

［7］ Wang Z, Ying Z, Bosy-Westphal, et al.: Evaluation of specific metabolic rates of major organs and tissues: Comparison between men and women. American Journal of Human Biology 23（3）: 333–338, 2011.

［8］ Collins A: The complete guide to functional training, London, 2012, Bloomsbury Publishing Plc.

［9］ Kisner C, Colby LA: Therapeutic exercise: Foundations and techniques, ed 6, Philadelphia, 2012, FA Davis Company.

［10］ Page P, Frank CC, Lardner R: Assessment and treatment of muscle imbalance: The Janda approach, Champaign, IL, 2010, Human Kinetics.

［11］ France RC: Introduction to sports medicine and athletic training, ed 2, Clifton Park, NY, 2011, Delmar Cengage Learning.

［12］ Potach DH, Chu DA: Plyometric training. In Baechle TR, Earle RE, editors: Essentials of strength training and conditioning, ed 3, Champaign, IL, 2008, Human Kinetics, pp 413–456.

［13］ Lentz D, Hardyk A: Speed training. In Brown LE, Ferrigno VA, editors: Training for speed, agility, and quickness, ed 2, Champaign, IL, 2005, Human Kinetics, pp 17–70.

［14］ Router BH, Hagerman PS: Aerobic endurance exercise training. In Baechle TR, Earle RE, editors: Essentials of strength training and conditioning, ed 3, Champaign, IL, 2008, Human Kinetics, pp 489–503.

［15］ Graham J, Ferrigno VA: Agility and balance training. In Brown LE, Ferrigno VA, editors: Training for speed, agility, and quickness, ed 2, Champaign, IL, 2005, Human Kinetics, pp 71–136.

［16］ Magill RA: Motor learning and control: Concepts and applications, ed 9, New York, 2007, McGraw Hill.

［17］ Neumann DA: Kinesiology of the musculoskeletal system: Foundations for physical rehabilitation, ed 3, St Louis, 2017, Elsevier.

［18］ McGuigan M, Ratamess N: Strength. In Ackland TR, Elliot BC, Bloomfield J, editors: Applied anatomy and biomechanics in sport, ed 2, Champaign, IL, 2009, Human Kinetics, pp 119–154.

［19］ Enoka RM: Neuromechanics of human movement, ed 3, Champaign, IL, 2002, Human Kinetics.

［20］ Sava R: Aquatic training. In Jones CJ, Rose DJ, editors: Physical activity instruction of older adults, Champaign, IL, 2005, Human Kinetics, pp 247–262.

［21］ Porcari J, Bryant C, Comana F: Exercise physiology, Philadelphia, 2015, FA Davis Company.

［22］ Bird SR, Smith A, James K: Exercise benefits and prescription, ed 2, Cheltenham, UK, 1998, Nelson Thornes Ltd.

［23］ Ratamess NA: Adaptations to anaerobic training programs. In Baechle TR, Earle RE, editors: Essentials of strength training and conditioning, ed 3, Champaign, IL, 2008, Human Kinetics, pp 93–119.

［24］ Kraemer WJ, Zatisasky VM: Science and practice of strength training, Champaign, IL, 2006, Human Kinetics.

［25］ McArdle WD, Katch FI, Katch VL: Essentials of exercise physiology, Baltimore, MD, 1991, Williams & Wilkins.

［26］ Windhorst U, Mommaerts WFHM: Physiology of skeletal muscle. In Greger R, Windhurst U, editors: Comprehensive human physiology: From cellular mechanisms to integration Volume 1, Berlin, 1996, Soringer-Verlag Berlin Heidelberg.

［27］ Graven-Nielsen T, Arendt-Nelson L: Musculoskeletal pain: Basic mechanisms & implications, Washington DC, 2014, IASP Press.

［28］ McArdle WD, Katch FI, Katch VL: Sports and exercise prescription, ed 4, Baltimore, 2013, Lippincott Williams & Wilkins.

［29］ Armiger P, Martyn MA: Stretching for functional flexibility, Baltimore, 2010, Lippincott Williams & Wilkins.

［30］ Aaberg E: Muscle mechanics, ed 2, Champaign, IL, 2006, Human Kinetics.

［31］ MacIntosh BR, Gardiner PF, McComas AJ: Skeletal muscle: Form and function, ed 2, Champaign, IL, 2006, Human Kinetics.